国内名院、名科、知名专家临床诊疗思维系列丛书

临床思维培养导引丛书

国家临床重点专科项目

（第2版）

儿科疾病
临床诊疗思维

主　编　申昆玲

人民卫生出版社

图书在版编目（CIP）数据

儿科疾病临床诊疗思维/申昆玲主编. —2 版. —北京：人民卫生出版社,2016

（国内名院、名科、知名专家临床诊疗思维系列丛书）

ISBN 978-7-117-22277-8

Ⅰ.①儿…　Ⅱ.①申…　Ⅲ.①小儿疾病-诊疗　Ⅳ.①R72

中国版本图书馆 CIP 数据核字（2016）第 076260 号

人卫社官网	www. pmph. com	出版物查询，在线购书
人卫医学网	www. ipmph. com	医学考试辅导，医学数据库服务，医学教育资源，大众健康资讯

儿科疾病临床诊疗思维
第 2 版

主　　编：申昆玲
出版发行：人民卫生出版社（中继线 010-59780011）
地　　址：北京市朝阳区潘家园南里 19 号
邮　　编：100021
E - mail：pmph @ pmph. com
购书热线：010-59787592　010-59787584　010-65264830
印　　刷：北京九州迅驰传媒文化有限公司
经　　销：新华书店
开　　本：787×1092　1/16　印张：52　插页：8
字　　数：1331 千字
版　　次：2009 年 9 月第 1 版　　2016 年 8 月第 2 版
　　　　　2023 年 10 月第 2 版第 5 次印刷（总第 9 次印刷）
标准书号：ISBN 978-7-117-22277-8/R·22278
定　　价：109.00 元
打击盗版举报电话：010-59787491　E-mail：WQ @ pmph. com
（凡属印装质量问题请与本社市场营销中心联系退换）

编 委（以姓氏笔画为序）

丁召路　丁昌红　于飞鸿　马　琳　马晓莉　王　旭

王　江　王　荃　王　维　王　勤　王亚娟　王利平

王国丽　王桂香　王晓玲　王晓慧　王爱华　王蓬鹏

王慧欣　方　方　申春平　史　强　邝伟英　冯文雅

巩纯秀　吕丽媛　吕俊兰　向　莉　闫　洁　刘　红

刘　钢　刘　盈　刘　晖　刘　敏　刘小荣　刘小梅

刘秀云　刘靖媛　齐宇洁　许　巍　许志飞　苏　雁

李　丽　李文京　李兴军　李晓峰　李彩凤　李惠民

李豫川　杨欣英　杨彩云　吴玉筠　吴润晖　沈　磊

沈惠青　宋振江　张　杰　张　莉　张　晶　张　蕊

张炜华　张俊梅　张桂菊　张晓琳　张瑞东　陈　晖

陈　植　陈天明　陈春红　陈荷英　林　利　林　影

金　玲　金　洪　金　眉　周　锦　周怡芳　郑胡镛

孟　群　孟繁英　赵　文　赵　靖　赵顺英　胡惠丽

钟　雁　姜　鹃　袁　越　钱素云　徐子刚　徐保平

徐樨巍　殷　菊　高　路　高恒淼　郭　琰　唐浩勋

桑艳梅　黄鹏丽　梁　源　梁学军　葛文彤　韩彤昕

樊剑锋　檀晓华

秘　书　冀石梅

3

修订说明

国内名院、名科、知名专家临床诊疗思维系列丛书以类似于"情景再现"的形式为读者展现了作者临床诊断、治疗的思维过程，将对青年医师来说似乎"看不见、摸不着"，甚至"可意会、不可言传"的临床思维过程跃然纸上。

该套书的第一版得到了读者的广泛认可，购买者在各大图书销售网站纷纷热评："值得一看！"、"堪称经典"；"大师的作品"；"编写有特色，适合临床医师"；"天天上班都参考着看，收获颇多"；"整个系列的书都很好，怎么就是没有心内的呢？"……

正是读者的认可与期盼，让各位专家在百忙中欣然启动了该套书的修订改版工作。此次修订，仍恪守引导读者建立起主动临床诊疗思维的编写指导思想，旨在帮助读者如何将从'教材和参考书上所学到的由无数个体所总结出来的共性知识'有效地运用到临床"个体患者"的诊断与治疗中；此次修订，是在第一版的基础上反复推敲、字斟句酌，可谓精益求精、力臻完美。经过深入地分析、归纳、整理，修订后的第二版将更富于内涵、更具有生命力。

不得不说的是，由于这套书的主编均为国内相关领域的大家，平时工作极其繁忙，而该套书的内容几乎均需要原创，再加上他们都坚持宁缺毋滥的原则，所以，时至今日，最初计划出版的22种图书，仅有15种付梓。尽管仍然面临着能否按期出版的压力，我们仍将尽全力保障如下图书都能早日与读者见面。

国内名院、名科、知名专家临床诊疗思维系列丛书目录

1. 传染科疾病临床诊疗思维　　主编　李兰娟
2. 呼吸内科疾病临床诊疗思维　　主编　康　健
3. 消化内科疾病临床诊疗思维　　主编　钱家鸣
4. 心内科疾病临床诊疗思维　　主编　廖玉华
5. 血液内科疾病临床诊疗思维　　主编　胡　豫
6. 肾内科疾病临床诊疗思维　　主编　陈香美
7. 内分泌科疾病临床诊疗思维　　主编　邱明才
8. 神经内科疾病临床诊疗思维　　主编　崔丽英
9. 急诊科疾病临床诊疗思维　　主编　李春盛
10. 产科疾病临床诊疗思维　　主编　杨慧霞
11. 妇科疾病临床诊疗思维　　主编　谢　幸
12. 神经外科疾病临床诊疗思维　　主编　王忠诚
13. 泌尿外科疾病临床诊疗思维　　主编　李　虹
14. 普外科疾病临床诊疗思维　　主编　姜洪池
15. 胸心外科疾病临床诊疗思维　　主编　石应康
16. 骨科疾病临床诊疗思维　　主编　裴复兴
17. 风湿内科疾病临床诊疗思维　　主编　曾小峰
18. 儿内科疾病临床诊疗思维　　主编　申昆玲
19. 儿外科疾病临床诊疗思维　　主编　李仲智
20. 耳鼻喉头颈外科疾病临床诊疗思维　　主编　韩德民
21. 皮肤性病科疾病临床诊疗思维　　主编　高兴华
22. 眼科疾病临床诊疗思维　　主编　王宁利等

出版说明(第一版)

"当我们将所学过的东西忘得一干二净时,最后剩下的东西就是教育的本质了。"最后剩下的东西可以称为"学习力"或"悟性"。而对于一名临床医学生来说,科学缜密的临床诊疗思维是这种"学习力"或"悟性"的重要组成部分。就目前的国内医学教育(包括长学制学生和五年制学生等)而言,前期课堂教学阶段主要是基本知识、基本理论和基本技能的讲授与培养。而临床实践阶段则需要注重学生临床诊疗主动思维能力和创造能力的培养,为了更好地引导医学生或低年资医师建立起主动的临床诊疗思维,人民卫生出版社邀请了国内名院、名科的知名专家(主编大多来自中华医学会或医师协会各专业分会的主任委员或副主任委员,编委大多来自国家重点学科的学科带头人)编写了这套临床诊疗思维系列丛书。

该套书以各学科的临床常见病、多发病为基础,围绕"接诊时病人的主诉;根据病人主诉的进一步询问(为什么询问这方面的内容);初步的体格检查(为什么选择做这些体检,目的是什么);进一步的实验室或特殊检查(为什么选择这些检查,这些检查与其他相关检查相比的优缺点);初步诊断;初步的治疗方案(理论依据,常见药物的选择);治疗过程中遇到的新问题,围绕出现的新问题需要做哪些进一步的检查(为什么);治疗过程中治疗方案的调整(为什么);治疗过程中需要注意的问题(为什么);疗程结束后需要哪些方面的随访(为什么);对于治疗失败的病例,经验和教训的总结"等展开内容。侧重点不仅仅是对病史、体格检查、辅助检查结果的分析,还着重为读者展现了作者逐步获取这些诊疗信息的思维过程。

前 言

2009 年出版的《儿内科疾病临床诊疗思维》选取的病例集中在儿内科十四个亚专业。自出版以来深受医学生和初级医生的欢迎，为他们尽早建立科学的临床思维起到了事半功倍的作用。

为此，延续第 1 版的风格，首都医科大学附属北京儿童医院的专家们从医院丰富的病例库中，经过再次精心筛选，同时增添了诸如肠道病毒 71 感染、线粒体脑肌病和甲基丙二酸血症等被逐渐认识的儿科疾病，加入了常见的易与儿内科疾病混淆以致延误治疗的儿外科疾病，还新增了耳鼻咽喉科、皮肤科和临床药学等三个章节的儿科常见问题，形成了再版后的《儿科疾病临床诊疗思维》，涵盖 136 个有代表性的儿科病例。

《儿科疾病临床诊疗思维》仍以各系统常见病、多发病为主，专家们将丰富的临床经验与深厚的医学知识密切结合，按照临床实际接诊病人的程序，在该版每个案例的分析撰写中进一步推敲完善了从最初的主诉症状到诊断干预过程中所建立的思维发展脉络。每个病例之后，增添了对有关疾病基本知识的简短介绍，使读者能够通过病例掌握疾病，反过来加深对思维过程的认识。最后简短的点评，是专家们通过多年从理论到实践再到理论这一过程中对该病的凝练。

作为儿科学的辅助学习资源，该书将为实习医生、研究生和住院医师提供实用的帮助，使之短平快地接触和了解儿科疾病、建立符合实际需要的临床思维、提高分析问题解决问题的能力。

中华医学会儿科学分会　主任委员

首都医科大学附属北京儿童医院　教授　博士生导师　主任医师

申昆玲

2016 年 1 月于北京

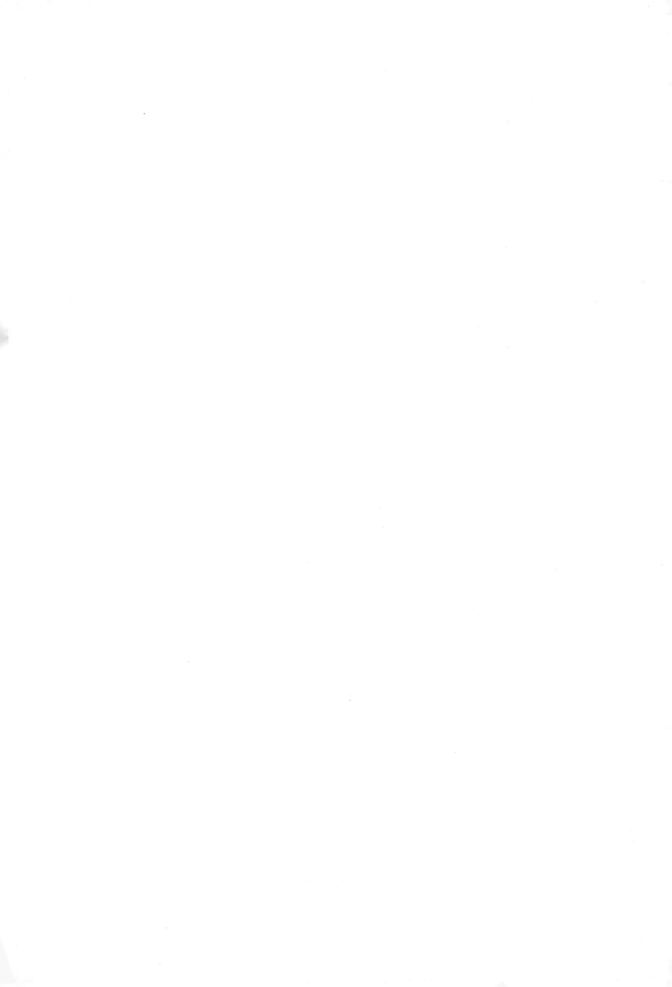

目 录

病例 1 进行性肥胖 1 年伴头晕、头痛、胸闷 1 个月 …………………… 1

病例 2 间断抽搐 10 天 …………………………………………………… 8

病例 3 易惊 36 小时,呼吸急促 24 小时 ………………………………… 14

病例 4 生后气促、青紫 1 天 …………………………………………… 21

病例 5 呻吟 14 小时,口唇青紫进行性加重 10 小时 ………………… 28

病例 6 发热 2 天 ………………………………………………………… 35

病例 7 发热 2 天,抽搐 1 天 …………………………………………… 41

病例 8 口吐沫、呛奶 4 天,伴皮肤黄染加重 1 天 …………………… 47

病例 9 呕血、便血 12 小时 …………………………………………… 52

病例 10 皮肤黄疸 26 小时 …………………………………………… 58

病例 11 皮肤黄染 3 天 ……………………………………………… 63

病例 12 皮肤黄染 20 天 ……………………………………………… 70

病例 13 生长发育迟缓 7 个月 ……………………………………… 74

病例 14 自幼身材矮小 ………………………………………………… 79

病例 15 小阴茎,无青春期发育 ……………………………………… 85

病例 16 间断抽搐、皮肤毛发色淡 1 年半 …………………………… 90

病例 17 动作笨拙 2 年余,说话不清 1 年 …………………………… 95

病例 18 自幼生长缓慢 ………………………………………………… 100

病例 19 生长迟缓 3 年 ……………………………………………… 106

病例 20 发现左锁骨上、左腋下肿块 3 周,发热 2 周 ……………… 111

病例 21 发热、咳嗽 21 天,伴抽搐 1 次 …………………………… 115

病例 22 间断发热、咳嗽 2 年,消瘦伴间断腹泻 9 个月 ………… 120

病例 23 发热伴腹泻 22 天 …………………………………………… 125

病例 24 反复咳喘 1 个月 ······ 129

病例 25 间断低热伴尿色加深 1 个月 ······ 134

病例 26 发热、皮疹伴眼睑水肿 10 天 ······ 140

病例 27 间断发热 8 个月,关节肿痛 20 余天 ······ 146

病例 28 反复左膝关节肿痛 1 年 ······ 152

病例 29 双下肢皮疹 4 天 ······ 156

病例 30 间断发热,双膝关节肿痛 1 年 5 个月 ······ 161

病例 31 间断咳嗽 2 个月,四肢无力 1 个月 ······ 166

病例 32 间断多关节肿痛 2 个月 ······ 170

病例 33 发热、咳嗽 5 天,皮疹 2 天 ······ 175

病例 34 发热 21 天 ······ 180

病例 35 发热、精神差伴间断呕吐 4 天,抽搐 1 次 ······ 186

病例 36 发热 40 天 ······ 192

病例 37 发热 1 个月,伴头痛、呕吐半个月,咳嗽 3 天 ······ 198

病例 38 发热 1 个月 ······ 205

病例 39 体重、身长不增,伴皮肤、巩膜黄染 40 天 ······ 210

病例 40 发热伴咽痛 5 天 ······ 217

病例 41 发热、嗜睡 5 天,抽搐 1 次 ······ 222

病例 42 间断上腹痛伴呕吐 26 天 ······ 228

病例 43 腹泻 7 个月 ······ 238

病例 44 腹痛、呕吐伴呕血、黑便 7 天 ······ 245

病例 45 腹痛 6 小时伴血便 3 次 ······ 251

病例 46 发热 3 天,腹泻 2 天 ······ 257

病例 47 反复咳嗽 2 年余,加重 20 天 ······ 262

病例 48 间断腹痛、腹泻 10 个月 ······ 268

病例 49 黄疸 4 个月余 ······ 275

病例 50 咳喘 3 天 ······ 283

病例 51 发热、咳喘 7 天,加重伴呼吸困难 2 天 ·· 289

病例 52 间断发热、咳嗽 12 天,气促 2 天 ·· 295

病例 53 发热、咳嗽 10 天 ·· 301

病例 54 咳嗽、发热 7 天 ·· 306

病例 55 发热、咳嗽 1 周 ·· 312

病例 56 发热、咳嗽 8 天 ·· 318

病例 57 间断咳嗽、喘息 10 个月 ·· 325

病例 58 间断咳嗽、咳痰 1 年,加重 1 个月 ·· 332

病例 59 反复贫血、咳嗽 1 年 ··· 339

病例 60 气促、干咳 8 个月,加重伴指(趾)端青紫、肿胀 6 个月 ················ 346

病例 61 间断发作性喘息、气促 6 个月,加重 1 天 ·· 354

病例 62 入睡打鼾 2 年 ·· 360

病例 63 气促 5 个月,咳嗽 11 天,发现心大 2 天 ·· 365

病例 64 腹痛伴呕吐 1 天半,晕厥 4 次 ·· 371

病例 65 间断心慌 9 个月 ·· 377

病例 66 自觉心前区痛 16 小时 ·· 384

病例 67 发热伴颈部肿物 8 天,关节疼痛 1 天 ·· 390

病例 68 腹痛 6 天,发现心大、心律失常 3 天 ·· 398

病例 69 心慌、乏力 1 周,加重并发现心大 4 天 ·· 405

病例 70 一年内反复晕厥 5 次 ··· 411

病例 71 发现心脏杂音半年 ·· 416

病例 72 发现心脏杂音 1 个月 ··· 423

病例 73 发现心脏杂音 10 个月 ·· 430

病例 74 生后发现心脏杂音 ·· 438

病例 75 生后口唇肢端发绀 1 周 ··· 446

病例 76 水肿、血尿 6 天,少尿 4 天,无尿 1 天 ··· 454

病例 77 发热 3 天,血尿、少尿、无尿 1 天 ·· 459

病例 78 腹泻 3 天,少尿 2 天,无尿 1 天 ······ 463

病例 79 颜面水肿 9 天,尿检异常 8 天 ······ 467

病例 80 洗肉水样尿伴眼睑水肿 23 天 ······ 472

病例 81 全身水肿伴少尿 1 周 ······ 477

病例 82 发现面色苍白、呕吐 5 天,抽搐 2 小时 ······ 481

病例 83 发热后出现肉眼血尿 2 天 ······ 487

病例 84 间断发热 1 个月余,咳嗽 19 天,咯血 7 天 ······ 492

病例 85 发热 3 天 ······ 498

病例 86 头晕 1 周,腹痛伴呕吐 1 次 ······ 504

病例 87 面色苍黄、尿色加深 2 天 ······ 509

病例 88 发热、面色苍黄 1 周 ······ 514

病例 89 面色苍黄 4 年 ······ 520

病例 90 发现皮肤出血点 10 个月 ······ 526

病例 91 腹痛 2 天,阑尾炎手术后意识不清 2 小时 ······ 531

病例 92 皮肤出血点 5 天 ······ 537

病例 93 间断发热、面色苍白 15 天 ······ 542

病例 94 皮肤出血点 10 天,发热 4 天 ······ 549

病例 95 间断咳嗽 9 个月,加重伴喘息及发热 10 余天 ······ 555

病例 96 左颈部肿块伴间断发热 20 天 ······ 562

病例 97 间断腹痛 10 天 ······ 569

病例 98 发热 15 天,咳嗽 7 天 ······ 574

病例 99 眼球震颤、肢体抖动 4 个月 ······ 579

病例 100 四肢无力 1 天 ······ 584

病例 101 间断抽搐 4 个月余 ······ 591

病例 102 自幼智力、体力发育落后 ······ 600

病例 103 19 小时前抽搐 1 次,左侧肢体活动障碍 12 小时 ······ 606

病例 104 反复呕吐伴反应差 2 年,抽搐 3 次,吞咽无力 2 个月 ······ 613

病例 105 多动、注意力不集中、易发脾气 3 年 ································ 623

病例 106 发热 1 天,抽搐 2 次 ······································· 630

病例 107 进行性四肢无力 3 天 ·· 635

病例 108 语言减少 20 天,意识障碍、抽搐 7 天 ························ 641

病例 109 进行性四肢无力 1 年 ·· 647

病例 110 双下肢无力 3 个月,间断抽搐 20 天 ······················· 652

病例 111 肢体无力 2 个月半 ·· 660

病例 112 多饮多尿 2 年余 ·· 667

病例 113 生长缓慢 3 年 ·· 672

病例 114 呕吐、拒乳 1 个月半 ·· 677

病例 115 生长迟缓 8 年余 ·· 683

病例 116 多饮、多尿、消瘦 20 天,腹痛 3 天 ······················· 689

病例 117 发现双侧乳房硬结 24 天 ···································· 696

病例 118 多饮、多尿、生长发育迟缓 11 年,双下肢弯曲 9 年 ········· 703

病例 119 发热、腹痛 2 天,嗜睡 1 小时 ····························· 708

病例 120 发热、咳喘 3 天,加重伴呼吸困难 1 天 ···················· 714

病例 121 发热、咳嗽 6 天,呼吸困难 2 天,加重 1 天 ··············· 720

病例 122 间断腹痛 4 天,加重伴精神弱半天,呼吸浅慢 20 分钟 ······· 727

病例 123 恶心、呕吐 4 小时,谵语 1 小时 ··························· 733

病例 124 发热、腹泻 3 天,无尿 12 小时 ··························· 738

病例 125 车祸伤后 1 小时,意识不清 20 分钟 ······················ 745

病例 126 反复鼻痒、打喷嚏、鼻塞、大量清水样涕 2 年 ·············· 752

病例 127 阵发性犬吠样咳嗽 6 小时 ·································· 758

病例 128 喉喘鸣 5 个月余 ·· 762

病例 129 发热、咳嗽 9 天,颈部肿胀 3 天 ························· 766

病例 130 持续高热 3 天,体温骤降后出现皮疹 1 天 ················· 772

病例 131 全身皮损 4 年,干燥、痒,反复发作 ···················· 776

目录

病例 132 全身触痛性皮疹 3 天,发热 1 天 ································· 783

病例 133 间断皮疹伴痒 2 周,发热 1 周 ································· 788

病例 134 头皮红色肿物生后即有,迅速增大 ························· 796

病例 135 使用去甲氧柔红霉素后出现乏力、胸闷 ················· 802

病例 136 咳嗽、流涕 10 天,持续发热 7 天 ························· 806

附:病例诊断结果 ································· 813

病例1 进行性肥胖1年伴头晕、头痛、胸闷1个月

患儿,男,14岁,于2007年6月15日入院。

一、主诉

进行性肥胖1年伴头晕、头痛、胸闷1个月。

二、病史询问

(一)问诊主要内容及目的

思维提示

对于一个肥胖儿童首先要考虑是单纯性肥胖还是病理性肥胖。单纯性肥胖是由于能量摄入长期超过人体的消耗,使体内脂肪过度积聚,体重超过了一定范围的一种慢性营养障碍性疾病。病理性肥胖是继发于其他疾病的肥胖,常见于其他内分泌、遗传代谢性疾病,如皮质醇增多症、原发性甲状腺功能减退症及伴有肥胖的遗传综合征等。患儿头晕头痛需注意有无儿童高血压。高血压也要考虑是原发性还是继发性的。原发性高血压病因未明,与遗传、肥胖、膳食、情绪等因素有关。家族成员常患有肥胖、高血压、冠心病、脑卒中、糖尿病、肾脏病等。继发性高血压病因多为肾脏疾病、血管病变、内分泌疾病、颅脑病变、中毒及药物等。

1. 病程长短 病理性的肥胖一般较快发生,单纯性病史长,起病缓慢。
2. 家族史 父母双方是否肥胖,因肥胖有家族发病倾向,有研究指出父母双方肥胖者,子女发生肥胖的几率大约有70%～80%;父或母单方肥胖者,子女发生肥胖的几率大约有40%～50%。故需询问有无高血压、冠心病、脑卒中、糖尿病、肾脏病等疾病家族史。
3. 饮食习惯 家庭饮食是否以肉食、高脂为主,有无食量大,喜食肉类、甜食、饮料和油炸食品,摄入过多高糖、高热量食物,或进食过快等都是导致肥胖的原因。
4. 生活方式 是否不爱运动,长时间学习、看电视和玩电脑游戏,体力活动少,久坐不活动的不健康的生活方式是肥胖发生的另一重要因素。
5. 有无生长减慢、智力低下、长期服用皮质激素史,以鉴别继发于其他疾病的病理性肥胖。

6. 需注意询问有无多汗、面色潮红、心悸、头晕、头痛、视物模糊、嗜睡、惊厥、意识障碍、水肿、血尿,以协诊有无高血压及其病因。

7. 有无多饮多尿伴体重减轻;有无呼吸困难、睡眠打鼾、夜间不能平卧入睡等;以协诊有无糖尿病、肥胖肺换气不良综合征等肥胖并发症。

(二)问诊结果及思维提示

现病史:患儿于1年前出现食量增加,喜食肉食、油腻、油炸、甜食,1餐约食8两米饭,每日三餐,无额外零食,活动量小,随即出现体重增加(未监测体重),家长未重视,未曾就诊。于入院前1个月出现头晕、头痛、胸闷、乏力、视物模糊,无恶心、呕吐,无心慌、心悸,无多汗、嗜睡、惊厥、意识障碍,在我院门诊就诊,考虑"高血压原因待查,肥胖症",予呋塞米60mg,静推,卡托普利25mg,每8小时1次口服,血压波动在133~160/80~90mmHg之间,头晕、头痛、胸闷等症状有缓解。为求进一步诊治,今门诊以"肥胖、高血压原因待查"收入病房。自发病以来,患儿精神、食欲可,睡眠时偶有打鼾,无多饮、多尿,无水肿、血尿,二便正常。

家族史:父亲肥胖,有2型糖尿病病史3年。母亲体健。无高血压、冠心病、脑卒中、肾脏病等疾病家族史。

既往史:体健。无肾脏、心血管、内分泌及颅脑疾病史,无长期服用皮质激素史,无铅、汞等毒物接触史。

思维提示

①患儿有摄入过多高糖、高热量食物不良饮食史,运动量小,且有父亲肥胖家族史,均支持单纯性肥胖;②患儿有肥胖且有2型糖尿病家族史,故需注意有无合并2型糖尿病,但患儿无多饮、多尿、近期体重减轻等,不支持;③患儿既往无长期服用皮质激素史,药物引起皮质醇增多症可除外;④患儿既往体健。无肾脏、心血管、内分泌及颅脑疾病史,无铅、汞等毒物接触史。无水肿、血尿,无心悸,无嗜睡、惊厥、意识障碍。故不支持肾脏疾病、心血管病变、内分泌疾病、颅脑病变、中毒及药物等继发性高血压。

三、体格检查

(一)重点检查内容和目的

测定身高、体重以计算体脂指数,当体脂指数≥同年龄、同性别的儿童体脂指数第95百分位线为肥胖;测定腰围、臀围,计算腰围-臀围比值,比值增大为中心性肥胖。注意有无皮下脂肪增多,分布是否均匀,有无满月脸、水牛背,有无多血质面容和特殊面容,有无皮肤白纹和紫纹,以鉴别皮质醇增多症等病理性肥胖,注意颈部、腋下、肘后及鼠蹊部有无棕褐色色素沉着,皮肤增厚,毛囊角化过度,绒毛样疣状增生的黑棘皮病。黑棘皮病与胰岛素抵抗密切相关。注意性器官的发育,以鉴别肥胖生殖无能等肥胖综合征。测定血压需选择适宜的袖带宽度,应常规测四肢血压。注意腹部、锁骨上、股部等有无血管杂音,注意周围血管搏动情况(足背动脉)及"无脉症"体征,有无水肿等除外继发性高血压。注意寻找高血压对靶器官损害的证据,如心、脑、眼、肾等。

(二)体格检查结果及思维提示

体重 89.5kg,身高 176cm,双上肢血压 160/100mmHg,双下肢血压 180/120mmHg,腰围 98.5cm,臀围 107.4cm,神志清楚,体型肥胖,全身皮下脂肪厚,无满月脸、水牛背、无多血质、鲤鱼嘴、小下颌等特殊面容,双眼睑无水肿,无突眼,双瞳孔等大等圆,对光反射灵敏。双眼辐辏反射、调节反射正常。无舌颤,颈部、双腋下可见黑棘皮,甲状腺不大,双肺呼吸音清,心率 98 次/分,心律齐,心音有力,各瓣膜听诊区未闻及病理性杂音,腹软,腹部可见散在白纹,长 1~2cm,无紫纹,肝脾肋下未及,腹部、锁骨上、股部等无血管杂音,双肾区无叩痛,双下肢无水肿。下肢足背动脉搏动对称明显,四肢末梢皮温无降低,四肢肌力、肌张力正常,无多指(趾)畸形,无手颤。神经系统查体未见异常。阴毛 Tanner Ⅰ 期,阴茎长 6.5cm,周径 6.5cm,睾丸容积 10ml。

> **思维提示**
>
> ①患儿体脂指数[(体重(kg)/身高(m)²]为 28.9,大于同年龄、同性别儿童青少年 97%,肥胖诊断成立;②患儿腰围-臀围比值为 0.92(>0.9),提示中心性肥胖或腹部脂肪增多,两者是胰岛素抵抗、心血管疾病、2 型糖尿病和血脂紊乱的危险因素,颈部、腋下的黑棘皮也与胰岛素抵抗、2 型糖尿病密切相关;③患儿无满月脸、水牛背,无多血质面容,皮肤无紫纹,皮质醇增多症可能性不大;④患儿无鲤鱼嘴、小下颌等特殊面容,四肢肌力肌张力正常,无多指(趾)畸形,睾丸已发育,故不支持伴有肥胖的综合征;⑤患儿无突眼,双眼辐辏反射、调节反射正常,无舌颤、无手颤,甲状腺不大,故甲亢致高血压可除外;⑥双眼睑无水肿,心率 98 次/分,心律齐,心音有力,各瓣膜听诊区未闻及病理性杂音,腹部、锁骨上、股部无血管杂音,双肾区无叩痛,双下肢无水肿。下肢足背动脉搏动对称明显,四肢肌力、肌张力正常,神经系统查体未见异常。不支持肾脏疾病、心血管疾病、神经系统疾病所致高血压。

四、实验室和影像学检查

(一)初步检查内容及目的

1. 甲功三项正常。
2. 心电图、心脏彩超未见异常。
3. 血、尿、便常规无异常,CRP < 1mg/L。
4. ASO、MP、乙肝五项均阴性。

3

五、初步诊断及根据

思维提示

　　甲功三项正常可除外甲状腺功能亢进症,心电图、心脏彩超未见异常不支持心脏疾病,尿常规正常不支持肾脏疾病。

　　结合患者的病史有摄入过多高糖、高热量食物等不良饮食史,运动量小,且有父亲肥胖家族史,体格检查患儿无满月脸、水牛背,无多血质面容,皮肤无紫纹,无鲤鱼嘴、小下颌等特殊面容,无多指(趾)畸形等,均支持单纯性肥胖。患儿既往体健,无肾脏、心血管及颅脑疾病史,无铅、汞等毒物接触史。无水肿、血尿,无心悸,无嗜睡、惊厥、意识障碍。故不支持肾脏疾病、心血管病变、内分泌疾病、颅脑病变、中毒及药物等继发性高血压。查体双眼睑无水肿,心律齐,心音有力,各瓣膜听诊区未闻及病理性杂音,腹部、锁骨上、股部等无血管杂音,双肾区无叩痛,双下肢无水肿。下肢足背动脉搏动对称明显,四肢肌力、肌张力正常,神经系统查体未见异常不支持肾脏疾病、心血管病变、神经系统疾病致高血压,进一步支持原发性高血压的诊断,尚需化验检查除外病理性肥胖和继发性高血压。

六、治疗方案

　　1. 一般性治疗　控制理想体重,加强饮食指导,限制盐摄入量 2g/d,加强有氧运动,生活规律,消除紧张因素,保证充足睡眠。

　　2. 调整饮食　首先了解患儿在家三天的饮食情况,计算出每天平均摄入的总热卡,然后制订全日的总热卡,在减肥期开始减少总热卡的 1/5 或 1/4,在满足生长发育需要的前提下,循序渐进。因患儿在家每天平均摄入的总热卡约 2000 千卡/日,故每日起始热卡定为 1600 千卡/日逐渐减为 1200 千卡/日。膳食原则:应多摄入蔬菜、高纤维素和水分多的食物以增加饱腹感;每日应保证 1 个鸡蛋,250ml 牛奶,2～3 两鱼肉、鸡肉或其他瘦肉;严禁油炸、油脂食物和甜食。

　　3. 运动治疗　运动可增加机体热能的消耗,促使体重减轻。该患儿每日运动 1 小时,选择快步走。运动强度因人而异,要观察运动过程中有无不良反应如呼吸困难,面色苍白,恶心呕吐等。

　　4. 药物治疗　血管紧张素转换酶抑制剂:卡托普利(开搏通)25mg,每 8 小时 1 次口服降压。

七、治疗效果及思维提示

　　1 周后患儿血压恢复正常,头晕、头痛、胸闷消失。空腹血糖正常,体重下降 0.5 千克。

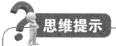
思维提示

　　具体饮食治疗方案应根据患者的肥胖程度、年龄、性别、活动量及一般健康状况而定,减肥速度不宜过快,应控制在每周0.5~1kg。如果患儿有其他严重的并发症或合并症,应根据具体病情适当放宽对饮食的限制。饮食治疗体重下降后可使血压、血糖、血脂下降,并改善心肺功能。

八、进一步检查

(一)进一步检查内容及目的

1. 口服葡萄糖耐量试验和糖化血红蛋白协诊有无糖代谢异常。
2. 血生化　肝肾功、电解质、心肌酶谱除外心、肝、肾脏等疾病。
3. 血脂四项　协助除外有无高脂血症。
4. 眼科会诊　除外高血压眼底改变。
5. 腹部彩超　了解有无脂肪肝和肾脏情况。
6. 血皮质醇、ACTH　协助除外皮质醇增多症和肾上腺皮质增生症。
7. 肾上腺B超　除外肾上腺皮质增生症所致高血压。
8. 腹部彩超、腹主动脉、双肾动脉、颈部血管、上下肢血管彩超　协助排除心血管、肾脏病变所致高血压。
9. 脑血流图、头颅MRI+MRA+MRV　可协助除外中枢神经系统疾病所致高血压。
10. 24小时尿儿茶酚胺　协助除外嗜铬细胞瘤所致高血压。
11. 立卧位肾素-血管紧张素-醛固酮　可协助排除原发性醛固酮增多症。

(二)检查结果

1. 糖耐量结果如表1-1所示。

表1-1　糖耐量结果

时间(分钟)	血糖(mmol/L)	C肽(ng/ml)	胰岛素(μIU/ml)
0	5.73	2.9	22.1
30	9.6	8.6	91.7
60	11.9	11.1	175
120	8.62	9.4	110
180	4.8	3.9	31.5

2. 糖化血红蛋白4.8%,正常范围。
3. 血生化　肝肾功、电解质、心肌酶谱无异常。
4. 甘油三酯1.8mmol/L,高于正常。胆固醇、高密度和低密度脂蛋白均在正常范围。

5. 眼科会诊　视力 0.8,正常眼底,未见高血压眼底改变。

6. 腹部彩超　脂肪肝,双肾实质回声及结构未见异常,余腹部实质脏器未见异常,未见肿大明显的淋巴结。

7. 腹主动脉、双肾动脉、颈部血管、上下肢血管彩超均示无明显异常。

8. 脑血流图　①右侧 MLA、ILA、ALA、PLA 流速略低于正常;②双侧 VA 流速轻度减低,频谱正常;③双半球脑血管搏动指数均为正常高限水平,与其高血压后脑血流继发性改变有关。

9. 头颅 MRI + MRA + MRV 示无异常。

10. ACTH 节律　8:00am 29.50μg/dl,4:00pm 13.80μg/dl,11:00pm 22.30μg/dl。

11. 皮质醇节律　8:00am 13.60μg/dl,4:00pm 11.50μg/dl,11:00pm 5.70μg/dl。

12. 24 小时尿儿茶酚胺 6.6mg,正常范围。

13. 立卧位肾素-血管紧张素-醛固酮　正常范围。

14. 过夜地塞米松抑制试验　第 1 日 8 am 19.60μg/dl,晚 11 pm 口服地塞米松 1mg 后,第 2 日 8 am 6.00μg/dl。

15. 小剂量地塞米松抑制试验,抑制前血清皮质醇 12.80μg/dl,后血清皮质醇 5.4μg/dl,较试验前降低 50% 以上。

思维提示

①腹部彩超、腹主动脉、双肾动脉、颈部血管、上下肢血管彩超、心电图、心脏彩超示无异常,目前可排除心血管、肾脏病变所致高血压;②脑血流图、头颅 MRI、MRA、MRV 示无异常,可除外中枢神经系统疾病所致高血压;③24 小时尿儿茶酚胺正常,不支持嗜铬细胞瘤所致高血压;④立卧位肾素-血管紧张素-醛固酮正常,可排除原发性醛固酮增多症;⑤皮质醇节律提示皮质醇升高和过夜地塞米松抑制试验皮质醇未被抑制,需除外皮质醇增多症的可能。但小剂量地塞米松抑制试验,抑制后血清皮质醇较实验前降低 50% 以上,可除外皮质醇增多症。结合病史和查体,继发性高血压可除外,考虑为原发性高血压。

九、诊断

代谢综合征。

患儿入院后查生化示甘油三酯 1.80mmol/L,大于 1.7mmol/L,故存在高脂血症。OGTT 试验空腹血糖 >5.6mmol/L,餐后两小时血糖大于 7.8mmol/L,提示糖耐量减低。结合患儿腰臀比 0.92,存在单纯性中心性肥胖,故考虑代谢综合征成立。

十、疗效

患儿入院后经过低盐减肥饮食治疗,限制盐摄入量 2g/d,热卡由入院时的 1600 卡/日隔日减 200 卡,控制在每日 1200 卡/日。有氧运动坚持每日 1 小时以上。3 周后患儿血压恢复正常,头晕、头痛、胸闷消失。空腹血糖正常,体重下降 1 千克。停用降压药物卡托普利。通过饮食和运动病情明显好转,使患儿大大增强了战胜疾病的信心。

十一、对本病例的思考

(一)有关代谢综合征

代谢综合征是由于胰岛素抵抗引发的一系列临床、生化、体液代谢失常,从而引起多种物质代谢失常的综合征,常包括胰岛素抵抗、高胰岛素血症、肥胖、高血压、高血糖、血脂紊乱等。目前认为是环境因素和遗传因素相互作用的产物。

1. 诊断标准　2005 年 4 月国际糖尿病联盟(IDF)关于代谢综合征定义和诊断标准达成最新共识。根据新的 IDF 定义确诊代谢综合征必须具备中心性肥胖(腰围男 ≥90cm,女 ≥80cm)且具备以下四项指标的任两项即可确诊:

(1)甘油三酯(TG)≥150mg/dl(1.7mmol/L)。

(2)高密度脂蛋白(HDL)男 <40mg/dl(1.0mmol/L),女 <50mg/dl(1.3mmol/L)。

(3)收缩压(SBP)≥130mmHg 或舒张压(DBP)≥85mmHg。

(4)空腹血糖(FPG)≥100mg/dl(5.6mmol/L),或曾诊为 2 型糖尿病(T2DM)。

2. 代谢综合征的治疗

(1)一级预防:健康的生活方式;中度热量限制;体力活动中度增加;改变饮食结构。

(2)二级预防:生活方式干预效果不好,且具有高度心血管疾病(CVD)危险者应给予药物治疗。胰岛素抵抗是中心环节,纠正胰岛素抵抗对这一代谢综合征有重要影响。

3. 代谢综合征中高血压的治疗　确诊糖尿病者 BP≥130/80mmHg 应给予抗高血压治疗。尚未明确有药物优先用于代谢综合征。二甲双胍 + 降压药合用可在降压的同时改善血糖和血脂。

(二)病史及查体的重要性

高热卡膳食、不健康的饮食行为、久坐的生活方式被认为是单纯性肥胖发生、发展的重要危险因素,因此认真询问饮食和运动史及肥胖家族史对单纯性肥胖尤为重要。单纯性肥胖查体为匀称性肥胖,无 Cushing 征及特殊面容等,可与病理性肥胖相鉴别。

(三)肥胖的重点是并发症的预防和筛查

单纯性肥胖发病率高,缺乏有效治疗,故应以预防、教育为主。单纯性肥胖的重点是并发症的预防和筛查。因此对单纯性肥胖特别是伴皮肤黑棘皮病的儿童需高度注意代谢综合征的可能,应定期监测血压、血脂和糖代谢。对于伴有高血压并发症者,首先需除外肾脏疾病、心血管病变、内分泌疾病、颅脑病变、中毒及药物等继发性高血压。治疗应该全面考虑,比如本病人因高血压,运动强度受限制,减肥速度必须放缓。

(梁学军)

病例2　间断抽搐 10 天

患儿,女婴,2 个月 26 天,于 2008 年 2 月 8 日入院。

一、主诉

间断抽搐 10 天。

二、病史询问

(一)问诊主要内容及目的

思维提示

对于一个反复抽搐的小婴儿首先需注意询问是否伴有发热,无热者常见于:①电解质紊乱疾病(如低钙、低钠、高钠、低钾、低镁等);②低血糖症;③各种中枢神经系统病变(先天畸形、外伤、癫痫等)。此类疾病通常不发热,但有时因惊厥时间较长,也可以引起体温升高。发热者需考虑中枢神经系统感染性疾病。本患儿病程中无发热,故按无热惊厥考虑。

1. 有无导致电解质紊乱的病史　有无慢性呕吐、腹泻、进食少,小婴儿有无长期摄入过度稀释的奶病史,以除外电解质紊乱所致抽搐。
2. 母孕期是否有双下肢抽筋史,是否为北方冬季、春季出生,是否为早产儿,若有,需注意母孕期维生素 D 缺乏致胎儿储备不足。是否规律服用钙剂和鱼肝油,是否为人工喂养,日照是否充足,生长是否过速,需注意钙或维生素 D 摄入不足。
3. 是否有胃肠道或肝、肾疾病,是否有特殊服药史,慢性肝胆、胰腺疾病影响维生素 D 代谢。肝、肾疾病可使维生素 D 代谢障碍。如抗癫痫药可使维生素 D 代谢加快。
4. 有无交感神经兴奋的临床表现　软弱无力,出汗,颤抖,心动过速,面色苍白,恶心,呕吐或嗜睡,烦躁等低血糖症状,以除外低血糖所致抽搐。
5. 有无先天性代谢性疾病和癫痫等疾病家族史,有无各种中枢神经系统病变,如先天畸形、外伤等病史。

(二)问诊结果及思维提示

现病史:患儿于入院前 10 天无明显诱因出现抽搐 1 次,抽搐时不伴发热,表现为全身大发作,双眼凝视,面色及口唇发绀,头后仰,双上肢屈曲抖动,双下肢僵直,持续 1 分钟后自行缓解,抽搐后反应弱,喜睡。30 分钟后再次抽搐,表现同前,持续 30 秒左右缓解,间隔 5~10 分钟发作一次,共 4 次,每次发作体温均正常。到当地医院住院,查头颅 CT 未见异常,予地西泮、苯巴比妥、甘露醇及地塞米松等药治疗,3~4 小时后患儿再次抽搐,表现为眼睑及口角抖动,四肢无强直,持续 1 分钟左右自行缓解,间隔 30 分钟发作一次,共 7 次,均不伴发热。于入院前 9 天转入当地市级医院 ICU 住院治疗,血生化示血糖、钾、钠、氯、镁均正常。骨代谢检查钙 1.41mmol/L,磷 1.69mmol/L,碱性磷酸酶 1155U/L,诊断为"低钙血症",给予静脉补钙治疗,抽搐好转,患儿于入院前 1 天,血气游离钙 1.0mmol/L,门诊以"抽搐待查"收入院。患儿自发病以来精神食欲欠佳,睡眠可,尿量可。无软弱无力、出汗、颤抖,无咳嗽,无面色苍白、恶心、呕吐、嗜睡和烦躁等。

喂养史:母乳、奶粉混合喂养,未补钙及鱼肝油。

母生产史及新生儿情况:G5P1,本患儿,母孕期无病毒感染史,母孕 6~7 个月曾有小腿肌肉痉挛史,未规律补钙,孕 36 周因胎盘早剥而早产,出生体重 2.5kg,生后无窒息、黄疸,新生儿期体健。

健康状况:既往体健,无慢性呕吐、腹泻史。无先天畸形、头颅外伤病史。

用药史:否认服用特殊药物史。

家族史:无先天性代谢性疾病、癫痫等疾病家族史。

思维提示

根据患儿年龄小,2 个月男婴,急性起病。主要症状:以无热惊厥为主要表现,抽搐时间短,发作较频繁,抽后无意识改变,多次查血总钙及游离钙明显降低,补钙后抽搐好转。分析原因如下:①低钙血症:根据起病年龄早,抽搐较频繁,多次查血钙明显降低,故抽搐考虑为低钙血症所致。患儿为早产儿,出生体重仅 2500g。患儿母孕期未规律补钙,曾有小腿肌肉痉挛史,患儿生后未服用钙及鱼肝油,外院查血钙低,磷高,碱性磷酸酶明显增高,考虑低钙血症,原因为维生素 D 缺乏性佝偻病或先天性甲状旁腺功能低下所致,待入院后查甲状旁腺激素以协诊。②钾、钠、镁异常而致惊厥:患儿无慢性呕吐、腹泻史,无长期摄入过度稀释的奶病史,外院查血钾、钠、氯、镁均正常,可除外。③低血糖症:根据患儿起病年龄早,抽搐较频繁,应考虑本病可能,但其无软弱无力、出汗、颤抖,无面色苍白、呕吐、嗜睡和烦躁等,外院查血糖正常,不支持。④各种中枢神经系统病变:患儿无先天畸形、外伤等病史,无癫痫等疾病家族史,外院查头颅 CT 未见异常,可除外。

三、体格检查

(一)重点检查内容和目的

1. 注意神经兴奋性增高的体征 有无易激惹、烦躁,因多汗致枕秃,有无全身肌肉松弛,肌张力低下,腹部膨胀如蛙腹。注意有无声门及喉部肌肉痉挛而引起吸气困难。注意有无骨骺病变体征:①头部:颅骨软化,方颅等;②胸部:肋骨串珠,鸡胸及漏斗胸,肋膈沟等;③四肢:佝偻病手、足镯;④脊柱有无后凸畸形等以协诊有无活动性佝偻病。尚需注意咽有无充血、双肺呼吸音是否清晰、心音是否有力、肠鸣音是否活跃等征象,因佝偻病常易合并其他全身感染。

2. 注意有无维生素 D 缺乏性手足搐搦症的隐性体征　①面神经征(Chvostek sign):用手指尖轻叩颧弓与口角间的面颊部,如果出现眼睑及口角抽动即为阳性;②腓反射:用叩诊锤击腓骨小头处的腓神经,足向外侧收缩为阳性;③陶瑟征(Trousseau sign):使用血压计袖带绑住上臂并充气,使上臂血压维持在收缩压与舒张压之间,若在 5 分钟内出现手痉挛者为阳性。

(二) 体格检查结果

体重 5kg,身长 52cm,头围 36cm,体温 36.2℃,呼吸 24 次/分,脉搏 138 次/分,血压 80/50mmHg。一般情况:发育正常,营养中等,神志清楚,呼吸平稳,无吸气困难,无明显易激惹、烦躁,无颤抖。面色无苍白。全身皮肤光滑,无皮疹及出血点,弹性尚好,前囟平软,有枕秃,无颅骨软化,无方颅及小头畸形,双眼窝无凹陷,双瞳孔等大等圆,对光反射灵敏。耳鼻无畸形,外耳道无异常分泌物。口唇及舌黏膜光滑,咽无充血,气管居中,吸气时无喉鸣音,无肋骨串珠、鸡胸及漏斗胸、肋膈沟等畸形,双肺呼吸音清,未闻干、湿啰音。心率 120 次/分,律齐,心音有力,腹稍胀,肝肋下 2.0cm,边钝质软,未及包块,肠鸣音 4 次/分,双下肢无弯曲,无手、足镯,四肢肌力、肌张力正常。腓反射阳性,面神经征阳性,陶瑟征阳性。余神经系统查体无异常。

四、门诊及外院检查结果

1. 骨代谢　血总钙 1.41mmol/L,游离钙 0.39mmol/L,血磷 1.69mmol/L,碱性磷酸酶 1155U/L 明显升高。

2. 血、尿、便常规未见异常。

3. 脑脊液常规、生化大致正常。

4. 头颅 CT、MRI 未见明显异常。

5. 胸片未见明显异常。

6. 左腕骨片　部分长骨干骺端呈杯口状,临时钙化带消失,边缘可见毛刷样改变,印象:佝偻病。

7. 血乳酸、血氨正常。

思维提示

①低钙惊厥:患儿血总钙及游离钙均明显降低,可诱发惊厥,经补钙治疗后,抽搐症状缓解,故低钙惊厥诊断成立。腕骨片示:部分长骨干骺端呈杯口状,临时钙化带消失,边缘可见毛刷样改变,故诊为佝偻病成立,根据患儿为早产儿,出生体重仅 2500g。患儿母孕期未规律补钙,曾有小腿肌肉痉挛史,患儿生后未服用钙及鱼肝油,有枕秃,多次查血钙均明显降低,血磷稍高,碱性磷酸酶明显升高,面神经征、陶瑟征和腓反射均阳性,故考虑为维生素 D 缺乏性手足搐搦症可能性大,需进一步除外肝、肾疾病及代谢性疾病所致佝偻病。②化脓性脑膜炎:根据患儿起病年龄小,生后 2 个月出现频繁抽搐,应考虑化脓性脑膜炎可能,但患儿无呼吸或消化系统症状,查体无

呼吸或消化系统的阳性体征,神经系统体征阴性,化验血常规正常,胸片无异常,脑脊液常规、生化大致正常,头颅 CT、MRI 未见明显异常,单纯补钙治疗病情好转,故化脓性脑膜炎诊断可除外。③遗传代谢病:根据患者起病年龄小,生后 2 个月出现频繁抽搐,应考虑遗传代谢病可能,如氨基酸、糖类及脂类代谢异常,但其否认家族遗传病史,目前智力体力发育大致正常,血乳酸、血氨正常,考虑遗传代谢病可能性不大,待尿筛查结果回报以协诊。

五、初步诊断及根据

根据患儿为早产儿,出生体重仅 2500g。患儿母孕期未规律补钙,曾有小腿肌肉疼挛史,患儿生后未服用钙及鱼肝油,查体有枕秃,面神经征、陶瑟征和腓反射均阳性,患儿多次查血总钙及游离钙均明显降低,血磷稍高,碱性磷酸酶明显升高,经补钙治疗后,抽搐症状缓解,腕骨片示:部分长骨干骺端呈杯口状,临时钙化带消失,边缘可见毛刷样改变,均支持低钙血症,维生素 D 缺乏性手足搐搦症。

六、治疗方案及理由

1. 积极纠正低钙血症　补充钙剂:10% 葡萄糖酸钙 10ml 加入 10% 的葡萄糖溶液 20ml 中滴入,需仔细观察滴入部位,严禁液体渗出,并需密切监测心脏情况。反复抽搐时可重复使用钙剂 2~3 次,直至抽搐停止。以后口服 10% 的氯化钙 5ml/次,3 次/日,但此药久用后易引起高氯性酸中毒。

2. 合理喂养,避免感染。

七、治疗效果及思维提示

静点补钙 1 周后患儿未再抽搐,血总钙升至 1.75mmol/L,血磷正常,碱性磷酸酶 998U/L,较前下降。

思维提示

　　临床上,严重低钙血症的标志是搐搦。手足搐搦是低钙血症的典型表现之一。静脉补钙后患儿未再抽搐提示抽搐为低钙所致,进一步支持低钙血症、维生素 D 缺乏性手足搐搦症。

八、进一步实验室检查

(一)进一步检查内容及目的

1. 肝、肾功能　鉴别肾性佝偻病和肝脏疾病所致佝偻病。

2. 血气、生化、尿常规和尿筛查　鉴别肾小管酸中毒和范可尼综合征致佝偻病。

3. 铜蓝蛋白和眼科会诊　鉴别肝豆状核变性致佝偻病。

4. 甲状旁腺素(PTH)　鉴别有无先天性甲状旁腺功能低下。

(二)检查结果

1. 尿常规正常。

2. 血气、血钾、钠、氯、镁、二氧化碳结合率、阴离子间隙和肝肾功正常。

3. 铜蓝蛋白正常。

4. 尿筛查正常。

5. 骨代谢　血总钙 1.84mmol/L 较前升高,碱性磷酸酶 911U/L 较前下降,血磷正常。

6. PTH　652pg/ml,明显升高。

思维提示

　　患儿肝、肾功能正常可除外肾性佝偻病和肝脏疾病所致佝偻病;血气、生化、铜蓝蛋白正常、尿常规和尿筛查正常不支持肾小管酸中毒、肝豆状核变性和范可尼综合征等所致佝偻病,且可进一步除外遗传代谢病。因甲状旁腺素明显代偿性升高,可除外先天性甲状旁腺功能低下所致低钙抽搐。

九、调整治疗方案及疗效

　　患儿口服 10% 氯化钙 5ml/次,3 次/日,1 周后,予骨化三醇软胶囊 0.25μg/d,复方碳酸钙泡腾颗粒 1.5 袋/次,1 次/日。服药 1 个月,未再抽搐。查骨代谢:血总钙、血磷正常,碱性磷酸酶 911U/L,较前下降。

　　最终诊断:①低钙血症;②维生素 D 缺乏性手足搐搦症。

十、对本病例的思考

　　1. 有关维生素 D 缺乏性手足搐搦症　维生素 D 缺乏性手足搐搦症又叫佝偻病型低钙惊厥。此病的发生是因为维生素 D 缺乏而甲状旁腺不能代偿,血清钙降低,引起中枢及周围神经兴奋性增高,主要表现为手足搐搦、喉痉挛甚至全身惊厥,骨骼变化不严重。多见于 4 个月~3 岁小儿。在正常血白蛋白浓度下,总血清钙浓度 <2mmol/L 称为低钙血症。引起血钙降低的原因:①佝偻病初期血钙降低,此时甲状旁腺功能尚不能完全代偿,当血清总钙降低至 1.7~1.9mmol/L 或游离钙降至 1.0mmol/L 时可发生抽搐;②日照机会增多,或在维生素 D 治疗初期血钙大量沉积于骨骼,经肠道吸收钙亦相对不足,导致血钙浓度下降;③感染、饥饿、发热时组织分解,血磷增高导致血钙降低。除有佝偻病体征外,主要有手足搐搦、喉痉挛与惊厥。

　　(1)手足搐搦:多见于 6 个月以上的婴幼儿,发作时神志清楚,双手腕屈曲,手指伸直,大拇指紧贴掌心,双下肢伸直内收,足趾向下弯曲成弓状。

　　(2)喉痉挛:多见于婴儿,由于声门及喉部肌肉痉挛而引起吸气困难,严重时可突然窒息死亡。

（3）惊厥：患儿无明显诱因即出现四肢抽动，双眼球上翻，面肌抽动，大小便失禁，轻者意识存在，重者意识丧失，每日发作1~20次不等。

（4）隐性发作：患儿无上述症状，但当局部暂时缺血或对运动神经给予机械、电刺激时，患儿可出现特殊的运动反应。特别的运动反应包括面神经征、腓反射、陶瑟征。

维生素D缺乏性手足搐搦症有年龄性与季节性，多见于人工喂养的小儿或母亲孕期有缺钙情况者。根据反复发作的无热惊厥，手足搐搦或喉痉挛，佝偻病体征，神经兴奋性增高，血清钙<1.9mmol/L，即可确诊。此外，使用钙剂后抽搐停止，痉挛很快停止亦有助于诊断。

治疗：应控制惊厥，解除喉痉挛，纠正低钙血症。①紧急处理：保持呼吸道通畅，使用地西泮、苯巴比妥止痉，出现喉痉挛后必要时行气管插管；②补充钙剂：10%葡萄糖酸钙5~10ml加入5%或10%的葡萄糖溶液中缓慢注射或由小壶注入。必要时1~2小时后可重复给药，同时给予口服钙和维生素D制剂。若抽搐严重难以缓解，可持续静点补钙，但速度不宜超过4mg/（kg·h），直至口服治疗起效。以后可口服10%的氯化钙5~10ml/次，2~3次/日，治疗1周后，可改为口服葡萄糖酸钙或乳酸钙，同时可口服维生素D，每日3000~5000IU，连服1个月；1个月后改为预防剂量。

2. 问诊的重要性　对于一个无热反复抽搐的小婴儿需做全面检查，虽然近几年母婴补钙比较普遍，维生素D缺乏性佝偻病已经比较少见。但是仍然有部分没有常规补充而导致患病的案例发生，特别是早产儿。本患儿就是因为母婴均缺乏维生素D的补给，且早产，钙储备不足，造成低钙抽搐。故应仔细询问病史，考虑到维生素D缺乏性手足搐搦症的可能。

3. 寓诊断于治疗中　患儿服钙和维生素D制剂1个月，未再抽搐。化验骨代谢：血总钙、血磷正常，碱性磷酸酶911U/L较前下降，提示治疗有效，进一步支持低钙血症，维生素D缺乏性手足搐搦症。而对维生素D缺乏患儿治疗有效的维生素D剂量对维生素D依赖性佝偻病无效，给予大剂量的维生素D对维生素D依赖性佝偻病方有疗效，此点可鉴别维生素D缺乏和维生素D依赖两种不同的佝偻病，通过疗效可印证诊断。

（梁学军）

病例3　易惊 36 小时,呼吸急促 24 小时

患儿,男,36 小时,于 2005 年 11 月 30 日入院。

一、主诉

易惊 36 小时,呼吸急促 24 小时。

二、病史询问

(一) 问诊主要内容及目的

思维提示

　　对于一个生后出现易惊的新生儿,一般多考虑是否存在新生儿缺氧缺血性脑病、新生儿颅内出血等疾病,应注意仔细询问母亲的孕产史、胎盘、子宫、脐带及患儿的情况,因此进一步询问病史应围绕以下几方面。

　　1. 询问母亲孕期是否体健,孕后期有无妊娠高血压综合征,是否定期进行产前检查,主要目的了解患儿是否有围生期窒息缺氧史。

　　2. 询问胎盘子宫有无畸形　如帆状胎盘、双角子宫、胎盘早剥等,以上情况均会影响胎儿的血供和营养。

　　3. 询问脐带的情况　脐带过短过长、脐带绕颈、打结等情况也会影响母亲给胎儿供血供氧。

　　4. 询问患儿分娩的情况　自然分娩还是剖宫产,是否使用产钳,如果是剖宫产一定要问为什么,目的了解患儿在分娩时有无窒息病史。

　　5. 询问患儿分娩后的情况　Apgar 评分是多少,如果有窒息是如何抢救的,目的判断窒息的严重程度。

　　6. 询问患儿的精神状况,有无惊厥、易惊,哭声是否尖直,吃奶是否有力,有无呕吐,其目的判断患儿的病情轻重程度。

(二) 问诊结果及思维提示

　　患儿入院前 36 小时(即生后)出现易惊,反应弱,时有四肢抖动,刺激后加重,无抽搐,吃奶欠佳,吸吮尚有力。入院前 24 小时(生后 12 小时)出现呼吸急促,口周青,无口吐沫及呛

奶,无发热,无咳嗽,当地医院给予吸氧治疗无好转。入院当天到我院门诊就诊,查血常规:白细胞 15.2×10⁹/L,中性 0.58,淋巴 0.35,单核 0.07,血红蛋白 192g/L,血小板 300×10⁹/L,CRP<8mg/L,胸片提示双肺纹理粗多,两肺内带可见斑片影,为进一步诊治收入院。

生后 9 小时排胎便,现为过渡便。已排小便。

孕产史:G1P1,孕 37 周剖宫产(因母患妊娠高血压综合征),出生体重 2600g,胎心 100 次/分,Apgar 评分 1 分钟 5 分,5 分钟 9 分,10 分钟 10 分。羊水 Ⅲ 度粪染。胎盘脐带未见异常。母孕 34 周发现患妊娠高血压综合征,血压最高 160/110mmHg,口服硝苯地平治疗,血压控制不满意。双下肢有可凹性水肿,尿蛋白+。生后给予吸痰、吸氧等治疗。

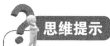

思维提示

①母孕 34 周患妊娠高血压综合征,血压最高 160/110mmHg,口服硝苯地平治疗,血压控制不满意,双下肢有可凹性水肿,尿蛋白+,另分娩前胎心 100 次/分,羊水 Ⅲ 度粪染,提示胎儿有宫内窘迫;②生后 Apgar 评分 1 分钟 5 分,5 分钟 9 分,提示患儿有轻度窒息(Apgar 评分 1~3 分重度窒息;4~7 分轻度窒息);③患儿生后即出现易惊,哭声尖直,时有四肢抖动,应考虑新生儿缺氧缺血性脑病存在;④患儿有宫内窘迫史,生后 12 小时出现呼吸急促,口周青,提示有吸入性肺炎的可能。

三、体格检查

(一) 重点检查内容和目的

1. 有无缺氧表现,气管位置、呼吸系统体征(呼吸频率、节律,有无呼吸困难、肺内有无啰音)帮助明确有无羊水吸入性肺炎。

2. 意识状态、前囟的张力、皮肤有无干燥脱皮、指(趾)甲有无粪染、四肢肌张力、新生儿原始反射:明确有无宫内缺氧及神经系统损害。

3. 心率是否增快、心律是否齐、心音是否有力、心脏是否有杂音:帮助明确有无存在先天性心脏病及窒息缺氧造成的心肌损害。

(二) 体格检查结果及思维提示

体温 36.5℃,呼吸 56 次/分,脉搏 96 次/分,血压 73/36mmHg,体重 2550g,头围 33cm,身长 48cm,神志清,精神反应弱,哭声尖直,易激惹。双瞳孔等大等圆,对光反射灵敏。气管居中,呼吸急促,口周青,无鼻翼扇动及三凹征。前囟平,张力不高。全身皮肤无黄染,双下肢皮肤干燥,有少许脱皮。双肺呼吸音粗,未闻及干湿啰音。心音欠有力,律齐,未闻及杂音。腹平软,肝脾不大。四肢肌张力减低,觅食反射、吸吮反射可以引出,握持反射弱,交叉伸腿及拥抱反射引出不完全。指(趾)甲轻度粪染。四肢暖。

？ 思维提示

①患儿查体神志清,精神反应弱,哭声尖直,易激惹。四肢肌张力减低,觅食反射、吸吮反射可以引出,握持反射弱,交叉伸腿及拥抱反射引出不完全,不除外窒息缺氧引起的脑损害;②患儿呼吸急促,口周青,双肺呼吸音粗,门诊胸部X线正位片示双肺纹理粗多,两肺内带可见斑片影。结合宫内窘迫史和羊水Ⅲ度粪染,考虑胎粪吸入性肺炎可能性大;③患儿心率偏慢,96次/分,心音欠有力,不除外窒息缺氧造成心肌损害;④查体双下肢皮肤干燥,有少许脱皮,指(趾)甲轻度粪染,说明患儿有宫内窘迫。

四、门诊及外院检查结果

1. 门诊胸部X线正位片(图3-1)。

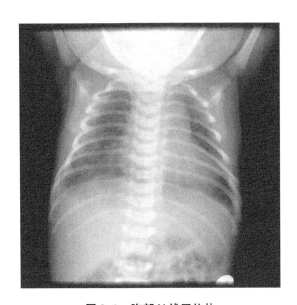

图 3-1 胸部X线正位片
双肺纹理增多、模糊,双肺散在分布小结节状、小片状片影,以右下肺为著,部分肺透光增强,右侧水平叶间裂略厚,心影略丰满,纵隔增宽-胸腺影,双膈面及膈角模糊,右侧为著

2. 门诊血常规 白细胞15.2×10^9/L,中性58%,淋巴35%,单核7%,血红蛋白192g/L,血小板300×10^9/L,CRP<8mg/L。

五、初步诊断及依据

结合患儿母亲孕34周患妊娠高血压综合征,血压最高160/110mmHg,口服硝苯地平治疗,血压控制不满意,双下肢有可凹性水肿,尿蛋白+。另分娩前胎心100次/分,羊水Ⅲ度粪染,提示胎儿有宫内窘迫。患儿生后 Apgar 评分 1 分钟 5 分,5 分钟 9 分,提示患儿有轻度窒息(Apgar 评分 1~3 分重度窒息;4~7 分轻度窒息)。患儿生后即出现易惊,哭声尖直,时有四肢抖动,考虑新生儿缺氧缺血性脑病存在。另患儿有宫内窘迫史,生后 12 小时出现呼吸急促,口周青,提示有吸入性肺炎。

六、治疗方案

1. 加强监护　进行心率、呼吸、血压、血气、血糖、血电解质及出入量等的监护,及时纠正酸碱、电解质紊乱。

2. 一般治疗　保静(避免过多的搬动)、保暖。

3. 维持热卡,限制液量以免加重脑水肿。

4. 三支持　维持良好的通气、换气功能,使血气和 pH 值保持在正常范围;维持各脏器血流灌注,使心率和血压保持在正常范围;维持血糖水平在正常高值,以保证神经细胞代谢所需。

5. 改善脑细胞代谢　能量合剂静点。

6. 保持呼吸道通畅。

7. 改善缺氧状态　必要时吸氧。

七、进一步检查

(一)进一步检查内容及目的

1. 血气分析　了解患儿有无缺氧及二氧化碳的蓄积;了解有无酸中毒。

2. 血电解质、血糖、心肌酶、肝肾功　因为窒息缺氧可以造成全身各个脏器的损害,如心脏、肾脏、消化道等。

3. 头颅 CT　了解脑部受损情况。

4. 脑电图　是一种反映脑功能状态的检查方法。

5. 头颅 B 超　了解有无颅内出血。

6. 眼底　有无眼底出血及视神经盘水肿。

7. 心电图　了解心脏情况。

(二)检查结果

1. 血气分析　pH 7.356,$PaCO_2$ 48mmHg,PaO_2 82mmHg,SaO_2 92%,BE -4.7mmol/L,正常。

2. 血电解质、血糖、肝肾功无异常。

3. 心肌酶　CK 624U/L CK-MB 48.5U/L,较正常值升高。

4. 头颅 CT 示双侧大脑半球脑白质密度减低,CT 值 14Hu。

5. 脑电图　睡眠脑电图未见异常。

6. 头颅 B 超　脑实质回声未见明确增强,未见明确颅内出血征象,脑室未见扩张。

7. 眼底　未见异常。

8. 心电图　窦性心律,大致正常心电图。

思维提示

①头颅B超无异常,可除外颅内出血;②心肌酶检查较正常升高,提示有心肌损害;③头颅CT示双侧大脑半球脑白质密度减低,CT值14Hu,结合患儿有宫内窘迫史及生后的临床表现,新生儿缺氧缺血性脑病诊断成立。

八、诊断

1. 新生儿缺氧缺血性脑病并心肌损害　①本患儿有明确围生期缺氧窒息史;母孕34周发现患妊娠高血压综合征,胎心减慢100次/分,羊水Ⅲ度粪染,Apgar评分1分钟5分,5分钟9分;②生后即出现易惊,反应弱,时有四肢抖动,刺激后加重,无抽搐;③查体:精神反应弱,易激惹,四肢肌张力减低,新生儿反射引出不完全;④头颅CT(图3-2A、3-2B)示双侧大脑半球脑白质密度减低,CT值14Hu,故新生儿缺氧缺血性脑病诊断成立。需进一步观察神经系统恢复情况以协助分度。患儿心率偏慢96次/分,心音欠有力,心肌酶:CK 624U/L CK-MB 48.5U/L较正常值升高。不除外窒息缺氧造成心肌损害。

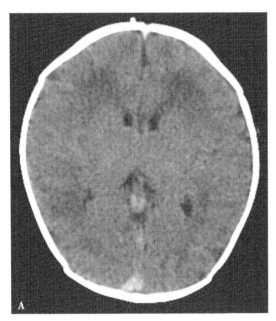
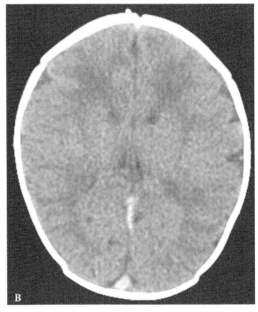

图3-2　头颅CT
双侧大脑半球部分脑白质密度对称性减低,CT值:13～18Hu,脑沟不深,脑回不宽,脑室脑池形态可,中线结构未见移位,基底节区和小脑未见异常;大脑后纵裂增密

2. 新生儿吸入性肺炎(胎粪吸入性)　①患儿有宫内窘迫及生后窒息史;②生后12小时出现呼吸系统症状;③查体:呼吸急促,56次/分,口周青,双肺呼吸音粗;④门诊胸片提示两肺内带可见斑片影。故新生儿吸入性肺炎诊断成立。患儿羊水Ⅲ度粪染,故考虑为胎粪吸入性肺炎。

九、调整治疗方案及疗效

1. 患儿入院后仍易惊,考虑有脑水肿存在,给予 20% 甘露醇降低颅内压。
2. 控制液量,80ml/(kg·d),因患儿尚可吃奶,故给予配方奶 30ml/次,一日 6 次。注意观察腹部情况如腹胀、呕吐等症状,防止发生坏死性小肠结肠炎。
3. 注意观察有无惊厥发作,如有惊厥,可予苯巴比妥钠负荷量每次 20mg/kg,12 小时后给予维持量 5mg/(kg·d),分两次,静脉滴注,以镇静止抽。
4. 改善脑细胞代谢 能量合剂静点。
5. 新生儿抚触促进神经系统恢复。

患儿生后第 4 天易惊、四肢发抖症状消失;生后 6 天四肢肌张力正常;生后 9 天新生儿反射可以引出。气促、口周青生后 6 天消失。共住院 10 天好转出院,出院后嘱在 1 个月、3 个月、6 个月到新生儿随访门诊复查。

最终诊断:①新生儿缺氧缺血性脑病 心肌损害;②新生儿吸入性肺炎。

十、对本病例的思考

新生儿缺氧缺血性脑病是围生期最常见的疾病,是可以预防的,母亲孕妇定期的产前检查很重要,一旦发现问题应及时结束分娩。另诊断该病一定要有围生期窒息缺氧的病史,结合患儿的临床表现和辅助检查综合分析。无特效治疗,治疗的主要目的维持内环境的稳定。

十一、有关新生儿缺氧缺血性脑病

新生儿缺氧缺血性脑病(HIE)是指围生期窒息导致的缺氧缺血性损害,临床出现一系列中枢神经异常表现。

1. **临床表现** 是诊断 HIE 的主要依据,同时具备以下 4 条者可确诊,第 4 条暂时不能确定者可作为拟诊病例。

(1)有明确的可导致胎儿宫内窘迫的异常产科病史,以及严重的胎儿宫内窘迫表现[胎心<100 次/分,持续 5 分钟以上;和(或)羊水 Ⅲ 度污染]或者在分娩过程中有明显窒息史。

(2)出生时有重度窒息,指 Apgar 评分 1 分钟≤3 分,并延续至 5 分钟仍≤5 分;和(或)出生时脐动脉血气 pH≤7.0。

(3)出生后不久出现神经系统症状并持续至 24 小时以上,如意识改变(过度兴奋、嗜睡、昏迷),肌张力改变(增高或减弱),原始反射异常(吸吮、拥抱反射减弱或消失),病重时可有惊厥,脑干症状(呼吸节律改变、瞳孔改变、对光反应迟钝或消失)和前囟张力增高。

(4)排除电解质紊乱、颅内出血和产伤等原因引起的抽搐,以及宫内感染、遗传代谢性疾病和其他先天性疾病所引起的脑损伤。

2. **辅助检查** 可协助临床了解 HIE 时脑功能和结构的变化及明确 HIE 神经病理类型,有助于对病情的判断,作为估计预后的参考。

(1)脑电图:在生后一周内检查。表现为脑电活动延迟(落后于实际胎龄)、异常放电、缺乏变异、背景活动异常(以低电压和爆发抑制为主)等。

(2)B超:可在HIE病程早期(72小时内),开始检查。有助于了解脑水肿、脑室内出血、基底核、丘脑损伤和脑动脉梗死等HIE的病变类型。

(3)CT:一般生后4~7天为宜。有病变者3~4周后宜复查。

(4)MRI:对HIE病变性质与程度评价方面优于CT,对矢状旁区和基底核损伤的诊断尤为敏感,有条件时可进行检查。

3. 临床分度　临床应对出生3天内的新生儿神经症状进行仔细的动态观察,并给予分度(表3-1)。

表3-1　HIE临床分度

| 分度 | 意识 | 肌张力 | 原始反射 | | 惊厥 | 中枢性呼吸衰竭 | 瞳孔改变 | EEG | 病程及预后 |
			拥抱反射	吸吮反射					
轻度	兴奋抑制交替	正常或稍增高	活跃	正常	可有肌阵挛	无	正常或扩大	正常	症状在72小时内消失,预后好
中度	嗜睡	减低	减弱	减弱	常有	有	常缩小	低电压,可有痫样放电	症状在14天内消失,可能有后遗症
重度	昏迷	松软,或间歇性伸肌张力增高	消失	消失	有,可呈持续状态	明显	不对称或扩大,对光反射迟钝	爆发抑制,等电位线	症状可持续数周。病死率高。存活者多有后遗症

点评

　　新生儿缺氧缺血性脑病是围生期最常见的疾病,是可以预防的,母亲孕妇定期的产前检查很重要,一旦发现问题应及时结束分娩。另诊断该病一定要有围生期窒息缺氧的病史,结合患儿的临床表现和辅助检查综合分析。无特效治疗,治疗的主要目的是维持内环境的稳定。

（林　影）

病例4　生后气促、青紫1天

患儿,男,2天,于2008年6月2日入院。

一、主诉

生后气促、青紫1天。

二、病史询问

对于出生不久出现的气促、青紫,应考虑呼吸系统疾病、心血管疾病、消化道疾病、先天发育畸形等。以前两类疾病多见,需进一步询问病史。

(一)问诊主要内容及目的

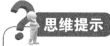 **思维提示**

　　详细的病史有助于医生作出快速、准确的诊断分析和处置。患儿日龄小,发病早,首先考虑围生期因素或先天发育问题,有无宫内、产时窒息,羊水有无污染等帮助医生判断有无胎粪吸入的可能性;母亲或小儿有无发热有助于帮助判断有无宫内或产时感染,与新生儿感染性疾病鉴别;了解产前胎儿情况,生产过程是否顺利及产后新生儿情况可帮助医生判断有无先天畸形。

　　1. 孕检情况　包括母亲及胎儿情况。是否规律、正规地进行孕检,母亲有无孕期发热、感染病史,血压及超声等检查有无异常。主要是鉴别有无宫内感染,有无宫内缺氧,有无胎盘、脐带或胎儿发育异常。

　　2. 出生情况　足月还是早产或过期产;自然分娩还是剖宫产(为何行剖宫产);分娩过程是否顺利,有无难产、滞产、助产(产钳、胎头吸引等);羊水情况,过多或过少,有无臭味,是否存在胎粪污染或血性羊水;脐带情况,有无畸形、打结、绕颈等;胎盘情况,有无钙化、出血、畸形;有无宫内窘迫和生后窒息,Apgar评分情况。主要是鉴别婴儿有无围生期窒息、缺血缺氧及缺氧程度。

　　3. 出生时复苏抢救经过,复苏是否规范有效,与本病的发生和严重程度密切相关。

　　4. 产后母亲情况　母亲有无发热,用于鉴别母亲有无分娩时感染。

　　5. 产后新生儿情况　有无发热,鉴别感染。有无呛奶及吐奶,鉴别消化道疾病如胃食管反流、气管食管瘘、膈疝等。

(二)问诊结果及思维提示

患儿于1天前(足月自然娩出后1小时)出现气促,进行性加重,并出现面色青紫,吃奶差,呛奶。出生时,有胎心减慢90~100次/分,羊水量中等,黄绿色,脐带绕颈一周,胎盘未见异常,生后Apgar评分1分钟4分,立即予以清理呼吸道,吸氧等处理,患儿症状无明显缓解。母亲产前、产后无发热,血压不高。患儿生后未开始喂养。

> **思维提示**
>
> 通过问诊明确:患儿有宫内和产时窒息及明显的胎粪污染羊水,脐带绕颈,考虑有胎粪吸入。患儿及母亲无发热,不支持感染性疾病。患儿生后未开始喂养即出现青紫,不支持气管食管瘘等先天消化道畸形。在体格检查时注意皮肤、外耳道、甲沟有无胎粪污染,呼吸系统查体,并通过影像学检查寻找依据。

三、体格检查

(一)重点检查内容及目的

生命体征是否稳定,呼吸困难程度,青紫范围;发育情况及外观,了解有无宫内发育迟缓及明显的发育畸形;耳、鼻、毛发、皮肤及甲沟有无粪染迹象,了解有无宫内缺氧、羊水污染;呼吸系统体征(呼吸频率、节律,有无呼吸困难、双肺呼吸音是否对称),了解病变严重程度;心脏听诊心音是否有力,有无心脏杂音,协助了解有无先天性心脏病可能;有无腹胀等,了解有无腹部外科情况;四肢肌张力情况,了解疾病严重程度,有无中枢神经系统病变。

(二)体格检查结果及思维提示

体温36.8℃,呼吸60次/分,脉搏170次/分,血压85/50mmHg,体重3kg;精神反应差,前囟略饱满,头颅外观无畸形,呼吸急促,面色、口唇、全身青紫,指(趾)甲床和脐带可见黄染;口腔黏膜光滑,腭弓完整,双外耳道少许粪样物质;气管居中,可见鼻翼扇动,三凹征阳性,双侧胸廓对称,叩诊清音,双肺呼吸音对称,呼吸音粗,可闻及中小水泡音;心音有力,律齐,胸骨左缘2~4肋间可闻及2/6级收缩期柔和吹风样杂音;腹软,肝脏右肋下2cm,边锐,质软,腹部未触及包块,四肢肌张力不高。

> **思维提示**
>
> 体格检查见呼吸急促、青紫、心率快等提示患儿呼吸窘迫,并可见指(趾)甲床、脐带黄染,双外耳道有粪样物质,双肺闻及中小水泡音,结合胸片结果考虑胎粪吸入综合征。心脏检查需进一步完善心脏彩超了解有无心源性疾病,影像学检查目的是了解肺内病变情况及有无并发症,如气胸等。

四、实验室和影像学检查

(一)进一步检查内容及目的

1. 血常规、CRP　进一步明确有无感染。
2. 血气分析　了解有无呼吸性和(或)代谢性酸中毒。
3. 胸片　了解肺内病变情况。
4. 心脏彩超　帮助了解心脏结构及功能,除外有无先天性心脏病及有无持续肺动脉高压,因后者是胎粪吸入综合征常见的并发症。
5. 呼吸道分泌物培养　了解有无呼吸道感染,如产时感染等。

(二)检查结果及思维提示

1. 血常规　WBC $18.5 \times 10^9/L$,N 0.455,L 0.513,RBC $6.0 \times 10^{12}/L$,血红蛋白、血小板正常;CRP 10mg/L。
2. 血气分析　pH 7.23,$PaCO_2$ 58mmHg,PaO_2 49mmHg,HCO_3^- 17.9mmol/L,BE －8.6 mmol/L。
3. 胸片(图 4-1)　肺部有粗颗粒影或片状、团块状阴影,或有节段肺不张及透亮区,心影不大。

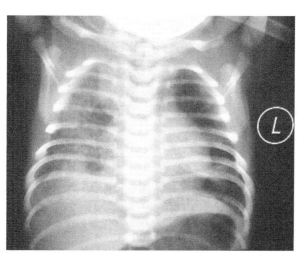

图 4-1　胸片
肺部有粗颗粒影或片状、团块状阴影、
或有节段肺不张及透亮区,心影不大

4. 心脏彩超　心脏各房室内径正常,房间隔见 3.1mm 回声脱失,考虑卵圆孔未闭,可见动脉导管开放,轻度肺动脉高压可能。
5. 呼吸道分泌物培养　无菌生长。

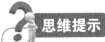

思维提示

　　胸片显示肺部有粗颗粒影或片状、团块状阴影、或有节段肺不张及透亮区,血气分析存在低氧血症和高碳酸血症,结合患儿的病史和体格检查结果,进一步支持胎粪吸入综合征。心脏彩超未见明显心脏结构异常,但存在动脉导管和卵圆孔,应注意有无分流和分流方向,是否存在持续胎儿循环。治疗应保持气道通畅,改善缺氧。

五、初步诊断及依据

　　根据患儿的病史和体格检查、辅助检查,考虑诊断为新生儿胎粪吸入综合征,需注意是否存在持续肺动脉高压、急性呼吸窘迫综合征,进一步的处理是改善缺氧,通过治疗明确或修正诊断。

六、治疗方案与理由

　　1. 清理呼吸道,保持气道通畅。
　　2. 氧疗　改善缺氧状况,若鼻导管吸氧下,青紫不缓解,可应用经鼻持续气道正压通气(NCPAP)给氧,如仍不能改善氧合,则应气管插管机械通气治疗。
　　3. 监测生命体征和血气分析,纠正代谢性酸中毒,并可根据血气结果调整呼吸支持参数和方式。
　　4. 应用抗生素防治感染。
　　5. 对症治疗　镇静,保护心肌等治疗。

七、治疗疗效及思维提示

　　患儿体温正常,青紫明显,鼻导管吸氧、NCPAP 吸氧均不能改善患儿缺氧,予以气管插管机械通气,患儿经皮氧饱和度仅能维持 70%。

思维提示

　　血气提示有 CO_2 潴留,低氧血症,提示通气及换气功能不良;胸片示肺部有粗颗粒影或片状、团块状阴影、或有节段肺不张及透亮区,提示有较多胎粪吸入,并有完全和不完全气道阻塞;心脏彩超怀疑肺动脉高压,需进一步观察,并做相关检查。根据检查结果,进一步明确或除外的疾病:①根据胸片观察结果考虑新生儿胎粪吸入综合征诊断成立;②呼吸道分泌物培养示无菌生长,不支持新生儿感染性肺炎;③胸片初步可除外先天性肺发育异常;④心脏彩超可除外心脏结构异常,但不除外持续肺动脉高压。

八、进一步检查内容及目的

1. 监测导管前(右上肢)后(下肢)经皮血氧饱和度,差值 >10% ,或导管前(右桡动脉)后(股动脉)氧分压差 >15～20mmHg,表明有持续肺动脉高压存在。

2. 心脏彩超　必要时复查以了解有无异常分流。

检查结果:导管前后氧分压差值18mmHg,心脏彩超示肺动脉高压,导管水平可见右向左分流。

3. 复查胸片(图4-2)　肺部有粗颗粒和片状阴影,心影不大。

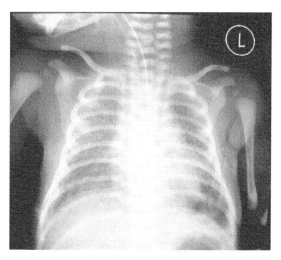

图4-2　复查胸片

肺部有粗颗粒影或片状,心影不大

4. 肺部增强CT加重建　明确有无先天性肺发育异常,是否存在气管、血管畸形等。

检查结果:双肺见充气不均匀,部分不张,部分过度充气,未见明显气管、血管畸形。

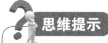
思维提示

进一步检查使诊断思路明确:胎粪吸入综合征合并新生儿持续肺动脉高压。

九、调整治疗方案及疗效

患儿入院后经过清理呼吸道,机械通气,应用硫酸镁降低肺动脉压及对症治疗,病情逐渐好转,12天停呼吸机,18天病愈出院。

十、关于胎粪吸入综合征

胎粪吸入综合征(meconium aspiration syndrom,MAS)多见于足月儿,有宫内窘迫、生后窒息史,羊水被胎粪污染。多于生后不久即出现呼吸困难,青紫。是导致早期新生儿急性呼吸衰竭的常见原因之一。部分患儿查体可见皮肤、甲床、外耳道被胎粪染黄；胸廓较膨隆，肺呼吸音粗，有或无啰音；胸片表现两肺野粗颗粒或大小不等的片状阴影，病变常不均匀，若胎粪颗粒完全阻塞气道，则表现为节段性肺不张，若气道不完全梗阻，则表现局限性肺气肿。

MAS 的肺部常见并发症为气胸和纵隔气肿。一旦发生患儿呼吸困难和青紫加重，应通过肺部叩诊或复查胸片诊断，及时行胸腔闭式引流。

持续肺动脉高压（persistent pulmonary hypertension of the newborn，PPHN）是胎粪吸入综合征常见并发症，重症 MAS 患儿中约 1/3 可并发 PPHN，临床表现严重持续青紫，吸氧难以缓解，造成多器官系统由于缺氧和酸中毒引起的功能障碍，重者死亡。监测导管前后动脉 PaO_2 差或经皮氧饱和度可协助诊断。心脏听诊无明显杂音，若在动脉导管处有右向左分流，则可表现差异性青紫，但若是心脏水平（即卵圆孔）的右向左分流，则差异性青紫可不明显。应通过心脏彩超检查确诊并了解分流量大小及肺动脉高压程度。

急性呼吸窘迫综合征（acute respiratory distress syndrome，ARDS）也是 MAS 常见并发症之一，在 MAS 病程的数小时或 1~2 天后，患儿病情进行性加重，需提高呼吸机压力和吸入氧浓度，胸片肺部病变明显加重，甚至变为"白肺"，提示发生了 ARDS。这是由于胎粪可直接引起急性肺损伤和抑制肺表面活性物质活性，导致肺间质和肺泡腔渗出性水肿、血浆蛋白渗出、炎性细胞浸润等，引起肺泡萎陷、肺不张或肺实变。发生 ARDS 后，常规机械通气不能维持通气和换气功能，可改为高频通气（HFV），更加利于氧合及减少气压伤。

针对本病治疗应遵循以下原则：

1. 清理呼吸道　在分娩时，若发现羊水已被胎粪污染，应在胎儿娩出尚未建立自主呼吸前，尽可能将气道内的羊水、胎粪吸净，可行气管插管直接吸引。但注意动作要迅速，尽量缩短患儿缺氧时间。复苏后重症者还可以做气管插管冲洗胎粪，每次注入无菌生理盐水 1ml，翻身拍背，反复冲洗吸引，直至吸净。

2. 氧疗和呼吸支持　轻症患儿可给予普通吸氧（鼻导管或头罩）或持续气道正压（CPAP）辅助呼吸；重者常需机械通气治疗。方式 IPPV + PEEP。工作参数可根据病情确定。还可采用高频通气（HFV）治疗。HFV 利于氧的弥散，减少气压伤的危险性，同时不断的振荡可使肺内的胎粪松动更易于吸出。

3. 综合治疗和监护　监护：体温、心率、呼吸、血压、血气、水电解质和代谢平衡。因这种患儿有缺氧史，因此应重点观察中枢神经系统、心血管系统、消化道、肾脏等器官系统有无并发症发生。维持内环境稳定，维持血压和各脏器的灌注，维持营养及水电解质平衡。合理使用抗生素，积极监测感染，查找病原菌，以及时选用或更换敏感药物。肺表面活性物质（PS）应用：目前有研究表明 MAS 时，补充 PS 取得一定的治疗效果，最好在生后 6 小时内给予，150mg/kg，每 6 小时一次，约 3~4 次。能缩短病程，减少并发症和缩短用呼吸机时间。

4. 降低肺动脉压　针对肺动脉高压，可在以上治疗基础上，应用药物降低肺动脉压，如硫酸镁、前列腺素 E_1。还可应用一氧化氮（NO）吸入治疗，使肺动脉高压得到缓解。

点评

　　胎粪吸入综合征(MAS)常见于足月儿或过期产儿,由于胎儿发生宫内窘迫或产时窒息,排出胎粪,污染羊水,又吸入后导致的。可根据宫内缺氧、羊水污染、症状、口鼻吸出胎粪样物质、体征及胸片诊断。MAS 的肺部常见合并症为气胸和纵隔气肿、持续肺动脉高压(PPHN)、急性呼吸窘迫综合征(ARDS)。

　　MAS 是可以预防的,出生时及时、正确地清理呼吸道尤其重要,必要时可气管插管直接吸引气管,尽量将气道清理干净,可使 MAS 的发病率明显降低。

（刘靖媛　刘　红）

病例5 呻吟14小时,口唇青紫进行性加重10小时

患儿,男,16小时,于2006年3月15日入院。

一、主诉

呻吟14小时,口唇青紫进行性加重10小时。

二、病史询问

(一)问诊主要内容及目的

思维提示

对于一个出生时间小于24小时呼吸困难伴有青紫的新生儿首先考虑到几方面疾病:呼吸系统疾病、循环系统疾病、神经系统疾病、消化系统疾病。另外要充分了解围生期母亲的情况,产前、产时、产后的情况对于疾病的判断有很好的指导作用。

1. 母亲产前检查是否定期进行,结果如何,了解有无妊娠并发症,特别是妊娠高血压及糖尿病。
2. 羊水量是否正常,判断有无先天发育畸形。羊水过多常见于消化道畸形如食管闭锁;而羊水过少则可见于肺或肾发育畸形。其中有些畸形可在新生儿出生后发生呼吸困难。
3. 是否进行产前胎龄评估,因NRDS多发生于早产儿,并且与出生胎龄成反比。分娩前母亲是否应用地塞米松促进胎肺成熟,判断患儿肺成熟情况。
4. 是否有早破水,产时羊水情况如何,判断有无产时感染。
5. 有无胎儿宫内窘迫,生后有无窒息缺氧及抢救,生后Apgar评分数值,判断有无产伤及缺氧缺血性损害。
6. 出生后是否胎龄评估,与产前评估对照,有无差异,主要用于判断患儿胎龄。
7. 母亲分娩前后是否有感染征象,如发热、腹泻、血象异常等,用于鉴别患儿感染的时间及可能的病原。
8. 生后是否喂养,耐受如何,判断有无食管先天发育畸形。
9. 母亲的既往孕产史,既往有无类似生产的患儿或既往多次早产,要注意母亲有无感染性疾病。

(二)问诊结果及思维提示

患儿为G3P2,孕32周,出生体重1680g。因母亲妊娠糖尿病,早破水48小时在当地医院

自然分娩出生,母亲产前应用抗生素及地塞米松治疗 1 天。定期产前检查。否认有胎儿宫内窘迫及产时窒息,生后已排二便。产后 2 小时出现呻吟样呼吸,口吐沫,当地给予低流量吸氧无明显好转,且呼吸困难加重,出现面色青紫,急转来我院。生后试喂糖水,呕吐一次,为少量白色黏液。生后 Apgar 评分为 1 分钟 10 分,5 分钟 10 分。羊水的性状家长描述不清,送产院调查表进行调查。既往孕产史:G1P0,人工流产。G2P1,孕 27 周因早破水自然分娩,家长描述因体重小(具体不详),出生 24 小时内死亡。

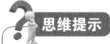
思维提示

①患儿为孕 32 周早产儿,母亲患有妊娠糖尿病,要考虑早产及糖尿病母亲因素,引起患儿肺发育不成熟,肺表面活性物质缺乏;②早破水 48 小时,要注意产时及宫内感染引起肺内病变可能;③生后 2 小时出现呻吟,吐沫,青紫及呼吸困难进行性加重,一般吸氧已不能改善,提示患儿病情较严重并持续进展;④否认有胎儿宫内窘迫及产时窒息,生后 Apgar 评分为 1 分钟 10 分,5 分钟 10 分,基本可以除外因窒息引起缺氧缺血性脏器损害导致的青紫和呼吸困难;⑤母亲有不良孕产史,要注意母亲方面有无隐性感染存在造成胎儿宫内感染而致早产及呼吸窘迫的可能;⑥生后喂养糖水虽然呕吐一次,但还需要洗胃后进一步观察,除外咽下综合征;⑦如果羊水量多,生后口吐沫量大,要高度怀疑食管闭锁;⑧青紫目前符合周围性发绀,考虑与肺部病变加重有关。但要注意是否有先天性心脏发育畸形。

三、体格检查

(一)重点检查内容及目的

生命体征是否稳定,呼吸困难程度,青紫范围;呼吸系统体征(尤其吸气性三凹征和呼气性呻吟是 NRDS 的重要体征),循环系统体征(注意有无心脏杂音、心音强度、毛细血管再充盈时间),腹部体征(腹外形、肠蠕动、肠鸣音),帮助明确病变的严重程度,是否有先天发育异常,早产儿胎龄评估。

(二)体格检查结果及思维提示

体温 36.7℃,脉搏 156 次/分,呼吸 55 次/分,血压 53/28mmHg,体重 1650g。早产儿貌,精神反应弱,口周发绀,自主呼吸略促,吸气三凹征阳性,有呻吟及鼻翼扇动,四肢活动弱。全身皮肤薄嫩红润,无黄染,无皮疹,甲床青紫,指(趾)甲平指(趾)端,足底纹占足底的 1/3,乳晕有,未触及乳房结节,皮下脂肪中等。前囟平,1.5cm×1.5cm,张力不高,口腔黏膜光滑,腭弓完整,口吐白色泡沫,量不多。胸廓略塌陷,呼吸节律欠规整,呼吸动度正常,双肺呼吸音对称,呼吸音低,未闻及湿啰音。心音有力,律齐,心前区未闻及杂音。腹软,脐带未脱,脐窝干燥清洁,未见肠型及蠕动波,未触及包块,肝脾肋下未触及,叩诊鼓音,肠鸣音弱,1~2 次/分。四肢肌张力减低,新生儿反射未引出。正常男婴外生殖器,睾丸未降至阴囊,肛门外观正常。

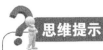

思维提示

①根据其病史胎龄及生后查体胎龄评估，明确患儿为早产儿；②呼吸困难体征表现明显，伴缺氧征，双肺呼吸音低。考虑为早产儿特发性呼吸窘迫综合征可能性大，但还需要动态观察肺部病变进展情况以除外湿肺。

四、实验室和影像学检查

（一）初步检查检查内容及目的

1. 血常规、CRP　进一步除外感染性疾病。
2. 动脉血气分析　评价病情。
3. 胸部影像学　明确诊断。

（二）检查结果及思维提示

1. 急诊血常规　WBC 18.95×10^9/L，N 0.69，L 0.27，M 0.04，RBC 6.52×10^{12}/L，Hb 209g/L，PLT 188×10^9/L，CRP 8mg/L。

2. 急诊血气分析（动脉血）　pH 7.201，$PaCO_2$ 65.9mmHg，PaO_2 55.7mmHg，HCO_3^- 18.2mmol/L BE −5.2mmol/L。

3. 急诊胸片（图 5-1）　双肺透亮度减低，模糊，心影不大。建议根据临床情况定期复查。

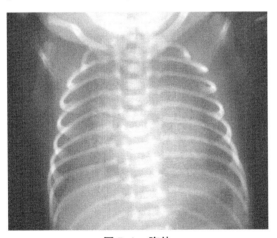

图 5-1　胸片

双肺透亮度减低，模糊，心影不大

思维提示

①血常规无明确感染指标；②血气分析提示呼吸性酸中毒和低氧血症；③胸片提示双肺透亮度减低。但还需要动态观察肺部病变进展情况以除外湿肺。

五、初步诊断及根据

结合患儿病史和体格检查结果，临床出现进行性呼吸困难。本病的胸部 X 线表现有特异性，胸片表现与临床严重程度基本一致。根据新生儿的病史、临床表现结合 X 线检查考虑新生儿呼吸窘迫综合征诊断。

患儿孕周小于 37 周，出生体重 1680g。在同胎龄儿第 10 ~ 90 百分位线之间，符合早产儿（适于胎龄儿）诊断。

六、治疗方案及理由

1. 氧疗和呼吸支持　急诊室根据患儿血气情况已给予 NCPAP 呼吸支持（条件为流量 7L/min，压力 3cmH$_2$O，FiO$_2$ 30%），经皮氧饱和度在 87% ~ 94% 之间。入院后继续维持上述呼吸支持措施，并根据病情变化随时调整，必要时可改为机械通气。

2. 抗感染治疗　因母亲有早破水，考虑患儿有感染可能，应用青霉素 10 万 ~ 20 万 IU/（kg·d），分两次静脉给药，头孢曲松 30 ~ 80mg/（kg·d）静点。根据后期有无感染征象决定治疗时间。

3. 洗胃，暂禁食。

4. 给予每日生理需要液量维持输液。

5. 维持内环境稳定，纠正酸碱失衡。

6. 根据呼吸困难发展情况，短期内复查胸片协助诊断。

七、治疗效果及思维提示

应用 NCPAP 呼吸支持后，病情虽有一过性稳定，但是仍有呼吸困难表现，呻吟、吐沫、吸气三凹征等持续存在，同时 NCPAP 所需压力和吸入氧浓度逐渐升高。

思维提示

初步呼吸支持效果欠佳，考虑肺内病变加重。需动态观察病情、血气分析、胸片以明确。同时加强呼吸支持治疗。

八、进一步检查

（一）进一步检查内容及目的

1. 血气分析　判断患儿呼吸及体内酸碱平衡情况，指导呼吸支持治疗。

2. 血常规　判断有无感染表现，如白细胞增高或明显减少，CRP 增高，核左移或中性粒细胞减少，血小板减少等。

3. 胸部 X 线片　观察肺部病变进展情况。

4. 超声心动图　注意有无先天性心脏病存在，特别要注意是否存在肺动脉高压。

（二）检查结果

1. 血气分析　pH 7.256，$PaCO_2$ 56.7mmHg，PaO_2 83.2mmHg，HCO_3^- 18.4mmol/L，BE −5.6mmol/L。

2. 血常规　WBC 15.62×10^9/L，N 0.63，L 0.35，M 0.02，RBC 5.87×10^{12}/L，Hb 187g/L，PLT 203×10^9/L，CRP <8mg/L。

3. 胸片（图5-2）　生后 20 小时，入院后 2 小时复查：双肺透亮度减低，两下肺可见细颗粒影及支气管充气象，心影不大。

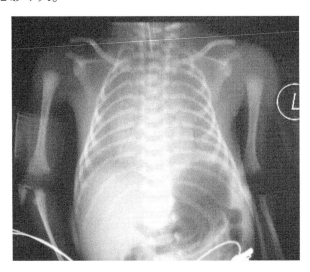

图 5-2　胸片

生后 20 小时，入院后 2 小时复查：双肺透亮度减低，
两下肺可见细颗粒影及支气管充气象，心影不大

4. 超声心动图　心脏大小及心内结构未见异常。未见肺动脉高压征象。

思维提示

根据胸片动态观察结果考虑新生儿呼吸窘迫综合征诊断成立。且进一步分期，已决定治疗方案。

九、入院后明确诊断

1. 新生儿呼吸窘迫综合征 Ⅱ ～ Ⅲ 期。

2. 早产儿（适于胎龄儿）。

十、调整后治疗方案及疗效

应用 NCPAP 呼吸支持后，病情虽有一过性稳定，但是仍有呼吸困难表现，呻吟、吐沫、吸气三凹征等持续存在，同时 NCPAP 所需压力和吸入氧浓度逐渐升高，根据患儿肺部病变进行性加重，胸片亦提示病情进展，考虑为新生儿呼吸窘迫综合征Ⅱ～Ⅲ期。需加强呼吸支持，故改为气管插管、机械通气治疗。并加应用肺表面活性物质（PS）——猪肺磷脂注射液（固尔苏）治疗。

猪肺磷脂注射液经气管插管注入，200mg/kg，注药后继续应用呼吸机机械通气，根据患儿氧合及胸片改善情况逐渐降低机械通气参数直至撤离呼吸机，本患儿经积极抢救治疗病情明显缓解，应用呼吸机 3 天、NCPAP 2 天后停呼吸支持；共住院 14 天，痊愈出院。

十一、对本病例的思考

新生儿呼吸窘迫综合征又称肺透明膜病（hyaline membrane disease，HMD），主要成因为肺泡表面活性物质不足导致弥漫性肺不张。临床出现进行性呼吸困难、青紫、呼气性呻吟、吸气性三凹征及呼吸衰竭。它是引起早产儿早期呼吸困难及死亡的最常见原因之一。一般见于早产儿，但是任何影响表面活性物质合成的因素均可发生 RDS，如宫内窒息、缺氧、酸中毒、肺缺血、体温过低等；糖尿病母亲的婴儿由于胎儿胰岛增生，胰岛素分泌增加，高胰岛素血症抑制肺表面活性物质的产生，此种婴儿的肺发育不成熟，又常早产，故其发病率高于其他婴儿 5～20 倍。本病的胸部 X 线表现有特异性，根据 X 线征象可分为 4 期：Ⅰ期：两肺内广泛细颗粒影。Ⅱ期：两肺野透光度减低，呈毛玻璃样，均匀分布网点影，出现支气管充气征。Ⅲ期：肺野透光度明显减低，颗粒影增大、模糊，支气管充气征更广泛，心脏和横膈边界模糊不清。Ⅳ期：肺野完全呈白色，心影及横膈均看不清，支气管充气征更明显或消失。胸片表现与临床严重程度基本一致。

根据新生儿的病史、临床表现结合 X 线检查进行 NRDS 诊断相对容易。其主要问题是随后的治疗及其并发症。

1. 应用呼吸机期间要根据病情、血气（或经皮血氧）监测相应调节呼吸机参数，特别是在应用 PS 后，因肺部病变可迅速好转，机械通气参数应较快下调，否则很容易由于压力过高造成气压伤。

2. 恢复期注意动脉导管开放问题　本病经机械通气治疗后，在恢复期约有 1/3 患儿出现动脉导管开放。在肺透明膜病早期，肺血管阻力增加，可在导管处发生右向左分流，临床表现严重青紫（即持续肺动脉高压）；至恢复期肺血管阻力下降，又可发生左向右分流而致肺水肿或肺出血，临床表现呼吸暂停和充血性心力衰竭，甚至呼吸机依赖。胸部 X 线片显示心脏影扩大，肺野充血，超声心动图可直接探得未闭的动脉导管。此时需应用吲哚美辛治疗关闭动脉导管。必要时需外科干预。

3. 由于本病多见于早产儿，早期又有用氧和机械通气史，应注意发生氧中毒和（或）支气管肺发育不良（BPD）的可能性，应进行早产儿视网膜病（ROP）筛查；若出现呼吸机依赖或氧依赖情况，可结合胸部 CT 及血气分析协助诊断 BPD。

点评

　　新生儿呼吸窘迫综合征根据临床病史(尤其是早产儿)、进行性加重的呼吸系统症状以及特异性的胸片检查,诊断相对简单。目前针对性治疗是补充外源性肺表面活性物质,早期应用可减少机械通气的使用及应用时间、减少并发症。另外,做好孕期保健,防止早产、窒息及母亲应用促胎肺成熟的药物也可明显降低本病的发病率。

(齐宇洁　刘　红)

病例6　发热2天

患儿,男,9天,于2006年7月10日入院。

一、主诉

发热2天。

二、病史询问

(一)问诊主要内容及目的

 思维提示

患儿为晚期新生儿,新近出现发热,按常见病优先考虑的原则应将感染性疾病放在首位。因此,问诊的目的主要围绕感染性疾病的原因、发病时主要症状及特点、伴随症状、是否曾抗感染治疗及效果如何等问题展开,并兼顾重要鉴别疾病的临床表现,以寻找符合感染性疾病表现的证据。

1. 患儿发病前是否有受凉史、感冒史。肺炎或败血症患儿常有一定的诱发因素。
2. 患儿体温的测量方式,是安静下、还是喂奶后或哭闹后。明确患儿体温是否真的偏高。
3. 患儿的生活环境,是不是环境温度偏高,患儿包被较多。用于鉴别是否环境温度过高、包被过多及脱水热等非感染性因素所致,是否存在新生儿捂热综合征。
4. 发热是否伴有鼻塞、流涕、咳嗽、吐沫、呛奶、呻吟。用于明确是否存在呼吸系统疾病。
5. 发热是否伴有大便次数增多、大便性状改变,是否有腹胀、呕吐。用于明确是否存在消化系统疾病。
6 患儿脐带是否脱落,脐轮是否红肿,脐窝是否存在脓性分泌物。用于明确是否存在新生儿脐炎。
7. 患儿是否伴有惊厥发作。用于明确是否存在新生儿化脓性脑膜炎。
8. 母亲孕期是否有感染史。阴道分泌物是否增多。母亲生产情况:自然分娩,还是剖宫产,羊水及胎盘情况如何,新生儿期有无吸氧、机械通气病史。用于鉴别感染的时期及感染的途径。
9. 入院前是否应用了药物,是否应用了抗生素,效果如何。通过了解入院前药物及抗感染治疗的情况来考虑感染性疾病的可能性,并进一步分析药物的选择是否合理等问题。

（二）问诊结果及思维提示

患儿为晚期新生儿,于入院前2天(即生后7天)无明显诱因出现发热,最高体温39.2℃(患儿生活室温为26℃,常规包被)。患儿吃奶欠佳,无鼻塞、流涕、咳嗽、吐沫、呛奶、腹胀、腹泻、惊厥等。于当地医院就诊,给予氨苄西林抗感染治疗1天,患儿仍发热,并出现呕吐3次,为奶水,量较多。入院前1天(生后8天)出现颜面、前胸部皮肤黄染,急来我院,急诊查胸部X线正位片:双肺纹理略粗。血常规:白细胞22.9×10⁹/L,中性粒细胞0.86,血红蛋白207g/L,血小板300×10⁹/L。为进一步诊治收入病房。

新生儿状况:出生体重3800g,生后无窒息;Apgar评分:1分钟10分,5分钟10分,10分钟10分。

胎儿期状况:母孕期体健;定期于妇产医院产前检查未发现异常;否认孕期用药。

分娩过程:无宫内窘迫;胎心120~140次/分;自然分娩于妇产医院;总产程8小时,第一产程7小时,第二产程1小时;早破水时间2小时;分娩前用催产素2.5U;胎盘情况:重量400g,脐带长度50cm;羊水量800ml,颜色清。

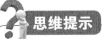

思维提示

通过问诊可明确:①患儿虽然夏季起病,但生活环境温度不高,无包被过多,非感染性发热可除外;②患儿病程中有明显发热,吃奶欠佳,并出现呕吐,黄疸复现,应注意引起发热的感染性因素;③患儿无鼻塞、流涕、咳嗽、吐沫、呛奶、呻吟等,不支持呼吸系统疾病所致发热;④患儿无大便次数增多、大便性状改变,不支持消化系统疾病所致发热;⑤患儿病程中有明显发热,吃奶欠佳,并出现呕吐,黄疸复现,应注意新生儿败血症;⑥患儿病史中虽无惊厥发作,亦应注意新生儿化脓性脑膜炎、宫内感染性脑炎等;⑦本病例符合感染性疾病的特点,应在体格检查时注意寻找感染灶,并通过实验室检查和影像学检查协助寻找感染的证据。

三、体格检查

（一）重点检查内容和目的

考虑患儿感染性疾病可能性最大,尤其是新生儿败血症,因此在对患者进行系统、全面检查的同时,应重点注意:

1. 生长发育情况　头围、身长情况,肝脾有无增大,以协助分析是否为宫内感染所致发热。

2. 查找有无脐部、皮肤等感染灶,以除外脐炎、脓疱疮等因素。

3. 肺部查体有无阳性体征,协助排除呼吸系统疾病。

4. 眼神、前囟、颅骨缝、四肢肌张力情况,帮助明确是否存在颅内压增高表现。

（二）体格检查结果及思维提示

体重3.8kg,身长50cm,头围34cm,体温39.2℃,呼吸50次/分,脉搏140次/分,血压 80/45mmHg。神志清,精神反应弱,哭声略尖,面色红润,眼神灵活,呼吸平稳,新生儿自然屈曲位。面部、躯干皮肤淡黄染,全身皮肤无皮疹及出血点。皮肤弹性好。全身浅表淋巴结未及肿大。前囟平软,1.5cm×1.5cm,张力不高,颅缝无开大。巩膜黄染,双瞳孔等大等圆,对光反射灵敏。口周无发青,口唇红润,口腔黏膜光滑。咽无充血。颈软,气管居中。胸廓对称无畸形,未见三凹征。双肺呼吸音粗,双肺未闻及啰音。心音有力,律齐,心率 140 次/分,各瓣膜听诊区未闻及病理性杂音。腹略膨隆,未见胃肠型及蠕动波。未触及包块,叩诊鼓音。肠鸣音正常。脐带已脱,脐轮无红肿,脐窝未见脓性分泌物。肝右肋下 2.5cm,剑突下 1.5cm。脾脏:未及。四肢肌张力正常,新生儿反射引出完全。肛门外观正常通畅,无肛周脓肿。

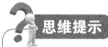
思维提示

　　体格检查示患儿生长发育正常,不支持宫内感染所致发热。患儿脐部、皮肤等部位未见感染灶,不支持脐炎、脓疱疮等感染因素。患儿肺部查体未见阳性体征,不支持呼吸系统疾病。患儿眼神灵活,前囟张力不高,颅缝无开大,四肢肌张力正常,无颅内压增高证据。进一步完善实验室检查的主要目的是明确感染病变部位、感染病原学,并判断病情,以为治疗方案提供依据。

四、实验室和影像学检查

(一)初步检查内容及目的

1. 血常规、CRP　进一步证实感染性疾病。
2. 动脉血气分析　评价病情。
3. 胸部影像学　进一步除外呼吸系统感染。
4. 尿、大便常规　进一步除外泌尿系及消化道感染。

(二)检查结果及思维提示

1. 血常规　白细胞 22.9×10^9/L,中性 86%,血红蛋白 207g/L,血小板 300×10^9/L。
2. CRP　36mg/L,高于正常。
3. 胸部 X 线正位片　双肺纹理略粗。
4. 尿常规未见异常,大便常规未见异常。

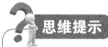
思维提示

　　重要的检查结果:①患儿血白细胞明显增高,大于 20×10^9/L,中性粒细胞为主,高达 86%;②CRP 增高;③胸 X 线及尿便常规未见异常。

五、初步诊断及根据

结合患儿病史、体格检查、血常规及 CRP 结果,进一步支持感染性疾病——新生儿败血症,新生儿化脓性脑膜炎不能除外。患儿生长发育情况良好,肝脾不大,不支持宫内感染性疾病。患儿肺部体征及胸片未见异常,不支持呼吸系统疾病。患儿脐带已经脱落,脐轮无红肿,脐窝未见分泌物,可以除外脐炎所致发热。患儿大便常规正常,不支持消化系统疾病所致发热。患儿尿常规未见异常,不支持泌尿系统感染所致发热。目前病原学尚不明确,进一步等待血培养结果。

六、治疗方案及理由

1. 方案 入病室后予积极物理降温,监测各项生命特征,合理喂养,补充液体需要量。因患儿高度怀疑新生儿败血症,故予积极抗感染治疗。予青霉素 60 万 U,每日两次,静脉滴注;联合头孢曲松 0.25g,每日一次,静脉滴注。

2. 理由 在临床实践中,开始对新生儿败血症实施抗感染治疗时常尚未明确病原体。因此,初始治疗多是经验性的。新生儿期最常见的病原体包括大肠埃希菌、葡萄球菌等。临床上经常使用的抗生素主要有两大类:青霉素类和头孢菌素类。因为青霉素类抗生素主要具有较好的抗革兰氏阳性球菌的作用,第三代头孢菌素抗革兰氏阴性杆菌的作用增强。因此临床中经常使用的是青霉素联合第三代头孢菌素。本患儿选择了青霉素联合头孢曲松积极控制感染,因新生儿化脓性脑膜炎不能除外,两种药物的优点均能通过血-脑屏障。待血培养结果及脑脊液结果再行调整抗生素。

七、治疗效果及思维提示

患儿入院后三天仍发热,未见好转。此间实验室检查结果:①血常规:WBC 23.4×10^9/L,N 78%;②CRP:36mg/L;③第一份血培养:表皮葡萄球菌;④脑脊液:常规、生化检查未见异常;⑤TORCH:阴性。

思维提示

患者初诊为新生儿败血症,经过积极抗感染治疗病情无好转,应该考虑的问题:是否所用的抗生素对所感染的病原体不敏感,患儿 1 次血培养示表皮葡萄球菌。表皮葡萄球菌为条件致病菌,一般不致病,但因新生儿免疫力差,表皮葡萄球菌可引起新生儿致病。又患儿入院后经青霉素联合头孢曲松抗感染治疗,仍发热,应注意表皮葡萄球菌败血症的可能。追问第二份血培养结果,并进行有针对性的治疗。

八、进一步实验室检查结果

实验室检查结果:①第二份血培养:表皮葡萄球菌;②脑脊液培养:阴性;③TORCH:阴性。

思维提示

①结合患儿血白细胞、中性粒细胞及 CRP 明显升高,2 次血培养均为表皮葡萄球菌,新生儿败血症诊断明确,新生儿败血症的病原诊断明确;②脑脊液检查未见异常,可除外新生儿化脓性脑膜炎;③TORCH 阴性,可除外宫内感染性脑炎。

九、调整治疗方案及疗效

(一) 新方案

新生儿败血症的治疗重点是积极控制感染。停用青霉素及头孢曲松,应用万古霉素 10 ~ 15mg/kg,每 8 小时一次,静点,疗程为 7 ~ 10 天。

(二) 疗效

患儿入院后第四天体温即降至正常,吃奶明显好转。入院后第四天复查血常规白细胞、中性粒细胞及 CRP 明显降低,第五天完全正常。

最终诊断:新生儿败血症。

十、对本病例的思考

本病例为新生儿败血症,初诊时病原学不清楚。临床实践中,抗生素的应用对于新生儿败血症,常常不能等到实验室病原学结果出来就应实施治疗,否则将延误病情。因此,建立在科学分析基础上采用的经验性治疗在临床工作中十分重要。新生儿败血症通常联合应用青霉素类和一种第三代头孢菌素抗生素作为初选药物。但当出现与预期不一致的治疗效果时应积极追问实验室检查结果,寻找病原体感染的依据。本患儿血培养为凝固酶阴性葡萄球菌,对上述两种抗生素不敏感,故于入院后第三天根据药敏结果更换为万古霉素。

十一、关于新生儿败血症

新生儿败血症是指在新生儿期细菌通过各种途径侵入血液循环,并在血中生长繁殖、产生毒素引起的全身性感染。病情较严重,常合并其他器官系统的化脓性感染或损害,是威胁新生儿生命的严重疾病之一。

致病菌随着抗生素的应用不断发生变化。20 世纪 70 年代以后 B 族溶血性链球菌(GBS)成为最多见的细菌,大肠埃希菌次之,克雷伯杆菌、铜绿假单胞菌、沙门菌也颇重要。近年来表皮葡萄球菌成为美国医院内获得性感染最常见的细菌。我国仍以大肠埃希菌(多具有 K_1 抗原)和金黄色葡萄球菌最常见,克雷伯杆菌、铜绿假单胞菌和 L 细菌(以 Lister 研究所定名)感染常有报道,表皮葡萄球菌感染不断增加,GBS 虽有报道但不多。以上细菌在产前或产后发生感染,但以产后为主,多从新生儿皮肤损伤、脐带污染、口腔、呼吸道或消化道黏膜侵入。

母亲在产前或产时有感染病史;胎膜早破;羊水混浊发臭;产程较长或新生儿有窒息、抢救史;分娩时消毒不严格,分娩环境恶劣;以及新生儿有皮肤感染、脐带感染、口腔黏膜有破损时易患败血症。早产儿、低出生体重儿免疫功能很差,更易患本病。

凡有以下危险因素均要考虑细菌感染的可能:①羊膜早破大于12~24小时;②母孕后期有发热和绒毛膜炎病史;③出生时Apgar评分低并有抢救;④早产、双胎。

1. 临床表现 常表现为非特异性的症状。

(1)呼吸窘迫:最常见,严重程度可有不同:如轻微呼吸急促,鼻翼扇动,呼吸三凹征、对氧的需要增加,呼吸暂停、呼吸困难、甚至出现呼吸衰竭需要人工通气。

(2)心率增快和周围循环灌注差,青紫。

(3)低血压。

(4)酸中毒(代谢性),低血糖或高血糖。

(5)体温不稳定:10%~30%的新生儿可有发热和体温不升。

(6)胃肠道症状:包括呕吐、腹泻、腹胀、食欲减退。

(7)活动减弱或嗜睡、烦躁不安、呻吟。

(8)抽搐。

(9)瘀斑或瘀点。

(10)其他:如黄疸、肝脾肿大等。

2. 实验室检查

(1)外周血:血白细胞计数$>20\times10^9$/L,或$<5\times10^9$/L,未成熟白细胞和中性粒细胞比例>0.2提示有细菌感染。

(2)血小板计数$<100\times10^9$/L提示新生儿败血症的可能。

(3)CRP>15mg/L提示有细菌感染。

(4)血培养阳性可确立病原诊断。

(5)脐部、尿液、大便或其他局部感染灶的培养。

(6)胸部X线检查在有呼吸系统症状的患儿均应进行。

(7)病原菌抗原检测:如对流免疫电泳、乳胶凝集试验,血凝抑制试验等方法。

新生儿败血症的治疗重点是积极控制感染。

点评

新生儿败血症是新生儿期的重症感染性疾病,病死率高,容易合并新生儿化脓性脑膜炎。早治比晚治预后好。对于诊断为新生儿败血症的患儿应常规做脑脊液检查,以便早期明确是否存在并发症:新生儿化脓性脑膜炎。

(王亚娟)

患儿,男,7天,于2005年3月1日入院。

一、主诉

发热2天,抽搐1天。

二、病史询问

(一)问诊主要内容及目的

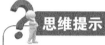

思维提示

对于一个抽搐的新生儿主要应考虑到感染性疾病和非感染性疾病两大类。对于一个抽搐同时伴有发热的患儿,尤其应注意感染性疾病,如新生儿败血症、新生儿化脓性脑膜炎、新生儿宫内感染性疾病、新生儿破伤风等。因此,问诊的目的主要围绕感染性疾病的原因、发病时主要症状及特点、伴随症状、是否曾抗感染治疗及效果如何等问题展开,并兼顾重要鉴别疾病的临床表现,以寻找符合感染性疾病表现的证据。

1. 是否有围生期缺氧史,用于鉴别新生儿缺氧缺血性脑病。
2. 母亲生产史　是否有难产或产程延长史,用于鉴别新生儿产伤性颅内出血。
3. 是否伴易激惹、呕吐,用于鉴别有无颅内压升高表现。
4. 是否有不洁接生史,患儿是否存在张口困难,用于鉴别新生儿破伤风。
5. 母亲孕期是否有感染史,尤其孕早期是否有感染史,母孕期是否接触宠物,用于鉴别宫内感染。母孕期阴道分泌物是否增多,母亲生产情况:自然分娩,还是剖宫产,羊水及胎盘情况。新生儿期有无吸氧、机械通气病史。用于鉴别感染的时期及感染的途径。
6. 母亲是否有糖尿病病史,用于鉴别糖尿病母亲婴儿出现的低血糖所致的抽搐。
7. 入院前是否应用了药物,是否应用了抗生素,效果如何,通过了解入院前药物及抗感染治疗的情况来考虑感染性疾病的可能性,并进一步分析药物的选择是否合理等问题。

(二)问诊结果及思维提示

患儿于入院前2天(即生后5天)无明显诱因出现发热,最高体温40.2℃,烦躁、拒乳,于当地医院就诊,给予头孢曲松静点抗感染治疗 1 天,患儿仍发热,并出现抽搐 3 次,抽搐时体温 39℃,表现为双眼上吊,双上肢握拳屈曲抖动,持续约 4 分钟缓解。急来我院,急诊查血常规: WBC 45.0×10^9/L,N 74%,L 26%,中性粒细胞胞质内可见中毒颗粒,PLT 20×10^9/L。CRP 96mg/L。为进一步诊治收入病房。

新生儿状况:出生体重 3650g,生后无窒息,Apgar 评分:一分钟 10 分,五分钟 10 分,十分钟 10 分。

胎儿期状况:母妊娠史:否认妊娠高血压综合征、感染、心肺肾肝疾病;产前检查情况: 定期于妇产医院产前检查未发现异常;否认孕期用药;分娩过程无宫内窘迫;胎心改变及范围: 120~140 次/分;分娩方式及手术:自然分娩于妇产医院;早破水时间 2 小时;分娩用药:分娩前用催产素 2.5U。

思维提示

通过问诊可明确:①病程中有明显发热、拒乳、抽搐,应注意引起发热的感染性因素,尤其是中枢神经系统感染性疾病;②患儿生后 6 天出现抽搐,并且否认围生期缺氧史,新生儿缺氧缺血性脑病可能性不大;③患儿母亲生产顺利,否认有难产或产程延长史,新生儿产伤性颅内出血所致抽搐可能性不大;④患儿在正规产院出生,否认有不洁接生史,临床查体未见破伤风的典型表现,新生儿破伤风不支持;⑤患儿母亲孕期体健,否认有宠物接触史,患儿出生体重正常,不支持宫内感染所致抽搐;⑥患儿母亲孕期体健,否认有糖尿病病史,并且患儿抽搐时间较晚,不支持糖尿病母亲婴儿出现低血糖所致的抽搐。

三、体格检查

(一) 重点检查内容和目的

考虑患儿感染性疾病可能性最大,尤其是中枢神经系统感染,因此在对患者进行系统、全面检查的同时,应重点注意:①精神反应、哭声、肌张力、原始反射,了解有无新生儿缺氧缺血性脑病的表现;②生长发育:头围、身长情况,肝脾有无增大,协助分析是否存在宫内感染;③查找有无脐部感染灶,有无苦笑面容、牙关紧闭、全身骨骼肌强直性痉挛,以除外新生儿破伤风;④眼神、前囟、颅骨缝、四肢肌张力情况:帮助明确是否存在颅内压增高表现。

(二) 体格检查结果及思维提示

体重 3.7kg,身长 50cm,头围 34cm,体温 40℃,呼吸 40 次/分,脉搏 140 次/分,血压 80/45mmHg,神志清,精神反应弱,哭声略尖直,面色黄白,眼神欠灵活,双眼凝视,呼吸平稳,新生儿自然屈曲位。面部、躯干皮肤淡黄染,躯干、双下肢皮肤散在出血点。皮肤弹性好。全身浅表淋巴结未及肿大。头颅外形正常,未及肿物,前囟略膨隆,2.0cm×2.0cm,张力偏高。颅缝裂开。结膜无苍白及充血,巩膜黄染,双瞳孔等大等圆,对光反射灵敏。口周无发青,口唇红润,口腔黏膜光滑。咽无充血。双肺呼吸音粗,双肺未闻及中小水泡音。心音有力,律齐,心率140次/分,各瓣膜听诊区未闻及病理性杂音。腹略膨隆,未见胃肠型及蠕动波。未触及包块,叩诊鼓音。肠鸣音正常。脐带未脱,脐轮无红肿,脐窝未见脓性分泌物。肝右肋下2.5cm,剑突下1.5cm。脾脏未及。四肢肌张力增高。吸吮反射、觅食反射正常引出,握持反射弱,拥抱反射稍活跃,牵拉反射及交叉伸腿反射引出不完全。肛门外观正常通畅,无肛周脓肿。

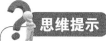
思维提示

　　体格检查结果与问诊后初步考虑新生儿重症感染性疾病——新生儿败血症、新生儿化脓性脑膜炎等。患儿生长发育情况良好,身长、体重、头围等均在正常范围,肝脾不大,不支持宫内感染性疾病。患儿脐带已经脱落,脐轮无红肿,脐窝未见分泌物,无苦笑面容、牙关紧闭、全身骨骼肌强直性痉挛,可以除外新生儿破伤风。患儿黄疸较轻,无核黄疸的表现,胆红素脑病可除外。

四、实验室和影像学检查

(一)初步检查内容及目的

1. 血常规、CRP　进一步证实感染性疾病。
2. 动脉血气分析　评价病情。
3. 胸部影像学　进一步除外呼吸系统感染。
4. 尿、大便常规　进一步除外泌尿系及消化道感染。

(二)检查结果及思维提示

1. 血常规　WBC $45.0 \times 10^9/L$,N 74%,L 26%,中性粒细胞胞质内可见中毒颗粒,Hb 187g/L,PLT $20 \times 10^9/L$。
2. CRP　96mg/L,高于正常。
3. 胸部X线正位片　双肺纹理略粗。
4. 尿常规未见异常。大便常规未见异常。

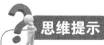
思维提示

　　重要的检查结果有三项:①患儿血白细胞明显增高,大于$20 \times 10^9/L$,中性粒细胞为主,高达74%,中性粒细胞胞质内可见中毒颗粒;②血小板降低;③CRP增高。

五、初步诊断及根据

　　结合患儿病史、体格检查、血常规及CRP结果,应注意新生儿重症感染性疾病——新生儿败血症、新生儿化脓性脑膜炎等。患儿生长发育情况良好,肝脾不大,不支持宫内感染性疾病。患儿肺部体征及胸片未见异常,不支持呼吸系统疾病。患儿脐带已经脱落,脐轮无红肿,脐窝未见分泌物,可以除外脐炎所致发热。患儿大便常规正常,不支持消化系统疾病所致发热。患儿尿常规未见异常,不支持泌尿系统感染所致发热。进一步等待腰穿脑脊液结果及血培养结果。

六、治疗方案及理由

1. 方案　入病室后予积极物理降温,监测各项生命特征,合理喂养,补充液体需要量。苯巴比妥镇静止惊。因患儿高度怀疑新生儿重症感染性疾病——新生儿败血症、新生儿化脓性脑膜炎,予积极抗感染治疗。予青霉素 60 万 U,每日两次,静脉滴注;联合头孢曲松 0.25g,每日一次,静脉滴注。

2. 理由　在临床实践中,开始对新生儿重症感染性疾病实施抗感染治疗时常尚未明确病原体。因此,初始治疗多是经验性的。新生儿期最常见的病原体包括大肠埃希菌、葡萄球菌等。临床上经常使用的抗生素主要有两大类:青霉素类和头孢菌素类。因为青霉素类抗生素主要具有较好的抗革兰氏阳性球菌的作用,第三代头孢菌素抗革兰氏阴性杆菌的作用增强。因此临床中经常使用的是青霉素联合第三代头孢菌素。本患儿选择了青霉素联合头孢曲松积极控制感染,因新生儿化脓性脑膜炎不能除外,两种药物的优点均能通过血-脑屏障。待血培养结果及脑脊液结果再行调整抗生素。

七、治疗效果

患儿入院后完善检查:①血常规:WBC 23.4×10^9/L,N 0.78,S 0.05,PLT 33×10^9/L;②:CRP 76mg/L;③脑脊液常规:外观微混,细胞数 840 个/mm^3,N 85%,L 15%;④脑脊液生化:糖 1.6mmol/L,氯化物 673mg/dl,蛋白 70.1mg/dl;⑤血电解质:血钠、血钙、血镁等均大致正常;⑥血总胆红素 151.9μmol/L,直接胆红素 15.4μmol/L;肝功能正常。患儿入院后仍发热,结合血常规、CRP 及脑脊液常规生化结果,新生儿败血症、新生儿化脓性脑膜炎诊断明确。

八、再问病史和实验室检查结果

通过再次深入且有针对性地询问病史得知:患儿母亲孕期患有阴道炎,分泌物较多。实验室检查结果:①血培养:B 族溶血性链球菌(2 次);②脑脊液培养:B 族溶血性链球菌;③头颅 B 超:前纵裂显著;④头颅 CT:三脑室对称性扩大;⑤TORCH:阴性;⑥腹 B 超:肝脏肋下探及 2.8cm,剑突下 1.3cm,肝实质未见明显损害,未见腹腔脏器出血;⑦脑电图:睡眠脑电图未见异常;⑧母亲阴道分泌物培养:B 族溶血性链球菌;⑨B 族溶血性链球菌分型:Ⅲ型。

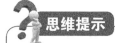

思维提示

①结合患儿病史及查体,血白细胞、中性粒细胞及 CRP 明显升高,2 次血培养均为 B 族溶血性链球菌,新生儿败血症诊断明确,病原明确;②结合病史及查体,脑脊液细胞数增高,以中性为主,蛋白增高,糖减低,培养为 B 族溶血性链球菌,新生儿化脓性脑膜炎诊断明确;③TORCH:阴性,可除外宫内感染性脑炎;④患儿血钠、血钙、血镁等均大致正常,可除外电解质紊乱;⑤患儿头颅 B 超、头颅 CT 未见出血,可除外新生儿颅内出血;⑥患儿总胆红素在正常范围,可除外胆红素脑病。

九、调整治疗方案及疗效

(一) 新方案

新生儿败血症、新生儿化脓性脑膜炎的治疗重点是积极控制感染。

1. 继续应用青霉素,调整剂量为 80 万 U,每日三次,静脉滴注。根据复查的脑脊液结果,一般疗程为 2～3 周。

2. 停用头孢曲松。

(二) 疗效

患儿入院后第二天体温较入院时下降,但仍有波动,第四天体温正常。入院后第四天复查血常规白细胞、中性粒细胞及 CRP 明显降低,第五天完全正常。患儿脑脊液于住院后 1 周时正常,满足疗程 2 周,患儿痊愈出院。

最终诊断:①新生儿败血症;②新生儿化脓性脑膜炎。

十、对本病例的思考

本病例为新生儿化脓性脑膜炎,初诊时病原学不清楚。临床实践中,抗生素的应用对于新生儿化脓性脑膜炎,常常未等到实验室病原学结果出来就实施治疗,否则将延误病情。因此,建立在科学分析基础上采用的经验性治疗在临床工作中十分重要。新生儿化脓性脑膜炎通常联合应用青霉素类和一种第三代能通过血-脑屏障的头孢菌素抗生素作为初选药物。但当出现与预期不一致的治疗效果时应积极追问实验室检查结果,寻找病原体感染的依据。本患儿血培养为 B 族溶血性链球菌,对青霉素敏感,故于入院后第三天根据药敏结果继续使用青霉素,停用头孢曲松。

十一、关于新生儿化脓性脑膜炎

新生儿化脓性脑膜炎(neonatal purulent meningitis)大多由于新生儿败血症引起,但有的患儿无败血症症状,而仅有暂时的菌血症。少数病例细菌从中耳炎、颅骨裂、脊柱裂、脑脊膜膨出,皮肤黏膜窦道直接进入脑膜引起炎症。新生儿脑膜炎在足月儿中的发病率为 2/10 000,在低出生体重儿中的发生率为 2/1000,男性居多。

新生儿化脓性脑膜炎 75% 由 GBS(主要Ⅲ型)、大肠埃希菌(主要是那些含 K_1 多糖的菌株)和单核细胞增多性李斯特菌引起。肠球菌、非肠球菌属 D 组链球菌、α-溶血性链球菌和其他革兰氏阴性肠道病原菌(如克雷伯杆菌、大肠埃希菌和差异柠檬酸杆菌)也是重要的病原菌。b 型流感嗜血杆菌、脑膜炎奈瑟菌和肺炎链球菌引起新生儿脑膜炎的报道也有增加。

临床表现:早期症状与败血症相似,主要为体温不稳,足月儿多表现发热,早产儿则体温不升,其他症状有精神萎靡、不哭、拒乳、面色苍灰,黄疸加深。如发现烦躁不安、两眼凝视或闭眼嗜睡,提示发生脑膜炎的可能。惊厥开始时可能只有眼睑或嘴角轻微抽动,以后出现指(趾)抽动或肢体抽搐。肌张力增强或低下,病情可能迅速恶化,表现呼吸不规则、暂停或衰竭。有时皮肤出现花纹,血压下降直至休克。新生儿由于囟门和骨缝未闭合,颅内压增高出现较晚。

确诊脑膜炎是通过腰穿做脑脊液检查,对任何怀疑有败血症的新生儿应做此项检查。

应怀疑对适宜的抗生素治疗无反应的任何新生儿存在脑室炎,脑室穿刺液白细胞计数 > 0.1×10^9/L,革兰氏染色阳性或培养阳性,脑室压力增高和脑室扩大时可作出诊断。当新生儿对治疗无反应,应怀疑脑室炎或脓肿,MRI 或 CT 造影扫描对诊断有帮助。

新生儿化脓性脑膜炎的治疗原则主要是积极控制感染,应用敏感的并容易通过血-脑屏障的抗生素。

化脓性脑膜炎属严重疾病,病死率高,存活者易留有后遗症如脑积水、癫痫、智能低下和神经系统后遗症。早治比晚治预后好。因此对明确诊断败血症的患儿应常规做脑脊液检查,以便早期诊断化脓性脑膜炎。

点评

新生儿化脓性脑膜炎是新生儿期的重症感染性疾病,病死率高,存活者易留有后遗症。早治比晚治预后好。对于怀疑新生儿化脓性脑膜炎的患儿应常规做脑脊液检查,以便早期诊断。

(王亚娟)

病例8 口吐沫、呛奶 4 天,伴皮肤黄染加重 1 天

患儿,女,日龄 14 天,于 2006 年 1 月 21 日入院。

一、主诉

口吐沫、呛奶 4 天,伴皮肤黄染加重 1 天。

二、病史询问

(一) 问诊主要内容及目的

> **思维提示**
>
> 对于一个日龄 14 天以口吐沫、呛奶 4 天,伴皮肤黄染加重 1 天而就诊的晚期新生儿,应注意呼吸系统疾病(生后感染性肺炎、奶汁吸入性肺炎)及黄疸(感染因素、母乳因素等)的相关问题。因此进一步询问病史应围绕以下两方面。

1. 是否伴有发热,如果发热应注意呼吸系统感染性疾病,但要除外由于包被过多引起的体温升高;另外,新生儿与儿童不同,体温正常不能除外感染性疾病,在严重感染的情况下,新生儿体温可以降低或不升。

2. 是否咳嗽,早期新生儿(一周以内)如果有呼吸系统疾病不一定伴有咳嗽;晚期新生儿(7 天以上)可出现咳嗽的表现,随着日龄的增加咳嗽逐渐明显。

3. 是否家中有上呼吸道感染的病人,目的是寻找感染的来源。

4. 是否有受凉病史,因为发病的季节是在冬季,易患呼吸道感染。

5. 询问患儿的喂养情况 人工喂养、母乳喂养还是混合喂养,人工喂养和混合喂养的患儿需用奶瓶,如果奶孔过大,易造成患儿呛奶,用于鉴别奶汁吸入性肺炎,另黄疸是否与母乳喂养有关。

6. 询问黄疸是生后几天出现的,用于鉴别引起黄疸的原因是生理性的还是病理性的。

7. 询问患儿的孕产史 以除外宫内窘迫及生后窒息史。

8. 询问父母的血型、籍贯 用于鉴别黄疸的原因。

9. 询问患儿的出生体重 因患儿日龄 14 天,如果入院体重较出生体重下降明显,说明患儿病情较重。

(二) 问诊结果及思维提示

患儿入院前 4 天(即生后 10 天)出现口吐沫、呛奶,嗓子有呼噜声,无发热,无咳嗽,未予诊治。入院前 1 天(生后 13 天)家长发现患儿颜面、躯干皮肤黄染较前加重。入院当天患儿呛奶明显,遂到我院就诊,查血常规:白细胞 $17.1 \times 10^9/L$,中性粒细胞 0.62,淋巴细胞 0.30,单核细胞 0.08,血红蛋白 154g/L,血小板 $280 \times 10^9/L$,血型 B,CRP < 8mg/L,网织红细胞 0.02。胸片:双肺纹理粗多,左下肺可见斑片影,为进一步诊治收入院。

发病以来,二便正常。病前有"感冒"病人接触史。患儿生后 3 天出现颜面、躯干皮肤黄染。生后人工喂养,吃奶一般。

G1P1,孕 40 周自然分娩,出生体重 3200g,否认宫内窘迫及生后窒息。母亲体健,定期产前检查。母血型 AB,父血型不详。父母籍贯北京。否认黄疸和贫血家族史。

思维提示

①患儿日龄 14 天,是晚期新生儿,可除外宫内感染及羊水吸入引起的呼吸道症状;②患儿虽然是人工喂养,但否认喂养不当引起的呛奶;③有"感冒"病人的接触史;④母亲体健,否认结核病史,可除外先天结核的感染;⑤足月顺产,生后无窒息,可除外宫内感染及产时吸入羊水病史;⑥患儿生后 3 天出现黄疸,是生理性黄疸出现的时间;入院前一天黄疸加重,考虑与呼吸道感染有关;⑦母亲血型 AB 型不会发生同族免疫性溶血;⑧父母均为北方人,可除外 G-6-PD 缺乏引起的黄疸。

三、体格检查

(一) 重点检查内容及目的

1. 精神状态、前囟的情况、皮肤黄疸的部位及颜色、有无缺氧表现,目的是了解患儿的一般状况。

2. 呼吸系统体征(呼吸频率、节律,有无呼吸困难、肺内有无啰音、喘鸣音)　目的是了解肺部情况。

3. 心脏是否有心脏杂音　帮助明确是否存在先天性心脏病。

(二) 体格检查结果

体温 36.5℃,呼吸 52 次/分,脉搏 142 次/分,血压 72/36mmHg,头围 35cm,身长 52cm,体重 3320g,精神反应好,呼吸稍促,口周青,无鼻翼扇动及三凹征。前囟平,张力不高。颜面、躯干、四肢皮肤杏黄染,手足心不黄。双肺呼吸音粗,未闻及干湿性啰音。心音有力,律齐,未闻及杂音。腹平软,肝脾未及。脐带已脱,脐窝干燥。四肢肌张力正常,新生儿反射引出完全。

四、门诊及外院检查结果

1. 门诊胸部 X 线正位片(图 8-1)　双肺纹理粗多,左下肺可见斑片影。

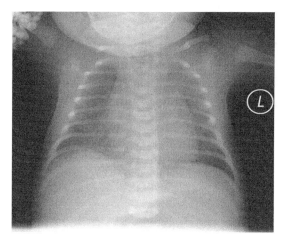

图 8-1　胸 X 线正位片
患儿两肺纹理增多,两下肺可见斑片影

2. 门诊血常规　白细胞 $17.1 \times 10^9/L$,中性粒细胞 0.62,淋巴细胞 0.30,单核细胞 0.08,血红蛋白 154g/L,血小板 $280 \times 10^9/L$,血型 B,CRP < 8mg/L,网织红细胞 0.02。

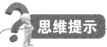

①呼吸稍促,口周青。双肺呼吸音粗。门诊胸片示双肺纹理增多,左下肺可见斑片影。血常规提示白细胞总数增高,以中性粒细胞为主。有"感冒"病人的接触史。新生儿肺炎生后感染性诊断成立。②心音有力,律齐,各瓣膜区未闻及杂音,先天性心脏病可能性不大。③患儿颜面、躯干、四肢皮肤杏黄染,手足心不黄,日龄已 14 天黄疸仍未消退,病理性黄疸诊断成立。

五、初步诊断及根据

1. 新生儿肺炎(生后感染性)　呼吸稍促,口周青。双肺呼吸音粗。门诊胸片双肺纹理增多,左下肺可见斑片影。血常规提示白细胞总数增高,以中性为主。有"感冒"病人的接触史。新生儿肺炎生后感染性诊断成立。

本病应与新生儿非产时吸入性肺炎进行鉴别,多因患儿存在消化道或呼吸道畸形引起反复呛奶,或因喂养不当导致奶汁误吸而引起肺部化学性刺激或继发感染所致。本患儿日龄较大,存在肺炎,应考虑本病。但患儿不存在上述畸形的表现,而且家长否认奶汁吸入史,故该病可以除外。

2. 新生儿病理性黄疸(感染性)　患儿为足月儿,于生后 3 天出现皮肤黄染,入院前一天发现皮肤黄染较前加重,现日龄已经 14 天。查体:面部、躯干、四肢黄染。患儿黄疸延迟消退,故新生儿病理性黄疸诊断成立。

六、治疗方案及理由(入院治疗)

新生儿肺炎(生后感染性)临床上经常使用的抗生素主要有两大类:青霉素类和头孢菌素类。因为青霉素类抗生素过敏反应高于头孢菌素类,所以后者在临床中更常使用。第二代头孢菌素对革兰氏阳性球菌和阴性杆菌具有相似的抗菌活性。因此临床中经常使用的是第二代头孢菌素。

患儿入院后选择第二代头孢菌素——头孢孟多80~100mg/(kg·d)静点抗感染;氨溴索超声雾化、吸痰;口服止咳药等对症治疗。新生儿黄疸的原因考虑与感染有关,在积极控制感染的同时给予间断的蓝光照射治疗。

七、进一步实验室检查

(一) 进一步检查内容及目的

1. 血气　进一步明确是否存在缺氧及其严重程度。
2. 血总胆红素、间接胆红素　了解黄疸的程度。
3. 肝功能　了解有无肝脏的损害。
4. 呼吸道七病毒　明确呼吸道感染的病原体。
5. 痰培养　明确呼吸道感染的病原体。

(二) 检查结果

1. 血气　pH 7.35,$PaCO_2$ 40mmHg,PaO_2 80mmHg,SaO_2 95%,BE −3.8mmol/L,正常。
2. 血总胆红素 241.1μmol/L,间接胆红素 218.8μmol/L:血胆红素升高,以间接胆红素升高为主。
3. 肝功无异常。
4. 呼吸道七病毒阴性。
5. 痰培养阴性。

思维提示

实验室检查结果分析未见异常。呼吸道七病毒阴性,血常规检查示白细胞增高,以中性为主,考虑肺部感染由细菌引起。

八、治疗方案及疗效

因考虑肺炎是细菌感染所致,故入院后选用二代头孢(头孢孟多)积极抗感染治疗,疗程7~10天;保持呼吸道通畅;辅助超声雾化稀释痰液;退黄治疗:间断蓝光照射使脂溶性胆红素变构为水溶性胆红素,利于排出体外。经积极治疗住院第7天患儿无呛奶、吐沫,呼吸平稳;皮肤黄疸消退。共住院八天痊愈出院。

九、对本病的思考

新生儿肺炎(生后感染性)是新生儿时期最常见的疾病,临床表现与婴幼儿不同,以呛奶、吐沫为主要表现,肺部体征不明显。另外,感染可以加重黄疸并使生理性黄疸延迟消退。

十、关于新生儿肺炎(生后感染性)

出生后感染性肺炎的来源可以是通过接触传播,本患儿病前即有"感冒"病人接触史;血行传播;医源性传播。病原体可以是细菌,其中以金黄色葡萄球菌、大肠埃希菌为多见;病毒以合胞病毒、腺病毒感染为多见。

生后感染性肺炎多以出生 3 天后出现症状。常先出现体温不升或发热,反应弱,拒奶等一般感染症状。随后出现吐沫、呛奶、气促、咳嗽等症状。查体可见患儿口周青,呼吸增快,双肺呼吸音增粗,重症者肺部有干湿性啰音。如呼吸 >60 次/分或呼吸减慢,节律不整甚至呼吸暂停,发绀加重,精神萎靡,提示合并呼吸衰竭。此外心衰也为常见并发症。

辅助检查:X 线检查提示两肺纹理重,边缘模糊,两肺中、下野内带斑片状阴影,病灶融合时可呈磨玻璃密度影。气管内分泌物和血培养等有助于病原学诊断,呼吸困难明显者可做血气分析。

生后感染性肺炎的治疗:加强护理及重症监护;注意供氧;胸部物理治疗;抗病原体治疗;供给足够的营养及液体;对症治疗。

点评

新生儿肺炎(生后感染性)是新生儿时期最常见的疾病,临床表现与婴幼儿不同,以呛奶、吐沫为主要表现,肺部体征不明显。另外,感染可以加重黄疸并使生理性黄疸延迟消退。

(林　影)

病例9 呕血、便血12小时

患儿,男,50小时,于2005年10月15日入院。

一、主诉

呕血、便血12小时。

二、病史询问

(一) 问诊主要内容及目的

思维提示

对于一个病史较短的新生儿消化道出血应考虑以下方面疾病:出血性疾病(血小板减少性紫癜、新生儿出血症及血友病等)、感染性疾病(如感染性腹泻病、败血症)、胃肠道局部病变(应激性溃疡、胃食管反流、先天性肠旋转不良、新生儿坏死性小肠结肠炎),因此进一步询问病史应围绕上述三方面。

1. 出血量、性状、发病时间,对出血进行定位、定量。
2. 分娩方式,是否存在胎盘早剥或前置胎盘,协助除外假性出血即咽下母血的可能性。
3. 是否曾预防使用维生素K,剂量,给药方式;母亲有无以下服药史:抗癫痫药、华法林、利福平、异烟肼等;喂养方式,是否为纯母乳喂养;日龄大的患儿尚需询问有无长期腹泻及肝胆疾病。以上均是要了解有无维生素K缺乏的危险因素。
4. 是否伴有发热、腹泻,大便是否为黏液脓血样,若有应注意感染性疾病如感染性腹泻病、败血症。
5. 便血同时有无其他出血表现,如皮肤出血点、脐部渗血、皮下血肿,用于鉴别出血性疾病如血小板减少性紫癜、新生儿出血症及血友病等。并询问血友病等家族性出血疾病史。
6. 是否伴有呕吐、腹胀、排便减少,与胃食管反流、先天性肠旋转不良、新生儿坏死性肠炎等鉴别。
7. 是否有围生期缺氧史及缺氧后其他表现,反应弱、少哭、惊厥等,用于鉴别应激性溃疡。
8. 血液均匀混于便中还是挂于便外,用于鉴别肛裂、结肠息肉等外科疾病。

（二）问诊结果及思维提示

患儿于入院前12小时（生后38小时）无明显诱因出现呕吐鲜血和血块,共2次,每次量约10ml,便血2次,为暗红色稀糊便,无黏液,量约20ml,患儿精神及吃奶可,无腹胀、呕吐及发热等,在当地产院给予维生素 K_1 5mg肌注1次,针眼出血不止即转来我院,急诊以"便血待查"收入院。

患儿为G3P2,孕39周自然分娩,母亲无特殊疾病及特殊用药史。否认产前缺氧及生后窒息,出生体重3000g。生后3小时喂糖水,之后母乳喂养,奶量不足,未补充维生素K。

家族史:否认家族遗传病史,母孕3产2,第一产4岁女孩体健。

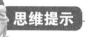

思维提示

①患儿母亲无胎盘早剥或前置胎盘,患儿出血量较多,考虑假性出血即咽下母血的可能性不大,为全消化道出血;②消化道出血不伴有发热、反应弱等感染中毒症状,无黏液脓血便,不符合感染性疾病;③不伴有呕吐胆汁粪便、腹胀、排便减少、胃食管反流、先天性肠旋转不良、新生儿坏死性肠炎等消化道局部病变可能性不大;④无围生期缺氧史及缺氧后其他表现:反应弱、少哭、惊厥等,应激性溃疡不支持;⑤发病前未补充维生素K,消化道出血同时有肌注后针眼出血不止表现,应特别注意出血性疾病如血小板减少性紫癜、新生儿出血病及血友病等。

三、体格检查

（一）重点检查内容和目的

1. 生长发育情况、有无缺氧表现,协助分析是否为先天发育问题及围生缺氧所致消化道出血。

2. 腹部体征(腹外形,有无腹胀、胃肠型,有无包块,肠鸣音亢进或减弱),帮助明确是否存在先天性肠旋转不良等外科疾患。

3. 有无其他出血体征　皮肤出血点、瘀点瘀斑,脐部渗血,头颅血肿、皮下出血等,进一步明确是否为出血性疾病。

4. 有无面色苍白、口唇及睑结膜苍白,肢端冷暖情况,并监测呼吸、脉搏、血压,明确是否存在失血性贫血及失血性休克。

（二）体格检查结果及思维提示

体温36.5℃,呼吸50次/分,脉搏150次/分,血压65/30mmHg,体重2.91kg,身长52cm,头围33cm。精神反应可,皮肤苍白无发花,无皮疹及瘀斑、瘀点,肢端暖,口唇欠红润,哭声弱无尖直,前囟平软。双肺呼吸音清,未闻及啰音。心音有力,心律齐,未闻及杂音。腹软不胀,未见肠型和肠蠕动波,未扪及包块,肝脾无肿大。脐带未脱落,脐轮无红肿,脐窝内有血性渗液。肠鸣音无亢进,移动性浊音阴性。四肢肌张力正常,新生儿反射可引出。

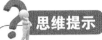

思维提示

①患儿无腹胀、胃肠型,触诊未及包块,无肠鸣音亢进或减弱,先天性肠旋转不良等外科疾患可能性不大;可待腹部立位片了解有无扩张肠管、液平及包块协诊;②生长发育及精神反应无明显异常,先天发育问题及围生缺氧所致消化道出血可能性不大;③消化道出血同时有脐部渗血,应注意新生儿出血病;完善血小板数目检查,除外血小板减少所致消化道出血;④患儿面色苍白、口唇色淡,应注意失血性贫血,待血常规血红蛋白、网织红细胞回报。患儿呼吸、脉搏、血压等生命体征正常,肢端暖,无皮肤发花,目前无失血性休克。

四、实验室和影像学检查

(一) 初步检查内容及目的

1. 血常规、CRP、网织红细胞　进一步证实有无感染、贫血、血小板减少等。
2. 微量血气血生化　了解有无内环境紊乱,评价病情。
3. 腹部立位片　了解有无扩张肠管、液平及包块。

(二) 检查结果及思维提示

1. 血常规　WBC $13.3 \times 10^9/L$,N 0.607,Hb 124g/L,PLT $412 \times 10^9/L$,CRP <8mg/L,Ret 6.9%。
2. 微量血气血生化　pH 7.433 $PaCO_2$ 39.6mmHg,PaO_2 78mmHg,Hb 121g/L,SaO_2 97.1%。K^+ 4.8mmol/L,Na^+ 130mmol/L,Cl^- 90mmol/L,Ca^{2+} 1.29mmol/L,BE 4.5mmol/L。
3. 腹部立位片示小肠、结肠气体分布不均匀,未见扩张肠管、液平及包块,膈下未见游离气体。

思维提示

重要的检查结果有:①末梢血血红蛋白降低、网织红细胞增高,血小板数目正常;②腹部立位片未见扩张肠管、液平及包块。

五、初步诊断及根据

结合患者的病史和体格检查及辅助检查结果,考虑新生儿出血病可能性大。早期新生儿,血红蛋白减低,小于 145g/L,贫血诊断成立。患儿有明确出血、失血,网织红细胞增高,支持失血性贫血。

六、治疗方案及理由

1. 方案 入病室后放置于开放暖台,保温保暖,监测各项生命体征,严格记出入量及出血量,暂时禁食,开放静脉通道,补充液体需要量,并监测血糖。

2. 理由 因患儿为早期新生儿,适应能力弱,且有出血征象,需保证体温、入量,维持正常的生命体征。

七、进一步检查

(一) 进一步检查内容及目的

1. 血红蛋白抗碱变试验(Apt 试验) 确定呕吐物为患儿血还是母血。

2. 便常规、便培养 协助明确有无肠道感染。

3. 血常规白细胞、CRP 进一步除外感染性疾病,并监测血红蛋白、网织红细胞,了解贫血有无进展。

4. 血小板、凝血三项(凝血酶原时间、部分凝血活酶时间、纤维蛋白原) 协助出血性疾病的诊断。

5. 腹部 B 超检查 协助除外外科疾患。

6. 头颅 B 超或 CT 检查 了解有无颅内出血。

(二) 检查结果

1. 碱变试验 呕吐物经稀释离心后加入碱性液(1% 氢氧化钠),颜色保持不变者提示为胎儿血(新生儿胎儿血红蛋白即抗碱血红蛋白占 65% ~90%),变为棕黄色者,提示为母血(成人抗碱血红蛋白不足 1%)。结果显示呕吐物为患儿血。

2. 血常规 白细胞、中性粒细胞及 CRP 正常,血红蛋白 124g/L,网织红细胞 6.9%;血小板 412×10^9/L。

3. 便常规 潜血阳性,白细胞 0~1 个/HP。便培养阴性。

4. 凝血三项 凝血酶原时间(PT)23.5 秒(对照 14.3 秒),活化部分凝血活酶时间(APTT)48.5 秒(对照 39.6 秒)。纤维蛋白原正常。

5. 腹部 B 超及头颅 B 超 未见异常。

思维提示

①血常规:白细胞、中性粒细胞及 CRP 正常,便常规、便培养阴性,除外感染性疾病;②腹部 B 超:未见异常,不支持外科疾病;③血小板正常,可除外血小板减少性紫癜;凝血酶原时间、部分凝血活酶时间延长,应考虑新生儿出血性疾病;④血红蛋白减低,网织红细胞增高,支持失血性贫血。若仍有消化道出血,可行消化道纤维镜检查,查找出血来源及出血情况;并可直视下进行活检和止血治疗。

八、入院后情况

体温正常,少量鲜血便两次,取血处不易止血。

九、调整治疗方案及疗效

入院后予禁食补液,生理盐水静点扩充血容量,维生素 K_1 2mg/d,肌内注射 3 次,之后未再有新鲜消化道出血。监测生命体征、血糖等均正常。于入院第三日开始少量喂水、配方奶喂养,无呕血、便血、腹胀等。

十、对本病例的思考

患儿为全消化道出血,发病前未补充维生素 K,消化道出血同时有肌注后针眼出血不止表现,脐部渗血,凝血酶原时间、部分凝血活酶时间延长,新生儿出血病诊断成立;此外,患儿面色苍白、口唇色淡,血常规:血红蛋白减低,网织红细胞轻度增高,提示存在失血性贫血。新生儿出血病临床并不少见,若诊断及时,治疗效果多较满意。以下措施可减少本病的发生:全部新生儿出生后立即肌注维生素 K_1 1~3mg;母乳喂养儿生后 3 个月内及慢性腹泻、肝胆疾病患儿注意补充维生素 K_1;母亲产前应用抗惊厥药、抗凝药、抗结核药者在妊娠最后的 3 个月期间应肌注维生素 K_1,每次 10mg,共 3~5 次。

十一、关于新生儿出血病

新生儿出血病是由于维生素 K 缺乏,体内维生素 K 依赖因子的凝血活力低下所致的自限性出血性疾病。患儿一般情况较好,突然发生出血,重者可导致低血容量性休克、重度贫血、致命性颅内出血甚至死亡。

本病病因是维生素 K 缺乏,与下列因素有关:①维生素 K 不易通过胎盘,新生儿(尤其早产儿及小于胎龄儿)出生时血中维生素 K 水平普遍较低;②人乳中维生素 K 含量很少,远低于牛奶中含量,故母乳喂养儿好发出血病;③新生儿出生时肠道无细菌,维生素 K 合成少;④慢性腹泻或口服抗生素抑制肠道正常菌群,使维生素 K 合成不足;⑤肝胆疾患影响维生素 K 的吸收;⑥母亲产前应用抗惊厥药、抗凝药、抗结核药,可影响维生素 K 的代谢。

根据临床出血发生的时间可分为下列三型:①早发型:少数患儿在娩出过程中或生后 24 小时内即发生出血,出血程度轻重不一,可仅为轻度皮肤出血、脐部渗血,亦可有大量消化道出血、颅内出血。多与母亲产前应用抗惊厥药、抗凝药影响患儿维生素 K 代谢有关。②经典型:多数患儿于生后 2~3 天发病,最迟可于生后一周发病,以脐残端渗血、消化道出血、皮肤受压处及穿刺处出血多见,一般为少或中量出血,多为自限性,严重者可有皮肤大片瘀斑或血肿,个别发生胃肠道或脐残端大量出血而致休克。颅内出血多见于早产儿,可致死亡。③迟发型:多见于母乳喂养儿及慢性腹泻、肝胆疾病患儿,于生后 1~3 个月发生出血,个别患儿生后 20 余天即可发病。最常见颅内出血,可首先表现为阵发哭闹,易合并神经系统后遗症如脑积水等。当出血量较大(失血量超过全身血容量的 1/5 时),同时有皮肤黏膜苍白、全身软弱、哭声无力、心动过速且心音无力、血压下降等表现时,应考虑失血性贫血及低血容量性休克。

当有上述临床表现时应进行以下实验室检测:便潜血检测,查血常规、网织红细胞、血型、血生化、电解质、PT 和 APTT、DIC 筛查。凝血酶原时间及部分凝血活酶时间延长(为对照的 2 倍以上意义更大),对本病诊断有重要意义,出血时间、血小板计数正常。腹部 B 超无畸形、梗阻等征象。失血多者可有血红蛋白减低,网织红细胞增高。

关于治疗:监测各项生命特征,严格记出入量及出血量,暂时禁食,开放静脉通道,补充液体及营养需要量,并监测血糖,注意脐残端及皮肤穿刺处止血。立即给予维生素 K_1 1 ~ 5mg 肌注或静脉注射。如果活动性大量出血,予生理盐水或胶体液进行液体复苏,贫血症状突出、心动过速、呼吸频率增快、出现休克症状者应立即给予输血或血浆 10 ~ 20ml/kg,以提高血中的凝血因子水平、纠正低血压和贫血。

> **？点评**
>
> 　　新生儿出血病临床并不少见,若诊断及时,治疗效果多较满意。以下措施可减少本病的发生:全部新生儿出生后立即肌注维生素 K_1 1 ~ 3mg;母乳喂养儿生后 3 个月内及慢性腹泻、肝胆疾病患儿注意补充维生素 K_1;母亲产前应用抗惊厥药、抗凝药、抗结核药者在妊娠最后的 3 个月期间应肌注维生素 K_1,每次 10mg,共 3 ~ 5 次。

(杨彩云)

病例10 皮肤黄疸 26 小时

患儿,男,46 小时,于 2005 年 11 月 24 日入院。

一、主诉

皮肤黄染 26 小时。

二、病史询问

(一) 问诊主要内容及目的

 思维提示

> 对于一个发病早(生后 20 小时出现)、病史较短的新生儿黄疸应考虑以下方面疾病:溶血性黄疸尤其是母子血型不合性溶血病、围生因素(缺氧、损伤及用药)、感染因素(宫内及产时感染),因此进一步询问病史应围绕上述三方面。

1. 母子血型　了解有无母子血型不合,尤其 ABO 系统。母亲的怀孕次数,若本次为第一次怀孕则需问母亲是否有输血史,协诊有无 Rh 系统血型不合可能。
2. 分娩方式　是否存在宫内窘迫及产时窒息,母亲产前有无催产素静点,了解有无围生因素所致黄疸可能性。
3. 母亲孕期有无感染性疾病史、胎膜早破,是否有不洁产检及分娩史,了解有无感染性因素存在。
4. 黄疸出现的确切时间、是否呈进行性加重,若黄疸于生后 24 小时内出现并进行性加重,母子血型不合溶血病的可能性大。
5. 胎便排出情况、有无大便色泽白陶土样,协诊是否为胎便排出延迟所致黄疸或高直接胆红素性黄疸。
6. 喂养方式及开始喂养时间,有无早发型母乳性黄疸的可能。
7. 家族籍贯,有无黄疸、贫血家族病史,若为两广等地区者,应注意 G-6-PD 缺陷病。
8. 黄疸同时是否有精神反应弱、少哭、吃奶差、惊厥等,警惕胆红素脑病的发生。

(二) 问诊结果及思维提示

患儿于入院前 26 小时(生后 20 小时)无明显诱因出现颜面皮肤轻度黄疸,患儿精神及吃奶可,无发热抽搐等不适,在当地产院给予单面蓝光照射治疗 12 小时,皮肤黄疸较前加重,波及躯干及四肢,为进一步诊治转来我院,急诊以"病理性黄疸"收入院。

患儿为 G2P1,孕 39 周自然分娩,母亲血型 O,无特殊疾病及特殊用药史。否认产前缺氧及生后窒息,出生体重 3200 克。生后 3 小时喂糖水,之后母乳喂养,奶量不足。患儿生后 24 小时内已排胎便及小便。

家族史:患儿祖籍北京,否认家族遗传病史,母孕 2 产 1,第一胎为计划性人工流产。

 思维提示

①患儿黄疸出现早、进展快,病理性黄疸可诊断。应首先考虑母子血型不合溶血病,母血型"O",ABO 系统血型不合可能性大。此外母亲为孕 2 产 1,Rh 系统血型不合亦应考虑;②家族籍贯北方,无黄疸、贫血家族病史,G-6-PD 缺陷病等可能性不大;③足月自然分娩,否认围生缺氧、损伤及用药史,围生因素所致黄疸可能性不大;④母亲孕期无感染性疾病史、无胎膜早破,无不洁产检及分娩史,不支持感染性因素;⑤黄疸同时精神反应及吃奶好,目前无胆红素脑病发生的临床征象。

三、体格检查

(一) 重点检查内容和目的

判断黄疸程度(波及范围)、色泽(明黄/暗黄),协助分析黄疸的性质。注意生长发育情况、有无缺氧表现,协助分析是否为先天发育、感染问题或围生缺氧所致黄疸。确定有无肝脾肿大、贫血貌,协助溶血性黄疸的诊断。查找有无脐部、皮肤等感染灶,以除外感染性因素。注意精神反应、哭声、肌张力、原始反射,了解有无胆红素脑病的表现。

(二) 体格检查结果及思维提示

体温 36.5℃,呼吸 40 次/分,脉搏 140 次/分,血压 65/30mmHg,体重 3.11kg,身长 52cm,头围 34cm。精神反应可,哭声响亮无尖直,全身皮肤(颜面、躯干、四肢)杏黄染,手足心淡黄染,皮肤无苍白发花,无皮疹及出血点。前囟平软,头颅无血肿。双肺呼吸音清,未闻及啰音。心音有力,心律齐,未闻及杂音。腹软不胀,未见肠型和肠蠕动波,未扪及包块,肝肋下 1cm,脾未触及。脐带未脱落,脐轮无红肿,脐窝无分泌物。四肢肌张力正常,无水肿,新生儿反射可正常引出。

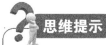 **思维提示**

患儿全身皮肤均黄疸,程度重,符合病理性黄疸;生长发育情况良好,无脐部、皮肤等感染灶,血象白细胞、CRP 正常,不支持感染性因素;患儿血型 A,母亲血型 O,存在母子血型不合的条件,ABO 溶血可能性大。无肝脾肿大、贫血水肿等,Rh 溶血支持点不多;精神反应、哭声、肌张力、原始反射均正常,无围生缺氧及胆红素脑病的表现。

四、实验室和影像学检查

（一）初步检查内容及目的

1. 血常规、CRP、网织红细胞　进一步证实有无感染、溶血、贫血等。
2. 微量血气血生化　了解有无内环境紊乱，了解胆红素水平，评价病情。
3. 胸部影像学　了解有无感染、发育异常。

（二）检查结果及思维提示

1. 血常规　WBC 13.3×10^9/L，N 0.607，Hb 140g/L，PLT 412×10^9/L，CRP < 8mg/L，网织红细胞 6.7%；血型 A。
2. 微量血气、血生化　pH 7.433，$PaCO_2$ 39.6mmHg，PaO_2 78mmHg，Hb 147g/L，SaO_2 97.1%，K^+ 4.8mmol/L，Na^+ 132mmol/L，Cl^- 90mmol/L，Ca^{2+} 1.29mmol/L，BE 4.5mmol/L。微量胆红素：308μmol/L（18mg/dl）。
3. 胸部正位片　未见异常。

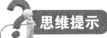
思维提示

　　微量胆红素增高；网织红细胞轻度增高。结合患者的病史和体格检查结果，进一步支持病理性黄疸的诊断，病因需进一步明确。患儿一般状态较好，可先给予常规处理，完善化验。

五、初步诊断及根据

　　结合患者的病史、体格检查及辅助检查结果，新生儿病理性黄疸诊断明确，新生儿母子血型不合溶血病（ABO 系统）可能性大。

六、治疗方案及理由

1. 方案　入病室后予保温保暖，监测各项生命体征，合理喂养，补充液体需要量，并监测血糖。予青霉素 10 万 ~ 20 万 U/（kg·d）防治感染。
2. 理由　因患儿为早期新生儿，适应能力弱，需保证体温、入量。因免疫能力弱，且感染性疾病有待进一步除外，故暂予青霉素防治感染。

七、进一步检查

（一）进一步检查内容及目的

1. 血清肝功能尤其是胆红素测定　了解黄疸程度及有无直接胆红素增高、肝功能异常，指导下一步治疗方案。

2. 母子交叉免疫试验　包括子直接 Coombs 试验、抗体释放试验及游离抗体试验；母血清游离抗体测定。协助免疫性溶血病的诊断。

3. 血常规白细胞、CRP　进一步除外感染性疾病，并监测血红蛋白、网织红细胞，了解有无贫血出现。

4. 腹部 B 超检查　了解肝脾情况，有无腹腔脏器出血。

5. 头颅 B 超　了解有无颅内出血。

（二）检查结果

1. 血胆红素达 315.9μmol/L（18.5mg/dl 或 18mg/dl），直接胆红素 15.4μmol/L（0.9mg/dl 或 1mg/dl）。肝功能示谷丙转氨酶 32U/L，谷草转氨酶 28U/L，正常。

2. 血常规　WBC、N 及 CRP 正常，Hb 140g/L，Ret 6.7%；PLT 412×10^9/L。

3. 子直接 Coombs 试验阳性，游离抗体测定：抗 A。

4. 腹部 B 超及头颅 B 超　未见异常。

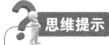 思维提示

> 患儿血胆红素达 315.9μmol/L（18.5mg/dl 或 18mg/dl），间接胆红素升高为主，符合新生儿病理性黄疸中高胆红素血症诊断。患儿血型 A，母亲血型 O，子直接 Coombs 试验阳性，游离抗体测定：抗 A，ABO 溶血病可诊断。血常规：白细胞、中性粒细胞及 CRP 正常，不支持感染性疾病。血红蛋白于正常低值，网织红细胞轻度增高，应注意溶血性贫血的发生。

八、调整治疗方案及疗效

入院后给予积极蓝光照射、白蛋白每次 1g/kg 静点、丙种球蛋白每次 1g/kg 输注治疗，12 小时后复查血清胆红素降至 246μmol/L，无胆红素脑病临床表现，共住院 9 天，颜面皮肤淡黄染，病情平稳出院。

九、对本病例的思考

对于生后 24 小时内出现的黄疸一定要高度重视，它一定是病理性黄疸，其中 ABO 血型不合溶血病是早期新生儿病理性黄疸的常见病因。及早诊断和适当治疗，注意监测胆红素的进展，以防止胆红素脑病发生非常重要，多数病儿恢复良好。

十、关于新生儿母子血型不合溶血病（ABO 系统）

新生儿母子血型不合溶血病是因母婴血型不合，母亲的血型抗体通过胎盘引起胎儿、新生儿红细胞破坏产生溶血。这类溶血性疾病仅发生在胎儿与早期新生儿，是新生儿溶血性疾病

中相当重要的病因。人类的血型系统有 26 个,虽然有多个系统可发生新生儿溶血,而 ABO、Rh 系统血型不合引起的最常见。

ABO 血型不合溶血病在新生儿母婴血型不合溶血病中最常见,主要发生在 O 型产妇、胎儿为 A 型或 B 型。本病第一胎即可发病,约占 40% ~ 50%。以黄疸为主要症状,黄疸出现早并较快加深。如不及时处理也可发生胆红素脑病。但与 Rh 溶血病相比较,临床症状较轻,新生儿早期贫血、肝脾肿大程度均较轻或不发生,发生胎儿水肿者更为少见。此外应注意晚期贫血(生后 2 ~ 6 周发生明显贫血,血红蛋白 <80g/L),其发生与:①子血清中免疫性抗体可较长时间存在(超过 1 ~ 2 个月);②IVIG 应用:阻断网状内皮系统巨噬细胞上的 Fc 受体,使致敏红细胞延迟被破坏;③严重溶血后骨髓处于休克后抑制期等因素有关。

根据病史、临床检查怀疑本病时应做血清学检查以确诊。先确定母婴 ABO 血型不合,然后做子改良直接 Coombs 试验、抗体释放试验及游离抗体试验。其中改良直接 Coombs 试验和(或)抗体释放试验阳性均表明小儿的红细胞已致敏,可以确诊,若仅游离抗体阳性只能表明小儿体内有抗体,并不一定致敏,此时应参考母血清游离抗体效价,若母抗体效价≥1:64 则有意义。

本病治疗重点是降低血清胆红素,防止胆红素脑病发生。光照疗法简单易行,可使未结合胆红素转化为水溶性异构体,经胆汁或尿排出,从而降低血清胆红素浓度。当胆红素水平较高有发生胆红素脑病的危险时,可给予白蛋白每次 1g/kg 静点,使游离胆红素与白蛋白联结,防止胆红素脑病的发生。一旦母子血型不合溶血病诊断明确,尽早予 IVIG 1g/kg 一次或 400mg/(kg·d),1 ~ 3 天应用,可阻断单核-巨噬细胞系统的 Fc 受体,使致敏红细胞延迟被破坏,且输入的 IgG 可与免疫性抗体竞争与红细胞的结合,使红细胞不被致敏。胎儿期重度受累且出生时有胎儿水肿、腹水、贫血、心功能不全者,应尽快做交换输血治疗。此外,胆红素浓度超过 342μmol/L 或有早期胆红素脑病症状者,也应积极换血治疗。血源采用 O 球 AB 浆。早期重度贫血者往往胆红素很高,需换血治疗;晚期贫血当血红蛋白低于 80g/L,可适当少量成分输血纠正贫血,O 球每次 10 ~ 20ml/kg。

点评

ABO 血型不合溶血病在新生儿期比较常见,对于生后 24 小时内出现的黄疸一定要高度重视,它一定是病理性黄疸,注意监测胆红素的进展,及早诊断和适当治疗以防止胆红素脑病非常重要,多数病儿恢复良好。

（杨彩云）

病例11　皮肤黄染3天

患儿,女,4天,于2008年10月9日入院。

一、主诉

皮肤黄染3天。

二、病史询问

(一)问诊主要内容及目的

> **思维提示**
>
> 　　对于一个生后3天内即出现皮肤黄染的新生儿,首先判断黄疸的严重程度,区分是生理性还是病理性黄疸。早发的病理性黄疸多考虑溶血性疾病、围生期缺氧、分娩时用药和宫内感染等所致黄疸。应注意仔细询问家族病史、母亲的血型、妊娠分娩史、孕期感染史,患儿的情况,喂养方式,胎便排泄情况。因此进一步询问病史应围绕上述几方面。

1. 产前情况　包括母亲及胎儿情况。母亲孕期有无发热、感染病史,母亲血型,母亲孕期是否有高血压、糖尿病、贫血、心肾、甲状腺等疾病。主要是鉴别有无宫内感染,有无宫内缺氧,母亲是否为特殊血型。

2. 家族史　父母祖籍,家族中是否有黄疸、贫血、肝脾大等病人。目的是判断有无先天性溶血性疾病和家族性遗传代谢性疾病的可能。

3. 妊娠分娩史　包括胎次、产次、死胎史、输血史、用药史;孕周、分娩方式、分娩经过、羊水性状及量、胎盘及脐带情况、有无宫内窘迫和生后窒息,Apgar评分情况。目的是了解有无新生儿溶血病、宫内感染及宫内缺氧和生后窒息等因素造成病理性黄疸。

4. 母亲分娩前后有无发热　注意有否宫内垂直传播及产时感染性疾病。

5. 新生儿情况　生后黄疸出现时间、进展情况,有无发热、气促、呻吟、惊厥、拒奶,精神反应如何,开奶时间、喂养方式,有无呕吐、胎便排泄情况。目的判断患儿黄疸的原因,轻重程度及伴随症状,有无胆红素脑病表现。

(二)问诊结果及思维提示

患儿于生后23小时出现皮肤黄染,由面部逐渐波及躯干及四肢,入院当天家长自觉患儿黄染明显加重。精神反应减弱、嗜睡、吃奶欠佳,有吐沫,无发热、无面色发绀。无惊厥、无呕吐。当地保健医生经皮测胆红素,面部 393μmol/L(23mg/dl),前胸 428μmol/L(25mg/dl)。即转来我院。生后母乳喂养,生后 9 小时排胎便,现为过渡便。尿色深黄。

孕产史:G_2P_1,孕 37^{+4}周自然分娩。G_1P_0 人工流产。本次母亲于孕 2 个月有少量阴道出血,否认孕期发热感染病史。羊水少 100ml,Ⅲ度粪染,胎盘脐带未见异常。出生体质量 2890g。Apgar 评分,6-10-10。父 26 岁,母 26 岁,非近亲,均为北方人,否认黄疸、贫血、脾大等家族遗传病史。母 B 型、Rh(＋)。

思维提示

①患儿为 G_2P_1,生后 24 小时内出现黄疸,不除外新生儿溶血病的可能,虽然母 B 型、Rh(＋),ABO 溶血病发生率低,但需注意母亲体内除抗 D 以外其他 Rh 血型抗体存在的可能;②羊水少 100ml,羊水Ⅲ度粪染,提示胎儿有宫内窘迫;③生后 Apgar 评分 1 分钟 6 分,5 分钟 10 分,提示患儿有轻度窒息(Apgar 评分 1～3 分重度窒息;4～7 分轻度窒息);④父母均为北方人,否认黄疸、贫血、脾大等家族遗传病史,无先天性红细胞缺陷及家族遗传性疾病的家族史;⑤生后 4 天发现精神反应减弱、嗜睡、吃奶欠佳,经皮测胆红素达面部 393μmol/L(23mg/dl),前胸 428μmol/L(25mg/dl),应注意发生胆红素脑病的可能;⑥患儿有羊水粪染,临床有吐沫表现,应注意有否肺炎;⑦患儿母乳喂养,奶量足,无排胎便延迟,不支持肝肠循环增加引起的高胆红素血症。

三、体格检查

(一)重点检查内容和目的

1. 观察皮肤黄染的范围、程度;注意有否皮疹、出血点、瘀斑;面色、口唇、指甲有否苍白。初步判断黄疸的严重程度,有否出血倾向和贫血表现。

2. 观察意识状态、哭声、眼神、前囟张力、四肢肌张力、新生儿原始反射,明确有无急性胆红素脑病、缺氧缺血性脑病等表现。

3. 循环及呼吸系统查体,判断有无呼吸困难、先天性心脏病、心肌损害、末梢循环不良等先天及后天心肺疾患。

4. 腹部查体注意肝脾大小,判断有无溶血性疾病。

(二)体格检查结果

体温 36.5℃,呼吸 46 次/分,脉搏 136 次/分,血压 72/39mmHg,体重 2600g,头围 33cm,身长 49cm,神志清,精神反应弱,哭声略尖直。颜面、躯干皮肤杏黄染,四肢橘黄,手足心微黄。皮肤黏膜无明显苍白,无皮疹及出血点。前囟平,张力不高。双瞳孔等大等圆,对光反射灵敏。呼吸平稳,口周青,无鼻翼扇动及三凹征。双肺呼吸音粗,未闻及干湿啰音。心音有力,律齐,未闻及病理性杂音。腹平软,肝肋下 3.5cm,脾肋下 2cm,移动性浊音阴性,四肢肌张力正常,拥抱反射引出不完全。四肢末梢暖。

四、实验室和影像学检查

(一)初步检查内容及目的

1. 血常规 了解白细胞是否增高,血小板是否减少,注意感染所致黄疸;监测血红蛋白、网织红细胞,注意有无溶血性黄疸依据。

2. 胸片 了解有无肺炎。

3. 血气分析 了解患儿有无缺氧及酸中毒。

4. 血电解质、血糖、总胆红素和直接胆红素、肝肾功、心肌酶 了解总胆红素、直接胆红素有无增高,有无肝脏、心脏、肾脏等多脏器的损害。

5. 贫血相关检查 抗人球蛋白试验(Coombs 试验),了解有无新生儿溶血病、免疫性溶血;G-6-PD 酶测定,除外红细胞酶的缺陷引起的溶血;末梢血涂片、红细胞渗透脆性试验,了解有否遗传性球形红细胞增多症等红细胞膜先天缺陷所致红细胞破坏。必要时做血红蛋白电泳除外血红蛋白异常如地中海贫血等。骨穿,判断骨髓各系增生情况。

6. TORCH 了解有无宫内感染。

7. 头颅 CT 或 MRI 了解脑部受损情况,如脑水肿、颅内出血、颅内钙化,是否有胆红素脑病常见的基底节区损害等。

8. 头颅 B 超 了解有无脑白质损伤、颅内出血、颅内钙化等。

9. 腹部 B 超 了解肝胆情况,有无腹腔内脏出血。

10. 眼底 有无眼底出血及视神经盘水肿。

11. 心电图 了解心脏情况。

12. 尿筛查 了解有无先天遗传代谢病。

(二)检查结果及思维提示

1. 入院血常规 WBC 33×10^9/L,L 71.8%,RBC 3.01×10^{12}/L,Hb 136g/L,PLT 168 $\times$ 10^9/L,Ret 12.2%;CRP <8mg/L。O 型,Rh(+)。

2. 门诊胸部 X 线正位片 双肺纹理粗多,右肺内带可见斑片影。

3. 血气分析(动脉) pH 7.359,$PaCO_2$ 38mmHg,PaO_2 68mmHg,SaO_2 92%,BE −4.7mmol/L,正常。

4. 血电解质、血糖、肾功无异常,总胆红素 391.9μmol/L(23mg/dl),直接胆红素 53.6μmol/L(3mg/dl),间接胆红素 338.3μmol/L(20mg/dl),ALT 68.1U/L。心肌酶:CK 624U/L,CK-MB 48.5U/L。

5. 子直接 Coombs 试验、母间接 Coombs 试验(−);G-6-PD 阴性,末梢血涂片可见破碎红细胞,脆性正常。

6. 骨穿 骨髓增生明显活跃,红系增生旺盛,中晚幼红显著增多,变形红细胞易见,巨核细胞偶见。

7. 腹部 B 超 肝肋下 3.4cm,脾肋下 1.5cm。

8. TORCH IgM、IgG 阴性。

9. 头颅 CT 示双侧大脑半球脑白质密度减低,CT 值 14Hu,未见出血及钙化影。

10. 头颅 B 超　脑室旁白质回声增强,未见明确颅内出血征象,脑室未见扩张。

11. 眼底　未见异常。

12. 心电图　窦性心律,Ⅱ导联 T 波稍低平。

13. 尿筛查　未见异常。

思维提示

①患儿查体全身皮肤黄染,呈阳黄,范围已达手足心,总胆红素 391.9μmol/L(23mg/dl),以间接胆红素升高为主,已达高胆红素血症水平,伴肝脾增大,结合血常规有早期贫血(末梢血血红蛋白 <145g/L),网织红细胞增高(生后 3~7 天内 Ret > 6%),注意溶血性疾病;②患儿血型 O 型,Coombs 试验阴性,不支持新生儿溶血病和免疫性溶血,红细胞膜和酶的异常不支持。因为新生儿期受胎儿血红蛋白的影响,血红蛋白电泳宜在生后 3 个月后进行。暂不除外血红蛋白病。骨髓检查排除纯红细胞再生障碍性贫血。头颅 B 超及腹部 B 超无出血灶,无呕血便血,无胎母输血及胎盘脐带异常,可除外失血性贫血。③患儿有宫内窘迫史,精神反应弱,哭声尖直,拥抱反射引出不全。头颅 CT 示双侧大脑半球脑白质密度减低,CT 值 14Hu,存在窒息缺氧引起的脑损害,还需要注意早期胆红素脑病。④患儿口周青,双肺呼吸音粗。门诊胸部 X 线正位片:双肺纹理粗多,右肺内带可见斑片影。结合宫内窘迫史,白细胞增高,不除外吸入性肺炎合并感染。⑤心肌酶升高,Ⅱ导联 T 波稍低平,提示有心肌损害;⑥尿筛查未见异常不支持先天代谢病;⑦TORCH:阴性,但有肝功损害直接胆红素增高,必要时进一步查宫内感染相关病毒 DNA。

五、初步诊断及根据

1. 新生儿高胆红素血症　根据患儿为足月儿,生后 23 小时出现黄疸,进行性加重,生后 4 天总胆红素达 391.9μmol/L(23mg/dl),>220.6μmol/L(13mg/dl),故新生儿高胆红素血症诊断明确。患儿早期贫血,网织红细胞增高,存在溶血性黄疸。此外患儿有宫内窘迫史,围生缺氧可造成黄疸加重。

2. 新生儿吸入性肺炎合并感染　根据患儿有宫内窘迫史羊水Ⅲ度粪染,入院查体有吐沫,口周发青,胸片提示存在右肺内带可见斑片影,入院化验血常规提示白细胞增高,故不除外吸入性肺炎合并感染。

3. 新生儿贫血(溶血性)　根据患儿生后 24 小时内即出现黄疸,伴肝脾增大,血常规血红蛋白 136g/L,有早期贫血(生后 1 周内末梢血血红蛋白 <145g/L),网织红细胞增高(生后 3~7 天内 Ret >6%),存在溶血性贫血。

4. 新生儿缺氧缺血性脑病　患儿有宫内窘迫史,羊水Ⅲ度粪染,生后精神反应弱,哭声尖直,拥抱反射引出不全。头颅 CT 示双侧大脑半球脑白质密度减低,CT 值 14Hu,存在缺氧缺血性脑损害。

5. 心肌损害　根据患儿心肌酶升高,Ⅱ导联 T 波稍低平,提示有心肌损害。

六、治疗方案及理由

1. 监测生命体征和血气分析,纠正代谢性酸中毒。
2. 蓝光照射治疗,使脂溶性胆红素变为水溶性异构体以利排出。
3. 白蛋白静滴(1g/kg),联结游离胆红素,防止其通过血-脑屏障。
4. 应用抗生素防治感染。
5. 监测胆红素变化及血红蛋白,必要时换血或输血纠正贫血。

七、治疗效果及思维提示

患儿经光疗和白蛋白治疗,3天后黄疸减轻,精神反应好转,新生儿反射恢复正常。但皮肤出现苍黄,黄染颜色变暗黄。口唇及指甲略苍白。肝脏较前增大,右肋下4cm。

思维提示

　　患儿黄疸虽然减轻,但贫血有加重趋势,且皮肤暗黄,原有肝功损害,应注意直接胆红素增高的可能。需进一步监测血红蛋白及肝功能和直接胆红素,完善先天宫内感染的相关病原检查。

八、再问病史和实验室检查结果

1. 实验室检查　血常规:WBC 20×10^9/L, N 39.7%, L 56.2%, RBC 2.28×10^{12}/L, Hb 82g/L, PLT 65×10^9/L, Ret 18.4%。CRP < 8mg/L。

2. 肝功及总胆红素、直接胆红素　总胆红素 211.9μmol/L(12mg/dl), 直接胆红素 113.6μmol/L(7mg/dl), ALT 168.1U/L, AST 229U/L。

九、进一步检查内容及结果

进一步查母亲血巨细胞病毒(CMV)-IgM、乳汁 CMV-DNA, 子血查 CMV-DNA, CMV-PP65, 微小病毒 B_{19} 等。结果:母亲 CMV-IgM(-), 乳汁 CMV-DNA(+), 患儿血 CMV-DNA 3.56×10^3 拷贝/ml,(正常 < 1×10^3 拷贝/ml), CMV-PP65(+), 微小病毒 B_{19}(-)。

十、调整治疗方案及疗效

(一)新方案

1. 更昔洛韦抗病毒治疗　诱导治疗:7.5mg/kg,每12小时1次,共14天。维持治疗:10mg/kg,隔日1次,连续2~3个月。

2. 免疫球蛋白 1g/kg,连用 2 天。
3. 保肝利胆。
4. 输血纠正贫血。

(二) 疗效

治疗 2 周后黄疸消退,贫血纠正,复查肝功 ALT 68U/L,较前好转。血常规:Hb 118g/L, Ret 4.5%。PLT $133 \times 10^9/L$;患儿尿 CMV-DNA(-)。共住院 25 天,好转出院,回当地医院继续更昔洛韦维持治疗。

十一、最终诊断

先天性巨细胞病毒感染。

十二、对本病例的思考

新生儿时期发生的人巨细胞病毒(human cytomegalovirus,HCMV)感染主要来源于宫内感染(病毒经胎盘传播)和围生期感染。生后 2 周内确诊者为先天宫内感染,症状性先天感染患儿一般在出生时和生后不久发病,病毒通过血行播散可侵入各种靶器官包括中枢神经系统、肝脏、内耳、眼、脊髓、肾小管和血管内皮细胞等,可导致多系统脏器损伤;血液系统可单独受累,CMV 对巨核系、红系的影响较粒系大,引起造血功能紊乱。表现为白细胞降低、血小板减少和溶血性贫血,类白血病等。

存活者可遗留感觉神经性耳聋、智力障碍及其他神经系统后遗症。对于生后不明原因的黄疸伴有多脏器损害者,应高度警惕先天巨细胞病毒感染。早期血清 CMV-IgM 阴性不能排除本病,应采用多种方法进一步查母亲及患儿 CMV-DNA,早期抗原等明确诊断,并动态观察,以期早期诊断、早期治疗,减缓后遗症的发生。并将防治新生儿 HCMV 感染列为优生优育工作的重要内容之一,对已感染者要进行定期临床随访观察,早期干预。

十三、关于先天性巨细胞病毒感染

巨细胞病毒(cytomegalovirus,CMV)为人类疱疹病毒 V 型,双链 DNA 病毒。孕妇原发性 CMV 感染率约 1% ~4%,其中 40% 为原发感染或 CMV 再激活,可垂直传播至胎儿,引起先天 CMV 感染。但只有 10% ~15% 感染者出现不同程度的临床表现:包括宫内发育迟缓、黄疸(直接胆红素升高为主)和肝脾大、颅内钙化等。存活者可遗留感觉神经性耳聋、智力障碍及其他神经系统后遗症。先天 CMV 感染诊断的金标准是生后 2 周内从尿液和唾液中分离到病毒。新生儿血清特异性 IgM 阳性可提示先天感染,但是由于新生儿免疫力低下,CMV-IgM 阳性率很低,有 20% ~70% 的原发感染在生后 2 周左右可出现 IgM 抗体,持续 12 ~28 周。荧光快速 PCR 法检测婴儿尿液中的 HCMV-DNA 量可以作为临床诊断 HCMV 症状性感染的一种快速、有效的实验室方法。早期 CMV 抗原检出率可达 100%,CMV 抗原检测的诊断敏感性达 75%,说明 CMV 抗原检测具有早期、敏感的特点,但是单有 CMV 抗原检测和血清学特异性抗体检测的阳性结果并没有定位意义,必须采用更直接的方法,力求寻找受累组织的直接证据,如从受累组织中查到 CMV 标志物以证实之,比如采用特异性单克隆抗体从受检的骨髓中检测 CMV 早期抗原,排除其他感染及血液系统疾病,才能确定血液系统受累。及早诊断适时给予更昔洛韦等抗病毒治疗有望改善先天 CMV 感染预后。

点评

　　母婴传播是先天性 CMV 感染的主要途径。CMV 损害可累及多器官或系统。本例以血液系统受累及肝功损害为主要表现。早期血 CMV-IgM(-),可能由于机体产生 IgM 能力较差而出现假阴性。应动态观察,并结合 CMV-DNA、PP65 等多种检查手段,以期早诊断、早治疗。更昔洛韦适用于症状性 CMV 感染患者,应注意抑制骨髓等副作用。

（王慧欣）

病例12 皮肤黄染20天

患儿,男,25天,于2006年5月15日入院。

一、主诉

皮肤黄染20天。

二、病史询问

(一)问诊主要内容及目的

> **思维提示**
>
> 对于一个日龄较大的新生儿黄疸应考虑以下方面疾病:感染因素引起的黄疸、母乳性黄疸、肝胆系统的疾病、甲状腺功能减退、遗传代谢病、溶血性黄疸,因此进一步询问病史应围绕上述几个方面。

1. 询问患儿的喂养情况及喂养方式 人工喂养、母乳喂养、还是混合喂养,如为混合喂养以哪种方式为主,以了解黄疸是否与母乳喂养有关。
2. 询问患儿的出生体重及体重增长情况 了解患儿体重是否较出生体重有所增加,若体重增长满意说明患儿的黄疸可能与母乳有关。
3. 询问患儿黄疸出现的时间,黄疸有无进行性加重,有无退而复现,以判断有无感染因素存在。
4. 询问患儿有无发热、咳嗽、呛奶、吐沫、腹泻、便秘等,除外是否有感染因素引起的黄疸。
5. 询问患儿大便色泽,有无白陶土样大便,协诊是否为肝胆系统疾病引起的黄疸。
6. 询问患儿母亲的孕产史及家族史 以除外先天性及家族遗传性疾病。
7. 询问患儿父母的血型、家族籍贯,有无黄疸、贫血家族病史,若为两广等地区者,应注意G-6-PD缺陷病。

(二)问诊结果及思维提示

患儿于入院前20天(生后5天)无明显诱因出现颜面皮肤黄染,逐渐波及躯干及四肢,患儿精神及吃奶好,无咳嗽、呛奶、吐沫、发热,无腹胀,在当地医院经皮测总胆红素376μmol/L(22mg/dl),为进一步诊治转来我院,急诊以"病理性黄疸"收入院。

患儿发病以来精神反应好,体重增长满意,大便呈黄色,小便正常无染尿布。

患儿为 G2P1,孕 39 周自然分娩,母亲血型"O",无特殊疾病及特殊用药史。否认产前缺氧及生后窒息,出生体重 3200g。生后一直纯母乳喂养,奶量足。

家族史:患儿祖籍北京,否认家族遗传病史,母孕 2 产 1,第一胎为计划性人工流产。

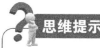 **思维提示**

①患儿生后 5 天出现黄疸,生后 25 天黄疸未消退,病理性黄疸可诊断。患儿生后一直纯母乳喂养,精神及吃奶好,体重增长满意,应考虑母乳性黄疸的可能。②患儿发病后精神好,无咳嗽、呛奶、吐沫、发热等表现,感染因素引起的黄疸可能性不大。③家族籍贯北方,无黄疸、贫血家族病史,G-6-PD 缺陷病等可能性不大。④患儿无白陶土样大便,小便正常无染尿布,不支持肝胆系统疾患引起的黄疸。⑤患儿精神吃奶好,无腹胀、便秘,目前无先天性甲状腺功能减退的临床征象。

三、体格检查

(一)重点检查内容和目的

考虑患儿母乳性黄疸的可能性最大,因此在对患儿进行系统、全面检查的同时,应重点注意准确测量体重、检查黄疸程度(波及范围)、色泽(明黄/暗黄),生长发育情况,同时,为除外其他原因引起的黄疸,对患儿的精神反应、哭声、肺部体征、有无肝脾肿大、贫血貌,有无脐部、皮肤感染等也应格外注意。

(二)体格检查结果及思维提示

体温 36.5℃,呼吸 40 次/分,脉搏 130 次/分,血压 65/30mmHg,体重 4.2kg,身长 54cm,头围 35cm。精神反应可,哭声响亮无尖直,全身皮肤(颜面、躯干、四肢)杏黄染,手足心淡黄染,皮肤无苍白发花,无皮疹及出血点。前囟平软,头颅无血肿。双肺呼吸音清,未闻及啰音。心音有力,心律齐,未闻及杂音。腹软不胀,未见肠型和肠蠕动波,未扪及包块,肝肋脾未触及。脐带已脱落,脐轮无红肿,脐窝无分泌物。四肢肌张力正常,无水肿,新生儿反射可正常引出。

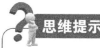 **思维提示**

体格检查结果与问诊后初步考虑母乳性黄疸的思路相吻合。患儿全身皮肤呈杏黄染,生长发育情况良好,体重增长满意,无脐部、皮肤等感染灶,肺部检查无异常体征、无肝脾肿大,肌张力、原始反射均正常,进一步检查的主要目的是为了更准确地判断病情,明确诊断,以为治疗方案提供依据。

四、实验室检查

(一) 初步检查内容及目的

1. 血常规、血型、网织红细胞 进一步除外感染,同时了解有无贫血、溶血、有无母子血型不合等情况。

2. 血清肝功能尤其是胆红素测定 了解黄疸程度及有无直接胆红素增高、肝功能异常,指导下一步治疗方案。

3. 腹部 B 超检查 了解肝胆系统情况,以除外肝胆系统的疾患。

(二) 检查结果及思维提示

1. 血总胆红素 358.9μmol/L(21mg/dl),直接胆红素 15.4μmol/L(1mg/dl)。肝功能正常。

2. 血常规 WBC、N 及 CRP 正常,Hb 126g/L,Ret 0.7%;血型 O。

3. 腹部 B 超 未见异常。

思维提示

重要的检查结果有三项:①患儿血总胆红素达 358.9μmol/L(21mg/dl),以间接胆红素升高为主,符合新生儿病理性黄疸中高胆红素血症诊断;②血常规:白细胞、中性粒细胞及 CRP 正常,不支持感染性疾病;③血红蛋白、网织红细胞均正常,血型与其母同型,溶血引起的黄疸可能性不大;④肝功能、腹部 B 超检查均正常,可除外肝胆系统疾患引起的黄疸。

五、初步诊断及根据

患儿生后一直母乳喂养,生长发育良好,体重增长满意,除皮肤黄染外无其他主诉,体格检查除皮肤黄染外无其他异常,实验室检查血胆红素以间接胆红素升高为主,其他检查均无异常,临床符合母乳性黄疸的诊断。可停母乳后观察黄疸消退的情况进一步明确诊断。

六、治疗方案及理由

1. 方案 暂停母乳喂养,蓝光治疗。

2. 理由 ①因考虑黄疸与母乳有关,暂停母乳喂养,给予配方奶喂养,观察黄疸的消退情况;②因患儿的血总胆红素已达 358.9μmol/L(21mg/dl),故给予光疗。光照疗法简单易行,可使未结合胆红素转化为水溶性异构体,经胆汁或尿排出,从而降低血清胆红素浓度。

七、治疗效果及思维提示

入院后给予暂停母乳,配方奶喂养,蓝光照射治疗,2 天后复查血清胆红素降至

183.3μmol/L(11mg/dl),停用蓝光照射治疗,继续配方奶喂养,住院第 5 天查血清胆红素降至65.1μmol/L(4mg/dl),患儿病情平稳出院。从入院后对患儿治疗的效果分析,更进一步明确了患儿母乳性黄疸的诊断。

八、对本病例的思考

母乳性黄疸至今其发病机制尚不明确,诊断缺乏实验室手段,只能采取排除法即排除其他引起黄疸的因素和治疗性诊断。因此,详细地询问病史及仔细全面地体格检查对诊断本病非常重要。

九、关于新生儿母乳性黄疸

新生儿母乳性黄疸的病因和发病机制迄今尚未完全明确。最近认为本病是在多种因素作用下,由新生儿胆红素代谢的肝-肠循环增加所致。目前有两种学说,UDPGT(二磷酸尿苷葡萄糖醛酰转移酶)受抑制学说及新生儿肝-肠循环增加学说。

本病主要为母乳喂养的新生儿出现黄疸,足月儿多见,黄疸在生理期内(2 天~2 周)发生,但不随生理性黄疸的消失而消退。以未结合胆红素升高为主。患儿的一般情况良好,生长发育正常。

新生儿母乳性黄疸分为早发型和迟发型两种类型,目前尚缺乏确诊的实验室检测手段。诊断母乳性黄疸只能采取排除法或治疗性诊断。

本病确诊后无需特殊治疗,对于足月健康儿,一般不主张放弃母乳喂养,而是在密切观察下鼓励母乳少量多次喂哺。国内多数学者认为血清总胆红素 <256.5μmol/L(15mg/dl),可继续母乳喂养,加强监测。血清总胆红素 256.5~342μmol/L(15~20mg/dl),停母乳 2~3 天观察,血清胆红素下降,继续母乳喂养。血清总胆红素 >342μmol/L(20mg/dl)加用光疗。在实际临床工作中要结合患儿的日龄、胎龄等具体情况分析,监测胆红素,胎龄、日龄愈小,治疗宜积极。

一般认为母乳性黄疸预后良好。

点评

　　新生儿母乳性黄疸分为早发型和迟发型两种类型。早发型与新生儿生理性黄疸的出现时间及达到高峰值的时间相似,即在出生后的 2~3 天出现,并于第 4~6 天最明显;晚发型多在生后 4~7 天出现黄疸,2~4 周达高峰。患儿一般状况良好,本病确诊后无需特殊治疗。对于早发型母乳性黄疸要鼓励频繁喂奶,晚发型母乳性黄疸暂停母乳 3 天,酌情加光疗。一般认为预后良好。

（钟　雁）

病例13　生长发育迟缓7个月

患儿,男,7个月,于2007年10月14日入院。

一、主诉

生长发育迟缓7个月,至今不能独坐。

二、病史询问

(一) 问诊主要内容及目的

🤔 **思维提示**

　　正常的生长发育与种族遗传、营养代谢、全身性疾病的影响、社会因素等密切相关。生长发育迟缓原因主要有内分泌疾病、慢性全身性疾病、遗传代谢病、骨、软骨发育异常等。患儿生后发病,首先需考虑先天遗传代谢性疾病。因此,问诊目的主要围绕母亲孕产史、患儿出生情况,区分体格发育迟滞还是智力发育迟滞,喂养史,伴随症状等。

　　1. 是否为足月儿,生后有无窒息史,出生体重及身长情况,脑瘫、缺氧缺血性脑病后遗症常有生后窒息史,宫内发育迟缓出生有低体重。

　　2. 几个月抬头、翻身,了解患儿生长发育情况。

　　3. 是否伴有智能落后,智能落后是进行性还是非进行性,如果有智力低下应注意染色体疾病和相关综合征。智能表现随年龄有所增长,多为缺氧缺血性脑病等围生期损伤、感染或先天脑发育缺陷。而智能倒退则多为遗传性神经系统变性疾病。

　　4. 有无其他伴随症状

　　(1)有无发热、惊厥,用于鉴别颅内感染、颅内出血。

　　(2)有无反复呼吸道感染,用于鉴别是否有先天支气管、肺发育异常和免疫系统缺陷。

　　(3)有无腹胀、便秘,用于鉴别先天性甲状腺功能减退症和先天性巨结肠。

　　(4)是否有喂养困难、呛奶,用于鉴别是否有胃肠道疾病如胃食管反流、食管裂孔疝等。

　　5. 家族有无遗传病史,父母是否近亲结婚,母亲妊娠史,母亲孕期患感染性疾病、接触放射线、服用药物或接触毒物均可影响胎儿生长发育,一些染色体疾病患儿的母亲常为高龄孕妇、有流产史。

(二)问诊结果及思维提示

患儿生后哭声弱,吃奶差,6个半月始会抬头,翻身,四肢无力。现7个月仍不会独坐,不会发双音节,双手偶主动抓物。发病以来,患儿患肺炎3次,易呛奶,无腹胀,大小便正常。无发热、抽搐。

第二胎第二产,足月剖宫产,出生体重3.29kg,身长不详,生后无窒息。无结核等传染病接触史。患儿父亲40岁,母亲40岁,母亲既往无流产史,孕期未定期做产前检查,否认患病、接触放射线、化学药物或毒物史,家中有无类似患儿。

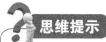
思维提示

> 患儿足月顺产,无窒息史,因此,脑瘫、新生儿缺氧缺血性脑病后遗症可除外;患儿易呛奶,多次患肺炎应注意是否有先天支气管、肺、心血管发育异常;患儿无腹胀便秘,先天性巨结肠可基本除外;患儿生长发育、智力水平落后,母亲高龄生产,应做甲状腺功能检查、智力筛查、染色体核型分析。

三、体格检查

(一)重点检查内容和目的

考虑患儿生后发病,以生长发育迟缓、智能落后为主要表现,应注意有无特殊外貌:头围、眼裂、眼距、鼻梁、腭弓、唇舌,牙齿排列情况,皮肤颜色和掌纹,颈部查体注意甲状腺大小,有无其他伴发畸形。

(二)体格检查结果及思维提示

体温36.5℃,呼吸30次/分,脉搏120次/分,血压80/60mmHg。身长60cm,体重6.5kg。发育差,营养中等,皮肤稍苍白,弹性正常。小头畸形,头围36cm,枕部扁平,头发稀疏,前囟1cm×1cm,张力不高。睑裂外斜,眼距宽,内眦赘皮,眼球无震颤。鼻梁低平,嘴小,张口吐舌,腭弓高,未出牙。颈短,无颈蹼,甲状腺未及肿大。双侧呼吸音粗,无啰音。心界不大,心音有力,心律齐,胸骨左缘第二、三肋间可闻Ⅲ级柔和吹风样杂音,无传导。腹部软,无压痛、无肝脾大。通贯掌,四肢肌张力低,双下肢不肿,甲床无苍白及发绀。颈软,双膝腱反射正常引出,双侧巴氏征阳性。

思维提示

> 患儿查体可见眼距宽、眼裂外斜、内眦赘皮、鼻梁低等特殊面容,通贯掌,首先考虑21-三体综合征的诊断;胸骨左缘第二、三肋间可闻Ⅲ级柔和吹风样杂音,考虑先天性心脏病可能性大,需进一步做染色体核型分析和心脏彩超协助诊断。

四、实验室和影像学检查

（一）初步检查内容及目的

1. 染色体核型分析　进一步明确 21- 三体综合征的诊断。
2. 心脏彩超　明确有无先天性心脏病。

（二）检查结果

1. 染色体核型（图 13-1）　47,XY,+21。
2. 心脏彩超　卵圆孔未闭、房间隔缺损。

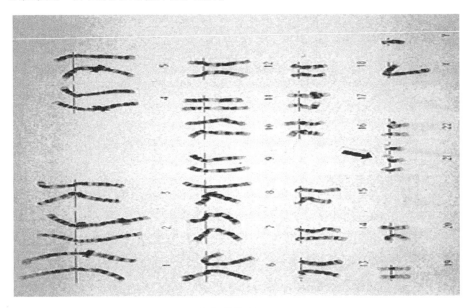

图 13-1　染色体核型 47,XY,+21

五、初步诊断及依据

　　根据患儿特殊面容、智力低下,皮纹特点及染色体核型分析支持 21- 三体综合征诊断。根据查体心脏杂音,心脏彩超提示卵圆孔未闭、房间隔缺损,故先天性心脏病诊断成立。

六、进一步检查

（一）进一步检查内容及目的

1. 甲功五项　帮助明确是否合并先天性甲状腺功能减退症。
2. 胸片　了解支气管、肺、心脏情况。
3. 腹部 B 超　了解肝、胆、脾、肾等脏器情况。

4. 脑干测听　明确是否合并听力损害。

5. 智力筛查　明确智力受损情况。

（二）检查结果及思维提示

1. 甲状腺功能检查　正常。

2. 胸片　双肺纹理粗多，未见片影，心影不大。

3. 腹部 B 超　肝胆脾胰、双肾结构正常。

4. 脑干测听　左耳 100dB。

5. 智力筛查　Gesell 评分：重度智力低下。

适应：48，大运动：35，精细运动：37，语言：44，个人社会：41。

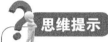

思维提示

　　甲状腺功能正常可除外先天性甲状腺功能减退症；胸片结果正常可除外支气管炎、肺炎；腹部 B 超结果正常除外内脏先天发育异常；脑干测听和智力筛查提示左耳听力重度损害、重度智力低下。

七、诊断

1. 21-三体综合征。

2. 先天性心脏病。

3. 左耳听力损害（重度）。

八、治疗和预后

　　本病无特效药物治疗，采取对症治疗，配合长期教育和训练。先天性心脏病可行手术治疗。胃肠道或其他畸形可外科治疗。甲状腺功能减退症患儿用甲状腺素替代治疗，听力障碍可配戴助听器。应对患儿进行教育训练以使其能掌握一定的社会工作技能。

　　过去报道患儿的成活率低，常在 1 岁内夭折，近年来由于抗生素和心外科手术的发展，死亡率有所下降，50% 可活至中年。寿命长短取决于有无并发症，先天性心脏病是早期死亡的主要原因，反复呼吸道感染加重时常导致心力衰竭而死亡，应加以重视。

九、对本病例的思考

　　根据特殊面容、皮纹特点、智力低下，本病不难诊断。新生儿病例表现不典型，容易漏诊，对临床面色苍白、哭声弱、对外界反应差，肌张力减低的患儿应做染色体检查。本病需与先天性甲状腺功能减退症鉴别。先天性甲减患儿皮肤粗糙、鼻梁低，舌厚与 21-三体综合征不同，且甲状腺功能异常。

十、有关21-三体综合征

21-三体综合征(trisomy 21 syndrome),又称先天愚型或 Down 综合征,是在人类首先被描述的染色体畸变,也是最常见的常染色体疾病。1846 年 Seguin 首先描述,1866 年英国医生 Down 再次报道后称为 Down's syndrome。1959 年法国 Lejeune 等证实此综合征病人细胞染色体异常,为21-三体,称为21-三体综合征。常见标准型染色体核型为47,XX(XY),+21,约占95%;其次易位型约占2.5%~5%,最常见 D/G 易位,核型为46,XX(XY)-14,+t(14q21q);嵌合型约占2%~4%。

21 号染色体三体是生殖细胞在减数分裂过程中,由于某些因素的影响发生不分离所致,其发生率在新生儿中约为1/700。有报道病因与母亲妊娠时的年龄、遗传因素、妊娠时使用化学药物堕胎、放射线照射、自身免疫性疾病及病毒感染等有关。21-三体综合征病儿随母亲年龄增大而发病率增高,母亲年龄在35岁者,子女的发病率为1/300,40~45岁为1/100,45岁以上为1/50。临床表现主要表现智力低下,生长发育迟缓,具有特殊面容:眼距宽、外眼角上斜、内眦赘皮、鼻根低平、张口伸舌。易患肺炎,常合并先天性心脏病、白血病、甲状腺疾病等。

本病重点在于预防:35岁以上高龄孕妇或已生育21-三体综合征患儿的母亲怀第2胎,可做产前羊水穿刺检查,进行羊水细胞培养做染色体核型分析;妊娠期间,尤其早期应避免用化学药物打胎或服用磺胺药类以及接触 X 线。

点评

> 根据特殊面容、异常体征和智能落后典型病例容易诊断。有的21-三体综合征患儿在出生时表现即很显著,有的体征要到1岁时才比较明显。新生儿病例的诊断较困难,如果怀疑为21-三体综合征,此时染色体检查有助于诊断。确诊后还应做心脏彩超、甲状腺功能、腹部 B 超等相关检查明确有无其他脏器受累。

(刘　敏)

病例14 自幼身材矮小

患儿,女,11 岁 6 个月,于 2007 年 2 月 26 日在我院门诊就诊。

一、主诉

自幼身材矮小。

二、病史询问

(一)进一步询问内容及目的

思维提示

对于主诉身材矮小的患儿首先应当确定其是否为真正的矮小。如果患儿的身高低于同年龄同性别儿童身高的第 3 百分位线,则可以确定为身材矮小。内分泌疾病和慢性疾病等多种因素都可以导致矮小。所以应对患者进行全面检查,明确病因。而对于女性身材矮小患者,还需要进行染色体检查,除外染色体异常所致矮小。

1. 家长什么时候开始发现患者身材矮小,由于生长是一个连续的过程,家长常常很难提供患者身材矮小的时间。可以通过询问家长有无患儿近年的生长记录,了解患者的生长情况:什么时间出现身材矮小,每年的生长速度。如果家长不能提供生长速度,可以问家长患儿买一身衣服可以穿几年。正常儿童生长发育过程中,一身衣服很少可以穿两年。

2. 患儿出生身高和体重是否正常,是否为早产或低出生体重儿。出生体重和身长低于正常新生儿时,常会在生后的 2~3 年的时间内通过追赶生长,达到正常幼儿水平。但是如果不能达到正常,则可能发展成为成年期身材矮于正常人。

3. 患儿智力发育情况,如果是生长激素缺乏所致身材矮小,患儿的智力发育是正常的。如果是甲状腺功能低减或先天卵巢发育不全综合征(Turner 综合征,TS),患儿可以有不同程度的智力落后。影响先天性脑发育异常的患者,同时合并身材矮小。

4. 有无长期慢性疾病病史,询问患儿有无严重心脏、肝脏和肾脏等重要脏器的患病史;有无长期应用类固醇激素类药物;有无头颅外伤、手术等病史。

5. 孩子是否已经开始青春期发育,什么时间开始的,如果是较大年龄的女性患儿,应注意其有无第二性征青春期发育。青春期发育时间的提前,可以由于生长期的缩短导致身材矮小。

生长激素缺乏症、甲状腺功能减退症、体质性青春期发育延迟等内分泌功能的异常,常常可以导致青春期发育的延迟。

6. 患儿父母是否身材矮小,由于身高是多基因遗传,所以父母的身高影响子女的遗传身高。家族性身矮的患者中常会有身材矮小的家族史。

7. 母孕期有无异常,如母亲孕早期患病史,先兆流产史,放射及毒物接触史,可以导致低体重儿的出生。

(二)问诊结果和思维提示

本患儿为第一胎第一产,足月顺产,母孕期顺利,出生体重未称,但外观同正常儿。1岁以后,发现患儿行走晚于同龄儿,1岁半才会走路。智力发育接近同龄儿,可以适应正常学习。没有患儿近年的生长速度记录,但是患儿一身衣服通常可以穿两年。目前尚无青春期发育征象。

无家族遗传病史,无严重心肺肝肾疾病病史。患儿父母身高均正常。其妹,5岁,现身高110cm。

思维提示

①患儿生长发育落后,身高低于同年龄同性别身高第3百分位线,证实患儿身材矮小;②目前没有青春期发育征象,对于处于青春发育期身矮的女孩,应注意其是否为先天卵巢发育不全综合征;③没有严重疾病患病史,可以除外严重疾病或药物所致生长发育落后;④患儿妹妹生长发育正常;⑤患儿父母身高均正常,可以除外家族性身矮;⑥患儿足月出生,出生时情况大致正常,可以除外早产儿或低出生体重所致身材矮小。

三、体格检查

(一)重点体检查内容及目的

准确的身高测量协助评价患儿是否属于身材矮小;上下部量的测量计算上下部量比值。可确定患儿是否身材匀称。特殊的面容和体征通常与染色体异常所致疾病相关。同时应注意有无呼吸和循环系统的慢性疾病的体征。

(二)体格检查结果和提示

身高128.5cm,坐高70cm,指间距126cm,体重36.5kg。神志清,精神反应可,身矮偏胖体型,没有明显黏液水肿面容,后发际低,耳位大致正常,颈蹼(+),胸廓外形呈桶状,乳距增宽,心音有力,无杂音,腹部肝脾未触及肿大,肘外翻(+),神经系统检查未见异常。双侧乳房Tanner I 期,阴毛 Tanner I 期。

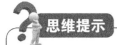

思维提示

患者的身高低于同年龄同性别身高标准曲线的第 3 百分位线,身材比例欠匀称,同时存在颈蹼和肘外翻,提示为染色体疾病的可能。无其他慢性疾病的体征。

四、实验室和影像学检查结果

(一)初步检查内容和目的

1. 生长激素激发试验　通过生长激素激发试验评价患者生长激素水平。

2. 胰岛素样生长因子-1、胰岛素样生长因子结合蛋白-3　生长因子的水平反映了生长激素的实际作用情况。

3. 性激素水平　性激素提示患者是否属青春期性腺发育,以及性腺是否可以正常产生性激素。

4. 甲状腺功能　处在生长发育期的甲状腺功能减退症的患者,可以有明显的生长发育停滞,生长发育落后。

5. 血肝功能、肾功能、电解质的检查可以协助与慢性肝肾疾病进行鉴别诊断。

6. 骨龄　骨龄是评价儿童成长发育的重要指标。甲状腺功能减退患者和生长激素缺乏症患者均会存在骨龄落后。性早熟的患者可以出现骨龄提前。

7. 子宫和卵巢 B 超　子宫和卵巢 B 超检查可以显示女性内生殖器的发育情况。

(二)检查结果和思维提示

1. 生长激素运动试验　前 2.2ng/ml,后 7.6ng/ml。

2. 胰岛素样生长因子-1　367.1ng/ml,胰岛素样生长因子结合蛋白-3 3998ng/ml。

3. 骨龄　11 岁。

4. 子宫、卵巢超声　子宫较同龄儿小,双侧卵巢内呈条索状。性四项:促卵泡激素 59.2mIU/ml,促黄体生成素 18.3mIU/ml,雌二醇 19.6pg/ml,睾酮 27.6ng/dl。

5. 甲功五项　T_3 199ng/dl,T_4 9.4μg/dl,TSH 1.8μIU/ml,FT_3 6.7pmol/L,FT_4 21.7pmol/L。甲状腺功能正常。

6. 肝肾功能检查无异常。

思维提示

①患儿身高低于同年龄同性别正常儿童身高的第 3 百分位线,身材矮小诊断成立;②患儿生长激素水平无明显降低,生长因子水平正常,骨龄正常,虽然生长激素运动试验峰值 <10ng/mL,基本可以除外生长激素缺乏症;③体格检查可见头发际低,颈蹼,胸廓外形呈桶状,乳距增宽,肘外翻等体征,没有第二性征发育征象,提示是否

为 Turner 综合征;④盆腔 B 超提示子宫发育落后,卵巢发育不良,提示患者可能为 Turner 综合征;⑤没有明显的黏液水肿面容,甲状腺功能正常,可以除外甲状腺功能低减所致身材矮小。

五、初步诊断和依据

根据患者身材矮小,无第二性征发育,促性腺激素水平升高,雌激素水平不升高,骨龄符合实际年龄,B 超检查现实卵巢发育不良,故初步诊断先天性卵巢发育不全综合征。

六、进一步检查

(一) 进一步检查内容及目的

1. 染色体检查,以确定是否为染色体异常所致身材矮小。
2. 头颅 MRI 检查,以除外中枢神经系统病变所致身材矮小。

(二) 检查结果

1. 染色体核型　45,X/46,X,r(X)。
2. 头部 MRI 检查未见异常。

思维提示

实验室检查结果分析:染色体核型异常。染色体核型为嵌合型,45,X 与 46,X,r(X),嵌合。

七、诊断

根据本患儿的临床体征和染色体的检查结果,符合先天卵巢发育不全综合征(即 Turner 综合征)诊断。

八、下一步检查内容与目的

Turner 综合征患儿可以合并先天性心脏病、肾脏先天发育畸形,以及其他异常包括代谢、免疫、消化、神经精神等系统异常,如肥胖、特发性高血压、糖耐量异常、甲状腺疾病、骨质疏松、中耳炎、传导性耳聋、结肠炎等。本患儿体形偏胖,可能与 Turner 综合征有关。为确定患儿是否有合并症的存在,需要做糖耐量检测除外糖耐量异常,做骨骼 X 线片,以除外有无骨质疏松,对患儿的听力等五官科情况进行检查,除外耳聋等情况。

九、治疗

Turner 综合征的治疗目的是改善患儿成年期最终身高,矫正躯体畸形,诱导和维持第二性征,以及模拟人工周期。

为促进生长需使用相对大剂量的生长激素治疗。目前的推荐剂量为 0.15U/(kg·d)。生长激素治疗对大部分患者是有效的治疗。

雌激素替代治疗可在患儿年龄达到 13 岁,骨龄超过 11 岁可以开始雌激素替代治疗。雌激素从小剂量开始。在第二性征出现后,逐渐增加剂量,并联合孕激素进行人工周期治疗。

本患儿诊断明确后,加用生长激素 5U/d,每晚睡前皮下注射。用药半年后身高增长 4.5cm。尚未开始雌激素替代治疗。

十、有关 Turner 综合征

Turner 综合征又称为先天性卵巢发育不全综合征,是由于全部或部分体细胞中一条 X 染色体完全或部分缺失所致。Turner 综合征最典型的临床表现为身材矮小,缺乏第二性征发育,特殊的躯体特征,有时伴有不同程度的智力低下。

(一)临床表现

1. 身材矮小,部分病人伴不同程度的智力低下。嵌合型患儿的生长落后程度表现不一。

2. 女性表型,性腺发育不全。通常表现为外阴呈幼稚型;青春期发育年龄无第二性征发育的表现,乳房不发育,无阴毛和腋毛,原发性无月经初潮。

3. 本病有特征性的躯体畸形,常见颈蹼,盾状胸,乳距增宽,乳头发育不良,肘外翻;第四、五掌骨和(或)跖骨短而弯曲,上颌和腭弓窄,下颌小,内眦赘皮,低耳位,后发际低等。

4. 可合并内分泌代谢、免疫、消化和神经等系统症状和体征,如糖尿病,甲状腺疾病,肥胖;偶见特发性高血压,类风湿等。

5. 其他畸形 先天性心脏病,主要是二尖瓣、主动脉瓣和主动脉缩窄;先天性泌尿系统畸形,如马蹄肾等;新生儿期可见手、足背淋巴性水肿;上颌(腭)窄,下颌相对小,内眦赘皮,耳位低,耳畸形,后发际低,皮肤色素痣等。

(二)辅助检查

1. 染色体核型分析 为确诊试验,可有多种核型表现:45,XO 最多见;45,XO/46,XX、45,XO/46,XY;45,XO/47XXX、等臂、部分缺失、环状 X 染色体。口腔黏膜涂片查 X 染色质(Barr 小体,X 小体)可作为筛选,已很少采用。

2. 青春期血清 LH、FSH 明显增高,而 E_2 水平低下。

3. 盆腔 B 超 卵巢呈条索状或囊状,子宫幼稚型或发育不良。

4. 其他异常的相关检查,如心脏 B 超,肾脏超声检查,必要时进行糖耐量,甲状腺功能和听力等检查。

点评

　　Turner 综合征在活产女婴中的发病率为 1/2000 ~ 1/2500。所以,Turner 综合征是比较常见的导致女性身材矮小的原因。对于非染色体异常所致身材矮小的患者,其性腺功能通常是正常的。但是 Turner 综合征女性矮小的患儿,由于其先天性的性腺发育不良,所以其性腺功能低下,常常不能生育。所以,对于女性矮小患者,应该仔细查体,并进行全面的检查,评价患者是否为 Turner 综合征。所以,染色体核型分析应该作为女性矮小患者的常规检查。同时,对于 Turner 综合征患者,不仅需要改善患者的身高,还要在给予雌孕激素的人工周期治疗,维持女性第二性征,避免造成患者的自卑心理。Turner 综合征患儿达到成年时可能没有正常的生育功能,应当在开始治疗之初告知家长,避免以后可能的医疗纠纷隐患。Turner 综合征患者实际预后则依据染色体核型异常的不同和并发症的情况有很大不同。

（李文京）

病例15　小阴茎,无青春期发育

患儿,男,13 岁,于 2007 年在北京儿童医院内分泌门诊就诊。

一、主诉

阴茎小,无青春期发育。

二、病史询问

思维提示

　　对于性腺发育异常(disorder of sex development,DSD)疾病,由于异常可以发生在胚胎发育的不同时期,病因繁杂,可以是染色体异常、激素合成分泌异常或者受体/受体后异常,也可以找不到任何原因。另外,男孩和女孩有不同的生长特点和性格特点,因此询问病史及体格检查应围绕病因的各个方面以及生长模式和性格特点。

(一) 问诊主要内容及目的

1. 患儿平时玩伴的性别及喜好的游戏类型,通过询问患儿的玩伴性别及游戏喜好,可以初步判断患儿的自我性别倾向,有助于今后诊治过程中的性别判定。

2. 母亲孕期有无先兆流产、是否服用过保胎药,生产史正常否,部分性发育异常患儿有母亲先兆流产史及母孕期服用保胎药病史。

3. 患儿或家族中有无嗅觉异常的患者,小阴茎的病因之一——Kallman 综合征可以表现为嗅觉异常或嗅球发育不良。询问病史过程中需要考虑本病的可能。

4. 患儿出生身高和体重是否正常,是否为早产或低出生体重儿,通过询问可以了解胎儿及生后的生长发育情况。部分性发育异常患儿身高正常偏矮或矮小。

5. 患儿智力发育正常吗,部分性发育异常的患儿可伴有不同程度的智能落后。

6. 有无长期慢性疾病病史,性发育异常除因性腺或肾上腺疾病外,部分可合并其他脏器的异常或畸形,故需仔细询问病史。

(二) 问诊结果及思维提示

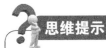

思维提示

①青春期年龄患儿;②主诉为小阴茎,现无青春期发育;③个人史和既往史无特殊;④性格内向,好静,不爱运动。病史并无特殊,需要进行进一步检查,尤其性腺方面的专业查体。

患者生后即有阴茎小,生长正常未就诊。性格内向、不爱运动、好静。进食好,大小便正常,智力正常。无嗅觉异常。已经 13 岁无青春期发育,前来就诊。既往史:无慢性疾病史,无药物过敏史。

个人史:第一胎第一产,足月顺产。出生体重 3.3kg。以牛奶喂养为主。按时预防接种,智力发育良好。

家族史:父母健康状况良好,非近亲婚配,母孕期平顺。

三、体格检查

(一) 重点检查内容和目的

生长发育、性发育状况以及严重程度,寻求诊断线索。

(二) 体格检查结果及思维提示

身高 163.5cm,体重 48kg,基本匀称体型,无明显体脂堆积。面容无畸形,心肺腹检查正常。脊柱四肢未见畸形,无明显膝外翻。指间距 166cm。无乳房发育。男童外阴,Tanner Ⅰ期,阴茎长 3cm,睾丸 2ml。阴毛 Tanner Ⅰ期。

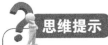

思维提示

患儿生长良好,但指距长于身高,属于瘦长无力型体型。阴茎短小,睾丸小。无其他脏器的表现。小阴茎可以是各种性腺发育异常的一种表现,包括 46XYDSD、46XXDSD 及染色体异常 DSD 性发育异常。首先需明确染色体及各种激素水平。

四、实验室和影像学检查

(一) 初步检查内容和目的

1. 生化检查　评价体内重要脏器的功能。
2. 评价内分泌激素水平　包括肾上腺、甲状腺、性腺激素水平。
3. 鞍区 MRI　了解有无垂体发育异常以及嗅球发育情况。

4. 骨龄　评价骨骼发育是否正常。

5. 染色体核型分析　进一步协助病因诊断。

（二）检查结果

1. 肝肾功能及正常。

2. 甲状腺功能、皮质醇及 ACTH 正常。

3. 性激素　等待结果。

4. 鞍区 MRI 平扫　未见异常影像学改变。

5. 骨龄（bone age，BA）　12 岁。

6. 染色体检查　等待结果。

五、初步诊断

根据患儿已达青春期年龄，无性发育体征，阴茎小于同年龄男童 2 个标准差以下，染色体结果尚未回报，故初步诊断小阴茎、性腺不发育原因待查。

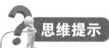

思维提示

检查结果分析：此症临床表现多样，从轻症的小阴茎，各型尿道下裂，到类似女性表型外阴等多种表现，但多数表现轻，无特异性，临床表现与染色体核型相关（47，XXY；48，XXXY；49，XXXXY 等，尚有各种嵌合型）。X 染色体数目越多，女性化程度越重，预后越不好。病人多因青春期不发育就诊。体格大多为高大瘦长，无力体型体态。青春期部分患儿有乳房发育，而男性体征发育不良，如喉结、胡须缺乏，皮肤白皙。性格腼腆，胆小，无男孩的外向型性格。可有智力障碍或学习障碍。睾丸发育障碍程度不同，极少部分患儿青春期后可有精子生成，多不能生育。精子活力检查有待青春发育后进行。

本患儿除具有外生殖器发育不良外，性格内向，智力正常。需要进一步评价预后和制订治疗方案。因此为进一步指导治疗，需要睾丸超声检查和必要时 LHRH 激发实验。骨龄尚较低，表明身高增长余地较大。

六、进一步检查结果分析

1. 染色体核型　47，XXY。此结果提示患儿为先天性睾丸发育不全综合征。

2. B 超检查　①睾丸 2.2cm×1.8cm×1.5cm，血流信号无异常；②附睾未见异常。

3. 性激素检查　T：0.26nmol/L（正常参考 0.069～3.92），FSH：94.5IU/L（正常参考 0.96～12.9），LH：15.2IU/L（正常参考 0.59～9.8）。

思维提示

　　B 超及性激素结果分析:睾丸未发育,无异常信号,血流正常。FSH 反应强烈,LH 反应尚可。睾酮反应低下。符合先天性睾丸发育不全综合征。

七、诊断

　　先天性睾丸发育不全综合征(Klinefelter syndrome,克氏综合征)。

八、治疗

　　患儿骨龄已经达到 12 岁,给予睾酮替代治疗。环丙睾酮 50mg,每 3 周肌注一次。每 6 ~ 9 个月增加 50mg,直至 250mg。维持睾酮在 0.290μg/L 以上。或使用十一酸睾酮 40mg,每日 2 ~ 3 次,6 ~ 9 个月。然后根据发育状况加量或者使用维持剂量。

九、随访

　　观察性发育和行为心理变化。该患儿使用雄激素替代治疗后一年,生长迅速,体格呈现青春期发育体态,肌肉容积加大,脂肪减少。睾丸无变化,阴茎增长,约 6cm。性格较前外向,易交流。嘱继续用药替代治疗。

十、关于先天性睾丸发育不全综合征

　　又称克氏综合征(Klinefelter syndrome)。是一种相对发生频率较高的性染色体疾病。共同的特征是染色体核型比正常的 XY,多一条或一条以上 X 染色体,是由于细胞成熟分裂或受精卵卵裂过程中性染色体不分离的结果。X 越多,不良影响越重:睾丸发育越差、畸形越重或智力低下明显。多余的 X 染色体导致女性化表现。临床儿童期病人以隐睾或小阴茎就诊,症状轻者不被发现,到青春期性不发育或者女性化,如乳房发育就诊,并有瘦高体型,指距大于身高,性格内向缺乏自信。外阴幼稚或发育不良。化验发现促性腺激素水平高、性激素低水平,染色体核型异常。睾丸超声显示睾丸小,发育差。无精子生成,活检曲细精管变细,间质细胞增生。治疗以雄激素替代治疗为主,改善外观,使成为有男性特征即达到目的。

点评

　　性发育异常病因和临床表现复杂多样。先天性睾丸发育不良为性发育异常病因之一,其发病率并无调查数据。其他各种性发育异常的比例也不确切。诊断依赖实验室检查。因此对性发育异常的病人,应该全面评价。先天性睾丸发育不全综合征的诊断并不困难,染色体检查可以确诊。对于预后,临床表现多样。对于先天性睾丸发育不全综合征,多数不能生育,但是不能因此而忽视对病人的再评价,再评价青春期后睾丸发育状况,检测精子生成,可以帮助病人评价生育的可能性。

（巩纯秀）

病例16　间断抽搐、皮肤毛发色淡1年半

患儿,女,2岁2个月,于2007年3月入院。

一、主诉

间断抽搐、皮肤毛发色淡1年半。

二、病史询问

(一)问诊主要内容及目的

> **思维提示**
>
> 　　小儿抽搐的病因很多,首先根据是否伴发热分为感染和非感染两大类,其次根据是否有神经系统体征分为颅内或颅外疾病。感染性疾病主要有脑炎、呼吸道、消化道感染、中毒性脑病等;非感染性疾病包括癫痫、颅脑损伤、肿瘤、水电解质紊乱及遗传代谢性疾病等。

　　1. 抽搐发作形式,有无诱因,持续时间,频率,有何伴随症状,初步判断感染、非感染性疾病及常见有诱因的抽搐如低血糖、水电解质紊乱。

　　2. 有无智力倒退、视力听力下降,用于鉴别脑脂质沉积病。

　　3. 尿和汗液有无特殊气味(鼠尿)、皮肤湿疹,用于鉴别苯丙酮尿症。

　　4. 是否为足月儿,有无产伤窒息史,新生儿期情况,生长发育情况(几个月抬头,翻身等)。用于鉴别是否有脑瘫、缺氧缺血性脑病后遗症。

　　5. 询问有无家族遗传性疾病史,母亲有无流产史,孕检情况,母孕期有无感染史,是否接触放射线、化学药物或毒物,家中有无类似患儿。用于鉴别宫内感染、先天遗传代谢性疾病。

(二)问诊结果及思维提示

　　患儿为足月剖宫产,生后无窒息史。一年半前患儿出现抽搐,每天少则1~2次,多则4~5次,抽搐时表现为意识丧失,四肢抖动,持续约1分钟,不伴发热,无明显诱因。同时皮肤毛发逐渐变淡,汗液、尿液有鼠尿味。发病以来,患儿易呕吐、腹泻,有湿疹史。5个月能抬头,现不会站,不会叫爸妈。自述听力、视力正常。外院做脑电图提示有癫痫波。未予明确诊治。

第一胎第一产,出生体重 3.5kg,身长 50cm。父母体健,否认近亲结婚。母亲既往无流产史,孕期未定期做产前检查。母孕期否认患病、接触放射线、化学药物或毒物史,否认家族癫痫等遗传病史。

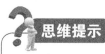

思维提示

　　患儿足月剖宫产,无宫内缺氧窒息史,因此脑瘫、新生儿缺氧缺血性脑病可能性不大;患儿发病早,病史长,频繁抽搐不伴发热,感染性疾病可除外;患儿抽搐,智力生长发育落后,但无智力倒退和视力听力下降,不支持脑脂质沉积病。此类疾病为溶酶体内不同水解酶的先天缺陷导致相应的脂类降解障碍而损害神经细胞功能,出生时多正常,随病程进展逐渐出现智力倒退,部分可出现视力或听力下降,且患儿皮肤毛发色淡,汗液、尿液有鼠尿味亦不符合脑脂质沉积病,故可除外;皮肤毛发在生后 6 个月后逐渐变淡,汗液、尿液有鼠尿味,首先应考虑苯丙酮尿症。

三、体格检查

(一) 重点检查内容和目的

　　精神反应,生长发育情况,步态,鉴别有无脑瘫。应注意头围,皮肤、毛发、虹膜的颜色、皮疹情况,用于鉴别 21- 三体综合征、遗传代谢病。四肢肌力、肌张力、神经系统反射情况、有无特殊体味,鉴别中枢神经系统疾病和遗传代谢病。

(二) 体格检查结果及思维提示

　　体温 36.6℃,呼吸 28 次/分,脉搏 120 次/分,血压 90/60mmHg。身长 85cm,体重 12.5kg,头围 48cm。精神烦躁,智力发育落后,营养中等,查体有特殊体味(鼠尿味)。皮肤稍干燥苍白,弹性正常。头发稀疏偏黄,眼球无震颤。心、肺、腹查体未见异常。四肢肌张力高,双侧膝腱反射亢进,双侧巴氏征阴性。

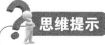

思维提示

　　体格检查和问诊后初步考虑苯丙酮尿症诊断可能性大,需进一步完善实验室检查明确诊断和分型。

四、实验室和影像学检查

(一) 初步检查内容及目的

1. 脑电图　了解有无癫痫。
2. 尿代谢筛查　明确诊断。

3. 头颅 CT　了解脑部病变情况。

（二）检查结果

1. 脑电图　痫样放电,发作间期双侧导联见频繁阵发高波幅 2~2.5Hz 棘慢波。
2. 尿代谢筛查　苯丙氨酸和苯丙氨酸代谢产物(苯乙酸、苯乳酸、2-羟基苯乙酸、苯乳酸)的尿中排泄量超出正常范围。
3. 头颅 CT　脑积水。

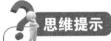

思维提示

　　患儿生后频繁抽搐,查体除肌张力高、腱反射亢进,无其他神经系统阳性体征,根据脑电图首先考虑癫痫的诊断;尿代谢筛查证明该患儿有高苯丙氨酸尿症,需要考虑苯丙酮尿症,其分型需结合其他检查结果综合判断。

五、初步诊断及根据

　　根据患儿病史、体格检查和初步实验室检查考虑抽搐原因待查:①癫痫? ②苯丙酮尿症? 需进一步查血血浆苯丙氨酸浓度、BH₄ 负荷试验,必要时做尿蝶呤谱分析及红细胞二氢蝶啶还原酶测定明确诊断和分型。

六、初步治疗

　　托吡酯 3~5mg/(kg·d),注意监测肝肾功能和血药浓度。20% 甘露醇 5ml/kg,每 8 小时一次静点降颅压治疗。

七、进一步实验室检查

（一）进一步检查内容及目的

1. 血浆苯丙氨酸浓度　帮助明确苯丙酮尿症的诊断。
2. BH₄ 负荷试验　协助苯丙酮尿症的分型诊断。
3. 必要时做尿蝶呤谱分析及红细胞二氢蝶啶还原酶测定　进一步协助非经典型苯丙酮尿症的诊断。

（二）检查结果及思维提示

1. 血浆苯丙氨酸浓度　30mg/dl(1mg/dl = 0.061mmol/L)。
2. BH₄ 负荷试验　0、2、4、6、8、24 小时血苯丙氨酸浓度分别为 30、26、28、31、29、27mg/dl。

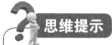

思维提示

　　血浆苯丙氨酸浓度明显升高(正常值:1~2mg/dl),支持苯丙酮尿症诊断。BH_4负荷试验:血苯丙氨酸浓度无明显变化,诊断为经典型苯丙酮尿症。

八、入院后情况

　　入院后予患儿低苯丙氨酸饮食同时加服低苯丙氨酸奶粉,经降颅压和抗癫痫治疗,患儿抽搐次数明显减少。

九、诊断

1. 苯丙酮尿症。
2. 症状性癫痫。

十、治疗方案

　　1. **低苯丙氨酸饮食**　低苯丙氨酸饮食疗法是目前治疗经典型 PKU 的唯一方法,治疗的目的是预防脑损伤。饮食疗法的原则是使苯丙氨酸的摄入量能保证生长和代谢的最低需要量。对婴儿可喂给特制的低苯丙氨酸奶粉;为幼儿添加辅食时应以淀粉类、蔬菜和水果等低蛋白质食物为主。由于苯丙氨酸是合成蛋白质的必需氨基酸,缺乏时亦会导致神经不同系统损害,故仍应按不同年龄适量供给,本患儿可按 30mg/kg 使血中苯丙氨酸浓度维持在 2~4mg/dl,并监测血苯丙氨酸浓度。饮食控制至少需持续到青春期以后。

　　2. 康复训练。

十一、对本例的思考

　　苯丙酮尿症为可治性遗传代谢病,应早期诊断和治疗,以避免神经系统的不可逆损伤。需要临床医生提高对不典型病例的认识,对可疑患儿尽早做相关检查。对该病的规范化管理和治疗随访很重要。

十二、关于苯丙酮尿症

　　苯丙酮尿症(phenylketonuria,PKU)于 1934 年由挪威的 Folling 医生首次报道。苯丙酮尿症是由于苯丙氨酸代谢途径中酶缺陷所致,因患儿尿液中排出大量苯丙酮酸等代谢产物而得名。本症是常染色体隐性遗传病,其发病率随种族而异,我国发病率约为 1/11 000。

　　苯丙氨酸是人体必需氨基酸,其中 1/3 供机体合成组织蛋白,2/3 通过肝细胞中苯丙氨酸羟化酶(PAH)的作用转化为酪氨酸,合成甲状腺素、多巴胺、肾上腺素和黑色素等。此过程还需辅酶四氢生物蝶呤(BH₄)的参与。本病按酶缺陷不同可大致分为经典型和 BH₄ 缺乏型两种：经典型 PKU 是由于患儿肝细胞缺乏 PAH,不能将苯丙氨酸转化为酪氨酸,因此,苯丙氨酸在血、脑脊液、各种组织和尿液中的浓度极度增高,同时产生了大量苯丙酮酸、苯乙酸、苯乳酸和对羟基苯乙酸等旁路代谢产物并自尿中排出。高浓度的苯丙氨酸及其旁路代谢物即导致脑细胞受损。同时,由于酪氨酸来源减少,致使甲状腺激素、肾上腺素和黑色素等合成不足。四氢生物蝶呤是苯丙氨酸、酪氨酸和色氨酸等芳香氨基酸在羟化过程中所必需的共同的辅酶,缺乏时不仅苯丙氨酸不能氧化成酪氨酸,而且造成多巴胺、5-羟色胺等重要神经递质的合成受阻,加重了神经系统的功能损害,故 BH₄ 缺乏型 PKU 的临床症状更重,治疗更困难。绝大多数本病患儿为经典型 PKU 病例,仅1%左右为 BH₄ 缺乏型。1999年 Kure 等首次发现部分 PKU 患者口服 BH₄ 后能降低血苯丙氨酸浓度,提出 BH₄ 反应性 PAH 缺乏症是指服用 BH₄ 后24小时内,其血苯丙氨酸浓度较服药前下降30%或以上的一种特殊类型。这类患者在临床上往往表现为轻中度高苯丙氨酸血症(hyperphenylalaninemia,HPA)。对于 BH₄ 反应性 PAH 缺乏症,可根据患者对 BH₄ 的反应性给予适当剂量的 BH₄ 完全或部分替代低苯丙氨酸饮食,控制血苯丙氨酸浓度,为 PKU 患者个体化治疗和提高患者的生活质量开辟新的途径。

点评

苯丙酮尿症是我国最早列为新生儿筛查项目之一。典型病例根据患儿皮肤毛发色淡、特殊体味、智能落后等容易诊断。不典型病例早期患儿可不出现症状,因此必须借助实验室检测。本病为少数可治性的遗传代谢病之一,PKU 患儿早期发现、早期治疗效果最佳,有的可以完全达到正常人的智力水平,所以不要放弃任何一个可以治疗的患儿。任何年龄的患儿经过治疗后,智力水平都会有不同程度进步。本患儿就诊治疗较晚,智力恢复情况有待进一步评价。

(刘 敏)

病例17　动作笨拙 2 年余，说话不清 1 年

患儿，男，13 岁，于 2006 年 7 月入院。

一、主诉

动作笨拙 2 年余，说话不清 1 年。

二、病史询问

（一）问诊主要内容及目的

> **思维提示**
>
> 动作笨拙、言语不清涉及神经系统锥体系、锥体外系和小脑病变。其病因主要包括炎症、血管病变、占位、变性病及中毒等。临床医生可以通过仔细地病史采集，根据疾病的起病急缓、发生和发展过程以及伴随症状进行分析，得出初步定位及定性诊断。

1. 发病前是否有感冒、外伤、接触毒物或误服药物史，中枢神经系统感染常常急性起病，可有感冒诱因。接触毒物、误服药物可出现精神行为的异常。

2. 动作笨拙、言语不清是持续性的还是反复性，是否进行性加重，患儿起病较缓，病程长，病情呈进行性加重，考虑变性病、占位病变可能性大。

3. 是否有以下伴随症状，发热、头痛、抽搐、眩晕、呕吐、眼震、智力落后和性格改变，用于鉴别大脑半球、小脑前庭系统还是锥体外系病变，是感染、颅内肿瘤，还是变性病等，既往有无肝脏病变史，有无肾病、贫血、骨关节痛史，用于鉴别肝豆状核变性。

4. 是否到当地医院就诊，检查、用药情况，通过了解外院诊治情况，进一步分析病因，选择合理的检查和治疗。

5. 既往有何种疾病，父母是否近亲结婚，家族中有无类似患者，用于鉴别是否为家族遗传性疾病。

（二）问诊结果及思维提示

患儿 2 年余前无明显诱因出现走路姿势异常，动作不协调，逐渐出现握笔费力，写字不清，字越写越小。同时出现反应迟钝，学习成绩下降。近一年出现说话不清，近半年偶有呛咳、流

涎,有时不自主发笑。发病以来,患儿食欲差、无发热、恶心呕吐、头痛及眩晕。大小便正常。既往无黄疸、肝炎史,无水肿、少尿、血尿,关节无肿痛及活动受限。否认误服药物史,无接触放射线、化学药物或毒物史。

父母体健,否认近亲结婚。否认家族类似病史。

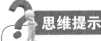

思维提示

患儿起病缓,病程长,病情进行性加重,考虑变性病及占位可能性大;患儿走路姿势异常,动作不协调,写字不清,字越写越小,言语不清、流涎,考虑为锥体外系可能性大。反应迟钝,学习成绩下降,提示有大脑半球病变;患儿无头痛、眩晕、呕吐及眼震,不支持前庭系统病变、颅内占位等;患儿否认误服药物史,接触毒物史,可除外中毒因素。

三、体格检查

(一) 重点检查内容及目的

患儿以神经系统表现为主诉,认真地体格检查对于定位诊断非常重要,应该首先定位诊断,其次再进行定性诊断。应该注意患儿的精神反应,生长发育情况,面部表情,语言,步态,四肢肌力、肌张力,肢体震颤,神经系统反射情况,初步鉴别是神经系统锥体系、锥体外系或小脑病变。注意患儿皮肤颜色,肝脾大小,肝区叩痛,腹水征,佝偻病体征,关节肿痛及活动情况,用于鉴别肝豆状核变性。

(二) 体格检查结果及思维提示

体温 36.5℃,呼吸 18 次/分,脉搏 86 次/分,血压 100/70mmHg。体重 29kg。精神尚可,反应迟钝,营养稍差,面部表情僵硬,面具脸,声音嘶哑,构音不清,步态异常。书写字越来越小。皮肤无黄染、皮疹、出血点,弹性正常。眼球无震颤,脑神经查体未见异常。心、肺、腹查体未见异常。四肢关节无肿痛和活动受限。四肢肌力正常,肌张力高呈齿轮样,双膝腱反射活跃。指鼻和跟膝胫试验欠稳准。轮替动作欠协调。颈抵抗阴性,克氏征、布氏征阴性,双侧巴氏征阴性。

思维提示

患儿为年长儿,隐匿起病,病程呈慢性进展,临床表现为动作笨拙、言语不清,查体见面具脸、流涎、构音不清,走路步态异常,四肢肌张力高,呈齿轮样,患儿指鼻和跟膝胫试验欠稳准,轮替动作欠协调提示存在小脑共济失调或锥体外系病变,首先需考虑肝豆状核变性。

四、实验室和影像学检查

（一）初步检查内容及目的

1. 血生化　了解电解质、肝肾功情况。
2. 铜蓝蛋白　明确诊断。
3. 头颅磁共振（MRI）　了解颅内病变部位。

（二）检查结果及思维提示

1. 血生化　电解质、肾功正常，ALT 106U/L，AST 89U/L。
2. 铜蓝蛋白　30.9mg/L，明显降低。
3. 头颅磁共振（MRI）　丘脑、基底节对称长 T_2 信号，额叶散在稍长 T_2 信号。

思维提示

　　患儿头颅 MRI 示丘脑、基底节对称长 T_2 信号，额叶散在稍长 T_2 信号，提示基底节区（锥体外系）及大脑额叶受累，可除外占位及血管病变；转氨酶升高，提示有肝功受损。结合病史体检首先需考虑肝豆状核变性可能性大，其次还需鉴别先天代谢病如线粒体脑肌病及脂质代谢病等。

五、初步诊断及根据

　　结合患儿病史、体格检查和初步实验室检查，目前考虑颅内病变性质待查，肝豆状核变性可能性大。需进一步完善检查明确诊断，了解有无其他器官受累。

六、进一步检查

（一）进一步检查内容及目的

1. 眼科 K-F 环　帮助明确肝豆状核变性的诊断。
2. 血、尿常规　了解是否有血液系统、肾脏受累。
3. 脑电图　评价病情。
4. 脑脊液检查　帮助除外神经系统感染和脱髓鞘病变。

（二）检查结果及思维提示

1. 眼科 K-F 环　阳性。
2. 血常规　正常。
3. 尿常规　蛋白（＋），BLD（＋＋＋），红细胞 4~6 个/HP。

4. 脑电图　正常。

5. 脑脊液常规生化　正常。

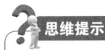

思维提示

　　眼科 K-F 环阳性,血清铜蓝蛋白:30.9mg/L,明显降低,支持肝豆状核变性诊断;血常规正常提示血液系统未受累;尿常规示蛋白(+)、BLD(+ + +)、红细胞 4 ~ 6 个/HP,提示肾脏受损;脑脊液检查正常不支持颅内感染及脱髓鞘病变。

七、诊断

肝豆状核变性。

八、治疗

本病无法根治,采用综合治疗。目前最常用的治疗方法有以下几种:

(一) 低铜高蛋白饮食

避免食用含铜量高的食物如甲壳类、坚果类、豆类、巧克力、蘑菇、动物肝脏、血液等。禁用龟板、鳖甲、珍珠、牡蛎、僵蚕、地龙等高铜药物。

(二) 药剂驱铜

1. D-青霉胺　每日 10 ~ 20mg/kg,从小量加起,分 3 ~ 4 次于饭前半小时口服。用前需做青霉素皮试。注意药物副作用如过敏、粒细胞血小板减少、贫血等,应同时补充维生素 B_6。

2. 硫酸锌　每次 100 ~ 200mg(每 100mg 含元素锌 20mg),每日 3 次餐间服,与 D-青霉胺合用时,两者至少相距 2 小时服用,以防锌离子在肠道内被 D-青霉胺络合。

(三) 对症治疗

1. 保肝治疗　多种维生素,能量合剂等。

2. 针对锥体外系症状,可选用苯海索或东莨菪碱。

3. 如有溶血发作时,可用肾上腺皮质激素或血浆替换疗法。

4. 本患儿尿液检查异常,B 超有肾实质弥漫性损害,因此可以使用阿魏酸哌嗪片治疗,注意预防感染,监测血压。避免使用肾损害药物。

(四) 手术治疗

肝功能严重丧失或肝硬化严重可以考虑肝移植延长寿命。

九、入院后情况

入院后经低铜饮食,口服青霉胺和硫酸锌驱铜,同时予葡醛内酯、能量合剂静点保肝治疗,第二周患儿动作笨拙、言语不清症状有所缓解,转氨酶水平稍降,但仍未降至正常。

十、对本例的思考

本病是可治性的,治疗越早,预后越好。由于铜可在人体内多系统蓄积,确诊后仍需进一步做腹部 B 超,了解肝、肾受累情况;查肾小管功能检查,了解有无肾小管功能受累;做骨骼 X 线检查,了解有无骨骼系统受累。该患儿腹部 B 超提示肾脏弥漫性损害、肾小管功能异常、骨骼 X 线检查正常。

十一、关于肝豆状核变性

肝豆状核变性,又称 Wilson 病,由 Wilson 于 1912 年首先报道。是一种常染色体隐性遗传的铜代谢障碍疾病,其发病率约为 1/(5 万~10 万),发病机制是体内铜代谢异常,引起大量铜在肝、脑等组织中沉积,造成沉积部位产生严重的功能与结构损害,临床出现黄疸、角膜 K-F 环、腹水、肝硬化、震颤、扭转痉挛、智力受损等症状。角膜 K-F 环为铜沉积在角膜的内弹力层形成的。典型者在角膜的边缘有棕色或灰棕色颗粒的色素环,亦可呈绿色或黄色,不影响视力。本病的诊断要点为青少年期起病,有神经、精神、肝脏、K-F 环等临床症状和体征。可疑病人,应在裂隙灯下检查 K-F 环,若阳性,常可借此诊断。对早期及症状不典型的病人,易于误诊。对儿童期的肝病或肝功异常和原因不明反复发作的溶血,也应想到本病而进行深入的检查。化验检查包括:①血清铜总量降低(正常值 14.13~17.27μmol/L),血清铜蓝蛋白降低(正常值 200~400mg/L),血清铜氧化酶降低(正常值 0.2~0.532 光密度);②尿铜排出量增高(正常值 0.24~0.48mmol/24h)。颅脑 CT 检查可见典型改变:双侧豆状核区可见异常低密度影,尾状核头部、小脑齿状核部位及脑干内也可有密度减低区,大脑皮层和小脑可示萎缩性改变。诊断肝豆状核变性后要监测其他系统受累表现,如肾脏、血液系统、消化系统、骨骼系统。本病治疗越早,预后越好。早期治疗可使症状消失,但治疗不及时或未经治疗往往死于肝硬化、肝功能衰竭。

点评

本病病变主要侵犯大脑基底节及肝脏,是目前遗传性疾病中治疗效果较好的。由于本病的临床表现多种多样,容易误诊,尤其是对以肝脏病变或贫血为首发的易误诊为肝炎或溶血性贫血。故对儿童或青年人出现上述神经、精神症状或原因不明的肝硬化应首先想到本病并及早进行检查。对有家族史而无症状的儿童应争取查角膜 K-F 环、血清铜、铜蓝蛋白。对先证者的一级亲属均应进行相应检查,以及时发现和治疗早期病人和进行遗传咨询。

(刘　敏　丁昌红)

病例18　自幼生长缓慢

患儿,男,7岁,于2008年5月门诊就诊。

一、主诉

自幼生长缓慢。

二、病史询问

(一) 问诊主要内容及目的

思维提示

生长迟缓是儿科医生经常遇到的问题,由内分泌疾病所致矮小是其中一部分。内分泌疾病通常指由于内分泌腺体病变,导致所分泌的能够促进生长的激素减少。如生长激素缺乏、先天甲减。其他还有代谢性疾病、全身慢性疾病、染色体病、宫内发育迟缓、软骨发育不良及一些不明原因的身材矮小,因此病史询问涉及范围较广,出生史、母亲孕产史、家族史、身矮的伴随症状以及就诊前的生长发育史相当重要。

1. 出生史　明确出生史就可以鉴别出很多种疾病,如臀位产或足先露或有生后窒息要考虑生长激素缺乏症;出生体重和(或)身长不足,未达胎龄标准,要考虑宫内发育迟缓,而询问胎盘和脐带情况及母亲感染史,有助于进一步明确其原因;胎便排完时间长,新生儿黄疸消退延迟要考虑先天性甲状腺功能减退(甲减)。

2. 母亲孕产史　流产史、死胎史、婴幼儿夭折史,考虑是否有先天遗传代谢病。

3. 家族史　提示有无家族遗传性身材矮小、遗传代谢病。

4. 是否伴有运动发育迟缓和(或)智力落后,鉴别单纯生长激素缺乏、先天甲减、代谢性疾病、染色体病等。

5. 是否患有其他全身慢性疾病,如:婴幼儿期的慢性腹泻病史、胃肠道畸形、先天性心脏病等。

(二) 病史询问结果及思维提示

患儿出生时正常,为足月顺产,体重3kg,身长不详(不短),生后没有窒息,新生儿期正常,没有排胎便延迟和黄疸消退延迟。生后运动发育迟缓,智力落后,语言障碍,身高增长缓慢,一直矮于同龄儿。睡觉打鼾,经常患呼吸道感染。进食、大小便正常。手指弯曲不能伸直。

思维提示

　　患儿出生正常,不符合宫内发育迟缓及生长激素缺乏症的常见病因。没有排胎便延迟和黄疸消退延迟,不支持先天性甲状腺功能减退(甲减)的典型早期表现。虽然生后运动发育迟缓,智力落后,与甲减符合,但患儿食欲正常,大便正常,没有便秘,与甲减不符。所以从病史看可除外甲减。因智力低下也不符合单纯生长激素缺乏。而是要考虑先天遗传代谢病。患儿病史中有手指关节渐弯曲不能伸直,而此种情况常见于黏多糖症。

三、体格检查

(一)初步体格检查内容及目的

　　面容特征和体型特征常是内分泌和某些遗传代谢病的特有表现,往往根据这些特征就可以初步判断是某种疾病:特殊面容如鼻梁塌凹,鼻头扁平而宽,或面部黏液水肿,需要鉴别黏多糖病和甲减;眼裂上斜,内眦赘皮,额骨、鼻骨、颌骨发育不良呈平脸,为染色体病21-三体综合征特有面容;四肢躯干是否成比例,若不成比例要考虑软骨发育不良。另外,皮肤是否粗干,关节是否有挛缩,肝脾有无增大,心脏有无杂音,用以鉴别甲减和代谢病(黏多糖病)。

(二)检查结果及思维提示

　　身高105cm,明显低于正常儿童第3百分位线(郊区水平112cm)。基本匀称,坐高与下身长比为59cm/46cm = 1.28(正常郊区为1.26,患儿下肢不能完全伸直)。体重27kg,为正常儿童第50百分位线以上。智力反应落后,特殊面容,头大,浓眉,发黑,鼻梁塌凹,鼻头扁平而宽,口唇厚大而外翻,舌大伸出,牙齿小而稀疏,未见角膜云翳,未见面部黏液水肿,皮肤不干燥粗糙,手指关节不能伸直,成挛缩状,膝关节不能伸直,腹大,脐疝,足扁平,心率88次/分,心音有力,律齐,心脏未闻及杂音,腹部肝肋下4cm,脾肋下2cm,质地中等(图18-1)。

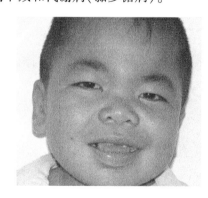

图18-1　头大,浓眉,发黑,面容丑陋,鼻梁塌凹,鼻头扁平而宽,口唇厚大而外翻,舌大伸出,牙齿小而稀疏

思维提示

　　身高低于正常儿童第3百分位线,属于矮小症。特殊面容,但没有面部黏液水肿,皮肤没有干燥粗糙。所以虽然智力低下,但不符合先天性甲减。智力低下,同时也不符合生长激素缺乏。因伴有骨骼畸形及肝脾肿大,累及全身,所以考虑黏多糖病。

四、初步实验室检查

最直接快速且对诊断有很大帮助的就是 X 线骨片检查,因黏多糖病有比较特殊的 X 线表现。该患儿 X 线骨片检查结果如图 18-2 所示。

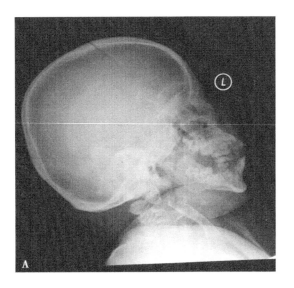

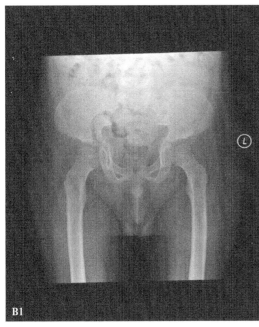
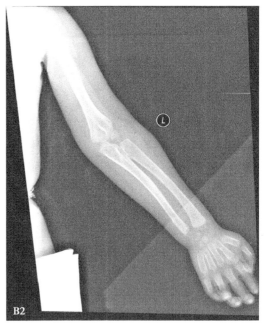

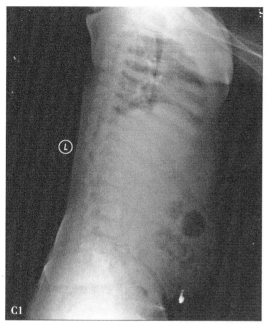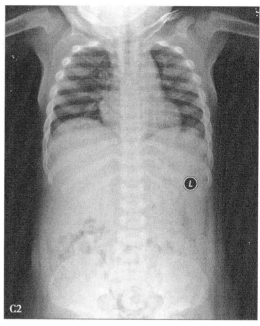

图 18-2　X 线骨片

A. 尖头,板障略厚,冠状缝宽,筛窦含气少,下颌骨短,蝶鞍可。B1:髂翼张开,基底部变尖,髋臼浅,股骨头发育不良,小而扁,双股骨颈干角变大;B2:长骨骨干短粗,外形不规则,两头逐渐变尖,桡尺骨远端向中性倾斜呈"V"字,掌骨近端变尖,远节指骨远端变尖。C1:椎体卵圆形,上腰段椎体前上缘缺损,下方呈鸟嘴样突出;C2:后肋近端变细前肋增宽,呈飘带样改变

放射科诊断:黏多糖病,Ⅰ型可能性大。

五、初步诊断及依据

生长发育迟缓原因待查:结合病人的病史,即出生正常,生长缓慢;体格检查,即特殊的丑陋面容和关节挛缩,智力低下及 X 线结果,诊断黏多糖病Ⅰ型可能性大。

六、进一步检查

(一) 进一步检查内容及目的

黏多糖可以沉积在许多组织器官病造成损伤,所以应做相应检查。

1. 眼科检查　是否有角膜混浊和云翳,这也是该病常见的改变。

2. 听力检测　因常会出现耳聋。

3. 心脏超声检查　该病可引起冠状动脉狭窄,心瓣膜和心内膜增厚,心肌僵硬,引发充血性心力衰竭。

4. 腹部 B 超　肝脾肿大。

5. 肝功检查　应肝功正常。

6. 头颅 CT 或 MRI　常有脑积水。

7. 甲状腺功能检查   以除外先天甲减。

（二）检查结果

1. 角膜轻度混浊,听力未查。

2. 心脏超声正常。

3. 腹部 B 超,肝脾肿大。回声正常。

4. 肝功正常。

5. 头颅 CT 或 MRI 未做。

6. 甲状腺功能检查正常。

思维提示

补充上述检查后,进一步支持符合黏多糖病的诊断,特别是眼睛角膜的改变。另外,黏多糖病的心脏异常率有 70%,该患儿正常,考虑与病史不长有关。甲状腺功能检查正常进一步除外甲状腺功能减退症。

确诊检查:尿中葡糖胺聚糖检测和血清、白细胞或皮肤纤维母细胞培养测 α-L-艾杜糖醛酸酶。

但受实验室条件限制,我们不能做上述检查。

所以,最后是临床诊断:黏多糖病,I 型可能性大。

七、治疗

目前尚无根治办法,主要是对症治疗。

1. 矫正   由于广泛骨、椎体病损可导致脊髓受压和寰枢失稳定的患者采用手术矫治很重要,早期可以矫形鞋保持活动。

2. 心脏和呼吸系统管理   有的患者扁桃体/腺样体增殖、肥大,巨舌,贮积物聚集的小气管和肺泡受累,加上感染等因素,易引起睡眠性呼吸暂停,呼吸困难。平时应及早控制感染,吸氧,必要时可考虑气管切开。

3. 疝气   常见为腹股沟疝,手术治疗。

4. 极少见脑积水,需行脑脊液分流术,但麻醉风险较大。

5. 造血干细胞或骨髓移植可能改善 I 型患者症状,但对骨骼畸形和神经系统后遗症无改善作用。

八、对本病的思考

1. 关于黏多糖病   黏多糖病也叫黏多糖贮积症(mucopolysaccharidosis,MPS),是一种少见的遗传代谢病。为常染色体隐性遗传。黏多糖实名为糖胺多聚糖(glycosaminoglycan,GAG),是骨基质和结缔组织细胞内的主要成分。属酸性黏多糖,在溶酶体中降解,而这种降解过程至少需要 10 种不同的酶参与。任何一种酶缺乏都会导致黏多糖成分蓄积。临床表现目前至少分为 9 大型 16 小型。黏多糖病 I 型有 2 个亚型,均为 α-1 艾杜糖醛酸苷酶(α-Iduronidase) 缺乏症,系因该酶的某种等位基因的突变所致。

黏多糖病 I-H 型(MPS-IH 型),又称 Hurler 综合征,Hurler 基因位于 1 号染色体上。在黏多糖中硫酸皮肤素和硫酸肝素中有 L-艾杜糖醛酸的成分,其降解需要 α-L-艾杜糖醛酸苷酶。由于此酶缺乏,其前体物的降解受阻而在体内堆积。硫酸皮肤素和硫酸肝素为角膜、软骨、骨骼、皮肤、筋膜、心瓣膜和血管结缔组织的结构成分,多为细胞膜外层的结构成分,细胞死亡后可释放出堆积的黏多糖。

黏多糖主要成分是 4-硫酸软骨素、6-硫酸软骨素、硫酸皮肤素、硫酸角质素、透明质酸、硫酸类肝素。不同的成分在各种组织中沉积引起不完全相同的表现。以骨骼改变最有特点,主要是由硫酸皮肤素、硫酸类肝素、或硫酸角质素蓄积引起。还可致智力低下(硫酸类肝素蓄积),角膜云翳(硫酸皮肤素蓄积)。还可损害心血管系统、肝、脾、关节。而面容丑陋,运动落后、关节挛缩并非黏多糖病特有,也可见于糖蛋白贮积症(属寡糖贮积症),该病与黏多糖病(贮积症)都属于溶酶体贮积症,临床表现有很多相似处,所以酶学检查及尿中黏多糖成分检测才能确诊。根据临床表现和 X 线骨片的改变,结合以下实验室检查可以诊断。①末梢血白细胞,淋巴细胞和骨髓血细胞中可见到异染的大小不等、形状不同的深染颗粒,有时呈空泡状,颗粒称 Reilly 颗粒,经证实为黏多糖;②患者尿中排出大量酸性黏多糖,可超过 100mg/24h(正常为 3~25mg/24h),确诊指标为证实尿中排出的为硫酸皮肤素和类肝素。患者白细胞、成纤维细胞或肝细胞和尿中缺乏 α-艾杜糖醛酸酶。

诊断时需与骨骼发育落后所致的矮小症相鉴别,如呆小症(先天性甲状腺功能减退症)、多发性硫酸酶缺乏症(尿中硫化物和硫化胆固醇增多)。

目前国内许多实验室已经能够做相关酶学和基因的检测,从而得出明确的诊断。

2. 病史及查体的重要性　对于儿童生长发育迟缓,出生史及新生儿史很重要,可以鉴别出许多疾病。如宫内发育迟缓、先天性甲减。体格检查如果是涉及多个器官系统异常,就要考虑先天遗传代谢病。并且完成相关的实验室检查。

3. 关于病情的交代　因为没有有效的治疗,必须和家长做良好的沟通。本病大多为常染色体隐性遗传,在患者及其杂合子亲属的成纤维细胞培养中,可发现黏多糖增多。对有阳性家族史者,孕妇可在妊娠 16~20 周做羊水检查,测定羊水中的黏多糖含量,也可做羊水细胞培养,测定酶活性。若产前明确诊断,及时终止妊娠,防止黏多糖病宝宝出生。

（闫　洁）

病例19 生长迟缓3年

患儿,女,4岁。

一、主诉

生长迟缓3年。

二、病史询问

(一)问诊主要内容及目的

思维提示

身材矮小是内分泌医生在临床工作中经常遇到的就诊主诉,但内分泌疾病所致矮小只是其中一部分,如生长激素缺乏、先天性甲状腺功能减退(甲减)。导致身材矮小的病因多且复杂,常见的还有代谢性疾病如糖代谢异常(常见糖原贮积症、果糖不耐症、半乳糖血症)、骨代谢异常、黏多糖病、肝豆状核变性等。染色体病如21-三体综合征、卵巢发育不良综合征。骨骼发育异常。全身慢性疾病等。所以病史波及范围广泛,伴随症状和出生史对病人的诊断相当重要。

(二)进一步询问内容及目的

1. 出生史　明确出生史就可以鉴别出很多种疾病,如臀位产或足先露或有生后窒息要考虑生长激素缺乏症;出生体重和(或)身长不足,未达胎龄标准,要考虑宫内发育迟缓,当然,医疗条件好的医院会提供胎盘和脐带情况,有助于进一步明确原因;胎便排完时间长,新生儿黄疸消退时间长要考虑先天性甲状腺功能减退(甲减)。

2. 母亲孕产史　流产史、死胎史、婴幼儿早夭史,会考虑是否有先天遗传代谢病。

3. 家族史　会提示有无家族遗传性身材矮小、遗传代谢病。

4. 是否伴有运动发育迟缓及或智力落后,鉴别单纯生长激素缺乏、先天性甲减、代谢性疾病、染色体病等。

5. 是否有易腹泻,易饥饿,易鼻出血,易疲劳,肌痛和肌无力,有无低血糖表现,考虑糖原贮积症。是否有进食果糖类食物不耐受,出现呕吐、腹泻、脱水、休克等情况的发生,以除外果糖不耐症。

6. 是否有进食乳类后腹泻加重,以鉴别半乳糖血症。

7. 是否有多饮多尿或夜饮夜尿增多,了解有无肾小管功能损害。

8. 是否患有其他全身慢性疾病,如:有无消瘦;是否长期慢性发热、皮疹、关节痛;有否长期咳嗽、哮喘等。

9. 是否有易骨折病史,考虑有无骨代谢异常。

10. 是否有肝炎病史,可伴或不伴有黄疸,考虑有无肝豆状核变性。

(三) 问诊结果及思维提示

患儿足月顺产,生后无窒息,出生体重未测。新生儿期正常,无排胎便延迟和黄疸消退延迟。生后母乳喂养,经常大便稀,易哭闹。1 岁后生长减慢,易饥饿,易鼻出血,易疲劳,有时会没有明显原因地出现全身大汗、四肢瘫软,多发生在早晨刚睡醒时,进食后可以缓解上述症状。自幼腹部膨胀,平时饮食无特殊,喜食零食,家长自觉较同龄儿食量大;进食乳类或果糖类食物后未见异常表现;既往无惊厥史,智力正常,无骨折史,无多饮多尿史,无肝炎病史。外院曾查肝大,肝功正常。否认类似家族史。

思维提示

> 患儿出生正常,之后易腹泻,不支持先天性甲状腺功能减退。对饮食无特别厌恶,进食乳类或果糖类无不适表现,不符合半乳糖血症和果糖不耐症。无多饮多尿或夜饮夜尿增多,目前无肾小管功能受损表现。患儿易腹泻,易饥饿,有类似低血糖症状出现,而且常出现鼻出血,要考虑糖原贮积症。病史提供患儿有腹部膨胀,外院查肝大,肝功正常,也符合该病诊断。患儿没有消瘦,反复发热、咳嗽、关节痛等症状,不支持全身慢性疾病。但是患儿病史中发现肝脏增大,要予以重视,要进行进一步的体格检查和化验检查。

三、体格检查

(一) 重点检查内容及目的

1. 营养发育状况　若营养不良比较消瘦,要考虑全身慢性疾病或肾小管病。若营养状况可以,特别是腹部脂肪更多,要考虑生长激素缺乏,或糖原代谢异常。

2. 体型是否匀称　不匀称见于骨骼发育或代谢异常,或染色体病,匀称者见于生长激素缺乏或晚发甲减或糖原贮积症。

3. 皮肤情况　皮肤粗干,见于先天性甲减,黄色瘤见于先天脂蛋白代谢异常或糖原贮积症。

4. 心脏大小及病理性杂音　了解是否有先天性心脏病或可累及心脏的遗传代谢病,如黏多糖症。

5. 肝脾情况　有无水肿、腹水,是否伴有淋巴结肿大;用来鉴别是糖代谢异常还是脂代谢异常,还是血液病。

6. 四肢关节有无畸形　确定是否存在骨代谢或骨发育异常,或黏多糖病。

7. 肌肉力量　肌肉无力多见于遗传代谢病。

8. 智力反应　异常者多见于先天甲减或某些遗传代谢病如黏多糖病或染色体病。

(二)体格检查结果及思维提示

身高 89cm,低于正常同龄儿 2 个标准差,体重 15kg,体型匀称偏胖,五官端正,智力反应正常,皮肤不粗糙,双肘关节处见皮肤黄色瘤,呼吸系统查体未见异常,心脏叩诊心界不大,未闻及病理性杂音。腹部膨隆,腹壁血管不明显,肝肋下 6cm,剑突下 3cm,脾不大,质地中等。腹水征(−),四肢关节无畸形,肌肉松弛,肌张力低下。

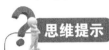

思维提示

身高低于正常同龄儿 2 个标准差,诊断为矮小症,结合体重及皮下脂肪分布,不考虑慢性疾病造成的营养消耗。但不除外生长激素缺乏症。五官端正,智力反应正常,皮肤不粗糙,可除外先天甲减。双肘关节处见皮肤黄色瘤,可见于先天脂蛋白代谢异常或糖原贮积症,但前者不伴有生长迟缓。心脏查体未见异常,可除外先天心脏疾患引起的发育落后或糖原贮积症的 Ⅱ 型。肝脏肿大而脾脏不大,且不伴有淋巴结肿大,可除外脂代谢异常及血液病。同时也不支持生长激素缺乏症,因该病肝脏不大。四肢关节无异常,可除外与此相关的骨发育异常或骨代谢疾病。肌肉松弛、肌张力低下结合肝脏大,常见于糖原贮积症。

四、实验室检查

(一)实验室检查内容和目的

1. 尿常规　了解肾功能及肾小管功能,以及提示糖代谢异常的尿酮体。

2. 空腹血糖、乳酸、血脂、血尿酸同时查,可以反映糖原贮积症的代谢紊乱,即该病的基本发病机制,从而作出诊断。

3. 血气、骨代谢、骨骼 X 线　该病常引起代谢性酸中毒,骨质疏松,骨龄落后。

4. 肝功能、肌酶是否正常,用于糖原贮积症的分型。

5. 腹部 B 超有无肾、脾增大,及心脏超声用于糖原贮积症的分型。

6. 生长激素测定,以除外生长激素缺乏症,因该病与糖原贮积症有许多相似之处,如生长迟缓,匀称矮小,皮下脂肪偏多,血糖偏低,无力,骨龄落后,智力正常。

7. 血铜蓝蛋白是否降低,看有无肝豆状核变性。该病对全身各系统的影响类似肝糖原贮积症,只是对身高影响不大。

(二)实验室检查结果及思维提示

1. 尿酮体(+),尿糖(−),尿 pH 6.5。空腹血糖 2.6mmol/L,降低,乳酸 5.7mmol/L,增高,甘油三酯 3.4mmol/L,胆固醇 6.8mmol/L,增高。血尿酸 526μmol/L 增高。以上符合糖原

贮积症的基本改变。

2. 血气分析　pH 7.335,实际碳酸氢盐 18.5mmol/L,剩余碱 − 6.2mmol/L,提示有失代偿代谢性酸中毒。酸中毒的原因一是乳酸增高,二是该病可损害肾小管,影响肾小管对碱性物质的重吸收。

3. X 线检查显示　普遍骨质疏松,骨龄相当于 2~3 岁。可由于慢性乳酸酸中毒及肾小管损害引起。

4. 血磷 0.9mmol/L,降低,血钙正常,碱性磷酸酶 423U/L。也提示可能存在肾小管功能受损,尿中排磷增多,钙磷乘积降低,最后骨密度减低,骨质疏松。

5. 丙氨酸氨基转移酶正常,天冬氨酸氨基转移酶正常,肌酶正常,心脏超声未见异常。腹部 B 超提示:肝大,回声均匀增强,双肾增大,回声均匀增强。这些结果提示为糖原贮积症 I 型。

6. 生长激素 9.6ng/ml。基本正常,除外生长激素缺乏症。

7. 血铜蓝蛋白正常,可除外肝豆状核变性。

8. 口服葡萄糖耐量试验　呈糖尿病样改变。

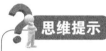

思维提示

　　肝糖原贮积症可以累及全身多脏器损害,特别是肝脏、肾脏、及心脏功能。另外还有其他遗传代谢病也同样会累及全身多个脏器。根据不同疾病代谢特点做相应检查来做诊断及鉴别诊断。上述实验室检查可以排除肝豆状核变性。空腹血糖低,伴有乳酸及血脂增高支持糖原贮积症的诊断。特别是口服糖耐量实验及胰高血糖素试验,表明是肝脏糖代谢异常。化验结果也表明有肾小管功能受损。骨质疏松是肾小管酸中毒的继发表现。肾小管酸中毒还常表现有多饮多尿,患儿不明显,考虑病史不长,还没有造成肾小管对水回吸收障碍。

五、初步诊断

　　结合病史、查体及实验室检查结果,初步诊断糖原贮积症 I 型。诊断依据:出生正常,容易腹泻,易饥饿,常有低血糖表现。易鼻出血,易疲劳。生长发育落后。体格检查:身高落后,匀称体型,偏胖,肘关节部位皮肤可见黄色瘤,肝脏肿大,肌张力低下。实验室检查:空腹血糖降低伴有乳酸及血脂升高。糖耐量及胰高血糖素试验结果。代谢性酸中毒,骨质疏松,肝脏肿大。

　　确诊应以肝组织的糖原定量和葡萄糖 6-磷酸酶活性测定作为确诊依据。

六、治疗及理由

　　本病的病理生理基础是糖原分解过程中酶的缺乏,糖原不能完全分解成葡萄糖供机体利用,血糖低,刺激胰高血糖素代偿分泌,促进糖原进一步分解,造成中间产物 6-磷酸葡萄糖堆积,并由此生成过量乳酸、甘油三酯和胆固醇。因此只要给以足够的碳水化合物,保证血糖正常,控制低血糖发作,就可阻断上述病理生理过程的发生。使用生玉米淀粉 2g/kg,每 4~6 小时一次,一般在清晨、两餐中间、睡前、午夜给予。用凉开水调服,其目的是维持玉米淀粉较大的分子量,使之易在肠道停留,缓慢消化,逐渐释放葡萄糖,使血糖维持正常水平,减少肝脏负担,使肝脏回缩。该患儿治疗半年,患儿肝脏明显回缩,身高增长 3cm。

七、对本病的思考

1. 关于糖原贮积症　糖原贮积症(glycogen storage disease,GSD)是一种先天性酶缺陷所导致的糖代谢障碍疾病。发病率在 1/2 万~1/2.5 万,除 GSD 0 型是糖原合成酶缺乏,其余是由于糖原分解过程中所需酶的缺陷引起。糖原贮积症共分三大类,9 大型,包括原发于肝(GSDⅠ、Ⅲ、Ⅵ、Ⅸ),原发于肝和肌肉(GSDⅢ、Ⅸ),以及原发于肌肉的(GSDⅤ、Ⅶ),GSDⅠ、Ⅲ、Ⅵ、Ⅸ的临床症状相似,通常在婴儿期或儿童期发病,由于身矮、肝大、低血糖而被诊断。GSDⅠ是这四种中是最严重的。GSDⅡ可引起心力衰竭、生长障碍和婴儿期死亡。GSDⅣ表现为肝功能衰竭,4~6 岁时即可出现肝硬化。GSDⅤ、Ⅶ仅累及骨骼肌,肝脏不受累,通常直到青少年或成人期出现肌无力、运动不耐受和色素尿时才被诊断。

Ⅰ型糖原贮积症是由于肝、肾等组织中葡萄糖-6-磷酸酶系统活力缺陷所造成。是糖原贮积症中最多见的。该酶的缺乏使得 6-磷酸葡萄糖不能进一步水解成葡萄糖。由此便造成了一系列连锁反应式的代谢紊乱:低血糖,高脂血症,高乳酸酸中毒,高尿酸血症。病理改变肝细胞内充满糖原并脂肪变性。临床表现轻重不一:重症在新生儿期即可出现严重低血糖、酸中毒、呼吸困难和肝大;轻症在婴幼儿期因生长迟缓、腹部膨胀等就诊。由于慢性乳酸酸中毒和长期胰岛素/胰高血糖素比例失常,患儿身材明显矮小,骨龄落后,骨质疏松。腹部因肝大而膨隆;肌肉松弛,四肢伸侧皮下常有黄色瘤;身材匀称,智力正常;时有低血糖和腹泻发生;由于血小板功能不良,常有鼻出血。实验室检查:空腹低血糖,乳酸增高,甘油三酯、胆固醇和尿酸增高。血小板膜释放 ADP 能力减低。多数肝功能正常,X 线骨质疏松,B 超肾脏肿大。

2. 病史及查体的重要性。

点评

对于儿童生长发育迟缓,出生史及新生儿史很重要,可以鉴别出许多疾病。如宫内发育迟缓、先天性甲减。体格检查如果是涉及多个器官系统异常,就要考虑先天遗传代谢病。并且完成相关的实验室检查。目前该患儿病史主要是身矮伴低血糖症状;体征是身矮伴皮肤黄色瘤、肝大;实验室检查是血糖低伴高乳酸、高尿酸、高甘油三酯,均符合糖原贮积症型的基本诊断。但确诊应以肝组织的糖原定量和葡萄糖-6-磷酸酶活性测定作为确诊依据。Ⅰ型糖原贮积症是由于肝、肾等组织中葡萄糖-6-磷酸酶系统活力缺陷所造成,所以对肾脏尤其是肾小管的损害存在,表现为肾小管酸中毒。肝功正常是其特点。应当注意鉴别先天甲减、生长激素缺乏、肝豆状核变性。这些病都有其各自的激素缺乏和生化改变,很容易鉴别。

（闫 洁）

病例20　发现左锁骨上、左腋下肿块 3 周，发热 2 周

患儿,女,5 个月,于 2005 年 9 月 1 日入院。

一、主诉

发现左锁骨上、左腋下肿块 3 周,发热 2 周。

二、病史询问

患儿先是发现左锁骨上、左腋下肿块,之后出现发热,应首先考虑感染性疾病,注意淋巴结肿大与卡介苗接种有无关系,是否存在全身其他多部位淋巴结肿大,有无细菌、病毒感染造成全身感染可能,此外,应考虑有无淋巴系增生性疾病,包括良性与恶性,以及结缔组织疾病可能,因此进一步询问病史应围绕上述三大方面。

(一) 进一步询问内容及目的

1. 如何发现左锁骨上和腋下肿块,自发现淋巴结肿大以来,其范围和性状有何变化,结核性淋巴结病常局部红、肿、热、痛不明显,而细菌感染则相反。

2. 何时接种卡介苗,是否为左侧,接种后局部的反应与变化,是否有结核病接触史,明确是否与卡介苗接种有关。

3. 怎样开始发热的,热型有无特殊,有何伴随症状,有无咳嗽、气促、呕吐、腹泻、寒战、精神差等,进一步明确可能累及的脏器。

4. 有无皮疹、关节痛等,发热与皮疹有无关系,进食与一般情况怎样,有无消耗表现,精神反应怎样,除外结缔组织疾病和肿瘤性疾病。

5. 是否接触感染病人,家中近期有无人生病,寻找可能的感染源。

6. 是否为足月新生儿,新生儿期有有无特殊病史,有无特殊家族病史。

(二) 询问结果(病史)

3 周前家长无意发现左锁骨上花生米大小质硬包块,左腋下黄豆大小肿块,表面不红,无明显触痛,不发热。2 周前出现发热,体温达 39.4℃,伴畏寒、寒战、咳嗽、流涕、偶呕吐,每日2～3次,均为胃内容物,非喷射性,伴腹泻,每日 5～6 次,为黄色稀便,并发现两处包块较前肿大,表面皮肤发红,触摸时有哭闹,在当地给予头孢类药物和异烟肼,5 天前体温正常。

2 个月时有口疮,母亲有流产病史。

出生当日接种卡介苗处迁延不愈至今。

111

思维提示

询问结果(病史)分析:①患儿是在生后即进行了卡介苗接种(左侧),局部一直迁延不愈,家长未重视,无意中发现同侧腋下和锁骨上淋巴结肿大,无明显红、肿、热、痛,应注意与卡介苗接种相关的结核病可能;②2周前出现发热、寒战、咳嗽、流涕、呕吐、腹泻及包块皮肤红、可疑触痛,要考虑细菌感染所致败血症;③应用头孢类药物和异烟肼后体温正常,卡介苗播散结核病和细菌感染均不能除外;④生后有口疮,目前考虑卡介苗播散结核病以及母亲有流产病史,要考虑遗传性基础疾病免疫缺陷病可能;⑤患儿仅局部淋巴结肿大,其他部位淋巴结无变化,无持续发热,咳嗽、呕吐等短时间内好转,淋巴系统增殖性疾病的可能性小。

三、体格检查

(一)初步体格检查内容及目的

生长发育、精神反应和一般情况,是否接种卡介苗,是否有卡瘢,局部引流区和全身淋巴结是否肿大,心脏、肺部和腹腔等全面查体,注意腹腔肝脏、脾脏的肿大情况,注意囟门、锥体束征和脑膜刺激征、肛门等情况。

(二)体格检查结果

精神好,左上臂卡介苗接种处可见直径约0.5cm结痂,表面无破溃。左锁骨上2.5cm×2.5cm质硬包块,左腋下1.5cm×1cm大小肿块,表面不红,无明显触痛,不发热。心肺听诊无异常。腹软,肝肋下2cm,剑突下3cm,脾未及。余阴性。

四、门诊及外院检查结果

1. 门诊胸部X线正位片   双肺纹理增多,模糊毛糙。
2. 门诊血常规   WBC $12.4×10^9/L$,N 0.80,L 0.20,红细胞、血红蛋白、血小板正常;CRP 45mg/L。

思维提示

体格及目前检查结果分析:①卡介苗接种处一直迁延不愈,现同侧腋下和锁骨上淋巴结肿大,同时肝脏大,血象白细胞高,分类以中性为主,CRP升高,要考虑卡介苗播散性结核病;②双肺呼吸音粗,可闻及少许散在痰鸣音,未闻及湿啰音及喘鸣音,门诊胸片双肺纹理增多,支气管炎诊断成立;③同时出现呕吐、腹泻等要注意有无全身感染败血症可能;④应除外免疫缺陷病。

五、初步诊断

发热、淋巴结肿大待查:①卡介苗播散性结核病;②支气管炎;③败血症? ④原发免疫缺陷病待除外。

六、初步治疗(入院治疗)

入院后予以异烟肼和利福平抗结核治疗,同时应用二代头孢抗细菌,患儿入院后未再发热。

七、进一步检查

(一)进一步检查内容及目的

1. 血常规、CRP、ESR 进一步明确是否存在感染。
2. 血培养 明确有无败血症
3. PPD 试验 帮助明确是否存在结核感染。
4. 心脏彩超 进一步除外先天性心脏病。
5. 腹腔 B 超 明确内脏和淋巴结情况。

(二)检查结果

1. 血常规 WBC $11.4 \times 10^9/L$,N 0.88,L 0.12,红细胞、血红蛋白、血小板正常。
2. ESR、CRP 均正常;两次血培养阴性。
3. PPD 试验阳性。
4. 心脏彩超提示心脏结构及功能正常。
5. 腹腔 B 超 肝脏肿大 5cm,脾脏内可见低密度病灶散在,淋巴结无明显肿大。

八、入院后情况

体温正常,咳嗽有所减轻,查体肺内仅呼吸音粗糙,腋下和锁骨上淋巴结肿大无明显变化。

> **？ 思维提示**
>
> 实验室检查结果分析:①除卡介苗接种同侧腋下和锁骨上淋巴结肿大,余淋巴结无明显肿大,同时肝脏大,脾脏低密度,血象白细胞高,分类以中性为主,CRP 升高,经头孢类药物和异烟肼治疗后体温正常,白细胞下降,CRP 正常,PPD 阳性,卡介苗播散性结核病要考虑;②同时存在支气管炎,败血症依据尚不充分。
>
> 根据检查结果,进一步明确或除外的疾病:免疫功能检查;淋巴结活检。

九、下一步检查内容与目的

Ig 系列明确体液免疫状态,CD 系列明确细胞免疫状态,淋巴结活检明确诊断。

检查结果:IgG + IgA + IgM < 0.8,IgE 未测出;CD 淋巴细胞亚群总 0 ~ 0.7%,余细胞亚群正常(提示患儿同时存在 B 细胞和 T 细胞总数降低,细胞免疫功能低下和抗体水平低下,存在联合免疫缺陷病)。淋巴结活检找到抗酸杆菌。

十、诊断

严重联合免疫缺陷病。

严重联合免疫缺陷病是一种体液免疫和细胞免疫均有缺陷的遗传性疾病,有两种遗传方式,一种是常染色体隐性遗传,一种是 X 连锁遗传,发病机制尚有争论,胸腺发育不全或骨髓干细胞水平存在缺陷,即淋巴样干细胞成熟障碍,导致干细胞不能发育成免疫活性 T 和 B 细胞,B 淋巴细胞和 T 淋巴细胞均存在缺陷,体液免疫和细胞免疫均有缺陷,病理特征是淋巴组织缺乏淋巴细胞和浆细胞,胸腺发育不全。

其临床特征是生后较早开始反复严重感染,大多在生后 6 个月前发病,甚至在新生儿期出现症状,很快恶化,多于 1 ~ 2 岁内死亡。细菌、病毒和真菌等均可引起全身多部位严重感染,早期和常见的疾病是呼吸道感染,反复发生肺炎,也可存在局部化脓性感染如慢性中耳炎、皮肤感染等。患儿可发生严重卡介苗血症,全身念珠菌感染等,还可出现慢性腹泻、各种皮肤损害等。

应尽量避免注射活疫苗,如卡介苗接种,否则会产生严重感染。

本病例即是在接种卡介苗后出现了引流区淋巴结肿大,病理诊断支持卡介苗播散性结核病,本患儿为女性,应进一步进行基因诊断,特别是父母同时应进行基因检测,为以后孕育提供遗传咨询。

十二、治疗

治疗应首先针对各种严重感染采取有效抗感染治疗措施,丙种球蛋白和血浆仅能暂时有效,重建免疫功能最适宜的治疗是组织相容性骨髓移植,可延长存活时间,有些患者可输入转移因子,缺乏组织相容供者,可采用胚胎胸腺和肝脏移植,重新建造细胞免疫,但大多数患儿还缺乏体液免疫,需定期输注丙种球蛋白。

本例经输注一次丙种球蛋白 2.5g 后出院,放弃治疗。

点评

卡介苗接种后播散性感染,应考虑原发免疫缺陷病可能,进一步进行免疫学检查,并进一步进行基因诊断明确。

(刘　钢)

病例21 发热、咳嗽 21 天,伴抽搐 1 次

患儿,男,2 岁 11 个月,于 2008 年 1 月 30 日入院。

一、主诉

发热、咳嗽 21 天,伴抽搐 1 次。

二、病史询问

对于一个发热、咳嗽、抽搐的幼儿,应首先考虑到感染性疾病,注意有无呼吸系统和中枢神经系统感染,注意有无以肺部表现为首发症状的多系统累及疾病,血管炎性结缔组织疾病和肿瘤性疾病等。因此进一步询问病史应围绕上述三方面。

(一) 进一步询问内容及目的

1. 何时出现发热,有无诱因,热型有无特殊,咳嗽的特点,是否伴有喘息、咳痰等寻找呼吸系统感染的症状。
2. 何时出现抽搐,有无发热,抽搐表现,有无意识障碍、肢体活动障碍等明确有无中枢神经系统病变的临床表现,有无其他系统累及表现,如腹疼、腹泻、心慌、气短等进一步明确累及的脏器。
3. 是否有结核接触史,是否接种卡介苗,寻找有无结核感染可能,有无盗汗、体重减轻等除外结核病可能,有无动物接触和特殊疾病流行病学史,寻找可能的特殊病因。
4. 既往用药和治疗反应,明确可能的病因,推测诊断。
5. 有无皮疹、关节痛和活动障碍,发热与皮疹有无关系,除外可能的结缔组织疾病。
6. 精神反应和一般情况,有无消耗,推测疾病的进展和恶性程度。
7. 生长发育史和家族史有无特殊,寻找是否存在基础疾病和遗传性疾病可能。

(二) 询问结果(病史)

院前 21 天无明显诱因出现发热,热峰最高达 39℃,伴咳嗽,无痰,无寒战、抽搐、呼吸困难及喘憋、腹痛、腹泻,自服尼美舒利、消炎药物,体温可降至正常,入院前 11 天患儿体温达 39.9℃,抽搐 1 次,表现为牙关紧闭,双眼上翻,四肢不自主抽动,持续 2 分钟左右,未予特殊处理抽搐自止,抽搐后患儿可安睡,醒后精神一般,未再抽搐。抗感染治疗 3 日,症状无好转,外院行头颅 MRI 检查结合病史考虑脑脓肿的可能性大,曾予头孢呋辛、头孢曲松、乳糖酸阿奇霉素抗感染,盐酸氨溴索化痰,患儿仍间断发热,入院前 1 天就诊于我院门诊,以"脑脓肿及肺炎"收住入院。患儿为第 1 胎第 1 产,足月剖宫产出生,自生后 10 个月后每月发热 2~3 次左

右,予普通头孢类抗生素治疗反应良好,母亲双腿瘫痪,不能行走,父亲为盲人,既往无其他疾病史。无高热惊厥病史。

? 思维提示

询问结果(病史)分析:①发热、咳嗽起病,呼吸道症状不明显,可能呼吸道是前驱感染灶,而不是目前的主要病灶;②起病10天后出现高热和抽搐,之后除间断高热外,无其他明显异常,与一般的中枢神经系统感染不同;③无高热惊厥病史,此次发热、抽搐应首先除外颅内存在病灶可能;④院外应用抗生素等治疗体温可降至正常,考虑可能存在细菌感染;有反复发热、抗生素治疗有效病史,注意反复呼吸道感染,应进一步寻找免疫缺陷等原因;⑤接种卡介苗,无结核接触史,结核病可能性不大,无特殊动物接触和流行病学史,不考虑特殊病原体感染;⑥无明显消耗表现,无皮疹和关节肿痛等考虑恶性疾病和结缔组织疾病的可能性小。

三、体格检查

(一) 初步体格检查内容及目的

生长发育、一般状况,观察血压、脉搏、呼吸、精神反应,意识状态,瞳孔大小和对光反应、肌张力等颅高压表现;脑膜刺激征、锥体束征等神经系统查体进行病变定位,肺部查体明确肺部病变性状,是否有卡瘢,进一步明确是否接种卡介苗,注意浅表淋巴结和肝脾肿大等单核-巨噬细胞系统累及表现。

(二) 体格检查结果

体重14kg,神清,精神反应可,双瞳孔等大等圆,对光反射灵敏,呼吸平稳,全身皮肤无皮疹、出血点及皮毛窦,卡瘢阳性,全身浅表淋巴结未触及肿大,咽充血,双扁桃体Ⅰ度肿大,双肺呼音粗,未闻及明显干湿性啰音,心腹查体无异常,脑膜刺激征阴性,双侧巴氏征阴性。

四、门诊及外院检查结果

1. 化验检查 外院血常规示白细胞$32 \times 10^9/L$,中性为主。
2. 外院头颅CT检查 多发低密度灶,灶周围无明显水肿,无明显占位病变,考虑脑脓肿,头颅MRI:双侧大脑及小脑半球多发环状强化异常信号。
3. 增强头颅磁共振 大小脑半球内多发长T_2信号,其内环形强化,累及胼胝体,考虑多发脑脓肿,MRA未见异常,MRV:直窦信号强度稍低。

思维提示

体格及目前检查结果分析:①根据患儿以发热、抽搐为主要表现,外院血常规示白细胞 $32 \times 10^9/L$,中性为主,外院头颅 CT 检查示多发低密度灶,灶周围无明显水肿,无明显占位病变,结合 MRI 征象考虑脑脓肿;②患儿脑脓肿为颅内多发病灶,无头颅外伤、无耳、鼻感染病史,脑脓肿为血源性脑脓肿,应进一步寻找可能的细菌来源病灶;③小儿发绀型先天性心脏病易并发脑脓肿,患儿无心脏病史,应做心脏彩超进一步除外;④应仔细寻找全身化脓性病灶;⑤患儿自生后 10 个月后每月发热 2~3 次左右,予普通头孢类抗生素治疗反应良好,应考虑反复呼吸道感染;⑥应仔细检查有无慢性病灶,并进行免疫功能检查。

五、初步诊断

根据患儿以发热、抽搐为主要表现,外院血常规示白细胞 $32 \times 10^9/L$,中性为主,外院头颅 CT 检查示多发低密度灶,灶周围无明显水肿,无明显占位病变,结合 MRI 征象考虑脑脓肿。患儿自生后 10 个月后每月发热 2~3 次左右,予普通头孢类抗生素治疗反应良好,应考虑反复呼吸道感染。

六、初步治疗(入院治疗)

治疗 入院后予头孢曲松 1.25g,每天一次,联合阿莫西林克拉维酸钾 0.42g/次,每 8 小时一次,抗感染。

七、进一步检查

(一)进一步检查内容及目的

1. 血常规、CRP、ESR 进一步明确是否存在感染。
2. 血培养 进一步明确有无血源性感染,脑脊液常规和生化及涂片等。
3. PPD 试验 帮助明确是否存在结核感染。
4. 心脏彩超 进一步除外先天性心脏病。
5. 五官科会诊除外局部病灶。
6. Ig 系列和 CD 系列。
7. 母亲和家族史询问。

(二)检查结果

1. 血常规 WBC $11.4 \times 10^9/L$,N 0.278,L 0.651,红细胞、血红蛋白、血小板正常。
2. ESR、CRP 均正常;血培养阴性,脑脊液常规和生化正常。

3. PPD 试验阴性。

4. 心脏彩超提示心脏结构及功能正常。

5. 五官科会诊无局部病灶。

6. Ig 系列:IgA < 0.667g/L, IgG < 0.333g/L, IgM 0.08g/L, IgE 4.4U/L, CD 系列:CD3 89.7%, CD4 53.9%, CD8 29.1%, NK-C 10.4%, BC 0.6%, B 细胞比例明显降低。

7. 母亲 34 岁,双下肢瘫痪,幼儿期服脊灰糖丸后下肢瘫痪,既往无其他疾病。

八、入院后情况

仍发热,咳嗽明显减轻,查体精神好,肺部和中枢神经系统无阳性体征。

思维提示

实验室检查结果分析:未见异常。

根据检查结果,进一步明确或除外的疾病:①PPD 试验阴性,除外结核病;②根据心脏彩超检查结果除外先天性心脏病;③根据患儿为男性,IgA、IgG、IgM 明显降低,B 细胞比例明显下降,患儿体液功能受损明显,患儿之母有幼儿期服脊灰糖丸后下肢瘫痪病史,应考虑 X 连锁无丙种球蛋白血症诊断。

九、诊断

X 连锁低丙种球蛋白血症。

X 连锁低丙种球蛋白血症是一种性连锁隐性遗传病,1952 年由 Bruton 首先报道,故又名 Bruton 病,一般女性为携带者,男性发病,受累男性由于缺乏 B 淋巴细胞和浆细胞导致各类 Ig 合成不足,对很多抗原不能产生特异抗体反应。其缺陷的基因定位于 X 染色体长臂(Xq21,3-22),血清 IgM、IgG、IgA、IgE 均低或测不出,周围血极少或缺少 B 淋巴细胞,淋巴结或骨髓内无浆细胞,但可见到前 B 淋巴细胞,表明本病是由于 B 细胞发育受阻,不能从前 B 细胞发育成 B 细胞,从而导致各种免疫球蛋白合成缺陷而发病。

患儿多于生后 4~8 个月时,当来自母体的抗体 IgG 大部分消失后即出现反复严重感染而死亡,呼吸道感染最为常见,也可为全身性感染。感染的病原多为肺炎链球菌、流感嗜血杆菌、葡萄球菌等,约三分之一病例可发生类风湿病的大关节炎,患儿常因慢性感染而致生长发育障碍。此病在东南亚及发展中国家少有报道,曾有报道死于肠道感染、肺感染,罕见多发脑脓肿病例。

隐源性脑脓肿是指病因不明确,临床上无法确定其感染来源的脑脓肿的一种类型。目前认为可能由于原发感染的症状不明显或短期内自愈而被忽略或由于原发的感染病灶深隐而未被发现。目前国内外尚未见隐源性脑脓肿病人合并免疫缺陷的报道,该病例提示对于部分隐源性脑脓肿病人应注意是否合并原发性免疫缺陷。

十、治疗

进行丙种球蛋白 5g(400mg/kg)进行静脉补充治疗一次,治疗 13 天后患儿体温正常,一般情况好,患儿家长要求出院。

> **点评**
>
> 对于脑脓肿,临床在进行治疗的同时,应进行基础疾病的寻找和家族史询问,XLA 早期诊断,可尽早进行丙种球蛋白抗体的个体化补充治疗,并争取基因诊断和进一步骨髓移植。

(刘 钢)

病例22　间断发热、咳嗽 2 年，消瘦伴间断腹泻 9 个月

患儿，男，4 岁 2 个月，于 2007 年 11 月 30 日入院。

一、主诉

间断发热、咳嗽 2 年，消瘦伴间断腹泻 9 个月。

二、病史询问

对于一个反复发热、咳嗽 2 年并有腹泻及消瘦的患儿应该从感染性疾病和非感染性疾病两个大方面入手。特殊的细菌、病毒、真菌及寄生虫等感染可引起长期发热、咳嗽、腹泻及消瘦等多种症状，此外，非感染性疾病如免疫功能异常、恶性肿瘤等疾病也可引起上述症状。

（一）进一步询问内容及目的

1. 病史中有反复发热、咳嗽，两种症状是否相关，咳嗽是否伴有咳痰及其他呼吸道感染症状，是否有反复呼吸道感染，抗感染治疗效果如何，发热间歇期一般情况如何，推测可能的病原诊断。

2. 病史中出现腹泻，大便性状及次数如何，是否伴有呕吐，反复发作治疗效果如何，是感染性腹泻还是非感染性腹泻。

3. 病史中是否出现过口周疱疹、鹅口疮，要注意是否有免疫功能异常引起的反复病毒或真菌感染。

4. 是否有兄弟姐妹有同样的症状（是否有家族遗传史）。

5. 是否生活在特殊的环境中，如面粉加工厂等，是否有特殊的饮食习惯，需注意真菌或寄生虫感染与环境和饮食习惯有关。

6. 生后是否有输血、血浆及血制品史，患儿父母的职业及身体状况，要注意是否有 HIV 感染的途径。

7. 是否有结核接触史，是否接种卡介苗，用于鉴别是否存在结核病。

（二）询问结果(病史)

患儿于入院前 2 年无诱因出现发热体温 38℃左右，伴咳嗽，偶有痰，抗生素治疗后 4~5 日后，体温可降至正常，症状稍好转。偶有腹泻，2~3 次/日，稀黄便，无脓血。有时仅表现发热伴精神弱，食欲减退，或仅有咳嗽，腹泻，外院一直按反复呼吸道感染、结核及肠道感染间断抗生素及抗结核药物治疗，效果不明显，同时患儿出现厌食、消瘦，期间多次出现口唇疱疹及鹅口疮，抗病毒及抗真菌治疗可好转，入院前 9 个月再次出现发热，咳嗽重，有痰，腹泻次数明显

增多,拍胸片是肺炎,仍间断抗感染治疗效果不明显,反复查血常规白细胞在(2.3 ~ 4.9)×
10^9/L 之间,为进一步诊治,故来我院。患儿生后一直生活在城镇,无特殊饮食嗜好。患儿有
一姐姐,身体健康。

足月顺产,生后无窒息,新生儿期健康,10 个月龄时因发热咳嗽输库血及父母血各一次。
接种过卡介苗,无结核接触史。

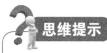

思维提示

询问结果(病史)分析:患儿病史中有发热、咳嗽、腹泻及消瘦,①应考虑到肺部及
肠道的结核感染,但患儿接种过卡介苗,无结核接触史,未经正规抗结核治疗病情无
进行性加重,有时常规抗感染治疗可起效,不支持结核;②患儿有发热、咳嗽、腹泻等
多脏器受累,多次出现口唇疱疹及鹅口疮,抗病毒及抗真菌治疗可好转,反复查白细
胞不高,应注意 EB 病毒等病毒感染和真菌等特殊病原体引起的败血症,入院后需进
行 EB 病毒等抗体检查,并反复做血培养协助诊断;③患儿病史长,反复出现呼吸道症
状和消化道症状,多次胸片提示肺炎,抗生素治疗呼吸道症状和消化道症状可好转,
但反复出现,需考虑反复呼吸道感染和消化道感染,要从引起反复感染的病因如免疫
缺陷、脏器和血管发育异常等各种因素存在去寻找可能的病因;④反复呼吸道、消化
道及皮肤感染是免疫缺陷病的主要特征,且患儿白细胞降低,反复病毒感染及念珠菌
感染,应注意免疫缺陷病,患儿无家族史,生后 2 年内无反复感染病史,有输血史,应
注意获得性免疫缺陷病;⑤患儿有多器官受累,且明显消瘦,恶性肿瘤的可能要考虑。

三、体格检查

(一) 初步体格检查内容及目的

生长发育与正常同龄儿童的差距,精神状态,有无口腔真菌感染,皮肤是否有皮疹及感染
灶,浅表淋巴结是否肿大,呼吸系统体征(呼吸频率、节律,有无呼吸困难、肺部叩诊是否存在
过清音、肺内有无啰音、喘鸣音),肝脾是否肿大,四肢肌力肌张力是否正常,帮助明确是否存
在生长发育停滞及多发感染灶。

是否有卡瘢,进一步明确是否接种卡介苗。

(二) 体格检查结果

体温 36.5℃,呼吸 36 次/分,脉搏 120 次/分,血压 70/50mmHg,体重 7.5kg,身高 85.5cm,
神志清楚,极度消瘦,精神差,皮下脂肪消失,贫血貌,全身浅表淋巴结未触及,全身皮肤干燥,
未见皮疹,左上臂可见卡瘢 1 枚,咽轻度充血,双侧颊黏膜上及咽部可见白色膜状物,双侧呼吸
运动一致,双肺叩清音,呼吸音粗,可闻及少许散在湿啰音,心音有力,律齐,各瓣膜区未闻及杂
音,舟状腹,肝脏肋下 3cm,质中边钝,无明显压痛,脾肋下 2cm。四肢肌张力偏低,肌力 Ⅴ⁻级,
神经系统查体未见异常。

四、门诊及外院检查结果

1. 门诊血常规　WBC $2.3 \times 10^9/L$，N 0.35，L 0.65。
2. 门诊便常规　稀黄便，未见异常。
3. 门诊胸部 X 线正位片　双肺纹理增多，两下肺内带可见淡片影，网状影。
4. 外院血常规　WBC $2.8 \sim 4.9 \times 10^9/L$。
5. 外院腹部 B 超　肝脾肿大，余腹腔脏器未见异常。

思维提示

　　体格及目前检查结果分析：①患儿极度消瘦，皮下脂肪消失，精神差，身高、体重分别位于同年龄同性别正常身高、体重的第 3 百分位以下，舟状腹，四肢肌力肌张力偏低，考虑重度营养不良；②口腔白膜明显，应注意鹅口疮；③双肺呼吸音粗，可闻及少许湿啰音，门诊胸片双肺纹理增多，两下肺内带可见淡片影，网状影，支气管肺炎诊断成立；④营养不良，生长发育停滞，肝脾肿大，末梢血白细胞明显降低，怀疑有 EB 病毒、真菌等机会性感染，要考虑免疫功能缺陷。

五、初步诊断

发热原因待查：①支气管肺炎；②鹅口疮？③重度营养不良；④免疫缺陷病：原发性？获得性？

六、初步治疗（入院治疗）

　　患儿病史长，一般情况差，中有发热咳嗽，胸片提示肺炎，末梢血白细胞不高，应首先考虑 EB 等病毒或特殊病原体真菌以及合并细菌等混合感染可能，因入院时中性粒细胞小于 $1.5 \times 10^9/L$，立即复查血常规，暂给予头孢匹胺抗感染治疗，同时给以制霉菌素涂口腔，并给予脂肪乳及氨基酸等进行支持治疗。

七、进一步检查

（一）进一步检查内容及目的

1. 血、尿、便常规、CRP、ESR　进一步明确是否存在感染。
2. PPD 试验　帮助明确是否存在结核感染。
3. 血生化、肝肾功能。
4. 血培养及咽拭子培养。
5. 免疫球蛋白检测　明确体液免疫功能状态。
6. T 细胞亚群　明确细胞免疫功能状态。

7. 腹部 B 超、心脏彩超　寻找隐匿感染灶。

8. 病毒抗体　EB 病毒、CMV 等抗体、乙肝 5 项，丙肝抗体，丁肝抗体等。

9. 骨髓穿刺　协助除外血液系统恶性肿瘤。

（二）检查结果

1. 血常规　WBC 1.9×10^9/L，N 0.278，L 0.651，RBC 3.1×10^{12}/L，Hb 74g/L，PLT 80×10^9/L；尿常规及便常规未见异常。

2. ESR　78mm/h，CRP 64mg/L。

3. PPD 试验阴性。

4. 肝功能明显异常。

5. 两次血培养均阴性，咽拭子培养为白念珠菌，余病原学检查无阳性发现。

6. 免疫球蛋白基本正常。

7. 两次测 CD4 分别为 6.95% 和 10.09%，明显降低（正常值为 30% ~ 50%）。

8. 腹部 B 超　肝脾肿大，肾脏回声正常。

9. 病毒抗体　HCV-IgM（+），其余均为阴性。

10. 骨髓穿刺未见异常。

八、入院后情况

高热，咳嗽未见好转，仍有腹泻 3 ~ 4 次/日，稀黄便，无脓血。食欲减退，精神差，口腔仍可见白膜。

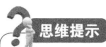

> **思维提示**
>
> 　　实验室检查结果分析：PPD 试验阴性，无结核接触史，病史中抗结核治疗无效，除外结核；咽拭子培养为白念珠菌，鹅口疮诊断明确；反复呼吸道、消化道感染及真菌感染，肝脾肿大，血常规白细胞明显降低，CD4 细胞明显降低，Ig 正常，应考虑细胞免疫功能异常，患儿无原发性免疫缺陷病的家族史，新生儿期身体健康，2 岁前无反复感染病史，原发性免疫缺陷病可能性小；有输血史，应注意获得性免疫缺陷综合征。

九、下一步检查内容与目的

患儿 HIV 抗体筛查及确诊试验均阳性。患儿父母拒绝查 HIV 抗体。

十、诊断

获得性免疫缺陷综合征。

获得性免疫缺陷综合征（acquired immunodeficiency syndrome，AIDS，艾滋病）是由人类免疫缺陷病毒（human immunodeficiency virus，HIV）引起的慢性严重传染病。HIV 感染人体后主

要引起辅助性T淋巴细胞即CD4$^+$淋巴细胞的损伤和减少，同时导致其他免疫功能的损伤，从而引起各种机会性感染和肿瘤，最终导致病人死亡。艾滋病已在全世界各国流行，因其预后不良，病死率高，目前尚无根治办法，已经造成严重后果。

HIV属于RNA病毒，为"反转录"病毒。有两个型，HIV-1和HIV-2，世界各地的艾滋病几乎均由HIV-1引起，而HIV-2感染仅在西非国家呈地方性流行。HIV进入人体后，与CD4$^+$淋巴细胞结合，使大量CD4$^+$淋巴细胞受到破坏，从而造成免疫缺陷。由于CD4$^+$淋巴细胞严重减少，细胞免疫功能严重受损乃至衰竭，对免疫反应的调控能力也严重受损，因而体液免疫功能亦出现异常，表现为高球蛋白血症和自身抗体的出现，而正常的保护性抗体反应则大大减低。因此这些病人极易发生细胞内寄生的机会性病原体，如结核菌、卡氏肺囊虫、李斯特菌、巨细胞病毒等感染。

艾滋病的传染源是已受HIV感染、出现或未出现艾滋病临床表现的病人。对儿科而言，患有艾滋病或处于无症状HIV携带状态的妊娠妇女或哺乳期的母亲，是将HIV感染传播给胎儿、新生儿或婴儿的重要传染源。HIV主要存在于传染源的血液、生殖道分泌物和乳汁中。其他体液中也可能含有HIV，但其浓度可能较低。

艾滋病的传播途径主要是性传播、注射途径传播、医源性传播及母婴传播。

肺部感染可见于儿科艾滋病病人的80%以上，是发生并发症和死亡的主要原因。肺部感染主要是卡氏肺囊虫肺炎、淋巴细胞性间质性肺炎、反复发生细菌感染，包括结核。卡氏肺囊虫肺炎是婴儿期艾滋病最常见的机会性感染，其主要临床表现为呼吸急促、缺氧和X线检查见双侧阴影。淋巴细胞性间质性肺炎早期可无症状，X线见双侧肺部阴影。

中枢神经系统地感染包括急性自限性疾病，如肠道病毒性脑膜炎、引起破坏性后遗症的弥漫性或局灶性感染（如虫媒病毒性脑炎）。脑脊液感染的所有临床表现都继发于毒性介质，如细胞因子的释放。这些因子有神经毒性，并引起脑病的临床表现，如运动异常和痉挛。许多这类疾病也引起神经根神经病和血管病（卒中）。

儿科HIV感染病人的口腔和面部的一些表现包括白念珠菌病、单纯疱疹病毒感染、线性齿龈红斑、口腔毛状白斑。

儿童艾滋病的诊断要根据母亲HIV感染的状态、临床表现和实验室检查结果综合考虑，如母亲有明确的HIV感染，患儿有感染早期的一些的表现，同时实验室检查检出HIV抗原或其核酸，或病毒分离HIV阳性，则可确定诊断。

十一、治疗

转至第一传染病医院继续治疗。

点评

生长发育停滞是儿童艾滋病最常见的临床表现，而肺部疾病时儿童艾滋病发病和死亡的主要原因，通过输血及血液制品及垂直传播是儿童艾滋病的主要传播途径，反复发热咳嗽或长期腹泻，生长发育停滞的患儿，要考虑到儿童艾滋病。

（刘　钢）

病例23 发热伴腹泻 22 天

患儿,男,39 天,于 2006 年 11 月 21 日入院。

一、主诉

发热伴腹泻 22 天。

二、病史询问

对于一个新生儿期开始出现发热和腹泻的婴儿,应考虑消化道感染、败血症的可能,注意有无精神反应差、嗜睡等颅内感染和全身感染可能,应询问家族史,注意有无代谢病,此外,结缔组织和恶性疾病也可造成长期发热和腹泻,患儿年龄小,病史短,需注意但可能性较小。因此进一步询问病史应围绕上述四方面。

(一)进一步询问内容及目的

1. 何时开始发热,有无诱因,热型有无特征,最初的伴随症状,寻找可能的线索。
2. 关于腹泻性状的详细询问,包括次数、外观、气味、水分含量、治疗情况及前后变化。有无呕吐,吐奶、腹胀、皮疹等。
3. 是否有呛奶、咳嗽等,有无呼吸道累及症状,有无精神差,吃奶少、拒乳等全身感染表现。
4. 是否有结核接触史,是否接种卡介苗,有无接触腹泻及其他感染病人,寻找可能的感染源和病因。
5. 所用药物和采取措施,治疗反应,帮助进行病因分析。
6. 是否为足月新生儿,喂养方式,体重增长情况,注意有无乳糖不耐受等因素可能。
7. 新生儿黄疸出现与消退时间,家族有无特殊疾患病史,母亲有无特殊疾患,孕产史有无特殊,生长发育有无特殊。

(二)询问结果

22 天前发热,体温波动于 38.5℃ 左右,同时发现口腔溃疡,腹泻 5~10 次/日,无脓血、无黏液便,每次大便多为稀糊便,在当地按肺炎、肠炎给予抗生素静点治疗(具体用药不详)。13 天前热退,10 天前再度发热,体温在 37.6~37.8℃,一直母乳喂养,吃奶好,无呕吐、呛奶等,每日腹泻同前,为进一步诊断入院。

母孕 4 产 4,孕期顺利,患儿为足月顺产,新生儿期顺利,无黄疸延迟。体重增长 250g,已接种卡介苗,家中 3 个姐姐健康,有一舅舅生后不久患肺炎死亡,其他家族成员无特殊病史,无特殊疾病接触史。

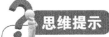**思维提示**

询问结果(病史)分析:① 患儿发热伴腹泻已 22 天,从起病年龄和病程上看病毒性腹泻病的可能性小;②患儿自 17 天时出现发热和腹泻,虽然无明显脓血便、黏液便等,曾在当地按"肠炎"治疗,体温正常 3 天,细菌感染性腹泻病的可能性不能除外,患儿治疗用药史不详,病程迁延,应反复多次便培养并寻找慢性病灶;③患儿一直吃奶好,体重增长,无其他系统明显异常症状和感染中毒症状,败血症以及代谢病可能性小;④患儿发病后即发现口腔溃疡,应注意有无炎症性肠病、免疫缺陷病等可能,患儿母系家族中舅舅有生后不久患肺炎死亡的成员,尽管患儿父母均健康,3 个姐姐无特殊病史,需警惕免疫缺陷病。

三、体格检查

(一)初步体格检查内容及目的

发育、营养、神志、脉搏、血压、呼吸、体温、是否有卡瘢,淋巴结肿大情况,注意心肺、肝脾、脑膜刺激征等,了解患儿发育营养状态、感染中毒症状及其他脏器疾病。

重点检查面色、皮肤弹性、口腔黏膜、口唇色泽、前囟、眼眶、甲床、末梢循环、肢体温度、腹部压痛与包块、肠鸣音、肛门及周围情况,进行有无脱水、酸中毒及外科病灶。

(二)体格检查结果

查体:精神好,呼吸平稳,皮肤发花,无皮疹,肢端暖。可见卡介苗接种痕迹,双肺呼吸音粗,无啰音,心脏听诊无异常。肝脾不大。四肢关节无异常。肛周皮肤略红,10am 处可见一硬结,有一针尖样窦口,触摸可挤出白色物。

四、门诊及外院检查结果

1. 门诊胸部 X 线正位片 双肺纹理增多,无具体片影。
2. 血常规 WBC 16.4×10^9/L, N 0.728, L 0.272,红细胞、血红蛋白、血小板正常,CRP 14mg/L,ESR 正常。
3. 便常规 正常。

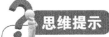**思维提示**

体格及目前检查结果分析:①患儿长期发热、腹泻,曾抗生素治疗体温正常,血象高,中性粒细胞占优势,CRP 增高,考虑感染性腹泻病,细菌感染可能性大;②患儿肛周皮肤发红,局部形成硬结,可见窦口,经挤压可见窦道内分泌物流出,肛瘘诊断。肛瘘在小婴儿常为肛门周围急性感染或反复感染形成肛周脓肿,较为少见,需除外局部有无先天发育畸形和免疫功能缺陷。

五、初步诊断

发热、腹泻原因待查:①感染性腹泻病;②肛瘘;③原发免疫缺陷病?

六、初步治疗(入院治疗)

应针对败血症可能的病原菌早期应用抗生素,早期败血症通常由 B 族溶血性链球菌和革兰氏阴性杆菌引起,抗生素应为氨苄西林加氨基糖苷类或第三代头孢。晚期感染除上述感染外,还应注意葡萄球菌可能,治疗加用头孢曲松 50~100mg/(kg·d)进行抗感染治疗。

七、进一步实验室检查

(一) 进一步检查内容及目的

1. 血常规、CRP、ESR　进一步明确是否存在感染。
2. 血气　进一步明确是否存在酸中毒,及其严重程度。
3. 大便常规和细菌培养。
4. 血生化和电解质了解机体内环境。
5. Ig 系列与 CD 系列明确基础免疫状态。

(二) 检查结果

1. 血常规　WBC 11.4×10^9/L, N 0.28, L 0.72,红细胞、血红蛋白、血小板正常。
2. ESR、CRP、血气均正常;血生化和电解质正常。
3. Ig 系列正常,CD 系列基本正常。

八、入院后情况

仍发热,每日进食好,仍腹泻 3~5 次,均为稀糊便,每次量不多,无脓血等。

? 思维提示

实验室检查结果分析:患儿入院后,仍发热、腹泻,与肛门周围形成局部病灶肛瘘有关。

根据检查结果,进一步明确或除外的疾病:①应进一步请外科会诊进行局部病灶的治疗,并除外局部先天发育畸形;②Ig 系列与 CD 系列正常,细胞免疫和抗体水平属正常范围,结合患儿肛瘘和家中舅舅生后不久患肺炎死亡病史,需注意吞噬细胞功能缺陷可能,应进一步进行吞噬细胞功能试验。

九、下一步检查内容与目的

外科会诊除外局部解剖发育畸形,决定局部治疗;吞噬细胞功能试验明确有无吞噬细胞功能缺陷。

十、下一步检查内容结果

外科会诊除外局部发育畸形,建议局部温水坐浴,继续抗感染治疗后再进行外科瘘管切开;吞噬细胞功能为0(对照12%,20%)。

十一、诊断

吞噬细胞功能严重缺陷病。

慢性肉芽肿病为一种少见的原发性吞噬细胞功能缺陷病,为性连锁隐性遗传,男女发病比例为6:1～7:1,发病机制不清。已发现患者的中性粒细胞、嗜酸性粒细胞和单核细胞吞噬功能正常,但不能杀灭吞入的毒力较弱的细菌与真菌如金黄色葡萄球菌、表皮葡萄球菌、产气杆菌属或黏液沙雷菌等,过氧化物酶阳性,目前认为是粒细胞中缺乏 NADPH 氧化酶,致氧化障碍,己糖-磷酸旁路代谢障碍,使有杀菌作用的 H_2O_2 生成减少,由于吞噬的空泡中 H_2O_2 产生减少,对吞噬进来的细菌碘化作用减弱,故杀灭细菌的能力下降,当细菌或真菌被吞入细胞后,由于体液免疫抗体和多种抗生素都不能穿透细胞膜,细菌被保护在吞噬的细胞中,随着血液循环播散到全身单核-吞噬细胞系统中,而形成多数肉芽肿或化脓灶,多出现淋巴结肿大,非寻常微生物的慢性复发性肺炎、皮下脓肿、肛门周围脓肿、直肠瘘,持久性腹泻病史要考虑肛瘘、肉芽肿性结肠炎等,本患儿舅舅有生后不久感染死亡病史,家中女性成员健康,本患儿生后不久出现腹泻病,存在肛瘘,结合吞噬功能试验(NBT,过氧化氢离子释放实验),慢性肉芽肿病诊断,应进一步进行基因诊断确定。

十二、治疗

在抗感染治疗的基础上,加用局部坐浴护理和应用黏膜保护剂等处理,患儿体温有明显的下降趋势,家长因经济困难,在获悉存在原发免疫缺陷病,吞噬细胞功能缺陷后放弃治疗。

点评

针对发病早、迁延不愈感染患者,应注意寻找慢性病灶和基础疾病,并注意家族病史的询问,尽早进行针对性检查明确诊断。目前,应争取进行基因诊断和进一步骨髓移植进行根治。

(刘 钢)

病例24　反复咳喘 1 个月

患儿,女,1 岁 1 个月,于 2003 年 12 月 15 日入院。

一、主诉

反复咳喘 1 个月。

二、病史询问

对于一个反复咳喘的幼儿,应从多方面考虑病发原因,包括呼吸系统疾病、心血管疾病、胃肠道疾病以及一些以肺部表现为首发症状的多系统累及疾病。呼吸系统疾病包括感染性疾病,如毛细支气管炎、肺炎、肺结核等;以及非感染性疾病,如婴幼儿哮喘、支气管异物等。心血管疾病包括先天性心脏病、血管畸形等。胃肠道疾病包括胃食管反流、气管食管瘘等。以肺部表现为首发症状的多系统累及疾病包括如血管炎性结缔组织疾病和肿瘤性疾病等。其中呼吸系统疾病是引起幼儿咳喘的主要原因。因此进一步询问病史应围绕上述四方面,对于患儿既往情况也应详细询问。

(一)进一步询问内容及目的

1. 是否伴有发热、寒战、流涕等感染症状,如果发热伴咳喘应注意呼吸系统感染性疾病。

2. 咳喘发作持续时间,为持续性或阵发性,有无诱发因素,何时明显。是否伴有其他呼吸道感染症状。是否采取治疗措施,效果如何。是否有湿疹史。有无哮喘及特应性体质家族史。用于鉴别婴幼儿哮喘。

3. 是否有异物吸入史,如坚果类食物吸入、进食时哭闹等　主要鉴别是否为支气管异物继发感染。

4. 是否曾患重症肺炎、毛细支气管炎,用于鉴别是否可能存在感染后闭塞毛细支气管炎、透明肺等。

5. 是否有其他伴随症状如皮疹、关节痛、咯血、面色苍黄或其他部位感染等,主要鉴别以肺部表现为首发症状的多系统累及疾病。

6. 是否有结核接触史,是否接种卡介苗,寻找有无结核感染可能,有无盗汗、体重减轻等除外结核病可能,鉴别是否由于支气管结核或支气管淋巴结结核。

7. 是否为足月新生儿,新生儿期有无吸氧,机械通气病史,鉴别有无支气管肺发育不全。

8. 是否有活动后青紫、水肿、少尿等症状,既往就诊过程中医生是否提及患儿存在心脏杂音,用于鉴别心血管系统疾病。

9. 是否存在进食后呛咳,出生后有无吐奶、呛奶情况,鉴别胃肠道疾病包括胃食管反流、气管食管瘘。

（二）询问结果（病史）

入院前 1 个月患儿无明显诱因出现咳嗽，喘憋，无发热，于当地医院按"毛细支气管炎"治疗无好转（不详），入院前 20 天患儿出现发热，体温波动于 38℃ 左右，咳嗽及喘憋较前明显，始在当地按"肺炎，心衰"予头孢他啶抗感染，并静点丙种球蛋白 1.25g/d 连用三天，曾用去乙酰毛花苷治疗（具体不详），患儿仍无好转，遂转入我院。自发病以来，患儿精神较弱，吃奶可，无呕吐，腹泻，两便正常。

既往体健，无异物吸入史，湿疹史（-），无哮喘及特应性体质家族史；足月顺产，生后无窒息，新生儿期健康；接种卡介苗，无结核接触史。生后无吐奶、呛奶，无青紫、水肿及少尿。

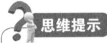

思维提示

询问结果（病史）分析：①患儿咳喘伴发热，应首先考虑呼吸道感染，如支气管炎、肺炎等，但因抗生素治疗效果不明显，应注意病毒、真菌感染或其他疾病可能性；②患儿无湿疹史，无哮喘及特应性体质家族史，且伴有感染症状，不符合哮喘特点，需要进一步明确；③患儿无明显异物吸入史，不支持异物吸入后继发感染；④接种卡介苗，无结核接触史，结核病可能性不大，无特殊动物接触和流行病学史，不考虑特殊病原体感染；⑤足月顺产，生后无窒息，新生儿期体健，既往体健，无重症肺炎、毛细支气管炎病史，故支气管肺发育不全、感染后闭塞性毛细支气管炎等可能性不大；⑥患儿无明显呛奶、吐奶症状，胃食管反流可能性不大；⑦无皮疹、关节疼痛等症，考虑结缔组织病可能性小；⑧患儿起病年龄小，咳喘迁延不愈，应特别注意先天性疾病，如先天性气管、支气管、肺、心血管发育异常，如为呼吸道感染，还应考虑是否存在基础疾患，如免疫缺陷等。

三、体格检查

（一）初步体格检查内容及目的

生长发育、一般状况，有无缺氧表现，气管位置、呼吸系统体征（呼吸频率、节律，有无呼吸困难，肺部叩诊是否存在过清音，听诊肺内有无呼吸音增强或减低，有无喘鸣音及干湿啰音）、是否存在杵状指、是否存在卡瘢。心脏大小，听诊是否存在心脏杂音。

（二）体格检查结果

体温 36.5℃，呼吸 30 次/分，脉搏 100 次/分，血压 90/60mmHg，神志清，精神反应弱，呼吸急促，左上臂卡瘢 1 枚。口周青紫，咽充血，气管居中，鼻翼扇动及三凹征阳性，胸廓对称，双侧呼吸运动一致，双肺叩诊清音，双肺呼吸音粗，可闻及较多喘鸣音及少许细湿啰音，心音低钝，心率 160 次/分，各瓣膜区无杂音。腹平软，肝肋下 6cm，剑突下 3cm，质软，无触痛，脾未及。四肢、神经系统查体未见异常，无杵状指。

四、初步诊断

咳喘原因待查:①肺炎? ②先天性支气管、肺发育不良? ③婴幼儿哮喘?

五、初步治疗(入院治疗)

治疗　入院后予鼻导管吸氧,考虑患儿呼吸道感染可能性大,细菌及病毒感染均不能除外,因患儿外院已予抗生素治疗,效果欠佳,入院后选择第二代头孢菌素——头孢呋辛 100mg/kg 静点抗感染,利巴韦林 10mg/kg 静点抗病毒,呼吸道管理等治疗。

六、进一步检查

(一)进一步检查内容及目的

1. 血常规、CRP、ESR　进一步明确感染。
2. 血气　进一步明确是否存在缺氧及其严重程度。
3. 痰标本细胞分析、革兰染色、抗酸染色、痰培养　协助明确病原。
4. PPD 试验　帮助明确是否存在结核感染。
5. 肺 CT　了解肺内病变情况。
6. 心脏彩超　进一步除外先天性心脏病。
7. Ig 系列和 CD 系列　了解免疫情况。
8. IgE 测定,过敏原筛查实验　明确是否为过敏体质,协助哮喘诊断。
9. 纤维支气管镜　明确有无气道畸形、气管异物,送检灌洗液进行细胞分析。

(二)检查结果

1. 血常规　WBC $10.6 \times 10^9/L$,N 39.4%,L 51.5%,Hb 68g/L,ESR、CRP 均正常。
2. 血气分析　未见异常。
3. 痰培养(2 次)　提示白念珠菌。
4. PPD 试验　阴性。
5. 肺 CT　左肺舌叶、下叶,右上肺尖段,中叶内侧段,右下叶背段和内侧肺段可见广泛云絮状高密度病灶,其内可见支气管充气征,肺门增大,心影轻度增大。纵隔窗示气管居中,隆突下致密影增厚,腔静脉后软组织结节影,直径约 1cm,前纵隔变窄,大血管形态位置正常。
6. 心脏彩超　提示心脏结构及功能正常。
7. 血 IgG > 11.39g/L,IgA 0.152g/L,IgM 1.182g/L,IgE 13.41u/ml。CD 系列提示 CD4 稍低。复查血 Ig 系列:IgG 3.741g/L,IgA 0.07g/L,IgM 0.856g/L,IgE 108.4u/ml。再次复查血 Ig 系列:IgG 7.685g/L,IgA 0.04g/L,IgM 0.856g/L,IgE 3.5u/ml。
8. IgE 正常,过敏原筛查试验阴性。
9. 纤维支气管镜　气道内膜炎症,未见气道畸形及异物,灌洗液细胞分析未提示明显异常。

七、入院后情况

入院后患儿一直发热,咳嗽,喘息明显。因肺部 CT 提示"两肺广泛实质浸润并伴有纵隔淋巴结肿大"予异烟肼,利福平,吡嗪酰胺及激素治疗,患儿体温正常。停激素后再度发热,肺部体征未减少,并出现鹅口疮,后加用氟康唑后,体温始降至正常,咳嗽,喘憋明显好转。

> **思维提示**
>
> 　　实验室检查结果分析:①两次痰培养均提示白念珠菌,存在真菌感染;②血 Ig 系列提示 IgA 明显降低,但 IgG、IgM 无明显异常,应注意免疫缺陷,如选择性 IgA 缺乏症;③血常规提示血红蛋白明显降低,存在中度贫血,应注意除外特发性肺含铁血黄素沉着症,但纤维支气管镜灌洗液未见含铁血黄素细胞,不支持特发性肺含铁血黄素沉着症。
>
> 　　根据检查结果,进一步明确或除外的疾病:①胸部 CT 提示可见广泛云絮状高密度病灶,支气管肺炎诊断成立,患儿两次痰培养均提示白念珠菌,胸部 CT 提示腔静脉后软组织结节影,真菌性肺炎诊断成立;②IgE 正常,过敏原筛查试验阴性,综合病史查体可除外婴幼儿哮喘;③PPD 试验阴性,除外结核病;④胸部 CT 未提示肺发育异常,不支持先天性肺发育不良;⑤心脏彩超检查结果除外先天性心脏病;⑥纤维支气管灌洗液未见含铁血黄素细胞,CT 云絮状病变变化不显著,与特发性肺含铁血黄素沉着症胸部平片和 CT 征象常于 2~3 天内出现显著改变不符,故特发性肺含铁血黄素沉着症可除外;⑦纤维支气管镜未见气道畸形及支气管异物,故先天性支气管发育不良、支气管炎异物可除外;⑧IgA 逐渐降低,两次复查低于 0.05g/L,而 IgG 和 IgM 含量正常,痰培养提示存在真菌感染,结合患儿咳喘症状迁延不愈,故考虑选择性 IgA 缺乏症。

八、诊断

选择性 IgA 缺乏症。

选择性 IgA 缺乏症是原发免疫缺陷病中最常见的类型,在我国的发病率为 1/4000,由于分泌型 IgA 是机体重要的黏膜屏障,IgA 缺乏症可导致反复发生的呼吸道感染或消化道症状。选择性 IgA 缺乏症患者也可仅有少数有症状,而大多数人并不伴有明显的易感染倾向,有伴发自身免疫性疾病的倾向,关于选择性 IgA 缺乏症血清 IgA 含量的诊断标准,目前多数倾向采用 Stiehm 所用的标准:①血清 IgA 含量 <50mg/L;②血清 IgG、IgM 含量正常或增高;③细胞免疫功能正常或减低;④排除其他因素所致的血清 Ig 含量降低。由于患儿免疫系统的发育和功能随年龄增长而渐臻完善,1 岁以内尤其是新生儿和 6 个月以内的婴儿血清 IgA 含量很低,可以 <50mg/L,而且个体差异较大,因此 1 岁以内婴儿血清 IgA 含量 <50mg/L 时暂不宜作出诊断,可追踪观察。我们在临床实践中要提高对该病的警惕,尽早做到早期诊断。

九、治疗

家长因经济困难,自动出院。

 点评

反复咳喘是婴幼儿常见症状,对反复咳喘,呼吸道感染迁延不愈,并出现真菌性感染的婴幼儿,一定要考虑从机体的基础疾病方面寻找病因,原发性免疫缺陷病应首先考虑。通过免疫指标的检查和重复,选择性IgA缺乏症不难作出诊断。

（冯文雅　刘　钢）

病例25 间断低热伴尿色加深 1 个月

患儿,女,8岁,于2013年1月14日入院。

一、主诉

间断低热伴尿色加深 1 个月余。

二、病史询问

(一)问诊主要内容及目的

思维提示

患儿主要表现为发热、尿色加深,引起上述临床表现的原因非常复杂,可为泌尿系统局部的病变引起,也可由全身性疾病所致。问诊的目的是寻找更多疾病的细节,如起病的诱因、发病的主要症状及特点、有无伴随症状、既往化验、用药史及治疗情况等,寻找诊断及鉴别诊断的证据。

1. 发病前是否有受凉、感冒、腹泻等呼吸道和消化道感染的诱因。
2. 发热热型如何,详细询问热型有助于明确发热原因。
3. 有无尿频、尿急、尿痛、夜尿增多症状,除外泌尿系感染。
4. 有无水肿、少尿等伴随症状,协助明确诊断。
5. 有无乏力、头晕、面色苍白等表现,协助明确发热和尿色加深由溶血所致可能。
6. 有无午后低热、盗汗、消瘦症状,除外结核杆菌感染可能。
7. 有无皮疹表现,如面部蝶形红斑、光过敏,病史中有无口腔溃疡、脱发、关节肿痛、冻疮、胸闷、心悸、头痛、抽搐等症状。系统性红斑狼疮可隐匿起病,表现为持续发热,常伴有肾脏受累,问诊时应注意考虑。
8. 有无肝炎、结核及其他传染性疾病接触史,有无特殊疾病家族史。
9. 病初是否就诊,有无化验及用药治疗,效果如何。

(二)问诊结果及思维提示

患儿为学龄期女孩,本次发病前无明确诱因,入院前 1 个月余出现低热,体温波动在 37 ~ 38℃,每日 1 ~ 2 次热峰,予清热解毒等中成药口服体温可降至正常,但间隔 3 ~ 5 天后再次出现,同时发现患儿尿色加深,伴乏力,无咳喘、吐泻,无尿频、尿急、尿痛、水肿和尿量减少,无盗汗、消瘦,无皮疹、关节肿痛,无胸闷、心悸、头晕、头痛和抽搐等不适,未予特殊诊治。入院前20 天患儿仍有发热,性质同前,尿色进一步加深,呈酱油色,面部出现充血性皮疹,跨越鼻梁,伴脱发和轻微关节疼痛,就诊于当地医院,查尿常规提示镜下红细胞 20～30 个/HP,白细胞3～4个/HP,血常规提示白细胞总数正常,轻度贫血,予头孢类抗生素静点 3 天无效,进一步查自身抗体 ANAs 1∶640,ds-DNA 弱阳性,补体 C3 下降,补体 C4 正常,家长为求进一步诊治就诊于我院。既往体健,无特殊疾病史;否认肝炎、结核等传染病接触史和药物及食物过敏史。

> **思维提示**
>
> 　通过问诊可明确,患儿有间断低热和尿色加深,病程中出现面部皮疹,伴乏力、脱发和轻微关节疼痛,提示多种器官受累,结合外院 ANAs 1∶640 阳性,ds-DNA 弱阳性,补体 C3 下降,故考虑系统性红斑狼疮可能性大,患儿外院查尿常规提示镜下红细胞20～30 个/HP,白细胞 3～4 个/HP,考虑合并狼疮性肾炎可能。应尽快复查血常规、尿常规、24 小时尿蛋白定量、ANA、ds-DNA 和 ENA 谱等寻找系统性红斑狼疮(SLE)的证据。

三、体格检查

(一)重点检查内容和目的

考虑患儿系统性红斑狼疮可能性大,本病可引起全身多脏器和多器官受累,因此应对患儿进行系统的、全面的检查,包括全身皮疹、口腔溃疡、关节症状、颜面或肢端水肿情况,心肺、腹部神经系统的查体。

(二)体格检查结果及思维提示

T 37.9℃,R 24 次/分,P 98 次/分,BP 100/60mmHg,神清,精神反应及面色可,双侧颊部可见蝶形片状皮疹,跨越鼻梁,余全身皮肤、黏膜未见皮疹、出血点,皮肤弹性可,无干燥,左上臂卡瘢(＋)。双眼睑无水肿,睑结膜略苍白,双瞳孔等大等圆,对光反射灵敏,口唇略苍白,口腔黏膜光滑,未见溃疡,咽无充血,扁桃体Ⅱ度肿大,未见脓性分泌物。呼吸平稳,双肺呼吸音粗,未闻及干湿啰音,心脏、腹部、四肢、神经系统查体未见异常。

> **思维提示**
>
> 　患儿有尿检异常及间断发热,查体面部可见蝶形片状皮疹,跨越鼻梁,无口腔溃疡、下肢水肿,无关节肿胀,蝶形红斑是系统性红斑狼疮的特异性皮疹,系统性红斑狼疮的诊断更加支持,进一步完善实验室和影像学检查判断病情和评估脏器受累情况,为治疗方案提供依据。

四、实验室和影像学检查

(一) 初步检查内容及目的

1. 血常规、CRP、ESR　了解感染情况,以及有无血液系统受累。
2. 血清支原体抗体、ASO、病毒抗体检查　进一步除外感染性疾病可能。
3. ANA、ds-DNA、ENA、抗心磷脂抗体、β2 糖蛋白、循环免疫复合物、补体 C3 和 C4、Coombs 试验、红细胞表面抗体:寻找 SLE 相关免疫学证据。
4. 尿常规、24 小时尿蛋白定量、全血生化、肺部 CT、腹部超声、心脏超声、心电图、头颅磁共振、脑电图、脑血流图、眼底检查:了解肾脏情况及其他系统有无受累系统受累。
5. 骨穿　了解有无血液系统病变情况,并除外血液系统恶性病。
6. 肾上腺 B 超　除外肾上腺肿瘤。

(二) 检查结果及思维提示

1. 血常规　白细胞 7.02×10^9/L,中性粒细胞 55.79%,淋巴细胞 37.66%,红细胞 2.36×10^{12}/L,血红蛋白 104.5g/L,血小板 180.10×10^9/L,CRP < 8mg/L。血沉:58.0mm/h。
2. 尿常规　黄色云雾状,胆红素(-),蛋白 2 + ,潜血 3 + ,白细胞 3 ~ 4 个/HP,红细胞 15 ~ 20 个/HP。
3. 尿蛋白定量　3250mg/L。
4. 血清支原体、ASO、病毒抗体检查　均阴性。
5. ANAs:阳性,HS 型,滴度 1:1280。ds-DNA:阳性,滴度 1:80。
6. ENA 谱:核糖体-P 蛋白 弱阳性;组蛋白 阳性;ds-DNA 阳性;核小体 阳性,余阴性。循环免疫复合物 115.0RU/ml,阳性。Coombs 试验、红细胞表面抗体均阳性。抗心磷脂抗体和 β2 糖蛋白均阴性。C3 0.15g/L,C4 0.060g/L。
7. 全血生化　白蛋白 26g/L,电解质、肝肾功正常,心肌酶正常。
8. 肺部 CT　肺支气管血管束增多,肺内未见实质浸润。
9. 腹部 B 超　双肾实质回声偏强,余腹部实质脏器未见异常。
10. 心脏彩超　心内结构未见明显异常。
11. 心电图　窦性心动过速,ST Ⅱ、Ⅲ、avF、V4 ~ 6 略下移。
12. 脑电图　正常脑电图。
13. 脑血流图　正常。
14. 肾上腺 B 超　未见异常。
15. 骨髓片　骨髓增生活跃。粒系增生旺盛,中、晚幼粒偶见核浆发育不平衡现象,部分中性粒细胞胞质内可见中毒颗粒。红系统中、晚幼红阶段比值减低,部分成熟红细胞胞体偏小,可见变形。
16. 头颅磁共振　未见异常。

思维提示

重要的检查结果有三项：①抗核抗体、双链 DNA 阳性，补体降低；②血常规提示有贫血，Coombs 试验、红细胞表面抗体阳性；③尿常规可见蛋白尿和血尿，24 小时尿蛋白定量提示有蛋白尿。结合患儿的病史及体格检查结果，目前诊断系统性红斑狼疮，狼疮性肾炎明确。患儿尿检示尿蛋白 2＋，镜下红细胞 15～20 个/HP，24 小时尿蛋白定量为 3250mg/24 小时，腹部超声示肾实质回声增强，故狼疮性肾炎诊断明确，虽肾功能正常，查体未见肾损害体征，但应注意临床监测如双下肢肿胀、尿色尿量等情况。同时患儿存在血液系统损害。进一步的处理：完善 PPD 试验、乙肝五项、丙型肝炎抗体、HIV、梅毒抗体等检查为激素用药做准备。

五、治疗方案及理由

1. 方案　甲泼尼龙注射液 30mg/（kg·d），足量冲击治疗 3 天后，改口服泼尼松片 2g/（kg·d），分三次口服。

2. 理由　患儿系统性红斑狼疮诊断明确，且存在多脏器受累，目前为病情活动期，存在糖皮质激素冲击治疗指征，故予大剂量甲泼尼龙冲击治疗。

六、治疗效果及思维提示

经激素治疗 3 天，患儿体温恢复正常，但逐渐出现双下肢可凹性水肿及双眼水肿、腹围增大，伴间断尿色加深，面色、口唇黏膜苍白，出入量负平衡，此间实验室检查结果：①血常规：白细胞 9.75×10^9/L，中性粒细胞 64.8%，淋巴细胞 28.9%，红细胞 2.82×10^{12}/L，血红蛋白 90g/L，血小板 279×10^9/L，CRP ＜8mg/L；②尿常规：蛋白 3＋，潜血 3＋，白细胞 8～10 个/HP，红细胞 20～30 个/HP；24 小时蛋白尿：3950mg/L；④生化：白蛋白 18.8g/L。

思维提示

患儿初诊为系统性红斑狼疮、狼疮性肾炎，予足量激素治疗后体温得到控制，但肾脏受累程度无明显缓解。进行性出现贫血、大量蛋白尿及低蛋白血症，上述现象表明，患儿病情处于急性期，全身免疫炎性反应重，目前治疗方案尚不能完全控制免疫反应及疾病进展。

七、调整治疗方案及疗效

（一）新方案

甲泼尼龙：每次 20～30mg/kg，1 次/天，冲击治疗，疗程 5 天。停药后改口服泼尼松片

2mg/(kg·d)。

　　口服氢氯噻嗪、螺内酯:利尿。

　　人血白蛋白:静点提高血浆胶体渗透压,减轻水肿。

　　免疫球蛋白:400mg/(kg·d),1 次/天,静点免疫调节治疗,疗程 5 天。

　　环磷酰胺:600~800mg/m² (最大剂量 1000mg/次),1 次/月,冲击治疗,并予充分水化碱化,减少出血性膀胱炎发生率。

　　对症支持治疗。

(二) 疗效

　　治疗 20 天后,患儿体温正常,全身水肿较前减轻,出入量大致平衡,无不适主诉;复查血红蛋白 110g/L,尿常规蛋白 1 + ,镜下红细胞 2~4 个/HP,血生化:白蛋白 26.1g/L。

　　最终诊断:系统性红斑狼疮,狼疮性肾炎。

八、对本病例的思考

　　1. 关于系统性红斑狼疮　系统性红斑狼疮(SLE)是一种原因未明,以多系统或器官病变和血清中出现多种自身抗体为特征的自身免疫性疾病,临床表现多样,可有或无典型蝶形红斑、光过敏症状,应关注其多系统受累的特征。对于不明原因的发热并伴多系统受累的疾病,应注意考虑该疾病并积极完善检查,及早诊治。

　　表 25-1 列出了美国风湿学会(ACR)提出的 11 条 SLE 诊断分类标准,符合 4 条标准具有90%的敏感性和98%的特异性。

表 25-1　美国风湿病学院 1997 年修订的 SLE 分类标准

颊部红斑	固定红斑,扁平或高起,在两颧突出部位
盘状红斑	片状高起于皮肤的红斑,黏附有角质脱屑和毛囊栓;陈旧病变可发生萎缩性瘢痕
光过敏	对日光有明显的反应,引起皮疹,从病史中得知或医生观察到
口腔溃疡	经医生观察到的口腔或鼻咽部溃疡,一般为无痛性
关节炎	非侵蚀性关节炎,累及 2 个或更多的外周关节,有压痛、肿胀或积液
浆膜炎	胸膜炎或心包炎
肾脏病变	尿蛋白 >0.5g/24 小时或 + + + ,或管型(红细胞、血红蛋白、颗粒或混合管型)
神经病变	癫痫发作或精神病,除外药物或已知的代谢紊乱
血液学疾病	溶血性贫血,或白细胞减少,或淋巴细胞减少,或血小板减少
免疫学异常	抗 ds-DNA 抗体阳性,或抗 Sm 抗体阳性,或抗磷脂抗体阳性(后者包括抗心磷脂抗体、或狼疮抗凝物阳性、或至少持续 6 个月的梅毒血清试验假阳性三者之一)
抗核抗体	在任何时候和未用药物诱发"药物性狼疮"的情况下,抗核抗体滴度异常

　　值得注意的是,上述标准为分类标准,特异性将强,敏感性较差。尤其对于儿童患者,部分病人早期仅为个别脏器或系统受累,不一定满足上述标准,也需全面分析,以其早期诊断,减少

误诊和漏诊。

2. 治疗的因人制宜　SLE 的治疗应个体化治疗。要正确评估疾病的严重程度和活动性,随病情变化权衡不同治疗措施的风险和效益,进行临床决策评价,选择最适合患儿病情的治疗方案。

（张俊梅　李彩凤）

病例 26 发热、皮疹伴眼睑水肿 10 天

患儿,女,12 岁,于 2013 年 7 月 22 日入院。

一、主诉

发热、皮疹伴眼睑水肿 10 天。

二、病史询问

(一) 问诊主要内容及目的

思维提示

患儿为 12 岁学龄期女童,起病急,以发热、颜面皮疹及水肿为主要临床表现。应首先注意除外急性感染性病因,如链球菌感染后肾小球肾炎、病毒或支原体感染等。结合患儿入院前 10 天出现以颜面水肿为主的症状,还应警惕泌尿系统非感染性疾病的可能。病史应详细询问起病前 2 周至 1 个月内的患病或异物接触情况,进一步明确疾病诱因;病史中应注意询问热型、出疹情况,包括皮疹形态、颜色、融合程度、有无伴随症状等;针对水肿,应注意病变部位及程度、发作特点、尿量尿色、血压、进食等伴随症状。结合患儿既往史及家族史应注意有无家族遗传倾向或多系统受累依据。

1. 发病前是否有受凉、感冒、腹泻史,发病时有无咳嗽、咳痰,了解有无感染性诱因,如肾小球肾炎常有上呼吸道感染、消化道感染等前驱诱因。

2. 患儿发病前有无呼吸道、泌尿系、消化道等感染症状,患儿以发热起病,同时出现颜面水肿及皮疹,应详细询问病初发热特点,出疹规律与发热是否有关,是否同时伴有咳嗽、喘憋、咽痛、皮肤脱屑等症状,是否有类似病人接触史等。

3. 尿色、尿量如何,水肿出现的时间、急缓、部位(开始部位及蔓延情况)、全身性或局部性,是否具有对称性、可凹性,伴随症状方面注意是否伴有血尿、高血压。患儿病史中有颜面水肿,应注意除外是否存在泌尿系统病变,应详细追问尿色、尿量变化,警惕有无少尿、无尿评估病情;通过了解水肿的起病部位、程度、变化规律等情况评估病情及推断疾病性质。患儿近 10 天,若出现血尿、高血压、蛋白尿等症状,还应注意非感染性疾病可能,如原发性肾病综合征、急性肾小球肾炎。

4. 病程中是否伴有胸闷、心悸、气短、咯血、晕厥、抽搐、药物或事物过敏等表现,明确有无

心源性、神经源性或免疫源性因素致病的可能。

5. 有无反复冻疮史、日光性皮炎、口腔溃疡、关节肿痛、腹痛、便血、脱发、乏力、头晕或抽搐等伴随症状，患儿目前临床症状不典型，除考虑泌尿系统病变以外，应详细询问有无其他系统性疾病可能，如血管炎性疾病、系统性红斑狼疮、幼年皮肌炎、代谢性疾病等。

6. 病初是否就诊，有无化验，是否用药，什么药，通过重要辅助检查及药物的应用全面了解疾病特点。

7. 既往有何种疾病，患儿目前病因不明，了解有无基础疾病可帮助明确诊断，注意询问相关疾病家族史。

（二）问诊结果及思维提示

患儿为学龄期女童，既往无特殊病史，否认类似疾病家族史，无感染性疾病接触史。本次发病前无明确诱因，起病隐匿。家长无意中发现患儿双侧眼睑轻度水肿，晨起明显，日间可缓解，同时出现低热，体温波动于 37~38℃，每天 1~2 次热峰，体温可自行降至正常。尿色及尿量大致正常，无腹痛、腹泻、乏力、咳嗽症状。起病当日，外出活动后出现颜面部数枚皮疹，为红色丘疹，伴痒感，无脱屑及水疱，无关节肿痛、乏力、脱发症状，未予重视。起病 1 周后患儿仍间断出现低热及双眼睑水肿，晨起水肿明显；面部皮疹较前颜色加深，数量有所增多，偶诉头晕、恶心，可自行缓解，院外查血常规：白细胞 3.85×10^9/L，中性 50.5%，淋巴 47%，血红蛋白 110g/L，血小板 175×10^9/L，尿常规：蛋白＋＋，镜下未见红白细胞，考虑"发热皮疹水肿原因待查"，外院予抗感染、中成药对症支持治疗 1 周余，效果欠佳遂来诊。

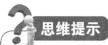

思维提示

通过问诊可明确，患儿无明确前驱感染病史，起病隐匿，主要表现为发热、颜面皮疹及水肿，病程中皮疹曾因外出活动后加重，应警惕日光敏感可能。病程中，患儿反复出现低中程度发热、颜面皮疹及水肿，尿常规未见镜下红白细胞，但尿蛋白阳性，上述证据提示患儿可能存在泌尿系统病变，如原发性肾病综合征或其他系统性疾病肾脏受累可能。故体格检查除关注水肿性质及特征外，更应该结合皮疹特点进行详细全面查体，以进一步除外其他脏器隐性受累可能；如皮肤黏膜病变情况、关节外形及活动情况、神经系统症状等。

二、体格检查

（一）重点检查内容和目的

结合患儿起病年龄及特点，针对患者进行系统、全面的查体，应重点注意皮疹及水肿的性质，进一步明确有无泌尿系以外致病因素，如心源性、神经源性或免疫源性病变的相应体征。同时，因患儿起病隐匿，发热贯穿病程全程，但未发现具体感染性病灶，结合血常规提示白细胞轻度下降，血小板及血红蛋白大致正常；尿检提示蛋白尿，应特别注意有无系统性疾病可能，系统性红斑狼疮需首先注意除外，故应关注全身皮疹、口腔溃疡、四肢关节及神经系统的查体。

（二）体格检查结果及思维提示

体温 37.0℃,脉搏 90 次/分,呼吸 16 次/分,血压 120/60mmHg。神志清,精神可,呼吸平稳,面色尚红润,双侧耳廓可见陈旧性黄豆大小冻疮瘢痕 2 枚,双手、双下肢可见散在暗红色陈旧性皮疹。双颊可见数枚紫红色斑丘疹,无明显融合及脱屑,伴痒感及局部发红;双眼睑水肿,球结膜无充血。颈软无抵抗,锥体束征阴性;咽无充血,口腔黏膜光滑,右侧舌体可见溃疡 1枚;双肺呼吸音粗,未闻及啰音。双下肢轻度可凹性水肿,四肢肌力、肌张力正常,双膝、双踝关节轻度肿胀,触痛(-),无明显活动受限。心腹及外阴查体未见异常。

思维提示

体格检查与问诊后初步考虑系统性红斑狼疮,狼疮肾炎相吻合。患儿起病隐匿,无明确前驱感染史,主要表现为发热、颜面水肿伴皮疹,血压正常,结合辅助检查提示蛋白尿,及体格检查可见关节轻度肿胀、口腔溃疡及耳廓可见陈旧性冻疮瘢痕。为进一步明确诊断及有无肾脏以外其他脏器受累,需完善检查协诊,如免疫血清学、病毒学、影像学及电生理学检查等,为后期制订治疗方案提供依据。

三、实验室和影像学检查

（一）初步检查内容及目的

1. 血常规、CRP、ESR　了解感染情况,以及有无血液系统受累。
2. 血清支原体、病毒抗体检查　明确有无病原感染。
3. 抗核抗体、dsDNA、ENA、抗心磷脂抗体、循环免疫复合物、补体　明确有无 SLE 相关证据。
4. 尿常规、全血生化、肺部 CT、腹部超声、心脏超声、心电图、看眼底　了解有无多系统受累。
5. 24 小时尿蛋白　了解蛋白尿程度。
6. 头颅磁共振、脑电图　了解有无颅内病变及脑电异常。
7. 骨穿　了解,并除外血液系统恶性病。

（二）检查结果及思维提示

1. 血常规　白细胞 2.55×10^9/L,中性 57.5%,淋巴 35.7%,红细胞 4.24×10^{12}/L,血红蛋白 103g/L,血小板 184×10^9/L,CRP 18mg/L。血沉 31mm/h。
2. 尿常规　浅黄微浑,蛋白 + + +,镜检白细胞 2 ~ 5 个/HP,红细胞 1 ~ 3 个/HP。血清支原体、衣原体、军团菌、病毒抗体检查均阴性。
3. 抗核抗体阳性,HS 型,滴度 1:1280。抗 ds-DNA 抗体阳性,滴度 1:320。
4. ENA 抗体谱　抗核糖体-P 蛋白抗体弱阳性;抗组蛋白抗体阳性;抗 ds-DNA 抗体阳性;余阴性。
5. C3 0.21g/L,C4 0.049g/L。
6. 生化　白蛋白 24g/L,胆固醇 6.65mmol/L,电解质、肝肾功正常,心肌酶正常。

7. 24 小时尿蛋白定量　11387mg/L，合计 91.5mg/kg。

8. 乙肝、梅毒、艾滋、丙肝抗体　均阴性。

9. 肺部 CT　右上肺少许间质改变，双侧少量胸腔积液；心影丰满，心包少量积液。

10. 腹部 B 超　脂肪肝(轻度)。

11. 心脏彩超　心内结构未见明显异常。

12. 心电图　窦性心律，aVF 导联 T 波平坦。

13. 脑电图　正常儿童脑电图。

14. 头颅磁共振　正常。

15. 眼底　未见异常。

？　思维提示

　　重要的阳性检查结果：①免疫学检查异常：抗核抗体、双链 DNA 抗体阳性，补体降低；②尿检：大量蛋白尿，尿中红细胞、白细胞增多；③血生化提示：低蛋白、高胆固醇血症；④胸部影像示肺间质病变、胸腔积液、心包积液。重要的阴性检查结果：骨髓细胞学检查、病原学检查。眼底检查及电生理检查均未见明显异常。故目前诊断——系统性红斑狼疮，狼疮肾炎。

四、诊断

系统性红斑狼疮，狼疮肾炎。

五、治疗方案及目的

　　进一步的处理：监测血压、出入量，避免阳光直射，休息和低盐优质蛋白饮食；口服 NSAIDs 抗炎及控制关节症状；完善 PPD 试验、视野等检查为应用激素及抗疟药做准备，激素治疗的主要目的为：①抑制异常免疫反应，治疗原发病；②控制肾脏纤维化及间质性肺炎进展；③改善出疹情况。

六、治疗效果及思维提示

　　经对症治疗 3 天，患儿出入量负平衡，监测血象示白细胞进行性下降，此间实验室检查结果：①血常规：白细胞 1.91×10^9/L，中性 43.5%，血红蛋白 108g/L，血小板 190×10^9/L，CRP 11mg/L；②尿常规：蛋白 +++，潜血 ++，白细胞 偶见/HP，红细胞 0~2 个/HP；③PPD 试验：阴性；④生化：白蛋白 19.5g/L；视野检查未见明显异常。

？　思维提示

　　患儿目前诊断明确，完善检查后无激素禁忌证，考虑目前为病情活动期，全身免疫反应重，与 NSAID 及支持治疗后，效果欠佳，应立即加用糖皮质激素及免疫球蛋白治疗控制急性期病情；同时加用口服抗疟药改善皮疹情况。

七、调整治疗方案及疗效

（一）新方案

1. 激素　甲泼尼龙 20～30mg/（kg·d），1 次/天，静点，5 天后改为足量口服泼尼松 2mg/（kg·d）。

2. 免疫球蛋白　400mg/（kg·d），每日 1 次，疗程 5 天。

3. 羟氯喹　5～6mg/（kg·d），2 次/天，口服。

4. 对症支持　如利尿、消肿、降血压、钙剂等。

5. 加用环磷酰胺冲击治疗　每次 600～800mg/m²，每月 1 次，同时予充分水化碱化，减少出血性膀胱炎的发病率。

（二）疗效

治疗 20 天后，患儿体温正常，全身水肿较前减轻，出入量大致平衡，无不适主诉；复查血常规示白细胞正常，血清白蛋白较前增高，尿常规示尿蛋白持续 3＋，未见白细胞、红细胞。

八、最终诊断

①系统性红斑狼疮；②狼疮肾炎。

九、对本病例的思考

1. 关于系统性红斑狼疮　系统性红斑狼疮（SLE）是一种侵犯多系统和多脏器的自身免疫性疾病。患儿免疫功能异常，存在多种自身抗体或免疫复合物。本病可见于儿童各个年龄时期，但 5 岁以前发病者较少，至青春期明显增多，以女孩多见。大部分患儿隐匿起病，临床特点不典型，多通过详细询问病史及查体，可使诊断思路进一步明确。部分儿童系统性红斑狼疮发病急、进展快、开始时即可表现为多系统多脏器同时受累，如不积极治疗，其预后远较成人严重。

2. 早期发现，防患于未然　SLE 的起病可急可缓，最初表现可能仅仅为非特异的临床表现，如水肿、乏力等，而且部分患者可能非特异表现持续时间较长。临床典型的 SLE 患者往往表现为乏力、发热、蝶形红斑及肾脏、心脏、神经系统、呼吸系统及血液系统等多个器官系统受累。免疫学检查有高滴度的抗核抗体及其他的自身抗体。该病为系统性慢性疾病，根据患儿的免疫状态及内分泌情况，可能出现病情波动，目前针对 SLE 病情活动沿用狼疮疾病活动性指数（SLEDAI）评分，详见表 26-1。

3. 关于狼疮肾炎　狼疮肾炎的临床表现轻重不一，可从无任何临床症状的隐匿性肾炎到终末期的肾衰竭均可见，蛋白尿、血尿、管型尿是最常见的临床表现，水肿、低蛋白血症、高血压乃至肾衰竭可出现在病程的任何阶段。大多数狼疮肾炎随系统性红斑狼疮全身病情的恶化和缓解而变化。但在少数隐匿性肾炎，病人无临床症状或以无症状性蛋白尿或肾病综合征为首发表现，在较长的时间内无 SLE 的其他全身性表现，甚至血清学检查也为阴性。这类病人容易误诊。要在长期随诊中观察 SLE 的全身表现,并复查有关血清学指标。肾脏受累也是影响 SLE 患者预后的重要因素。

表 26-1　SLEDAI 评分表

积分	临床表现
8	癫痫发作:最近开始发作的,除外代谢、感染、药物所致
8	精神症状:严重紊乱干扰正常活动。除外尿毒症、药物影响
8	器质性脑病:智力的改变伴定向力、记忆力或其他智力功能的损害并出现反复不定的临床症状,至少同时有以下两项:感觉紊乱、不连贯的松散语言、失眠或白天瞌睡、精神运动性活动↑或↓。除外代谢、感染、药物所致
8	视觉障碍:SLE 视网膜病变,除外高血压、感染、药物所致
8	脑神经病变:累及脑神经的新出现的感觉、运动神经病变
8	狼疮性头痛:严重持续性头痛,麻醉性止痛药无效
8	脑血管意外:新出现的脑血管意外。应除外动脉硬化
8	脉管炎:溃疡、坏疽、有触痛的手指小结节、甲周碎片状梗死、出血或经活检、血管造影证实
4	关节炎:2 个以上关节痛和炎性体征(压痛、肿胀、渗出)
4	肌炎:近端肌痛或无力伴 CPK↑,或肌电图改变或活检证实
4	管型尿:HB、颗粒管型或 RBC 管型
4	血尿:>5RBC/HP,除外结石、感染和其他原因
4	蛋白尿:>0.5g/24h,新出现或近期↑
4	脓尿:>5WBC/HP,除外感染
2	脱发:新出现或复发的异常斑片状或弥散性脱发
2	新出现皮疹:新出现或复发的炎症性皮疹
2	黏膜溃疡:新出现或复发的口腔或鼻黏膜溃疡
2	胸膜炎:胸膜炎性胸痛伴胸膜摩擦音、渗出或胸膜肥厚
2	心包炎:心包痛及心包摩擦音或积液(心电图或超声心动检查证实)
2	低补体:CH50、C3、C4 低于正常范围的最低值
2	抗 dsDNA 抗体:滴度增高
1	发热:>38℃
1	血小板下降:低于正常范围的最低值
1	白细胞下降:$<3 \times 10^9/L$

注:SLEDAI 的理论总积分为 105 分,0~4 分基本无活动;5~9 分轻度活动;10~14 分中度活动;≥15 分重度活动(源文献:Bombardier C, Gladman DD, Urowitz MB, et al. Derivation of the SLEDAI. A disease activity index for lupus patients. The Committee on Prognosis Studies in SLE. Arthritis Rheum, 1992, 35(6):630-640)

（周怡芳　李彩凤）

病例27　间断发热8个月,关节肿痛20余天

患儿,男,4岁,于2013年3月13日入院。

一、主诉

间断发热8个月,关节肿痛20余天。

二、病史询问

(一) 问诊主要内容及目的

思维提示

　　发热持续达2周以上者即称为慢性发热,对于一个慢性发热伴关节炎的患儿,应考虑常见原因有感染性因素持续存在抑或存在非感染性因素可能。其中感染是长期发热的首要原因,发病率可高达30%～60%,常见病原包括细菌、病毒、支原体感染等;而在非感染性疾病,风湿免疫性疾病及血液系统疾病为常见原因,这类疾病早期缺乏特异性的临床表现,诊断困难,需仔细询问病史及查体。另外针对儿童血液系统疾病,常以白血病和淋巴瘤多见。问诊的目的主要为寻找更多的临床依据诊断及鉴别,如起病的诱因,发病的主要症状及特点,病情变化特点,伴随症状,既往疗效等。

　　1. 发病前是否有受凉、感冒、腹泻史,发病前有无类似病人接触史、皮疹或外伤,感染性疾病常有一定的诱发因素,儿童时期临床常见为呼吸道、消化道感染,患儿关节肿痛,应注意外伤后关节病变可能,注意鉴别。

　　2. 起病缓急,发热的程度和热型,能否自行缓解,发病时精神状态如何,患儿主要表现为发热,应详细询问发热的细节有助于明确诊断,如:稽留热可见于大叶性肺炎、伤寒等;弛张热可见于败血症、风湿热、全身型幼年特发性关节炎等。

　　3. 发热时是否伴有一过性皮疹,皮疹的分布、性状,有无热出疹出、热退疹退样典型的皮疹,患儿发病年龄小,起病急,主要表现为持续发热伴关节症状,应警惕非感染性病变可能,如血液系统恶性病、幼年特发性关节炎(全身型)。

　　4. 有无午后低热、盗汗、体重减轻,患儿持续发热,除常见病原菌感染外,应注意结核杆菌感染可能。

　　5. 病初是否就诊,有无化验,是否应用了抗生素及激素,通过重要辅助检查及抗生素的应

用了解感染性疾病的可能性，询问有无激素应用评估其对病情的掩盖程度及影响。

6. 既往病史，有无特殊病原接触史及疫区接触史，应注意不典型病原感染性疾病可能，如有无蜱虫叮咬史——莱姆病，有无牛羊、病畜接触史——布鲁菌病等；有无家族性遗传性发热病史，需考虑家族性遗传因素。

（二）问诊结果及思维提示

患儿为 4 岁幼儿，8 个月前于受凉后出现发热，每天 2～3 次热峰，最高体温 40.0℃，伴阵发性单声咳嗽，咳少量白痰，无明显皮疹、关节肿痛，无腹痛、腹泻，否认外伤史；院外考虑为"上呼吸道感染"，予头孢静点 1 周后好转。入院前 7 个月，再次出现发热，无明显诱因，每天 2～3 次热峰，最高体温 41.0℃，口服退热药效果欠佳，伴全身一过性针尖样充血性皮疹，累及面部、躯干、四肢、手脚心、疹间皮肤正常，伴瘙痒，无关节肿痛，热退后皮疹有所减少。于外院住院治疗 1 个月，查血常规示白细胞、血小板明显增高，血红蛋白下降，血沉明显增高，类风湿因子阴性，肺 CT 示双肺肺炎伴双侧胸腔积液，考虑"发热原因待查"，予萘普生、双嘧达莫及泼尼松片口服控制全身炎症反应，先后予阿莫西林、亚胺培南、美罗培南、万古霉素抗感染，患儿体温、症状平稳出院。出院后患儿未规律服用口服药。入院前 20 天，患儿受凉后再次出现发热，一天 2～3 次热峰，最高体温 40℃，伴双膝、双踝关节痛，严重时不能自行站立，无明显皮疹及其他伴随症状，家长自予布洛芬、泼尼松口服效果欠佳。上诉症状日益加重遂来诊。患儿自发病以来，精神较弱，饮食、睡眠、二便可。

患儿生长发育同正常同龄儿。无食物、药物过敏史。既往体健，否认家族遗传病史。

思维提示

通过问诊，我们知道患儿起病年龄小，起病急，病初有呼吸道感染史，抗感染治疗有效，否认外伤史及类似家族性疾病。主要表现为间断弛张高热伴下肢大关节肿痛，病程中有一过性皮疹，符合热出疹出、热退疹退特点，病程中化验检查不完善，但病情加重时出现贫血、炎性指标升高表现，影像学提示肺炎伴胸腔积液，提示患儿全身炎症反应重，故初步考虑主要诊断为"发热、关节炎原因待查"，幼年特发性关节炎（全身型）可能性大，但暂不能完全除外感染性、恶性病可能，需进一步鉴别诊断。

三、体格检查

（一）重点检查内容和目的

对发热待查的患儿应进行全身全面地体格检查。检查皮肤黏膜时应注意检查有无皮下结节，有无血管性皮疹，皮肤黏膜的颜色，有无贫血及黄疸。检查肺部有无啰音，心脏有无杂音及心界扩大。检查有无淋巴结和肝脾肿大，腹部有无肿块。四肢和关节的检查包括关节肿胀和压痛的部位、数量、关节活动度、四肢肌力、肌张力等。还有神经系统的检查，脑膜刺激征、深浅反射、病理反射等。

(二) 体格检查结果

体温36.8℃,呼吸28次/分,脉搏130次/分,血压110/60mmHg;神清,精神反应可,全身皮肤黏膜无皮疹、出血点。双侧颈部、颌下、腋窝、腹股沟可及散在肿大淋巴结,较大者直径约1.5cm,质软,无压痛、触痛,边界清,无粘连。颈部外形正常对称,甲状腺无肿大。双肺呼吸音清,未闻及明显干湿啰音。心音有力,心率130次/分,律齐,未闻及病理性杂音。腹稍膨隆,腹壁可见轻度静脉曲张,无压痛、反跳痛,未及包块,肝脾肋下未及。右膝关节肿胀,可伸直,屈曲受限,无压痛,浮髌试验(+),左膝关节略肿胀,关节活动正常,浮髌试验(±),余四肢关节无肿胀,活动度正常。神经系统查体未见异常。

四、外院检查结果

1. 血常规 白细胞19.2×10^9/L,中性粒细胞71.4%,淋巴细胞22.1%,血红蛋白107g/L,红细胞4.14×10^9/L,血小板489×10^9/L,CRP 6.9mg/L。
2. ESR 92mm/h。
3. 心脏彩超 心内结构未见明显异常。
4. 肺CT 双肺纹理粗重、模糊,双肺可见散在淡薄斑片状阴影。双侧胸膜腔可见细弧形液体密度影。心脏及大血管未见异常。印象:双肺肺炎伴双侧胸腔积液(少量)。
5. SF>2000ng/ml。

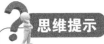

思维提示

①患儿无低热、盗汗,否认结核接触史,卡瘢阳性,胸片没有结核感染灶,可暂除外结核感染,可再行PPD试验检查协诊;②患儿有发热、关节炎,但关节炎为对称性,非游走性,且无明确前期链球菌感染史,无心脏炎、舞蹈病表现,风湿热诊断依据不足,但需进一步做ASO、心电图、心脏彩超以除外;③患儿查体淋巴结增大,需注意白血病等恶性疾病的可能,入院后需做骨穿,必要时浅表淋巴结活检协诊;④患儿化验白细胞、中性分类、血小板均增高,血沉血清铁蛋白明显增高,目前尚不除外感染因素,可进一步做血培养、MP、病毒抗体等协诊。

五、实验室和影像学检查

(一) 初步检查内容及目的

1. 血常规、CRP、ESR、血清铁蛋白等炎症指标 了解感染或炎症情况。
2. 血清支原体抗体、呼吸道病原抗体 了解有无呼吸道病原感染;肥达试验、外斐试验。除外伤寒、副伤寒及斑疹伤寒等传染性疾病;虎红试验:了解有无布氏杆菌病;伯氏疏螺旋体:了解有无莱姆病;EB病毒抗体、微小病毒、TORCH:了解有无病毒感染;血培养:除外败血症。
3. 抗核抗体、dsDNA 鉴别其他自身免疫性疾病。
4. 尿常规、全血生化、肺部CT、腹部超声、心脏超声、心电图、眼底 了解有无多系统受累及其程度。

5. 类风湿因子、CCP、APF、AKA　了解关节受累情况,辅助类风湿关节炎早期诊断。

6. 骨穿　了解有无血液系统受累,并除外血液系统恶性病。

7. 24 小时尿 VMA 测定和肾上腺 B 超除外神经母细胞瘤。

(二) 检查结果及思维提示

1. 血常规　白细胞 $12.59 \times 10^9/L$,中性粒细胞 $7.99 \times 10^9/L$,中性 63.4%,淋巴 29.2%,红细胞 $3.57 \times 10^{12}/L$,血红蛋白 88g/L,血小板 $505 \times 10^9/L$,CRP 91mg/L。

2. 血沉　76mm/h。

3. 尿常规　正常。

4. 血清支原体、病毒抗体、虎红试验、伯氏疏螺旋体、肥达、外斐试验　均阴性。

5. 抗核抗体、dsDNA　阴性。

6. 生化　白蛋白 31.5g/L,电解质、肝肾功正常,心肌酶正常。

7. SF　1107ng/ml。

8. CD 系列　CD3:92.8%, CD4:44.8%, CD8:39.7%, CD4/CD8:1.1, BC:1.4%, NK-C:3.0%。

9. 凝血三项 PT 13.7s,APTT 59.1s,FIB 4.99g/L。

10. 血培养　阴性。

11. 骨髓片　骨髓增生活跃。粒系增生旺盛,各阶段比值大致正常。红系增生尚可,以中幼红为主,粒红比值增高,形态大致正常。巨核细胞不减少,血小板数量明显增多。未见幼稚细胞。

12. 肺 CT　两肺未见实质浸润;双侧腋窝可见多个淋巴结,部分轻度肿大。

13. 膝关节超声　双侧膝关节滑膜炎症改变,周围深筋膜水肿;双侧髌上囊积液;双侧髌骨未见骨化中心,右侧髌骨轻度外移。

14. 骨盆、双手正位　双侧髋关节及双手掌指关节对位可,关节面光整,诸骨形态未见明显异常。

15. 心电图　窦性心律。

16. 心脏彩超　左室内径轻度增大。

17. 腹部超声　腹部实质脏器未见异常,可见数枚系膜淋巴结,大者 $1.1cm \times 0.6cm$。

18. 24 小时尿 VMA 阴性,肾上腺 B 超未见异常。

> **思维提示**
>
> 　　重要的阳性检查结果:①炎性指标:CRP、ESR、血清铁蛋白明显增高;②血象示白细胞增多,血小板增高,血红蛋白降低;③膝关节超声示双侧膝关节滑膜炎、积液;④心、肺、腹部影像未见明显异常。结合感染性致病因素及血液系统疾病骨髓特点均为阴性回报,回顾病史及体格检查结果,目前初步诊断——幼年特发性关节炎(全身型)。患儿外院影像提示肺炎伴胸腔积液,抗感染治疗有效,目前考虑原发病肺损害可能性大。患儿未予规律治疗,入院时表现为持续弛张高热,伴右膝关节肿痛加重,精神较萎靡,入院后查血常规提示白细胞、CRP、ESR、血清铁蛋白明显增高,考虑原发病病情活动,需警惕重度免疫反应所致巨噬细胞活化综合征的可能,注意监测病情变

化及血象、血清铁蛋白、肝功、凝血、CD 系列等指标。进一步的处理:监测血象、凝血、肝功,并予免疫球蛋白封闭抗体,抑制异常免疫反应。

六、初步诊断

幼年特发性关节炎(全身型)。

七、治疗方案及理由

1. 方案　免疫球蛋白 400mg/kg,实予 5g/d × 4 天;甲泼尼龙 20 ~ 30mg/(kg · d),1 次/日,连用 5 日,冲击治疗;停药当日改泼尼松片 0.5 ~ 1mg/(kg · d)口服;布洛芬 5ml/次,每日 3 次口服及对症支持治疗。

2. 理由　患儿目前为病情活动期,入院后仍有间断高热,予免疫球蛋白及糖皮质激素静点抑制过度免疫反应,缓解病情;予布洛芬减轻关节炎症反应;同时,因患儿持续发热,予对症补液、抗感染及降温对症处理,监测生命体征。

八、治疗效果及思维提示

经激素治疗 5 天,患儿热峰较前下降,但仍有间断发热,每日 1 ~ 2 次热峰,最高体温 38.7℃,关节肿痛较前减轻,血象示三系均有下降,炎症指标高,此间实验室检查结果:①血常规:白细胞 9.20 × 10^9/L,中性粒细胞 3.56 × 10^9/L,中性 38.6%,淋巴 50.8%,红细胞 2.93 × 10^{12}/L,血红蛋白 74g/L,血小板 344 × 10^9/L,RET% 2.13%,CRP 24mg/L,血沉 56mm/h;②SF 554.2ng/ml;③凝血三项:PT 12.6 秒,APTT 37.3 秒,FIB 3.46g/L;生化:肝功正常;④复查骨穿:未见吞噬细胞。

思维提示

患儿接受免疫球蛋白、糖皮质激素及 NSAID 治疗后,仍有间断发热,每日 1 ~ 2 次热峰,全身症状较重,监测血象三系呈缓慢降低趋势,炎症指标较前改善不明显,提示炎症反应重,病情控制不满意,不除外早期噬血细胞综合征可能,需进一步调整治疗方案,加强抗炎及免疫抑制力度。

九、调整治疗方案及疗效

(一)新方案

1. 泼尼松片 1 ~ 2mg/(kg · d),口服抑制免疫炎症反应;予碳酸钙 0.3g/次,每日一次口服补钙,预防骨质疏松。

2. 甲氨蝶呤 10～15mg/m²，实予 5mg/次，每周 1 次口服抑制免疫反应，减轻关节破坏。

（二）疗效

治疗 15 天后，患儿体温正常，关节肿胀较前减轻，无不适主诉；复查血象、生化、凝血大致正常。

十、最终诊断

幼年特发性关节炎（全身型）。

十一、对本病例的思考

1. 关于幼年类风湿关节炎　幼年类风湿关节炎是儿童时期常见的一种全身性风湿性疾病，发病年龄在 16 岁以内，典型的表现为：①弛张高热；②时隐时现的充血性皮疹，体温升高而皮疹出现，体温降低而消退；③关节炎，可以为多关节受累，也可以为少关节受累。幼年特发性关节炎是一种全身炎症反应非常强烈的疾病，体内细胞因子水平甚高，病情往往难以控制。一旦并发了巨噬细胞活化综合征（MAS），病情常常迅速恶化，甚至死亡。早期发现及时治疗是挽救患儿生命的关键，病程中要检测肝功能、血生化、血象、血清铁蛋白、血沉的变化，必要时及时复查骨穿寻找吞噬血细胞。合并 MAS 后治疗用甲泼尼龙冲击治疗及环孢素 A 静脉用药治疗。

2. 关于巨噬细胞活化综合征　巨噬细胞活化综合征是一种严重的有潜在生命危险的风湿性疾病并发症，容易并发在幼年特发性关节炎全身型（SOJRA）。但也可以并发于其他全身炎症性自身免疫性疾病，如系统性红斑狼疮（SLE）、皮肌炎（DM）、川崎病（KD）等。并发于 SOJRA 的 MAS，起病常常急骤，有时毫无预兆突然发生，迅速进展。常常并发在疾病的活动期，但也可以在疾病的静止期，个别病例甚至是作为 SOJRA 的首发症状。临床表现主要以发热、肝脾淋巴结增大、全血细胞减少、肝功能急剧恶化、凝血功能异常以及中枢神经系统表现为特征。实验室检查血沉降低、血清铁蛋白增高，骨髓穿刺活检可见吞噬血细胞。MAS 可以突然急性发病，进展迅速，如未及时、有效治疗，死亡率极高，是风湿科及 ICU 遇到的急重症之一。

3. 非典型病例的诊断及规律治疗的重要性　不典型病人起病时可以仅有弛张高热及时隐时现的充血性皮疹，而无关节炎的表现，临床对于长期发热的患儿应警惕该类疾病，从病史蛛丝马迹中寻找诊断依据；此外，疾病的诊断是成功的一半，另一半则来自于规律、有效的治疗，治疗力度不够、疗程不足、家长依从性差都可能导致疾病的反复甚至加重。

（邝伟英　李彩凤）

病例28 反复左膝关节肿痛1年

患儿,女,4岁5个月,于2012年6月5日入院。

一、主诉

反复左膝关节肿痛1年。

二、病史询问

(一)问诊主要内容及目的

思维提示

引起关节肿痛的疾病种类繁多,病因复杂,可以是单纯的关节病变,也可以是全身疾病的局部表现,常见病因有外伤、感染、风湿性疾病、代谢性骨病、骨恶性肿瘤等,尤其以单关节起病的患儿,更需注意鉴别诊断。

1. 关节肿痛的起病情况、时间、诱因、部位、急缓程度及性质、诱发加重与缓解的因素。
2. 关节肿痛是否伴高热、寒战,有无局部红肿灼热,以除外化脓性关节炎。
3. 关节肿痛是否伴有低热、乏力、盗汗、消瘦、食欲减退,以除外结核性关节炎。
4. 关节肿痛是否是游走性,是否伴有心脏炎、舞蹈病,以除外风湿热。
5. 关节肿痛是否伴有皮肤红斑、光过敏、低热和多脏器受累,以除外系统性红斑狼疮。
6. 关节肿痛是否伴有皮肤紫癜、腹痛、血便,以除外关节受累的过敏性紫癜。

(二)问诊结果及思维提示

患儿1年前出现跛行,并诉左膝关节疼痛伴肿胀,表面皮肤不红,晨僵不明显,无活动受限,否认外伤史,无发热、皮疹,无尿频、尿急。在当地医院就诊,诊为"关节炎",给予外用药局部使用(具体不详),约1个月后左膝关节肿胀、疼痛消退。数月后在左膝碰伤2~3天后再次出现疼痛、肿胀,诊疗同前,大约1个月后关节疼痛、肿胀可消失。但患儿左膝关节逐渐出现活动受限,不能完全伸直。入院前1个月患儿双膝碰伤后出现瘀斑,左膝再次出现肿胀、疼痛,伴活动受限,不伴发热及其他关节肿痛。入院半月前到某医院就诊,查血常规示血小板稍高,398×10^9/L,HLA-B27阳性,C反应蛋白及血沉正常。左膝关节B超示:左膝关节滑膜炎,滑膜腔积液,建议来我院诊治。2天前来我院就诊,以"关节炎性质待查"收入院。

患儿自起病以来,精神好,睡眠、食欲尚可,大小便正常,无反复低热、盗汗,无皮疹、脱发、口腔溃疡、光过敏,无肌肉疼痛,无体重减轻。

患儿生长发育同正常同龄儿,既往健康,无类似疾病史。否认结核、肝炎等传染病接触史,否认银屑病史。否认家族遗传病史。

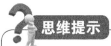

思维提示

①患儿关节疼痛不伴低热、盗汗、乏力,否认结核接触史,结核性关节炎可能性不大;②患儿关节疼痛为非游走性的,肿胀虽可消失,但逐渐出现了关节活动受限,无舞蹈病、心脏炎表现,可除外风湿热;③患儿无高热等全身感染中毒症状,关节局部无充血、触痛,不考虑局部化脓性关节炎;④患儿除单关节炎外无其他脏器受累表现,故系统性红斑狼疮可能性不大,需行相关辅助检查以除外;⑤患儿病史 1 年,为慢性病史。表现为反复左侧膝关节肿痛,考虑幼年特发性关节炎(少关节型)可能性大。可进一步入院检查明确诊断。

三、体格检查

(一) 重点检查内容和目的

应着重检查关节外形、结构及功能,注意关节肿胀及压痛的部位、数量、程度,关节活动度及肌力大小。全身查体也很重要,注意检查皮肤黏膜是否有皮疹、皮下结节、出血点。有无虹膜睫状体炎,有无肝脾肿大。

(二) 体格检查结果

体温 37.6℃,脉搏 105 次/分,呼吸 25 次/分,血压 90/60mmHg。神清,精神反应佳,呼吸平稳,跛行步态,全身皮肤黏膜未见黄染及出血点,左上肢可见卡瘢。左颈外侧及左腋下各可触及 3~4 个直径 0.3cm×0.4cm 的淋巴结,活动度可,无触痛,无粘连。结膜无充血,咽无充血,扁桃体 Ⅰ 度肿大,颈无抵抗,活动正常,双肺呼吸音清。心率 105 次/分,心音有力,律齐,无杂音。腹平软,无压痛,肝脾肋下未触及。上肢各关节无肿胀及活动受限。右膝关节周径 23cm,无肿胀及压痛,浮髌试验阴性。左膝关节周径 26cm,肿胀,浮髌试验阳性,皮温正常,局部皮肤不红,不能伸直,屈曲正常,有触痛及活动时疼痛。下肢余关节无肿胀及活动受限。双侧"4"字征阴性。四肢肌张力正常,肌力 Ⅴ 级。脊柱活动可,无棘突压痛、叩痛。Schober 试验阴性。神经系统无异常。

四、外院及门诊检查结果

(一) 外院检查

1. HLA-B27 阳性。
2. 血常规 白细胞 7.01×10^9/L,中性 0.464,淋巴 0.479,血红蛋白 135g/L,血小板 398×10^9/L。

3. CRP、血沉　正常。

4. 左膝关节 B 超　左膝关节滑膜炎,滑膜腔积液。

(二) 本院门诊检查

1. 左膝关节 B 超　左膝关节髌上囊积液,髌上囊脂肪组织及髌下囊肿胀。

2. 血常规　白细胞 8.2×10^9/L,中性 0.491,淋巴 0.465,血红蛋白 114g/L,血小板 286×10^9/L。

3. 尿常规　比重 1.015,酸碱度 5.5,尿糖(−),蛋白阴性,镜检白细胞、红细胞未见。

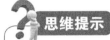
思维提示

　　患儿为单个下肢大关节炎,HLA-B27 阳性,须注意幼年强直性脊柱炎的可能,但患儿为幼年女性,年龄小,查体双侧"4"字征阴性,Schober 试验阴性,否认有强直性脊柱炎家族病史,故幼年强直性脊柱炎的可能性不大,可进一步做骶髂关节 CT 以除外。

五、实验室和影像学检查

(一) 进一步检查内容及目的

1. 常规检查　血常规、尿常规、便常规。急性时相反应物指标:血沉、C 反应蛋白,作为疾病活动性的参考指标。肝、肾功,凝血五项。

2. ASO、MP 抗体、胸片、PPD 试验、病毒抗体,以除外链球菌、结核、病毒、支原体等感染性疾病。

3. ANA、抗 ds-DNA 抗体、补体 C3、C4,可除外系统性红斑狼疮。

4. 骶髂关节 CT、复查 HLA-B27,除外幼年强直性脊柱炎。

5. 眼科检查　以发现有无虹膜睫状体炎。

6. 骨穿　除外白血病,明确骨髓增生情况。

(二) 检查结果及思维提示

1. 血常规　白细胞 4.22×10^9/L,中性 0.338,淋巴 0.487,血红蛋白 122g/L,血小板 314×10^9/L。

2. 血生化　正常,无电解质紊乱,肝肾功能、心肌酶谱正常。

3. 凝血五项　正常。

4. CRP 稍高　12mg/L。血沉正常。

5. 类风湿因子　正常。

6. ASO、支原体抗体　正常。PPD 试验阴性。

7. 补体 C3、C4　正常。ANAs、抗 ds-DNA 抗体阴性。

8. 胸片　两肺纹理增多。

9. 心电图　窦性心律不齐,心电图大致正常。

10. 超声心电图　各房室内径正常,左右冠状动脉内径正常。

11. 骶髂关节 CT 平扫　未见明显异常。HLA-B27 阳性。

12. 尿常规　正常。便常规正常。

13. EBV 病毒 IgM　阴性。
14. 骨髓象大致正常。
15. 眼科会诊　眼科检查正常,可除外慢性虹膜睫状体炎。

六、诊断

幼年特发性关节炎(少关节型)。

根据患儿为 4 岁女孩,起病缓慢,病史 1 年。以左膝单关节炎受累为主要表现,无其他关节受累,无皮疹、发热、肝脾大等全身症状,辅助检查膝关节 B 超左膝关节髌上囊积液。并可以除外化脓性关节炎、结核性关节炎;可以除外感染因素所致的关节改变;骨穿正常,凝血正常,除外血液系统疾病;无全身多脏器受累,ANA、抗 ds-DNA 抗体等自身抗体阴性,所以不考虑系统性红斑狼疮,支持幼年特发性关节炎(少关节型)诊断。

七、治疗方案及思维提示

入院后给予患儿非甾体抗炎药双氯芬酸钠 12.5mg,每 8 小时一次口服,缓解病情药物甲氨蝶呤 7.5mg 口服,每周一次;并予免疫调节剂帕夫林 0.3g,每日三次,膝关节理疗等。治疗 11 天患儿左膝关节肿胀明显减轻,伸直仍受限,但活动度增加。余关节无肿胀及活动受限。后在门诊定期随诊,关节已无肿胀及活动受限。并定期行眼科检查,无虹膜睫状体炎发生。

八、对本病例的思考

幼年特发性关节炎(juvenile idiopathic arthritis,JIA)是最常见的儿童风湿性疾病,也是儿童时期较常见的慢性疾病之一,是导致儿童残疾和和失明性眼病的主要原因之一。其中少关节型(oligoarthritis)占有一定比例。

少关节型起病 6 个月内受累关节不超过 5 个。膝、踝、肘、腕等大关节为好发部位,常为非对称性。以女孩多见,常于 5 岁以前发病。虽然关节炎反复发作,但很少致残。约 20% ~ 30% 患儿发生慢性虹膜睫状体炎而造成视力障碍甚至失明。

约 20% 患儿发病 6 个月后发展为多关节炎,而称为扩展型少关节炎。

约 30% ~40% 患儿于 8 岁左右起病,多为男孩。关节病变受限于下肢大关节如膝、踝、髋。约 10% ~20% 伴有自限性急性虹膜睫状体炎。此类型患儿多为强直性脊柱炎的早期,反复发作数年后可出现骶髂关节破坏,而发展为强直性脊柱炎。

本病治疗的目的是在于控制临床症状,抑制关节炎症,维持关节功能和预防关节畸形。

1. 一般治疗　应尽早采取综合治疗。体育疗法和物理疗法在整个疗程中很重要。
2. 药物治疗　包括非甾体抗炎药、改变病情抗风湿药、生物制剂等。少关节型一般不主张用激素全身治疗,对单个大关节如膝关节大量积液的患儿,除用其他药物全身治疗外,可在关节腔内抽液后,注入皮质激素。可以缓解疼痛,防止再渗液,并有利于恢复关节功能。虹膜睫状体炎:轻者可用扩瞳剂及激素类眼药水滴眼,对严重的影响视力的患者,除局部注射激素外,需加用泼尼松口服。

(檀晓华　李彩凤)

患儿,男,6岁,于2012年12月10日入院。

一、主诉

双下肢皮疹4天。

二、病史询问

(一) 问诊主要内容及目的

思维提示

对于一个出现皮疹,起病比较急的儿童应从两方面考虑:感染性与非感染性。由于主诉中无"发热"这一感染的最常见表现,故应侧重考虑非感染性疾病。临床上常见的出现皮疹的非感染疾病主要是血液系统疾病,风湿免疫系统疾病,食物、药物过敏等。感染性疾病主要见于一些传染性疾病,一般有一定的季节性,皮疹的分布和形态各有特点,临床鉴别相对容易。

1. 确认是否伴有发热,如有发热需注意感染性疾病,因时值冬季,且皮疹见于下肢,应首先排除流行性脑脊髓膜炎。

2. 是否有诱因,食物、药物、昆虫叮咬,有无寄生虫病史,以判断是否存在食物、药物过敏及虫咬性皮肤损害的可能。

3. 既往是否有相似病史,如血小板减少或其他出血性疾病病史、过敏性紫癜病史等,以初步判断是否为某种疾病的复发。

4. 是否有其他伴随症状,消化道症状如腹痛、呕吐;关节肿痛;水肿、少尿等,以判断除皮肤外是否有其他系统受累。

5. 是否接受过治疗及治疗效果,重点询问抗生素、激素及皮肤外用药的情况,以判断治疗对病情发生、发展的影响。

思维提示

①病程中不伴发热及咳嗽流涕等症状,故感染因素可能性较小;②无特殊用药史,可排除药物因素;③伴有消化道及关节症状应考虑多系统受累的疾病,如系统性

血管炎、系统性红斑狼疮、过敏性紫癜等;④虽否认血液系统疾病病史,应进一步做血小板检测及凝血功能检测。

(二)询问结果及思维提示

患儿于入院前 4 天,吃海鲜后双下肢出现皮疹,先见于臀部,一天内延及整个下肢,大小不等,不痛不痒,无发热,无流涕咳嗽,当地医院考虑海鲜过敏予抗过敏治疗,未见缓解。2 天前出现腹痛,阵发性,不伴呕吐和腹泻,皮疹有所加重,1 天来右膝部出现肿痛,活动时加剧,仍无发热,为求进一步诊治来我院,收入病房。

有海鲜过敏史,否认药物过敏史,否认血小板减少或其他出血性疾病病史,无特殊用药史。

三、体格检查

(一)重点检查内容和目的

1. 皮疹的部位、形态(大小,是否融合)、性状(充血性,出血性)。仔细观察皮疹的特点十分重要,可给诊断提供有力的支持。

2. 关节的特点　红、肿、热、痛,是否还有其他关节受累,不同疾病的关节损害不尽相同,感染性关节炎的疼痛要明显强于非感染性关节炎的疼痛。

3. 腹部情况　需排除外科急腹症。

(二)体格检查结果及思维提示

体温 36.3℃,呼吸 21 次/分,脉搏 93 次/分,血压 95/60mmHg,体重 26kg,营养发育中等,神志清楚,精神反应可,呼吸平稳,左上臂可见卡瘢 1 枚。咽无充血,双肺呼吸音清,心音有力,律齐,各瓣膜区未闻及杂音,腹软,右中下腹部稍有触痛,无肌紧张及反跳痛,未及包块,肠鸣音活跃。右膝关节肿胀,局部皮肤稍红、微热,活动稍受限,其他关节无异常,双下肢可见多量出血性斑丘疹,大小不等,远端为著,部分融合成片。神经系统查体未见异常。

四、门诊及外院检查结果

1. 门诊胸部 X 线正位片　双肺纹理增多。
2. 门诊血常规　WBC 7.4×10^9/L,N 0.378,L 0.531,PLT 226×10^9/L。

思维提示

①皮疹集中于下肢,大小不一,且血小板正常,可排除特发性和继发性血小板减少性紫癜;②结合皮疹部位,形态及无特殊用药史,可基本除外药物过敏;③患儿皮疹虽集中于下肢且受压部位明显,但无感染症状,血常规白细胞数正常,可排除脑膜炎双球菌菌血症、败血症及亚急性细菌性心内膜炎等感染性疾病;④双下肢多量出血性

斑丘疹,大小不等,远端为著,部分融合成片,门诊血常规检查示血小板正常,可初步诊断过敏性紫癜。

五、实验室和影像学检查

(一) 进一步检查内容及目的

1. 血常规、CRP、ESR　进一步明确是否合并感染。
2. 尿常规、肾功能　明确是否存在肾脏受累。
3. 大便常规及潜血　帮助明确是否存在消化道出血。
4. 腹部超声检查　进一步除外外科急腹症。
5. IgE 测定、过敏源筛查试验　明确是否为过敏体质及可能的过敏因素。
6. 自身抗体、抗中性粒细胞胞质抗体(ANCA)、血清球蛋白　初步了解是否存在自身免疫性疾病、血管炎。

(二) 检查结果及思维提示

1. 血常规　WBC6.5 × 10^9/L,血红蛋白、血小板正常。
2. ESR　28mm/h,稍快,CRP 正常。
3. 尿常规、肾功能正常。
4. 大便常规正常,大便潜血阴性。
5. IgE 增高,过敏源筛查试验提示对海鲜、尘螨等过敏。
6. 腹部超声检查未见异常。
7. 自身抗体、ANCA、均无异常。

？思维提示

　　IgE 增高,过敏源筛查试验对海鲜、尘螨过敏,血沉增快。根据检查结果,进一步明确或除外的疾病:①自身抗体、ANCA 正常可初步除外自身免疫性疾病、血管炎;②腹部超声检查未见异常可排除外科急腹症;③IgE 增高,过敏源筛查试验对海鲜、尘螨过敏,结合病史临床初步诊断为过敏性紫癜。

六、初步诊断

过敏性紫癜。

七、治疗方案及理由

卧床休息;因有腹痛,需注意有无消化道出血,有明确的海鲜过敏史,应予免动物蛋白的流质食物;因无前驱感染及新近感染的证据,可不应用抗生素等抗感染药物;可应用 H$_2$ 受体阻滞剂西咪替丁 20~40mg/(kg·d);激素的应用视病情而定,如出现消化道出血,关节症状加重,可短期使用激素。根据患儿情况可予补液维持液体平衡及适当维生素对症治疗。

八、治疗效果及思维提示

体温正常,腹痛有所减轻,关节症状减轻,皮疹逐渐减退。

思维提示

患儿双下肢多量出血性斑丘疹,大小不等,远端为著,部分融合成片,血常规检查示血小板正常,血 IgE 增高,过敏源筛查试验提示对海鲜、尘螨等过敏,临床诊断为过敏性紫癜。腹痛及关节肿痛均为该病的伴发表现。

九、最终诊断

过敏性紫癜。

十、调整治疗方案及疗效

对于严重的过敏性紫癜患儿,对症支持治疗十分重要。一般情况下,糖皮质激素仅对胃肠道血管炎、胃肠道出血或病情严重者有潜在的治疗价值,这类病人对激素的反应可能非常明显。泼尼松 1~2mg/(kg·d),分次使用,至少一周,然后根据治疗情况和出血程度逐渐减量;儿童的进展性肾病中,应考虑使用激素、细胞毒药物和抗血小板药。静脉用免疫球蛋白可用于严重的肾炎。肾移植已成功应用于该病相关的肾衰竭。

本患儿经前述治疗后,病情明显好转,5 天后关节症状消失,10 天后皮疹明显消退,12 天后出院。

十一、对本病的思考

过敏性紫癜是一种推测为 IgA 介导的免疫性血管炎多见于儿童及青少年。该病的诊断以关节炎、腹痛、血尿和非血小板减少性紫癜这四联症为基础,典型的紫癜性皮疹对诊断十分重要。本病起病急,症状可持续数天到数周不等。伴有 IgA、IgG、纤维素、C3 和被解素沉积的白细胞破碎性血管炎可发生于所有受累的器官。皮肤、胃肠道、关节、肾脏是主要受累的组织和器官。中枢神经系统可被累及,有人报道过孤立的脑血管炎。伴出血的肺部疾病也可发生。在 50% 以上的儿童中,紫癜是首发症状,臀部和双下肢最常受累,而躯干部通常不受累。单独的紫癜常合并成大片散在的瘀斑。25% 的患儿存在皮下水肿,常见于手背和脚背,少见于头皮、前额、眶周、会阴和阴囊,广泛性水肿在 2 岁以下的儿童最常见。婴儿的急性出血性水肿可能是该病的一种变异。85% 以上的患儿有胃肠道症状和体征,可表现为腹痛、黑便、肠梗阻、呕吐和呕血。不到 5% 的患儿可出现广泛的黏膜和黏膜下水肿、出血、穿孔和肠套叠，这些表现在大于 4 岁的患儿更加多见。约半数的病例中发现存在肾小球肾炎的临床证据。肾脏病变可表现为从轻度的毛细血管内肾小球肾炎到广泛的新月体型肾小球肾炎等不同类型。大约 75% 的患儿有明显的关节炎，这种关节炎可以是对称的也可以是非对称的，主要累及大关节。虽然起病时有疼痛及活动受限，但程度一般不重，通常呈非游走性。膝、踝关节最容易受累，也可累及腕、肘和手指的关节；主要表现为关节周围肿胀和压痛，通常没有红斑或皮温升高的现象，关节渗出液不常见。关节炎持续时间短，几天内缓解，不会遗留后遗症。

　　白细胞中度增高，伴有正细胞正色素性贫血，这可能部分与胃肠道失血有关。血小板正常。半数病人血清浓度 IgA、IgM 升高。

（王　江）

病例30 间断发热,双膝关节肿痛1年5个月

患儿,男,13岁,于2010年7月10日入院。

一、主诉

间断发热,双膝关节肿痛1年5个月。

二、病史询问

(一)问诊主要内容及目的

思维提示

　　对于一个发热、下肢大关节肿痛的青春期男孩应从两方面考虑:感染性疾病和非感染性疾病。因此进一步询问病史应从是否存在感染的现象着手并注意非感染性疾病的线索。感染性疾病需考虑化脓性关节炎和结核性关节炎,非感染性疾病应重点考虑风湿免疫性疾病、血液系统疾病等。

　　1. 发热情况,发热是否有伴随皮疹,皮疹可为诊断提供重要的线索。

　　2. 关节肿痛是否有诱因　前驱感染、外伤、寒冷等。明确的诱因可为某些风湿性疾病如强直性脊柱炎的诊断提供有力支持。

　　3. 关节疼痛是否有昼夜的差异,有无休息后加重或减轻的现象。夜间骤然出现的疼痛可为结核性关节炎的特点,休息后加重则是强直性脊柱炎的特点。

　　4. 是否有其他伴随症状　腰背痛、足跟痛、皮肤损害、眼部受累等。为进一步诊断提供依据。

　　5. 是否有结核接触史,是否接种卡介苗,用于鉴别是否为结核性关节炎。

　　6. 是否用过抗生素,效果如何,是否用过非甾体抗炎药,效果如何,从病人对不同类别药物的反应大致推断感染或非感染性疾病的可能性。

　　7. 家族史。

　　8. 有无出血表现,如鼻出血、紫癜等,以初步判断血液系统疾病的可能。

(二)询问结果及思维提示

患儿于入院前1年5个月无明显诱因出现发热,体温在38~39℃,每日1~2个高峰,右膝

关节出现肿胀、疼痛,活动时加剧,外院化验血象提示白细胞增高,关节腔穿刺亦提示白细胞增高,诊断为化脓性关节炎,予头孢类抗生素及退热药(布洛芬混悬液)治疗,2 周后体温下降,关节症状减轻。1 年前左膝关节出现肿痛,低热,当地医院仍考虑为感染性关节炎,予抗生素治疗,效果不明显,约 1 个月后自行好转。此后上述症状又出现 2 次,1 次服用中药,1 次未治疗,均在 1 个月左右缓解。2 个月前再次出现右膝关节肿痛,体温 38℃ 左右,家长未予重视,2 周前左膝关节出现肿痛,体温达 39℃,家长予患儿服用中药,症状无缓解。关节痛以晨起为著,午后减轻。曾有足跟痛。病程中无鼻腔出血、皮肤紫癜等表现。

家族史:患儿母亲、大舅、三姨有腰痛及关节痛病史,均未确诊及治疗;接种卡介苗,无结核接触史。第一次发病前 2 周曾有右膝关节外伤史。

思维提示

①病程中伴有发热,但抗生素治疗疗效不确定,感染虽不能除外,但从整个病史分析,感染不是造成发热及关节肿痛的主要因素;②患儿曾用过非甾体抗炎药,有一定效果;③有腰痛及关节痛家族史,提示存在风湿免疫性疾病;④接种卡介苗,无结核接触史,结核病可能性较小;⑤发病前有外伤史,可能为起病的诱因;⑥有晨僵的表现,为风湿免疫性疾病的特点;⑦有足跟痛,提示存在附着点炎。

三、体格检查

(一) 重点检查内容和目的

一般情况,有无明显的感染中毒症状、关节红肿热痛的程度以初步判断是否为化脓性关节炎,是否伴有皮肤黏膜症状:面部蝶形红斑、口腔黏膜及肛门外生殖器、沿血管走行的皮疹或皮下结节等。胸骨及长骨压痛,以判断是否存在白血病的线索。

是否有卡瘢,进一步明确是否接种卡介苗。

(二) 体格检查结果及思维提示

体温 36.5℃,呼吸 22 次/分,脉搏 86 次/分,血压 110/70mmHg,体重 33kg,营养发育略差,神志清楚,精神反应可,呼吸平稳,左上臂可见卡瘢 1 枚。未见皮疹及出血点,未触及皮下结节,胸骨及长骨压痛阴性,咽轻度充血,可见少许黏稠分泌物,胸廓对称,双侧呼吸运动一致,双肺叩清音,呼吸音粗,未闻及湿啰音及喘鸣音,心音有力,律齐,各瓣膜区未闻及杂音,双膝关节肿胀,触痛阳性,活动稍受限,浮髌试验阳性,局部稍热,余关节检查未见异常,Schober 试验 3.5cm,腹部、神经系统查体未见异常。坐骨结节、大转子、棘突、髂嵴等处无压痛。双足跟处无红肿。

四、实验室和影像学检查

1. 门诊胸部 X 线正位片　双肺纹理增多;双膝关节正侧位片:软组织稍肿,余未见异常。

2. 外院多次血常规 白细胞增高,血小板增高,轻度贫血。

3. 门诊血常规 WBC $16.2 \times 10^9/L$,N 72.8%,L 17.3%,Hb 102g/L,PLT $462 \times 10^9/L$。

思维提示

①膝关节肿胀,触痛阳性,活动稍受限,浮髌试验阳性提示双膝关节炎成立;②Schober试验3.5cm提示脊柱活动受限,病变可能累及骶髂关节或腰骶椎;③炎性指标增高支持关节炎的诊断;④未见皮疹,未触及皮下结节提示尚无系统性红斑狼疮、结节性多动脉炎等疾病的特异性皮肤表现,能否排除需进一步检查;⑤足跟及其他肌腱附着点无红肿及触痛,附着点炎的体征尚不明确。

五、实验室和影像学检查

(一)初步检查内容及目的

1. 血常规、CRP、ESR、血培养 进一步明确是否存在感染。

2. 类风湿因子 对幼年强直性脊柱炎和幼年特发性关节炎有一定的鉴别作用。

3. PPD 试验 帮助明确是否存在结核感染。

4. 抗核抗体 帮助明确是否存在自身免疫性疾病,如系统性红斑狼疮。

5. HLA-B27 帮助明确是否存在脊柱关节病最相关的基因。

6. 骨髓细胞学检查 排除白血病等血液系统疾病。

(二)检查结果及思维提示

1. 血常规 WBC $15.4 \times 10^9/L$,N 77.8%,L 14.3%,Hb 105g/L,PLT $438 \times 10^9/L$。

2. ESR 58mm/h,CRP 96mg/L,类风湿因子阴性;PPD 试验阴性;ANAs 阴性;HLA-B27 阳性。

3. 骨髓细胞学检查 未见异常。

4. 骶髂关节 CT 明确是否存在骶髂关节炎,进而判断是否确诊幼年强直性脊柱炎。检查结果:双侧骶髂关节炎。

5. 眼科检查 除常规检查外,需特别注意有无前色素膜炎及虹膜睫状体炎。检查结果:眼科检查未见异常。

思维提示

多项炎性指标增高。血培养无细菌生长。①多项炎性指标增高,血培养无细菌生长,结合临床:反复发作的关节炎,同时出现2个关节受累,无红肿热痛表现,化脓性关节炎依据不足;②PPD 试验阴性,同时出现2个关节受累,无结核感染中毒症状及肺部改变,可除外结核性关节炎;③抗核抗体阴性,HLA-B27 阳性,类风湿因子阴性,上述血清学指标提示存在幼年脊柱关节病;④骨髓细胞学检查未见异常,白血病可不考虑。患儿发热,不能排除感染的可能,感染也可能是该病的诱发因素,因此使用抗生素是必要的。

六、初步诊断

幼年脊柱关节病。

七、治疗效果及思维提示

入院后选择第二代头孢菌素——头孢呋辛 80mg/(kg·d)静点抗感染。非甾体抗炎药双氯酚酸 2mg/(kg·d)等抗炎治疗。

体温于入院 5 天后正常,关节肿痛及活动受限亦逐渐减轻。

患儿为十多岁的男孩;下肢大关节起病,有足跟痛表现;化验检查炎性指标增高,骶髂关节 CT 提示双侧骶髂关节炎;非甾体抗炎药治疗,体温及关节症状很快好转,抗生素应用 5 天后停用,双氯芬酸连续应用;发病前有明确的外伤史;家族史明确,综合上述特点,临床可诊断为幼年强直性脊柱炎。

确诊强直性脊柱炎后加用柳氮磺吡啶,先由 20mg/(kg·d)起,患儿耐受良好,即加量至 40mg/(kg·d),住院 20 天病情好转出院。

八、最终诊断

幼年强直性脊柱炎。

九、关于强直性脊柱炎

强直性脊柱炎是一种原因不明的、以中轴关节慢性炎症为主的全身性疾病,病变主要累及骶髂关节,常发生椎间盘纤维化及其附近韧带钙化和骨性强直,其特征性病理变化是肌腱、韧带、骨附着点病变。幼年强直性脊柱炎多见于十多岁的男孩,多数以下肢大关节起病,可伴发热或不伴发热,处时多为单关节受累,随着病情进展,可先后出现多个关节被侵及,部分患儿有足跟痛等肌腱附着点炎症的表现,而以腰背痛起病者甚少。外伤为最常见的诱因,感染、寒冷等也是可能的诱因。家族史也十分重要,因对疾病认识程度的限制,多数病人可能提供不出明确的强直性脊柱炎家族史,详细地病史询问可能得到:腰背痛、坐骨神经痛、腰椎间盘突出等家族史。病程短的病人鲜有骶髂关节炎的影像学表现,因此早期诊断较为困难。HLA-B27 阳性见于 90% 的患儿,肌腱附着点炎症特异性较强,但发生率不高。

强直性脊柱炎的治疗目是缓解疼痛、晨僵和疲劳以及保持良好的姿势,健康的生理、社会心理功能。非甾体抗炎药作为一线药是首选的药物,双氯酚酸和布洛芬等均可使用。一种非甾体抗炎药疗效不佳时可换用另外一种,非甾体抗炎药的联合使用是禁止的,这样应用不但不能增加疗效,反而会增加毒副作用。在保护关节功能及阻止关节破坏方面尚无证据表明非甾体抗炎药长期连续应用比间断治疗更有优势。柳氮磺吡啶是最常用的二线药物,通常在诊断明确时即可应用,该药在治疗多关节炎的患儿时具有较好疗效,能有效减轻外周多关节炎患儿的滑膜炎,但对中轴关节的作用不明确。生物制剂已越来越广泛地应用于此病的治疗并取得了满意的疗效,但远期疗效尚难确定且存在停药后复发的问题,目前主要应用于常规治疗效果不佳者。功能锻炼可能更为重要,热水浴后的锻炼易被接受且效果更佳。尚无糖皮质激素治疗有效的依据,非甾体抗炎药难以控制的发热及外周关节炎可短时应用中小剂量的糖皮质激素。

应注意药物不良反应,需定期检查肝功能、血常规、尿常规等,一旦发现异常应分析其原因,酌情停药或换药。

（王　江）

病例31　间断咳嗽2个月,四肢无力1个月

患儿,女,6岁,于2011年10月10日入院。

一、主诉

间断咳嗽2个月,四肢无力1个月。

二、病史询问

(一)问诊主要内容及目的

思维提示

　　以咳嗽起病提示存在呼吸系统受累,询问病史应该从有无诱因、伴发症状等初步判断是原发于呼吸道的疾病,还是其他系统疾病累及呼吸道,病史询问应注意四肢无力的时间、性质、位置等判断其原因,本患儿主要需考虑到几方面疾病:呼吸系统疾病、神经系统疾病、全身性疾病。因此进一步询问病围绕上述三方面。

　　1. 是否伴有发热或咳喘,以除外呼吸系统感染性疾病。
　　2. 是否伴随呼吸无力、呛咳等,以除外肌肉本身的疾病,出现呼吸肌受累。
　　3. 是否伴有感觉的异常,受累肌肉的位置、性质等以判断是否为神经系统疾病引起肌肉的疾病。
　　4. 是否存在其他伴随症状,如皮疹等,如果存在多系统受累可能为结缔组织疾病。

(二)问诊结果及思维提示

　　患儿于入院前2个月无明显诱因出现咳嗽,伴发热,于当地诊所诊为"上呼吸道感染",抗感染治疗三天后症状缓解。停药后又出现轻微咳嗽,未予重视,以后间断咳嗽,咳嗽有力,偶有咳痰,口服抗生素效果不明显,有时伴发热即到当地医院静脉用药3~5天缓解。无吞咽困难、呛水、语音减弱等。1个月前患儿出现四肢乏力,走路易摔倒,不能上台阶,下蹲后站起困难,抬手举物及穿衣费力,握物及写字不受影响。咳嗽无明显加重,但自觉气短,间断发热,当地医院行胸片、心电图等检查,以"肺炎"收入院,予抗感染治疗症状无缓解,予抗结核治疗亦无效。四肢无力逐渐加重,行走困难,当地医院查肌酸肌酶明显增高,考虑心肌受损,做心电图、心脏彩超未见异常,继续抗感染、保护心肌治疗无缓解,为进一步诊治来我院,门诊以"肌无力原因

待查"收入院。

发病以来,无流涕,无腹痛腹泻,进食量逐渐减少,体重减轻 3kg。无关节肿痛,无皮肤感觉异常,无尿便失禁。否认异物史。

足月顺产,生后无窒息,新生儿期健康。否认家族遗传病史。

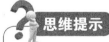

思维提示

①病程中伴有间断发热,早期抗感染治疗有效,不能除外呼吸系统感染性疾病,四肢乏力可能为疾病消耗状态,但病程后期按肺炎抗感染及抗结核治疗无缓解,出现明显四肢肌肉无力症状,而且根据病史描述可以判断主要为近端肌无力,单用呼吸道感染不能解释;②口服抗生素无效但静点 3 ~ 5 天即缓解,容易想到可能静点中除了抗生素外存在别的药物,经追问病史,查阅当地的医疗手册,静点过程中间断应用地塞米松用于退热,分析可能是一种激素治疗敏感的疾病;③无感觉异常,无尿便失禁等,神经系统查体无阳性体征,肌无力无晨轻暮重的特点,不支持原发于神经系统疾病或神经肌肉接头的疾病;④肌酶升高,有呼吸道症状,需考虑感染性疾病导致的心肌受损,但心电图心脏彩超正常,保心肌治疗无效,不支持,且存在肌肉无力,应考虑肌酶的升高是否存在其他疾病。经查阅当地化验单发现,CK 达 1000 以上但 CK-MB 仅为轻度升高,原发于心肌受损可能性不大。

三、体格检查

(一) 初步体格检查内容及目的

一般情况,皮肤淋巴结情况,呼吸系统体征(呼吸频率、节律,有无呼吸困难、肺内有无啰音、喘鸣音)、肌力及肌张力、神经系统体征,帮助明确神经肌肉受累情况,肺内病变的严重程度以及有无其他脏器受累。

(二) 体格检查结果及思维提示

体温 37.5℃,呼吸 14 次/分,脉搏 100 次/分,血压 100/60mmHg,神志清楚,精神反应可,呼吸平稳,上眼睑潮红,轻微水肿,无眼睑下垂,眼球活动好,双手指关节屈侧可见鳞屑样脱皮。双侧呼吸运动一致,双肺呼吸音粗,未闻及啰音,心音有力,律齐,各瓣膜区未闻及杂音,腹部、神经系统查体未见异常,上肢肌力近端Ⅳ级,远端Ⅳ⁻级,下肢近端Ⅳ级,远端肌力Ⅳ⁻级,肌张力正常,无杵状指(趾)。

四、实验室和影像学检查

1. 门诊胸部 X 线正位片(图 31-1)　双肺间质改变。
2. 肌酶　CK 1840U/L,CK-MB 240U/L。
3. 心电图及心脏彩超正常。

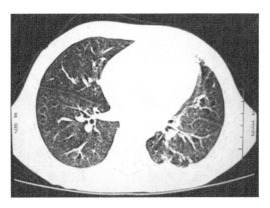

图 31-1　双肺间质改变

思维提示

　　①皮疹的表现提示可能是一种全身性疾病累及皮肤;②神经系统查体无异常提示非神经源性;③肺部间质改变可能是感染或全身性疾病的肺部表现;④肌酶升高以 CK 增高为主,肌力下降提示可能存在累及肌肉的疾病;⑤同时存在皮肤肌肉及内脏器官受累提示结缔组织疾病可能性大。根据皮疹特点结合肌无力、肌酶升高提示皮肌炎可能性大,需行肌电图协助诊断,肺部受累可能为原发病所致,也可能同时合并感染,但不能解释全病程。

五、初步诊断

①皮肌炎? ②合并肺部受累。

六、进一步检查

(一) 进一步检查内容及目的

1. 复查肌酶,进一步鉴别骨骼肌、心肌受累。
2. 肌电图,了解肌力下降原因。
3. 免疫学方面检查,进一步了解有无免疫性疾病可能。
4. 肺部 CT,了解肺部受累情况及帮助判定病变性质。
5. ASO、支原体抗体、PPD 试验、病毒抗体等感染方面检查,进一步除外感染性疾病。

(二) 检查结果

1. 肌酶仍以 CK 升高为主,高达 2030U/L,LDH、CK-MB 轻度升高。
2. 肌电图提示肌源性损伤。
3. 自身抗体阴性,IgG 轻度升高,球蛋白升高,白蛋白下降。
4. 肺 CT 可见广泛间质改变。
5. ASO、支原休抗休、PPD 试验、EB 病毒、CMV、风疹病毒、肠道病毒抗体均阴性。

七、诊断

皮肌炎合并肺部受累。

八、治疗方案及理由

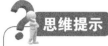 **思维提示**

皮肌炎是以对称性近端肌无力为突出表现的多系统多器官受累的自身免疫性疾病。常累及呼吸系统,并可能以其作为首发症状或突出表现,易误诊为呼吸系统疾病。本患儿虽以呼吸道症状就诊,但病史中存在肌力下降的表现,我们分析现病史可以看出患儿存在较典型的近端肌无力并逐渐进展的病程。入院查体发现眼睑潮红及水肿,是皮肌炎的面部表现,因轻微易被忽视,手指关节可见典型的 Gottron 征,结合肌酶升高,肌电图异常,皮肌炎诊断成立。肺部改变经完善检查,未找到感染依据,且外院及入院后抗感染治疗均无明显效果,考虑为皮肌炎合并肺部受累。

1. 抗感染治疗,改善肺部病变,减少感染性致病因素加重原发病。
2. 甲泼尼龙 $20mg/(kg \cdot d)$,冲击治疗,3 天。
3. 泼尼松 $2mg/(kg \cdot d)$,口服治疗。
4. 同时口服钙剂,加强呼吸道管理。

肌力逐渐恢复,复查肌酶 CK 降至 575U/L,胸片肺部改变明显好转。肌酶血沉正常后激素逐渐减量,加用甲氨蝶呤每次 $10mg/m^2$,每周一次口服,门诊随访。

九、对本病例的思考

皮肌炎是以特征性皮疹及对称性近端肌无力为突出表现的多系统多器官受累的自身免疫性疾病。病理以骨骼肌纤维变性和间质炎症性改变为特征。发病机制不清,可能为感染诱因导致的免疫改变。

1. 皮肤表现　特征性皮疹可表现为眶周的水肿性暗紫色斑,及前额、颊部、耳前、颈部和上胸部 V 字区的皮疹。关节伸面可见米粒大小红色或紫红色皮疹伴脱屑,称为 Gottron 征。

2. 肌肉表现　对称性近端肌无力,常慢性起病,可伴肌痛及肌肉压痛。累及下肢可表现为奔跑、起立、爬楼困难,累及上肢可出现抬臂困难,不能梳头、穿衣。颈肌受累可出现不能抬头,呼吸肌无力可造成气促和呼吸困难。

3. 关节受累　可有关节痛或关节炎表现,多数无关节变形及骨质改变。

4. 消化道受累　可有食管平滑肌蠕动异常。

5. 肺部受累　可以为首发症状,表现咳嗽、咳痰、呼吸困难等非特异表现,影像学可见肺间质改变,肺功能表现限制性通气障碍。

6. 其他　可有心电图 ST 段改变,肌红蛋白尿等,病史长或治疗不规律可出现皮肤钙质沉着。

(韩彤昕)

病例32 间断多关节肿痛2个月

患儿,女,10岁2个月,于2013年1月30日入院。

一、主诉

间断多关节肿痛2个月。

二、病史询问

思维提示

对于一个关节肿痛的患儿应考虑到几方面疾病:关节本身的疾病,主要考虑关节局部的感染、外伤等,全身疾病的关节表现,主要考虑结缔组织疾病、反应性关节炎、恶性病等,因此进一步询问病史应围绕上述几方面。

(一) 进一步询问内容及目的

1. 是否伴有发热,抗感染治疗是否有效,如果抗感染治疗有效首先考虑感染性疾病。
2. 受累关节情况,是否对称,疼痛性质,疼痛时间,局部是否发热发红,帮助进一步判断关节肿痛的原因。
3. 是否伴有其他全身症状,进一步了解有无其他脏器受累。
4. 是否有诱因及前驱症状。

(二) 询问结果及思维提示

患儿于入院前2个月出现右膝关节疼痛,局部肿胀,表面不红,活动时疼痛明显,无发热,于当地诊所诊为"滑膜炎"抗感染治疗两天后症状缓解,但左膝关节疼痛,两天后左踝关节疼痛伴轻度肿胀,以后间断出现上述关节的肿痛,每次都给予静点抗生素好转,未再进一步诊治。半月前患儿自觉乏力,偶有胸闷,来我院,门诊以"关节炎原因待查"收入院。

发病以来无恶心、呕吐,无腹痛腹泻,间断低热,与关节肿痛无明确关系,体温能自行下降。此次病前10天,因咽痛、咳嗽、流涕,自服感冒药5天好转。

足月顺产,生后无窒息,新生儿期健康。否认家族遗传病史及风湿类疾病史。

思维提示

①病程中伴有间断发热,抗感染治疗有效,不能除外感染性疾病,但关节局部感染一般不会出现在多关节,而且局部不红不热,不支持关节感染;②静点抗生素2天即缓解,但又出现其他关节的疼痛,可能为游走性关节痛,不一定与抗感染有关;③多个关节受累伴有乏力胸闷提示可能是一种全身性疾病累及关节;④全身性疾病关节受累的常见结缔组织病,需完善相关检查,了解其他脏器受累情况判断关节痛的原因。

三、体格检查

(一)重点检查内容及目的

1. 关节受累情况,是否对称,有无积液等,帮助判断关节炎的性质。
2. 心脏大小、是否有心脏杂音:帮助明确是否存在心脏受累。
3. 是否有卡瘢,进一步除外结核性关节炎。
4. 肺部腹部神经系统查体,了解有无其他重要脏器受累。

(二)体格检查结果

体温36.5℃,呼吸14次/分,脉搏100次/分,血压90/60mmHg,神志清楚,精神反应可,呼吸平稳,左上臂可见卡瘢1枚。咽充血,双扁桃体Ⅱ度肿大,双肺呼吸音清,心音有力,律齐,各瓣膜区未闻及杂音,腹部、神经系统查体未见异常,双膝活动时疼痛,右膝关节肿胀,浮髌征阳性,左踝关节活动受限,无红肿。双侧"4"字征阴性。

四、实验室和影像学检查

(一)初步检查内容及目的

1. ASO,咽拭子检查,帮助明确是否存在链球菌感染。
2. 心脏彩超、心肌酶,24小时心电图,进一步除外先天性心脏病、感染性心肌炎等。
3. 自身抗体等,进一步除外其他结缔组织病。
4. CRP、ESR等了解病情活动程度。
5. 血常规、胸片及关节平片除外局部感染性疾可能。

(二)检查结果及思维提示

1. 血常规 WBC 10.4×10^9/L,N 78%,L 22%,红细胞、血红蛋白、血小板正常。
2. 胸片 肺纹理稍粗。
3. 动态心电图 Ⅰ度传导阻滞,Ⅱ、Ⅲ导联T波低平。

4. 双膝关节片　右膝软组织肿胀,未见骨质改变。

思维提示

①血常规白细胞轻度增高,中性为主,结合查体咽充血,提示可能存在感染因素,但不能解释全病程;②心电图异常,提示存在心脏受累,需要考虑原发还是继发于心脏的疾病;③同时存在关节受累用一元论解释可能是全身性疾病在心脏和关节的表现,同时累及心脏和关节的疾病常见风湿热;④进一步检查了解其他脏器受累的情况,除外其他结缔组织病。

5. ASO 460U/L,咽拭子检查示草绿色链球菌。
6. ESR 65mm/h,CRP 40mg/L。
7. 心肌酶正常,心脏彩超提示心脏结构及功能正常,24 小时心电图提示 I 度传导阻滞。
8. 自身抗体阴性。

五、诊断

风湿热　存在关节炎,心电图改变,CRP、ESR 明显增高,有链球菌感染的依据,考虑风湿热诊断成立。

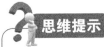

思维提示

该病重点在于明确诊断,故应注意确诊前的主要鉴别诊断。

鉴别诊断思路
1. **感染性疾病**
(1)化脓性关节炎:一般为单关节受累,可有局部感染的诱因,全身感染中毒症状,关节局部红肿热痛,可有积液,末梢血象白细胞增高,中性分类为主,关节积液白细胞明显增高,培养可阳性,ESR、CRP 明显增高,影像学检查关节周围软组织肿胀,早期一般没有骨质的改变,以后可见关节间隙改变,严重有骨质破坏。抗感染治疗有效,随着关节症状缓解,炎性指标迅速下降。本患儿多关节受累,且局部无红肿热痛等表现,不支持化脓性关节炎。
(2)结核性关节炎:多发生于负重大关节,可有结核中毒症状,PPD 试验阳性等结核感染的依据,关节片较早出现骨质破坏。患儿无结核接触史及结核中毒症状,多关节炎无骨质改变,不支持。
2. **非感染性疾病**
(1)感染反应性关节炎:感染期间或感染 2 周左右出现的非游走性关节炎,随着感染的控制一般不需要非甾体类抗炎药关节症状逐渐消失,通常不超过 6 周。影像学检查无骨质改变。患儿同时伴有心脏受累,抗感染治疗后 ESR、CRP 仍增高,用反应性关节炎不能解释。
(2)伴有关节症状的结缔组织病
1)幼年特发性关节炎:分为全身型、多关节型、少关节型等,可有关节炎及发热、乏力等全身表现,关节炎为非游走性,为排他性诊断,患儿为游走性关节痛,有风湿热的诊断依据,暂不考虑。

2)系统性红斑狼疮:除关节炎外,还存在口腔溃疡、蝶形红斑及其他脏器受累的表现,自身抗体滴度阳性。患儿自身抗体阴性,未发现心脏关节外的其他脏器受累,依据不足。

3)过敏性紫癜:临床常见,一部分伴有关节肿痛,下肢对称性的特异性的出血性皮疹可帮助诊断,关节周围多伴血管神经性水肿。患儿无特异性皮疹表现,依据不足。

4)其他结缔组织病:如白塞病,莱姆病,皮肌炎等,可伴有关节炎。患儿无相应表现,不支持。

(3)血液系统疾病:如血友病出现大关节的肿胀,多为关节出血造成。白血病所致骨关节病可出现骨质溶解,骨膜增生,出现特异的白血病线。患儿骨穿正常,不支持。

(4)代谢类疾病所致关节改变:先天遗传代谢病所致关节发育异常,钙磷代谢异常所致关节骨质改变等。患儿无相应表现,不支持。

(5)恶性病:骨肿瘤,各种恶性肿瘤骨关节转移出现关节症状。患儿无相应表现,不支持。

六、治疗方案及理由

1. 阿司匹林 50mg/(kg·d),治疗后,体温平稳,关节症状缓解,各项炎性指标下降。
2. 对症治疗　如营养支持、退热降温等。
3. 头孢类抗生素正规抗感染治疗 2 周,ASO 下降。
4. 给予长效青霉素肌注。

七、对本病例的思考

风湿热是 A 组乙型溶血性链球菌感染后发生的一种免疫性疾病,引起全身结缔组织病变,尤其侵犯关节、心脏、皮肤等。典型症状出现前可有发热、咽痛、咳嗽等非特异表现。其诊断标准如下。

(一) 主征

1. 心脏炎　可有胸闷、心悸等表现,心脏听诊心尖部闻及收缩期杂音。心电图 P-R 间期延长,心律失常,心脏彩超心脏扩大等。
2. 多关节炎　游走性、多发性,多侵犯大关节。
3. 舞蹈症　挤眉、摇头、四肢伸屈等身体不自主运动,睡眠时消失。
4. 环形红斑　皮肤出现淡红色的环状红晕,中央苍白,多分布在躯干和四肢近端。
5. 皮下结节　关节伸侧皮下硬结,与皮肤无粘连。

(二) 次征

1. 关节痛　可有小关节受累。
2. 发热　不规则低热持续 1~2 周。
3. ESR、CRP 增高。

4. 心电图 P-R 间期延长。

5. 链球菌感染的依据　咽拭子阳性，ASO 增高。

有链球菌感染的依据，并有 2 项主征或 1 项主征加 2 项次征可确诊。

（韩彤昕）

病例33　发热、咳嗽 5 天,皮疹 2 天

患儿,女,8 个月,于 2006 年 3 月 2 日就诊。

一、主诉

发热、咳嗽 5 天,皮疹 2 天。

二、病史询问

对于一个发热、皮疹的婴幼儿主要应考虑以下疾病:①病毒感染:麻疹、风疹、幼儿急疹、肠道病毒感染(手足口病)、水痘、EB 病毒或 CMV 感染;②细菌感染如猩红热、金黄色葡萄球菌感染;③其他药物疹、川崎病等,因此进一步询问病史应围绕上述疾病的鉴别诊断。

(一) 进一步询问内容及目的

1. 出疹时间　麻疹前驱期 2～4 天,一般在发热 2～4 天后出疹,风疹、猩红热、水痘发热 1 天即可出疹,幼儿急疹发热 3～5 天出疹,热退疹出。

2. 出疹顺序、皮疹特点　典型麻疹的皮疹首先在发际、颈侧部和耳后开始出现,然后大约在 24 小时内首先向面部、颈部、上肢及胸部蔓延,自上至下逐步出现,包掌跖部,暗红色充血性斑丘疹,于第二日或第五日出透,通常于第四日隐退,风疹出疹从面部开始,自上而下,24 小时出齐,但手掌、足底大都无疹,为淡红色斑丘疹;猩红热皮疹先见于颈、胸,呈充血性粟粒样疹或鸡皮样疹,面部无疹,发展快,2～3 日发遍全身,疹退后伴有大块脱皮,水痘皮疹最初为红色斑疹,伴痒感,继之发展为水充满透明液体的水疱疹,渐破溃结痂,分批出现,同时存在不同期皮疹,可伴或不伴发热,且发热多为中低热;手足口病夏季多见,皮疹分布于手、足、口腔臀部。

3. 其他伴随症状　麻疹有咳嗽、流涕、流泪等卡他症状,合并喉炎可有声嘶、犬吠样咳嗽,川崎病具有眼睛红但无分泌物、口唇皲裂、指(趾)端硬肿、脱皮、等表现,猩红热具有明显咽痛,不伴咳嗽流涕等卡他症状,药疹有服用过敏药物史。

4. 是否有传染病接触史,如麻疹、猩红热、风疹。

5. 是否服用能引起过敏的药物。

(二) 询问结果(病史)

患儿于入院前 5 天无明显诱因出现发热,体温 38.5℃左右,伴打喷嚏、流涕,轻微咳嗽,发热时不伴寒战,就诊于当地医院,诊断“感冒”,给予“对乙酰氨基酚缓释片、小儿感冒颗粒”口服 3 天,体温升至 39～39.5℃,口服退热药体温可暂时下降,咳嗽渐加重,痰多,流涕、流泪,无喘息及呼吸困难,无腹泻、呕吐,无抽搐,2 天前颜面部出现红色皮疹,压之褪色,渐蔓延至全

身，不伴痒感，予抗过敏治疗无好转，今来我院，查血常规白细胞低，考虑"麻疹"，于隔离门诊予静点利巴韦林、头孢孟多治疗。

否认药物食物过敏史，未接种麻疹疫苗、风疹疫苗，否认麻疹、猩红热、风疹等传染病接触史。

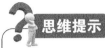

思维提示

询问结果（病史）分析：①发热 3 天出现皮疹，伴有明显卡他症状，不符合风疹、猩红热出疹特点；②尚未接种麻疹疫苗，存在麻疹易患因素；③无特殊服药史，抗过敏治疗无效，不考虑药物疹；④非热退疹出，幼儿急疹可除外。

三、体格检查

（一）初步体格检查内容及目的

1. 皮疹分布、形态　典型麻疹的皮疹首先在发际、颈侧部和耳后开始出现，然后大约在 24 小时内首先向面部、颈部、上肢及胸部蔓延，自上至下逐步出现，包括掌跖部，暗红色充血性斑丘疹，于第二日或第五日出透，通常于第四日隐退，伴有色素沉着，风疹出疹从面部开始，自上而下，24 小时出齐，但手掌、足底大都无疹，为淡红色斑丘疹，疹退后无色素沉着，猩红热皮疹先见于颈、胸，面部无疹，可见口周苍白圈，发展快，2～3 日发遍全身，皮疹呈红色充血性粟粒样疹或鸡皮样疹，皮肤潮红，疹间无正常皮肤，疹退后伴有膜状脱皮，水痘皮疹呈向心性分布，最初为红色斑疹，伴痒感，继之发展为充满透明液体的水疱疹，渐破溃结痂，分批出现，同时存在不同期皮疹，手足口病夏季多见，皮疹分布于手、足、口腔、臀部。

2. 浅表淋巴结是否肿大，风疹可伴有耳部、枕部淋巴结肿大，猩红热可有颌下、颈部淋巴结肿大。

3. 有无呼吸困难、缺氧表现，麻疹合并肺炎、喉炎时可有呼吸困难、缺氧表现。

4. 结膜是否充血、口唇是否皲裂，川崎病可有结膜充血、口唇皲裂，但眼睛无分泌物；有无杨梅舌，猩红热有杨梅舌；有无麻疹黏膜斑，麻疹黏膜斑在皮疹出现之前出现，对于麻疹早期诊断有重要意义。

5. 肺部体征，若有固定细湿啰音，提示合并肺炎。

6. 指（趾）端有无硬肿脱皮，用于鉴别川崎病，猩红热后期也可有指（趾）端脱皮。

（二）体格检查结果

体温 38.5℃，呼吸 30 次/分，脉搏 125 次/分，血压 90/60mmHg，体重 10kg，营养发育正常，神清，精神反应稍弱，呼吸略促，口周青，无鼻翼扇动及三凹征，颜面、颈部、躯干、四肢、手足心可见充血性暗红色皮疹，略高出皮面，部分融合成片，左上臂可见卡瘢 1 枚，双颈部各可及 2～3 枚 0.5cm×0.5cm 大小淋巴结，质软，无粘连，活动度好，余浅表淋巴结未触及，前囟平软，睑结膜、球结膜充血，有分泌物，口唇红，无皲裂，杨梅舌阴性，颊黏膜粗糙，柯氏斑阳性，咽充血，双扁桃体不大，双侧呼吸运动一致，双肺叩诊清音，双肺呼吸音粗，双下肺可闻及散在细湿啰音,未闻及喘鸣音,心音有力,律齐,心率 112 次/分,各瓣膜听诊区未闻及杂音,腹部、四肢、神经系统查体未见异常,指(趾)端无硬肿及脱皮,双下肢无水肿。

四、门诊及外院检查结果

血常规示白细胞 $3.6 \times 10^9/L$,中性粒细胞 45%,淋巴细胞 53%,单核细胞 2%,血红蛋白 116g/L,血小板 $256 \times 10^9/L$,快速 CRP < 8mg/L。

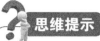
思维提示

体格及目前检查结果分析:①发热 3 天出疹,有明显卡他症状,查体全身皮肤可见充血性暗红色皮疹,略高出皮面,部分融合成片,同时伴有睑结膜、球结膜充血,有分泌物,颊黏膜粗糙,柯氏斑阳性,符合麻疹特点,临床可诊断麻疹;②呼吸略促,口周青,双肺呼吸音粗,双下肺可闻及散在细湿啰音,临床考虑合并肺炎;③无口唇皲裂,结膜虽有充血,但有分泌物,浅表淋巴结不大,指(趾)端无硬肿及脱皮,血小板、CRP 正常,不考虑川崎病;④血常规白细胞正常,CRP 正常,皮疹特点亦不符合猩红热特点,故猩红热除外。

五、初步诊断

麻疹合并肺炎。

六、初步治疗

麻疹病人隔离期至出疹后 5 天,并发肺炎者延长隔离期至出疹后 10 天。对麻疹尚无特异性抗病毒治疗,主要进行对症治疗和防治并发症。抗病毒治疗可选用利巴韦林静点或口服,对并发中耳炎或肺炎患儿应适当应用抗生素,对高热患儿可选择对乙酰氨基酚或布洛芬退热,体温不要降得过低,避免疹出不透,加强呼吸道管理,保证休息及充足的液体入量,可选用中医中药治疗:前驱期应用辛凉透表的方剂,发疹期应用清热解毒透疹的方剂,恢复期病人应用养阴清余热或调理脾胃之法。该患儿存在肺炎并发症,予静点利巴韦林、头孢孟多,氨溴索(沐舒坦)静点化痰,远志杏仁合剂口服止咳化痰,对乙酰氨基酚口服退热。

七、进一步检查

(一)进一步检查内容及目的

1. 胸片　进一步明确是否合并肺炎。
2. 重症病人应查血气、血生化,了解有无缺氧、酸中毒、电解质紊乱。
3. 麻疹抗体 IgM 检测　1 个月内未接种过麻疹减毒活疫苗而在血清中查到麻疹 IgM 抗体。

4. 恢复期病人血清中麻疹 IgG 抗体滴度比急性期有 4 倍或 4 倍以上升高，或急性期抗体阴性而恢复期抗体阳转。

5. 从鼻咽部分泌物或血液中分离到麻疹病毒，或检测到麻疹病毒核酸（目前未开展此项检查）。

具备 3、4、5 任何一项均可确诊麻疹。

（二）检查结果

1. 麻疹 IgM 抗体阳性，该患儿近 1 个月未接种过麻疹疫苗，故麻疹诊断明确。

2. 胸片提示肺纹理粗多、模糊，两下肺可见斑片状阴影，心膈阴性，支持麻疹合并肺炎。

八、诊断

麻疹合并肺炎。

麻疹是由麻疹病毒引起的呼吸道传染病，传染性强，在麻疹减毒活疫苗普遍应用后，不但存在症状典型的麻疹，而且存在症状不典型的病人，前者可根据临床表现结合流行病学作出诊断，后者需根据血清麻疹抗体的检测或麻疹病毒的分离阳性作出诊断。

诊断标准

（1）临床症状

1）全身皮肤出现红色斑丘疹。

2）发热（38℃或更高）。

3）咳嗽或上呼吸道卡他症状，或结合膜炎。

4）起病早期（一般于病程第 2～3 日）在口腔颊黏膜见到麻疹黏膜斑（Koplik 氏斑）。

5）皮肤红色斑丘疹由耳后开始向全身扩展，持续 3 天以上呈典型经过。

（2）流行病学史：与确诊麻疹的病人有接触史，潜伏期 6～18 天。

（3）实验室诊断

1）1 个月内未接种过麻疹减毒活疫苗而在血清中查到麻疹 IgM 抗体。

2）恢复期病人血清中麻疹 IgG 抗体滴度比急性期有 4 倍或 4 倍以上升高，或急性期抗体阴性而恢复期抗体阳转。

3）从鼻咽部分泌物或血液中分离到麻疹病毒（附录 A），或检测到麻疹病毒核酸。

（4）病例分类

1）疑似病例：具备（1）中 1）加 2）条者，或同时伴有 3）条者。

2）临床诊断病例：疑似病例加（1）中 4）条或 5）条或（2）条。

3）确诊病例：①疑似病例加（3）中 1）条或 2）条或 3）条；②具有任何一项临床症状（3）中 1）条或 2）条、3）条。

九、治疗

1. 病人的隔离与治疗　麻疹病人隔离期至出疹后 5 天，并发肺炎者延长隔离期至出疹后 10 天。对麻疹尚无特异性抗病毒治疗，主要进行对症治疗和防治并发症。抗病毒治疗可选用利巴韦林静点或口服，对并发中耳炎或肺炎患儿应适当应用抗生素，对高热患儿可选择对乙酰氨基酚或布洛芬退热，体温不要降得过低，避免疹出不透，加强呼吸道管理，保证休息及充足的液体入量，可选用中医中药治疗：前驱期应用辛凉透表的方剂，发疹期应用清热解毒透疹的方剂，恢复期病人应用养阴清余热或调理脾胃之法。

本患儿经静点利巴韦林、头孢孟多抗感染，氨溴索（沐舒坦）静点化痰、远志杏仁合剂口服止咳化痰、对乙酰氨基酚口服退热等对症处理，治疗第三天体温降至正常，咳嗽减轻，皮疹逐渐消退，少许脱屑，留有色素沉着，治疗一周复查胸片肺炎吸收。

2. 对易感者的应急措施　对病人周围未发病的易感人群可实施麻疹减毒活疫苗的应急接种，应急接种覆盖面宜广，实施时间要尽早，应在接触病人的 3 日内接种；与病人密切接触者中年幼、体弱或具有麻疹减毒活疫苗接种禁忌证者的易感人群，可注射含有高价麻疹抗体的人（血浆或胎盘）丙种球蛋白制剂作被动免疫；与病人密切接触而未接种过麻疹疫苗的易感儿童应检疫 21 天。

3. 麻疹的免疫预防　对易感儿童实行麻疹减毒活疫苗普种，是预防本病的首要措施。常规免疫（初免）定为 8 个月龄进行，根据人群对麻疹免疫力的监测，当免疫力减低时应进行疫苗再免疫。为提高麻疹疫苗免疫接种的成功率应保证活疫苗的冷链保藏和运输，并接种足够的剂量。

？点评

麻疹是小儿常见呼吸道传染病，冬春季高发，在麻疹减毒活疫苗普遍应用后，不但存在症状典型的麻疹病人，而且存在症状不典型的病人，前者可根据临床表现结合流行病学作出诊断，后者需根据血清麻疹抗体的检测或麻疹病毒的分离阳性作出诊断，其早期诊断隔离对于防止疾病的传播有着重要意义。

（陈荷英　刘　钢）

病例34 发热21天

患儿,女,2岁10个月,于2012年9月26日入院。

一、主诉

发热21天。

二、病史询问

对一个发热大于2周、不明原因发热的幼儿,应该从以下几个方面疾病:感染性疾病(细菌感染、病毒感染、其他病原感染);非感染性疾病(结缔组织病、血液系统及肿瘤性疾病)。因此进一步询问病史应围绕上述几方面。

(一) 进一步询问内容及目的

1. 体温 是否发热,是什么热型,热程及热度。
2. 伴随症状 是否伴有咳嗽、咳痰、喘息等呼吸道感染症状,是否有尿频、排尿时哭闹等泌尿系统感染症状,是否有呕吐、腹痛、腹泻等消化道症状;是否伴有皮疹、结膜充血、口唇皲裂、指(趾)端等硬肿脱皮等川崎病症状;是否有热出疹出、热退疹退及关节症状等结缔组织病表现。
3. 是否有结核接触史,是否接种卡介苗,有无盗汗、消瘦等,有无动物接触和特殊疾病流行病学史,寻找可能的特殊病因。
4. 精神饮食情况,有无消耗,推测有无恶性病可能。
5. 既往是否健康,生长发育史和家族史有无特殊,寻找是否存在免疫缺陷病和遗传代谢病可能。
6. 病史中的治疗情况,治疗效果如何,推测可能的病因;同时询问有无特殊用药史,注意有无药物热因素。
7. 院外主要化验结果。

(二) 询问结果(病史)

入院前21天无明显诱因患儿出现发热,体温38.5℃左右,热峰1~2次/日,无寒战抽搐,无鼻塞,无咳喘,无恶心呕吐、腹痛腹泻等,无尿频、排尿时哭闹等表现,就诊于当地村诊所,给予利巴韦林、头孢呋辛等输液治疗4天,效果不佳,持续发热,体温38.5~39℃,热峰1~2次/日。入院前17天,就诊于当地县医院住院,查血常规示白细胞9.26×10⁹/L,中性粒细胞24.4%,淋巴细胞64.5%,血红蛋白102g/L,血小板91×10⁹/L,CRP 17.2mg/L,给予头孢曲松等治疗 5 天,持续高热,体温最高 40.3℃,热峰 2～3 次/日,无抽搐及意识障碍,无皮疹、关节症状。于入院前 12 天就诊于省医院住院,血生化示 ALT 282U/L,AST 238U/L,LDH 905U/L,查 EB 病毒四项提示 CA-IgG(+),CA-IgM(+),EA-IgA(+),NA-IgG(－),应用"头孢唑肟、更昔洛韦"等治疗,并予"丙种球蛋白共 30g(2g/kg)静点",治疗 6 天,仍持续发热,性质同前,家长要求出院,于入院前 8 天就诊于我院门诊,化验血常规示白细胞 12.22×10^9/L,血红蛋白 96g/L,血小板 89×10^9/L,白细胞手工分类示中性粒细胞 13%,淋巴细胞 71%,单核细胞 10%,嗜酸性粒细胞 0%,异型淋巴细胞 5%,给予更昔洛韦每次 5mg/kg,每 12 小时一次,静点治疗 4 天,化验血生化示 ALT 356U/L,AST 357.5U/L,LDH 918U/L,腹部超声示"肝脾大、少量腹水",于入院前 2 天改为"每次更昔洛韦 5mg/kg,每日一次,静点"治疗,并予"门冬氨酸鸟氨酸、谷胱甘肽"静点保肝治疗,仍有高热,体温最高 39℃,热峰 2～3 次/日,门诊按"传染性单核细胞增多症、肝功损害"收入院。

发病来,患儿发热时精神弱,睡眠多,体温下降后精神可,进食可,大小便正常,体重无明显减轻。

既往体健,否认反复发热病史。

已接种卡介苗。否认肝炎及结核病人接触史。家住城市,否认动物接触史。

否认家族遗传病史。

思维提示

询问结果(病史)分析:①小婴儿急性起病,表现为中高热,病初有轻微鼻塞,无咳嗽、咳痰、喘息等其他呼吸道症状,不能用呼吸道感染解释整个病程;无尿频、排尿时哭闹,无呕吐、腹痛、腹泻等,无泌尿系统及消化系统感染相关表现;②患儿院外应用头孢类抗生素治疗效果欠佳,多次查血常规显示白细胞总数不高,淋巴分类为主,我院门诊白细胞分类可见异型淋巴细胞,肝功损害明显,EB 病毒四项提示 CA-IgG(+),CA-IgM(+),EA-IgA(+),NA-IgG(－),提示存在原发 EB 病毒感染;③患儿表现发热,伴随症状不明显,抗感染效果欠佳,院外腹部 B 超提示肝脾肿大,应警惕血液系统疾病及恶性肿瘤;④患儿起病急,表现为高热,已接种卡介苗,无结核接触史,考虑结核可能性不大;家住城市,无动物接触史及流行病学史,考虑特殊病原感染可能性不大;⑤患儿年龄小,无皮疹及关节症状,结缔组织病可能性不大。

三、体格检查

(一) 初步体格检查内容及目的

生长发育、一般状况,生命体征(体温,呼吸频率、节律,脉搏,血压),意识状态。生长发育情况。皮肤有皮疹、出血点等,是否有卡瘢,进一步验证是否接种过卡介苗,指(趾)端有无硬肿、脱皮等。注意全身浅表淋巴结及肝脾情况。咽部及扁桃体情况,有无充血及分泌物等。四肢关节有无红肿热痛表现。

（二）体格检查结果

体温38.5℃,脉搏148次/分,呼吸32次/分,神清,精神反应稍弱,呼吸尚平稳,未见鼻翼扇动及吸气性三凹征,全身皮肤未见皮疹,卡瘢(+),双侧颈部可触及数枚肿大淋巴结,最大2cm×2cm,质中,边界清楚,活动度可,无粘连,无压痛,余浅表淋巴结未触及肿大,口唇无皲裂、无杨梅舌,咽充血,双侧扁桃体I度大,未见分泌物,两肺呼吸音粗,未闻及干湿性啰音,心律齐,心音有力,未闻及杂音,腹膨隆,肝脏右肋下约6cm,质中,边略钝,脾肋下约4cm,质中,边略钝,肢端暖,指(趾)端无硬肿、脱皮,四肢关节无红肿热痛、活动自如,神经系统查体未见异常。

四、门诊及外院检查

外院检查血常规示白细胞9.26×10^9/L,中性粒细胞24.4%,淋巴细胞64.5%,血红蛋白102g/L,血小板91×10^9/L,CRP 17.2mg/L,血生化示ALT 282U/L,AST 238U/L,LDH 905U/L。

外院EB病毒四项提示CA-IgG(+),CA-IgM(+),EA-IgA(+),NA-IgG(-)。

外院乙肝五项阴性,甲型、丙型、戊型肝炎抗体阴性,艾滋病毒抗体阴性。

本院血常规示白细胞12.22×10^9/L,血红蛋白96g/L,血小板89×10^9/L,白细胞手工分类示中性粒细胞13%,淋巴细胞71%,单核细胞10%,嗜酸性粒细胞0%,异型淋巴细胞5%。血生化示ALT 356U/L,AST 357.5U/L,LDH 918U/L。

本院门诊检查胸部CT:两肺纹理粗多模糊,肺门不大,纵隔未见淋巴结及占位。

本院腹部B超肝肋下6.5cm,肝实质回声均匀,肝内外胆管无扩张,胆囊充盈,透声可,腔内未见结石。脾肋下5.0cm,厚约3.8cm,血窦开放少量腹水,深约1.9cm,数枚淋巴结,大者位于肝门,大小约2.4cm×0.8cm。

本院尿常规及便常规未见异常。

思维提示

体格及目前检查结果分析:①患儿系幼儿,病史3周,主要表现为发热,患儿院外应用头孢类抗生素治疗效果欠佳,查体颈部淋巴结肿大,肝脾明显肿大,查血生化提示肝功损害,多次查血常规显示白细胞总数不高,淋巴分类为主,我院门诊白细胞分类可见异型淋巴细胞,肝功损害明显,EB病毒四项提示CA-IgG(+),CA-IgM(+),EA-IgA(+),NA-IgG(-),故EB病毒感染所致传染性单核细胞增多症诊断成立;②患儿病史3周,院外抗病毒治疗后仍反复高热,肝脾明显增大,伴有肝功显著异常,血常规提示轻度贫血,血小板轻度降低,警惕发生EB病毒感染相关噬血细胞综合征;需进一步完善凝血功能、甘油三酯、铁蛋白、骨穿及监测血常规评估病情;③除EB病毒感染外,应警惕血液系统疾病及恶性肿瘤;④患儿起病急,表现为高热,卡瘢阳性,无结核接触史,查胸片未见明显异常,考虑结核可能性不大;家住城市,无动物接触史及流行病学史,考虑特殊病原感染可能性不大;⑤患儿年龄小,无皮疹及关节症状,结缔组织病可能性不大。

五、初步诊断

传染性单核细胞增多症:患儿系幼儿,病史 3 周,主要表现为发热,查体咽充血,双侧扁桃体 I 度肿大,颈部淋巴结肿大,肝脾明显肿大,查血生化提示肝功损害,多次查血常规显示白细胞总数正常或轻度升高,淋巴分类为主,我院门诊白细胞分类异型淋巴细胞 5%,肝功损害明显,EB 病毒四项提示 CA-IgG(+),CA-IgM(+),EA-IgA(+),NA-IgG(-),故传染性单核细胞增多症诊断成立。

六、初步治疗(入院治疗)

入院后予更昔洛韦每次 5mg/kg,每 12 小时一次,静点抗感染;予谷胱甘肽、复方甘草酸苷、促肝细胞生长素静点三联保肝,监测生命体征变化。

七、进一步实验室检查

(一)进一步检查内容及目的

1. 血常规、CRP、ESR　检测炎性指标。
2. EB 病毒抗体四项,EB 病毒 DNA 监测。
3. 凝血功能、铁蛋白、肝功能、心肌酶、甘油三酯等评估病情。心脏彩超注意心功能及左右冠脉情况。
4. 骨穿除外有无血液系统恶性疾病,了解有无噬血现象。
5. Ig、CD 系列了解体液免疫及细胞免疫情况。
6. 完善 HPLH1、PRF1、UNC13D、STX11、STXBP2 等免疫缺陷基因检查。

(二)检查结果

1. 血常规　白细胞 6.5×10^9/L,中性 35%,淋巴 60%,血红蛋白 88g/L,血小板 78×10^9/L,CRP 15mg/L。
2. 血沉　51mm/h,增快。
3. 生化全项　总胆固醇 5.74mmol/L,甘油三酯 3.12mmol/L,谷丙转氨酶 534.2U/L,谷草转氨酶 625U/L,乳酸脱氢 1125U/L。余均大致正常范围内。
4. 凝血三项　FIB 1.41g/L,降低,APTT 45.2S,延长,余均正常。
5. EB 病毒四项　EBV-CA-IgG、EBV-CA-IgM、EBV-EA-IgA 阳性,EBV-NA-IgG 阴性,EBV-DNA 4.51×10^5/ml。
6. 铁蛋白 7500μg/L。
7. 骨髓细胞学检查(胸骨)提示骨髓细胞学检查:①取材、涂片、染色良好;②骨髓增生活跃;③粒系统成熟分叶阶段构成比减低,部分中幼粒偏大,胞质颗粒增多,胞核结构疏松,形态不规则;④红系统构成比偏低,粒红比值偏高,有核红细胞核固缩,部分成熟红细胞中空,可见变形;⑤巨核细胞及血小板减少;⑥成熟单核及网状细胞增多;⑦另见分类不明细胞占 9.5%,

疑为病毒感染相关细胞。可见吞噬血小板的网状细胞。

8. 心脏彩超提示心内结构、心功能及左右冠脉未见异常。

9. Ig 系列 IgG 16.7g/L,IgA 0.51g/L,IgM 1.66g/L,IgE 145.2IU/ml。CD 系列提示 CD3 91.5%,CD4 20.5%,CD8 67.5%,CD4/CD8 0.3,BC 0.0%,NK-C 3.2%。

10. HPLH1,PRF1,UNC13D,STX11,STXBP2 等免疫缺陷基因检查无异常。

八、入院后情况

入院后仍有高热,峰值 39~40℃,每日 2~3 次热峰,入院第 3 天前胸及四肢皮肤可见少许散在针尖样出血点。

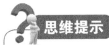
思维提示

　　实验室检查结果分析:血常规提示血红蛋白及血小板两系减低,肝功损害明显,出现高甘油三酯血症及低纤维蛋白原血症,胸骨骨髓细胞学发现吞噬细胞现象,无血液系统肿瘤依据。EB 病毒抗体及 EB-DNA 检测提示原发 EB 病毒感染。

　　根据检查结果,进一步明确或除外的疾病:①根据血 EB 病毒抗体及 EB-DNA 检测结果可明确原发 EB 病毒感染;②患儿表现为发热、肝脾肿大,血常规提示两系降低,出现高甘油三酯血症及低纤维蛋白原血症,铁蛋白明显升高,骨穿可见吞噬细胞现象,故诊断为 EB 病毒感染相关噬血细胞综合征;③患儿骨穿结果未见幼稚细胞及肿瘤细胞,结合门诊胸部 CT 及腹部 B 超结果未见具体肿瘤病灶,不支持血液系统恶性疾病;④患儿查免疫缺陷基因无异常,不支持家族性噬血细胞综合征。

九、诊断

　　EB 病毒感染相关噬血细胞综合征　　EB 病毒是一种可在全球范围内引起广泛感染的疱疹病毒,首次感染多在儿童,婴幼儿感染症状多不典型,学龄儿及青春期儿童首次感染表现为传染性单核细胞增多症(发热、咽峡炎、颈部淋巴结及肝脾肿大,肝功损害,末梢血分类可见异型淋巴细胞),极少部分患儿可进展为噬血细胞综合征。EB 病毒相关噬血细胞综合征在任何年龄均可发病,临床症状多样,其诊断标准是在有 EB 病毒感染(原发感染或活动性感染:血清学 VCA-IgM,EA-IgA/G 阳性,血浆 EBV-DNA 阳性或组织 EB 病毒原位杂交阳性)的基础上,合并噬血细胞综合征。噬血细胞综合征诊断标准参考国际 HLH 研究小组 2004 年公布的诊断标准,符合以下 8 项中的 5 项:①发热持续 >7 天,体温 >38.5℃;②脾脏肿大;③血细胞减少(外周血三系中至少有两系减少):血红蛋白 <90g/L(<4 周的婴儿:<100g/L),血小板 <100×10⁹/L,中性粒细胞 <1.0×10⁹/L;④高甘油三酯血症和(或)低纤维蛋白原血症:空腹甘油三酯≥3.0mmol/L,纤维蛋白原≤1.5g/L;⑤骨髓、脾脏或淋巴结中发现噬血现象,无恶性肿瘤证据;⑥NK 细胞活性减低或缺失;⑦铁蛋白水平≥500µg/L;⑧可溶性 IL-2 受体(sCD25)≥2400U/ml,即可诊断噬血细胞综合征。相当一部分 EB 病毒感染相关噬血细胞综合征病人可能存在先天免疫缺陷,需完善免疫缺陷相关基因检查。

十、治疗

给予针对性抗病毒治疗（如更昔洛韦），保护脏器功能，贫血、血小板减少及纤维蛋白原下降程度，可酌情给予红细胞悬液、血小板及新鲜冷冻血浆支持治疗。根据发病机制中细胞因子、单核-巨噬细胞、淋巴细胞三环节免疫紊乱导致疾病进行性恶化，治疗中应该给予及时阻断。目前噬血细胞综合征治疗主要依据 HLH-2004 治疗方案，其分为诱导治疗（1~8 周）和维持治疗（9~40 周）。HLH-2004 指南建议联合地塞米松、依托泊苷（VP-16）和环孢素作为诱导治疗。也可在此基础上加用大剂量免疫球蛋白辅助治疗。

入院后继续给予更昔洛韦抗病毒感染，保护脏器功能，根据贫血、血小板减少及纤维蛋白原下降程度，间断予红细胞悬液、血小板及新鲜冷冻血浆输注支持治疗。明确诊断后转入血液科行 HLH-2004 治疗方案，治疗 22 天，病情好转出院。

 点评

　　EB 病毒感染是儿童常见的感染性疾病，大部分病人预后良好，少数病人可进行性恶化出现严重的 EB 病毒感染相关噬血细胞综合征，危及生命，需密切监测病情变化，评估病情进展情况，及时给予针对性治疗。

（陈天明）

病例35　发热、精神差伴间断呕吐4天,抽搐1次

患儿,女,1岁5个月,于2011年8月11日入院。

一、主诉

发热、精神差伴间断呕吐4天,抽搐1次。

二、病史询问

对于一个发热、抽搐伴有精神差的婴幼儿主要应考虑到以下几方面疾病:中枢神经系统感染(化脓性脑膜炎、病毒性脑炎及其他病原引起中枢神经系统感染)、非中枢神经系统严重感染引起的惊厥(败血症、中毒性痢疾、电解质紊乱等)以及先天遗传代谢病等。因此进一步询问病史应围绕上述几方面。

(一)进一步询问内容及目的

1. 体温　发热程度,结核性脑膜炎病初可以中低热为主,病毒性脑炎及化脓性脑膜炎多以高热起病,新生儿或小婴儿化脓性脑膜炎可表现为体温不升。

2. 仔细询问呕吐的具体表现,是否为喷射性,喷射性呕吐提示存在颅高压,是否伴有头痛,婴幼儿不会表述头痛,可表现为摇头、用手打头。

3. 抽搐发作的形式、持续时间、抽搐时体温及抽搐时及抽搐后意识状态。

4. 是否伴有意识障碍如嗜睡、烦躁、易惊、昏迷等表现。

5. 其他伴随症状　皮肤有无皮疹、出血点(或瘀斑等),皮肤出血点及瘀点、瘀斑多见于流脑;是否有呼吸道或消化道症状,若为夏秋季发病,应注意手、足、口、臀、膝部有无疱疹,警惕手足口病可能。注意有无腹泻、呕吐、食欲减退等,应注意电解质紊乱所致抽搐。

6. 是否有结核接触史,是否接种卡介苗,有无盗汗、消瘦等,有无动物接触和特殊疾病流行病学史,寻找可能的特殊病因。

7. 是否有头颅外伤史,有无头颅及脊柱手术史,有无耳鼻流清亮液体(提示存在耳鼻漏可能),上述因素的存在可成为化脓性脑膜炎诱因。

8. 询问有无毒物摄入史、误服药物史,以除外中毒引起的惊厥。

9. 有无癫痫、高热惊厥病史及相应家族史,以鉴别高热惊厥及感染诱发的癫痫。

(二)询问结果(病史)

患儿于4天前无明显诱因出现发热,体温至38.5℃,热峰1~2次/日,伴精神差,当日夜间出现呕吐,共呕吐5次,量不多,为喷射性,呕吐物为胃内容物,是否头痛患儿不能描述,无用

手打头及摇头表现,无咳嗽咳痰,无腹泻,于当地私人诊所给予肌注止吐药物 1 次,呕吐无缓解,伴有易惊表现,家属为进一步诊治遂就诊于当地市儿童医院,查头颅 CT 示灰白质分界欠清楚,给予补液治疗 1 次,建议赴上级医院进一步诊治,故于入院前 2 天遂就诊于我院,于来我院途中患儿出现抽搐 1 次,当时表现为双眼上翻,口周发青,四肢发硬、抖动,意识丧失,无二便失禁,持续约 3 分钟,经按压人中抽搐缓解,当时体温 38.4℃,抽搐后精神差,此时正路过当地诊所,给予肌注苯巴比妥 1 次后急诊 120 来我院,于急诊查血常规白细胞:13.7×10⁹/L,中性:90.5%,淋巴:7.7%,血红蛋白:105g/L,血小板:352×10⁹/L,CRP:16mg/L,查腰穿脑脊液常规无色透明,白细胞:52×10⁶/L,单个核细胞数:45,多个核细胞数:7,生化:氯 130mmol/L,糖 3.69mmol/L,蛋白 1188.61mg/L,考虑中枢神经系统感染,给予头孢曲松及利巴韦林静点抗感染,甘露醇降颅压,门诊以"中枢神经系统感染"收入院。

患儿自发病以来,精神食欲差,睡眠增多,二便正常,体重无明显增减,否认头颅外伤史。

既往体健,否认发热抽搐病史。

已接种卡介苗。否认肝炎及结核病人接触史。家住城市,否认动物接触史,否认传染病接触史。

否认热性惊厥及其他家族遗传病史。

？思维提示

询问结果(病史)分析:①幼儿,急性起病,有发热、抽搐、精神差、喷射性呕吐等表现,化验血常规示白细胞总数轻度升高以中性粒细胞为主,CRP 轻度升高,脑脊液提示细胞数轻度升高,以多核为主,生化糖氯化物正常,蛋白升高,考虑病毒性脑炎可能性大;由于做腰穿前未应用抗生素,结合临床,化脓性脑膜炎可能性小;不考虑脑病和代谢病急性发作;②患儿起病急,病史短,已接种卡介苗,无结核接触史,脑脊液常规检查糖及氯化物不低,门诊拍胸片未见肺结核征象,结核性脑膜炎可能性不大;患儿起病急,病史短,无禽类接触史,不支持隐球菌脑膜炎;③患儿有呕吐、食欲减退表现,但无腹泻,需进一步结合查体有无脱水及辅助检查来确定有无水电解质紊乱引起的抽搐;④患儿既往无发热抽搐病史,无热性惊厥家族史,抽搐后精神差,腰穿异常,不能用癫痫及热性惊厥解释病情。

三、体格检查

(一)初步体格检查内容及目的

生命体征(体温,呼吸频率、节律,脉搏,血压),意识状态,判断病情危重程度。有无脱水征。皮肤有无皮疹(疱疹)等,是否有卡瘢,进一步验证是否接种过卡介苗。头颅外观,前囟大小、张力,颅缝有无裂开,瞳孔情况,提示是否存在颅高压,若瞳孔不等大,对光反射消失,同时有呼吸节律不规整、心率减慢、血压增高,提示存在脑疝。有无脑神经受累(额纹、眼裂,瞳孔大小及对光反射,鼻唇沟是否对称,口角有无歪斜,伸舌是否居中,以及咽反射等),双肺有无湿啰音,心音是否有力,节律是否规整,四肢肌力肌张力,深浅反射,脑膜刺激征、病理征。四肢循环情况，毛细血管再充盈时间，提示是否存在休克。

（二）体格检查结果

体温38℃，呼吸28次/分，脉搏152次/分，血压115/75mmHg，营养发育正常，神清，精神反应差，嗜睡，呼吸平稳，节律规整，双足底可见小疱疹，卡瘢阳性，头颅外观无畸形，前囟已闭，额纹对称，眼裂等大，球结膜无水肿，双侧瞳孔对称等大等圆，直径约0.3cm，光反射存在，双侧鼻唇沟对称，咽反射存在，双肺呼吸音粗，未闻及明显干湿啰音，心音有力，律齐，腹软，不胀，肝脾无肿大，肢端暖。四肢肌张力减低，肌力检查不配合，角膜反射、腹壁反射正常引出，肱二头肌、肱三头肌、跟膝腱反射正常引出，颈抵抗，克氏征阴性，双侧巴氏征阳性。

四、门诊及外院检查

1. 外院检查头颅CT　灰白质分界欠清楚。
2. 本院门诊检查血常规　白细胞13.7×10^9/L，中性90.5%，淋巴7.7%，血红蛋白105g/L，血小板352×10^9/L，CRP 16mg/L。
3. 本院急诊腰穿　脑脊液常规无色透明，白细胞52×10^6/L，单个核细胞数45，多个核细胞数7，生化：氯130mmol/L，糖3.69mmol/L，蛋白1188.61mg/L。
4. 本院急诊血气、电解质未见异常。

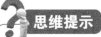
思维提示

体格及目前检查结果分析：①幼儿，急性起病，有发热、易惊、抽搐、精神差、喷射性呕吐等表现，化验血常规示白细胞总数轻度升高以中性粒细胞为主，CRP轻度升高，脑脊液提示细胞数轻度升高，以多核为主，生化糖氯化物正常，蛋白升高，院外头颅CT提示大脑灰白质分界不清，提示存在脑水肿，考虑病毒性脑炎可能性大，由于患儿为夏季发病，病史中有易惊，查体手足底可见小疱疹，应注意手足口病引起的脑炎。由于做腰穿前未应用抗生素，结合临床，化脓性脑膜炎可能性小；不考虑脑病和代谢病急性发作；②患儿起病急，病史短，已接种卡介苗，无结核接触史，脑脊液常规检查糖及氯化物不低，门诊拍胸片未见肺结核征象，结核性脑膜炎可能性不大；患儿病史短，无禽类接触史，不支持隐球菌脑膜炎；③患儿有呕吐、食欲减退表现，但无腹泻，查体无脱水征，查血气电解质未见异常，不支持水电解质紊乱引起的抽搐；④患儿既往无发热抽搐病史，无热性惊厥家族史，抽搐后精神差，腰穿异常，不能用癫痫及热性惊厥解释病情。

五、初步诊断

病毒性脑炎　患儿为幼儿，急性起病，有发热、易惊、抽搐、精神差、喷射性呕吐等表现，化验血常规示白细胞总数轻度升高，以中性粒细胞为主，CRP轻度升高，脑脊液提示细胞数轻度升高，以多核为主，生化示糖氯化物正常，蛋白升高，院外头颅CT提示大脑灰白质分界不清，提示存在脑水肿, 首先考虑病毒性脑炎诊断, 由于患儿为夏季发病, 病史中有易惊, 查体手足底可见小疱疹, 应注意手足口病引起的脑炎。

六、初步治疗(入院治疗)

入院后予利巴韦林 10mg/kg, 每天一次, 静点抗感染; 甘露醇脱水降颅压每次 5ml/kg, 每 6 小时一次, 降颅压及对症支持治疗, 同时限制液量 1000 ~ 1200ml/m², 监测生命体征及瞳孔变化。

七、进一步检查

(一) 进一步检查内容及目的

1. 血常规、CRP、ESR 检测炎性指标。
2. 血气、血糖、电解质了解有无水电解质酸碱紊乱。
3. 鼻咽分泌物送 CoxA16、EV71 核酸检测。
4. 头颅影像学检查 头颅磁共振, 了解颅内情况。
5. 心脏彩超 了解心脏结构及功能。
6. 胸片 了解肺内情况。
7. PPD 试验 帮助明确是否存在结核感染。
8. 眼底 有无视神经盘水肿。
9. 脑电图。

(二) 检查结果

1. 血常规 白细胞 $3.76 \times 10^9/L$, 中性 82.4%, 淋巴 11.6%, 血小板 $397 \times 10^9/L$, 血红蛋白 95g/L, CRP 18mg/L。
2. 心肌酶 CK-MB 67U/L, 升高, 肝肾功能、血气、电解质、血糖均未见明显异常。
3. 血沉 25mm/h, 轻度升高。
4. 鼻咽分泌物送 EV71 核酸检测阳性。
5. 头颅 MRI 可见全脑弥漫性脑水肿, 脑干受累。
6. 心电图 窦性心律, Ⅱ、Ⅲ、V₅ 导联 ST 段压低。
7. PPD 试验(5 单位) 阴性, 不支持结核感染。
8. 眼底正常, 无视神经盘水肿。
9. 脑电图 全区可见慢波发放。
10. 胸片 两肺纹理粗多模糊, 肺门不大, 心膈阴性。

八、入院后情况

入院后仍有高热, 峰值 39 ~ 39.5℃, 每日 2 ~ 3 次热峰, 嗜睡, 可唤醒, 不能进食。

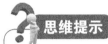

实验室检查结果分析:心肌酶 CK-MB 升高,提示存在心肌损害,头颅 MRI 可见全脑弥漫性脑水肿,脑干受累,提示脑炎,鼻咽分泌物送 EV71 核酸检测阳性,提示 EV71 感染。

根据检查结果,进一步明确或除外的疾病:①根据临床表现,结合头颅 MRI 提示脑干脑炎,鼻咽分泌物送 EV71 核酸检测阳性,故肠道病毒 71 脑干脑炎诊断明确;②目前无瞳孔不等大、呼吸困难及节律异常、出冷汗、皮肤发花、四肢发凉、血糖升高、肺水肿等,无脑疝及心肺功能不全表现。

九、诊断

肠道病毒 71 脑干脑炎 肠道病毒 71 与柯萨奇病毒 A16 很相近,首次于 1969 年在加利福尼亚从患脑炎和无菌性脑膜炎的儿童中分离出,之后发现在全球均有感染,包括手足口病的大爆发,有时在儿童可以引起无菌性脑膜炎和严重的中枢神经系统并发症。肠道病毒 71 近几年在东亚地区多次出现爆发流行,在婴幼儿可引起致死性很高的脑干脑炎伴急速的心血管系统衰竭和肺水肿。

原卫生部手足口病诊疗指南(2011 版)根据发病机制和临床表现,将 EV71 感染分为 5 期。

1. 第 1 期(手足口出疹期) 主要表现为发热,手、足、口、臀等部位出疹(斑丘疹、丘疹、小疱疹),可伴有咳嗽、流涕、食欲减退等症状。部分病例仅表现为皮疹或疱疹性咽峡炎,个别病例可无皮疹。此期病例属于手足口病普通病例,绝大多数病例在此期痊愈。

2. 第 2 期(神经系统受累期) 少数 EV71 感染病例可出现中枢神经系统损害,多发生在病程 1~5 天内,表现为精神差、嗜睡、易惊、头痛、呕吐、烦躁、肢体抖动、急性肢体无力、颈项强直等脑膜炎、脑炎、脊髓灰质炎样综合征、脑脊髓炎症状体征。脑脊液检查为无菌性脑膜炎改变。脑脊髓 CT 扫描可无阳性发现,MRI 检查可见异常。此期病例属于手足口病重症病例重型,大多数病例可痊愈。

3. 第 3 期(心肺功能衰竭前期) 多发生在病程 5 天内。目前认为可能与脑干炎症后自主神经功能失调或交感神经功能亢进有关,亦有认为 EV71 感染后免疫性损伤是发病机制之一。本期病例表现为心率、呼吸增快,出冷汗、皮肤花纹、四肢发凉,血压升高,血糖升高,外周血白细胞(WBC)升高,心脏射血分数可异常。此期病例属于手足口病重症病例危重型。及时发现上述表现并正确治疗,是降低病死率的关键。

4. 第 4 期(心肺功能衰竭期) 病情继续发展,会出现心肺功能衰竭,可能与脑干脑炎所致神经源性肺水肿、循环功能衰竭有关。多发生在病程 5 天内,年龄以 0~3 岁为主。临床表现为心动过速(个别患儿心动过缓),呼吸急促,口唇发绀,咳粉红色泡沫痰或血性液体,持续血压降低或休克。亦有病例以严重脑功能衰竭为主要表现,肺水肿不明显,出现频繁抽搐、严重意识障碍及中枢性呼吸循环衰竭等。

此期病例属于手足口病重症病例危重型,病死率较高。

5. 第 5 期(恢复期)　体温逐渐恢复正常,对血管活性药物的依赖逐渐减少,神经系统受累症状和心肺功能逐渐恢复,少数可遗留神经系统后遗症状。

神经系统受累时脑脊液表现为外观清亮,压力增高,白细胞计数增多,多以单核细胞为主(病初可以多核为主),蛋白正常或轻度增高,糖和氯化物正常。咽、气道分泌物、疱疹液或粪便 EV71 等肠道病毒特异性核酸检测阳性或分离到肠道病毒可诊断 EV71 感染,另外急性期与恢复期血清 EV71 中和抗体有 4 倍以上的升高亦可诊断。

十、治疗

EV71 感染重症病例从第 2 期发展到第 3 期多在 1 天以内,偶尔在 2 天或以上。从第 3 期发展到第 4 期有时仅为数小时。因此,应当根据临床各期不同病理生理过程,采取相应救治措施。

1. 第 1 期　无需住院治疗,以对症治疗为主。门诊医生要告知患儿家长细心观察,一旦出现 EV71 感染重症病例的早期表现,应当立即就诊。

2. 第 2 期　使用甘露醇等脱水利尿剂降低颅内高压;适当控制液体入量;对持续高热、有脊髓受累表现或病情进展较快的病例可酌情应用丙种球蛋白。密切观察体温、呼吸、心率、血压及四肢皮肤温度变化等可能发展为危重型的高危因素,尤其是 3 岁以内、病程 5 天以内的病例。

3. 第 3 期　应收入 ICU 治疗。在第 2 期治疗基础上,阻断交感神经兴奋性,及时应用血管活性药物,如米力农、酚妥拉明等,同时给予氧疗和呼吸支持。酌情应用丙种球蛋白、糖皮质激素,不建议预防性应用抗菌药物。

4. 第 4 期　在第 3 期治疗基础上,及早应用呼吸机,进行正压通气或高频通气。肺水肿和肺出血病例,应适当增加呼气末正压(PEEP);不宜频繁吸痰。低血压休克患者可应用多巴胺、多巴酚丁胺、肾上腺素和去甲肾上腺素等。严重心肺功能衰竭病例,可考虑体外膜氧合治疗。

5. 第 5 期　给予支持疗法,促进各脏器功能恢复;肢体功能障碍者给予康复治疗;个别病例需长期机械通气治疗以维持生命。

该病例入院后继续给予入院后予利巴韦林 10mg/kg,每天一次,静点抗感染;甘露醇脱水降颅压每次 5ml/kg,每 6 小时一次,降颅压,及对症支持治疗,同时限制液量 1000 ~ 1200ml/m²,保护脏器功能。予丙种球蛋白 1g/(kg·d),共 2 天,甲泼尼龙 2mg/(kg·d),1 次/日,静点治疗。治疗 5 天病情逐渐好转,将激素逐渐减量,住院 10 天复查头颅 MRI 原病变较前明显好转,住院 14 天,病情稳定,予出院。

？点评

　　肠道病毒 71 感染后,大多数病人仅表现为轻症手足口病,预后良好。少部分婴幼儿病例可引起严重的脑干脑炎,重者可引起心血管系统衰竭和肺水肿,危及生命,这一部分病例往往皮疹不典型,早期有易惊表现,应根据临床特点尽早识别。

（陈天明）

病例36 发热40天

患儿,男,2岁8个月,于2007年11月6日入院。

一、主诉

发热40天。

二、病史询问

对于一个长期发热的儿童应考虑常见的三方面疾病:感染性疾病、结缔组织疾病、肿瘤性疾病,因此进一步询问病史应围绕上述三方面。

(一)进一步询问内容及目的

1. 发热特征　热型对分析病因有一定帮助,如波浪热型提示布氏杆菌病,稽留热提示伤寒等感染性疾病。

2. 是否伴有系统受损的症状和体征,如皮疹、关节痛、腹泻、腹痛、盗汗、心悸等,如有伴随症状,对缩小诊断范围有帮助。

3. 是否来自疫区以及某些动物接触史　来自某些疾病的流行疫区以及一些动物的接触史对分析病因有帮助,如接触猫、鸽子、牛、羊、猪等,用于考虑是否有猫抓病、弓形虫病、隐球菌感染、布氏杆菌病。

4. 是否有结核接触史,是否接种卡介苗,用于鉴别是否有无结核病。

5. 治疗反应和现有检查结果　使用抗生素种类、治疗反应,如使用多种常见的抗生素治疗后发热不退,应考虑为特殊病原体感染如真菌感染、猫抓病等或结缔组织疾病或肿瘤。现有检查结果如外周血象、胸部X线表现、培养结果等有助于分析病因。

6. 既往健康情况　若既往反复感染,提示存在免疫功能低下,本次感染可能为特殊病原体感染如真菌感染。

(二)询问结果(病史)

患儿于入院前40天无明显诱因出现发热,偶有干咳,体温持续于38~39.5℃,于当地县医院应用二代和三代头孢菌素(药名不详)治疗10天发热不退,并出现间断腹痛,能忍受,多位于脐周和下腹部,位置基本固定,持续时间约半小时至几小时不等,遂转入当地市级医院,发现"肝脾肿大,胸部X线表现异常,血白细胞升高,CRP阳性",考虑细菌感染,分别应用三种三代头孢菌素药物和万古霉素治疗3周余,咳嗽消失,腹痛无好转,体温仍不退转院治疗。

发病以来,无皮疹、关节痛、腹泻、呕吐、黄疸、抽搐等,精神和食欲好,二便正常,体重无明显下降。

既往除偶有感冒外,无其他疾病史,接种卡介苗,无结核接触史。未接触任何动物,正常普通饮食,无特殊饮食史。当地无特殊疾病史。

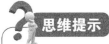
思维提示

询问结果(病史)分析:①患儿未接触任何动物,无特殊饮食史,不支持猫抓病、弓形虫病、布氏杆菌病;②接种卡介苗,无结核接触史,不支持结核病;③无皮疹、关节痛,为稽留热,不支持结缔组织疾病;④患儿为稽留热,病程中伴轻微咳嗽和腹痛,外院发现肝脾肿大,胸片有双肺弥漫性异常,多种抗生素治疗无效,白细胞升高,感染中毒症状不明显,考虑可能为特殊感染。

三、体格检查

(一)初步体格检查内容及目的

生长发育、呼吸系统体征(呼吸频率、节律、有无呼吸困难、肺内有无啰音)帮助明确有无肺内病变和严重程度;肝脾肿大程度、质地,表浅淋巴结是否肿大,以判断是否累及网状内皮系统,有助于分析是否为慢性感染;根据肝脾肿大程度、进展速度和质地,分析是否支持结缔组织疾病和肿瘤;检查有无腹部包块、腹水等以除外肿瘤性疾病;检查有无皮疹、关节炎进一步鉴别有无结缔组织疾病。检查有无心脏杂音鉴别有无心内膜炎;是否有卡瘢进一步明确是否接种卡介苗。

(二)体格检查结果

体温38.5℃,呼吸26次/分,脉搏118次/分,血压90/60mmHg,体重15kg,神志清楚,精神反应好,呼吸平稳,左上臂可见卡瘢1枚。表浅淋巴结无肿大,面色、口唇红润,无发绀,咽无充血,气管居中,无三凹征,胸廓对称,双侧呼吸运动一致,双肺叩诊清音,呼吸音粗,未闻及干湿啰音。心音有力,律齐,各瓣膜区未闻及杂音。腹部略胀,肝于肋下4cm,剑突下5cm,脾肋下3cm,质地中等,边钝,无触痛,四肢、神经系统查体未见异常,无皮疹和关节肿胀。其余查体未见异常。

四、门诊及外院检查结果

1. 门诊胸部X线正位片　双肺弥漫性间质改变,以网状结节为主,少数融合成斑片影,右肺门增大(图36-1)。
2. 外周血常规　WBC 20.4×10^9/L,N 0.70,L 0.22,E 0.8%。
3. C反应蛋白(CRP)160mg/L。

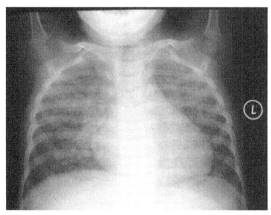

图 36-1　胸 X 线正位片

胸 X 线正位片示:双肺弥漫性间质改变,
以网状结节为主,少数融合成斑片影,右肺门增大

思维提示

　　体格及目前检查结果分析:①本患儿有稽留热,肝脾肿大,胸片有双肺弥漫异常,提示发热伴有肺和肝脾受累,外院和本院外周血白细胞升高,CRP 升高,首先考虑感染性疾病;②尽管多种抗生素治疗无效,白细胞升高,CRP 升高,但无皮疹和关节疼痛(炎),胸片呈弥漫性异常,肝脾肿大明显,不支持幼年类风湿全身型或红斑狼疮;③尽管发热伴有肝脾肿大,多种抗生素治疗无效,但白细胞升高,CRP 升高,胸片呈弥漫性异常,不支持肿瘤性疾病;在感染性疾病中,因多种抗生素治疗无效,应考虑少见细菌如布氏杆菌感染,但无接触牛、羊、猪史,胸片表现不支持,进一步进行血培养、布氏杆菌抗体检查除外;因三代头孢菌素治疗无效,血嗜酸性粒细胞升高,胸片表现,以及病程过长,不支持伤寒类感染。因血嗜酸性粒细胞升高,肝脾肿大,应考虑寄生虫感染,但引起外周血白细胞升高,CRP 升高极少见。

五、初步诊断

发热原因待查:感染性疾病?

六、初步治疗(入院治疗)

　　对于长期发热待查的患儿,应考虑为感染性因素,并且外院已应用多种抗生素治疗无效,患儿入院后精神反应好,可暂不用抗生素,主要是尽早明确病原。

七、进一步检查

(一)进一步检查内容及目的

1. 血液培养、骨髓培养、尿培养　进一步明确病原体。

2. PPD 试验　帮助明确是否存在结核感染。

3. 心脏彩超　进一步除外心内膜炎。

4. 腹腔超声　观察肝脾有无坏死灶,有无真菌感染如念珠菌感染的较特异表现。

5. 胸部 CT　详细观察肺内病变的性质。

6. 血隐球菌抗原、鲎试验深部真菌检测、布氏杆菌抗体、肥达反应、弓形虫抗体以及其他寄生虫抗体检测。

（二）检查结果

1. 血液培养、骨髓培养、尿培养阴性。

2. PPD 试验阴性。

3. 心脏彩超提示心脏结构及功能正常。

4. 腹腔超声　肝脾和腹腔淋巴结肿大,淋巴结内有低密度回声,考虑有坏死,淋巴结无融合。

5. 胸部 CT（图 36-2）提示双肺弥漫网状结节阴影,有胸膜下结节,右肺门淋巴结肿大。

6. 鲎试验深部真菌检测阴性,布氏杆菌抗体和肥达反应、弓形虫抗体以及吸虫、包虫、囊虫抗体检测阴性。

7. 血隐球菌抗原阳性,滴度为 1:654。

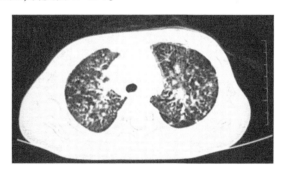

图 36-2　胸部 CT

胸部 CT 提示双肺弥漫网结节阴影,有胸膜下结节,右肺门淋巴结肿大

八、入院后情况

仍发热,无咳嗽,时有腹痛,肝脾无进行性增大。

> **思维提示**
>
> 　　根据检查结果,进一步明确或除外的疾病:本患儿有稽留热,肝脾肿大,胸片有双肺弥漫网状结节阴影,胸膜下结节,肝脾和腹腔淋巴结肿大,淋巴结内有低密度回声,外院和本院外周血白细胞升高,CRP 升高,抗生素治疗无效,血隐球菌抗原阳性,滴度为 1:654,详细追问病史,邻居有短期养鸽子史,诊断为全身播散性隐球菌病。

九、进一步检查

隐球菌病多发生于免疫缺陷患儿,包括 AIDS 患儿,因此,诊断后应检查免疫功能,以确定有无免疫功能缺陷。

本患儿进行 Ig、CD、HIV 抗体检查,均正常,既往体健,认为免疫功能大致正常。

十、诊断

全身播散性隐球菌病。

隐球菌属包括 17 种和 8 个变种,致病菌主要是新生隐球菌。鸽粪被认为是最重要的传染源。

隐球菌感染的主要途径是吸入空气中的隐球菌孢子,孢子到达肺部引起肺部感染,继而播散至全身。新生隐球菌感染多见于免疫功能抑制者,但也可发生在免疫功能正常者。

隐球菌感染新鲜的病变有大量隐球菌及炎症细胞,由于隐球菌的荚膜物质有抑制中性粒细胞渗出的作用,因此,病灶处主要是单核细胞、淋巴细胞和浆细胞。病变可发生胶样液化、囊腔内有多量隐球菌。较陈旧的病变则表现为肉芽肿形成,主要为单核细胞、上皮样细胞和多核巨细胞等构成。

肺隐球菌病的症状可以是急性或亚急性起病,包括咳嗽、胸痛、咳痰、血丝痰或咯血,常伴有发热、乏力,严重病例可有高热、呼吸困难。体检可有干、湿啰音。

肺部隐球菌病未控制,可发生全身播散(血行感染),隐球菌随即播散到腹腔、脑膜等部位,引起这些器官的隐球菌病,称播散性隐球菌病。

(一)播散性隐球菌病的诊断

痰液、支气管肺泡灌洗液、脑脊液、血液和骨髓直接镜检或培养发现新生隐球菌或血液、脑脊液检测隐球菌荚膜多糖抗原为阳性即可诊断。其中,荚膜多糖抗原检测对诊断隐球菌感染的特异性很高,血液隐球菌荚膜多糖抗原阳性,通常表示隐球菌发生全身播散。

(二)播散性隐球菌病的治疗

对于播散性隐球菌病,可联合应用两性霉素 B 和 5-氟胞嘧啶或氟康唑,待培养隐球菌转阴后改为氟康唑维持治疗。

本例患儿为免疫正常个体,有鸽子接触史,以长期发热为主,伴有干咳和腹痛,肺部表现为双肺弥漫性间质病变,有典型的胸膜下结节,肝脾肿大和淋巴结病变,血清隐球菌荚膜多糖抗原滴度较高,诊断全身播散性隐球菌病,分析是由于肺部病变未控制,发生腹腔播散。

播散性隐球菌病是引起长期发热的原因之一,可发生于免疫正常个体,外周白细胞和 CRP 改变与细菌感染不易鉴别,但一般病程较长,中毒症状相对较轻,肺部有结节阴影,多有鸽子接触史,一些儿童有嗜酸性粒细胞升高,可资鉴别,诊断依据血液、骨髓培养以及抗原检测。

点评

　　全身播散性隐球菌病是长期发热的原因之一,目前从临床观察本病患病率逐渐增加。对于长期发热病人,应注意胸片有无结节阴影,有无腹腔淋巴结肿大等隐球菌感染征象,必要时进行血清隐球菌抗原检测。

（赵顺英）

病例37 发热1个月,伴头痛、呕吐半个月,咳嗽3天

患儿,女,10岁,于2006年9月24日入院。

一、主诉

发热1个月,伴头痛、呕吐半个月,咳嗽3天。

二、病史询问

对于一个长期发热,伴头痛、呕吐、咳嗽等多系统症状的儿童应考虑感染性疾病、多系统血管炎表现的结缔组织性疾病和肿瘤性疾病。因此进一步询问病史应围绕上述三方面。

(一)进一步询问内容及目的

1. 发热有无诱因、发热是否有一定的规律,表现为特殊热型,有无应用影响热型的药物如退热药物、激素等,许多感染性疾病可表现为不规则热型,伤寒等感染可表现为稽留热,而类风湿关节炎全身型常表现为弛张热型,热型对病因判断有一定的帮助。

2. 头痛诱因、部位、性状,呕吐是否为喷射性,有无嗜睡、烦躁、精神差、抽搐等异常,注意有无颅高压表现。

3. 其他有无精神行为异常、视力改变、步态、肌力、尿便潴留等症状,明确有无中枢神经系统受损的定位表现。

4. 出现咳嗽时有无诱因,有无其他呼吸道伴随症状、咳嗽性状等推测是原发病的一部分还是继发的呼吸道感染。

5. 有无皮疹、其他系统累及的表现,如皮疹、关节痛、腹泻等对缩小诊断范围有帮助。

6. 有无家鸽、禽类接触史等,当地有无特殊疾病流行史,接触特殊动物或来自疫区对分析病因有帮助,如接触牛羊,可出现布氏杆菌病,而隐球菌感染患者多有家鸽接触病史。

7. 是否有结核接触史,是否接种卡介苗,有无盗汗、体重减轻等除外结核感染可能。

8. 治疗反应和现有的检查结果,既往应用的抗生素和治疗反应和现有的结果有助于分析病因。

9. 既往健康状况 若有反复感染儿童应注意有无免疫缺陷等基础疾患,需考虑特殊病原体感染。

(二)询问结果(病史)

患儿1个月前无诱因出现高热,39℃左右,无明确伴随症状,在当地间断应用抗生素无效,仍持续高热,半个月前出现剧烈头痛,呈持续钝痛,退热药物无明显缓解,开始出现喷射性呕

吐,无嗜睡、烦躁及行为异常等。在当地按结核性脑膜炎给予异烟肼、利福平和吡嗪酰胺及激素,头痛呕吐缓解,仍高热,无皮疹、关节痛等。3天前患儿无诱因出现阵发性咳嗽,不剧烈,咳少量白痰,无胸痛、盗汗等。一直精神饮食欠佳,自发病以来,体重减轻1kg,为进一步诊治来院。无家鸽、禽类接触史。

思维提示

询问结果(病史)分析:患儿以高热起病,半个月后出现持续头部剧痛和喷射状呕吐,应用三联抗结核并激素治疗,头痛呕吐缓解,病史中提示患儿存在明显颅高压表现,无其他中枢神经系统受累的临床表现,患儿持续高热近1个月之久后出现阵发性咳嗽和少量白痰,无其他呼吸道伴随症状,考虑呼吸系统可能是原发疾病的一部分;该患儿病程已1个月之久,呈现亚急性临床过程,从病原体的角度,同时出现脑和肺部病变,颅高压表现突出,应考虑新型隐球菌和结核杆菌感染。该患儿病史1个月,除高持续热、逐渐出现头痛、吐、咳嗽外,无皮疹、关节痛等其他多系统表现,病史中曾应用激素无反应其他非感染性疾病可能性小,需考虑出现多脏器累及的、容易出现中枢持续受损的病原体,如结核、真菌等。

三、体格检查

(一) 初步体格检查内容及目的

观察血压、脉搏、呼吸、精神反应,意识状态,瞳孔大小和对光反应、肌张力等颅高压表现;脑膜刺激征、锥体束征等神经系统查体进行病变定位,肺部查体明确肺部病变性状,是否有卡瘢,进一步明确是否接种卡介苗,注意浅表淋巴结和肝脾肿大等单核-吞噬细胞系统累及表现。

(二) 体格检查结果

体温39℃,脉搏120次/分,血压110/70mmHg,呼吸平稳,神清,精神可,双侧瞳孔等大等圆,对光反射灵敏,卡瘢阳性。浅表淋巴结不大,咽充血,左下肺呼吸音低,脑膜刺激征和病理征阴性。

四、门诊及外院检查结果

1. 血常规 WBC 8.5×10^9/L,N 65%,M 10%,E 8%,CRP 15mg/L,ESR 38mm/h。
2. 脑脊液 细胞数 35×10^6/L,M 70%,N 10%,糖 2.97mmol/L,蛋白 428mg/L。
3. 眼底提示 视神经盘水肿。
4. 胸部CT提示肺纹理增多,双肺弥漫分布的大小不等的结节影(图37-1)。

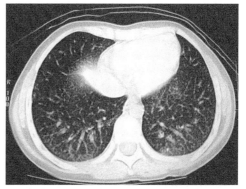

图37-1 胸部CT示双肺弥漫分布结节影

思维提示

　　体格及目前检查结果分析:根据该患儿亚急性起病,出现持续高热、剧烈头痛、呕吐,而锥体束征和脑膜刺激征阴性,存在视神经盘水肿、脑脊液细胞数略多,以单核为主,蛋白高,糖和氯化物正常,结合患儿同时存在咳嗽、左下呼吸音低,肺部纹理增多,呈网格样改变,双肺广泛分布的结节,主要分布在双肺外带,大小和密度不均一,无纵隔淋巴结肿大及肺部原发灶及钙化等,以及 CRP 等炎性指标异常,高度怀疑隐球菌脑膜炎、肺隐球菌病。患儿病程长,持续高热、出现脑和肺脏同时累及,肺部体征少,肺部纹理增多,呈网格样改变,双肺广泛分布的结节,要考虑全身结核病的可能,患儿存在清晰卡瘢,病程 1 个月,持续高热而无意识障碍,无脑神经受累表现,脑脊液细胞数不高,糖正常以及肺部广泛分布的结节,大小和密度不均一,无纵隔淋巴结肿大及肺部原发灶及钙化等结核病特点等均不支持,需进一步 PPD 试验等除外。

五、初步诊断

①全身播散性隐球菌病? ②隐球菌脑膜炎? ③肺隐球菌病?

六、初步治疗(入院治疗)

　　入院后给予 20% 甘露醇每次 5ml/kg,每 6 小时一次,降低颅高压,同时进行相关检查尽快明确诊断。

七、进一步检查

(一)进一步检查内容及目的

　　1. 复查血象、CRP,进行血和脑脊液隐球菌抗原测定,脑脊液墨汁染色找隐球菌、培养等明确诊断。
　　2. 头颅 CT 明确颅内病变性质、腹部 B 超等明确腹腔脏器和淋巴结情况。
　　3. 生化电解质、心电图等了解机体内环境和心脏有无累及。
　　4. PPD 试验进一步除外结核病。
　　5. 了解 CD、Ig 等机体免疫状态。

(二)检查结果

　　1. 血常规　白细胞总数不高,中性略高,血嗜酸性粒细胞最高达 18% ,CRP 33.2mg/L,ESR 58mm/h。
　　2. 血生化中白蛋白 28g/L,球蛋白 36g/L,γ- GT 111U/L,细胞和体液免疫检测均正常。
　　3. 头颅 CT 大致正常(图 37-2)。

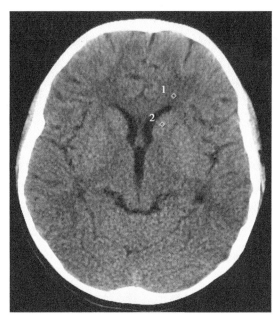

图 37-2　入院时头颅 CT 大致正常

4. 脑脊液提示白细胞略高,分类以单核为主,蛋白 428mg/L,糖和氯化物正常(表 37-1)。

表 37-1　脑脊液检查结果一览表

	WBC (10^6/L)	M %	N %	糖 (mmol/L)	蛋白 (mg/L)	脑脊液 抗原滴度
10.4	12			2.22	572	1:256
10.12	2			2.52	663	
10.23	10			3.33	706	
11.6	12			2.58	899	1:64
11.16	40	30	10	2.61	1189	1:32
11.24	12			2.57	829	1:32
12.4	**0**			**2.33**	**1470**	**1:16**
鞘注						
12.8	0			2.87	512	1:8
12.12	0			2.61	459	1:8
12.20	14	11	3	2.58	372	1:16
12.22	14	13	1	2.68	474	
12.26	20	18	2	2.51	470	1:64
07.1	30	28	2	2.5		1:32

5. 脑脊液培养和墨汁染色找到隐球菌，对两性霉素 B（amphotericin B，AMB）、5- 氟胞嘧啶、氟康唑、伊曲康唑敏感，血隐球菌抗原 1:1024，痰培养找到隐球菌。

八、入院后情况

参照美国国家变态反应与感染性疾病研究所（NIAID）推荐的治疗方案，选用两性霉素 B（AMB）、5- 氟胞嘧啶、氟康唑联合治疗，患儿第一周弛张高热，头痛呕吐一周内消失，无呼吸道症状，自第二周起体温波动在 37 ~ 38℃，于 AMB 输入时达 39℃，多次寒战，将 AMB 输液时间从 6 小时调整为 8 小时，仍间断出现高热和寒战，AMB 输毕后，症状缓解。家长因经济困难，不能承受 AMB 脂质体和伊曲康唑等的治疗，坚持继续静点 AMB。患儿血嗜酸性粒细胞渐降至 2.4% 以下，脑脊液有所恢复，但波动如表 37-1 所示。治疗 1.5 个月时出现一次鼻出血，请五官科会诊未发现有鼻部异常，偶有小腿抽筋，曾出现静脉炎，经外用多磺酸黏多糖乳膏后消失，一直无低钾等。

自治疗 50 天起开始偶诉一过性头痛，与发热无关，每日血压监测均正常。

> **思维提示**
>
> 实验室检查结果分析：该患儿病程长，以持续高热、剧烈头痛、呕吐为突出表现，存在视神经盘水肿、脑脊液细胞数略多，以单核为主，蛋白高，糖和氯化物正常，脑脊液培养和墨汁染色找到隐球菌，中枢神经系统隐球菌病诊断；结合患儿同时存在咳嗽、左下呼吸音低，肺部纹理增多，呈网格样改变，双肺广泛分布的结节，大小、密度和分布不均一，痰培养找到隐球菌，存在肺隐球菌病；同时存在两个以上脏器隐球菌感染，血隐球菌抗原 1:1024，全身播散性隐球菌病诊断成立。
>
> 根据检查结果，进一步明确或除外的疾病：患儿存在清晰卡瘢，病程 1 个月，持续高热而无意识障碍，无脑神经受累表现，脑脊液仅细胞数不高，糖正常以及肺部纹理呈网格样改变，双肺广泛分布的结节，大小、密度和分布不均一原发灶、钙化与纵隔淋巴结肿大等，PPD 试验阴性除外结核病。

九、下一步检查内容与目的

复查眼底和头颅 CT，同时监测脑脊液变化明确颅内病变的进展情况。

检查结果：复查眼底仍视神经盘水肿同前，视力无进行性下降，头颅 CT 却较入院时进展（图 37-3 ~ 37-5），脑脊液糖水平下降，蛋白升高，考虑隐球菌颅内病变进展。

针对颅内病变进展，我们参照《实用儿科学》进行鞘注，开始剂量为每日 AMB 0.025mg，以后每日增加 0.025mg，增至 0.1mg 后改为每日增加 0.1mg，直至达到 0.5 ~ 0.7mg 为止，约连续注射一周后，改为每周注射 2 ~ 3 次，同时每次注射时配合地塞米松 0.5mg，共 2ml，具体方法是在腰椎穿刺成功后，放出 2 ~ 3ml 脑脊液，然后缓慢鞘注，于注射过程中不断将药物与脑脊液混合，持续 5 分钟以上完成。

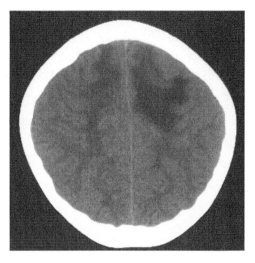

图 37-3　头颅病变进展

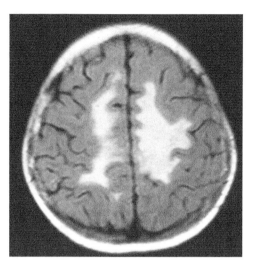

图 37-4　头颅病变进展

患儿在鞘注 AMB 当天体温正常,之后偶有体温低热,共进行 16 次鞘注,AMB 总量 5.745mg,全部 AMB 总量为 1875.2mg,期间连续 3 次真菌培养阴性,复查眼底双视神经盘水肿消散期,开始 5-氟胞嘧啶、氟康唑维持治疗 2 个月,每月复查脑脊液正常,隐球菌抗原滴度为 1:16,头颅 CT 无异常(图 37-6),改为口服氟康唑序贯巩固治疗(4 个月),在连续 3 次脑脊液正常,脑脊液抗原滴度 1:4 后停药,全部疗程 11 个月。

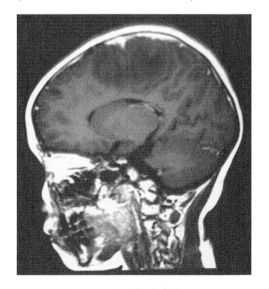

图 37-5　头颅病变进展

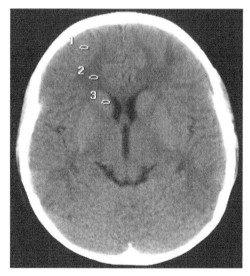

图 37-6　头颅病变消失

十、诊断

隐球菌病。

新生隐球菌及其变种所引起的全身播散性隐球菌病、隐球菌性脑膜炎(隐脑)是获得性免疫缺陷综合征患者常见的机会性感染,亦可发生于其他原因所致免疫力低下和免疫力正常的患者，近年来，隐球菌感染发病呈明显上升趋势，且预后严重，病死率高，治疗难度大，治疗后的幸存者常常留下严重的后遗症。目前，隐脑致病机制并不明确，艾滋病病人合并隐脑的临床资料分析表明，隐球菌感染中枢神经系统的部位广泛，死亡病例尸检发现，神经病理异常与影像学异常是一致，隐脑并发失明的患者，在死亡后进行尸检开窗术获取视神经鞘病理检查时发现了隐球菌，说明隐球菌直接侵犯了视神经，隐脑可以影像学完全正常，有报道在治疗过程中颅内病变不断进展，出现蛛网膜囊肿，推测是由蛛网膜下腔黏液物质和病原体在局部聚集所致。所以，病原体的直接侵入造成了中枢隐球菌病。但另一方面也有临床表现为急性播散性脑脊髓炎的患者，在脑脊液中找到了隐球菌，经大剂量激素冲击治疗后均恢复正常。认为隐球菌在进入中枢的同时，引起了中枢神经系统的自身免疫反应。目前一致认为，颅高压是造成隐脑死亡的主要原因，且颅高压往往难以预料。颅高压与积极应用抗真菌治疗无关，与脑脊液与血清重量摩尔渗透压浓度或脑脊液的过度产生无关，可以在头颅影像学完全正常的个体产生，入院CT正常，颅高压明显，CT进行性显示蛛网膜下腔和脑室系统进行性增宽，在进行脑室腹腔分流术后恢复正常，提示存在远端脑脊液循环不畅，鞘注透明质酸酶对降低颅高压和改善视力丧失均无益。推测脑脊液重吸收障碍可能是关键因素。针对CT正常，存在颅高压的患者进行脑脊液外引流有利于挽救病人的生命。

从现有对隐脑的认识上，我们认为及时发现颅内高压，采用措施缓解颅内高压、改善脑脊液重吸收障碍，同时提高脑脊液中抗真菌药物浓度是治疗隐脑的关键，在隐脑治疗过程中应监测颅内病变的进展状况。从鞘注方法本身和目前应用AMB等合并激素鞘注的成功报道，我们看出，鞘注可在一定程度上缓解脑脊液压力、减少脑脊液中病原体的数目，提高AMB浓度，同时鞘注少量激素可能在抑制颅内炎症反应、减少粘连、减少AMB毒副作用、改善脑脊液重吸收方面发挥作用。

该例病人在静脉AMB联合5-氟胞嘧啶、氟康唑的治疗过程中，头痛、呕吐很快消失，肺部改变和脑脊液隐球菌抗原滴度及炎性指标均恢复，但静点AMB过程中持续发热、治疗50天开始出现一过性头痛，持续视神经盘水肿，脑脊液蛋白增高，提示颅内病变进展，尽管我们未能进行颅压测量，但持续存在的视神经盘水肿提示颅高压。从增强MRI并无病灶处强化，以及鞘注后复查CT病灶消失，推测在治疗过程中出现的颅内病变为渗出性病变。目前，隐球菌颅内病变报道多为肉芽肿病，可能在病程晚期形成肉芽肿。实践表明，在隐脑治疗过程中应监测颅内病变的进展，在出现病灶早期进行鞘注，可避免颅内肉芽肿病变的形成，改善预后。

我们采用的AMB起始量很小，激素用量仅为0.5mg，每次鞘注时释放脑脊液2~3ml，从该例患者对鞘注的良好的即刻反应，我们认为小剂量激素可能在抑制颅内局部病变的炎症反应、改善脑脊液重吸收方面发挥了一定的作用。

点评

　　在隐脑治疗过程中出现颅内病变进展的隐球菌脑膜炎，早期采用鞘注是可行的治疗方法，可以从小剂量AMB开始，同时加用小剂量激素，针对脑脊液中隐球菌抗原滴度高，糖水平低，白细胞高的隐球菌感染程度重的病例，早期联合鞘注疗效肯定。

（刘 钢）

病例38　发热1个月

患儿,男,5岁9个月,于2004年7月8日入院。

一、主诉

发热1个月。

二、病史询问

对于一个长期发热的儿童应考虑到感染性疾病、结缔组织疾病、肿瘤性疾病等。对于学龄儿童,感染性疾病是不明原因发热的主要原因,因此进一步询问病史应围绕这三方面。

(一)进一步询问内容及目的

1. 起病有无诱因,发热有无伴随症状,有无寒战、发冷、多汗等,寻找可能的发病因素和最初累及系统。

2. 有无咳嗽、咳痰、胸痛,有无腹痛、恶心、呕吐及两便异常,有无尿急、尿频、少尿、血尿,有无头痛、外伤,寻找有无呼吸系统、消化系统、泌尿生殖系统、中枢神经系统累及的临床症状,注意有无心悸、心慌、胸闷等可能心脏累及症状,由于腹腔感染和泌尿系统感染可形成隐匿病灶,造成长期发热,因特别注意消化和泌尿系统相关症状。

3. 有无疲乏无力,盗汗、体重减轻等,注意结核病相关临床表现,家中或周围有无结核病人,有无特殊动物接触和流行病学史,对病因判断有帮助。

4. 有无皮疹,发热与皮疹关系,有无关节疼痛和活动障碍,注意结缔组织疾病相关症状。

5. 有无骨痛、消耗等肿瘤性疾病的可能症状。

6. 治疗用药史和家族史,既往健康状况,寻找疾病线索,曾经用药和治疗反应也有助于判断病因,帮助诊断。

(二)询问结果(病史)

患儿1个月前无诱因出现夜间高热,发热前寒战,无咳嗽、流涕,无腹痛、恶心、呕吐等,服头孢氨苄、感冒冲剂及头孢唑啉钠、青霉素、利巴韦林治疗一周,仍发热,呈持续性高热。24天前患儿到当地医院查血常规"白细胞 11.6×10^9/L,Hb 114g/L,L 0.716,N 0.183,M 0.08",血涂片发现异型淋巴细胞34%,查伤寒、副伤寒、支原体抗体等均阴性,按"传染性单核细胞增多症"予以阿昔洛韦、干扰素、丙种球蛋白及泼尼松联合应用7天,体温波动于37.5~38.9℃,期间体温正常5天,于10天前再度出现发热,体温渐高达39℃以上,精神可,食欲减退,无明显多汗、关节痛、皮疹等,一直无腹部不适、恶心、呕吐及两便异常,无心悸、心慌、胸闷等,无明显

205

盗汗和体重减轻。

询问结果(病史)分析:①患儿起病无诱因,除发热前伴寒战外,无任何系统明确的伴随症状,存在外周血象异常,淋巴细胞明显增多,且出现较多异常淋巴细胞,应考虑各种病原菌引起的血流感染可能;需注意起病隐匿,无明确前驱感染症状和感染中毒症状不十分明显的病原菌,如各种革兰氏阴性杆菌如伤寒杆菌、布氏杆菌等;②因患儿年龄已近6岁,病史已1个月,无明确上呼吸道感染等各系统感染症状,又经抗病毒治疗无效,无典型EB、CMV等感染特点;③缺乏皮疹、关节症状等症状,且发热为持续性,不支持类风湿关节炎全身型等疾病;④尚不能除外淋巴瘤等恶性疾病可能。

三、体格检查

(一) 初步体格检查内容及目的

观察生命体征、精神反应和意识状态等,注意有无皮毛窦等皮肤缺陷,是否接种卡介苗,浅表淋巴结和肝脾肿大等单核-吞噬细胞系统累及表现。注意上下呼吸道、心脏、关节、中枢等各系统查体进行查体明确有无受累。

(二) 体格检查结果

查体:一般情况好,双颈侧可及数枚1.0cm×0.5cm淋巴结,质软,活动,无粘连,无压痛。咽部充血,扁桃体Ⅱ度肿大,无脓点,心肺无异常,腹软,肝肋下3.8cm,剑突下3.0cm,脾不大,余阴性。

四、门诊及外院检查结果

1. 血常规 WBC 11.8×10^9/L,RBC 3.72×10^{12}/L,Hb 99g/L,L 0.57,N 0.30,M 0.5,异型淋巴细胞8%,PLT 214×10^9/L,CRP 14mg/L,ESR 44mm/h。
2. 肝功能 GOT 64~101U/L,GPT 90~116U/L,乙肝HBsAb阳性,HBcAb弱阳性。
3. 门诊胸部X线正位片 双肺纹理增多,无具体片影。
4. 外院心脏彩超 未见异常。

体格及目前检查结果分析:①患儿发热、咽部充血和扁桃体肿大、肝脏肿大、肝功能异常、外周血象异常,淋巴细胞明显增多和异常淋巴细胞增多,应注意EB病毒感染、CMV等感染引起的传染性单核细胞增多症和类传染性单核细胞增多症,但病史较长,一般抗病毒治疗无效;②其他慢病毒如 HIV 等感染也可有长期发热、肝大表现,进一步询问输血等病史,注意免疫功能检查;③各种革兰氏阴性杆菌引起的败血症需要反复血培养明确;④长期发热、贫血、肝大等应做骨穿除外血液系统疾病如淋巴瘤;从临床症状和目前的检查结果,无皮疹、关节痛,无白细胞和中性粒细胞明显增高及 CRP、ESR 异常,类风湿关节炎全身型可能性不大。

五、初步诊断

发热原因待查:①传染性单核细胞增多症?②败血症?③淋巴瘤?

六、初步治疗(入院治疗)

入院后按"传染性单核细胞增多症"予以更昔洛韦每次 5mg/kg,每 12 小时一次治疗,同时头孢呋辛抗感染两周,患儿最初一周体温为低热,一周后开始中高热,偶有体温降至 37℃,维持 1 天左右,再度为 39℃ 以上高热。

七、进一步检查

(一) 进一步检查内容及目的

1. 血常规、CRP、ESR　监测炎症的变化。
2. PPD 试验　帮助明确除外结核感染。
3. EB 病毒、CMV、单纯疱疹病毒、柯萨奇病毒、细小病毒 B19、支原体抗体等病毒检测。
4. 自身抗体和骨髓穿刺涂片除外结缔组织疾病和淋巴瘤。
5. Ig 系列和 CD 系列检查,明确机体免疫状态。
6. 腹部 B 超检查,观察肝脾脏和淋巴结肿大情况。
7. 血培养寻找病原体。

(二) 检查结果

1. 血常规　WBC $12.4 \times 10^9/L$, N 0.278, L 0.651, Hb 90g/L,血小板正常,CRP 20mg/L,ESR 30mm/h。
2. PPD 试验(5 单位)　阴性。
3. EB-CA-IgG(+),EB-EA-IgG(-),EB-NA-IgG(-),CMV、单纯疱疹病毒、柯萨奇病毒、细小病毒 B19、支原体抗体等均阴性,HIV 和梅毒抗体阴性,无明确病毒感染依据。肥达反应阴性。
4. 自身抗体阴性。
5. Ig 系列和 CD 系列正常。
6. 腹部 B 超提示,肝脏肿大,肋下 4cm,脾脏肋下及边,可见数枚 1.6cm×0.9cm 淋巴结。

7. 连续 2 次血培养,分别为多食鞘氨醇杆菌,反硝化金氏菌。

8. 骨髓检查提示感染骨髓象。

八、入院后情况

一直发热,一般情况好,自第 3 周按药敏给予头孢吡肟,第 4 周加用丁胺卡那联合抗感染,患儿体温波动于 37~38℃。

实验室检查结果分析:多食鞘氨醇杆菌,反硝化金氏菌均为少见革兰氏阴性杆菌,临床少见,无临床感染的病例报道,不能除外由于实验室或取血等造成假阳性可能,需多次重复并与实验室沟通。

根据检查结果,进一步明确或除外的疾病:①考虑败血症,需进一步明确病原;②除外 EB 病毒、CMV 等其他病原体的感染,除外淋巴瘤以及自身免疫性疾病。

九、下一步检查内容与目的

重复血培养,同时进行菌型鉴定。

十、进一步检查内容及目的

再次血培养为布氏杆菌,先后送检外院布氏杆菌凝集试验阳性,布氏杆菌抗体阳性(+++),追问病史患儿于发病前半月余有饮用生牛乳。

十一、诊断

布氏杆菌病。

布氏杆菌病是人兽共患疾病,主要在牧区和农牧区发生。近年来,非牧区城镇儿童发病有增多趋势,都是入院后多次追问病史时发现在病前有生牛乳饮用史、羊群接触史或进食涮羊肉病史。人群对布氏杆菌普遍易感,布氏杆菌常存在于牛、羊等病畜组织或体液中,接触病畜或食用未经消毒的乳类及其制品,以及食用未充分烹饪的羊肉等流行病学史是协助诊断的重要依据。

布氏杆菌病临床表现多种多样,在成人常有发热、多汗和关节酸痛等表现,在儿童往往症状不典型,以间断或持续中高热无突出表现,热型不规则,文献报道,布氏杆菌病典型波浪热已较为少见,可能因为抗生素的广泛使用,许多病例表现为不规则热型或弛张热型。

儿童病例一般都有肝脏肿大和肝功能异常,有同时浅表淋巴结或腹腔淋巴结肿大,或仅脾脏肿大,表明都存在单核-吞噬系统的广泛累及。儿童多为布氏杆菌病急性期,布氏杆菌在急性期侵入人体后,主要经淋巴管侵入淋巴结生长繁殖,并被巨噬细胞吞噬,在急性期单核-吞噬系统常有弥漫性增生,经大量生长繁殖后布氏杆菌冲破淋巴结屏障进入血流,经由巨噬细胞再进入各器官组织形成感染灶或迁徙性病灶。

布氏杆菌病患儿白细胞不高,分类正常或以淋巴为主,末梢血异常淋巴细胞达 8%~34%,可同时还存在贫血,布氏杆菌病患者常表现为白细胞少,甚至全血细胞的减少,有报道在患者骨髓中发现有吞噬红细胞现象,贫血原因考虑与巨噬细胞非特异性细胞吞噬作用有关,也可能与骨髓抑制或病程长者可能与骨髓中形成肉芽肿有一定的关系。

血培养和骨髓培养是诊断布氏杆菌的金标准,有报道临床可无任何症状,仅血培养阳性,也有病史长达 1 年,仍然在血液或骨髓培养出布氏杆菌的报道,本例临床怀疑败血症,2 次血培养 BACTEC 自动鉴定系统提示为少见菌,再经有经验的技术人员再次手工鉴定为布氏杆菌。布氏杆菌为小的革兰氏阴性杆菌或短杆菌,两端钝圆或呈卵型,单个排列,偶有成对或短链,体外培养接触抗生素时,细菌易发生形态变异,鉴于布氏杆菌的特点,加之自动血培养仪器的局限性,若检验人员对该菌认识不足,造成菌型鉴别错误。

血清学诊断是诊断布氏杆菌病的重要方法,其中平板凝集试验、虎红试验简单易行,是布氏杆菌病初筛的重要手段,但与其他菌感染如伤寒、耶尔森菌感染和布氏杆菌菌苗预防接种时可出现假阳性,采用国家疾病控制中心标准血清布氏杆菌凝集试验,滴度大于 1∶100 以上可明确诊断。疑似病例和慢性期病人也可进一步进行 ELISA 和补体结合实验等确诊。

十二、治疗

WHO 推荐采用利福平 10~15mg/(kg·d),分 3 次口服,同时加用多西环素(强力霉素)首剂 4mg/(kg·d)顿服,6 周为一疗程。本例按利福平和多西环素治疗,2 天后体温降至 37℃以下,连续用药 2 周,体温稳定,院外服药 6 周无复发,停药。随访半年无复发。

布氏杆菌病的治疗药物还包括喹诺酮类药,庆大霉素、卡那霉素、氨苄西林、红霉素和氯霉素等。慢性期布氏杆菌病仍以抗生素治疗为主,但疗程应在 6 周以上。预防本病的根本措施在于控制和消灭牲畜间布氏杆菌病的流行。对经常接触牲畜或有关人群用冻干减毒活苗作皮上划痕接种。

点评

　　儿童布氏杆菌病多为散发病例,可以以发热、肝脾淋巴结肿大、白细胞不高为突出表现,对于有流行病学接触史的儿童,需警惕布氏杆菌病,早做血培养和骨髓培养明确诊断。

(刘　钢)

患儿,男,3个月4天,于2011年12月15日入院。

一、主诉

体重、身长不增,伴皮肤、巩膜黄染40天。

二、病史询问

对于一个生长发育落后伴黄疸的婴幼儿主要应考虑到以下几方面疾病:病毒感染性疾病(巨细胞病毒、EB病毒、肝炎病毒等)、细菌感染性疾病(败血症、重症肺炎等)、其他感染性疾病(TORCH)以及非感染性疾病(先天性遗传代谢病、先天性胆道闭锁、溶血性贫血等)。因此进一步询问病史应围绕上述几方面。

(一)进一步询问内容及目的

1. 体温　是否有发热及发热程度,急性感染性疾病多伴有发热。
2. 伴随症状　是否伴有流涕、吐沫、咳嗽、呛奶、腹胀、呕吐、腹泻、皮疹等症状;发病以来的吃奶、精神状态等初步判断患儿是否存在感染、评估受累器官以及疾病进展情况。
3. 黄疸部位、发展变化及可能的诱因。
4. 既往用药和治疗反应,明确可能的病因,推测诊断,除外药物因素引起的黄疸。
5. 出生史、生长发育史和家族史有无特殊,寻找是否存在基础疾病、先天宫内感染和遗传性疾病可能。
6. 院外主要化验、检查结果及治疗经过,推测诊断。

(二)询问结果(病史)

入院前40天患儿家长自觉患儿体重、身长增长不明显,全身皮肤及巩膜黄染,不伴发热、吐沫等,患儿精神反应好,吃奶好,无吐奶,哭声响亮,大小便均正常,于当地医院就诊,查谷丙转氨酶344U/L,谷草转氨酶271U/L,总胆红素186μmol/L,直接胆红素122μmol/L,间接胆红素64.2μmol/L,腹部B超提示肝胆未见明显异常,心脏彩超提示先心病:房间隔缺损,心房水平左向右分流,肺动脉狭窄,治疗1周(具体不详)后患儿皮肤黄染较前略减轻,复查肝功能仍高于正常,建议上级医院就诊。患儿遂就诊于内蒙古医学院附属医院,查乙肝五项均为阴性,支原体IgM阴性,EB病毒IgM阴性。腹部B超:腹腔极少量积液,双肾皮质回声略增强,肝、胆囊、胰、脾未见异常。血常规:白细胞13.67×10⁹/L,中性粒细胞23.54%,淋巴细胞68.04%,血红蛋白93g/L,血小板288×10⁹/L。C反应蛋白<8mg/L。血生化:谷草转氨酶

197.6U/L，谷丙转氨酶 264.3U/L，肌酸激酶同工酶 49.2U/L，总胆红素 89.8vmol/L，直接胆红素 47.6μmol/L，间接胆红素 42.2μmol/L，予以对症治疗（具体不详）3 天后建议上级医院就诊。入院前 10 天患儿仍皮肤黄染，就诊于我院门诊，大生化：钾 4.8mmol/L，钠 136.6mmol/L，钙 2.14mmol/L，谷草转氨酶 144U/L，谷丙转氨酶 184U/L，肌酸激酶同工酶 28U/L，总蛋白 57g/L，白蛋白 35.4g/L，球蛋白 21.6g/L，尿素氮 3.73mmol/L，肌酐 34μmol/L，总胆红素 76.8μmol/L，直接胆红素 31.3μmol/L，间接胆红素 45.5μmol/L。EB 病毒四项：EB-VCA-IgG 阴性，EB-VCA-IgM 阴性，EB-EA-IgM 阴性，EB-NA-IgG 阴性。EB-DNA：低于检测下限。TORCH：巨细胞病毒 IgM 阳性，单纯疱疹病毒-IgM 阴性，风疹病毒 IgM 阴性，弓形虫 IgM 阴性。巨细胞病毒 IgG 阳性，单纯疱疹病毒 IgG 阳性，风疹病毒 IgG 阴性，弓形虫 IgG 阴性。心脏彩超：先天性心脏病：肺动脉狭窄（轻度），肺动脉分支内径狭窄，卵圆孔未闭。今日为求进一步诊治，门诊以"巨细胞病毒感染，肝功能损害，先天性心脏病"收入我科。

自发病以来，患儿精神反应好，吃奶好，大小便正常。

新生儿状况：G2P2，42＋1 周顺产，出生时体重 3kg，身长 48cm，生后 Apgar 评分 7 分，诊断为胎粪吸入综合征？新生儿窒息，缺氧缺血性脑病，当地医院住院 5 天后好转，新生儿期体健。

喂养史：母乳喂养至 40 天后改为奶粉喂养。

发育状况：现在会抬头。

传染病接触史：否认肝炎、结核、伤寒等传染病接触史。

家族遗传史：否认遗传病家族史。

思维提示

询问结果（病史）分析：①小婴儿，起病早，隐匿起病，临床以生长发育迟缓，皮肤巩膜黄染为主要表现，存在不良出生史，外院血常规示白细胞总数升高，以淋巴细胞为主，多次化验肝功升高，胆红素升高（直接胆红素、间接胆红素均升高），我院查 CMV-IgM/IgG 均阳性，腹部 B 超示胆道系统正常，故考虑巨细胞病毒感染（先天性感染可能性大）诊断成立；不考虑先天性胆道闭锁、溶血性贫血；②患儿存在肝功能损害，心脏彩超示先天性心脏病，生长发育落后等提示肝脏、心脏、神经系统受累，故考虑巨细胞包涵体病可能，尚需进一步评估各脏器受累情况，尤为是否存在 CMV 脑炎；③患儿病程中无发热，不伴有呼吸道、消化道等感染症状，精神、吃奶好，不考虑败血症等细菌感染性疾病；⑤患儿家长否认遗传病家族史，但先天性遗传代谢性疾病仍不能完全除外。

三、体格检查

（一）初步体格检查内容及目的

1. 生命体征（体温，呼吸频率、节律、脉搏，血压），意识状态，判断患儿的病情严重程度。

2. 皮肤黄染的程度及部位；有无出血点及瘀点、瘀斑，若存在瘀点、瘀斑提示凝血功能异常可能性大。

3. 头颅外观，头围大小，前囟大小、张力，若头围小提示存在小头畸形。

4. 腹部外观，肝脾大小范围、质地，是否存在腹部包块。若肝脏质地硬，提示肝脏受损较重。

5. 神经系统查体　粗测听力、视觉，四肢肌张力，四肢活动情况及是否对称，深浅发射，脑膜刺激征、病理征，初步评估神经系统受累程度。

6. 是否存在脐疝、腹股沟疝等先天畸形。

（二）体格检查结果

体温 36.2℃，呼吸 24 次/分，心率 148 次/分，血压 80/50mmHg，体重 4.8kg，身长 52cm，头围 36.5cm，精神反应较弱，呼吸平稳，全身皮肤（包括手足心）及巩膜中度黄染，卡瘢（-）。浅表淋巴结无肿大。咽略充血，双侧扁桃体未见。双肺呼吸音粗，未闻及干湿性啰音。心音有力，节律规整，心尖处可闻及收缩期杂音。腹平坦，无胃肠型及蠕动波，触诊质软，肝肋下 2cm，质软边钝，脾肋下未及，无移动性浊音，听诊肠鸣音 3 次/分。四肢肌张力大致正常，男童外生殖器，右侧阴囊饱满，有肠管疝入。神经系统查体大致正常。

四、门诊及外院检查

（一）外院（2011-12-02）

1. 支原体 IgM 阴性，EB 病毒 IgM 阳性。
2. 腹部 B 超　腹腔极少量积液，双肾皮质回声略增强，肝、胆囊、胰、脾未见异常。
3. 心脏彩超　先天性心脏病，房间隔缺损（继发孔型），房水平左向右分流，肺动脉狭窄。

（二）我院门诊（2011-12-06）

1. 大生化　钾 4.8mmol/L，钠 136.6mmol/L，钙 2.14mmol/L，谷草转氨酶 144U/L，谷丙转氨酶 184U/L，肌酸激酶同工酶 28U/L，总蛋白 57g/L，白蛋白 35.4g/L，球蛋白 21.6g/L，尿素氮 3.73mmol/L，肌酐 34μmol/L，总胆红素 76.8μmol/L，直接胆红素 31.3μmol/L，间接胆红素 45.5μmol/L。

2. EB 病毒四项　EB-VCA-IgG 阴性，EB-VCA-IgM 阴性，EB-EA-IgM 阴性，EB-NA-IgG 阴性。

3. EB-DNA　低于检测下限。

4. TORCH　巨细胞病毒 IgM 阳性，单纯疱疹病毒 IgM 阴性，风疹病毒 IgM 阴性，弓形虫 IgM 阴性。巨细胞病毒 IgG 阳性，单纯疱疹病毒 IgG 阳性，风疹病毒 IgG 阴性，弓形虫 IgG 阴性。

（三）我院门诊（2011-12-14）

心脏彩超　先天性心脏病：肺动脉狭窄（轻度），肺动脉分支内径狭窄，卵圆孔未闭。

思维提示

　　体格检查及目前检查结果分析:①小婴儿,起病早,隐匿起病,临床以生长发育迟缓,黄疸为主要表现,存在不良出生史,查体:生长发育明显落后于同龄儿,头围小,全身皮肤、巩膜中度黄染,心尖可闻及心脏杂音,肝大,右侧阴囊饱满,有肠管疝入,外院血常规示白细胞总数升高,以淋巴细胞为主,多次化验肝功升高,胆红素升高(直接胆红素、间接胆红素均升高),我院查 CMV-IgM/IgG 均阳性,腹部 B 超示胆道系统正常,故巨细胞病毒感染诊断成立,并考虑先天性 CMV 感染可能性大;根据患儿生长发育落后,头围小,肝脏肿大,心尖区可闻及杂音,腹股沟斜疝,血生化示肝功能损害,心脏彩超示先天性心脏病,提示肝脏、心脏、神经系统、消化系统等系统受累,故诊断巨细胞包涵体病,尚需进一步评估各脏器受累情况,尤为是否存在 CMV 脑炎;②患儿发病以来无明显贫血表现,大小便正常,无白陶土样便,血生化示直接胆红素、间接胆红素均升高,腹部 B 超未见胆道系统异常,故不考虑先天性胆道闭锁、溶血性贫血;③患儿病程中无发热,不伴有呼吸道、消化道等感染症状,精神、吃奶好,查体双肺呼吸音对称,未闻及干湿性啰音腹部压痛阴性,肠鸣音正常;血常规白细胞分类以淋巴细胞为主,CRP 正常,考虑败血症等细菌感染性疾病可能性不大;④根据患儿 TORCH、EBV 检查结果,不支持风疹病毒、弓形虫、单纯疱疹病毒、EBV 等感染;⑤患儿家长否认遗传病家族史,但先天性遗传代谢性疾病仍不能完全除外;⑥根据患儿心前区可闻及心脏杂音,及心脏彩超结果,诊断为先天性心脏病:肺动脉狭窄,卵圆孔未闭;⑦根据患儿右侧阴囊饱满,有肠管疝入,诊断为腹股沟斜疝。

五、初步诊断

　　1. 巨细胞包涵体病(先天性巨细胞病毒感染?)
　　诊断依据:①小婴儿,起病早,隐匿起病;②主要表现:生后生长发育迟缓,黄疸;体征:生长发育落后,头围小,肝大,先天发育畸形:心脏杂音,腹股沟斜疝;③不良出生史;④辅助检查:血常规白细胞总数升高,以淋巴细胞为主,多次化验肝酶升高,胆红素升高(直接胆红素、间接胆红素均升高),CMV-IgM/IgG 均阳性,腹部 B 超示胆道系统正常,心脏彩超:先天性心脏病:肺动脉狭窄(轻度),肺动脉分支内径狭窄,卵圆孔未闭。
　　2. 先天性心脏病
　　诊断依据:①查体时发现心前区杂音;②心脏彩超结果。
　　3. 腹股沟斜疝
　　诊断依据:查体时发现右侧阴囊饱满,肠管疝入。

六、初步治疗(入院治疗)

　　1. 考虑存在 CMV 感染,予更昔洛韦每次 5mg/kg,实予 25mg 每 12 小时一次,静点抗病毒治疗,治疗过程中监测头围、身长,眼底、听力、CMV-PP65、CMV-DNA、肝功能等。

2. 对症支持治疗　予复方甘草酸苷、促肝、还原型谷胱甘肽钠及丁二磺酸腺苷蛋氨酸针静点保肝、退黄治疗。

3. 患儿有先天性心脏病,控制液量、液速为 20ml/h。

七、进一步检查

(一) 进一步检查内容及目的

1. 血常规、CRP、ESR　检测炎性指标。

2. CMV-PP65、CMV-DNA　进一步明确是否存在病毒复制,及其严重程度。

3. 眼底、听力、头颅磁共振、脑电图、脑脊液常规生化及 CMV 相关检查,评估中枢神经系统受累程度,及是否存在 CMV 脑炎,并据此初步判断预后及更昔洛韦抗病毒疗程。

4. 血氨、血乳酸、铜蓝蛋白、尿筛查、血串联质朴检查等,除外先天性遗传代谢性疾病。

5. 胸片、电解质、肾功、心肌酶,明确有无其他脏器损害。

(二) 检查结果

1. CD 系列　CD3 56.1%,CD4 25% 低于正常,CD8 25.4% 高于正常,NK-C 15.6%,BC 17.9 %,提示细胞免疫紊乱,支持 CMV 感染。

2. 血氨 28μmol/L,血乳酸:1.6mmol/L,正常。

3. 血生化　钾 3.49mmol/L,钠 139.8mmol/L,氯 107.6mmol/L,血糖 2.67mmol/L 低于正常,谷草转氨酶 133U/L 升高,谷丙转氨酶 143U/L 升高,肌酸激酶同工酶 30U/L 升高,总蛋白 52.6g/L,白蛋白 31.6g/L,球蛋白 21g/L,尿素氮 3.97mmol/L,肌酐 38.6μmol/L,总胆红素 43μmol/L,直接胆红素 18.9μmol/L,间接胆红素 24.1μmol/L,提示肝功能损害,心肌酶损害,胆红素升高。

4. 胸片　两肺纹理增多,模糊毛糙,两下肺为著,未见明确片影,肺门著明,心影大,双膈(-)。肺内间质改变,心影大。

5. 心电图　窦性心动过速,右心室肥厚? QT 间期延长,ST 段改变。

6. 血沉 36mm/h 增快。

7. ASO 阴性,MP 阴性。

8. 乙肝五项　乙肝表面抗体阳性,核心抗体阳性,e 抗体阳性,余为阴性,提示患儿可能接触乙肝病毒产生抗体。甲肝抗体、丙型肝炎、戊肝 IgM 均阴性。

9. 尿常规　浅黄色,云雾状,余未见明显异常。便常规:软便,黄,余未见异常。

10. 血常规　白细胞 13.8×10⁹/L,中性粒细胞 30.3%,淋巴细胞 61%,血红蛋白 94g/L,血小板 392×10⁹/L。异型淋巴细胞 0%。C 反应蛋白:2.09mg/L,正常。

11. 血 CMV-PP65 抗原阳性,3 个阳性细胞/2×10^5 个白细胞。尿 PP65 抗原阴性。CMV-DNA 3.51×10^4 IU/ml。

12. 双耳听力　均异常。

13. 腹股沟 B 超　探查时左侧腹股沟区未见腹腔内容物疝出。右侧斜疝,疝出物为肠管。

14. 尿筛查　丝氨酸和苏丝氨酸比例有颠倒,未发现其他异常代谢产物。

15. 人疱疹病毒检查　CMV-DNA 阳性,余均为阴性。支持目前 CMV 感染诊断。

16. 眼科会诊　眼底双视神经盘色可,边界清,网膜及血管(－)。

17. 头颅磁共振　脑白质髓鞘化发育稍落后,脑萎缩;小脑扁桃体下缘略尖。

18. 脑脊液　无色透明,潘氏试验阴性,糖 1～5 管阳性,白细胞数 $0 \times 10^6/L$,生化:氯化物 121mmol/L,糖 3.16mmol/L,蛋白 407.55mg/L,蛋白略高。脑脊液人疱疹病毒筛查均为阴性。TORCH(脑脊液)IgG 和 IgM 均为阴性。

19. EBV 抗体 4 项均阴性;EBV-DNA:低于检测下限。

八、入院后情况

患儿入院后经积极抗病毒及保肝、退黄、营养支持等对症治疗,精神状态较前好转,入院第 8 天黄疸较前减轻,复查胆红素及肝功较入院下降,复查血生化:天冬氨酸氨基转移酶 88U/L,丙氨酸氨基转移酶 107U/L,γ-谷氨酸转肽酶 685U/L,肌酸激酶 480U/L,肌酸肌酶同工酶 25IU/L,尿素氮 3.58mmol/L,肌酐 39.7μmol/L,总胆红素 11μmol/L,直接胆红素 3.7μmol/L,间接胆红素 7.3μmol/L,体重有所增加,提示治疗有效。

> **思维提示**
>
> 　　实验室检查结果分析:血 CMV-PP65 抗原阳性,3 个阳性细胞/2×10^5 个白细胞,尿 PP65 抗原阴性,CMV-DNA 3.51×10^4 IU/ml,支持巨细胞病毒现症感染。根据双耳听力重度损害、头颅磁共振改变,支持中枢神经系统受累。根据脑脊液检测结果,不支持 CMV 脑炎诊断。根据腹股沟 B 超支持腹股沟斜疝诊断。
>
> 　　根据检查结果,进一步明确或除外的疾病:①根据乙肝五项、甲肝、丙肝、戊肝抗体检测结果,上述肝炎病毒性肝炎可除外;②根据 EBV 抗体均阴性,EBV-DNA 正常范围,EBV 感染可排除;③根据听力检测结果,双耳重度感音性耳聋诊断明确。

九、诊断

巨细胞包涵体病。

巨细胞包涵体病又称巨细胞病毒感染,是由人巨细胞病毒感染所导致的一种先天性或后天性全身感染性疾病。胎儿及免疫力低下的人群易受侵犯,其病情从无症状的隐性感染,到发热,肝炎,肺炎以及新生儿严重脑损害,滞产或围生期死亡。CMV 感染有以下类型:

1. 根据其感染的次序分型

(1)原发感染:指宿主初次感染 CMV,而在感染前缺乏对 CMV 的任何特异性抗体。

(2)再发感染:是由于潜伏在宿主体内的病毒被重新激活而复制增殖,或再次感染外源性不同毒株或更大剂量的同株病毒。

2. 根据宿主获得感染的时间分型

(1)先天性感染:指于出生 14 天内(含 14 天)证实有 CMV 感染,为宫内感染所致。

(2)围生期感染:为在出生 14 天内没有发现 CMV 感染,而于生后第 3～12 周内证实感染者，主要经产道或母乳途径获得感染。

以上两型都是原发性感染。

（3）生后感染或获得性感染：指在出生 12 周后证实有感染（出生 12 周内无 CMV 感染证据），可以是原发感染，也可以为再发感染。

3. 根据有无症状出现分型

（1）症状性感染：指出现与 CMV 感染相关的症状和体征。若 CMV 损害宿主 2 个或 2 个以上的器官、系统时又称全身性感染，多见于先天性感染，仍可沿用病理诊断名称即巨细胞包涵体病；若 CMV 损害主要集中于宿主的某一器官或系统，则可相应地称为 CMV 性肝炎、CMV 性肺炎或类传染性单核细胞增多症等。

（2）无症状性感染：分两种情况：一是患儿症状、体征全无；二是患儿无症状，却有受损器官的体征和（或）实验室检查异常。后者又称亚临床型感染。

十、治疗

入院后予更昔洛韦每次 5mg/kg，实予 25mg，每 12 小时一次，静点抗病毒治疗，治疗过程中监测头围、身长，眼底、听力、CMV-PP65、CMV-DNA、肝功能等。同时予复方甘草酸苷、促肝细胞生长素、谷胱甘肽及丁二磺酸腺苷蛋氨酸针静点保肝、退黄治疗；患儿精神状态逐渐好转，入院第 8 天黄疸较前减轻；入院第 22 天复查血 PP65、CMV-DNA 转为阴性，入院第 33 天复查血生化：天冬氨酸氨基转移酶 88U/L，丙氨酸氨基转移酶 107U/L，γ-谷氨酸转肽酶 685U/L，总胆红素 11μmol/L，直接胆红素 3.7μmol/L，间接胆红素 7.3μmol/L，体重有所增加，家长要求出院回当地继续治疗。

点评

由于 CMV 感染患儿大多处于潜伏感染状态；即使 CMV 在体内复制活动，也多为无症状性感染。目前又无有效、安全的抗 CMV 药物，故对 CMV 感染的治疗，仍限于症状性感染时的对症处理；更昔洛韦因有骨髓抑制等毒副作用，因此只能在症状性感染时谨慎使用。

（胡惠丽）

病例40　发热伴咽痛 5 天

患儿,女,5 岁,于 2008 年 8 月 5 日入院。

一、主诉

发热伴咽痛 5 天。

二、病史询问

对于一个以热为主诉的患儿应考虑考虑以下几个方面:感染性疾病,非感染性疾病、恶性疾病等。患儿年龄小,病史短,以感染性疾病多见,因此询问病史需从上述三方面了解。

(一) 进一步询问内容及目的

1. 出现症状是否存在诱因,多数感染性疾病患儿可有如接触病人及受凉等诱因。
2. 发热同时是否伴有其他症状,如伴有咽痛、咳嗽、流涕等症状,可提示存在上呼吸道感染。病程中是否出现皮疹,用以鉴别有无出疹性疾病的可能。有无恶心、呕吐、腹痛、腹泻、腹胀等表现,了解有无消化道症状。是否存在尿频、尿急、尿痛表现,如存在,多提示有尿路感染。是否存在多汗,盗汗及乏力,前者可见于风湿热,后者可见于结核感染。有无神经系统症状,如头痛、与进食无关的喷射性呕吐、惊厥等,了解有无中枢神经系统感染。
3. 非感染性疾病中又需要注意些什么,可询问患儿有无眼红(结膜充血)、颈部肿块、口唇改变,可协助诊断川崎病。注意有无关节肿痛对诊断风湿性疾病有益。恶性疾病中还可有出血、贫血的改变。
4. 既往有无反复感染,注意是否存在免疫功能异常等基础疾患,有助于判断病原。
5. 用药史和治疗反应,帮助判断病因,已有的化验检查等帮助疾病诊断。
6. 患儿的生长发育史是否正常,结合前述询问了解患儿有无潜在的基础疾患。

(二) 询问结果(病史)

患儿与入院前 5 天无明显诱因出现发热,伴有咽痛,无畏寒及寒战,无明显咳嗽、流涕、腹痛、腹泻的表现,未见皮疹。就诊于当地医院,按"感冒"给予口服抗生素治疗 3 天。症状未见明显好转,体温未降。入院前 2 天,就诊于儿童医院,查体发现患儿"咽充血,扁桃体肿大,可见白色分泌物,颈部可及肿大淋巴结,肝脏轻度肿大"。化验血常规白细胞升高,CRP 增快,给予头孢曲松、利巴韦林静点抗感染治疗。因患儿体温仍未得以控制,故住院诊治。患儿自发病以来无皮疹、尿频、尿急、尿痛,无多、盗汗及乏力,无头痛及抽搐,未见眼红、关节肿痛、出血表现。

患儿为足月新生儿,生长发育与同性别及同龄儿相仿,既往体健,否认反复呼吸道感染史,按时接种疫苗,否认传染病人接触史。

思维提示

询问结果(病史)分析:①在儿童患病中仍以感染性疾病占主要地位,因此,首先围绕感染性疾病进行分析;②患儿以发热、咽痛为主要表现,就诊过程中发现患儿咽充血明显,扁桃体肿大,且有分泌物,扁桃体炎可以诊断,但是否是单纯的呼吸道感染,还是某种疾病的局部表现,需进一步检查明确;③患儿无尿路刺激症状,无乏力、盗汗,接种过卡介苗,无结核病人接触史,考虑泌尿系及结核感染可能性不大;④患儿发热 5 天,院外抗感染效果不佳,有肝脏及淋巴结增大,应注意有无川崎病的可能,但患儿未见结膜充血、口唇干红、皮疹等表现,诊断依据尚不充分,仍需完善其他检查;⑤患儿血常规白细胞升高,CRP 增快,扁桃体有分泌物,应注意化脓性扁桃体炎的可能,但需与其他疾病进行鉴别;尤其需要注意有无 EB 病毒感染的存在;⑥患儿急性起病,病史尚短,结合患儿表现及体征仍无法完全解释结缔组织病及血液病。

三、体格检查

(一)初步体格检查内容及目的

生长发育、有无皮疹、五官体征(有无结膜充血、鼻塞、口唇干裂、杨梅舌、扁桃体情况:有无肿大及分泌物)、淋巴结(大小、质地、活动度)、肺部(呼吸频率、有无啰音)、腹部(肝、脾有无肿大、质地)、四肢及关节[有无关节肿痛、活动受限、有无指(趾)端硬肿]:帮助了解患儿一般状态,通过体征的分析在常见疾病中进行鉴别。

(二)体格检查结果

体温 38.5℃,呼吸 25 次/分,脉搏 120 次/分,血压 95/60mmHg,体重 20kg,发育营养良好,精神反应好,呼吸平稳,卡瘢(+),周围皮肤不红,全身未见皮疹,无结膜充血、口唇干红及杨梅舌,鼻塞,咽充血,扁桃体Ⅱ度肿大,可见白色膜状分泌物,不易拭去,颈部可及散在直径约 0.5cm×1cm 大小淋巴结,质软,活动好,无压痛,双肺呼吸音粗,无啰音,心音有力,律齐,腹软不胀,肝脏肋下 2cm,剑突下 3cm,质软边锐,脾未及,四肢活动自如,无关节肿痛,指(趾)端无硬肿,神经系统查体未见明显异常。

四、门诊及外院检查结果

1. 门诊血常规　WBC $15.6×10^9/L$,N 0.35,L 0.55,M 0.1,红细胞、血红蛋白、血小板正常,快速 CRP 56mg/L。
2. 门诊胸片　双肺纹理多,模糊,未见具体片影,心影不大,双膈(-)。

体格及目前检查结果分析：①发热、咽痛，查体：咽充血、扁桃体肿大，可见分泌物，血常规白细胞升高，CRP 增快，扁桃体炎诊断成立；②双肺呼吸音粗，无啰音，胸片未见片影，肺炎可除外；③无皮疹、结膜充血、口唇干红、杨梅舌，无指（趾）端硬肿表现，川崎病依据不足；④有发热、咽峡炎、淋巴结及肝脏增大，血常规白细胞升高，分类以淋巴为主，CRP 升高，需考虑 EB 病毒感染的可能。

五、初步诊断

①扁桃体炎；②传染性单核细胞增多症。

六、初步治疗（入院治疗）

儿童扁桃体炎，尤其是化脓性扁桃体炎，临床上病原多见于革兰氏阳性球菌，药物选择上可考虑针对球菌作用较强的药物。如青霉素类及头孢类。因目前青霉素耐药较多，故目前多选择头孢类抗生素，以偏球菌药物的二代头孢为主。此外，针对 EB 病毒感染所致的传染性单核细胞增多症，临床上多选择更昔洛韦，可抑制病毒复制，但仍无法清除病毒。且此药物有一定副作用。常见如：肝功损害、骨髓抑制包括粒细胞减少、贫血、血小板减少等；胃肠反应、过敏反应、脱发、低血糖及静脉炎等。因此在用药期间需要监测有无副作用的出现。

因考虑患儿存在扁桃体炎，且高度怀疑 EB 病毒感染，入院后给予头孢二代抗生素——头孢呋辛 50～80mg/（kg·d）抗感染外，经家长同意加用更昔洛韦 10mg/（kg·d）静点抗病毒治疗，同时辅助保肝等对症治疗。

七、进一步检查

（一）进一步检查内容及目的

1. 监测血常规、CRP、血沉　监测患儿感染控制情况。
2. 尿常规　协诊有无泌尿系受累的表现。
3. 血生化　了解脏器功能，对疾病的诊断及治疗提供依据。
4. 白细胞分类　进一步了解有无异型淋巴细胞。
5. 病毒抗体　明确有无相关病毒感染的依据。
6. EB 病毒抗体四项　协助诊断有无 EB 病毒感染。
7. 心脏超声　观察有无冠状动脉扩张。
8. 咽拭子培养　进一步明确有无细菌感染所致的化脓性扁桃体炎。

（二）检查结果

1. 血常规　WBC 13.6×10^9/L，N 0.28，L 0.64，M 0.08，异型淋巴细胞 20%，RBC、Hb、

PLT 正常,快速 CRP 32mg/L。

　　2. 血沉正常。

　　3. 血生化　转氨酶明显升高;AST 89U/L,ALT 78U/L。

　　4. 四病毒抗体　EBV-IgM(+),巨细胞病毒、单纯疱疹病毒、柯萨奇病毒 IgM 阴性。

　　5. EBV 抗体四项　EBV-VCA-IgA,EBV-VCA-IgG(-),EBV-VCA-IgM(+),EBV-EA-IgM(+)。

　　6. 心脏超声　心脏结构未见明显异常,左右冠状动脉内径正常。

　　7. 咽拭子培养　咽部正常菌群。

八、入院后情况

经治疗后患儿体温逐渐下降,扁桃体分泌物消失,颈部淋巴结有所缩小,肝功渐恢复正常。

思维提示

　　实验室检查结果分析:血常规白细胞升高,淋巴为主,可见异型淋巴细胞,CRP 增快,肝功异常,EB 病毒抗体 IgM 阳性。

　　根据检查结果,进一步明确或除外的疾病:①血常规白细胞分类淋巴为主,异型淋巴细胞大于 10%,EBV-IgM 阳性,肝功异常,考虑诊断为由 EB 病毒感染所致的传染性单核细胞增多症;②咽拭子培养为咽部正常菌群,暂不支持化脓性扁桃体炎的诊断;③心脏超声未见冠脉扩张,目前川崎病暂不支持,但部分 EB 病毒感染可引起川崎病,甚至冠脉扩张,故仍需监测。

九、下一步检查内容与目的

腹部 B 超　了解腹腔脏器情况。

检查结果　肝脏肋下 2.5cm,剑突下 3cm,密度均匀,实质回声增强,腹腔内可见肿大淋巴结,大者约 1.5cm。余未见明显异常。

十、进一步检查内容及目的

免疫功能检查　主要了解病毒感染后患儿免疫功能状态。

检查结果　细胞免疫:CD4 下降,CD8 升高,CD4/CD8 比例下降;体液免疫:未见明显异常。

十一、诊断

传染性单核细胞增多症(IM)。

传染性单核细胞增多症是由疱疹病毒群的 EB 病毒感染引起的,其临床特点为发热、咽峡炎、淋巴结肿大、肝脾肿大、皮疹、外周血可见异型淋巴细胞、血 EB 病毒抗体检测阳性。口-口传播为主要途径,易感者与无症状排毒者通过密切接触而被传染,可经血传播。EBV 相当不稳定,在外界环境中从未发现该病毒存在。EBV 感染是儿科常见的感染性疾病。因其感染的普遍性及感染后终生潜伏而不能被机体免疫系统彻底清除,所以被称为"无处不在的成功病毒"。可累及全身多个系统,临床症状多变,病情轻重不一,可出现典型的 IM 表现,也可无明显临床表现而呈隐性感染状态。关于 IM 并发症的多样性,从免疫学角度解释如下:在急性原发性 EBV 感染时,EBV 的各种抗原成分使机体 T 淋巴细胞活化产生 EBV 特异性杀伤性 T 细胞,并由此破坏被 EBV 感染的 B 淋巴细胞,旁观的 T 淋巴细胞亦可同时活化并攻击自身组织,因而产生各种各样的并发症。

EBV 首先感染口咽上皮细胞并大量复制、裂解细胞释放病毒颗粒,机体免疫系统通过各种途径杀伤病毒,但不能完全消灭。EBV 可潜伏在 B 淋巴细胞中。机体经历 4~7 周的潜伏期后出现发热(89%)、咽炎(78%)、颈部淋巴结肿大(94%)、脾脏肿大(49%)、肝脏肿大(6%)、黄疸(4%)及皮疹(7%)。值得提出的是,应用氨苄西林或阿莫西林后出现药物性皮疹亦是 EBV 感染的临床特点之一。IM 一般有自限性,呈良性经过。少数情况下可引起各种并发症,如脾破裂、上气道阻塞、间质性肺炎及脑炎等。极少数个体在 EBV 原发感染后出现致命的并发症,称为暴发性 IM 或致死性 IM,死因常为噬血细胞淋巴组织细胞增多症(hemophagocytic lymphohistiocytosis,HLH)、暴发性肝炎引起的严重出血倾向及肝功能衰竭。暴发性 IM 多发生在免疫缺陷个体。对于儿童来说,发生率相对较高的为神经系统并发症,包括小脑炎、脑膜脑炎、横贯性脊髓炎、吉兰-巴雷综合征、脑神经炎等。

十二、治疗

本病主要采取对症治疗,急性期应限制活动,尤其是脾增大病人,以免发生脾破裂。抗病毒治疗:更昔洛韦 10~15mg/(kg·d),每日分 2 次静点,效果较好,可抑制病毒的复制,但不能清除病毒。也可选用阿昔洛韦 15mg/(kg·d),每日 3 次静点。类固醇激素可用于治疗血液和神经系统并发症以及出现呼吸道梗阻的患儿。病情严重者可考虑应用丙种球蛋白。

入院后经抗病毒及对症治疗后患儿体温逐渐平稳,肝脏回缩,转氨酶降至正常,住院治疗14 天,好转出院。

> **点评**
>
> EB 病毒感染是儿科发热待查的重要病因。EB 病毒感染临床表现的多样性给确诊带来一定困难,但现有的诊断方法已能早期确诊,关键是临床医师要提高对 EB 病毒感染的认识。

（陈天明　刘　钢）

病例41　发热、嗜睡5天，抽搐1次

患儿，女，1岁8个月，于2008年6月26日入院。

一、主诉

发热、嗜睡5天，抽搐1次。

二、病史询问

对于一个发热抽搐伴有意识障碍婴幼儿主要应考虑到以下几方面疾病：中枢神经系统感染（化脓性脑膜炎、病毒性脑炎、结核性脑膜炎、隐球菌脑膜炎）、非中枢神经系统严重感染引起的惊厥（败血症、中毒性痢疾、重症肺炎等引起的脑病），以及代谢病急性发作等。因此进一步询问病史应围绕上述几方面。

（一）进一步询问内容及目的

1. 体温　发热程度，结核性脑膜炎病初可以中低热为主，化脓性脑膜炎多以高热起病，新生儿或小婴儿可表现为体温不升。

2. 是否伴有头痛呕吐，婴幼儿不会表述头痛，可表现为摇头、用手打头，呕吐是否为喷射性，喷射性呕吐提示颅高压存在。

3. 是否伴有意识障碍如嗜睡、烦躁、昏迷，有无性格及情绪改变、精神异常，在结核性脑膜炎早期及单纯疱疹病毒脑炎时可有性格及情绪改变、精神异常等表现。

4. 每次抽搐持续时间，发作形式，抽搐时及抽搐后意识状态，是否伴有发热，每次抽搐间隔时间，发作间期意识状态，若抽搐持续30分钟以上或间断抽搐30分钟以上、发作间期意识不清提示存在惊厥持续状态。

5. 有无尿便失禁或潴留，明确有无脊髓功能障碍。

6. 其他伴随症状　皮肤有无出血点及瘀点、瘀斑，皮肤出血点及瘀点、瘀斑多见于流脑，偶见于肺炎链球菌、流感嗜血杆菌；是否有呼吸道或消化道症状，是否伴有皮肤化脓灶，有无反复耳朵流脓，有助于推断病原菌来源。

7. 是否有头颅外伤史，有无头颅及脊柱手术史，有无耳鼻流清亮液体（提示存在耳鼻漏可能），上述因素的存在可成为化脓性脑膜炎诱因。

8. 是否有结核及禽类接触史，是否接种卡介苗，有助于鉴别结核性脑膜炎、隐球菌脑膜炎，若夏秋季发病，应询问有无蚊虫叮咬史、是否养猪，以鉴别流行性乙型脑炎。

9. 问有无毒物摄入史、误服药物史，以除外中毒引起的惊厥，夏秋季发病患儿应注意询问有无不洁饮食史，以明确有无中毒性痢疾可能。

10. 癫痫、高热惊厥病史及相应家族史,以鉴别高热惊厥及癫痫。

11. 外主要化验结果及治疗经过。

(二)询问结果(病史)

入院前5天,患儿无明显诱因出现发热,体温多波动于39~40℃,无寒战,精神弱,嗜睡,伴呕吐,进食后明显,非喷射性,呕吐物为胃内容物,日约3~4次,无腹泻,无烦躁、激惹表现,无抽搐,无咳嗽气促,无皮疹,在当地诊所给以"退热药、甲氧氯普胺、头孢菌素"等对症抗感染治疗2天后,患儿呕吐缓解,仍发热,随后继续予以上述治疗,入院前1天患儿出现轻咳,流涕,有痰,稍气促,无喘息,到廊坊市第四人民医院查血常规"白细胞18.4×10^9/L,中性粒细胞80.8%,淋巴16.9%,血红蛋白93g/L,血小板357×10^9/L,血电解质无异常",给予抗感染对症治疗(具体不详),患儿咳嗽无缓解,发热明显,最高达40℃,仍嗜睡,呕吐两次,呈喷射性,为胃内容物,无咖啡样物,同时出现抽搐1次,表现为意识丧失,双眼上吊,牙关紧闭,双手握拳,四肢阵挛抽动,口周发青,无大小便失禁,给予"苯巴比妥0.1g,肌内注射,10%水合氯醛5.5ml灌肠,20%甘露醇30ml静推"等急救处理后约1小时,患儿抽搐停止,并转来我院急诊摄片提示"右上肺斑片状阴影",血常规"白细胞24.6×10^9/L,中性粒细胞88.3%,淋巴8.6%,血红蛋白104g/L,血小板458×10^9/L",脑脊液常规"外观混浊,白细胞数12 800×10^6/L,多个核细胞占90%",脑脊液生化示氯化物108mmol/L降低,糖0.38mmol/L降低,蛋白3350mg/L,并以"化脓性脑膜炎"收住入院。

患病以来,患儿精神食欲较平时差,皮肤无皮疹及出血点,无尿便失禁及排尿困难,大小便外观正常。

既往体健,否认反复耳流脓及耳鼻流清亮液体病史。

否认头颅脊柱手术史及头颅外伤史。否认结核等传染病接触史。否认误服药物、毒物史,否认不洁饮食史。

否认癫痫及高热惊厥史,否认癫痫及高热惊厥家族史。

已接种卡介苗,近1个月无预防接种史。

思维提示

询问结果(病史)分析:①婴幼儿,急性起病,有发热、抽搐、嗜睡、喷射性呕吐等表现,院外化验血常规示白细胞总数明显升高,以中性粒细胞为主,脑脊液呈典型化脓性改变,外观混浊,白细胞总数明显增多,以多核为主,糖含量明显降低,蛋白显著增高,故考虑化脓性脑膜炎诊断成立;不考虑脑病和代谢病急性发作;②患儿外周血象白细胞总数明显升高,以中性粒细胞为主,脑脊液外观混浊,白细胞明显升高,以多核为主,糖降低明显,蛋白升高明显,呈典型化脓性改变,可除外病毒性脑炎;③患儿起病急,病史短,已接种卡介苗,无结核接触史,脑脊液常规检查外观混浊,白细胞数明显升高,以多核细胞为主,门诊拍胸片未见肺结核征象,结核性脑膜炎可能性不大;④患儿起病急,病史短,脑脊液呈化脓性改变,无禽类接触史,考虑隐球菌脑膜炎可能性不大;⑤患儿病程中发热,咳嗽,气促,门诊胸片提示右上肺斑片状阴影,存在支气管肺炎;⑥患儿入院前持续抽搐1小时,为全身性发作,存在惊厥持续状态。

三、体格检查

(一)初步体格检查内容及目的

1. 生命体征(体温,呼吸频率、节律,脉搏,血压),意识状态,判断病情危重程度。

2. 皮肤有无出血点及瘀点、瘀斑,若存在瘀点、瘀斑,提示流行性脑脊髓膜炎可能性大,是否有卡瘢,进一步验证是否接种过卡介苗。

3. 头颅外观,前囟大小、张力,颅缝有无裂开,瞳孔情况,提示是否存在脑积水、颅高压,若瞳孔不等大,对光反射消失,同时有呼吸节律不规整、心率减慢、血压增高,提示存在脑疝。

4. 神经系统查体 有无脑神经受累(额纹,眼裂,瞳孔大小及对光反射,鼻唇沟是否对称,口角有无歪斜,伸舌是否居中,以及咽反射等),四肢肌力肌张力,深浅发射,脑膜刺激征、病理征。

5. 脊柱中线皮肤有无皮毛窦、脊膜膨出等中线结构缺陷。

6. 四肢循环情况,毛细血管再充盈时间,提示是否存在休克。

(二)体格检查结果

体温 38℃,呼吸 24 次/分,脉搏 136 次/分,血压 90/60mmHg,体重 12kg,头围 45cm,营养发育正常,神清,精神反应差,嗜睡,面色略苍白,呼吸平稳,节律规整,皮肤无皮疹及出血点,卡瘢(+),头颅外观无畸形,前囟已闭,额纹对称,眼裂等大,球结膜无水肿,双侧瞳孔对称等大等圆,直径约 0.3cm,光反射灵敏,双侧鼻唇沟对称,咽反射存在,双肺呼吸音粗,未闻及明显干湿啰音,心音有力,律齐,腹软,不胀,肝脾无肿大,四肢肌力肌张力正常,脊柱中线皮肤未见皮毛窦及脊膜膨出,角膜反射、腹壁反射正常引出,肱二头肌、肱三头肌、跟膝腱反射正常引出,颈抵抗、布氏征阳性,克氏征阴性,双侧巴氏征阳性。

四、门诊及外院检查

1. 外院检查血常规 白细胞 $18.4 \times 10^9/L$,中性粒细胞 0.808,淋巴 0.169,血红蛋白 93g/L,血小板 $357 \times 10^9/L$,电解质无异常。

2. 外院检查头颅 CT 灰白质分界欠清楚,脑水肿。

3. 本院门诊检查胸片 两肺纹理粗多模糊,右上肺斑片状阴影,肺门不大,心膈阴性。

4. 本院门诊检查血常规 白细胞 $24.6 \times 10^9/L$,中性粒细胞 0.883,淋巴 0.086,血红蛋白 104g/L,血小板 $458 \times 10^9/L$。

5. 脑脊液常规 外观混浊,白细胞数 $12800 \times 10^6/L$,多个核细胞占 0.90。

6. 脑脊液生化 氯化物 108mmol/L(降低),糖 0.38mmol/L(降低),蛋白 3.35g/L。

思维提示

　　体格检查及目前检查结果分析:①婴幼儿,急性起病,有发热、抽搐、呕吐、精神差等表现,查体精神反应差,嗜睡,颈抵抗阳性,布氏征阳性,外院血常规示白细胞总数明显升高,以中性粒细胞为主,脑脊液呈典型化脓性改变,外观混浊,白细胞总数明显增多,以多核为主,糖含量明显降低,蛋白显著增高,故化脓性脑膜炎诊断成立,结合发病年龄,同时存在肺炎,病原推测肺炎链球菌、流感嗜血杆菌可能性大;②患儿外周血象白细胞总数明显升高,以中性粒细胞为主,脑脊液外观混浊,白细胞明显升高,以多核为主,糖降低明显,蛋白升高明显,呈典型化脓性改变,可除外病毒性脑炎;③患儿起病急,病史短,已接种卡介苗,卡瘢阳性,无结核接触史,脑脊液常规检查外观混浊,白细胞数明显升高,以多核细胞为主,胸片未见肺结核征象,结核性脑膜炎可能性不大;④患儿起病急,病史短,脑脊液呈化脓性改变,无禽类接触史,考虑隐球菌脑膜炎可能性不大;⑤患儿病程中发热,咳嗽,气促,结合胸片提示右上肺斑片状阴影,故支气管肺炎诊断成立;⑥患儿入院前持续抽搐 1 小时,为全身性发作,故惊厥持续状态诊断成立。

五、初步诊断

　　化脓性脑膜炎,支气管肺炎,惊厥持续状态。

　　1. 化脓性脑膜炎　诊断依据:①小婴幼儿,急性起病;②主要表现:存在发热、抽搐、嗜睡、喷射性呕吐等临床表现;查体精神反应差,嗜睡,颈抵抗阳性,布氏征阳性;③辅助检查:血常规示白细胞总数明显升高,以中性粒细胞为主,脑脊液呈典型化脓性改变,外观混浊,白细胞总数明显增多,以多核细胞为主,糖含量明显降低,蛋白显著增高。

　　2. 支气管肺炎　诊断依据:①小婴幼儿,急性起病;②主要表现:存在发热、咳嗽、流涕等临床表现;查体双肺呼吸音粗;③辅助检查:胸片示右上肺斑片状阴影。

　　3. 惊厥持续状态　诊断依据:患儿入院前持续抽搐 1 小时。

六、初步治疗(入院治疗)

　　入院后即给予青霉素每次 80 万 U/kg,每 8 小时一次,罗氏芬(头孢曲松)每次 100mg/kg,每日一次静点联合抗感染,甘露醇脱水降颅压每次 5ml/kg,每 6 小时一次,地塞米松 0.3 ~ 0.6mg/(kg·d)静点抗炎、减轻脑水肿、抑制炎症反应,镇静止惊等对症支持治疗,同时限制液量 1000 ~ 1200ml/m²,监测生命体征及瞳孔变化。

七、进一步检查

(一) 进一步检查内容及目的

　　1. 血常规、CRP、ESR　检测炎性指标。

2. 血气 进一步明确是否存在缺氧、酸中毒,及其严重程度。

3. PPD 试验 帮助明确是否存在结核感染。

4. 心脏彩超 了解心脏结构及功能。

5. Ig、CD 系列、补体测定,明确有无免疫缺陷。

6. 电解质、肝肾功、心肌酶,明确有无电解质紊乱及脏器损害。

7. 眼底,有无视神经盘水肿。

8. 脑电图。

9. 头颅影像学检查 头颅 CT 或磁共振,明确脑膜、脑实质、脑血管受累情况,有无硬膜下积液、脑积水等并发症。

(二) 检查结果

1. 血常规 白细胞 $10.00 \times 10^9/L$,中性粒细胞 0.627,淋巴细胞 0.351,红细胞 $3.90 \times 10^{12}/L$,血红蛋白 97g/L,血细胞比容 28.5%,红细胞平均体积 73.1fl,平均血红蛋白含量 24.8pg,血小板 $321 \times 10^9/L$。

2. 血电解质 血钠 133.40mmol/L 稍降低,余电解质大正常,肝肾功、心肌酶谱大致正常。

3. 血沉 75mm/h,增快。

4. C 反映蛋白 56.40mg/L 升高,支持细菌感染。

5. 胸部 CT 肺血管纹理增多,右上叶后段、右下叶背后段肺野内可见絮片及条状高密度灶,肺门区未见明显病灶,肺门区未见明显病灶,心影不大。气管及隆突形态、位置正常,大血管形态、位置正常,腔静脉后软组织增厚,余纵隔内未见肿大淋巴结。

6. 心电图 窦性心律,大致正常。

7. PPD 试验(5 单位) 阴性,进一步排除结核性脑膜炎。

8. 脑脊液墨汁染色、抗酸染色、革兰氏染色均无异常。

9. 脑脊液细菌培养 肺炎链球菌,对头孢曲松敏感,青霉素中度敏感,万古霉素敏感。

10. 血培养 经鉴定无细菌生长,不支持败血症。

11. CD3 64.1%,CD4 42.8%,CD8 18.8%,CD4/CD8 比值 2.2 稍增高,BC 27.4%,NK-C 4.0% 降低,Ig 系列正常,补体 C3、C4 正常,不支持细胞免疫、体液免疫、补体缺陷。

12. 头颅 MRI 右侧基底节区点片状长 T_2 信号,T_2WI 示左颞叶内侧信号增强,神经垂体高信号不明显,左额颞顶及右额颞少量硬膜下积液。MRA 及 MRV 未见明显异常。

13. 眼底正常,无视神经盘水肿。

14. 脑电图 未见异常。

15. 听力检查正常。

八、入院后情况

患儿入院后未再抽搐,轻微咳嗽,入院第三天体温降至正常,精神好转,烦躁、嗜睡消失,第四天复查脑脊液外观转清亮,白细胞数降至 $86 \times 10^6/L$,多个核细胞 $14 \times 10^6/L$,单核细胞 $72 \times 10^6/L$,糖升至 2.38mmol/L 降低、蛋白降至 930mg/L,提示治疗有效。

思维提示

实验室检查结果分析：脑脊液细菌培养为肺炎链球菌，故肺炎链球菌脑膜炎诊断明确，根据头颅磁共振提示合并双侧硬膜下积液。

根据检查结果，进一步明确或除外的疾病：①PPD 试验阴性，脑脊液抗酸染色阴性，肺 CT 无结核病灶，结核性脑膜炎可除外；②根据脑脊液典型化脓性改变，脑脊液墨汁染色阴性，隐球菌脑膜炎可排除。

九、诊断

肺炎链球菌脑膜炎。

化脓性脑膜炎系由各种化脓菌感染引起的脑膜炎症，小儿，尤其是婴幼儿较常见，临床以发热、呕吐、头痛及精神改变等症状、脑膜刺激征和脑脊液改变为特征。在我国脑膜炎双球菌、肺炎链球菌及流感杆菌引起的化脓性脑膜炎占小儿化脓性脑膜炎总数 2/3 以上。肺炎链球菌脑膜炎病原菌为肺炎链球菌，其血清分型有 90 余种，I、II、III 型致病力强。发病季节与呼吸道疾病流行有密切关系，常继发于上感、肺炎、中耳炎及乳突炎之后，少数患儿继发于颅底骨折、颅骨外伤及脑外科手术后，先天畸形如皮毛窦、脑脊膜膨出、椎管畸形及脾切除术后亦常见本病。肺炎链球菌脑膜炎容易多次复发或再发，诊断依靠临床表现（感染、颅压增高及脑膜刺激症状）、脑脊液改变、脑脊液涂片、细菌培养，头颅 CT 或磁共振有助于明确有无硬膜下积液、脑积水、脑脓肿。

十、治疗

化脓性脑膜炎治疗上包括：积极抗感染，控制惊厥，脱水降颅压，激素抗炎减轻脑水肿及脑膜粘连，纠正电解质酸碱平衡紊乱，加强支持治疗，密切监测生命体征，抢救休克、DIC，治疗并发症等。及时合理应用抗菌药物是治疗化脓性脑膜炎的关键，针对肺炎链球菌脑膜炎，可根据细菌培养药敏结果选择用药，可选用大剂量青霉素或三代头孢菌素如头孢曲松，若为耐药菌可选用万古霉素，停药指征：完成疗程时症状消失、体温正常一周以上，脑脊液中的糖、蛋白质恢复正常或接近正常，脑脊液细胞数少于 20×10^6/L，均为单核细胞，细菌培养阴性，一般需 3~4 周。

入院后患儿未再出现抽搐，颅高压症状渐消失，入院第 3 天患儿体温降至正常，复查脑脊液渐好转，治疗 2 周肺炎吸收，治疗 28 天，脑脊液常规示白细胞恢复正常，脑脊液生化示糖 2.73mmol/L，蛋白 600mg/L 接近正常，连续复查两次脑脊液细菌培养阴性，复查血常规、CRP 基本正常，停用抗生素，门诊定期复诊。

点评

肺炎链球菌脑膜炎是化脓性脑膜炎常见原因之一，是医疗急症，任何的延误或不恰当用药对预后均有不良影响，对可疑患儿应及早做脑脊液检查明确，给予早期积极治疗。

（陈荷英）

病例42 间断上腹痛伴呕吐 26 天

患儿,男,13 岁 8 个月,于 2010 年 4 月 6 日入院。

一、主诉

间断上腹痛伴呕吐 26 天。

二、病史询问

(一)问诊主要内容及目的

> **思维提示**
>
> 　腹痛是儿童时期最常见的症状之一,病因多样,牵涉到全身各个系统,如消化道器质性慢性疾病(胃炎、消化性溃疡,胆囊炎、胆道结石、胰腺炎等)、消化道功能性疾病(肠易激、功能性腹痛)、全身疾病(过敏性紫癜、泌尿系结石、白塞病、系统性红斑狼疮、腹型癫痫等),故腹痛患者应详细询问其伴随症状。本患儿间断上腹痛伴呕吐 26 天,病变主要倾向于消化道,故病史的询问主要应围绕于消化道,但同时需仔细询问病史及伴随症状以除外消化道外病变。

　1. 腹痛、呕吐前有无诱因,如:不洁饮食、大量辛辣刺激食物,发病前有无暴饮暴食史,进食大量高脂类食物史,有无食物过敏,有无大量饮酒史,有无外伤史,有无精神刺激、紧张,以了解发病的病因。

　2. 腹痛的部位、性质、有无放射痛及剧烈程度以鉴别病变部位,并进一步鉴别器质性还是功能性腹痛。

　3. 腹痛是否向肩背部放射,是否伴有黄疸,除外胆道相关疾病;是否既往有慢性腹痛、反酸、嗳气的病史,是否有家族胃炎及消化性溃疡病史。

　4. 患儿腹痛发作是否伴有发热,发热是否与腹痛、腹泻相关,伴随发热说明为感染性疾病或存在炎性反应。

　5. 患儿腹痛发作是否伴有大便性状异常,有无黏液便、脓血便、水样便,有无异味,如大便异常,并结合大便异常持续时间长短及抗感染治疗疗效等,判断有无肠道炎症、肠道免疫性疾病等,判断腹痛是否是继发于肠道病变基础上。

　6. 是否有皮疹或皮肤出血点、关节肿痛、口腔溃疡,以判断有无过敏性紫癜、白塞病等全身免疫及结缔组织病变;有无低蛋白血症、蛋白尿等泌尿系症状。

7. 既往有无类似发作史,家族有无类似病人。

(二)问诊结果及思维提示

患儿于入院前 26 天无明显诱因出现上腹痛,阵发加重,伴恶心、呕吐,为非喷射性呕吐,呕吐物为胃内容物,无发热、腹泻,当地诊为"胃炎",予口服药(具体不详)治疗症状略减轻,入院前 19 天患儿再次出现上腹部疼痛伴呕吐,较前为重,同时伴全身皮肤和巩膜黄染,并出现发热,体温最高 38.6℃,在我院外科住院查血常规:白细胞 $11.49 \times 10^9/L$,中性粒细胞 0.872,血生化示总胆红素和直接胆红素升高,淀粉酶增高 1535U/L,腹部 B 超提示胆囊增大,壁增厚,毛糙,胆囊颈部可见结石、粘连固定,胰腺肿大,诊断为急性胆囊炎、胆结石、急性胰腺炎,先后给予禁食水、补液、头孢菌素、奥硝唑静点抗感染等治疗,住院 12 天,患儿热退,腹痛消失,血淀粉酶降至 78U/L,一般状态好出院。出院后一直低脂饮食,出院当日患儿偶述上腹痛,咳嗽和运动时出现,为隐痛,可忍受,入院前 6 天,患儿再次出现呕吐一次,非喷射性,为胃内容物,无发热、皮疹,无皮肤及巩膜黄染,未予特殊处理,入院前 2 天门诊查血淀粉酶升高 392U/L,为进一步诊治,门诊以"胰腺炎"收入院。患儿发病以来,精神、睡眠尚好,食欲欠佳,二便正常,体重减轻 10kg,否认近期腮腺炎及外伤史。家族无类似发作史。

足月顺产,新生儿期健康,生长发育同同龄儿,略肥胖,有暴饮暴食习惯。无结核接触史。

思维提示

①患儿因腹痛恶心呕吐曾在当地诊为胃炎,治疗后腹痛有所缓解,不久后患儿出现发热、黄疸、腹痛加剧,查淀粉酶增高,结合腹部 B 超检查示胆囊炎、胆囊结石、胰腺肿胀,诊断为胆囊炎、胆囊结石、急性胰腺炎,治疗腹痛缓解出院,但很快再次出现腹痛伴呕吐,查淀粉酶再次增高,故急性胰腺炎复发可能性大。但患儿病初曾因腹痛诊断为胃炎史,故入院后应进行腹痛的鉴别诊断,以明确诊断。②同时注意胰腺炎进展的监测,了解患儿急性胰腺炎的程度,以利于及时干预。

三、体格检查

(一)重点检查内容和目的

1. 一般状态　了解疾病轻重,有无休克、酸中毒等严重表现。

2. 心肺查体,了解有无心肺疾病(可能引起腹痛呕吐症状)或受累。

3. 腹部专科查体　腹部皮肤颜色,有无腹胀;腹部压痛部位、范围,了解病变部位及程度;有无反跳痛、肌紧张(阑尾炎等急腹症),Murphy 征是否阳性(胆囊炎),肝脾是否肿大、肿大程度以及质地情况,有无触痛,是否伴有腹水。

4. 其他　眼,口腔,四肢及神经系统相关检查,除外消化道系统外的全身性疾病。

(二)体格检查结果及思维提示

体温 37.5℃,呼吸 18 次/分,脉搏 85 次/分,血压 110/70mmHg,体重 58kg,营养发育好,神志清楚,精神反应好,全身皮肤无黄染及出血点,左上臂可见卡介苗瘢痕 1 枚。巩膜无黄染,眼耳鼻未见异常分泌物,心肺查体未见明显异常,腹部平坦,未见腹壁静脉显露及曲张,全腹软,左上腹轻压痛,Murphy 征阴性,无反跳痛和肌紧张,肝脾肋下未触及,未及包块,腹部叩诊鼓音,无液波震颤,移动浊音阴性,肠鸣音 4～5 次/分。四肢、神经系统查体未见异常。

门诊初步辅助检查结果:血常规:白细胞 8.5 × 10⁹/L,中性粒细胞 0.738,淋巴细胞 0.189,红细胞 3.9 × 10¹²/L,血红蛋白 118g/L,血小板 574 × 10⁹/L;尿、便常规正常。血淀粉酶 436U/L。

思维提示

①患儿 13 岁 8 个月,男孩,主要表现为腹痛伴呕吐,结合淀粉酶增高,故考虑胰腺炎可能性大。入院后进一步行影像学检查协助诊断。本患儿还需要和其他疾病进行鉴别:A. 外科急腹症;B. 其他炎症性疾病。②因患儿本次发病最初有胆囊炎并发胰腺炎,本次腹痛剧烈,入院后发热,应注意进展为重症胰腺炎可能,应进一步进行全身各系统功能监测,以利于及时诊断和干预。③患儿短期内第二次胰腺炎发作,应注意积极寻找引起胰腺炎的病因及诱因,以有效控制胰腺炎复发。

四、实验室和影像学资料

(一)初步检查内容及目的

1. 定期监测血常规、C 反应蛋白、血生化、血糖、血淀粉酶和脂肪酶等;PPD 试验协助除外肠结核。

2. 行心肺 X 线、心脏彩超等除外严重心肺疾患。

3. 行消化道超声和胃镜,除外消化性溃疡、急腹症等疾病,了解胃炎程度。

4. 定期复查腹部 B 超,以利进一步寻找胰腺炎的诱因或病因,同时监测胰腺炎进展及恢复情况。

5. 腹部增强 CT　是诊断重症胰腺炎及分级的金标准,可判定胰腺炎程度及胰腺周围组织受损情况,观察胰腺、胆囊等腹腔器官的状况。

6. 腹部磁共振　有利于发现引起胰腺炎的病因,如判定有无胰胆管合流异常,环状胰腺炎、胆囊炎,胆道结石等诱发胰腺炎的潜在疾病的存在,以指导进一步治疗。

(二)检查结果及思维提示

1. 血生化示电解质正常,血糖 2.8～6.55mmol/L,心肌酶谱、血沉、C 反应蛋白、血气均正常。

2. PPD 试验阴性。

3. 心脏彩超提示心脏结构及功能正常。

4. 胸部 X 线片示两肺纹理增多。

5. 胃镜示慢性浅表性胃炎。

6. 入院后复查腹部 B 超提示胰腺实质回声不规则,可见液性暗区 9.7cm×4.9cm,壁厚 0.3cm,部分贴近腔静脉,范围 5.5cm×4.4cm×3.2cm,部分贴近横结肠:范围 5.5cm×2.3cm× 5.1cm,胆囊内结石 1.8cm×0.8cm,胆囊壁厚 0.3cm,肝脏不大,肾实质未见异常。印象诊断坏死性胰腺炎,假性囊肿形成,胆囊炎,胆囊结石,中量腹水。

7. 腹部增强 CT(图 42-1、图 42-2)提示腹膜前缘囊性占位,均匀,增强后壁强化,大小约 9.2cm×11.8cm×8.0cm,边缘组织模糊,系膜网膜增厚,胰腺实质受压变薄,体尾部受压向两侧移位,实质密度尚可,胰头部见类圆形低密度影,约 1.15cm×1.6cm,胃上抬,胆囊壁略厚,脾动静脉受压成弓形后移。全腹腔干分支走行可,肝影不大,肝内呈点状钙化,肝内血管走行可,脾密度均匀,双肾脏形态可,双肾盂和肾盏无扩张,增强肝脾及双肾强化可,未见肿大淋巴结。结果提示假性胰腺囊肿,胆囊壁厚,肝内点状钙化。

8. 针刺试验阴性、眼科检查未见异常。

9. 血电解质、血糖、血气分析、尿筛查大致正常。

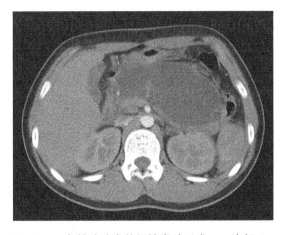 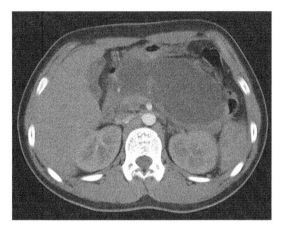

图 42-1　急性胰腺炎并假性囊肿形成——腹部 CT　　图 42-2　急性胰腺炎并假性囊肿形成——腹部 CT

思维提示

综合上述检查结果:①患儿目前考虑为重症胰腺炎,故应进一步进行全身各系统功能监测,以利于及时诊断和干预。③患儿短期内第二次胰腺炎发作,应注意积极寻找引起胰腺炎的病因及诱因,以有效控制胰腺炎复发。

五、诊断及根据

重症急性胰腺炎(SAP)。

根据腹痛伴呕吐,结合淀粉酶增高,影像学检查提示存在坏死性胰腺炎,假性囊肿形成,胆囊炎,胆囊结石,故诊断明确。

六、治疗方案及理由

1. 入院后先后给予禁食、全胃肠外营养(TPN)、抑酸,减少胰腺分泌,以利于病情控制。

2. 给予生长抑素治疗　不仅有抑制胰腺外分泌作用,而且还有改善胰腺炎患者血流动力学、机体代谢状态及细胞保护作用,能减少腹水聚集,改善肠管扩张和代谢性酸中毒;此外,还能减少体液丢失和在第三间隙聚集,从而降低 AP 时并发症的发生。

3. 抗感染治疗。可预防和控制感染并发症。

4. 积极营养支持,尤其尽早给予肠内营养支持。

5. 患儿诊断为重症胰腺炎,胰腺组织破坏严重,应密切监测胰腺内外分泌功能,以及时干预,保证内环境稳定。

七、治疗效果及思维提示

经上述方案治疗后,患儿腹痛呕吐缓解。但好转一周后再次腹痛加剧,同时复查淀粉酶增高,故还需进一步检查以确定引起胰腺炎复发的原因。

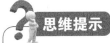

思维提示

　　患儿入院第 3 天腹部 B 超提示坏死性胰腺炎,假性囊肿形成,胆囊炎,胆囊结石,结合病史考虑胆源性胰腺炎可能性大。后胰腺炎反复发作且腹痛具有胆囊结石排出性阵发性疼痛特点,故需进一步行影像学(MRCP)协诊。

八、进一步检查结果

腹部磁共振(图 42-3 ~ 图 42-5)提示急性胰腺炎,其内可见短 T_1 信号影——出血? 长 T_1 长 T_2 信号——囊性坏死? 胰腺周围脂肪间隙、脾前、左肾周围及其背侧肌肉信号异常,左肾影稍增大,胆总管近端扩张,直径 4.7cm,远端纤细、僵直,直径约 2.7cm,考虑胰腺炎继发改变;未见明显胰胆管合流征象;胆囊结石、胆囊炎;双侧小量胸腔积液。

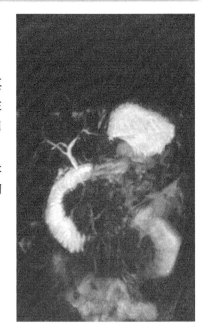

图 42-3　急性坏死性胰腺炎——
腹部磁共振

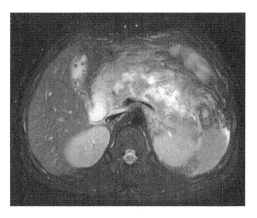

图 42-4　胆囊结石,胆管结石——腹部磁共振

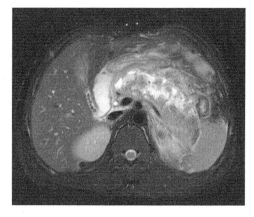

图 42-5　胆囊结石,胆管结石——腹部磁共振

? 思维提示

　　故经过进一步检查,明确患儿诊断:重症急性胰腺炎(胆源性)、假性囊肿形成、胆囊及胆管结石、胆囊炎、梗阻性黄疸(既往)。故而相应给予调整治疗方案。

九、调整治疗方案及疗效治疗

　　入院第 10 天 TPN 下患儿出现低血糖 2.8mmol/L,心悸多汗,口服糖水后缓解,复测血糖正常。此后患儿血糖不稳,时高时低,但症状不重,调整输注葡萄糖速度后均可缓解。入院第 11 天患儿腹痛明显好转,淀粉酶已正常,但腹部增强 CT 提示假性胰腺囊肿增大,故继续生长抑素静点,同时予空肠置管行肠道喂养,先后给予小安素、肠内营养混悬液(百普力)肠道营养支持。入院第 16 天腹痛消失,复查腹部 B 超提示假性囊肿较前增大(13.9cm × 8.0cm × 7.6cm),血糖忽高忽低(血糖 11.1 ~ 1.5mmol/L),以高血糖多见,甘油三酯增高,请协和医院会诊:考虑胰腺功能紊乱,继续生长抑素抑制胰酶分泌,必要时加用小剂量胰岛素,继续空肠喂养。入院第 23 天复查 B 超假性囊肿较前略缩小,停用生长抑素,改为完全肠道营养。入院第 26 天患儿出现两次腹痛,伴恶心呕吐、面色苍白,约数分钟自行缓解,发作时查体腹稍胀拒按,剑突下轻压痛。考虑与胆石症活动有关。转外科行胰腺假性囊肿穿刺引流术和胆囊结石治疗后胰腺炎未再复发。

十、对本病例的思考

　　1. 对急性胰腺炎的认识　重症急性胰腺炎,尤其是暴发性胰腺炎,进展快,病死率高,诊断和治疗难度大,是儿科消化系统的重点疾病之一。目前 SAP 及时诊治有了长足的发展,密切监测体温、CRP 等炎性指标是尽早诊断暴发性胰腺炎的有效的临床手段;SAP 治疗是一个综合治疗过程,除了常规治疗外,寻找并祛除引起胰腺炎的病因对阻断胰腺炎进展及复发尤为重要;早期肠内营养支持对胰腺炎恢复、缩短病程、减少后遗症有重要意义。

2. 腹痛的鉴别诊断　该患儿到我院时病史已 26 天,病初曾在当地诊为胃炎,治疗后腹痛有所缓解,不久后患儿出现发热、黄疸、腹痛加剧,查淀粉酶增高,结合腹部超声检查结果,才考虑为胆囊炎、胆囊结石、急性胰腺炎,由此提示我们要注重腹痛的鉴别诊断,要仔细询问病史,认真查体,根据腹痛的性质、程度、部位、伴随症状等进行分析及确定相关检查,避免延误病情。

3. 胰腺炎的病因查找及病情判别　该患儿诊断胆囊炎、胆囊结石、急性胰腺炎后,予以相关治疗,腹痛缓解出院,但很快再次出现腹痛伴呕吐,查淀粉酶再次增高,考虑急性胰腺炎复发。患儿短期内第二次胰腺炎发作,应注意积极寻找引起胰腺炎的病因及诱因。患儿本次发病最初有胆囊炎、胆囊结石并发胰腺炎,因此胆源性因素可能性大。本次发病腹痛剧烈,入院后发热,应注意进展为重症胰腺炎可能。经进一步全身各系统功能监测及腹部 CT、磁共振检查,判断为重症急性胰腺炎。

十一、关于急性胰腺炎

胰腺炎是儿科常见的急腹症之一,分为轻型急性胰腺炎和重症急性胰腺炎,后者病情凶险、临床进展快、并发症多、死亡率高,因此是儿科消化界的一大难题。近年来随着对发病机制、病因等的不断深入研究,对 SAP 的诊断和治疗都有了长足的进步。如何早期预测 SAP 的发生和并发症的防治是至关重要的,严格有效的内科保守治疗和外科手术相结合是成功救治的关键,早期肠内营养支持、生长抑素有效使用和改善胰腺微循环等治疗对缩短病程、改善预后有积极的作用。

过去按病理分类法将 AP 诊断分为急性水肿性胰腺炎和急性坏死性胰腺炎,为了与国际接轨,我国现已将诊断变更为轻症急性胰腺炎(MAP)和重症急性胰腺炎(SAP)。后者病情进展快,并发症多,病死率高。AP 发病机制尚未完全阐明,传统观点主要认为是胰液逆流和胰酶损害胰腺本身所致,但 SAP 时除发生胰腺坏死自溶外,还会导致肺、肝等重要脏器损害,甚至休克、死亡。近年深入研究显示 SAP 时多种因子、酶、激素等参与其发生、发展过程:如胰液外渗,大量胰酶被激活,胰蛋白酶又激活弹性蛋白酶,使弹性组织溶解,破坏血管壁及胰腺导管,大量胰酶流入血液导致肝、肾、心、脑等器官的损伤,引起全身性炎症反应综合征(SIRS),SIRS 时释放出大量的促炎细胞因子[如白细胞介素(IL)、肿瘤坏死因子(TNF-α)等],继续发展则造成全身多器官细胞广泛受损,发生休克和多器官功能不全综合征(multiple organ dysfunction syndrome,MODS),是引起患者死亡的主因。此外还发现胰腺微循环障碍在发病机制中占有重要地位,特别是在急性坏死性胰腺炎时,贯穿疾病发生发展全过程。有报道改善胰腺微循环有助于防止胰腺水肿向坏死方向发展,有助于 SAP 时胰腺坏死的恢复,有助于防止局部感染的发生和感染的恢复,提高临床疗效。

AP 的病因有很多,在成人主要有胆胰管梗阻、过量饮酒、暴饮暴食、高脂血症、高钙血症、创伤、胰腺缺血、药物影响及病毒感染等,在儿童有腮腺炎后胰腺炎(多为轻型)、胆道蛔虫症、胆道结石、胰胆管合流异常、外伤、暴饮暴食、胃肠炎等。据报道胆源性胰腺炎是成人最常见的一种胰腺炎,约占总数的 75%,在儿童也是一个重要的病因。2007 年中华医学会外科学会胰腺外科学组制定了《重症急性胰腺炎诊治指南》,将重症急性胰腺炎定义为急性胰腺炎伴有脏器功能障碍,或出现坏死、脓肿或假性囊肿等局部并发症,或两者兼有。在重症急性胰腺炎患者中,凡在起病 72 小时内经正规非手术治疗(包括充分液体复苏)仍出现脏器功能障碍者,可诊断为暴发性急性胰腺炎。且 SAP 时无脏器功能障碍者为Ⅰ级,伴有脏器功能障碍者为Ⅱ级,其中 72 小时内经充分的液体复苏,仍出现脏器功能障碍的Ⅱ级重症急性胰腺炎患者属于暴发性急性胰腺炎。具体符合以下条件的患儿即可诊断为重症急性胰腺炎:①剧烈腹痛;②弥漫性腹膜炎体征;③血、尿淀粉酶升高(分别增高 3 倍和 1 倍以上);④腹 B 超或 CT 显示胰腺肿大、腹腔穿刺为淀粉酶高的血性腹水;⑤CT 增强扫描可见胰腺或胰周包裹性低密度病灶,证实坏死病灶存在,有时可见气泡征(CT 增强扫描目前是诊断重症急性胰腺炎的最佳方法)。包裹性坏死感染,临床表现为不同程度的发热、虚弱、胃肠功能障碍、分解代谢和脏器功能受累,多无腹膜刺激征,有时可以触及上腹部或腰胁部包块。

胆源性胰腺炎(acute biliary pancreatitis, ABP)的定义为:

(1)胰腺炎的急性阶段。

(2)存在胆道系统的活动性病变[梗阻和(或)感染]。在临床上诊断胆源性胰腺炎必须具备以下条件:①必须有充分证据证实胆道系统疾病处于活动期,如肝内胆管、胆囊、肝外胆管阻塞感染,结石和(或)蛔虫嵌顿;②急性胰腺炎的诊断须排除其他腹内脏器炎症等引起的淀粉酶的非特异性升高。近年致病机制研究证明:胆汁反流和胰管内压力增高共同促进了 ABP 的发生(即胆石通过学说)—此学说认为胆石从胆道滚动进入十二指肠引起了 Oddis 括约肌充血、水肿、痉挛、功能紊乱,甚至逆向收缩,形成暂时性的或功能性的梗阻,导致胆汁或十二指肠内容物反流入胰管而引起胰腺炎。

SAP 的治疗方案:病因不同,病期不同,治疗方法亦不完全相同。目前医学界将 SAP 病程分为三期(但不是所有病人都有三期病程,有的只有第一期,有的有两期或三期):

(1)急性反应期:自发病至 2 周左右,常可有休克、呼吸衰竭、肾衰竭、脑病等并发症。

(2)全身感染期:2 周至 2 个月左右,以全身细菌感染、深部真菌感染(后期)或双重感染为其主要临床表现。

(3)残余感染期:时间为 2~3 个月以后,主要临床表现为全身营养不良,存在腹膜后或腹腔内感染残腔。常常引流不畅,窦道经久不愈,伴有消化道瘘。急性反应期患儿病情危重,手术耐受差,手术死亡率高,故目前多主张非手术治疗为主。但有胆道梗阻的胆源性胰腺炎应该急诊手术或早期手术,目的为解除胆道梗阻;无胆道梗阻者和非胆源性重症急性胰腺炎,此阶段均先行给予保守治疗:治疗原则是加强监护治疗,纠正血流动力学异常,营养支持,防治休克、肺水肿、ARDS、急性肾功能障碍及脑病等严重并发症。具体内容有:①积极抗休克治疗,维持水电解质平衡。急性重症胰腺炎时大量体液渗入腹膜后间隙与腹腔内。同时因呕吐、肠麻痹时胃肠道内大量液体积聚,使有效循环血量骤减,如不及时纠正,可诱发多器官功能衰竭,因此应积极治疗低血容量性休克。急性重症胰腺炎时常存在电解质紊乱及酸碱失衡,要根据血生化检查来及时纠正。②胰腺休息疗法,包括:禁食、胃肠减压、使用 H_2 受体阻滞剂和生长抑素等。急性胰腺炎基本的病理生理是胰腺被自己分泌的酶自身消化的过程。因而应用抑制胰腺分泌、阻碍胰酶形成、胰酶抑制剂的药物,以阻断或减缓胰腺病理变化过程是合理的。

如何能及时判定或预测急性胰腺炎病情严重程度和并发症的发生,急性重症胰腺炎病情凶险而复杂,早期识别 SAP 对指导治疗、改善预后具有十分重要的意义。已有的 APACHE Ⅱ评分、Ranson 评分虽有助于临床判断 SAP,但完善评分需在 48 小时后才能完成,无法应用于早期诊断。因此对所有 AP 患者早期作出病情预测,力争 48 小时内作出严重程度分级,及时发现继发感染等并发症,掌握好手术的时机对提高治疗水平意义重大。CRP 是肝脏合成的炎症因子,各种炎症早期其血清含量即迅速升高,且与炎症严重程度正相关。近年来学者们认为CRP 是检出急性坏死性胰腺炎最准确的"血清因子",CRP 高低与 AP 的严重程度密切相关。国外报道,用 CRP 水平等于或大于 150mg/L 诊断 SAP 敏感度为 84.6%,特异度为 73.8%,阳性预测值为 50%,阴性预测值为 93.9%。国内学者报道,以 CRP > 150 mg/L 作为 SAP 的判断标准,其敏感性和特异性分别达 97.56% 和 92.31%。如 AP 患儿发病第 2 天,CRP > 150mg/L者提示 SAP,应予高度重视;发病第 7 天,PCT > 2.0g/ml 者提示感染,应及时应用有效抗生素;发病第 14 天 PCT 仍大于 2.0 g/ml 者提示重症感染及 MODS,应及时行外科手术;治疗过程中PCT 水平动态变化对评估预后敏感而特异。由于两者均为临床常规检验指标,能早期评价 AP是否进展为 SAP,故有较高的应用价值。另外还有学者认为血脂肪酶的测定值可以作为急性重症胰腺炎的早期诊断指标,并有一定的特异性。脂肪酶(lypase,LPS)是一种能水解长链脂肪酸甘油酯的酶,主要由胰腺分泌。急性胰腺炎发病后 4~8 小时开始升高,24 小时达到峰值,可持续 10~15 天,并且脂肪酶增高可与淀粉酶增高平行,但有时其增高时间更早,持续时间更长,增高程度更明显。LPS 诊断急性胰腺炎的灵敏度可达 82%~100%。急性重症胰腺炎时胰腺局部或广泛性的出现水肿、出血甚至坏死的病理表现。中性粒细胞及单核细胞浸润,脂肪坏死,胰液外溢,胰腺分泌的 LPS 及淀粉酶等大量入血,并由尿排出而脂肪酶被肾小管全部回吸收,所以增高明显并持续时间长。另外,急性胰腺炎脂肪被酶分解成甘油和脂肪酸再次刺激胰腺分泌 LPS,如此形成了恶性循环,导致血脂肪酶明显增高。有研究证实了血脂肪酶升高与急性重症胰腺炎相关,与胰腺组织损伤、坏死有一定相关性。因此可作为急性重症胰腺炎的早期监测指标之一。另有研究表明,肥胖是 SAP 的独立危险因子,胰腺周围的脂肪沉积将导致胰腺坏死的危险性增加。有研究发现,SAP 组患者的体重指数明显高于 MAP 组,经统计学分析,得出体重指数水平等于或大于 25 诊断 SAP 的特异度为 83%,说明对早期 AP 患者,及时计算体重指数有助于早期诊断 SAP。还有一项研究显示体重指数等于或大于 25、CRP 等于或大于 122 mg/L 和 HCT 低于 0.42 可作为早期判断 SAP 的辅助指标。AP 时发生高血糖与应激有关,血糖水平尚不能作为独立的因素评价 AP 的严重程度。

施他宁(sometostatin)是人工合成的环状十四氨基酸肽生长抑素,不仅有抑制胰腺外分泌作用,而且还有改善胰腺炎患者血流动力学、机体代谢状态及细胞保护作用,能减少腹水聚集,改善肠管扩张和代谢性酸中毒;此外,还能减少体液丢失和在第三间隙聚集,从而降低 AP 时并发症的发生。研究证实:AP 时早期应用施他宁可明显缩短腹痛等症状体征、血淀粉酶、血白细胞、血糖恢复至正常的时间,缩短住院时间。此外,还有研究表明施他宁还具有免疫调节作用,能抑制致炎因子,也能抑制抗炎因子,使炎症反应在低水平处平衡,这也许是施他宁治疗急性胰腺炎另一重要作用机制。

对于 SAP 患儿的营养支持治疗目前提到了一个非常重要的位置,目前多主张在血流动力学和心肺稳定性允许的情况下应尽早开始营养支持,2007 年《重症急性胰腺炎诊治指南》指出,目前肠内营养(EN)已作为 SAP 患者营养支持的首选方式。EN 能降低各种并发症的发生率和死亡率,减少患者的住院费用,值得推广使用。营养支持可概括成 3 个阶段:第一阶段应以全胃肠外营养(TPN)为主,一般需 2~3 周;第二阶段通过空肠造口或空肠营养管,给予肠道要素饮食 2~3 周;第三阶段逐步过渡到口服饮食。口服饮食开始的时间至关重要,必须对病人的全面情况进行综合分析后,再逐步开始进食。研究显示,对于 SAP 病人,开展早期肠内营养,不仅可以促进肠道功能的恢复和营养状况的维持,还可减少肠源性感染的发生率,对减少 SAP 时感染性并发症和病死率具有积极的作用,并且可降低住院费用、缩短住院时间,值得临床推广。新近研究结果显示,SAP 病人常出现免疫功能低下,表现为全身性免疫功能受抑,而手术创伤又可使免疫状况进一步恶化,与 PN 组比较,EN 组病人治疗后血清营养指标、免疫学指标明显改善。因此,对于 SAP 病人,为保护肠黏膜屏障,防止肠道细菌和内毒素的易位,应尽早开展 EN 支持,以改善病人的营养状况,提高免疫功能,加快机体的康复。

（张　晶）

病例43　腹泻7个月

患儿,女,10个月,于2007年9月12日入院。

一、主诉

腹泻7个月。

二、病史询问

(一)问诊主要内容及目的

思维提示

　　长期慢性腹泻病主要分感染、非感染两方面来进行病因分析。细菌、病毒、真菌、寄生虫为肠道感染常见的病原,问诊需要关注患儿是否存在感染相关的表现;常见的非感染性疾病包括炎症性肠病、食物过敏、结缔组织疾病如白塞病、外科疾病如肠息肉、先天性巨结肠合并感染等,先天免疫缺陷病本身属于非感染性疾病,但可以造成肠道反复感染,这些疾病临床表现多样,需要我们平日积累相关的知识,才能有针对性进行问诊。

　　1. 是否伴有发热,发热与腹泻是否相关联,若伴随发热说明为感染性疾病或存在免疫反应。

　　2. 大便性状为黏液便、脓血便还是水样便,黏液便或脓血便说明肠黏膜存在糜烂或溃疡,而且病灶多在结肠;水样便说明肠黏膜存在渗出或吸收障碍,病变多在小肠,黏膜破损较轻。

　　3. 腹泻时是否伴随呕吐、腹胀、腹痛(小婴儿表现为阵发性哭闹),若存在应该注意与外科疾病鉴别,如肠套叠、坏死性小肠炎、先天性巨结肠合并感染等。

　　4. 腹泻出现或加重是否与某种特定饮食有关,食物过敏造成的腹泻表现多种多样,可以为黏液便、脓血便甚至血便。

　　5. 家族中有无慢性腹泻的病人,部分炎症性肠病患儿有腹泻家族史,如果存在,应警惕这类疾病。

　　6. 发病后体重、身高增长情况,确定是否存在营养不良,可以借此间接判断疾病的严重程度。

　　7. 是否有反复鹅口疮,若存在提示真菌感染,进一步还应该注意免疫缺陷病的可能。

8. 抗生素治疗是否有效，有无长期应用广谱抗生素史，抗生素有效提示感染性疾病可能性大；长期应用广谱抗生素可以继发肠道真菌感染，造成腹泻迁延不愈。

9. 有无结核接触史，是否来自吸虫、钩虫等寄生虫疾病好发地区，用于鉴别有无肠结核以及肠道寄生虫感染可能性。

10. 是否同时存在其他部位的感染，并且反复出现，若存在提示免疫缺陷病可能性较大。

（二）问诊结果及思维提示

患儿于入院前7个月开始腹泻，排黄绿色稀水便，每日10余次，无发热、恶心及呕吐，无阵发性哭闹。入院前3个月大便性状转为黏液便，带有鲜红色血丝，当地医院曾诊为"急性肠炎"，予以静脉输注抗生素治疗，腹泻无好转。于入院前1个月大便转为脓血便，并开始发热，体温38～39℃，当地医院发现患儿存在肛周脓肿，间断给予三代头孢菌素抗感染，并行脓肿切开引流，但患儿体温不降，大便性状及次数同前。入院前3天又出现便血，排鲜红色血水样便，为进一步诊治来我院，以"慢性腹泻病"收入院。

发病来，无反复呼吸道感染史，小便无异常，入院前2个月开始出现反复口腔溃疡，最近2个月体重不增。

患儿生后母乳喂养，未添加辅食。2个月前停母乳，改为氨基酸配方粉喂养，腹泻情况无改善。

足月顺产，出生体重3.2kg，2个月抬头，3个月翻身，6个月会坐，已接种卡介苗。

否认结核等传染病接触史；否认食物、药物过敏史，无湿疹史；否认家族类似疾病史；北方城市居住，家庭经济卫生条件较好。

思维提示

①腹泻伴发热，肠道感染首先应该考虑；②大便性状为脓血便、鲜血便，提示肠黏膜病变较重，病变部位在结肠；③发病年龄小且在城市居住，目前分析寄生虫疾病可能性不大；④母乳喂养时患儿已经开始腹泻，且使用氨基酸配方粉后腹泻情况无改善，食物过敏因素可能性不大；⑤发热、腹泻同时伴有肛周脓肿，需要注意先天免疫缺陷病。

三、体格检查

（一）重点检查内容和目的

生长发育有无落后，以判断是否存在营养不良；卡介苗是否接种成功以便与肠结核进行鉴别；有无肛裂、痔疮、肛周脓肿等，肛周疾病可以是免疫缺陷病、炎症性肠病等疾病的并发症；口腔溃疡多见于炎症性肠病以及白塞病患儿。球结膜充血为血管炎表现，如存在应考虑白塞病可能性；腹部检查应该着重进行，要注意有无腹胀、腹部压痛以及腹部包块，肝脾是否肿大以及质地情况，肠鸣音是否活跃或减弱，有无腹水。通过腹部检查一方面可以了解患儿有无外科疾病，另一方面要根据腹部情况选择相应的检查和治疗方法，例如严重腹胀、肠鸣音减弱时需要禁食并胃肠减压,此时不宜进行消化道造影以及结肠镜等检查,否则容易诱发肠穿孔而危及生命。

(二)体格检查结果及思维提示

体温 36.7℃,脉搏 92 次/分,呼吸 24 次/分,血压 85/50mmHg。体重 6kg,身长 60cm,发育正常,营养欠佳,贫血貌。全身皮肤黏膜无黄染、皮疹及出血点,无水肿,皮肤弹性可,左上臂卡瘢阳性。浅表淋巴结未触及肿大。前囟平软,无凹陷及隆起,口腔颊侧黏膜以及舌面可见大小不等溃疡数枚。心肺未见异常。腹部稍胀,无静脉显现,无胃肠型及蠕动波,触软,未触及包块,全腹轻压痛,但无固定压痛点,肝肋下 2cm,质软边锐,脾未及,全腹叩诊呈鼓音,移动性浊音阴性,肠鸣音较活跃。神经系统检查未见异常。正常女婴外阴,肛周无红肿破溃,肛门截石位 6 点、12 点可见炎性息肉 2 枚,大小约为 0.5cm×0.8 cm×0.5cm,息肉表面无糜烂。

> **思维提示**
>
> 患儿接种过卡介苗,不支持结核感染。患儿存在营养不良、口腔溃疡和肛周脓肿表现,应注意免疫缺陷病以及炎症性肠病。根据目前已掌握的病史和体格检查诊断仍不能明确,还需要借助实验室以及影像学资料进一步明确病因。

四、实验室和影像学资料

(一)初步检查内容及目的

1. 血常规、便常规,血和大便的细菌、真菌培养,G 试验以及 GM 试验,大便寄生虫检查,以寻找感染的病原体。
2. PPD 试验、胸片检查除外结核病。
3. 免疫功能检查　Ig 系列、CD 系列。必要时行 NBT 试验,除外吞噬细胞功能障碍。
4. 消化道造影及腹部 B 超　包括全消化道钡餐以及钡灌肠。了解全消化道及腹腔脏器情况。
5. 食物过敏原、血嗜酸性粒细胞计数、IgE　明确有无过敏性因素造成慢性腹泻可能。
6. 眼科会诊、针刺试验　炎症性肠病与白塞病均可以出现发热、腹泻、口腔溃疡以及色素膜炎、虹膜睫状体炎等眼部病变,临床不易区分,针刺试验阳性是白塞病与炎症性肠病鉴别的关键。
7. 监测血电解质、血糖、血气分析、尿筛查　了解有无代谢紊乱,除外遗传代谢性疾病。

(二)检查结果及思维提示

1. 血常规　白细胞 $21.2 \times 10^9/L$,中性粒细胞 88%,淋巴细胞 12%,血红蛋白 7.5g/L,血小板 $384 \times 10^9/L$;便常规:潜血阳性,镜检红细胞 40/HP,白细胞 25/HP;多次血细菌、真菌培养,大便细菌、真菌培养,大便寄生虫检查均阴性,G 试验以及 GM 试验均正常。
2. PPD 试验阴性、胸片未见结核病灶。

3. Ig 系列、CD 系列、NBT 试验大致正常。

4. 钡灌肠(气钡对比)　全结肠呈激惹状态,袋形消失,黏膜呈颗粒样改变(图 43-1)。

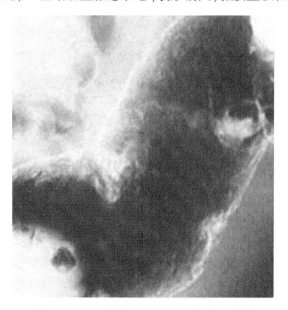

图 43-1　溃疡性结肠炎——气钡对比造影

5. 腹部 B 超　结肠黏膜水肿,管壁形态僵硬,系膜肿胀。

6. 过敏原检查阴性,IgE 及嗜酸性粒细胞计数正常。

7. 针刺试验阴性、眼科检查未见异常。

8. 血电解质、血糖、血气分析、尿筛查大致正常。

思维提示

　　综合上述检查结果:①虽然末梢血白细胞总数明显升高,但是反复进行病原学检查均阴性,是否为感染性疾病不能确定;②免疫缺陷病、食物过敏、遗传代谢性疾病、白塞病可能性均不大;③结肠黏膜存在明显病变,但病变性质不明。

五、初步诊断及根据

　　结合患儿的病史以及体征,诊断如下:①慢性腹泻病;②营养不良;③中度贫血。患儿病史长达 7 个月,慢性腹泻病诊断明确,根据体重以及血常规结果,营养不良以及贫血也能诊断,病因仍不能明确,导致目前仅能暂给予对症治疗,首先给予营养支持,其次给予试验性抗感染治疗,观察疗效,以判断是否为感染性疾病。

六、治疗方案及理由

1. 给予深度水解去乳糖配方粉喂养并间断输血、白蛋白等,补充多种维生素,保持水电解质平衡。理由:任何因素引起的慢性腹泻病都可以继发乳糖不耐受现象而加重腹泻,故饮食以去乳糖为宜。患儿营养状况不佳,肠道吸收功能受损,给予深度水解奶粉有助于肠道营养物质吸收以及肠黏膜功能恢复。患儿腹泻时间较长,存在贫血和营养不良,营养和支持疗法非常重要。

2. 抗感染。理由:患儿炎性指标明显升高,虽未找到感染源,但原发或继发因素是可能存在的,暂给予三代头孢菌素口服,并监测感染指标变化,疗效不佳及时停用,同时给予微生态制剂和黏膜保护剂,预防肠道菌群紊乱。

七、治疗效果及思维提示

经上述方案治疗 2 周后,患儿腹泻无缓解,体温间断发热。末梢血白细胞总数和 CRP 仍明显升高,贫血加重,血白蛋白明显降低。期间曾换用三代头孢静脉输注抗感染仍无效。

思维提示

试验性抗感染治疗失败,多次重复细菌、真菌、结核等病原学检查均为阴性,感染性疾病可能性进一步降低,需要注意非感染性疾病特别是炎症性肠病,此时亟需肠镜以及病理检查结果。

八、进一步检查结果

结肠镜下所见:全结肠黏膜充血、水肿,血管网模糊,并可见散在多发大小不等的溃疡及糜烂灶,伴增生样小息肉形成,触之易出血(图 43-2,见文末彩图)。结肠黏膜病理:结肠黏膜固有层见大量中性粒细胞以及少量淋巴细胞、嗜酸性粒细胞浸润,可见表浅溃疡以及隐窝脓肿形成(图 43-3、43-4,见文末彩图)。

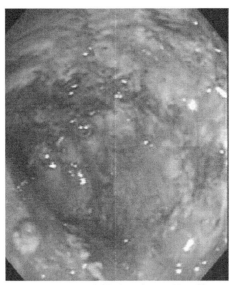

图 43-2　溃疡性结肠炎——结肠镜

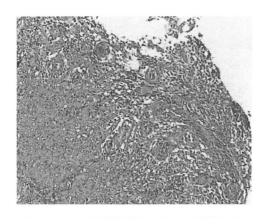

图 43-3　溃疡性结肠炎病理——黏膜溃疡

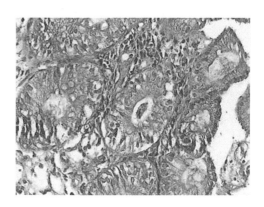

图 43-4　溃疡性结肠炎病理——隐窝脓肿

思维提示

　　患儿既往反复检查均未发现感染证据,抗感染治疗疗效不佳,再结合内镜下以及病理结果,溃疡性结肠炎诊断明确。

九、调整治疗方案及疗效治疗

(一)新方案

　　诊断明确后,停用抗生素,饮食及营养支持治疗措施继续使用。给予 5- 氨基水杨酸(5- ASA)口服 $30 \sim 50 \text{mg}/(\text{kg} \cdot \text{d})$,每日 3 次口服;3 个月后复查结肠镜根据恢复情况减为维持量 $20 \sim 30 \text{mg}/(\text{kg} \cdot \text{d})$,长期口服。

(二)疗效

　　2 周后大便黏液脓血明显减少,体温逐渐降至正常,精神食欲好转,带药出院。3 个月后大便次数减少至 $2 \sim 3$ 次/天,体重增加约 2kg;3 个月复查结肠镜,黏膜病变较前明显好转,目前继续服药巩固治疗中。

十、对本病例的思考

　　1. 关于溃疡性结肠炎　溃疡性结肠炎是一种肠道非特异性慢性炎性疾病,与克罗恩病一起统称为炎症性肠病。目前研究认为与遗传、免疫、感染等因素有关。临床表现主要以腹痛、腹泻为主,多为黏液便、脓血便甚至鲜血便,多合并肠外表现,如发热、营养不良、贫血、低蛋白血症、口腔溃疡、肛周脓肿等。消化道造影、结肠镜以及结肠黏膜病理是诊断溃疡性结肠炎的重要手段。本病病变主要在结肠,病变呈连续性分布。钡灌肠可以见黏膜粗糙呈颗粒样、管腔僵硬、袋形不规则等。结肠镜下可见黏膜充血、水肿,严重的出现黏膜糜烂、出血,如果炎症持续时间较长,可以形成假性息肉。病理表现为黏膜充血水肿、纤维素渗出、表浅溃疡等,隐窝脓肿形成是溃疡性结肠炎特征性病理改变。提醒大家注意本病是一个慢性、渐进性疾病,对临床症状以及化验检查不典型的早期患者进行动态观察随诊十分必要。

2. 关注消化道外的症状和体征 溃疡性结肠炎虽属于消化系统疾病,但是往往伴有其他系统症状、体征,所以不但要仔细询问消化道症状,而且要关注消化道外的表现,同时要注意患儿的喂养史以及营养发育状况,既往治疗经过以及治疗效果有助于该病诊断和鉴别诊断,体格检查中也要重视消化系统以外的阳性体征,如口腔溃疡、肛周脓肿等。

3. 鉴别诊断以及治疗 由于溃疡性结肠炎在小婴儿比较少见,所以诊断需要慎重,要做好充分地鉴别诊断,特别是要与肠道细菌(包括结核)、真菌、寄生虫等感染进行鉴别,另外还要注意与先天免疫缺陷病、食物过敏、结肠息肉、白塞病等的鉴别。

4. 治疗方案以及医患合作 轻、中度的病人可以仅予 5-氨基水杨酸(5-ASA)或柳氮磺吡啶(SASP)口服,病变位于远端结肠者可以考虑药物灌肠治疗,重症病人需要加用激素甚至免疫抑制剂,合并严重并发症如肠出血、中毒性巨结肠时可以考虑进行结肠切除。抗生素、胃肠营养、微生态制剂等对症治疗亦非常重要,治疗一定要个体化,治疗中还要注意监测药物的副作用。鉴于溃疡性结肠炎需要长期甚至终身用药,治疗目的不但要控制症状,还要维持缓解、改善生活质量,所以让家长了解疾病的相关知识,得到家长的配合,治疗才会有良好效果。

(沈惠青)

病例44　腹痛、呕吐伴呕血、黑便7天

患儿,男,9岁,于2011年12月入院。

一、主诉

腹痛、呕吐伴呕血、黑便7天。

二、病史询问

(一) 问诊主要内容和目的

> **思维提示**
>
> 　　患儿以消化道症状为主,首先要考虑消化系统本身的疾病,如胃肠、肝胆、胰腺等病变,但是也要注意其他系统的疾病累及到消化道的可能,如血液系统疾病以及恶性肿瘤等,所以病史询问除了要围绕主诉中的症状外,还要注意有无其他系统症状,以免漏诊误诊。

1. 腹痛的部位、性质,上腹痛考虑胃十二指肠疾病、胰腺炎、贲门黏膜撕裂综合征等,右上腹痛提示肝胆疾病,右下腹部疼痛考虑回盲部病变,左下腹痛注意结肠病变,阵发性腹痛伴腹胀应警惕肠梗阻。

2. 呕吐物性质,呕吐胃内物一般病变在幽门以上,呕吐有胆汁说明病变在十二指肠或空肠,呕吐物为粪便样提示病变部位一般在回盲部甚至结肠,喷射性呕吐说明胃肠道内压力较高或存在中枢神经系统病变。

3. 呕吐是否频繁,是否伴有腹胀以及排便、排气停止,与急腹症鉴别。

4. 呕血情况,是否伴有头晕、乏力,呕吐物仅带有少许血丝,说明上消化道或咽喉黏膜轻度损伤,呕吐全部为咖啡色血或鲜血,提示出血量大,部位在上消化道,伴头晕乏力也说明出血量较大,病情危重。

5. 便血颜色,便鲜血说明出血部位在结肠,黑便大多病变在上消化道,空肠或回肠出血往往排褐色便。

6. 既往有无恶心、反酸、腹痛、呕吐情况,有无家族类似疾病史,与肝硬化门脉高压症、胃食管反流病、消化性溃疡鉴别。

7. 是否伴有发热、腹泻,病前是否有不洁饮食史或饱餐史,判断有无急性胃肠炎、胆囊炎、胰腺炎。

8. 有无其他部位出血、皮疹,近期有无体重下降,鉴别有无血液系统疾病以及恶性肿瘤。

(二) 问诊结果及思维提示

入院前 7 天患儿开始出现上腹痛,针刺样,阵发性,每次持续数分钟到数十分钟不等,伴进食后呕吐,3 ~ 4 次/天,为胃内物,非喷射性,不伴腹泻。4 天前腹痛呕吐加重,伴上腹烧灼感,呕吐物混有鲜血,每次约 20 ~ 30ml,曾给予抗感染补液治疗,症状无缓解,开始排不成形黑便,1 ~ 2 次/天。发病来患儿自觉乏力、头晕,无皮疹、出血点,无鼻出血,无发热。发病前晚曾食用生鱼片以及螃蟹,同时饮用较多冷饮。

既往史:患儿易患"急性胃肠炎",每年 3 ~ 4 次,每次持续 5 ~ 7 天,输液后好转。否认家族肝病史及胃病史,近期体重无下降。

> **思维提示**
>
> 患儿无消化系统外症状,故考虑重点放在消化系统疾病。患儿起病急,有明确的进食不当食物病史,故急性胃肠炎首先考虑,但是患儿长达 7 天,抗感染治疗无效,出血情况较严重,以上表现用急性胃肠炎不能够解释。

三、体格检查

(一) 重点检查内容和目的

患儿消化道症状比较重而且伴有出血,首先应观察有无贫血、休克表现,判断是否需要急救处理,另外,应该注意有无皮疹、出血点、紫癜,有无肝脾、淋巴结肿大以鉴别血液系统疾病、过敏性紫癜以及恶性疾病,关注有无颈静脉怒张、腹壁静脉曲张、肝掌、蜘蛛痣等肝硬化门脉高压表现,腹部是检查的重点,特别要注意有无急腹症情况。

(二) 体格检查结果及思维提示

体温 36.5℃,呼吸 22 次/分,脉搏 90 次/分,血压 95/60mmHg。发育营养正常,神志清楚,贫血貌。全身皮肤未见黄疸、皮疹、出血点以及紫癜,未见肝掌和蜘蛛痣,浅表淋巴结未触及肿大,未见颈静脉怒张以及腹壁静脉曲张。心肺检查未见异常。腹部平坦,未见胃肠型以及蠕动波,上腹部轻压痛,无肌紧张和反跳痛,未触及包块,肝脾无肿大,移动性浊音阴性,肠鸣音正常,血块收缩时间(CRT)1 秒,神经系统检查未见异常。

> **思维提示**
>
> 综合病史以及查体结果分析,仍不能将诊断范围局限化,此时应该把寻找消化道出血的部位作为诊断的突破口。患儿呕吐鲜血伴有黑便,说明出血部位在上消化道,上消化道包括食管、胃、十二指肠以及肝胆,因此这些脏器相关疾病知识的积累非常重要。此时除常规实验室和影像学检查外,胃镜是消化道出血必需的检查项目。

四、实验室检查和影像学检查

（一）初步检查内容以及目的

1. 血常规＋血型、CRP、便常规　了解出血严重程度以及有无感染指标。
2. 肝、肾功能、凝血功能　判断有无肝肾疾病以及凝血功能障碍。
3. 血淀粉酶、脂肪酶　有助于胰腺炎的诊断。
4. 甲肝、乙肝、丙肝、HIV、梅毒　做好输血准备。
5. 腹部超声　有无肝硬化、脾肿大、腹水、胰腺炎、急腹症、门静脉畸形、腹腔淋巴结肿大等。
6. 消化道造影　根据需要在出血停止后进行。
7. 胃镜检查。

（二）检查结果以及思维提示

1. 血常规　WBC 7.8×10^9/L，N 49%，L 37%，M 6.5%，E 7.5%，RBC 3.22×10^{12}/L，Hb 9.5g/L，PLT 282×10^9/L；CRP 正常；便常规：潜血阳性，未见红白细胞。
2. 肝、肾功能、凝血功能　均正常。
3. 血淀粉酶、脂肪酶　正常。
4. 腹部超声　肝脾、胰腺未见异常，门静脉以及下腔静脉未见异常，未见肿大淋巴结；胃壁、十二指肠壁全层肿胀，少量腹水。
5. 胃镜检查结果　食管、贲门黏膜未见异常，胃窦黏膜多发糜烂伴出血，幽门肿胀，十二指肠球部、降部多发溃疡，HP(—)（图 44-1～图 44-3，见文末彩图）。

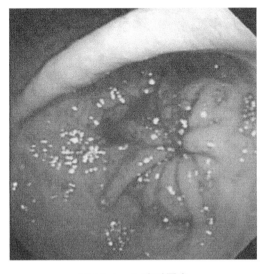

图 44-1　入院时胃窦

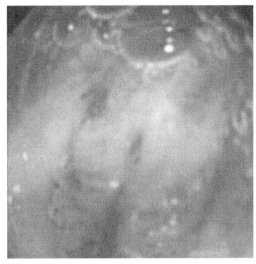

图 44-2　入院时十二指肠球部

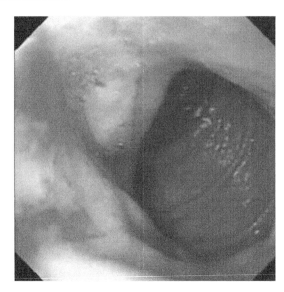

图 44-3　入院时十二指肠降部

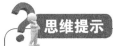 思维提示

①血常规以及便常规未见感染迹象,感染导致的急性胃肠炎可以除外;②综合分析按检查结果上消化道出血中的食管疾病、肝胆疾病、胰腺疾病可能性已经排除,支持胃、十二指肠溃疡诊断。

五、初步诊断及依据

根据消化道表现以及胃镜结果,诊断胃、十二指肠多发溃疡明确。

六、主要治疗方案及理由

治疗方案包括:①禁食,静脉补液维持体液酸碱平衡,待出血停止后给予流食或半流食;②抑酸;③止血药物;④黏膜保护剂。

1. 主要治疗方案　使用质子泵抑制剂奥美拉唑 0.6～0.8mg/(kg·d),静脉输注,每日一次,开始进食后改为口服。

2. 理由　质子泵抑制剂可以抑制壁细胞表面的 H^+-K^+-ATP 酶,从而抑制胃酸分泌的最后一个环节,有助于胃、十二指肠黏膜的修复,抑酸效果好于 H_2 受体拮抗剂。

七、治疗效果及思维提示

奥美拉唑治疗 1 周后,患儿呕吐以及出血停止,开始进食,但是腹痛不能缓解,食欲不佳,复查 B 超十二指肠水肿未见减轻,腹水较前增加。

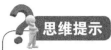

思维提示

　　溃疡治疗效果不理想,复查腹部超声肠壁肿胀亦无好转,而且出现腹水,与常见消化性溃疡的治疗经过不符,此时应该注意以下问题:①患儿既往没有慢性腹痛、反酸、嗳气等表现,也没有家族胃病史,HP 阴性,同时出现胃、十二指肠多发溃疡,提示有可能不是消化性溃疡。②消化性溃疡一般病变累及黏膜层、肌层,患儿为什么会出现浆膜层受累的表现? 也不支持消化性溃疡。进一步需要考虑以下疾病:患儿多发溃疡是否存在胃泌素瘤? 是否为炎症性肠病? 有无消化道肿瘤特别是淋巴瘤可能? 患儿血常规嗜酸性粒细胞升高,而且发病前曾进食海鲜,既往也出现过多次胃肠炎病史,嗜酸性粒细胞性胃肠炎可能性也很大。所以需要进一步追问病史、测胃泌素水平、关注黏膜活检病理结果。

八、再次追问病史和进一步检查结果

　　再次询问病史发现患儿既往易患荨麻疹,每次急性胃肠炎发作前均有进食海鲜病史,发作间期无任何消化道症状,无长期腹痛、发热、腹泻、体重下降、口腔溃疡等病史。实验室检查:胃泌素水平正常,过敏原检查 sIgE:鱼:5.7,蟹:6.8,IgE>200IU/ml,存在多种食物过敏。粪便反复找寄生虫虫卵均阴性。病理回报:胃十二指肠黏膜大量嗜酸性粒细胞浸润,免疫组化检查未见异常。

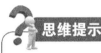

思维提示

　　综合患儿病史和化验检查结果,嗜酸性粒细胞性胃肠炎诊断可以确诊。

九、调整治疗方案及疗效

(一) 新方案

　　1. 继续奥美拉唑治疗,疗程 6 周。

　　2. PPD 试验、胸片检查除外结核后,加用激素治疗:泼尼松 2mg/(kg·d),足量 2 周后开始减量,总疗程 8 周。

　　3. 严格回避过敏食物。

(二) 疗效

　　治疗 1 周后患儿腹痛消失,末梢血嗜酸性粒细胞降至正常,复查腹部超声腹水消失,黏膜水肿明显减轻。治疗 8 周复查胃镜溃疡全部愈合(图 44-4、图 44-5,见文末彩图)。

　　最终诊断:嗜酸性粒细胞性胃肠炎。

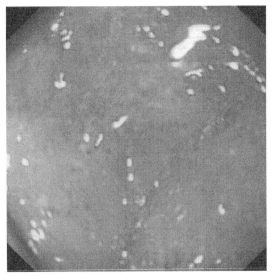

图 44-4　治疗后十二指肠球部

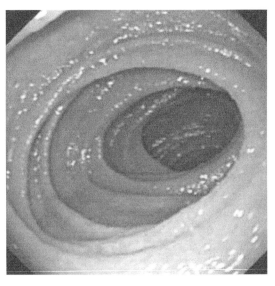

图 44-5　治疗后十二指肠降部

十、对本病例的思考

1. 关于嗜酸性粒细胞性胃肠炎　嗜酸性粒细胞性胃肠炎病变可以涉及从食管到直肠的全胃肠道,累及范围可以从黏膜层到浆膜层。根据嗜酸性粒细胞浸润胃肠壁的程度分为黏膜型、肌型、浆膜型,3 型可以单独或混合出现。临床上有过敏食物诱发史、外周血嗜酸性粒细胞增多、胃肠道管壁发现嗜酸性粒细胞浸润,除外了寄生虫以及胃肠道外嗜酸性粒细胞增多的疾病即可诊断。治疗上使用质子泵抑制剂以及回避可疑食物虽有一定效果,但是多数情况下需要激素治疗。

2. 重视病史资料　患儿既往反复多次出现急性胃肠炎表现,未引起足够的重视,询问病史不够仔细,致使每次胃肠炎发作的诱因以及过敏史没有问出来,说明临床诊断思路切忌简单化,不要人为地将既往史与现病史分离。

3. 在诊断思路不甚清晰时,要有一条主线贯穿,才不至于遗漏重要疾病。本病例诊断过程中抓住了消化道出血这一特征,首先判定为上消化道出血,然后再针对食管、胃、十二指肠、肝胆、胰腺可能疾病选择有针对性地化验检查项目进行诊断以及鉴别诊断,诊断过程就相对轻松。

4. 建立客观理性的思维模式,病史、体征、化验结果要形成一个完整的链条来支持诊断,不留疑问。本病例最初诊断为胃十二指肠溃疡,一般医师会考虑为消化性溃疡,但是实际上本病例从一开始的病史、实验室检查、影像学资料、内镜结果均存在众多不能解释的现象,比如为什么会出现多发溃疡,为什么嗜酸性粒细胞会升高,消化性溃疡为什么 HP 阴性,为什么出现腹水,如果针对这些疑问进行客观理性地分析,而不是盲目下诊断,就可以更早地采取针对性的治疗,如食物回避以及激素治疗等,治疗不至于走弯路。

(沈惠青)

病例45　腹痛6小时伴血便3次

患儿,男,14岁,于2008年4月5日入院。

一、主诉

腹痛6小时伴血便3次。

二、病史询问

(一)问诊主要内容及目的

> **思维提示**
>
> 　　对于一个急性腹痛伴便血的年长儿应考虑到四方面疾病:消化道局灶性病变,出血和凝血障碍性疾病、毛细血管通透异常性疾病以及严重代谢障碍性疾病。其中消化道局灶性病变是引起儿童急性腹痛伴便血的主要原因。因此进一步询问病史应围绕上述几个方面。

1. 是否出现面色苍白、头晕、乏力等急性失血的表现,用于判断出血量的大小,若患儿出现上述表现往往提示出血量大。

2. 血便的颜色,这对于判别消化道出血的部位是非常重要的。一般说来,黑便和柏油样便均提示上消化道出血,柏油样便比黑便出血量大,最常见的是消化性溃疡伴出血。而暗红色血便提示小肠部位出血,最常见的是Meckel憩室炎伴出血。鲜红色血便提示结肠以下部位出血,以肠道感染及结肠息肉比较常见。

3. 是否既往有慢性腹痛、反酸、嗳气的病史,是否有家族胃炎及消化性溃疡病史,用于鉴别是否为消化性溃疡所致出血。

4. 是否有发热,是否有不洁饮食史,是否有疫区居住史,用于鉴别是否为消化道感染性疾病如急性细菌性痢疾、阿米巴痢疾等所致便血。

5. 是否有出血性皮疹、鼻出血等表现,用于鉴别是否为出血和凝血障碍等血液系统疾病所致便血。

6. 是否有双下肢对称分布的紫癜样皮疹,是否有关节肿痛,是否有食物药物过敏史,用于鉴别是否为过敏性紫癜所致消化道出血。

7. 是否有频繁呕吐、腹胀,腹痛是否呈持续性且阵发加剧,用于鉴别是否为外科急腹症所致便血。

8. 腹痛是否剧烈,是否向肩背部放射并伴有黄疸,发病前是否有暴饮暴食进食大量高脂类食物史,用于鉴别是否为急性胆囊炎、胰腺炎所致消化道出血。

(二)问诊结果及思维提示

患儿于入院前 6 小时无明显诱因突发腹痛,位于左中上腹,呈阵发性隐痛,疼痛不剧烈,有恶心,无呕吐、发热、腹胀,随后出现血便,共 3 次,前 2 次为柏油样便,最后 1 次为暗红色血便,每次量多,患儿逐渐出现面色苍白、头晕,并伴有四肢无力,无晕厥及意识丧失,无皮疹及皮肤黄疸,无关节肿痛及鼻出血,家长遂带患儿至急诊,急诊以"便血待查"收入院。发病以来,一般情况差,精神反应尚可,小便少。发病前无暴饮暴食及不洁饮食史。

患儿一直居住在北京城区,自幼容易发生鼻出血,并有偶尔腹痛,无反酸、嗳气、便血史。否认食物、药物过敏史。否认家族胃炎及消化性溃疡病史。

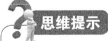

思维提示

①患儿在便血后逐渐出现面色苍白、头晕,并伴有四肢无力,提示患儿伴有明显的失血表现,消化道出血量较大;②患儿病史出现 3 次血便,为柏油样便及暗红色血便,每次量多,提示为上消化道或小肠部位出血;③年长儿,既往偶有腹痛,但无反酸、嗳气的病史,无家族胃炎及消化性溃疡病史,缺乏诊断消化性溃疡病的充分依据;④患儿自幼易鼻出血,但短时自行停止且无全身其他部位出血史,待出、凝血功能检查结果再考虑与便血相关性;⑤关于其他鉴别诊断:病史中无发热、不洁饮食史及疫区居住史,无紫癜样皮疹、关节肿痛及食物药物过敏史,无呕吐、腹胀,腹痛呈阵发性隐痛,疼痛不剧烈,没有向肩背部放射,不伴有黄疸,且发病前无暴饮暴食及大量高脂类进食史,故不支持急性消化道感染如急性细菌性痢疾、阿米巴痢疾、过敏性紫癜、外科急腹症、急性胆囊炎或胰腺炎所致消化道出血。

三、体格检查

(一)重点检查内容和目的

询问体温有无增高,可以明确有无感染疾病。有无神志不清、脉搏增快、血压降低、肢端循环差,明确有无失血性休克表现。面色、口唇、睑结膜及甲床有无苍白,明确有无贫血体征。全身皮肤有无出血点,浅表淋巴结及肝脾有无肿大,明确有无血液系统疾病。双下肢有无紫癜样皮疹,四肢关节有无肿胀及活动受限?明确有无过敏性紫癜的皮肤及关节表现,有无腹胀。

(二)体格检查结果及思维提示

体温 37.2℃,呼吸 20 次/分,脉搏 95 次/分,血压 95/60mmHg,体重 48kg,发育正常,营养中等,神志清楚,精神反应可,呼吸平稳,面色稍苍白,全身皮肤无黄染,无皮疹,未见出血点、紫瘀,皮肤弹性好,浅表淋巴结未及肿大,睑结膜稍苍白,口唇色淡,咽无充血,心肺查体未见异常,腹稍膨隆,未见胃肠型及蠕动波,无腹壁静脉曲张。左中上腹压痛阳性,无反跳痛及肌紧张,未及包块,叩诊鼓音,移动性浊音阴性,肠鸣音 3 次/分。四肢关节无肿胀及活动受限,肢端暖,CRT < 1s,甲床稍苍白。神经系统查体未见异常。

思维提示

> 患儿体温正常,无感染征象。生命体征基本稳定,无失血性休克表现。患儿面色、睑结膜及甲床稍苍白,口唇色淡,示贫血貌。患儿全身皮肤无出血点,浅表淋巴结及肝脾肿大,无紫癜样皮疹、关节肿胀及活动受限,无腹胀、腹部包块,无剧烈压痛、反跳痛和肌紧张,故考虑也不支持血液系统疾病、过敏性紫癜、外科急腹症甚至肠套叠所致便血。患儿左中上腹压痛阳性,无反跳痛及肌紧张。结合年龄、血便和平素腹痛等病史,应高度警惕消化性溃疡病。

四、实验室及影像学检查

(一) 初步检查内容及目的

1. 血常规、C 反应蛋白、血沉　进一步明确是否存在感染并动态观察血红蛋白有无进一步的降低。
2. 便常规检查　明确有无继续出血。
3. 凝血三项、乙肝五项、肝功、丙肝抗体、艾滋病抗体、梅毒反应素试验,血型测定:以便为必要时输血做好准备。
4. 放射性同位素检查　除外 Meckel 憩室。

(二) 检查结果及思维提示

1. 血常规:WBC 7.94×10^9/L,RBC 3.05×10^{12}/L,PLT 259×10^9/L,Hb 85g/L,MCV、MCHC 正常,CRP < 8mg/L,血沉 2mm/h。
2. 便常规　黑便,潜血(+),白细胞(-),虫卵(-)。
3. 凝血三项检查正常。
4. 放射性同位素检查　未见异位胃黏膜显影。

思维提示

> 患儿血常规检查提示血红蛋白较前降低,呈中度贫血;便潜血阳性,提示仍有动态出血。放射性同位素检查未见异位胃黏膜显影,除外 Meckel 憩室。凝血三项检查正常,除外出血和凝血障碍等血液系统疾病。

五、初步诊断及依据

根据患儿急性起病,病史短,以腹痛伴便血为主要表现,大便呈柏油样及暗红色血便,伴有贫血,目前诊断腹痛、便血原因待查,结合病史特点目前辅助检查结果考虑上消化道或小肠部位出血可能性大,尚需进一步完善胃镜检查及幽门螺杆菌相关检查除外消化性溃疡病可能。

六、治疗方案及理由

1. 方案 禁食、补液,奥美拉唑静点抑制胃酸分泌;磷酸铝凝胶饭前服用,增强黏膜防御功能;止血药静点止血。

2. 理由 予禁食水,静脉补液治疗,以免进一步进食加重胃肠道负担,增加胃酸分泌,造成黏膜的进一步损伤再次出血;抑酸治疗常用有两类药物:H_2 受体拮抗剂和质子泵抑制剂。因为 H_2 受体拮抗剂只能抑制胃酸分泌的一个环节,抑酸作用弱,而质子泵抑制剂能抑制胃酸分泌的最终环节,抑制 H^+-K^+-ATP 酶的活性,所以临床上多选用后者。止血药及黏膜保护剂为辅助治疗。

七、治疗效果及思维提示

经上述治疗后患儿体温正常,仍排暗红色大便,1 次/日,量多,小便正常,未诉腹痛,查体:血压稳定,贫血貌明显,上腹部压痛阳性。

思维提示

患儿经积极禁食、抑酸止血等治疗,生命体征稳定,但仍有血便、贫血貌明显,提示仍有活动性出血,故需进一步复查血红蛋白,必要时需要输血以纠正贫血,并尽快完善电子胃镜检查明确出血原因。

八、进一步检查目的及结果

1. 幽门螺杆菌相关检查明确有无 HP 感染。
检查结果:HP:现症感染条带:阳性。幽门螺杆菌 IgG 抗体:阳性。
2. 电子胃镜 旨在发现上消化道病灶、出血灶,如消化性溃疡。
查结果(图 45-1):食管黏膜光滑柔软,未见糜烂及溃疡,胃窦黏膜充血水肿,呈颗粒样改变,幽门圆,开闭自然。十二指肠球部无畸形,黏膜充血水肿,球腔前壁可见 0.5cm×0.5cm 溃疡,表面覆薄白苔,周围黏膜明显充血水肿,球后及降部未见异常。胃窦黏膜病理检查:胃黏膜重度慢性炎症,Giemsa 染色 HP 阳性。

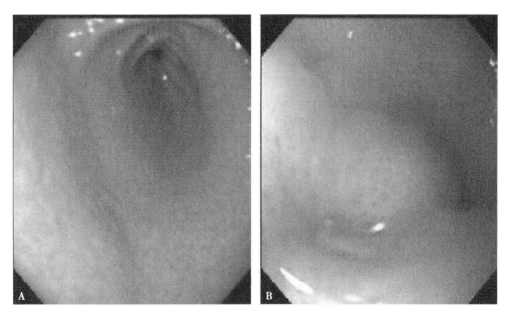

图 45-1 电子胃镜

食管黏膜光滑柔软,未见糜烂及溃疡,胃窦黏膜充血水肿,呈颗粒样改变,幽门圆,开闭自然。十二指肠球部无畸形,黏膜充血水肿,球腔前壁可见 0.5cm×0.5cm 溃疡,表面覆薄白苔,周围黏膜明显充血水肿,球后及降部未见异常

九、调整治疗方案及疗效

(一)新方案

抗 HP 治疗:采用 OAC 方案,即奥美拉唑 + 阿莫西林 + 克拉霉素三联治疗,剂量:奥美拉唑 $0.6 \sim 0.8 mg/(kg \cdot d)$ 静点每日一次;克拉霉素 0.5g/次,每日 2 次;阿莫西林分散片 1g/次,每日 2 次口服,疗程 14 天。

(二)疗效

入院后第 2 天未再排血便,入院后第 4 天从无酸流食开始进食,逐渐过渡至无酸软饭,停用止血药,入院后第 5 天,排黄色大便,入院后第 10 天复查血红蛋白 102g/L,患儿出院予加用铁剂口服补充造血原料,继续口服奥美拉唑 20mg/d,阿莫西林及克拉霉素三联抗 HP 治疗。

十、对本病例的思考

1. 关于诊断及分析 本患儿为青春期男童,春季急性起病,病史短,突发中上腹腹痛,为阵发性,伴有恶心,随后出现便血,呈黑便及暗红色便,便潜血(+),结合胃镜检查,十二指肠球部溃疡诊断明确。患儿病史中及入院后均排暗红色血便,与典型的上消化道出血不符,原因考虑与出血速度快,血红蛋白来不及与硫化物作用有关。本患儿自幼有间断腹痛,本次胃镜可见胃窦黏膜充血水肿,呈颗粒样改变,且 HP 现症感染条带及胃黏膜病理检查 HP 均(+),故

HP 相关性慢性胃窦炎诊断成立。本患儿急性便血,伴有头晕、乏力等症状,查体:贫血貌,血常规提示血红蛋白大于 6g/L,小于 9g/L,故中度贫血诊断成立。患儿血常规 MCV、MCH 均正常,为正细胞正色素贫血,结合病史,考虑失血性贫血。

2. 问诊的重要性　本例病人急性起病,病史短,以腹痛便血为主要表现。病史中腹痛部位,便血的颜色等都对疾病及出血部位的判别起了很大的作用,从而进一步判断检查的项目及顺序,为病人的病因治疗争取宝贵的时间。

十一、关于消化性溃疡病

消化性溃疡(peptic ulcer,PU),是因为胃酸和胃蛋白酶对胃肠道黏膜消化作用所致的溃疡。近年来,由于诊断技术的进步,小儿消化性溃疡病例日趋增多。两岁内小儿胃溃疡和十二指肠溃疡两者发病率相近,多为继发性和急性,随年龄增长十二指肠溃疡更为多见,并多为原发性和慢性。多数认为病因是对胃和十二指肠黏膜有损害作用的侵袭因子与黏膜自身防御因子之间失衡的结果。其中十二指肠溃疡与幽门螺杆菌感染的关系密切。

临床表现主要为腹痛、恶心、呕吐、反酸、嗳气等。其中腹痛是最常见的症状,多位于脐周及上腹部,新生儿和婴幼儿症状多不典型,表现为烦躁不安、哭闹。主要并发症为上消化道出血、穿孔及幽门梗阻。年龄越小,并发症越多,甚可为首发症状。常缺乏阳性体征,发作期有上腹痛。

消化性溃疡的诊断方法包括上消化道钡餐造影、电子胃镜检查。上消化道钡餐造影要求出血停止一周后进行。电子胃镜检查是诊断溃疡病最准确的手段。可直接观察到发生于不同部位、大小形态各异及不同分期的溃疡,直接取黏膜组织活检进一步明确病变性质;并能找到出血部位,进行止血治疗。

治疗目的为缓解症状、促进愈合、预防复发,防止并发症。分别采取饮食治疗、抑酸治疗、增强黏膜防御性治疗、对症止血以及联合用药足疗程抗 HP 治疗。当出现溃疡合并穿孔、难以控制的出血或有幽门完全梗阻时,经胃肠减压等内科积极治疗不缓解者尽快手术治疗。

(周　锦)

病例46 发热 3 天, 腹泻 2 天

患儿,女,8 个月,于 2006 年 12 月 22 日入院。

一、主诉

发热 3 天,腹泻 2 天。

二、病史询问

(一) 问诊主要内容及目的

思维提示

　　患者年龄小,病史短,按常见病优先考虑的原则应将感染性疾病放在首位。因此,问诊目的主要围绕感染性疾病的诱因(原因)、发病时主要症状及特点、伴随症状等问题展开,并兼顾重要鉴别疾病的临床表现,以寻找符合感染性疾病表现的证据。

　　1. 每日大便次数及性状,用于确定腹泻病诊断,根据大便次数及性状初步判断是否为感染性腹泻及可能之病原(如细菌感染可见黏液脓血,病毒感染大便次数多,且多为稀水样便,真菌感染可出现泡沫样及豆渣样物质)。

　　2. 是否伴有呕吐及呕吐性质,了解有无其他引起脱水的症状,并鉴别是否存在中枢神经系统感染所致颅高压表现。

　　3. 是否伴有烦躁、精神弱、口渴、口唇干燥、尿少等症状,协诊是否存在腹泻、呕吐所致脱水及初步判断脱水的程度。

　　4. 病前是否有不洁饮食史,不洁饮食史多有助于细菌感染的诊断。

(二) 问诊结果及思维提示

　　患儿于入院前 3 天无明显诱因出现发热,体温达 38.6℃,无咳嗽、流涕,自予对乙酰氨基酚滴剂(百服宁)0.6ml 口服,热一过性退后很快再次复升至 39.5～40℃。入院前 2 天患儿出现腹泻,大便为绿色稀便,量多,每日 5 次,无黏液脓血,伴呕吐 3 次,为非喷射性,呕吐胃内容物,吃奶欠佳。于入院前 1 天患儿腹泻较前加重,为黄色稀水样便,每日 8 次,量较多,伴精神差,吃奶少,尿少,口渴喜饮水,为进一步诊治到我院门诊,以"腹泻病"收入院。

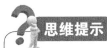

思维提示

　　①根据患儿急性起病，病史小于7天，以发热伴腹泻为主要表现，大便次数增加，大便性状改变，考虑为急性感染性腹泻病。②大便次数明显增多，性状为黄色稀水样便，无黏液脓血，考虑病毒感染可能性大。③患儿呕吐为非喷射性，胃内容物，不支持中枢神经系统感染颅高压所致呕吐。④患儿伴精神弱，尿少，口渴喜饮水，考虑存在呕吐、腹泻所致脱水。⑤病前无明显不洁饮食史，结合大便性状无黏液脓血，考虑细菌感染可能性不大。

三、体格检查

（一）重点检查内容和目的

　　1. 生命体征（脉搏、心率、血压等），精神反应　　了解患儿一般情况，有无血循环不足及组织灌注不良的表现。

　　2. 前囟、眼窝、肢端冷暖、皮肤黏膜及皮肤弹性　　了解有无脱水及脱水分度。

（二）体格检查结果及思维提示

　　体温38.5℃，脉搏156次/分，呼吸32次/分，血压80/45mmHg，体重10kg，发育正常，营养中等。神清，精神反应弱，呼吸尚平稳，哭时无泪，口唇干燥，前囟及眼窝稍凹陷，皮肤弹性欠佳，四肢肢端稍凉，毛细血管再充盈时间2秒，双肺呼吸音粗，未闻及干湿啰音，心率156次/分，律齐，心音尚有力，各瓣膜未闻及杂音，腹软，肝脾肋下未及，肠鸣音10~15次/分，神经系统查体未见异常。

思维提示

　　患儿查体精神反应弱，尿量少，哭时无泪，口唇干燥，前囟及眼窝稍凹陷，皮肤弹性欠佳，四肢肢端稍凉，毛细血管再充盈时间2秒，心率增快，提示中度脱水。进一步实验室检查的主要目的是明确病变性质、病原学，并判断病情，以为治疗方案提供依据。

四、门诊检查结果

　　1. 血常规　　WBC $5.7 \times 10^9/L$，N 37%，L 63%，Hb 115g/L，PLT $130 \times 10^9/L$，CRP < 8mg/L。

　　2. 便常规　　镜检未见异常。

　　3. 血气　　pH 7.37，$PaCO_2$ 22.2mmHg，BE － 11.5mmol/L，HCO_3^- 14.3mmol/L，Na^+ 137mmol/L，K^+ 4.1mmol/L。

　　4. 胸片　　肺纹理增多，未见具体片影。心影不大。

思维提示

①患儿血常规示白细胞不高,以淋巴为主,C 反应蛋白小于 8mg/L,便常规未见红白细胞,提示病毒感染可能性大;②患儿血气示血钠 137mmol/L,提示等渗性脱水;③血气示酸碱度 7.37,碱剩余 −11.5mmol/L,碳酸氢根 14.3mmol/L,提示代谢性酸中毒成立。

五、初步诊断及根据

根据患儿急性起病,病史小于 7 天,以发热伴腹泻为主要表现,大便次数增加,大便性状改变,考虑为急性感染性腹泻病。结合体格检查及实验室检查考虑合并中度等渗性脱水、代偿性代谢性酸中毒。

六、初步治疗

结合大便次数明显增多,性状为黄色稀水样便,无黏液脓血,血常规示白细胞不高,以淋巴为主,C 反应蛋白小于 8mg/L,便常规未见红白细胞,考虑病毒感染可能性大,暂不应用抗生素避免菌群紊乱继发二重感染。蒙脱石散 1g/次,每日 3 次保护胃肠黏膜,并加用胃肠道微生态制剂口服调节胃肠菌群功能对症治疗。根据脱水分度为中度等渗性脱水,迅速开放静脉通道,补充累计丢失量 50 ~90ml/kg,液体张力按 1/2 ~2/3 张补充,第一步予 20ml/kg 等张液快速输注,后再次评估脱水情况,遵循"先盐后糖,先浓后淡,先晶体后胶体,见尿补钾"的原则,并密切观察生命体征及病情变化。

七、进一步实验室检查

(一)进一步检查内容及目的

1. 便轮状病毒抗原　协诊是否为轮状病毒感染所致腹泻。
2. 便培养及血培养　进一步了解是否存在细菌感染。
3. 血生化,肝肾功及心肌酶　是否存在电解质及酸碱紊乱及有无因急性感染致多脏器功能受损。

(二)检查结果

1. 便轮状病毒抗原阳性.
2. 血培养及便培养均阴性.
3. 血生化　K^+ 3.5mmol/L,Na^+ 136.0mmol/L,二氧化碳结合力 12.5mmol/L,肝肾功及心肌酶均大致正常。

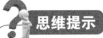

思维提示

①根据患儿年龄,冬季急性起病,病史小于 7 天,以发热伴腹泻为主要表现,大便次数增加,大便性状改变,考虑为急性感染性腹泻病。结合大便次数明显增多,性状为黄色稀水样便,无黏液脓血,血常规示白细胞不高,以淋巴为主,C 反应蛋白小于 8mg/L,便轮状病毒抗原阳性,故诊断轮状病毒性肠炎成立;②致病性大肠杆菌及产毒性大肠杆菌等感染所致肠炎亦可以发热、吐泻为主要表现,大便为黄色水样便,结合患儿血常规示白细胞不高,以淋巴为主,便常规未见红白细胞,且便培养阴性,不支持此类感染;③血生化示二氧化碳结合力 12.5mmol/L,支持代谢性酸中毒。

八、入院后情况及下一步治疗方案

入院后仍有发热,腹泻较明显,根据轮状病毒性肠炎诊断成立,加用利巴韦林 10mg/(kg·d)静点抗病毒治疗。累计丢失量 50～90ml/kg,于 8～12 小时补充,并根据腹泻情况补充继续丢失量,用 1/3～2/3 张液体补充,生理需要量根据患儿年龄予 70～90ml/kg 补充,注意液体速度,若能经口进食,应鼓励进食并予口服补液盐治疗,而不应予禁食疗法。

九、转归

本患儿入院后第 2 天体温降至正常,无呕吐,且脱水纠正,腹泻症状渐好转,根据腹泻情况补充继续丢失量,尽量通过口服补液盐方式,入院 4 天腹泻缓解,好转出院。

十、诊断

轮状病毒肠炎。

十一、对本病例的思考

1. 关于轮状病毒肠炎 轮状病毒肠炎为婴幼儿腹泻常见原因,表现为大便次数明显增多,性状为黄色稀水样便,常引起脱水及电解质紊乱,结合患儿的发病特点,应首先警惕本病。

2. 体格检查的重要性 本病易合并脱水,应认真进行体格检查,评估脱水分度,以便于制订补液方案。

3. 熟练掌握补液治疗 本病脱水补液、补充电解质及纠酸方法为治疗关键,应熟练掌握,并应密切观察病情变化,评估病情,调整治疗方案。

十二、关于轮状病毒肠炎

轮状病毒属呼肠孤病毒科,为 RNA 病毒。病毒侵犯小肠,使小肠绒毛变短、萎缩,受累的肠黏膜上皮细胞脱落,致使小肠黏膜回吸收水分和电解质的能力受损,肠液大量积聚于肠腔而引起腹泻;同时由于双糖酶分泌不足且活性降低,使食物中糖类消化不全而淤滞在肠腔内,并被细菌分解成小分子的短链有机酸,使肠液的渗透压增高。轮状病毒肠炎多发于秋、冬季,好发生于 6~24 个月婴幼儿,4 岁以上少见。一般认为,轮状病毒经粪-口途径传播,亦有猜测也可经呼吸道传播。潜伏期 24~48 小时,病初 1~2 天常发生呕吐,随后出现腹泻,大便次数多、量多、水分多,黄色水样便或蛋花样便带少量黏液,无腥臭味,吐泻严重者多伴有脱水、酸中毒及电解质紊乱,常伴发热和上呼吸道感染症状。在免疫缺陷的儿童,轮状病毒可引起慢性腹泻或严重的疾病。症状出现后的第一天至第四天是收集标本检测轮状病毒的最佳时间。轮状病毒感染可引起多脏器功能受累,其中心肌受累较多见。本病自然病程 3~8 天,无特异治疗方法,治疗以防治脱水及纠正电解质紊乱为主,因轮状病毒肠炎多为等张或等张偏高脱水,累计损失一般宜用 1/2~2/3 张液补充,大多预后良好。

(于飞鸿)

病例47　反复咳嗽 2 年余,加重 20 天

患儿,男,6 岁 4 个月,于 2007 年 12 月 21 日入院。

一、主诉

反复咳嗽 2 年余,加重 20 天。

二、病史询问

(一) 问诊主要内容及目的

1. 患儿症状发作时是否伴有发热、咳痰,血常规及胸片有何表现,抗感染是否有效,用于鉴别反复呼吸道感染。

2. 是否有盗汗、消瘦,是否有结核接触史,是否接种卡介苗,主要鉴别肺结核和支气管结核。

3. 患儿咳嗽症状是否持续存在,何种情况下会导致症状加重或减轻,有无喘息及喘鸣出现,有无药物或食物过敏史,有无湿疹病史,有无支气管哮喘家族史,是否应用过支气管扩张剂,疗效如何,主要鉴别是否为咳嗽变异性哮喘。

4. 是否患过麻疹、百日咳、重症肺炎及毛细支气管炎,鉴别感染后支气管扩张、闭塞性支气管炎等。

5. 是否有异物吸入史,以鉴别支气管异物及继发性感染。

6. 新生儿期有无呼吸窘迫、缺氧及机械通气病史,以鉴别先天性支气管肺发育畸形。

7. 有无反复鼻塞、流涕及头痛,用于鉴别慢性鼻炎、鼻窦炎引起的鼻后滴漏综合征。

8. 有无静息或活动后青紫发作,有无心慌、水肿,既往就诊时有无发现心脏杂音?用于鉴别心血管疾病,尤其是先天性心脏病及大血管畸形。

9. 有无生后反复呛奶及窒息史,是否伴有反酸、反食、胸痛、食欲减退及上腹不适等消化

系统表现，主要鉴别胃肠道疾病包括气管食管瘘及胃食管反流病。

10. 是否有反复腹泻、肛周脓肿、鹅口疮，有无反复皮疹、关节痛、口腔溃疡，用于鉴别是否为免疫缺陷病、自身免疫性疾病累及呼吸系统。

（二）问诊结果及思维提示

入院前 2 年余，患儿无明显诱因出现反复咳嗽，痰少，不能咳出，无发热、消瘦、盗汗、流涕、发绀，无反酸、胃灼热、腹痛、腹胀及腹泻，不伴皮疹、关节疼痛及头晕，咳嗽症状持续存在，冬季加重，夏季好转，夜间明显，与进食无关，无呛咳。曾多次于我院门诊及外院就诊，查血常规曾有白细胞升高，胸片提示两肺纹理增多，肺内未见实质浸润，心影丰满，应用头孢类抗生素静点及口服肺炎合剂等药物后症状可稍有好转。入院前 20 天，患儿咳嗽症状较前加重，于我院门诊就诊，间断予头孢孟多静点 10 天，但咳嗽无明显好转。足月顺产，否认窒息缺氧史，新生儿期健康，生后无反复呛奶、青紫和水肿史。接种卡介苗，局部无破溃播散。无麻疹、百日咳、重症肺炎及毛细支气管炎病史，无湿疹史，否认结核接触史。否认药物及食物过敏史。否认支气管哮喘等呼吸系统疾病家族史。

> **思维提示**
>
> 　　通过问诊，从如下角度进行剖析患儿病史：①病史 2 年，临床以反复咳嗽为主，痰少，无明显感染中毒症状，病程中肺内未见实质浸润，抗感染治疗欠佳，故感染不能解释全过程；②已接种卡介苗，否认结核接触史，不首先考虑结核病；③患儿病史中无喘息、湿疹史，无药物及食物过敏史，否认支气管哮喘等呼吸系统疾病家族史，不符合支气管哮喘的特点，应进一步明确；④足月顺产，否认窒息缺氧史，新生儿期健康，生后无反复呛奶，无麻疹、百日咳、重症肺炎及毛细支气管炎病史，故不支持先天性支气管肺发育畸形、感染后支气管扩张及闭塞性支气管炎；⑤反复追问病史，患儿无异物吸入史，不支持支气管异物；⑥无反复鼻塞、流涕及头痛，不符合鼻后滴漏综合征的特点；⑦无青紫发作、心慌及水肿，病程中胸片示心影不大，不支持先天性心脏病；⑧生后无反复呛奶，无消化系统表现，难以用气管食管瘘及胃食管反流病解释，但后者表现常常不典型，应注意除外；⑨无反复发热、皮疹、关节痛、口腔溃疡等，不支持自身免疫性疾病累及肺部。下一步在体格检查中，应重点注意肺部和心脏体征，并通过辅助检查寻找相关证据。

三、体格检查

（一）重点检查内容和目的

目前仍然考虑患者呼吸系疾病的可能性偏大，但是应该兼顾其他系统疾病的排查。一般情况：应注意生长发育及有无发绀、皮疹，如发现湿疹提示患儿存在特异性过敏体质。呼吸系统查体：应注意有无胸廓畸形、三凹征，呼吸频率、节律如何，有无喘鸣、呼吸困难、过清音、干湿啰音及杵状指，可帮助明确呼吸系统病变严重程度。有无喘鸣和哮鸣音有助于除外支气管哮喘。局部湿啰音提示反复呼吸道感染、异物或支气管扩张症的可能。心脏查体:应注意心界是否增大,有无心脏杂音,以除外先天性心脏病。其他:需要注意口腔有无龋齿和牙釉质腐蚀破坏,可作为胃酸反流病的间接支持证据;观察有无皮疹、关节肿胀及口腔溃疡,以除外自身免疫性疾病;注意有无淋巴结肿大、破溃和肛周脓肿等以除外免疫缺陷病。

(二) 体格检查结果及思维提示

体温 36.5℃ ,呼吸 23 次/分,脉搏 95 次/分,血压 90/60mmHg,体重 20kg,营养发育良好,神志清楚,精神反应好,呼吸平稳,未见皮疹,左上臂卡瘢阳性,无破溃。浅表淋巴结未触及肿大。副鼻窦区无压痛,口唇红润,无发绀,无龋齿,无口腔溃疡,咽无充血,双侧扁桃体无肿大,喉发音无嘶哑。气管居中,胸廓对称,无畸形,无三凹征,双侧呼吸运动对称,呼吸节律规整,双肺叩诊呈清音,呼吸音粗糙,未闻及干湿啰音。心界不大,心律齐,心音有力,各瓣膜区未闻及杂音,腹部、四肢及神经系统未见异常,未见水肿,无关节红肿及杵状指。肛门生殖器未见异常。

思维提示

　　体格检查结果未提示有明显呼吸系统和心血管疾病的阳性体征。需要通过初步的实验室和影像学检查进一步排除呼吸系统和心血管疾病。

四、初步实验室和影像学检查

(一) 检查内容及目的

1. 血常规和 CRP　进一步排除呼吸道感染。
2. 血气分析　明确有无缺氧,并判断严重程度。
3. PPD 试验　排除结核感染。
4. 胸部影像学　明确有无心肺异常并了解病变部位和范围。
5. 心脏彩超　排除心源性疾病。

(二) 检查结果及思维提示

1. 血常规　白细胞 5.8×10^9/L,血红蛋白 119g/L,血小板 620×10^9/L,中性粒细胞 41.8% ,淋巴细胞 51.8% ,单核细胞 6.4% 。CRP 无升高。
2. 血气分析　正常。
3. PPD 试验　阴性。
4. 胸部正位片　两肺纹理增多、模糊,肺内未见实质浸润,心影丰满。
5. 胸透　未发现支气管异物征象。
6. 胸部 CT　肺内未见异常病变。
7. 心脏彩超　心内结构未见明显异常。

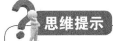 **思维提示**

综合体格检查及初步辅助检查两方面的结果分析：①患儿无发绀及杵状指，无慢性缺氧表现，胸片及胸部 CT 未见肺内异常病变，不支持支气管扩张、慢性肺炎及闭塞性细支气管炎诊断；②气管居中，无三凹征，双侧呼吸动度对称，门诊胸透未见支气管异物征象，不支持支气管异物诊断，必要时可行电子支气管镜协助诊断；③左上臂可见卡瘢，PPD 试验阴性，胸部 CT 未见肺内异常病变，不支持肺结核诊断；④患儿无三凹征，胸部 CT 未提示气管发育畸形，但是不能完全除外先天性支气管、肺发育畸形，入院后应行电子支气管镜检查除外，同时可明确有无支气管异物；⑤患儿虽然无湿疹和喘鸣，但并不能完全除外咳嗽变异性哮喘可能，应进一步完善过敏源筛查试验和肺功能检查协助诊断；⑥患儿副鼻窦区无压痛，不支持慢性鼻窦炎引起的鼻后滴漏综合征，可行鼻窦 CT 除外；⑦心界不大，心音有力，各瓣膜区未闻及杂音，心脏彩超示心内结构未见异常，先天性心脏病诊断不成立，但是尚不能除外大血管畸形压迫气管、支气管导致反复咳嗽，需进一步行胸部增强 CT、血管三维重建除外；⑧患儿无发热、皮疹、关节红肿及口腔溃疡等表现，胸部 CT 未见肺内间实质异常改变，不支持自身免疫性疾病，同时应进一步完善免疫功能相关检查。

五、初步诊断及根据

咳嗽原因待查：①咳嗽变异性哮喘？②支气管肺发育畸形？

结合患者的病史和体格检查结果，目前不支持呼吸系统感染性疾病和先天性心脏病，应进一步完善相应辅助检查，其中需重点排除支气管哮喘。

六、初步治疗方案及理由

入院后予以患儿止咳对症处理，患儿体温正常，咳嗽不剧烈，偶有白黏痰，无喘息发作，无明显反酸、胃灼热及腹部不适。目前的主要任务是进一步完善相关检查以明确诊断。

七、进一步检查

（一）进一步检查内容及目的

1. 过敏源筛查（IgE 测定）　明确患儿是否为特异性过敏体质，如果阳性，则支持支气管哮喘诊断。

2. 肺功能　了解肺容积、通气及小气道阻力变化，协助支气管哮喘诊断。

3. 鼻窦 CT　除外慢性鼻窦炎引起的鼻后滴漏综合征。

4. CD 系列、Ig 系列　除外免疫缺陷病。

(二)检查结果及思维提示

1. 过敏源筛查(IgE 测定)　未见明显异常。
2. 肺功能　肺容量及肺通气功能正常。
3. 鼻窦 CT　少许蝶窦炎。
4. CD 系列、Ig 系列　大致正常。

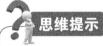
思维提示

　　上述检查结果分析:①过敏原筛查及肺功能检查不支持支气管哮喘诊断;②鼻窦 CT 提示少许蝶窦炎,不考虑慢性鼻窦炎引起的鼻后滴漏综合征;③CD、Ig 系列大致正常,不支持免疫缺陷病。在除外了常见病、多发病之后,应进一步完善胸部增强 CT 及气管血管重建、电子支气管镜及 24 小时食管 pH 监测以排除一些不典型疾病和少见疾病。

八、再进一步的检查内容与目的

　　1. 胸部增强 CT 加气管、血管重建　右侧锁骨下动脉迷走。绕行气管食管后方,未对气道造成明显压迫,未见气道发育畸形,肺内未见病变。
　　2. 电子支气管镜　气管支气管内膜炎症,未见气道发育畸形及异物,未见气管食管瘘。
　　3. 24 小时食管 pH 监测　Boix-Ochoa 评分大于 11.99,存在病理性胃食管反流。

思维提示

　　根据 24 小时食管 pH 监测阳性,确定诊断胃食管反流病。尽管患儿胸部增强 CT 示右侧锁骨下动脉迷走,但是请胸外科会诊意见:目前对气管无压迫,患儿目前暂不需手术治疗,定期复查。支气管镜检查亦未见异物及气道畸形。

九、调整治疗方案及疗效

　　患儿胃食管反流病诊断明确,予以改善生活方式、抑酸药及多潘立酮治疗,并予以呼吸道对症处理后,患儿症状显著改善,出院门诊随诊,目前病情平稳。

十、对本病例的思考

　　1. 关于胃食管反流病　胃食管反流病(GERD)属于上胃肠动力性疾病,由于各种原因导致的食管抗反流屏障机制削弱,导致胃十二指肠内容物反流入食管而引起一系列的临床症候群。临床上大部分 GERD 患者以消化道症状为主要临床表现,但是部分患者以呼吸系统症状首发或者为主要表现,容易被误诊为支气管肺部感染和支气管哮喘等。因此,对于反复咳嗽的患儿,经过详尽地病史询问和认真地查体,并进行初步的辅助检查排除常见的呼吸系统疾病之后,应考虑到本病的可能,即使由于各种原因不能进行 24 小时食管 pH 监测,也可在有经验的消化科医师的指导下,进行实验性抑酸治疗 2 周。

2. 不同学科之间的交叉　慢性咳嗽是儿童时期常见的症状之一,呼吸系统疾病仍然是慢性咳嗽的最常见原因,但是胃食管反流病、免疫缺陷、心血管疾病等其他系统疾病也可导致反复咳嗽症状。从消化科的角度而言,消化道症状仍然是 GERD 的主要临床表现,但是部分儿童不典型 GERD 会以咳嗽为唯一临床表现,容易被临床医师忽视,应注意识别。在临床实践中注意多学科的融合交叉,积极拓展诊疗思路,会使患者和医生双方受益匪浅。

十一、关于胃食管反流病

胃食管反流(GER)分为生理性和病理性,1 岁内小婴儿由于食管胃抗反流屏障不完善,易出现 GER,但是多反流不重,且无不良后果,此为生理性 GER,随着机体发育的健全,常于 1 岁以后缓解。如果反流程度较重、出现反流性食管炎和呼吸系统并发症甚至影响生长发育,则属病理性 GER,即 GERD。

GERD 的临床表现包括反流症状、食管刺激症状及食管外症状三部分,涉及消化、呼吸、耳鼻喉、口腔和神经等多个系统。反流症状在婴幼儿表现为溢乳、吐奶或者拒食,年长儿则表现为反酸、反食、嗳气;食管刺激症状包括胃灼热、胸痛、吞咽疼痛等;食管外症状涉及呼吸系统、神经系统、口腔科、耳鼻喉科等,其中以呼吸系统表现最为突出。GERD 可引起慢性咳嗽、反复肺炎、支气管哮喘、肺纤维化,甚至呼吸暂停和窒息等。约 47% 的儿科 GERD 患儿以呼吸系统症状首次就诊,慢性咳嗽、喘息可以是 GERD 的唯一临床表现,容易被临床医师忽视,因此,即使临床上考虑支气管哮喘诊断,也应完善相关检查以排除不典型 GERD。

儿童 GERD 的诊断方法包括 24 小时食管 pH 监测、食管电阻抗检查和电子胃镜等,目前认为 24 小时食管 pH 监测是 GERD 诊断的金标准。如果临床高度怀疑本病,但是在患儿又无法完成 24 小时食管 pH 监测的情况下,可予足量的抑酸治疗 2 周,如果患儿症状显著缓解,在排除其他因素后,也支持 GERD 诊断。

GERD 的治疗目标是控制症状、改善生活质量及防治并发症,包括内科治疗和外科治疗。内科治疗有改善生活方式和药物治疗两种,作为非药物治疗手段,改善生活方式应贯穿于患儿的整个治疗过程中,包括改变喂养方式、改善饮食结构(少量多餐、低脂高碳水化合物饮食、适量增加稠厚食物,避免巧克力及酸性食品)、调整体位(床头抬高及避免餐后即刻平卧),同时肥胖者应控制体重,避免服用降低食管下括约肌压力的药物及食物。药物治疗包括抑酸药及促动力药,前者主要是通过抑制胃酸来减少食管及呼吸道的酸暴露,目前常用 H_2 受体拮抗剂(如西咪替丁)、质子泵抑制剂(如奥美拉唑)。促动力药是通过改善食管、胃动力,减少胃内容物的反流,而减轻食管酸暴露,目前常用多潘立酮。多数患儿经内科治疗后可控制病情,仅少数患儿需要手术治疗,手术治疗的适应证包括:伴发出血、瘢痕狭窄、穿孔、严重食管裂孔疝或营养不良的食管炎;内科积极治疗 8～12 周无效;伴有严重的食管外并发症(反复肺炎、支气管哮喘甚至窒息等)。手术目的是加强食管下括约肌的屏障功能,目前多采用腹腔镜胃底折叠术,但是远期疗效尚待确定。

（丁召路）

病例48　间断腹痛、腹泻10个月

患儿,女,8岁,2006年6月入院。

一、主诉

间断腹痛、腹泻10个月。

二、病史询问

(一)问诊主要内容及目的

思维提示

腹痛、腹泻是儿童时期最常见的症状之一,病因多样,消化系统疾病如消化道感染性疾病(细菌、病毒、真菌、寄生虫、结核)、炎性肠病、嗜酸性胃肠炎、缺血性肠炎及消化道功能性疾病(肠易激、功能性腹痛)等,消化道外疾病如结缔组织病(白塞病、系统性红斑狼疮、HSP、药物超敏反应综合征)、内分泌疾病如甲亢、恶性疾病如淋巴瘤均可出现腹痛、腹泻表现,但患儿为学龄儿童,首先考虑消化道本身疾病,病史10个月,临床以慢性感染及炎性肠病最为多见,故问诊主要围绕有无诱因、大便特点、治疗用药、治疗效果及对儿童造成损害等问题展开,并同时需兼顾重要疾病的鉴别诊断。

1. 腹痛、腹泻前有无诱因,如:不洁饮食、大量辛辣刺激食物、大量油腻食物,有无精神刺激、紧张,有无食物过敏。

2. 腹痛的部位、性质,有无放射痛及剧烈程度,是否有拒按以鉴别病变部位,并进一步鉴别器质性还是功能性腹痛。

3. 是否有发热,发热是否与腹痛、腹泻相关,伴随发热说明为感染性疾病或存在炎性反应。

4. 大便性状如何,有无黏液便、脓血便、水样便,有无异味,黏液便或脓血便说明肠黏膜存在糜烂或溃疡,病灶多在结肠;水样便说明一般病变在小肠。

5. 是否有皮疹、关节肿痛、贫血、低蛋白血症、消瘦等消化道外症状。

6. 既往的治疗情况,有无大量使用抗生素,治疗疗效如何,以进一步确定是否为普通细菌或真菌感染。

7. 是否有结核接触史,是否接种卡介苗,是否来自吸虫、钩虫等寄生虫疾病好发地区,用于鉴别肠结核以及肠道寄生虫感染。

8. 家族中有无克罗恩病、溃疡性结肠炎病人。

(二)询问结果及思维提示

患儿入院前 10 月无明显诱因出现右下腹隐痛,疼痛不重,无强迫体位,不伴发热、无恶心、呕吐,但便次增多,大便 3 ~ 5 次/日,多为不成形黏液便、无脓血,无里急后重感,家长未在意,先后予盐酸小檗碱、头孢菌素治疗 2 周无效,后改为枯草杆菌二联活菌颗粒后腹痛消失,大便转为 1 次/日,但大便性质同前。入院前 7 月,患儿再次出现右下腹疼痛,疼痛性质及程度同前次,家长间断给予抗感染、口服微生态制剂治疗效果不佳。7 月来,腹痛间断发作,偶有腹泻,腹痛重时偶有手指关节肿痛,腹痛好转,关节肿痛消失。患儿逐渐出现消瘦、厌食、乏力、面色白。入院前 2 周,患儿出现发热,体温在 38 ~ 39℃,发热同时右下腹疼痛加重,并出现上腹部疼痛伴恶心呕吐,呕吐物为胃内容物,无胆汁及咖啡样物,约 1 ~ 2 次/日,大便稀黏、时有脓血,7 ~ 8 次/日,在门诊予头孢菌素抗感染治疗一周无效,腹泻渐重,大便转为血水样便,为明确诊治住院。

否认病前不洁饮食史,无食物过敏病史,无特殊食物服用史;否认结核接触史,有卡介苗接种史;否认家族结缔组织病史、无溃疡性结肠炎家族史;非疫区居住,无寄生虫患者接触史。

思维提示

患儿以腹痛、腹泻为主要表现,大便初为黏液便后出现脓血大便,故考虑感染(细菌、病毒、真菌、寄生虫、结核)及炎性肠病、肠道肿瘤、过敏、嗜酸性胃肠炎、结缔组织病(白塞病、过敏性紫癜)、缺血性肠炎、肠道肿瘤可能,病史长达 10 个月,病毒肠炎可能性不大(HIV、CMV 除外),患儿无疫区居住,无寄生虫感染患者接触史,化验血常规无嗜酸性粒细胞增多,寄生虫感染可除外。病史 10 个月,逐渐出现消瘦、厌食、乏力,后期出现发热,并出现血水样大便,但多次抗感染治疗疗效不佳,故考虑细菌感染性疾病可能性不大,无豆渣样便,真菌肠炎可能性不大,腹痛、腹泻伴有关节肿痛,抗生素治疗无效,应首先考虑非感染性疾病炎症肠病可能性大,但结缔组织病、肠道肿瘤、肠结核不能除外。免疫低下致反复肠道感染也不能完全除外。患儿为 8 岁儿童,脓血便同时又间断发热,过敏因素可基本除外。

三、体格检查

(一)重点检查内容和目的

考虑非感染性疾病——炎性肠病可能性大,但结缔组织病、肿瘤、肠结核不能除外,以上疾病均可出现生长发育落后,全身多脏器受累,故应注意生长发育情况,有无皮疹、有无虹膜睫状体炎,有无口腔、眼、外生殖器溃疡,腹部有无包块,有无反跳痛、肌紧张(慢性阑尾炎、克罗恩病、肠结核),有肛瘘、肛周脓肿(克罗恩病)有无卡瘢(肠结核)。

(二)体格检查及思维提示

体温 38℃,呼吸 22 次/分,心率 96 次/分,血压 100/70mmHg,体重 18kg。发育营养差,神志清,精神反应弱,贫血貌,呼吸平稳,全身无皮疹,腹部皮下脂肪菲薄,约 0.4cm,左上臂卡瘢 1 枚,浅表淋巴结不大,巩膜无黄染,角膜无溃疡,双侧瞳孔不等大,左侧瞳孔变形,光反射仍存在,唇色淡,口腔黏膜光滑,无溃疡及糜烂,咽充血,扁桃体不大,双肺呼吸音清,无啰音,无胸膜摩擦音,心音有力,律齐,无杂音,舟状腹,未见肠型及蠕动波,触软,无包块,剑突下及右下腹压痛(+),无肌紧张及反跳痛,肝脾肋下未触及,叩诊鼓音,移动性浊音阴性,肠鸣音活跃。右手大拇指掌指关节红肿,活动受限,神经系统检查无异常。无肛周脓肿、肛瘘,外生殖器无溃疡。

思维提示

体格检查结果与问诊后初步考虑炎性肠病的思路相吻合。发育营养差,贫血貌,有关节改变,均提示非感染性疾病如炎性肠病、结缔组织病可能。进一步实验室检查和影像学检查的主要目的是明确病变部位、性质,明确诊断,为治疗方案提供依据。

四、门诊实验室及影像检查结果

1. 门诊血常规　WBC $22.4 \times 10^9/L$,N 0.80,Hb 80.0g/L,PLT $152 \times 10^9/L$,CRP 60mg/L。
2. 便常规　WBC 满视野,RBC 满视野。
3. 腹部 B 超　十二指肠及回肠末段、横结肠、乙状结肠明显增厚,尤以回肠末段为重,腹腔内有多枚肿大淋巴结,最大 3cm×2cm,腹部实质脏器未见异常。
4. 眼科会诊　虹膜睫状体炎。

思维提示

化验血常规白细胞增高,中性分类为主,C 反应蛋白增高,同时有营养不良、贫血、虹膜睫状体炎、关节肿痛,考虑炎性肠病可能性大,结缔组织病、免疫低下不除外,并有继发肠道感染的可能;无口腔、眼、外生殖器溃疡,结缔组织病中的白塞病可能性不大;无蝶形红斑、肝肾等多脏器损伤、血常规白细胞升高,无血小板降低,系统性红斑狼疮可能性不大;多段肠管跳跃性病变,未局限于回肠末段、结肠,肠结核及炎性肠病中的克罗恩病应考虑。

五、初步诊断

1. 腹痛、腹泻原因待查　①克罗恩病?②肠结核?③免疫缺陷病继发肠道感染待除外。
2. 营养不良　Ⅱ度。

3. 中度贫血。

六、初步治疗（入院后治疗）

患儿诊断尚不明确,目前考虑克罗恩病可能性大,但肠结核、结缔组织病及继发肠道感染均不能完全除外,而克罗恩病在临床上为除他性诊断,即排除其他疾病后方能诊断,故应对以上两种疾病进行排除,除实验室检查外,尚应进行药物治疗,看疗效待除外。肠道感染,以革兰氏阴性杆菌、厌氧菌感染最为常见,故应选用三代头孢菌素及抗厌氧菌药物治疗,抗感染治疗无效,可用抗结核治疗。此外应保护胃肠道黏膜、同时予微生态制剂调节肠道菌群。间断血、血浆、白蛋白、丙种球蛋白支持治疗,饮食方面应给予高热量、易消化、富有营养的饮食,必要时要素饮食,腹泻严重时可禁食予静脉营养、补液。

七、进一步检查

（一）进一步检查内容及目的

1. 血常规、ESR、CRP。
2. 反复做大便常规、大便普通培养、真菌培养,除外肠道感染。
3. 结核菌素试验、胸片、抽取胃液、痰液找结核菌,进一步除外结核。
4. 免疫功能检查　Ig 系列、CD 系列,必要时行 NBT 试验,除外吞噬功能障碍。
5. 消化道造影　包括全消化道以及下消化道。了解肠道及腹腔脏器情况。
6. 过敏原检查以及 IgE　明确有无过敏性因素造成慢性腹泻可能。
7. 结缔组织病如 SLE、JRA、Behcet 均可引起肠缺血坏死、溃疡,而且 Behcet 病人偶有单纯肠道受累而无全身表现者,故应行自身抗体、针刺试验,眼科会诊:除外结缔组织疾病,如白塞病等。

（二）检查结果

1. 血常规　WBC $26.7 \times 10^9/L$, N 78%, Hb 85g/L, PLT $232 \times 10^9/L$, CRP 78mg/L, ESR 47mm/h。
2. 便常规　WBC 满视野,RBC 满视野。
3. 大便未找到寄生虫。
4. 多次大便普通培养、真菌培养均未见致病菌生长。
5. 结核菌素试验阴性,胸片检查无异常,胃液、痰未见抗酸杆菌。
6. 自身抗体检查阴性,针刺试验阴性。
7. 关节片　右侧大拇指掌指关节无异常,周围软组织肿胀。
8. 消化道造影　十二指肠黏膜粗乱,有毛刺征。回盲部狭窄,呈跳跃式分布。有便血故未行钡灌肠。
9. Ig、CD 检查无异常。

八、入院后情况

体温不降,腹痛、腹泻无明显好转。

思维提示

① 肠道感染可基本除外;②结缔组织病可能性不大;③免疫缺陷可除外;④肠管跳跃式改变,病变累及小肠、回盲部,肠结核、克罗恩病应考虑;⑤结核菌素试验阴性,胸片无异常,胃液、痰中未找到抗酸杆菌,抗结核治疗疗效不佳,肠结核可能性不大;⑥结肠情况不详,应进一步检查。

九、进一步检查内容及目的

内镜检查(胃镜、结肠镜)及组织病理进一步除外结核、确定是否为克罗恩病。

检查结果:

1. 胃镜 十二指肠降部黏膜明显充血水肿,可见散在片状糜烂出血灶。病理:黏膜及黏膜下层可见大量中性粒细胞浸润。

2. 结肠镜 乙状结肠、横结肠、回盲部广泛充血水肿,大片糜烂溃疡,有卵石征,回盲部狭窄不易通过。肠镜病理:抗酸染色阴性,可见裂隙样溃疡及非干酪样肉芽肿。

十、诊断

1. 克罗恩病活动期。
2. 营养不良Ⅱ度。
3. 中度贫血。

十一、治疗

本患儿采用泼尼松口服 $2mg/(kg \cdot d)$,局部灌肠以及对症治疗,大便次数减少,腹痛逐渐消失,体温渐平稳正常,精神食欲好转,4 周后患儿病情稳定,激素开始逐渐减量,1 个月后带药出院。3 个月后复诊情况:患儿体温一直正常,无腹痛,大便次数 2 ~ 3 次/天,体重增加约 4kg。4 ~ 5 个月后激素减为 $0.3mg/(kg \cdot d)$ 后开始维持治疗。

十二、对本病例的思考

1. 关于克罗恩病 克罗恩病为消化道非特异性炎症,可累及全消化道,受累部位不同消化道症状略有不同,小肠病变以腹痛、呕吐常见,结肠病变以腹痛、腹泻、便血常见,除消化道症状外还常伴有全身症状如发热、消瘦、口腔溃疡、关节肿痛、皮疹等,本病病史长,迁延不愈,临床难与感染、肿瘤、结缔组织病等疾病鉴别,诊断主要依靠典型病史、消化道造影、及内镜和病理的检查,一般治疗效不佳,需应用水杨酸制剂或激素、免疫抑制剂治疗

2. **诊断及分析** 本患儿为学龄儿童,夏季急性发病,早期考虑感染因素,但抗感染治疗效果不佳,渐出现消瘦、厌食、乏力,后期出现发热,并出现血水样大便,但多次抗感染治疗疗效不佳,应考虑细菌感染耐药、结核、少见感染病原及非感染疾病如炎性肠病、嗜酸胃肠炎、结缔组织病等,入院后抗感染治疗同时完善相关病原学检查均未见异常,感染因素基本除外,患儿病史 10 个月,肿瘤可能性不大,化验炎性指标增高、ESR 增快,结合患儿关节炎表现,考虑炎性肠病或结缔组织病可能,化验 ANA、DNA 阴性,结合患儿结肠镜及病理、影像检查结果考虑克罗恩病诊断。

3. **对克罗恩病的认识** 克罗恩病在国内报道日益增多,已成为消化科常见疾病之一,对于长时间腹痛尤其是伴有腹泻患者,应注意病史收集,尤其是肠外伴随症状的收集,消化道造影、B 超及病理的检查对诊断来说至关重要。

十三、关于克罗恩病

克罗恩病为消化道非特异性炎症,与溃疡性结肠炎一起统称为炎症性肠病。病因不清,目前认为克罗恩病发病与遗传、免疫、感染及身心因素等有关。该病好发于青壮年,儿童少见,但近年来随生活方式改变、环境改变及检查手段的发展,儿童中克罗恩病的检出率正在逐年提高。克罗恩病起病隐匿,易被忽视,从发现症状到诊断平均 1~3 年,部分患者可长达数年。

克罗恩病主要表现为胃肠道症状,如腹痛、腹泻、腹部包块、消化道出血等,其中以腹痛、腹泻最为常见,此外还可伴有全身症状如发热、消瘦、贫血、低蛋白血症及肠外改变如皮疹、关节炎、虹膜睫状体炎、角膜溃疡、口腔溃疡、硬化性胆管炎等。

克罗恩病的诊断主要依靠典型病史、消化道造影及内镜和病理的检查,克罗恩病为肠道跳跃性或节段性的非特异性炎症,整个消化道均可受累,主要见于小肠、回盲部及结肠,也可发生于十二指肠、胃、口腔,典型临床表现为长时间腹痛、腹泻伴间断发热,有时可见皮疹、关节肿痛、肛瘘等;造影检查见到跳跃式的多段肠管病变,病变肠管间黏膜正常,病变肠管黏膜有毛刺征,有时见卵石征,肠曲间瘘管形成窦道;内镜检查轻者黏膜充血水肿,糜烂、浅表溃疡,重者可见裂隙样溃疡、卵石征,恢复期可见炎性息肉,病理检查为全肠壁受累,有时可见非干酪样肉芽肿。

克罗恩病是除他性诊断,在诊断该病前应除外造成慢性腹痛、腹泻的其他疾病,如各种肠道感染性疾病、结缔组织病、先天免疫缺陷病、过敏性疾病、肠道肿瘤,其中以肠结核最难鉴别,故在慢性腹痛腹泻的病例中,结核的检查是必不可少的,在结核、克罗恩病不能鉴别时可先进行抗结核的试验治疗。肠道感染可为克罗恩病的始发因素,也可伴行于克罗恩病的全病程,故各种肠道感染病原的查找应反复进行。

该病不能根治,需要长期用药,其治疗目的为控制发作,维持缓解、改善生活质量。轻中度的患者尤其是病变在结肠的可以仅予柳氮磺吡啶(SASP)或 5-氨基水杨酸(5-ASA),结肠病变严重者可加用局部灌肠治疗,如锡类散、康复新、蒙脱石散及糖皮质激素,重度病人可以考虑加用激素和免疫抑制剂。药物无效或者合并严重并发症如肠出血、肠梗阻、肠穿孔及肠瘘时可以考虑进行结肠切除。抗生素、胃肠营养、微生态制剂等对症治疗亦非常

重要。

本病多为慢性渐进型,虽可自行缓解,多有反复。绝大多数患者经相应治疗后,可获得某种程度的康复。发病 15 年后约半数尚能生存。急性重症病例常有严重毒血症和并发症,预后较差,近期死亡率为 3% ~ 10%。近年来发现克罗恩病的癌变率也较高。

（王国丽）

病例49　黄疸4个月余

患儿,男,5个月,于2007年8月入院。

一、主诉

黄疸4个月余。

二、病史询问

(一) 问诊主要内容及目的

> **思维提示**
>
> 　　患儿为5个月婴儿,病史较长,以黄疸为主要表现,临床诊断黄疸待查成立。查找黄疸的原因可从肝前性黄疸、肝性黄疸及肝后性黄疸三方面进行病因分析。进一步询问病史应围绕上述三方面进行。

　　1. 生后多长时间出现黄疸,是持续黄疸还是退后复现,与梗阻性黄疸鉴别,引起梗阻性黄疸的疾病如先天性胆道闭锁、胆总管囊肿等。

　　2. 尿色和粪便颜色有无改变,如有无深黄色尿及白陶土便,鉴别是否有胆汁淤积以及肝内或肝外胆道疾病。

　　3. 是否伴有发热、皮疹,发热是持续性或间断性,发热、皮疹与黄疸是否相关联,伴随发热、皮疹一般提示为感染性疾病或存在炎性反应。

　　4. 有无面色、口唇及甲床苍白等贫血症状,是否为酱油色尿,了解有无溶血所致黄疸。

　　5. 有无抽搐等神经系统症状,主要用于鉴别是否有先天性感染(如巨细胞病毒、风疹病毒、弓形虫等先天感染)及遗传代谢性疾病。

　　6. 是否有反复鹅口疮,鉴别是否存在真菌感染。

　　7. 有无结核接触史,是否来自吸虫、弓形虫等寄生虫疾病好发地区,用于鉴别结核及寄生虫感染。

　　8. 发病后体重、身高增长情况,确定是否存在营养不良。

　　9. 家族中有无不明原因黄疸的病人,出现黄疸的疾病部分有家族史。

　　10. 母孕期间是否患病,是否为乙型、丙型等肝炎病毒携带者,是否进行过产前病原学筛查,了解有无垂直传播的可能性。

（二）问诊结果及思维提示

患儿于 4 个多月前即生后 17 天出现皮肤发黄、尿色加深及腹胀症状,排便及粪便颜色无异常,无发热、呕吐、抽搐、皮疹、口唇苍白等表现,未予诊治。之后黄疸持续,渐出现巩膜黄染,到当地医院就诊,检测血象正常但肝功能异常（具体不详）,予中药口服,效果不著。15 天前患儿出现流涕、咳嗽伴喘息,不伴发热,在当地住院治疗 7 天（药物、药量不详）,咳嗽等呼吸道症状消失,黄疸略减轻。近几天来,家长发现患儿皮肤和眼睛黄染加重,大便颜色变浅,腹部 B 超提示肝大、胆总管显示不清。遂来我院,门诊以"黄疸待查"收入院。

患儿自发病以来,精神饮食可,体重无下降,无反复口腔溃疡。既往健康,否认结核、肝炎等传染病接触史,否认来自吸虫、弓形虫等寄生虫疾病好发地区。无食物、药物过敏史。无家族类似疾病史。

> **思维提示**
>
> ①患儿为 5 个月小婴儿,生后 17 天出现黄疸,持续不退且逐渐加重,辅助检查提示肝大及肝功能异常,可以诊断婴儿肝炎综合征。诊断重点是确定病因。②患儿生后 17 天出现黄疸,无明显贫血症状,未发现酱油色尿,血象未提示异常,故溶血等肝前性原因可能性不大,可不考虑。③患儿呈持续性黄疸,渐进性加重,但不伴发热、皮疹等全身中毒症状,血象不高,不支持败血症等细菌感染,可查血培养等除外。④患儿无反复口腔溃疡,无长期应用抗生素病史,真菌感染的可能性不大。⑤患儿黄疸同时伴有肝功能异常,应注意导致肝细胞损害的常见原因,如病毒、弓形虫、螺旋体等感染,可进行相关病原学检查。⑥就梗阻性黄疸,患儿生后 17 天出现黄疸且逐渐加重,目前大便颜色变浅至灰白色,外院腹部超声:胆总管显示不清,故应想到本病。但此类疾病一般生后即出现黄疸,进行性加重,常常在生后见不到黄色粪便,而本患儿生后至入院前一周一直间断有黄色大便,与本类疾病不符。

三、体格检查

（一）重点检查内容及目的

诊断考虑为婴儿肝炎综合征,因其病因较多,所以在对患儿进行系统、全面检查的同时,应重点注意皮肤黏膜黄染情况、有无皮疹、出血点和肝脾是否肿大、肿大程度以及质地情况,有无触痛,是否伴有腹水。为了解有无贫血体征,应注意面色、口唇、睑结膜及甲床有无苍白,为了解有无感染及血液系统疾病的可能,应注意体温有无增高,浅表淋巴结有无肿大。

（二）体格检查结果及思维提示

体温 36.4℃,呼吸 30 次/分,脉搏 122 次/分,血压 90/50mmHg,营养发育良好,神志清楚,精神反应可,呼吸平稳,前囟平软 1.5cm×1.5cm。全身皮肤黄染,未见皮疹及出血点,左上臂卡瘢阳性,无破溃。浅表淋巴结未及肿大。巩膜黄染,睑结膜稍苍白,唇色略淡,无发绀,无口腔溃疡。双肺呼吸音清,心音有力。腹部膨隆,轻胀,未及包块,无压痛、反跳痛、肌紧张;肝大,肋下 8cm,剑突下 3.5cm,质中、边钝,无触痛,脾肋下及边,移动性浊音阴性,肠鸣音存在。甲床稍苍白。神经系统未见异常。肛门生殖器未见异常。

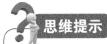

思维提示

①5 个月小婴儿,黄疸较明显,结合灰白色粪便,提示有梗阻性黄疸如肝内胆管疾病(如肝胆管发育不良、肝内胆管囊性扩张、肝内胆管缺如等)的可能,同时要明确有否肝外胆管疾病,如胆道闭锁、胆总管囊肿等。②患儿除黄疸外,肝脏重度肿大,肋下 8cm,质地中等,已位于脐下,应注意遗传代谢性疾病的可能。

四、实验室和影像学检查

(一) 初步检查内容及目的

1. 血常规、CRP　了解有无感染性疾病、血液系统疾病提示及有无贫血。
2. 尿常规　了解尿胆原及尿胆红素情况,初步判断肝前性、肝性还是肝后性黄疸。
3. 肝功能　了解转氨酶及总胆红素、直接胆红素情况。
4. 腹部影像学　了解肝脾等脏器及肝内外胆管情况,有无腹水等。

(二) 检查结果及思维提示

1. 血常规　WBC $10.4 \times 10^9/L$,RBC $3.5 \times 10^{12}/L$,Hb 104g/L,N 33.5%,L 66.5%,PLT $209 \times 10^9/L$,CRP 在正常范围。
2. 尿常规　UBG(–),BIL + +,余未见异常。
3. 便常规　(–)。
4. 肝功能　ALT 193U/L,AST 196U/L,TBIL 118.0μmol/L,DBIL 105.6μmol/L。
5. 腹部 B 超(外院)　肝脏肿大,胆总管显示不清。

思维提示

重要的检查结果有三项:①尿胆原阴性,尿胆红素 2 +;②转氨酶增高,总胆红素增高且以直接胆红素高为主;③肝脏肿大,胆总管显示不清。

五、初步诊断及根据

患儿为 5 个月小婴儿,具有黄疸、肝脏肿大及肝功能异常,符合婴儿肝炎综合征诊断。但目前病因尚不清楚,结合病史、体检和辅助检查,需要进行病原学、影像学及串联质谱等检查以查找病因。患儿血红蛋白降低(103g/L),在 90~110g/L 之间,提示有轻度贫血,需进一步确定贫血类型。

六、治疗方案及理由

患儿病因不明,目前宜采用综合治疗措施,同时应密切观察病情变化,尽快查找原因。目前治疗包括:①保肝退黄,可选用肌苷、腺苷蛋氨酸、维生素 C 等静注,必要时也可选用白蛋白或血浆静脉滴注,茵栀黄或黄腐酸钠口服;②促进肝细胞再生,可应用促肝细胞生长素(HGF)静滴;③营养及支持疗法,宜给适量糖、蛋白质、脂溶性维生素;④改善肝脏微循环,可选用川芎嗪等静点;⑤中医中药对改善症状有一定的效果。

七、进一步辅助检查

(一)进一步检查内容及目的

1. 血常规、网织红细胞计数、MCV、MCH、MCHC、末梢血涂片等检查,进一步明确贫血的程度,确定贫血的类型。
2. CRP、血沉、血培养,除外有无细菌感染。
3. 尿胆红素、尿胆原、肝功能、腹部 B 型超声,进一步了解黄疸程度和性质以及肝脏情况。
4. 病原学检查如 TORCH 和嗜肝病毒如 EBV、CMV 及乙、丙、丁肝炎病毒血清抗体。
5. PPD 试验、胸片检查除外结核病。
6. 血糖、血氨、血乳酸、血气分析,了解有无糖、氨基酸及有机酸代谢异常的可能。
7. 粪胆原、腹部 B 超和 MRCP,了解有无梗阻性黄疸的可能及肝内外胆管的情况。

(二)检查结果及思维提示

1. 血常规　WBC $9.5 \times 10^9/L$,N 37%,L 63%,RBC $3.3 \times 10^{12}/L$,Hb 103g/L,PLT $203 \times 10^9/L$,白细胞及血小板正常。MCV 77fl(80~94fl),MCH 25pg(26~32pg),MCHC 0.30(0.32~0.36)。网织红细胞计数正常。末梢血涂片:红细胞大小不等,以小为主,中空淡染。

2. CRP 及血沉未见异常,血培养:无细菌生长。

3. 尿二胆　UBG(−),BIL + +。肝功能:ALT 125U/L,AST 110U/L,AST/ALT 0.8,ALP 291U/L(20~220),GGT 138U/L(5~50),TBA 237.5μmol/L(0~10),TBIL 239μmol/L,DBIL 136.7μmol/L,IBIL 102.4μmol/L,TP 66g/L(60~80),ALB 38g/L(35~55),GLO 28g/L(20~30)。B 型超声:肝肋下 7.5cm,实质回声均匀,肝内外胆管无扩张,胆囊大小形态正常。脾肋下 3cm,胰及双肾(−)。印象:肝脾肿大,考虑婴儿肝炎。

4. 病原学检查　TORCH:HSV1-IgM Ab(−),弓形虫-IgM Ab(−),风疹 V-IgM Ab(−),HCMV-IgM Ab(+),CMV-IgG Ab 1∶400;患儿母 HCMV-IgM 弱阳性,HCMV-IgG(+);患儿 HCMV-PP65(−);EBV IgA/VCA(−),IgA/EA(−)IgG/VCA(1∶20),IgM/VCA(−);甲、乙、丙、丁、戊肝炎病毒血清标志物均阴性。

5. PPD 试验阴性、胸片未见结核病灶。

6. 血糖、血氨、血乳酸、血气分析检查均未见异常。

7. 粪胆原(±)。MRCP:肝脾大,肝内可见少许胆道样信号。

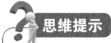

思维提示

①患儿病毒血清学检查显示 CMV‐IgM 阳性,结合患儿黄疸、肝脏肿大、肝功能异常及腹部 B 型超声结果,考虑患儿存在 CMV 感染;因其母亲 CMV‐IgM 弱阳性、CMV‐IgG 阳性,故考虑感染途径为母婴传播的可能性较大。②单纯疱疹病毒、风疹病毒、EB 病毒、弓形虫及甲、乙、丙、丁、戊肝炎病毒的血清标志物均阴性,可除外相应病原感染。③血象不高,CRP 正常,血培养无细菌生长,除外败血症。④PPD 试验阴性,胸片未见异常,可除外结核病。⑤腹部 B 型超声及 MRCP 未见肝内外胆管病变,故肝内外胆管疾病基本排除。⑥患儿粪胆原化验为(±),说明胆红素从肝可经肠道排出,但量较少,提示胆红素排泄不畅通,有淤胆的可能。⑦血糖、血氨,血乳酸,血气分析检查均未见异常,即无遗传代谢性疾病的提示。⑧患儿有轻度贫血,MCV、MCH、MCHC 值均降低,末梢血涂片结果为红细胞大小不等,以小为主,中空淡染,支持小细胞低色素性贫血。

八、调整治疗方案

除上述保肝、退黄等综合治疗措施外,因患儿存在 CMV 感染,故增加抗病毒治疗,选择更昔洛韦 10~15mg/(kg·d),每 12 小时一次,2 周后再减量。

九、治疗效果及思维提示

经更昔洛韦及保肝退黄等 7 天治疗,患儿腹胀减轻,皮肤、巩膜黄染稍有减退,但肝脏无明显回缩。转氨酶及黄疸指标较前略有下降。

思维提示

患儿经抗病毒、保肝、退黄等综合治疗后,临床表现及肝功能化验均有好转,但肝脏回缩不明显。考虑患儿肝脏重度肿大,肋下 8cm,质地中等,已位于脐下,比肝功能异常的程度更突出,患儿肝大程度不好用单一的 CMV 感染解释。因此要注意有无遗传代谢性疾病的可能并要进行有针对性的检查。因 CMV 感染可以引起多脏器受损,如对中枢、听力及眼部的损伤,因此,可查头颅 CT、脑干测听、眼部检查等。为了解有无缺铁性贫血的可能,可进行血清铁、总铁结合力检查。

十、再进一步检查结果

1. 血清铁 44μg/dl(50~120μg/dl),总铁结合力 421μg/dl(250~400μg/dl),支持营养性缺铁性贫血诊断。

2. 头颅 CT,脑干测听,眼部检查未见异常,排除 CMV 感染引起的中枢病变、耳聋及视网膜病等。

3. 尿筛查结果 半乳糖血症?

4. 血串联质谱检查 未见异常。

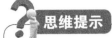
思维提示

经上述相关检查后,说明患儿除 CMV 感染外,还提示遗传代谢性疾病——半乳糖血症的可能性。

十一、再调整治疗方案及疗效

(一) 方案

继续抗病毒、保肝退黄等综合治疗,具体如下:

1. 抗病毒治疗 更昔洛韦 10 ~ 15mg/(kg·d),每 12 小时一次,继用 1 周后减量,总疗程 1 ~ 3 个月。

2. 保肝退黄 予 S-腺苷蛋氨酸(思美泰)30 ~ 60mg/(kg·d);还原型谷胱甘肽钠(古拉定)300mg/d 静点。

3. 营养及支持疗法 注重糖、蛋白质及各种维生素的供给,如氨基酸营养液、九维他、脂维他等。

4. 改善肝脏微循环 10% 葡萄糖 40ml + 川芎嗪 20mg 每 12 小时一次,静点。

5. 促进肝细胞再生 可选 10% 葡萄糖 40ml + 促肝细胞生长素 40mg,每天一次,静点。

除以上治疗外,进行饮食调整,停用奶类和奶制品,改用豆浆和蔗糖喂养。

(二) 疗效

治疗 1 周后,黄疸指标及转氨酶逐渐下降,肝脏略有回缩,病情好转出院。院外继续完成疗程。

(三) 最后诊断

1. 婴儿肝炎综合征

(1) HCMV 肝炎。

(2) 遗传代谢性疾病?(半乳糖血症?)

2. 轻度营养性缺铁性贫血。

十二、对本病例的思考

1. 关于婴儿肝炎综合征 婴儿肝炎综合征是指 1 岁以内的婴儿在临床上有黄疸、肝脏肿大及肝功能异常表现而未发现明确病因的疾病统称,明确病因对诊断、治疗和预后判断尤其重要。对黄疸迁延不退、持续时间长、结合胆红素升高的婴儿,要首先明确有无肝外胆管闭锁。在有感染时需排除其他合并病因。

2. 全面细致检查的重要性 与感染相关的婴儿肝炎综合征可由多种病原引起,包括病毒、弓形虫、细菌、螺旋体等各类病原体,但以病毒感染多见,尤其是 CMV 感染。感染引起的婴儿肝炎综合征,6 个月内(尤其 3 个月内)起病者,应注意宫内感染或产时感染的可能性;6 个月以后起病者,需考虑出生后感染。本患儿为 5 个月男孩,生后 2 周始起病,经检查确定有 CMV 感染;同时对其母亲进行了 CMV 相关检查,结果提示母亲亦有 CMV 感染,故考虑感染途径为母婴传播的可能性较大。

3. 对病情的分析贯穿始终 HCMV 感染是婴儿肝炎综合征的最常见病因,对于婴肝征的患儿要注重查找活动性 HCMV 感染的证据。但当患儿病情不能完全用 HCMV 感染解释时,应想到其他伴随疾病的可能,如遗传代谢性疾病等。本例确定有 CMV 感染,经抗病毒等治疗后,临床表现及肝功能化验均有好转,但肝脏无明显回缩。考虑患儿肝脏重度肿大(肋下 8cm),比肝功能异常的程度更突出,且治疗效果不著。由此想到伴随遗传代谢性疾病的可能,予相关检查,结果提示半乳糖血症不除外。

十三、关于婴儿肝炎综合征

婴儿肝炎综合征(infantile hepatitis syndrome,IHS)简称婴肝征,是指 1 岁以内的婴儿(包括新生儿)出现黄疸、肝脏肿大和肝功能异常的一组临床症候群。本综合征病因复杂,症状程度不一,预后悬殊。若能查出病因,就不再称婴儿肝炎综合征而改为病因诊断。

婴肝征的病因包括感染(病毒、弓形虫、细菌、螺旋体等各类病原体感染,TORCH 感染多见,其中以 HCMV 感染占首位)、遗传代谢性疾病(如糖、氨基酸、脂类等代谢异常所致疾病)、中毒(如药物、化学物中毒等)和肝内胆管疾病(如肝内胆管发育不良、肝内胆管囊性扩张、肝内胆管缺如等)。

婴肝征起病多缓慢而隐匿。常表现为生理性黄疸消退延迟,或退后又重现,黄疸轻重不一,以中、重度常见;大便色泽可正常,多数随病情逐渐加深,呈浅黄色或白陶土色;尿色逐渐呈深黄色;可有程度不同的胃肠道症状:食欲减退、恶心、呕吐、腹胀、腹泻;肝脏肿大,淤胆重时呈进行性,质地变硬,可有脾脏肿大;胆汁淤积时,肠内胆汁量减少或缺如,导致脂肪吸收不良及脂溶性维生素缺乏,表现佝偻病、生长停滞、出血等;TORCH 病原体及遗传代谢性疾病等除引起黄疸、肝脾肿大外,可出现神经系统症状(如惊厥、肌张力下降、软瘫等)、眼病变(如白内障、视网膜病)、紫癜等,并可伴随先天畸形如先天性心脏病、小头及眼小畸形等;遗传代谢性疾病时,可有低血糖、代谢性酸中毒等相应表现;病情严重者,可发展为肝硬化或肝功能衰竭。

婴肝征多以结合胆红素升高为主;胆汁淤积时,γ-谷氨酰转肽酶(γ-GT)、碱性磷酸酶(AKP)、5′-核苷酸酶(5′-NT)及胆汁酸(TBA)明显升高;TORCH 病原体的特异性 IgM 抗体、肝炎病毒的血清学标志物(如 HBsAg、HBeAg、抗 HCV-IgG 等)、EB 病毒的特异性抗体(如抗 VCA-IgM 和 IgG 抗体、抗 EA 抗体和抗 EBNA 抗体)和细菌培养等病原学检查有助于查找病原;有条件时,应进行代谢病筛查如测定尿中的还原物质;肝胆 B 型超声、CT、MRCP、胆道造影、^{99m}锝(^{99m}Tc)同位素检查可发现肝内、外胆管疾病;肝活检检查可从组织病理改变查找病因。

本病应注意与胆道闭锁鉴别,因后者须争取在 3 个月内进行手术治疗,否则易发展为胆汁性肝硬化。

　　病因明确者,除病因治疗外,宜采用综合措施。病因未明者,应密切观察病情变化,尽快查找原因,避免盲目手术。病因治疗:抗病毒治疗,如对单纯疱疹病毒感染者,可用阿昔洛韦;对 HCMV 感染者,宜选用丙氧鸟苷。抗生素应用,据细菌培养及药敏试验结果选用敏感的抗生素。遗传代谢性疾病应重视饮食疗法,如半乳糖血症需停用奶类和奶制品,改用豆浆和蔗糖喂养;酪氨酸血症应给予低苯丙氨酸、酪氨酸饮食。综合措施:保肝退黄,可选用肌苷、腺苷蛋氨酸、维生素 C、促肝细胞生长素(HGF)等静注,必要时也可选用白蛋白或血浆静脉滴注,茵栀黄或黄腐酸钠口服。营养及支持疗法,宜给适量糖、蛋白质、脂溶性维生素。选用川芎嗪等改善肝脏微循环。中医中药对改善症状有一定的效果。

（徐樨巍）

病例50　咳喘3天

患儿,男,7个月,于2007年1月13日入院。

一、主诉

咳喘3天。

二、病史询问

(一) 问诊主要内容及目的

思维提示

对于婴儿起病急、病史短、以咳喘为主要表现的病例,首先考虑急性呼吸道感染,特别是毛细支气管炎,分析病原是主要问题,同时要注意存在基础疾病的可能性,如先天发育畸形、支气管哮喘等,因此进一步询问病史应围绕上述方面进行。

1. 是否伴有发热,如果伴有发热应注意呼吸系统感染性疾病可能性。
2. 咳喘持续存在,还是时轻时重,何时明显,主要看是否符合毛细支气管炎的临床特点。毛细支气管炎多见于小婴儿,冬春季发病,起病急,病史短,咳嗽喘息为主要表现,常同时出现,伴发热或发热不明显,病程持续1周左右。
3. 发病以来有无烦躁、抽搐、尿量减少、水肿等表现,用于判断是否存在急性心力衰竭或中毒性脑病等中枢神经系统并发症。
4. 是否有异物吸入史:主要鉴别是否有支气管异物。
5. 既往是否有反复喘息史、湿疹史、有无哮喘及特应性体质家族史,用于鉴别支气管哮喘(一般支气管哮喘表现为发作性咳喘,晨起和夜间明显,呼吸道感染常为诱发因素,支气管舒张剂治疗有效,多有湿疹史、过敏史及特应性体质家族史)。
6. 是否曾患重症肺炎、毛细支气管炎,用于鉴别是否可能存在感染后闭塞性细支气管炎等。
7. 是否有结核病接触史,是否接种卡介苗,用于鉴别是否有肺结核干酪物质阻塞气道或支气管淋巴结结核,肿大淋巴结压迫气道导致咳喘可能。
8. 是否为早产新生儿,新生儿期有无高浓度吸氧、机械通气病史,用于鉴别有无支气管肺发育不良。

9. 生后是否有呛奶及吐奶,用于鉴别胃肠道疾病,包括胃食管反流、气管食管瘘等。

10. 生后是否有青紫或哭闹后青紫,平时是否有水肿、少尿等表现,以前医生检查时是否发现心脏杂音,是否有喘憋、呼吸困难,是否有生长发育落后,是否有反复呼吸道感染,用于鉴别先天性气管、支气管、肺及心血管发育畸形等。

(二)问诊结果及思维提示

患儿于入院前 3 天受凉后出现流涕、咳嗽,伴呼吸急促、轻度喘息,于当地诊所测体温 37.5℃,血常规示 WBC 5.4×10^9/L,N 0.338,L 0.651,RBC、Hb、PLT 正常,诊断为"喘息性支气管炎",予"头孢呋辛"输液治疗两天,症状无缓解。患儿仍咳嗽,喘息逐渐加重,活动或哭闹后明显,喉部可听到痰鸣音,体温波动在 37.3～38℃。

患儿发病以来精神反应可,无憋气、发绀、呛咳,无烦躁、抽搐,无腹痛、腹泻,食欲减退,尿量不少,睡眠可。

无湿疹史,无过敏史及特应性体质家族史;足月顺产,生后无窒息,新生儿期健康,7 月前身体健康,生长发育良好,无重症肺炎、毛细支气管炎、麻疹、百日咳病史;接种卡介苗,无结核接触史。生后无吐奶及呛奶,无青紫、哭闹后青紫、水肿和少尿,无喘憋、呼吸困难。

思维提示

①婴幼儿、冬季首次喘息发病、起病急、病程短,伴有发热,喘息于哭闹活动后加重,抗生素治疗无效,符合呼吸道感染尤其病毒感染;②患儿发病以来无烦躁、水肿、尿少等表现,不支持存在急性心力衰竭;无腹痛、腹泻,不支持存在消化系统合并症;无精神反应差、嗜睡、抽搐,不支持存在神经系统合并症;③患儿无湿疹史,无过敏史及特应性体质家族史,咳喘非反复发作性,不符合支气管哮喘的特点,需要进一步观察病情明确;④小婴儿,无异物吸入史,无明显呛咳,不支持支气管异物继发感染;⑤接种卡介苗,无结核接触史,起病急,病史短,结核病可能性不大;⑥足月顺产,生后无窒息,新生儿期健康,新生儿期无吸氧、机械通气病史,既往身体健康,无重症肺炎、毛细支气管炎、麻疹、百日咳病史,支气管肺发育不良、感染后闭塞性细支气管炎、透明肺等疾病可能性不大;⑦患儿咳喘无夜间入睡后及进食时加重,无呛奶及吐奶,不支持胃食管反流;⑧必要时进行相关检查除外先天性气管、支气管、肺、心血管的发育畸形。

三、体格检查

(一)重点检查内容及目的

1. 生长发育、有无缺氧表现,气管位置、呼吸系统体征(呼吸频率、节律,有无呼吸困难、肺部叩诊是否存在过清音、肺内有无啰音、喘鸣音)、是否存在杵状指(趾)　进一步明确是否存在先天发育问题、肺内病变的严重程度、是否存在长期慢性缺氧。

2. 心脏大小、是否有心脏杂音:帮助明确是否存在先天性心脏病。

3. 心率情况,心音是否有力、肝脏大小、下肢有无水肿:帮助判断是否存在急性心衰。

4. 腹部查体:帮助判断有无腹腔脏器并发症。

5. 神经系统查体,包括精神反应、脑膜刺激征、病理征:帮助判断有无神经系统并发症。

6. 是否有卡瘢　进一步明确是否接种卡介苗。

(二)体格检查结果及思维提示

体温 36.5℃,呼吸 56 次/分,脉搏 156 次/分,血压 80/50mmHg,体重 10kg,营养发育良好,神志清楚,精神反应可,呼吸急促,鼻翼扇动、三凹征(+)。左上臂可见卡瘢 1 枚。面色、口唇红润,无发绀,口周略发青,咽轻度充血,气管居中,胸廓对称,双侧呼吸运动一致,双肺叩诊过清音,双肺呼吸音粗,可闻及呼气相喘鸣音及少许痰鸣音,未闻及细湿啰音,心音有力,律齐,各瓣膜听诊区未闻及杂音,腹软,肝肋下 3cm,质软边锐,四肢肌张力正常,双下肢不肿,无杵状指(趾),神经系统查体未见异常。

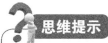

思维提示

①小婴儿,起病急,病史短,咳喘伴发热为主要表现,双肺呼吸音粗,可闻呼气相喘鸣音及少许痰鸣音,未闻及细湿啰音,初步诊断毛细支气管炎;②精神反应可,无烦躁、哭闹,尿量不少,呼吸 56 次/分,心率 156 次/分,心界无扩大,心音有力,肝脏不大,双下肢无水肿,目前心衰诊断不成立,进一步观察病情协诊;③患儿无湿疹史,无过敏史及特应性体质家族史,咳喘非发作性,首次发作,不符合支气管哮喘的特点,需要进一步观察病情明确。④7 月小婴儿,无异物吸入史,无呛咳,双肺呼吸运动一致,双肺呼吸音对称,支气管异物可能性不大;⑤无结核接触史,卡瘢阳性,急性起病,病史短,肺结核可能性不大;⑥生长发育良好,无反复呼吸道感染及持续咳喘症状,无口周发青和发绀,无杵状指(趾),不存在急、慢性缺氧表现,心音有力,律齐,各瓣膜听诊区未闻及杂音,不支持先天性心脏病及先天性支气管、肺及血管发育异常,必要时进行相关检查除外。

四、实验室和影像学检查

(一)初步检查内容及目的

1. 血常规　帮助做病原学判断。

2. 胸部 X 线片　了解肺内病变情况。

(二)检查结果及思维提示

1. 血常规　RBC 4.05×10^{12}/L,Hb 106g/L,WBC 5.4×10^9/L,N 0.338,L 0.651,PLT 298×10^9/L。

2. 胸部 X 线正位片(图 50-1)　双肺纹理增多,模糊毛糙,未见具体片影,两肺过度充气,心影正常大小,肺门著明,印象:支气管周围炎。

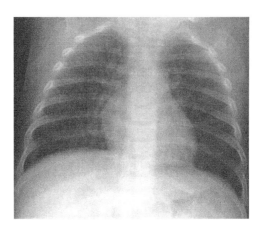

图 50-1　胸 X 线正位片
双肺纹理增多,过度充气,心影正常大小

思维提示

　　血常规白细胞总数正常,分类以淋巴细胞为主,胸片肺内未见实变,表现为过度充气,支持毛细支气管炎诊断。

五、初步诊断及依据

　　根据患儿为小婴儿,起病急,病史短,咳喘伴发热为主要表现,双肺呼吸音粗,可闻呼气相喘鸣音及少许痰鸣音,未闻及细湿啰音,血象不高,分类以淋巴细胞为主,胸片肺内未见实变,表现为过度充气,支持毛细支气管炎诊断。

六、治疗方案及理由

　　1. 方案　吸氧、镇静、雾化、平喘、拍背、吸痰等对症治疗为主。
　　2. 理由　临床考虑病毒感染所致毛细支气管炎可能性大,病史尚短,目前无合并细菌感染的证据,暂不使用抗生素。治疗主要以吸氧、镇静、雾化、平喘、拍背、吸痰等对症治疗为主,保持呼吸道通畅;普米克令舒 0.5mg/次,一日 2 次雾化吸入,减轻气道炎症;沙丁胺醇雾化可一定程度上缓解症状,可予 2.5mg/次雾化治疗,用药间隔视病情轻重而定。适当湿化环境、补液、保持患儿镇静较为重要。密切观察病情变化,及时判断有无急性心功能衰竭等并发症出现。

七、进一步检查、治疗效果及思维提示

(一) 进一步检查内容及目的

　　1. 呼吸道病毒抗原检测　进一步明确感染病原。

2. 血气　进一步明确是否存在低氧血症。急性呼吸衰竭,及其严重程度。

3. PPD 试验　帮助明确是否存在结核感染。

4. 心脏彩超　进一步除外先天性心脏大血管疾病。

5. IgE 测定、过敏原筛查试验　明确是否为过敏体质。

(二)检查结果

1. 血气正常。

2. 呼吸道合胞病毒抗原阳性。

3. PPD 试验阴性。

4. 心脏彩超提示心脏及大血管结构及功能正常。

5. IgE 正常,过敏原筛查试验阴性。

(三)治疗效果及思维提示

本患儿经上述入院方案治疗,发热及咳喘症状一周后明显缓解出院。出院后两周随访痊愈。

思维提示

①复查血象及呼吸道合胞病毒抗原阳性,进一步支持毛细支气管炎诊断;②结合病史、查体及血气、胸片结果,不支持合并急性心力衰竭及急性呼吸衰竭;③PPD 试验阴性,不支持肺结核;④根据心脏彩超检查结果初步除外先天性心血管疾病;⑤IgE 正常,过敏源筛查试验阴性,结合病史不支持支气管哮喘。⑥结合病史及查体、胸片、不支持支气管异物。

最终诊断:毛细支气管炎。

八、关于毛细支气管炎

毛细支气管炎是婴幼儿较常见的急性下呼吸道感染,多数是 1~6 个月小婴儿,发病与该年龄段小儿支气管的解剖学特点有关,微小的管腔易由黏性分泌物、水肿及平滑肌收缩而发生梗阻,并可引致肺气肿或肺不张。我国北方多发生于冬季和初春,广东、广西则以春夏及夏秋为多。

毛细支气管炎可由不同的病毒感染所致,呼吸道合胞病毒(respiratory syncytial virus, RSV)是最常见的病原。RSV 是副黏病毒科肺病毒属成员,为非节段性单股负链 RNA 病毒,在我国主要流行 A 亚型。本病的特征为小气道上皮细胞的急性炎症、水肿和坏死,黏液产生增多,以及支气管痉挛。表现为卡他症状、咳嗽喘息,有时伴有低热,呼吸增快,肺过度充气,胸凹陷,肺部出现广泛的湿啰音、喘鸣音或二者并存。应当根据病史和体格检查诊断毛细支气管炎,并评估其严重程度。发生重症毛细支气管炎的危险因素:年龄小于 6 周、早产儿、基础心肺疾病、免疫缺陷等。毛细支气管炎的鉴别诊断包括:支气管哮喘、异物吸入、先天性气管、支气管、肺发育畸形、先天性心脏病及血管发育畸形、肺结核等。

毛细支气管炎病程一般5～15天,平均为10天。在咳喘发生后2～3日内病情常较为严重,经正确治疗后大多迅速恢复、数日内见愈。近期预后多数良好,病死率约1%。但长期随访观察RSV毛细支气管炎的婴儿,22.1%～53.2%患支气管哮喘。

毛细支气管炎的治疗基本上是支持对症治疗,密切监测病情,保持气道通畅(体位、吸痰等),给予足够的液体。呼吸道管理非常重要,必须在喂养之前、每次雾化吸入治疗之前及必要时给患儿吸痰,以保持呼吸道通畅。

1. 氧疗　吸氧,维持血氧饱和度≥95%。

2. 补液　由于毛细支气管炎患儿存在不显性失水,液体需要量较正常同龄儿多,根据病情补充足够液量。但输入液速要慢,以免加重心脏负担。

3. 支气管舒张剂及胆碱能受体拮抗剂　支气管舒张剂的应用并不能改善氧饱和度,只能使临床症状评分短期得到改善。因此,应用短效的β_2受体激动剂及胆碱能受体拮抗剂后临床症状体征有改善时,方可考虑重复应用。通常,有特应性体质或有哮喘家族史的患儿对β_2受体激动剂效果较好。

4. CPAP或机械通气等呼吸支持指征为:

(1)进行性加重的三凹征、鼻翼扇动及呻吟。

(2)进行性的呼吸急促,鼻导管或面罩吸氧下仍不能维持正常的血氧饱和度。

(3)呼吸暂停,特别是频繁的呼吸暂停。

5. 抗病毒　利巴韦林为广谱的抗病毒药物,并不常规用于RSV毛细支气管炎。偶用于严重的RSV感染及有高危因素的RSV感染患儿。干扰素具有广谱抗病毒作用及免疫调节作用,感染早期应用疗效确切。

6. 抗生素　不常规使用,在合并细菌感染时或胸片提示有大片状阴影时,可以考虑应用。

7. 静脉糖皮质激素　并不常规用于RSV毛细支气管炎。需要进一步研究确定其临床有效性及安全性。

8. 白三烯受体调节剂　已经确定白三烯在RSV感染中发挥作用,因此,白三烯调节剂可作为病毒引起的喘息的治疗选择。

9. 并发症的处理　如急性心力衰竭等治疗见相关章节。

(王　维)

病例51 发热、咳喘7天,加重伴呼吸困难2天

患儿,男,8个月,于2007年12月20日入院。

一、主诉

发热、咳喘7天,加重伴呼吸困难2天。

二、病史询问

(一)进一步询问内容及目的

思维提示

对于一个婴儿以发热、咳喘和呼吸困难为主诉,应首先考虑急性呼吸系统感染,特别是各种病原感染引起的肺炎;其次应注意有无呼吸系统先天畸形、支气管异物、支气管哮喘和心血管系统疾病,在进一步病史询问中应注意围绕这些疾病的本身症状特点,同时应注意有无疾病相关并发症的表现。

1. 发病前有无受凉,家庭中有无"感冒"的家长,用于了解患病的诱因。

2. 发热、咳嗽和喘息的特点,如发热是持续高热还是间断中低热,咳嗽为剧烈频咳还是间断咳嗽,咳喘二者以何为主,主要用于协诊肺炎病原的分析,如以喘息为主可能为呼吸道合胞病毒感染。

3. 是否伴有呕吐、腹泻、腹胀,是否伴烦躁或嗜睡以及惊厥,是否有面色和口唇发绀,是否有颜面下肢水肿和尿少,用于了解有无肺炎的并发症。

4. 既往有无喘息史,是否有湿疹史,有无哮喘及特应性体质家族史,用于协助婴幼儿哮喘的诊断。

5. 是否有呛咳和异物吸入史,主要鉴别是否为气管和支气管异物。

6. 既往有无反复肺部感染和喘息史,用于鉴别有无呼吸系统先天畸形,如先天性大叶性肺气肿和先天性囊性腺瘤样畸形等。

7. 是否有结核病接触史,是否接种卡介苗,用于鉴别是否为肺结核。

8. 是否有青紫或活动后青紫,以前是否曾发现心脏杂音,用于鉴别是否为先天性心脏病合并肺部感染。

(二) 问诊结果及思维提示

患儿于入院前 7 天受凉后出现发热,体温 38.6℃,伴流涕、咳嗽,为间断单声咳嗽,自服感冒药和退热药物治疗,效果不好,咳嗽渐加重,咳剧时伴呕吐,并出现喘息,喉中有痰,就诊于当地医院,诊为"支气管炎",予头孢呋辛静点 4 天,症状仍无好转,2 天前患儿出现呼吸困难,喘憋,间断口周发青,半天前出现烦躁不安,颜面水肿,腹胀,尿量减少,为进一步诊治来我院。发病以来,患儿精神、食欲和睡眠欠佳,大便稀,每日 2 ~ 3 次,小便外观无异常,无皮疹,无惊厥,否认异物吸入史。

既往史:足月顺产,生后无窒息,智力和体格发育如正常同龄儿,按时预防接种各种疫苗,包括卡介苗。既往体健,无反复感染以及喘息史,否认结核接触史,无湿疹及哮喘家族史,无先天性心脏病病史。

思维提示

①患儿以上呼吸道感染症状急性起病,咳嗽渐加重,并出现喘息、呼吸困难和发绀,考虑下呼吸道感染尤其支气管肺炎可能性大;②患儿为小婴儿,发热咳嗽同时伴喘息症状,应注意病毒感染,如呼吸道合胞病毒和腺病毒感染的可能;③年龄小,无异物吸入史或呛咳病史,不支持支气管异物诊断;④起病急,病史短,已接种卡介苗,无结核接触史,不支持肺结核;⑤患儿临床有喘息表现,应注意婴幼儿哮喘的可能,但既往无反复喘息史;无湿疹和哮喘家族史,故目前诊断依据不足;⑥患儿入院前出现烦躁不安、水肿及尿少,应考虑肺炎并发症如心力衰竭的可能;⑦既往无青紫或活动后青紫表现,无先心病病史,考虑先心病合并肺炎可能性不大。⑧既往无反复肺炎和喘息病史,考虑呼吸系统先天畸形可能性不大。

三、体格检查

(一) 重点检查内容及目的

1. 生长发育、有无缺氧和呼吸困难表现(口周和面色发绀,鼻翼扇动和三凹征),气管位置、呼吸系统体征(呼吸频率、节律,两肺呼吸动度,叩诊是否存在浊音或过清音、肺内有无湿啰音、喘鸣音,是否有呼吸音减低),以协助判断肺炎病情轻重,以及区别肺实变、肺气肿和胸腔积液等。

2. 是否有卡瘢,进一步明确是否接种卡介苗以及接种效果。

3. 意识状态,前囟是否隆起,张力是否增高,协诊有无中枢神经系统异常。

4. 心脏检查　心率、心律、心音以及有无杂音,协诊是否存在先天性心脏病或并发心力衰竭。

5. 腹部检查　有无腹胀、肝大,肠鸣音有无减弱或消失,协诊有无并发中毒性肠麻痹。

(二) 体格检查结果及思维提示

体温 37℃,呼吸 62 次/分,脉搏 170 次/分,体重 8kg,营养发育中等,神志清楚,哭闹烦躁,颜面以及眼睑轻度水肿,前囟平坦,张力不高,呼吸急促,口周发绀,可见鼻翼扇动,三凹征阳性,左上臂可见卡瘢 1 枚。咽充血,扁桃体不大,气管居中,胸廓对称无畸形,双侧呼吸运动一致,两肺叩诊清音,两肺呼吸音粗,可闻及散在中等量中细湿啰音及喘鸣音,心率 170 次/分,律齐,心音低钝,各瓣膜区未闻及杂音,腹胀,肝肋下 3cm 可触及,质软,边钝,脾肋下未触及,叩诊鼓音,肠鸣音 3 次/分,神经系统查体未见异常。

> **? 思维提示**
>
> ①呼吸急促,可见口周发绀,鼻翼扇动,三凹征阳性,双肺呼吸音粗,可闻及散在中等量中细湿啰音及喘鸣音,提示可能存在肺炎;②烦躁不安,颜面水肿,尿少,呼吸急促 >60 次/分,肺部可闻及湿啰音,心率 >160 次/分,心音低钝,肝肋下 3cm,考虑并发心力衰竭;③心脏听诊未闻及杂音,先天性心脏病可能性不大。

四、实验室和影像学检查

(一)初步检查内容及目的

1. 血常规　帮助做病原学判断。
2. 胸部 X 线片　了解肺内病变情况。

(二)检查结果及思维提示

1. 血常规　WBC 8.5×10^9/L,N 55%,L 45%,Hb 11g/L,RBC 4.2×10^{12}/L,PLT 187×10^9/L,CRP 18mg/L。

2. 胸部 X 线正位片(图 51-1)　两肺纹理增多,两下肺透光度增强,右肺内带可见斑片状阴影,肺门不大,心膈(-)。

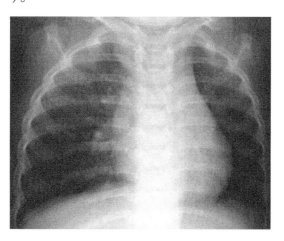

图 51-1　发热咳喘 7 天——支气管肺炎
胸片:两下肺透光度增高,右肺内带可见斑片影

思维提示

血常规白细胞总数不高,考虑病毒感染可能性大,但 CRP 稍高,应注意合并细菌感染;胸片肺门不大,肺内未见粟粒状阴影,肺结核可能性不大。右肺内带可见斑片状阴影支持支气管肺炎诊断。

五、初步诊断及依据

根据患儿有发热、咳喘等呼吸道症状,查体可见呼吸急促,口周发绀,鼻翼扇动,三凹征阳性,双肺呼吸音粗,可闻及散在中等量中细湿啰音及喘鸣音,胸部 X 线片提示右肺内带斑片状阴影,支持支气管肺炎诊断。根据其有烦躁不安,颜面水肿,尿少,呼吸急促 >60 次/分,肺部可闻及湿啰音,心率 >160 次/分,心音低钝,肝肋下 3cm,考虑并发心力衰竭。

六、治疗方案及理由

1. 方案　头孢孟多静点以及利巴韦林雾化吸入;吸氧、雾化后吸痰、镇静、解痉平喘抗炎、强心、呋塞米利尿。

2. 理由　本患儿考虑为支气管肺炎,病毒感染可能性大,同时不除外合并细菌感染,故入院后选用第二代头孢菌素——头孢孟多静点以及利巴韦林雾化吸入抗感染治疗,同时予鼻导管吸氧、雾化后吸痰、水合氯醛镇静、沙丁胺醇和布地奈德雾化吸入解痉平喘抗炎、毛花苷丙强心、呋塞米利尿以保持气道通畅和治疗心力衰竭。

七、进一步检查、治疗效果及思维提示

(一)进一步检查内容及目的

1. 尿便常规、血生化、CRP 和 ESR　进一步协助感染病原和排除其他系统疾病。
2. 血气　进一步明确是否存低氧血症、有无酸碱紊乱和呼吸衰竭。
3. PPD 试验　帮助明确是否存在结核感染。
4. 痰呼吸道七病毒抗原检测以及细菌培养,明确病原。
5. 心脏彩超和腹部 B 超,协诊有无先心病,有无腹腔脏器异常。

(二)检查结果

1. 血生化、尿便常规未见异常。
2. 血气分析　pH 7.32,$PaCO_2$ 52mmol/L,PaO_2 56mmHg,AB 18mmol/L,SB 19.6mmol/L,BE −3mmol/L,SaO_2 86.8%,提示:Ⅱ型呼吸衰竭,代谢性酸中毒。
3. PPD 试验阴性。
4. 痰呼吸道七病毒抗原　呼吸道合胞病毒阳性。

5. 痰细菌培养阴性。

6. 心脏彩超提示未见异常,腹部 B 超提示肝肋下 3.2cm,余未见异常。

(三)治疗效果

入院后患儿仍发热,体温 38.5℃ 左右,伴有咳嗽、喘息和喘憋,呼吸急促,鼻翼扇动和三凹征阳性,肺部可闻及大量喘鸣音及湿啰音,继续给予抗感染,加强呼吸道管理,同时予 CPAP 呼吸支持,并加用甲泼尼龙 1mg/(kg·d) 静点 3 天抗炎平喘,患儿咳喘以及呼吸困难好转,肺部湿啰音和喘鸣音明显减少。入院第 8 天肺部听诊未闻及明显干湿啰音,复查胸片肺炎吸收,继续巩固治疗 2 天,患儿病情好转出院。

思维提示

①患儿白细胞总数不高,分类中性粒细胞和淋巴细胞比例相近,痰呼吸道七病毒 RSV 阳性,支持病毒感染;②CRP 稍高,仍不能除外合并细菌感染的可能,但痰细菌培养阴性,考虑依据尚不足;③腹部 B 超仅提示肝轻大,考虑与心衰、肺过度通气有关;④鼻导管吸氧下血气分析提示低氧血症、高碳酸血症和代谢性酸中毒,考虑存在呼吸衰竭(Ⅱ型);⑤PPD 试验阴性,不支持结核感染;⑥心脏彩超未见明显异常,不支持先心病诊断。故支持支气管肺炎(呼吸道合胞病毒感染)诊断,合并心力衰竭、呼吸衰竭(Ⅱ型)。

最终诊断:①支气管肺炎;②心力衰竭;③呼吸衰竭(Ⅱ型)。

八、关于支气管肺炎

支气管肺炎又称小叶性肺炎,是小儿最常见的肺炎,婴幼儿多见,多数由细菌或病毒感染引起,病理形态改变分为一般支气管肺炎和间质性支气管肺炎。引起支气管肺炎常见的细菌为肺炎链球菌、流感嗜血杆菌和金黄色葡萄球菌等,病毒为呼吸道合胞病毒、流感病毒、副流感病毒和腺病毒等。临床多有上呼吸道感染的前驱症状,急剧起病,表现突起发热,伴咳嗽和流涕,部分伴有喘息,喉中痰鸣,渐出现呼吸急促以及呼气时呻吟、鼻翼扇动、三凹征、口周青紫等呼吸困难表现。胸部体征早期常表现两肺呼吸音粗或稍减低,以后可闻及中细湿啰音,叩诊稍浊音,如一侧肺叩诊实音和(或)呼吸音消失,则可能合并胸腔积液。重症支气管肺炎患儿可合并其他系统,如消化、循环和神经系统并发症,即出现中毒性肠麻痹、心力衰竭和中毒性脑病等,表现呕吐、腹泻、腹胀、心率增快、水肿尿少、嗜睡和惊厥等。

细菌性支气管肺炎患儿白细胞总数大多增高,一般可达 $(15 \sim 30) \times 10^9/L$,中性粒细胞达 $0.60 \sim 0.90$。但在重症金黄色葡萄球菌或革兰氏阴性杆菌肺炎,白细胞可不高或降低。病毒性肺炎时,白细胞数多数低下或正常。血气分析测定可协诊判断有无酸碱失衡和呼吸衰竭。病原学检查很重要但目前能确定者比例仍较低,细菌病原可通过痰、支气管肺泡灌洗液、胸水和血培养协诊;病毒病原可通过检测呼吸道分泌物病毒抗原和双份血清病毒抗体检查协诊,支原体抗体可协助支原体感染的诊断。

典型支气管肺炎,胸部 X 线征象多表现两肺纹理增多、模糊,出现小斑片状肺实质浸润阴影，以两肺下野、心膈角区及中内带较多。分泌物阻塞支气管可产生肺不张或肺气肿征象，肺门和纵隔淋巴结多数不肿大。

本例患儿根据病史、症状、体征以及辅助检查诊断支气管肺炎明确，同时合并心力衰竭，应与急性支气管炎、肺结核、支气管异物、婴幼儿哮喘、先心病等相鉴别。

支气管肺炎的治疗应采取综合措施，包括一般治疗、氧疗、抗感染治疗、对症治疗和并发症治疗等。对患儿应加强护理，保证休息。烦躁不安者可适当给予镇静药，如苯巴比妥或水合氯醛等。饮食上应维持足够的入量，给以流食如人乳、牛乳、米汤和果汁等，如不能进食，需静脉补液。有缺氧表现时应及时给氧，常用鼻导管持续吸氧，每分钟氧气流量约 0.5～1L，重症可用面罩给氧，每分钟氧流量约 2～4L，出现呼吸衰竭时，应及时应用呼吸器正压给氧。咳嗽有痰者，可选用祛痰剂，如氨溴索糖浆等，少用镇咳剂，以免影响排痰。痰液黏稠可用乙酰半胱氨酸雾化，有喘息症状可加用沙丁胺醇、异丙托溴铵以及布地奈德雾化吸入。

细菌性肺炎或继发细菌感染的病毒性肺炎，需应用抗生素治疗，治疗前应做痰、血液或胸腔穿刺液培养加药敏试验。病原菌未明时，可选用青霉素或头孢类抗生素抗感染，病原体已明确者，根据药敏试验选择有效抗生素治疗。支原体、衣原体感染可选用红霉素或阿奇霉素。对于病毒性肺炎早期可加用利巴韦林雾化治疗有一定疗效。

一般肺炎不需用肾上腺皮质激素，严重细菌性肺炎，如患儿中毒症状严重，出现休克、中毒性脑病、超高热，支气管痉挛明显或分泌物多以及出现胸腔积液等，在应用有效抗生素的同时，可以短期加用激素，疗程 3～5 天，可选用静点氢化可的松、甲泼尼龙或口服泼尼松。病毒性肺炎如喘憋严重时，也可短期应用。

支气管肺炎如合并心力衰竭除吸氧、镇静和止咳平喘外，需加用毛花苷丙或毒毛旋花子苷强心，必要时可加用血管活性药物，如酚妥拉明和利尿剂。合并中毒性脑病者可加用 20% 甘露醇脱水治疗。合并中毒性肠麻痹时主要改善肠道微循环，促进肠蠕动，常用酚妥拉明，亦可用新斯的明或肛门排气减轻腹胀，以利呼吸。如出现呼吸衰竭时必要时给予 CPAP 或机械通气呼吸支持治疗。

（李惠民）

病例 52 间断发热、咳嗽 12 天,气促 2 天

患儿,男,3 岁 8 个月,于 2008 年 1 月 20 日入院。

一、主诉

间断发热、咳嗽 12 天,气促 2 天。

二、病史询问

(一)进一步询问内容及目的

> **思维提示**
>
> 　对于一个幼儿以发热、咳嗽和气促为主诉,应首要考虑呼吸系统感染性疾病,即各种病原引起的上下呼吸道感染,其次应考虑呼吸系统先天畸形、支气管异物、支气管哮喘和心血管疾病的可能,在进一步病史询问中应围绕这些方面。

1. 发热和咳嗽的特点,咳嗽是干咳还是伴有咳痰,咳白色痰还是黄色脓痰或铁锈色痰,用于鉴别细菌和支原体感染。
2. 是否伴有喘息,既往有无喘息反复发作史,是否有湿疹史,有无哮喘及特应性体质家族史,用于协助病毒性肺炎和支气管哮喘继发感染的诊断。
3. 是否有呛咳和异物吸入史,用于鉴别是否为支气管异物继发感染。
4. 既往是否有反复感染史(呼吸道、消化道、皮肤等),有无长期应用激素、广谱抗生素和免疫抑制剂病史,用于协诊原发免疫缺陷病和真菌性肺部感染。近 1~2 个月有无传染病,如麻疹、百日咳和水痘等病史,用于协诊结核和真菌感染。
5. 是否有结核接触史,是否接种卡介苗,用于协诊是否为肺结核。
6. 既往有无反复同一部位肺炎史,用于协诊有无呼吸系统先天畸形。
7. 是否有青紫或活动后青紫,是否曾发现心脏杂音,用于协诊是否为先天性心脏病继发肺部感染。

(二)问诊结果及思维提示

患儿于入院前 12 天无明显诱因出现发热,体温 38.5℃,伴轻咳、咽痛、流涕,无喘息,当地诊断为"上感",予感冒药和退热药物口服治疗 6 天,效果不好,仍有间断发热,体温波动于

38～39.5℃，无寒战、抽搐，咳嗽加重，为阵发性，较剧烈，伴咳痰，为黄白色黏痰，无咯血以及喘憋，偶有阵发性脐周痛，入院前 6 天，再次就诊于当地乡医院，化验血常规正常（具体不详），仍诊断为"上感"，先后予林可霉素肌注 2 天，阿奇霉素静点 2 天，症状仍无好转，2 天前患儿出现呼吸急促，无明显喘憋和青紫，当地拍胸片考虑"重症肺炎，左支气管异物不除外"，为进一步诊治来我院。发病以来，患儿精神、食欲和睡眠欠佳，大小便无异常，体重无变化，无皮疹和关节肿痛，无腹泻、盗汗，无呛咳和异物吸入史。

　　既往史：足月顺产，生后无窒息，智力和体格发育如正常同龄儿，按时预防接种各种疫苗，包括卡介苗，既往体健，无反复感染以及喘息史，近期无麻疹水痘和百日咳病史，无结核接触史，无湿疹及哮喘家族史，无先心病史。

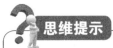

思维提示

　　①本患儿以上呼吸道感染症状起病，经治疗后无好转，且症状逐渐加重，出现阵咳、咳痰和气促，说明炎症蔓延至下呼吸道，肺炎可能性大；②临床表现持续发热伴咳嗽和咳痰，无喘息，当地胸片提示为双肺大片实变，考虑细菌性或支原体肺炎可能性大；③无异物吸入史或呛咳病史，不支持支气管异物诊断，但患儿为幼儿，外院胸片曾怀疑支气管异物可能，且部分异物患儿并不能问出异物吸入史，因此支气管异物继发感染尚不能除外；④已接种卡介苗，无结核接触史，不支持肺结核；⑤既往无反复喘息史；无湿疹和哮喘家族史，此次入院亦无喘息症状，支气管哮喘可除外；⑥既往无反复感染史，无长期应用激素、免疫抑制剂和广谱抗生素病史，近期无传染病，如麻疹、水痘和百日咳病史，考虑真菌感染可能性不大；⑦既往无青紫或活动后青紫表现，无先心病病史，考虑先心病合并肺炎可能性不大；⑧既往无反复同一部位肺炎史，考虑呼吸系统先天畸形，如先天肺囊肿、肺隔离症或囊性腺瘤样畸形继发肺部感染可能性不大。

三、体格检查

（一）重点检查内容及目的

　　1. 生长发育、有无缺氧和呼吸困难表现（口周和面色发绀，鼻翼扇动和三凹征），气管位置、呼吸系统体征（呼吸频率、节律，两肺呼吸动度，触觉语颤，叩诊是否存在浊音或过清音、肺内有无湿啰音、喘鸣音，有无呼吸音减低），以协助区别肺实变、肺气肿、肺不张、胸腔积液等诊断。

　　2. 心脏大小、是否有心脏杂音　帮助明确是否存在先天性心脏病。

　　3. 是否有卡瘢　进一步明确是否接种卡介苗以及接种效果。

（二）体格检查结果及思维提示

　　体温 38.5℃，呼吸 36 次/分，脉搏 136 次/分，血压 95/60mmHg，体重 17kg，营养发育中等，神志清楚，精神反应可，呼吸急促，左上臂可见卡瘢 1 枚。口周轻度发绀，无明显鼻翼扇动，咽充血,扁桃体不大,气管居中,胸廓对称,三凹征阴性,双侧呼吸运动一致,右上肺和左下肺叩浊音,语颤增强,两肺呼吸音粗,可闻及散在中等量中细湿啰音,未闻及喘鸣音,心音有力,律齐,各瓣膜区未闻及杂音,腹平软,肝脾未触及,神经系统查体未见异常。

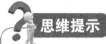
思维提示

①呼吸急促,双肺呼吸音粗,可闻及散在中等量中细湿啰音,支持肺炎诊断;②心脏听诊各瓣膜区未闻及杂音,先天性心脏病可能性不大。

四、实验室和影像学检查

(一)初步检查内容及目的

1. 血常规　帮助做病原学判断。
2. 胸部 X 线片　了解肺内病变情况。

(二)检查结果及思维提示

1. 血常规　WBC 9.7×10^9/L,N 75%,L 25,Hb 97g/L,RBC 3.8×10^{12}/L,PLT 227×10^9/L,CRP >160mg/L。
2. 胸部 X 线正位片(图 52-1)　两肺纹理增多,右上肺野以及左下肺野可见大片状密度增高影。
3. 胸透　左肺透光度减低,哭闹时心影反常大小。

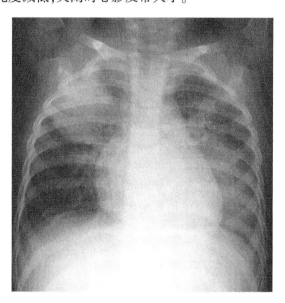

图 52-1　间断发热、咳嗽 12 天——肺炎链球菌肺炎
胸片:右上肺野以及左下肺野可见大片状密度增高影

思维提示

①血常规白细胞总数正常,分类以中性粒细胞为主,CRP 明显升高,考虑细菌感染可能性大;但支原体感染不能完全除外;②无喘憋,听诊无喘鸣音,CRP 明显升高,不支持腺病毒感染;③胸片肺门不大,纵隔不宽,肺内无粟粒影,肺结核可能性不大;④气管居中,双肺呼吸音无明显局限性减低,不支持支气管异物。但胸透哭闹时心影反常大小,支气管异物尚不能除外。

五、初步诊断及依据

根据本患儿以上呼吸道感染症状起病,症状逐渐加重,出现阵咳、咳痰和气促,查体呼吸急促,口周轻度发绀,双肺呼吸音粗,可闻及散在中等量中细湿啰音,胸片右上肺野以及左下肺野可见大片状密度增高影,重症肺炎诊断成立。血常规白细胞总数正常,分类以中性粒细胞为主,CRP 明显升高,考虑细菌感染可能性大。气管居中,双肺呼吸音无明显局限性减低,不支持支气管异物。但胸透哭闹时心影反常大小,支气管异物尚不能除外。

六、治疗方案及理由

1. 方案　头孢孟多和阿奇霉素静点联合抗感染治疗,同时予吸氧、口服祛痰、退热等对症治疗。

2. 理由　本患儿考虑为重症肺炎,细菌感染可能性大,不除外支原体感染,故选用第二代头孢菌素联合阿奇霉素。

七、进一步实验室检查、治疗效果及思维提示

(一) 进一步检查内容及目的

1. 复查血常规和 CRP　帮助进行病原学判断。
2. 血气　进一步明确是否存在缺氧及其严重程度。
3. PPD 试验　帮助明确是否存在结核感染。
4. 血培养以及痰培养　用于协诊细菌感染的诊断。
5. 支原体抗体用于协诊是否为支原体感染。

(二) 检查结果

1. 血常规　WBC $15.6 \times 10^9/L$,N 85%,L 12%,Hb 89g/L,PLT $204 \times 10^9/L$,CRP 218mg/L。

2. 血气分析　pH 7.38,$PaCO_2$ 27.2mmol/L,PaO_2 51.9mmHg,AB 16mmol/L,SB 18.6mmol/L,BE −6.5mmol/L,SaO_2 88.6%,提示低氧血症,代偿性代谢性酸中毒。

3. PPD 试验阴性。
4. 支原体抗体阴性。

5. 血培养和痰培养尚未回报。

(三) 治疗效果及思维

入院后仍持续发热,咳嗽咳痰以及气促症状无好转,肺部湿啰音亦无减少。

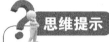
思维提示

①白细胞总数明显升高,分类中性粒细胞比例和 CRP 均明显升高,支持细菌感染;②PPD 试验阴性,不支持肺结核;③支原体抗体阴性不支持支原体感染。其抗感染治疗后效果不明显,应注意耐药细菌感染。并应注意除外其他病原微生物感染。

八、下一步检查内容、目的及检查结果

(一) 检查内容与目的

1. 鲎试验　协助真菌(白念珠菌和曲霉菌感染)以及革兰氏阴性杆菌诊断。
2. 肺 CT　进一步了解肺内病变性质,有无纵隔淋巴结肿大。
3. 支气管镜　除外支气管异物。

(二) 检查结果

1. 鲎试验　阴性。
2. 肺 CT(图 52-2)　双肺大片云絮状高密度病灶,内可见支气管充气征,其内密度欠均匀,可见小囊泡影,以右上叶及左下叶病变为主,左侧少许胸膜影。
3. 支气管镜　气管支气管炎症改变,未见支气管异物。
4. 血培养阴性。
5. 双份合格痰标本培养结果:肺炎链球菌 100%,对氧氟沙星、万古霉素、复方磺胺以及四环素敏感,青霉素不敏感,红霉素和克林霉素耐药。

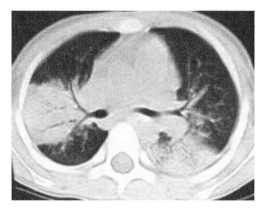

图 52-2　间断发热、咳嗽 12 天——肺炎链球菌肺炎
肺 CT:双肺大片云絮状高密度病灶,内可见支气管充气征,其内密度欠均匀

九、调整治疗方案及疗效

入院第 3 天将抗生素改为第三代头孢菌素——头孢曲松抗感染治疗,1 周后体温正常,咳嗽、咳痰症状改善,2 周后复查胸片肺部阴影基本吸收,停静脉抗生素,改口服头孢呋辛 3 天,病情平稳出院。

最终诊断:肺炎链球菌肺炎。

十、有关肺炎链球菌肺炎

肺炎链球菌是社区获得性细菌性肺炎的最常见病原,引起的大叶性肺炎多见于 3 岁以上小儿,婴幼儿更多表现为支气管肺炎。病理以肺泡炎为主,一般局限于一个肺叶或其大部分,以右上叶和左下叶最为多见。病理改变有充血期、红色肝变期、灰色肝变期及消散期,因病变开始于肺的外周,故叶间分界清楚,且易累及胸膜,引起渗出性胸膜炎。

肺炎链球菌肺炎临床多有上呼吸道感染的前驱症状,急剧起病,突发高热、胸痛、食欲减退、疲乏和烦躁不安。体温可高达 40～41℃,呼吸急促,呻吟,鼻翼扇动,面色潮红或发绀。开始咳嗽不重,后可出现咳铁锈色痰。少数患儿有腹痛或腹泻,被误诊为急腹症。较大儿童可见唇部疱疹。重症可有惊厥、昏迷等中毒性脑病或感染性休克表现。胸部体征早期轻度叩浊音或呼吸音减低,病程 2～3 日肺实变后出现典型的叩诊浊音、语颤增强和管状呼吸音,消散期可听到湿啰音。大多在病程 5～10 日体温骤降,但未适当治疗的患儿可发生脓胸、肺脓肿、心肌炎和心包炎等。

血常规白细胞及中性粒细胞升高,常达 20×10^9/L,少数白细胞总数正常或低下,但中性粒细胞的百分比仍高,CRP 常明显升高。胸部 X 线表现一个肺叶或肺段大片均匀致密阴影,其内可见支气管充气征,合并胸膜炎,可有胸腔积液表现。痰、血液和胸水培养阳性有诊断意义。另外血、尿和胸水检测肺炎链球菌的荚膜抗原也有诊断意义。

肺炎链球菌肺炎抗生素治疗首选青霉素 G 或阿莫西林,青霉素常用剂量为 5 万～10 万 U/(kg·d),肌注或静脉给药。对青霉素过敏的患儿可静脉注射红霉素。药敏试验对青霉素低度耐药者仍可首选青霉素 G,但剂量要加大,也可选用第 1 代或第 2 代头孢菌素。青霉素高度耐药或存在危险因素者首选万古霉素、头孢噻肟或头孢曲松等。治疗疗程一般 2 周,或完全退热后 3～5 天。青霉素用药 2～3 天后病情未见好转,应考虑耐药可能,可根据痰或胸水培养药敏结果调整抗生素。如合并脓胸应穿刺抽脓或行闭式引流,且抗生素疗程延长。其他治疗包括吸氧、止咳、呼吸道雾化、补充足够蛋白质、热量及维生素等对症支持治疗。

(李惠民)

患儿,男,11 岁,于 2007 年 8 月 7 日入院。

一、主诉

发热、咳嗽 10 天。

二、病史询问

(一) 问诊主要内容及目的

思维提示

> 对于一个以发热、咳嗽为主要表现,病程小于 2 周的儿童,应首先考虑急性呼吸道感染性疾病,如气管炎、支气管炎、肺炎等,尽早明确病原是很重要的。另外,应注意既往是否有反复呼吸道感染的情况,判断其是否存在基础疾病如免疫功能低下;有无呼吸道非感染性疾病,如肺含铁血黄素沉着症、良恶性肿瘤等;有无全身疾病合并肺部损害的情况,如类风湿关节炎等各种结缔组织病、败血症等;其中呼吸道感染最为常见。病史的询问应围绕上述几方面。

1. 咳嗽的特点　声咳多见于呼吸道感染早期或肿大的淋巴结压迫气管或支气管。阵发性痉挛性咳嗽多见于异物吸入、支气管内膜结核及支气管肿瘤等。连续性咳嗽多见于肺部炎症,如支原体肺炎。若咳嗽有痰,应进一步询问痰量、痰的性状,包括外观黏稠还是稀薄、脓性或血性,有无特殊气味,将有益于对病原的判断。

2. 是否伴有发热,发热的类型　伴有发热时,首先考虑感染性发热,发热的类型,如稽留热、弛张热、不规则发热等有相应的临床意义,如稽留热可见于大叶性肺炎等,而败血症、类风湿关节炎全身型常为弛张热。

3. 是否伴有胸痛或发憋,有助于判断是否合并胸膜炎。

4. 其他伴随症状,如皮疹、关节痛、咯血、面色苍白、皮肤或其他部位感染,主要鉴别全身性疾病引起的肺部损害。

5. 病前是否有诱因,是否接触过类似的病人,有助于判断病原及病原毒力、传染性等。

6. 是否有异物吸入史　主要鉴别是否为支气管异物继发感染。

7. 是否有结核病密切接触史,是否接种卡介苗　考虑是否有肺结核的可能。

8. 既往病史　有无反复呼吸道感染史,主要考虑是否有免疫功能异常或呼吸道结构异常等。有无咯血、面色苍黄病史,主要鉴别有无肺含铁血黄素沉着症。

(二)问诊结果及思维提示

患儿于入院前 10 天,受凉后出现咳嗽,咳白色泡沫样痰,无喘息,伴有发热,最高体温 39.7℃,每日热峰 3～4 次,口服布洛芬后体温可降至正常,不伴有寒战、头痛、皮疹等,自服止咳中药无明显好转。入院前 7 天,就诊于当地医院,血常规:白细胞 8.0×10⁹/L,中性粒细胞 0.678,淋巴细胞 0.262,快速 C 反应蛋白 9mg/L,胸片示:两肺纹理增多、模糊,右肺下见小片状阴影,诊断为"肺炎",给予头孢呋辛静点 5 天,病情无明显好转,咳嗽、发热同前,入院前 2 天,来我院门诊,查血常规:白细胞 9.9×10⁹/L,中性粒细胞 0.749,淋巴细胞 0.189,快速 C 反应蛋白 14mg/L,胸片示:两肺纹理增多,右中下肺纹理模糊,可见淡薄云絮状影,左下少许片影,印象:肺炎。给予阿奇霉素 0.3g/次,1 次/日,静点 2 天,咳嗽略有好转,体温热峰有所下降,38.5℃左右,每日 2 次。为进一步治疗入院。

足月顺产,生后无窒息,新生儿期健康。已接种卡介苗,无结核接触史。既往体健。

> **思维提示**
>
> ①病程中有咳嗽伴发热,首先考虑呼吸系统感染性疾病,患儿胸片提示右中下肺纹理模糊,可见淡薄云絮状影,左下肺少许片影,考虑肺炎;结合为学龄儿,血常规白细胞总数正常,CRP 无显著增高,头孢类抗生素疗效欠佳、阿奇霉素治疗有效,支原体肺炎可能性大;②接种卡介苗,无结核接触史,无乏力、消瘦等结核中毒症状,肺结核可能性不大;③无异物吸入史、反复呼吸道感染病史,故免疫缺陷、异物吸入等疾病可初步排除。

三、体格检查

(一)重点检查内容及目的

生长发育状况、有无缺氧表现,气管位置、呼吸系统体征(呼吸频率、节律,有无呼吸困难、肺部叩诊是否存在过清音、肺内有无啰音、喘鸣音),可以判断呼吸系统疾病的严重性;是否存在杵状指(趾),可以了解慢性缺氧的情况;其他系统的体征,如贫血貌,皮疹,关节红肿,肝脾、淋巴结肿大等有助于全身性疾病的诊断。是否有卡瘢,明确卡介苗接种情况。

(二)体格检查结果及思维提示

体温 37℃,呼吸 22 次/分,脉搏 85 次/分,血压 105/60mmHg,营养发育好,神志清楚,精神反应可,全身浅表淋巴结不大,未见皮疹,左上臂可见卡瘢 1 枚。面色、口唇红润,无口周发青,无发绀,咽轻度充血,双扁桃体Ⅰ度肿大。呼吸平稳,气管居中,无三凹征,胸廓对称,双侧呼吸运动一致,双肺叩清音,呼吸音粗,双肺底可闻及细湿啰音,心音有力,律齐,各瓣膜区未闻及杂音,腹部、四肢关节、神经系统查体未见异常,无杵状指(趾)。

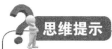 **思维提示**

　　体格检查结果与问诊后初步考虑呼吸系统感染的思路相吻合。无贫血貌,全身浅表淋巴结不大,未见皮疹,肝脾不大,四肢关节未见异常,故初步排除全身性疾病的诊断。进一步实验室检查和影像学检查的主要目的是明确病变部位、病原学,并判断病情,为治疗方案提供依据。

四、实验室及影像学检查

(一)初步检查内容及目的

1. 血常规、CRP　进一步证实感染性疾病,帮助做病原学判断。
2. 胸部影像学　明确诊断并了解病变部位和范围。

(二)检查结果及思维提示

1. 血常规　白细胞 $8.0 \times 10^9/L$,中性粒细胞 67.8%,淋巴细胞 26.2%,快速 C 反应蛋白 9mg/L。
2. 胸部 X 线正位片(图 53-1)　双肺纹理增多,模糊,右肺中下见淡片状阴影,左下少许片影,肺门不大。

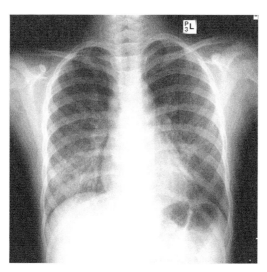

图 53-1　发热、咳嗽 10 天——支原体肺炎
胸 X 线正位片:双肺纹理增多,模糊,右肺中下见淡片状阴影,左下少许片影,肺门不大

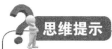 **思维提示**

　　根据胸部 X 线片支持肺炎诊断,其血常规正常,而 CRP 增高,结合年龄特点,考虑支原体肺炎可能性大。需进一步检查明确。

五、初步诊断及根据

结合患儿病程中有咳嗽伴发热,查体双肺底可闻及细湿啰音,胸片提示右中下肺淡片状阴影,左下少许片影,考虑肺炎;结合其年龄特点,血常规正常,而 C 反应蛋白增高,头孢类抗生素疗效欠佳、阿奇霉素治疗有效,支原体肺炎可能性大。

六、治疗方案及理由

1. 方案　阿奇霉素治疗,10mg/(kg·d)静点抗感染,雾化、口服止咳药。
2. 理由　考虑支原体肺炎可能性大,经验性使用大环内酯类抗生素。雾化、止咳为对症治疗。

七、进一步检查、治疗效果及思维提示

(一)进一步检查内容及目的

1. 血气分析　进一步明确是否存在缺氧及其严重程度。
2. 支原体抗体　明确病原学诊断。
3. PPD 试验　帮助明确是否存在结核杆菌感染。

(二)检查结果

1. 血气分析均正常。
2. 支原体抗体 1∶320。
3. PPD 试验阴性。

(三)治疗效果及思维提示

入院后经过上述抗感染及对症治疗,患儿咳嗽有减轻,入院第 3 天体温降至正常,肺内的湿啰音逐渐吸收好转,住院两周咳嗽明显减轻,复查胸片片影吸收,带药出院。

思维提示

①根据支原体抗体阳性可明确支原体感染;②PPD 试验阴性,不支持肺结核的诊断。支原体感染的并发症可累及全身各系统,皮疹较常见,偶见 Stevens-Johnson 综合征、溶血性贫血、关节炎、肝炎、心肌炎、心包炎以及神经系统并发症等。应注意观察各系统症状体征,必要时做进一步检查。

最终诊断:支原体肺炎。

八、关于支原体肺炎

支原体肺炎是学龄儿童常见的一种肺炎。病原为肺炎支原体,是介于细菌和病毒之间的一种微生物。病原体直径为 125~150nm,无细胞壁,呈球状、杆状或丝状等多种形态,革兰染色阴性。本病主要通过呼吸道飞沫传染,全年均有发病,以冬季较多。

组织病理学上,支原体肺炎的特点是伴有支气管壁水肿和黏膜损伤的急性毛细支气管炎以及支气管周围和血管周围间质淋巴细胞、浆细胞和巨噬细胞浸润。肺泡周围包括细支气管单核细胞浸润,肺实质受累时则表现为沿着肺叶分布的支气管肺炎。典型的炎症过程累及小叶间隔及一部分肺小叶。严重病人可表现为弥漫的肺泡损伤伴有纤维素渗出和透明膜形成。

临床上主要表现为发热、咳嗽,体温在 37~41℃,大多数在 39℃左右,可为持续性发热或弛张热,或仅有低热,甚至不发热。多数咳嗽重,初期干咳,继而痰量增多。肺部体征轻而 X 线所见远较体征为显著,白细胞总数大多正常,CRP 正常或增高,血沉可显示中等度增快。支原体抗体多于病程的第 2 周呈现阳性。

支原体肺炎近期并发症有肺不张、渗出性胸膜炎,也可伴发多系统、多器官损害,如黏膜、肌肉、关节、消化系统、血液系统以及神经系统等。远期并发症有肺不张、支气管扩张、闭塞性支气管炎、细支气管炎等。

病程自数日至 2~4 周不等,大多在 8~12 日热退,恢复期需要 1~2 周,肺部阴影完全消失有时需要几个月或更长时间。

目前治疗首选大环内酯类抗生素,常用阿奇霉素序贯疗法,剂量 10mg/(kg·d),3~7 天为一个疗程,间隔 3~4 天,共需 3~4 个疗程。重症病人可加用糖皮质激素减轻炎症反应,合并肺不张时需要支气管镜灌洗治疗。患儿经相应治疗仍不见好转,形成慢性病灶后,必要时需行肺叶或肺段手术切除。

（殷　菊）

病例54 咳嗽、发热7天

患儿,男,1岁7个月,于2005年2月1日入院。

一、主诉

咳嗽、发热7天。

二、病史询问

(一) 问诊主要内容及目的

思维提示

患儿以发热、咳嗽起病,首先考虑为急性呼吸道感染。仔细分析患儿为婴幼儿,发热、咳嗽持续时间已达一周,应考虑引起急性下呼吸道感染的可能。常见的急性下呼吸道感染为毛细支气管炎和肺炎。毛细支气管炎主要为病毒感染如呼吸道合胞病毒所引起。而肺炎可为细菌感染或病毒感染所致。询问病史应注意患儿的发病症状和治疗经过。注意询问患儿的病情的变化,病情加重的时间。

1. 询问患儿发热的伴随症状,有无咳嗽、呼吸困难,发热、咳嗽是呼吸道感染常见的症状,以此可初步确定为呼吸道的感染。

2. 咳嗽的频度,有无咳痰,痰液的性质,是否为黄色脓痰,痰液的性质可有助于鉴别细菌感染和病毒感染,细菌感染往往为黄色脓痰。

3. 抗生素的疗效,应用抗生素的类型和疗效,可根据院外抗生素的应用和疗效,协助判断感染的病原,在冬季抗生素治疗无效的病例,应注意病毒感染的重症肺炎的可能。

4. 有无全身中毒症状,细菌感染肺炎随病情的加重,多有全身中毒症状。

5. 发病以来有无烦躁、抽搐、尿量减少、水肿等表现,用于判断是否存在急性心力衰竭、脑膜脑炎等并发症。

6. 是否有异物吸入史,主要鉴别是否为支气管异物继发感染。

7. 患儿病史相对长,要注意有无基础疾病,注意询问既往有无呼吸道感染史,生长发育有无落后。

8. 注意询问病史中有无喘息病史,婴幼儿哮喘可为感染诱发或其喘息也可继发感染,因此可有发热、咳嗽,既往病史可有助于鉴别。

（二）问诊结果及思维提示

患儿于入院前 7 天出现发热、咳嗽，体温最高达 40℃以上。伴咳嗽，为阵发性连声咳嗽。咽部有痰，不易咳出，偶有喘息。无抽搐，无声音嘶哑。初无呼吸困难。入院前 3 天因高热不退至我院门诊就诊，以"呼吸道感染"予阿奇霉素治疗 3 天，不见效。仍发热不退，且呼吸道症状加重，咳嗽，出现气短。拍胸片示肺炎，查血象不高。在病程 8 天病情加重，出现呼吸困难、心率快，肝大的表现。既往无反复呼吸道感染和喘息病史。生长发育与同龄儿相当。无全身中毒症状，无烦躁、抽搐。

> **思维提示**
>
> ①患儿病史 7 天，以发热起病，高热持续，考虑急性感染性疾病；②发热 7 天、咳嗽明显，考虑为急性下呼吸道感染；用抗生素无效，其血象不高，无全身中毒症状，与细菌性肺炎也不符合，应考虑病毒感染、支原体感染；因其年龄小，支原体感染很少见，主要考虑为病毒性下呼吸道感染；③在病程第 8 天病情加重，出现呼吸困难、心率快，肝大的表现，考虑有心力衰竭的存在；④无异物吸入史，考虑异物继发呼吸道感染的可能性不大；⑤患儿为 2 岁以内的婴幼儿，病史已超过一周仍发热，与毛细支气管炎的特点不符；⑥既往无喘息病史，此次发热起病，因此考虑婴幼儿哮喘继发的呼吸道感染的可能性不大。

三、体格检查

（一）重点检查内容及目的

1. 查体重点注意有无缺氧表现（有无面色苍白、烦躁、意识的改变等）、气管位置、呼吸系统体征（呼吸频率、节律，有无呼吸困难、肺部叩诊是否存在过清音、肺内有无啰音、喘鸣音）、是否存在杵状指（趾），帮助明确肺内病变的严重程度、是否存在长期慢性缺氧。
2. 心脏大小、是否有心脏杂音：帮助明确是否存在先天性心脏病。
3. 心率多快、心音是否有力、肝脏大小、下肢有无水肿，帮助判断是否存在急性心衰。
4. 腹部查体　帮助判断有无腹腔脏器并发症。
5. 神经系统查体（精神反应、脑膜刺激征、病理征）　帮助判断有无神经系统并发症。
6. 是否有卡瘢　进一步明确是否接种卡介苗。

（二）体格检查结果及思维提示

体温 39℃，呼吸 50 次/分，脉搏 170 次/分，神志清楚，精神反应弱，呼吸急促，左上臂可见卡瘢 1 枚。有鼻翼扇动口唇稍发绀，口周发青，咽充血，可见多量黏稠分泌物，气管居中，可见三凹征，胸廓对称，双侧呼吸运动一致，双肺叩清音，呼吸音粗，双肺可闻及中小水泡音。心率 170 次/分，心音稍钝，律齐，各瓣膜区未闻及杂音，腹软，肝肋下 3cm，剑突下 1.5cm，质中，边钝。四肢、神经系统查体未见异常。

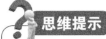

思维提示

①患儿发热、咳嗽起病,双肺呼吸音粗,可闻及湿啰音,考虑肺炎诊断;②气管居中,胸廓对称,双侧呼吸运动一致,双肺叩诊清音,双肺呼吸音对称,外院胸透未见支气管异物征象,支气管异物可能性不大;③心率 170 次/分,心音稍钝,律齐,各瓣膜区未闻及杂音,外院心脏彩超未见异常,先天性心脏病可能性不大;但患儿心率快,呼吸快,肝大,考虑合并心力衰竭;④患儿平时无口周发青和发绀,无杵状指(趾),不存在慢性缺氧表现。

四、影像学检查

(一) 初步检查内容及目的

胸部 X 线片 明确诊断并了解病变部位和范围。

(二) 检查结果及思维提示

胸部 X 线正位片(图 54-1) 双肺纹理增多,模糊毛糙,右下肺为著;左肺可见大片影。

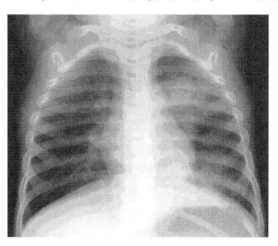

图 54-1 咳嗽、发热 7 天——腺病毒肺炎
胸 X 线正位片:双肺纹理增多,模糊毛糙,右下肺为著;左肺可见大片影

思维提示

胸片双肺纹理增多,左侧上下肺叶内带可见大片阴影,与病史询问和查体结果符合,大片实变影也支持重症肺炎。

五、初步诊断及根据

因患儿病史 7 天,高热咳嗽,肺内有啰音,胸片有大片实变影,考虑为肺炎的诊断,用抗生素无效,无全身中毒症状,高热时间长,初步诊断为病毒性肺炎。患儿心率快,心音低钝,呼吸快,肝脏肿大,考虑合并心力衰竭。

六、治疗方案及理由

1. 方案　利巴韦林 10mg/(kg·d)静点抗病毒。吸氧、强心、利尿、雾化吸痰等对症治疗。
2. 理由　因患儿外院抗生素治疗效果差,考虑病毒性肺炎,尤其是腺病毒,入院后给予利巴韦林。因其存在心力衰竭,予强心、利尿治疗。因肺炎重,存在呼吸困难,予吸氧、雾化吸痰等改善气道通气功能。

七、进一步检查、结果及思维提示

(一) 进一步检查内容及目的

1. 血常规、CRP、ESR　进一步明确病原,细菌或病毒感染。
2. 血气　进一步明确是否存在缺氧,及其严重程度。
3. 呼吸道分泌物的病毒的抗原或聚合酶链反应,以确定病毒病原。同时送痰涂片或细菌培养,送血培养。以确定有无细菌感染。
4. PPD 试验　帮助明确是否存在结核感染。
5. 心脏彩超　进一步除外先天性心脏病。
6. IgE 测定、过敏源筛查试验　明确是否为过敏体质,协助哮喘诊断。

(二) 检查结果

1. 血常规　WBC 10.4×10^9/L,N 0.278,L 0.651,红细胞、血红蛋白、血小板正常。
2. ESR、CRP 均正常,血气为低氧血症。
3. 咽部分泌物的腺病毒的 PCR 阳性,进一步测序为腺病毒 7 型。痰培养无致病菌,血培养为阴性,不支持细菌性肺炎。
4. PPD 试验阴性,不支持结核感染。
5. 心脏彩超提示心脏结构及功能正常。
6. IgE 正常,过敏源筛查试验阴性。

思维提示

①依据血象及 ESR、CRP,腺病毒 PCR 阳性进一步证实腺病毒肺炎诊断;痰培养无致病菌,血培养为阴性不支持细菌性肺炎;②结合病史、查体及血气、胸片结果,支持合并急性心力衰竭及低氧血症;③PPD 试验阴性,不支持肺结核;④根据心脏彩

超检查结果除外先天性心脏病;⑤IgE 正常,过敏源筛查试验阴性,结合病史不支持婴幼儿哮喘;⑥结合病史及查体、胸片,不支持支气管异物。

八、治疗效果及思维提示

入院后第二天患儿病情不见缓解,吸氧下血气分析仍示低氧血症,呼吸困难,心率快 160 次/分左右,肝肋下 4cm、剑突下 3cm。呼吸困难和心力衰竭有加重趋势。予增加血管活性药物等强心治疗。患儿呼吸困难有所缓解,但发热持续。

思维提示

结合病原学咽部分泌物腺病毒 PCR 阳性,因此腺病毒肺炎诊断成立,应用抗病毒治疗效果差,与病毒感染无特效的抗病毒药物治疗有关。需要进一步的免疫支持治疗。

最终诊断:①腺病毒肺炎;②心力衰竭;③低氧血症。

九、调整治疗方案及疗效

入院第 3 日予丙种球蛋白静点支持治疗 3 天、干扰素治疗 5 天。患儿于入院第 6 日体温开始下降,咳嗽减轻,呼吸困难改善,低氧血症纠正,肝脏回缩。患儿于入院第 7 日体温降至正常,但肺部仍有少量湿啰音。入院第 9 天复查胸片示肺炎有吸收,但左上肺可见斑片阴影。住院 10 天病情平稳出院。

十、有关本例诊断的思考

1. 腺病毒肺炎是儿童时期的重症肺炎,以持续发热、咳嗽起病,用抗生素治疗无效。本例患儿入院前持续发热,用抗生素无效,入院后病情加重,合并低氧血症、心力衰竭。临床主要依据发病年龄、持续发热、咳嗽,于病程 5~6 天后病情急剧加重,来考虑腺病毒肺炎的可能。

2. 抗感染治疗的效果可协助诊断。本患儿抗生素治疗无效,病毒感染可能性大,结合咽部病原学检查结果,支持了临床的推断。

3. 腺病毒肺炎易有并发症,如呼吸衰竭、心力衰竭。腺病毒肺炎早期以持续发热为特点,如能在早期持续发热时想到腺病毒感染,进行病原学的检测,及时予以免疫支持,可避免重症腺病毒肺炎的发生。

十一、有关腺病毒肺炎

腺病毒肺炎是小儿时期最严重的肺炎之一,文献报道严重腺病毒肺炎可引起肺外受累,如脑炎、肝损害、心肌炎或心肌损害,也可合并结膜炎。我国早期的病例证实腺病毒肺炎可合并心力衰竭、呼吸衰竭，甚至可合并心肌炎、脑炎或中毒性脑病，重者均为 3 型、7 型所致。近年我们报道的 12 例腺病毒肺炎均有心力衰竭，6/12 例有呼吸衰竭。2 例有中毒性脑病，6 例合并中毒性肝炎。在北京地区 20 世纪 50～60 年代腺病毒肺炎曾有过大流行，死亡率高为其特点。腺病毒肺炎是一组很有特色的肺炎，很易与其他病原的肺炎相鉴别。首先高热时间长，血象不高、CRP 不高，对抗生素无反应易排除细菌性肺炎。因其发病年龄多在 2 岁以内，肺内多闻及喘鸣音，应与 RSV 肺炎鉴别。腺病毒肺炎病情重，高热、并发症多。之前我们报道的 12 例腺病毒肺炎患儿，11 例有并发症，10 例有心力衰竭，6 例有呼吸衰竭，2/12（16.6%）例死亡。而 RSV 肺炎明显不同，仅 1 例合并心力衰竭，无 1 例死亡。RSV 肺炎多为低热或无热，胸片有肺过度通气，但大片影的少，多在病程的 7～8 天恢复，而腺病毒肺炎此时病情在进一步加重，胸片表现大片融合的多。国外也有文献报道 RSV 感染的患儿死亡率（2.8%）远较腺病毒肺炎的死亡率 25% 为低。

诊断主要根据发病季节，发病年龄多在 2 岁以内。发热时间长，胸片多为大片影。病程的 7～8 天病情最重，肺炎加重，可出现多叶病灶。伴有呼吸衰竭、心力衰竭。进一步根据血象、CRP 提供病原诊断线索。进一步做痰的腺病毒抗原和 PCR 提供诊断的依据。也可做双份血清的腺病毒抗体的测定做回顾性的诊断。

腺病毒肺炎急性期病情重，易合并心力衰竭、呼吸衰竭等并发症。因此腺病毒肺炎死亡率高。存活者常遗留后遗症。腺病毒肺炎的后遗症为：闭塞性细支气管炎、单侧透明肺、支气管扩张、间质纤维化等。这其中闭塞性细支气管炎为其基础病变，单侧透明肺为其影响肺发育的结果，部分支气管扩张也可为闭塞性支气管炎阻塞继发感染的结果。

腺病毒遗留后遗症和其病理特点有关。腺病毒肺炎的病理为坏死性毛细支气管炎、坏死性的肺浸润。坏死性的小气道的上皮和黏膜下纤维化，瘢痕的形成导致细支气管腔向心性的狭窄和破坏，可见黏液栓、慢性炎症。维化组织部分或完全的阻塞细支气管或肺泡小管。管腔内充满大量的炎症渗出物以及管腔内坏死物质机化后均可导致闭塞性细支气管炎。因此腺病毒肺炎后遗留 BO 的发生率高。

腺病毒肺炎的治疗主要为对症治疗和抗病毒治疗以及免疫支持。我们的 8/12 例中应用静脉用丙种球蛋白（IVIG），10/12 例应用全身激素，6 例应用辅助通气。

治疗基本上是支持对症治疗，密切监测病情，保持气道通畅（体位、吸痰等），给予足够的液体。呼吸道管理非常重要，予超声雾化吸痰，以保持呼吸道通畅。氧疗：吸氧，维持血氧饱和度≥95%。呼吸支持如 CPAP 或机械通气。免疫支持如重症病人可用丙种球蛋白，量为 400mg/kg，持续 3～5 天。还可用干扰素，国内有 α-1b 干扰素，可肌注或雾化。对全身炎症反应重的患者可用糖皮质激素，剂量多为甲泼尼龙 2mg/（kg·d），5～7 天。利巴韦林，早期应用可能有效，一般用法为：10～15mg/（kg·d），分两次静点，或分 3 次口服。

（刘秀云）

病例55　发热、咳嗽 1 周

患儿,男,7 岁 3 个月,于 2008 年 4 月 27 日入院。

一、主诉

发热、咳嗽 1 周。

二、病史询问

(一) 问诊主要内容及目的

> **思维提示**
>
> 　　对于一个发热、咳嗽 1 周的患儿首先应考虑到呼吸系统感染性疾病如支气管炎、肺炎、胸腔积液以及肺结核,其中肺炎是最常见的疾病。询问病史时同时也应注意对一些病原体肺炎有提示意义的表现如是否剧烈干咳、痰液是否为铁锈色等。

1. 咳嗽的性质　咳嗽程度与热度是否一致,是刺激性干咳还是湿性咳嗽(有痰)、痰液的颜色是否为铁锈色或是黄色脓性等,是否剧烈,用于鉴别诊断以及考虑肺炎的病原体,如咳嗽轻与高热不一致提示肺结核。支原体肺炎多为刺激性干咳,肺炎链球菌可有铁锈色痰液,黄色脓性一般提示细菌感染。

2. 其他伴随症状如有无胸痛、呼吸困难,主要用于鉴别有无胸膜炎。有无中毒症状,用于普通细菌肺炎、支原体肺炎以及肺结核的鉴别。

3. 是否有密切结核病接触史,是否接种卡介苗,用于考虑是否有肺结核的可能。

4. 既往病史　有无反复感染史,主要考虑是健康个体还是免疫低下个体感染,用于判断病原体。

5. 已进行的检查结果和治疗情况　用于诊断和鉴别诊断,如已进行胸部 X 线检查,胸部 X 线提示肺炎,可明确肺炎的诊断,下一步应着重分析病原。治疗情况和效果对于判断病原体有一定帮助。

(二) 问诊结果及思维提示

患儿于入院前 1 周受凉后出现流涕、咳嗽、发热,体温不详,村卫生所诊断为"上呼吸道感染",应用红霉素和感冒冲剂治疗 4 天无效,体温较前升高,持续于 39℃ 以上,咳嗽加重,有痰,为黄色黏痰,当地县医院胸片检查提示右侧少许肺炎,给予氨苄西林/舒巴坦以及地塞米松治疗 3 天,症状无缓解,并出现右侧胸痛,吸气时明显,能忍受。发病以来,精神、食欲差,无皮疹、咯血,二便正常。

既往身体健康,无其他疾病史。接种卡介苗,无结核接触史。

> **思维提示**
>
> ①病史较短,表现为高热、咳嗽、咳痰,有中毒症状,接种卡介苗,无结核接触史不支持肺结核;②胸部 X 线检查提示肺炎,进一步排除肺结核,并除外支气管炎,肺炎诊断明确。应注意有无肺炎并发症如胸腔积液;③既往身体健康,考虑为免疫功能正常个体社区获得性肺炎,病原分析应考虑此类儿童常见社区获得性肺炎的病原如肺炎链球菌、流感嗜血杆菌、金黄色葡萄球菌、支原体肺炎、病毒等;④虽然患儿年龄以及氨苄西林/舒巴坦治疗无效应考虑支原体肺炎,但有中毒症状,以及早期出现黄色黏痰不支持支原体肺炎;⑤患儿高热、咳嗽、咳痰,有中毒症状,结合非病毒感染的易感年龄,应考虑为细菌感染,氨苄西林/舒巴坦治疗效果不明显,应考虑为耐药细菌的感染。

三、体格检查

(一) 重点检查内容及目的

精神症状等一般状况,有无缺氧表现,气管位置、呼吸系统体征(呼吸频率、节律,有无呼吸困难、肺部触觉语颤、叩诊、听诊情况),肝脾有无肿大,有无中毒症状,以明确为肺炎体征或胸腔积液体征、肺内病变的严重程度、有无败血症表现以及考虑肺炎病原体,如支原体肺炎体征不明显,肝脾肿大考虑合并败血症。

(二) 体格检查结果及思维提示

体温 39.5℃,呼吸 28 次/分,脉搏 126 次/分,血压 100/70mmHg,体重 25kg,营养略差,神志清楚,精神反应差,呼吸略急促,无三凹征,无口周发绀,左上臂可见卡瘢 1 枚。气管居中,胸廓对称,右侧呼吸运动减弱,右下肺叩浊音,呼吸音降低,可闻及细湿啰音,心音有力,律齐,各瓣膜区未闻及杂音,腹部、四肢、神经系统查体未见异常,无杵状指(趾),其余查体未见异常。

> **思维提示**
>
> ①精神反应差,提示有中毒症状;②呼吸略急促;③气管居中,胸廓对称,右侧呼吸运动减弱,右肺叩浊音,呼吸音降低,可闻及细湿啰音,提示有肺炎或胸腔积液体征。

四、实验室和影像学检查

1. 胸部 X 线正位片(图 55-1) 双肺纹理增多,模糊毛糙,右肺大片实变伴胸腔积液。

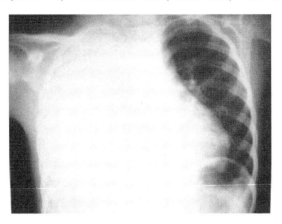

图 55-1 发热、咳嗽 1 周——金黄色葡萄球菌肺炎
胸 X 线正位片:双肺纹理增多,模糊毛糙,右肺实变伴胸腔积液。

2. 血常规 WBC $30.4 \times 10^9/L$,N 0.82,L 0.18,红细胞、血红蛋白、血小板正常。
3. C 反应蛋白(CRP)大于 160mg/L。

思维提示

根据胸片结果支持肺炎合并胸腔积液的诊断;外周白细胞和中性粒细胞、CRP 明显升高,支持细菌感染。

五、初步诊断及根据

根据患儿有高热、咳嗽、咳痰等症状,精神反应差,提示有中毒症状,呼吸略急促,右侧呼吸运动减弱,右肺叩浊音,呼吸音降低,可闻及细湿啰音,结合胸片检查肺炎合并胸腔积液诊断明确。其外周白细胞和中性粒细胞、CRP 明显升高,支持细菌感染,考虑细菌性肺炎合并胸腔积液。

六、治疗方案及理由

1. 方案 头孢曲松抗感染及对症治疗。
2. 理由 儿童细菌性肺炎临床上经常使用的抗生素主要有两大类:半合成青霉素类头孢菌素类和半合成青霉素类。头孢菌素包括第一代至第四代头孢菌素,第一代头孢菌素主要具有较好的抗革兰氏阳性球菌的作用,第二代头孢菌素对革兰氏阳性球菌和阴性杆菌具有相似的抗菌活性,第三代头孢菌素抗革兰氏阴性杆菌的作用增强,第四代头孢菌素具有更强的抗菌谱,对革兰氏阳性球菌和阴性杆菌都有很强的抗菌活性,但容易引起菌群紊乱。氨苄西林/舒巴坦抗菌谱广,能覆盖儿童常见的社区获得性肺炎非耐药的细菌病原体。根据患儿为社区获得性肺炎,外周白细胞和CRP明显升高,考虑细菌感染,氨苄西林/舒巴坦治疗无效,可能为耐药肺炎链球菌感染或其他病原体感染,鉴于头孢曲松的抗菌谱以及在社区获得性肺炎的地位,应用头孢曲松治疗。

七、进一步检查

(一) 进一步检查内容及目的

1. 胸腔穿刺　进行病原体检查、抽出胸水缓解病情。患儿为大量积液,进行胸腔闭式引流。

2. 血液培养　寻找病原体。

3. 肺部CT检查　了解病变程度和表现。

(二) 检查结果

1. 胸水　WBC $6.4 \times 10^{12}/L$,N 0.92,L 0.8,LDH 4800U/L。胸水培养为耐药金黄色葡萄球菌,万古霉素敏感。

2. 血液培养阴性。

3. 肺部CT检查(图55-2)提示右肺大叶实变,其内出现蜂窝状透亮区和肺大疱,合并胸腔积液和胸膜肥厚。

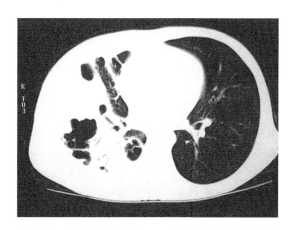

图55-2　发热、咳嗽1周——金黄色葡萄球菌肺炎
肺部CT检查示右肺大叶实变,其内出现蜂窝状透亮区和肺大疱,合并胸腔积液和胸膜肥厚

> **思维提示**
>
> 根据检查结果金黄色葡萄球菌肺炎合并化脓性胸腔积液诊断明确。

八、治疗效果及思维提示

经头孢曲松和胸腔闭式引流治疗，仍发热，咳嗽有所减轻。根据药敏结果，提示对万古霉素敏感，将头孢曲松换为万古霉素。因胸水白细胞明显升高，积液黏稠，经万古霉素治疗 10 天仍有发热，经胸腔镜进行清创术，术后第 2 天体温正常，万古霉素共应用 3 周停用。3 个月后随访患儿肺部病变完全吸收，仅留少许胸膜肥厚。

思维提示

根据胸水为化脓性改变、肺部 CT 检查提示实变和多发空洞，肺大疱、胸腔积液和胸膜肥厚，胸水培养为为金黄色葡萄球菌，诊断为金黄色葡萄球菌肺炎。根据血培养阴性、单侧肺炎，无其他部位感染，考虑为原发吸入性而非血行播散。

最终诊断：金黄色葡萄球菌肺炎。

九、关于金黄色葡萄球菌肺炎

金黄色葡萄球菌肺炎（staphylococcus aureus pneumonia）是由金黄色葡萄球菌所致的肺炎，可为原发吸入性或并发于葡萄球菌败血症，多见于幼婴及新生儿，年长儿也可发生。

金黄色葡萄球菌可由上呼吸道感染后发生原发吸入感染或经血行而感染肺部。金黄色葡萄球菌侵入人体后，在肺组织中大量繁殖，产生多种毒素和酶，如溶血素、杀白细胞素、葡萄球菌激酶、凝固酶等，引起局部大量中性粒细胞浸润、血栓形成、纤维蛋白沉积、组织坏死、液化，形成脓肿，病变累及或穿破胸膜，可形成脓胸或脓气胸，病变消散时可形成肺气囊（肺大疱）。

金黄色葡萄球菌肺炎一旦发生，常来势凶猛，起病急，病情发展迅速，变化较大为其特点。在出现 1~2 天上呼吸道感染或皮肤小疖肿的病史，数日至 1 周以后，突然出现高热。肺炎发展迅速，中毒症状常较明显，甚至呈休克状态。肺部体征出现较早，早期呼吸音减低，有散在湿啰音，病情变化迅速。在发展过程中迅速出现脓胸及脓气胸是本症的特点，支气管胸膜瘘形成时可造成张力性气胸，出现急性呼吸困难，纵隔向对侧移位，可伴有纵隔气肿、皮下气肿。血源性感染引起者早期以中毒症状为主，呼吸道症状不明显。

原发性吸入感染者早期胸部 X 线表现为大片絮状、密度不均的阴影，可呈节段或大叶分布，也可呈小叶浸润，病变短期内变化大，可出现空洞或蜂窝状透亮区或在阴影周围出现大小不等的气囊。血源性感染者的早期胸部 X 线表现为双肺周边部出现大小不等的多发斑片状或团块状阴影，边界清楚，随病情发展，可迅速发展为肺脓肿，病灶周围出现肺气囊。

外周血白细胞明显升高，中性粒细胞增高，有中毒颗粒、核左移现象。重症者白细胞可低于正常，白细胞总数减低多示预后严重。C 反应蛋白增高。对气管咳出或吸出物及胸水进行细菌培养，阳性者有诊断意义。血源性感染者血培养阳性率可达 50%。

通常根据年龄、典型临床表现、影像学表现、呼吸道分泌物涂片和培养可作出诊断。细菌学检查是确诊本病的依据，血液、脓胸的脓液或深部痰液中发现金黄色葡萄球菌可确诊。

金黄色葡萄球菌肺炎须与肺炎链球菌、流感嗜血杆菌等细菌性肺炎、气管异物继发肺脓肿相鉴别:X 线表现的特点,如肺脓肿、大泡性肺气肿及脓胸或脓气胸等存在可作为金黄色葡萄球菌肺炎诊断的根据,但最终的诊断需病原学检查。

另外,金黄色葡萄球菌肺炎须与原发性肺结核伴空洞形成或干酪性肺炎鉴别:密切结核病接触史、PPD 皮试阳性、肺门淋巴结肿大以及病原学检查有助于肺结核的诊断。

本病一般治疗与支气管肺炎相同,因病情多较严重,在早期疑为金黄色葡萄球菌肺炎时即应给以积极治疗控制感染。对青霉素敏感株,可用大剂量青霉素静滴治疗,10 万 ~ 50 万 U/(kg·d)。对耐青霉素的金黄色葡萄球菌肺炎,可用苯唑西林、氯唑西林以及头孢菌素,第一代头孢菌素如头孢唑啉、头孢噻吩对耐青霉素的金葡菌作用较第二代强,第三代头孢菌素对金黄色葡萄球菌几乎无效。对耐甲氧西林的金黄色葡萄球菌肺炎,可应用万古霉素或替考拉宁,其他可供选择的药物有亚胺培南。一般在体温正常后 7 天,大部分肺部体征消失时始可停用抗生素,疗程至少 3 ~ 4 周。发展成脓胸或脓气胸时,如脓液量少可采用反复胸腔穿刺抽脓治疗;但多数患儿脓液增长快,黏稠度大而不易抽出,宜施行闭式引流术引流或经胸腔镜引流。胸腔内注入抗生素的疗效不肯定。

本患儿临床表现较重,X 线表现有多发性空洞、脓胸,符合金黄色葡萄球菌肺炎特点,脓胸的脓液中发现金黄色葡萄球菌得已确诊。因药敏提示为耐青霉素的菌株,治疗上应用了万古霉素,并经胸腔镜引流,最终预后良好。

(赵顺英)

病例56 发热、咳嗽 8 天

患儿,女,6 岁,于 2007 年 11 月 30 日入院。

一、主诉

发热、咳嗽 8 天。

二、病史询问

(一) 问诊主要内容及目的

思维提示

> 对于一个以发热、咳嗽为主要表现,病史小于 2 周的儿童,应首先考虑急性呼吸道感染性疾病,如气管炎、支气管炎、肺炎等,尽早明确病原是很重要的。另外,应注意既往是否有反复呼吸道感染的情况,判断其是否存在基础疾病如免疫功能低下等;有无呼吸道非感染性疾病,如肺含铁血黄素沉着症、良恶性肿瘤等;有无全身疾病合并肺部损害的情况,如类风湿关节炎等各种结缔组织病、败血症等。病史的询问应围绕上述几方面。

1. 咳嗽的特点 声咳多见于呼吸道感染早期或肿大的淋巴结压迫气管或支气管。阵发性痉挛性咳嗽多见于异物吸入、支气管内膜结核及支气管肿瘤等。连续性咳嗽多见于肺部炎症,如支原体肺炎等。若咳嗽有痰,应进一步询问痰量、痰的性状,包括外观黏稠还是稀薄、脓性或血性,颜色,有无特殊气味,将有益于对病原的判断。

2. 发热的程度及发热的类型 高热多见于各种急性肺炎,如细菌、病毒或真菌感染等,低热是需注意有无肺结核等疾病;发热的类型如稽留热、弛张热、不规则发热等有相应的临床意义,如稽留热可见于大叶性肺炎等,而败血症、类风湿关节炎全身型常为弛张热。

3. 是否伴有胸痛或发憋,有助于判断是否合并胸膜炎。

4. 其他伴随症状,如皮疹、关节痛、咯血、面色苍黄、水肿或其他部位感染,主要鉴别全身性疾病引起的肺部损害。

5. 病前是否有诱因,是否接触过类似的病人,有助于判断病原及病原毒力、传染性等。

6. 是否有异物吸入史:主要鉴别是否为支气管异物继发感染。

7. 是否有结核病密切接触史,是否接种卡介苗,考虑是否有肺结核的可能。

8. 既往是否有反复感染史(呼吸道、消化道,皮肤等),有无长期应用激素、广谱抗生素和免疫抑制剂病史,有助于协诊原发免疫缺陷病和真菌性肺部感染。近 1～2 个月有无传染病如麻疹、百日咳和水痘等病史,有助于协诊结核杆菌和真菌感染。

(二)问诊结果及思维提示

患儿于入院前 8 天无明显诱因下出现咳嗽,初为单声咳,干咳为主,无气促、发绀及呼吸困难,无咯血,伴发热,热峰达 39.5℃,热型不规则,无寒战、抽搐及意识改变,偶有鼻塞,无呕吐、腹泻、腹胀等不适,在当地就诊,诊断"呼吸道感染"予头孢类抗生素及双黄连等药治疗 5 天,病情未见好转,仍发热、咳嗽较前加重,呈阵发性咳嗽,有痰不易咳出,偶咳出少许黄色黏痰,无咯血。入院前 3 天于我院门诊查血常规 WBC 15.6×10⁹/L,RBC 5.37×10¹²/L,Hb 135g/L,PLT 319×10⁹/L,N 68%,胸片示肺纹理粗多,模糊毛糙,两肺中内带沿纹理可见小点片影,左下肺明显,肺门著明,心影不大,双膈(−)(图 56-1),印象:肺炎,予阿奇霉素及氨溴索静点治疗 1 天,发热、咳嗽未见好转,脐周阵发性疼痛,无呕吐及腹泻,门诊查腹部 B 超未见明显异常,心电图提示窦性心动过速,门诊予头孢孟多及利巴韦林静点抗感染及止咳化痰治疗 2 天,病情仍无缓解,患儿仍发热、咳嗽、腹痛,入院前 1 天患儿咳血丝痰 1 次,量少,当时未予特殊处理,入院当日患儿体温仍 38℃以上,咳嗽明显,无咯血,呼吸稍快,精神反应弱,为进一步诊治而入院。

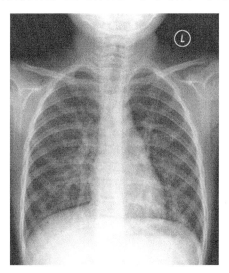

图 56-1　发热、咳嗽 8 天——真菌性肺炎
胸部 X 线正位片:两肺纹理粗多,模糊毛糙,两肺中内带沿纹理可见小点片影,左下肺明显

患儿病后精神反应弱,食欲及睡眠均欠佳,大便干,小便正常。

个人史:足月顺产,出生体 3kg,生长发育同正常同龄儿,按时接种卡介苗,平素体健。否认有肝炎、结核等传染病接触史。否认有药物及食物过敏史。

思维提示

①病程中有咳嗽伴发热,首先考虑呼吸系统感染性疾病,患儿胸片提示右中下肺纹理模糊毛糙,两肺中内带沿纹理可见小点片影,提示存在支气管肺炎;病初血常规

白细胞总数显著增高,中性分类为主,需注意细菌感染,但头孢类抗生素疗效欠佳,结合患儿为学龄儿童,需考虑支原体肺炎可能性,或细菌、支原体混合感染或真菌感染的可能;②患儿按时接种卡介苗,无结核接触史,无乏力、消瘦等结核感染中毒症状,肺结核可能性不大;③患儿既往体健,无异物吸入史、反复呼吸道感染病史,故免疫缺陷、支气管异物等疾病可初步排除。

三、体格检查

(一) 重点检查内容及目的

生长发育状况、有无缺氧表现,气管位置、呼吸系统体征(呼吸频率、节律,有无呼吸困难、两肺呼吸动度、触觉语颤,肺部叩诊是否存在过清音或浊音,听诊肺内有无啰音、喘鸣音或呼吸音减低),可以判断是否存在肺实变、肺气肿、肺不张、胸腔积液等情况,并可判断疾病的严重程度;是否存在杵状指(趾),可以了解慢性缺氧的情况;其他肺外表现,如贫血貌,皮疹,心脏边界增大,心脏杂音,关节红肿,肝脾、淋巴结肿大等有助于判断疾病的严重程度,是否累及肺外脏器以及是否有全身性疾病。是否有卡瘢,明确卡介苗接种情况。

(二) 体格检查结果及思维提示

体温 37.5℃,呼吸 32 次/分,脉搏 135 次/分,体重 17.5kg,血压 100/60mmHg。精神反应稍弱,呼吸稍促,无鼻翼扇动;皮肤黏膜无黄染,卡瘢(+),浅表淋巴结未触及肿大;口唇无发绀,咽充血,扁桃体Ⅰ度肿大,未见渗出;听诊双肺呼吸音粗,可闻及中量细湿啰音及少量低调干啰音;心率 135 次/分,心音有力,律齐,各瓣膜听诊区未闻及杂音。腹平软,脐周及剑突下压痛,无反跳痛,麦氏点无压痛及反跳痛,肝脾未触及肿大,未触及异常腹部包块,听诊肠鸣音活跃;四肢肌张力正常,颈无抵抗,布氏征、克氏征、双巴氏征均阴性。

思维提示

①无贫血貌,全身浅表淋巴结不大,未见皮疹,心脏增大及心脏杂音,肝脾不大、四肢关节未见异常,故初步排除全身性疾病的诊断;②双肺呼吸音粗,可闻及中量细湿啰音及少量低调干啰音,门诊胸片示两肺纹理粗多,模糊毛糙,两肺中内带沿纹理可见小点片影,左下肺明显,支持支气管肺炎诊断;无肺门增大或钙化表现,可见卡瘢,肺结核可能性不大。

四、实验室和影像学检查

(一) 初步检查内容及目的

1. 血常规、CRP、ESR　进一步明确感染。

2. 血气分析　进一步明确是否存在缺氧及其严重程度。

3. 病原学检查　痰涂片 + 培养(细菌 + 真菌 + 结核菌)、支原体抗体了解是否存在支原体感染。

4. PPD 试验　帮助了解是否存在结核杆菌感染。

5. 腹部 B 超　明确是否存在腹腔脏器病变。

6. 生化检查　明确是否有电解质紊乱及肝肾功能受损。

(二) 检查结果及思维提示

1. 血常规　WBC(19.3 ~ 33.1) × 10⁹/L,N88.2% ~ 92.2%,红细胞、血红蛋白、血小板正常。

2. CRP 58.80mg/L,增高,ESR 79mm/h,增快。

3. 血气分析　pH 7.474,PaCO$_2$33.5mmHg,PaO$_2$67.6mmHg,SaO$_2$94.7%,BE 1.1mmol/L。

4. PPD 试验阴性。

5. 支原体抗体　阴性。

6. 腹部 B 超　未见异常。

7. 血生化　电解质正常,ALT 120U/L,AST 29U/L,LDH 349U/L;其他正常。

> **思维提示**
>
> ①血常规白细胞总数显著增高,分类中性粒细胞为主,血沉、CRP 增高,支持感染性疾病,细菌感染可能性大,但头孢类抗生素疗效欠佳,不支持。支原体抗体阴性,诊断支原体肺炎依据不充分,但患儿病程尚短,需 1 ~ 2 周后复查。PPD 阴性,不支持结核杆菌感染。②存在肝功能损害。

五、初步诊断及根据

结合患儿病史、体格检查及影像学检查结果,支气管肺炎诊断明确。根据血生化结果,肝功损害诊断成立。

六、治疗方案及理由

1. 方案　头孢匹胺联合阿奇霉素联合抗感染。雾化、祛痰、保护肝脏功能治疗。

2. 理由　6 岁儿童支气管肺炎常见病原学为肺炎支原体和肺炎链球菌,因此入院后应用头孢类抗生素联合大环内酯类抗生素静点抗感染治疗。

七、治疗效果及思维提示

入院后应用头孢匹胺、阿奇霉素联合抗感染,患儿病情进行性加重,体温仍有高热,可达 39℃,咳嗽有痰,为白色黏痰,偶有血丝痰。呼吸急促,严重时 40 ~ 50 次/分,轻度鼻翼扇动及三凹征,鼻导管吸氧下经皮血氧饱和度92%～95%,查体双肺闻及较多细湿啰音及少许喘鸣音。入院第6天应用NCPAP呼吸支持,复查白细胞总数、中性粒细胞升高,CRP增高。病程第15天,痰涂片找到菌丝,真菌培养结果阳性:白念珠菌(35℃生长)及烟曲霉菌(30℃生长)。

思维提示

根据痰细菌学检查(3次):培养无菌生长;痰真菌检查(2次):涂片找到菌丝,培养白念珠菌(35℃生长)及烟曲霉菌(30℃生长),需考虑真菌性肺炎,需进一步了解影像学变化。

八、进一步检查结果

入院后2周左右行肺部CT检查(图56-2),两侧肺野内可见广泛分布云絮状及网点状影,范围较前增大,部分病变内可见空洞,壁不规则,腔内可见点条状致密影及结节,支气管壁增厚,肺门影增重,心影不大。符合真菌性肺炎改变。

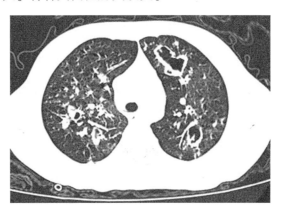

图56-2 发热、咳嗽8天——真菌性肺炎
肺CT:两侧肺野内可见广泛分布云絮状及网点状影,部分病变内可见空洞,壁不规则,腔内可见点条状致密影及结节,支气管壁增厚

九、调整治疗方案及疗效

根据上述检查结果诊断真菌性肺炎(曲霉菌＋白念珠菌),肝功损害明确。应用卡泊芬净联合两性霉素B抗真菌治疗。

患儿咳嗽有减轻,治疗12周后,体温逐渐下降,肺内的湿啰音逐渐好转,复查肺部CT明显好转(图56-3),带口服抗真菌药出院。

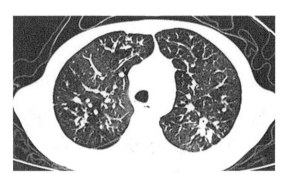

图 56-3　发热、咳嗽 8 天——真菌性肺炎
修订治疗方案后 10 周肺 CT 所见:两侧肺野内可
见散在云絮状阴影,范围较前明显缩小,空腔病
变较前缩小,支气管壁增厚。

最终诊断:①真菌性肺炎(曲霉菌、白念珠菌);②肝功损害。

十、关于真菌性肺炎

真菌性肺炎多为侵袭性肺部真菌感染。肺部是侵袭性真菌感染的最常见部位,是指真菌侵入气管、支气管及肺组织引起的感染,不包括真菌寄生和过敏引起的肺部病变。常见的侵袭性肺部真菌感染包括肺念珠菌病、侵袭性肺曲霉病、肺隐球菌病、肺孢子菌肺炎。

(一)真菌性肺炎的诊断依据

1. 宿主和(或)环境因素

(1)基础疾病:早产儿、低出生体重儿、先天发育异常、慢性疾病和重度营养不良等。

(2)原发免疫缺陷病:各类原发性免疫缺陷病,尤其是联合免疫缺陷病、细胞免疫缺陷病及慢性肉芽肿病等。

(3)继发性免疫功能低下:抗肿瘤药物导致外周血中性粒细胞减少;长期应用广谱抗菌药物、糖皮质激素及其他免疫抑制剂,骨髓移植和器官移植后以及 HIV 感染及其他严重病毒感染等。

(4)侵入性操作:包括血管内留置导管、留置导尿管、气管插管或气管切开、机械通气、透析及胃肠外营养等。

(5)环境因素:免疫功能基本正常的儿童,由于吸入大量的真菌孢子,如空调污染、密切接触鸽类以及暴露于有真菌存在的环境中,超过机体抵抗力而发病。

2. 临床证据

(1)发热、咳嗽和肺部体征经抗菌药物治疗无好转,或好转后再次出现发热、咳嗽和肺部体征。

(2)影像学提示肺部病变,经抗菌药物治疗无好转或出现新的非原发病浸润影。提示侵袭性肺曲霉病的影像学特征:早期出现胸膜下密度增高的结节实变影和(或)楔形实变影、团块状阴影,病灶周围可有"晕轮"征,数天后肺实变区出现空腔或"新月形空气征"。提示肺念珠菌病影像学特征为:结节实变影和(或)大片实变,少有空洞形成。血行感染或由肺部感染发生播散时,多呈弥漫粟粒状阴影。念珠菌也可引起侵袭性支气管感染,影像学同曲霉菌感染。

3. 微生物学证据

(1)合格痰培养直接镜检发现菌丝,且培养连续两次以上分离出同种真菌。

(2)支气管肺泡灌洗液经直接镜检发现菌丝,真菌培养阳性。

(3)血液标本半乳甘露聚糖(GM)连续 2 次阳性,GM I 值 >0.8,或单次 >1.5。

(4)血液标本真菌细胞壁成分 1,3-β-D 葡聚糖抗原(G)连续 2 次阳性。

(5)血液或支气管肺泡灌洗液隐球菌抗原阳性。

有确诊意义的微生物学证据:①肺组织真菌培养阳性;②胸腔积液的真菌培养阳性;③血液真菌培养阳性(曲霉需排除污染);④合格痰培养或支气管肺泡灌洗液发现相应的病原体;⑤胸腔积液和血液直接镜检。

4. 组织病理学证据　肺组织标本进行组织病理学检查发现真菌感染的病理改变以及菌丝或孢子等真菌成分。

(二)真菌性肺炎诊断标准

1. 确诊　宿主因素 + 临床证据 + 肺组织病理学和(或)有确诊意义的微生物学证据。

2. 临床诊断　宿主因素 + 临床证据 + 有临床诊断意义的微生物学证据。

3. 拟诊　宿主因素 + 临床证据。

(三)真菌性肺炎的治疗选择

包括一般预防、靶向预防、拟诊治疗、临床诊断治疗以及确诊治疗。儿童常见的侵袭性肺部真菌感染的治疗选择:

(1)肺念珠菌病:无论念珠菌种类,病情较轻者或对氟康唑敏感的,首选氟康唑。

(2)侵袭性肺曲霉菌病:可选择伏立康唑、伊曲康唑、卡泊芬净、两性霉素 B,病情重者可联合两种抗真菌药物治疗。氟康唑对曲霉菌感染无效。

(3)肺隐球菌病:对于轻度感染或无免疫功能缺陷的患者首选氟康唑。重症患者或合并脑膜炎、腹腔隐球菌病等或存在免疫功能缺陷,可应用两性霉素 B,并联合 5-氟胞嘧啶,待病情好转后改用氟康唑维持治疗。

(4)肺孢子菌肺炎:TMP-SMZ 是首选药,卡泊芬净对肺孢子菌肺炎有一定疗效,可用于 TMP-SMZ 耐药或重症患者。

抗真菌治疗的时间长短,需根据病情进行综合分析,治疗应个体化。

（殷　菊）

患儿,女,1岁4个月,于2005年11月30日入院。

一、主诉

间断咳嗽、喘息10个月。

二、病史询问

(一) 问诊主要内容及目的

思维提示

　　对于一个反复咳喘的婴幼儿应考虑到三方面疾病:呼吸系统疾病、心血管疾病和胃肠道疾病。呼吸系统疾病包括感染性疾病,如毛细支气管炎、肺炎、肺结核等;和非感染性疾病,如婴幼儿哮喘、支气管异物、支气管肺发育不良等。心血管疾病包括先天性心脏病、血管畸形等。胃肠道疾病包括胃食管反流、气管食管瘘等。其中呼吸系统疾病是引起婴幼儿咳喘的主要原因。因此进一步询问病史应围绕上述三方面。

　　1. 是否伴有发热　如果发热伴咳喘应注意呼吸系统感染性疾病。

　　2. 咳喘持续存在,还是时轻时重,何时明显,是否伴有其他呼吸道感染症状,何种治疗有效,是否有湿疹史,有无哮喘及特应性体质家族史　用于鉴别婴幼儿哮喘(一般婴幼儿哮喘表现为发作性咳嗽,晨起和夜间明显,呼吸道感染常为诱发因素,支气管舒张剂治疗有效,多有湿疹史、哮喘及特应性体质家族史)。

　　3. 是否有异物吸入史　主要鉴别是否为支气管异物继发感染。

　　4. 是否曾患重症肺炎、毛细支气管炎　用于鉴别是否可能存在感染后闭塞性细支气管炎、透明肺等。

　　5. 是否有结核接触史,是否接种卡介苗　用于鉴别是否由于支气管结核或支气管淋巴结核引起的咳嗽。

　　6. 是否为足月新生儿,新生儿期有无吸氧、机械通气病史　用于鉴别有无支气管肺发育不良。

　　7. 生后是否有呛奶及吐奶　用于鉴别胃肠道疾病包括胃食管反流、气管食管瘘等。

　　8. 是否有青紫或活动后青紫,平时是否有水肿、少尿等表现,以前医生检查时是否发现心

脏杂音　用于鉴别心脏疾病。

(二)问诊结果及思维提示

患儿于入院前 10 个月(生后 6 个月)无明显诱因出现流涕、咳嗽,伴轻度喘息,于当地诊所抗感染治疗两周后症状缓解。其后 4 个月,每间隔 20 天左右,咳嗽,喘息发作约 1 周,夜间入睡后及进食、哭闹时加重,喘息不重,有痰,可平卧,无憋气、发绀、呛咳、发热,予中药、抗生素治疗并理疗,症状可好转;入院前 3 个月患儿痰量明显增多,2 个月前食用葵花子后咳嗽、喘息加重,但无明显呛咳及憋气,在当地医院先后给予氨苄西林、舒巴坦、利福平、地塞米松、泼尼松、胸腺素、氨茶碱等治疗 40 天,症状好转;入院前 2 周患儿受凉后出现阵发性咳嗽,喉部痰鸣音明显,伴发热,最高体温 40.2℃,给予中药静点 3 天,体温降至正常,但呼吸道症状时好时坏。

湿疹史(＋),无哮喘及特应性体质家族史;足月顺产,生后无窒息,新生儿期健康,6 个月前身体健康,无重症肺炎、毛细支气管炎、麻疹、百日咳病史;接种卡介苗,无结核接触史。生后无吐奶及呛奶,无青紫、活动后青紫、水肿和少尿。

> **思维提示**
>
> ①病程中不伴有明显发热,但病情反复加重,入院前 2 周出现发热,抗生素及对症治疗有效,感染可能使疾病加重,但可能不是主要问题;②患儿咳嗽、痰多,虽然有湿疹史,但无哮喘及特应性体质家族史,咳喘发作时抗生素治疗有效,不符合哮喘的特点,需要进一步明确;③有异物吸入史,特别是婴幼儿,应特别注意支气管异物继发感染,但患儿异物出现在病程中,本病不能解释疾病全过程;④接种卡介苗,无结核接触史,结核病可能性不大;⑤足月顺产,生后无窒息,新生儿期健康,6 个月前身体健康,无重症肺炎、毛细支气管炎、麻疹、百日咳病史,故支气管肺发育不良、感染后闭塞性细支气管炎、透明肺等可能性不大;⑥患儿咳嗽夜间入睡后及进食、哭闹时加重,无呛奶及吐奶,应注意胃食管反流;⑦生后 6 个月起病,起病年龄小,病情反复应特别注意先天性气管、支气管、肺、心血管的发育异常。

三、体格检查

(一)重点检查内容及目的

生长发育、有无缺氧表现,气管位置、呼吸系统体征(呼吸频率、节律,有无呼吸困难、肺部叩诊是否存在过清音、肺内有无啰音)、是否存在杵状指(趾):帮助明确是否存在先天发育问题、肺内病变的严重程度、是否存在长期慢性缺氧。心脏大小、是否有心脏杂音:帮助明确是否存在先天性心脏病。是否有卡瘢,进一步明确是否接种卡介苗。

(二)体格检查结果及思维提示

体温 36.5℃,呼吸 24 次/分,脉搏 136 次/分,血压 90/60mmHg,体重 10kg,营养发育略差,神志清楚,精神反应可,呼吸平稳,左上臂可见卡瘢 1 枚。面色、口唇红润,无口周发青,无发绀,咽轻度充血,可见多量黏稠分泌物,气管居中,无三凹征,胸廓对称,双侧呼吸运动一致,双肺叩清音,呼吸音粗,可闻及少许散在痰鸣音,未闻及湿啰音及喘鸣音,心音有力,律齐,各瓣膜区未闻及杂音,腹部、四肢、神经系统查体未见异常,无杵状指(趾)。

思维提示

①双肺呼吸音粗,可闻及少许散在痰鸣音,未闻及湿啰音及喘鸣音,支气管炎诊断成立,但支气管炎不能解释患儿的整个病程;②气管居中,胸廓对称,双侧呼吸运动一致,双肺叩清音,双肺呼吸音对称,支气管异物可能性不大;③心音有力,律齐,各瓣膜区未闻及杂音,先天性心脏病可能性不大;④患儿无口周发青和发绀,无杵状指(趾),不存在急、慢性缺氧表现。

四、实验室和影像检查

(一) 初步检查内容及目的

1. 血常规、CRP　进一步明确感染存在与否。
2. 胸部 X 线片　明确诊断并了解病变部位和范围。
3. 胸透　明确有无支气管异物。
4. 心脏彩超　明确有无心脏疾病。
5. 血气　进一步明确是否存在缺氧,及其严重程度。
6. PPD 试验　帮助明确是否存在结核感染。
7. IgE 测定、过敏原筛查试验　明确是否为过敏体质,协助哮喘诊断。

(二) 检查结果及思维提示

1. 血常规　WBC 10.4×10^9/L,N 0.278,L 0.651,红细胞、血红蛋白、血小板正常;CRP 正常。
2. 胸部 X 线正位片(图 57-1)　双肺纹理增多,模糊毛糙,右下肺为著。
3. 胸透　未见支气管异物征象。
4. 心脏彩超　未见异常。
5. 血气均正常。
6. PPD 试验阴性。
7. IgE 正常,过敏源筛查试验阴性。

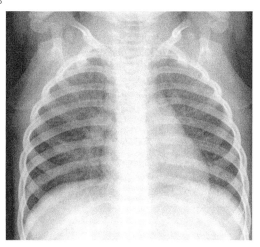

图 57-1　间断咳嗽、喘息 10 个月——双主动脉弓畸形

胸 X 线正位片:患儿两肺纹理增多,模糊毛糙,右下肺为著

思维提示

　　胸部 X 线片提示双肺纹理增多，支持支气管炎诊断。胸透未见支气管异物征象，支气管异物可能性不大。心脏彩超未见异常，除外先天性心脏病。血气分析大致正常，结合其无杵状指(趾)，不支持急、慢性缺氧；PPD 试验阴性，除外结核病；IgE 正常，过敏源筛查试验阴性，结合病史及查体除外婴幼儿哮喘。

五、初步诊断及根据

　　根据患儿有呼吸道症状，听诊双肺呼吸音粗，可闻及少许散在痰鸣音，胸片提示双肺纹理增粗，支气管炎诊断成立。患儿咳喘原因初步除外先天性心脏病、支气管异物等疾病引起的咳喘。但不能除外先天性支气管、肺发育异常和先天性血管发育异常引起的咳喘，需进行进一步检查明确诊断。

六、治疗方案及理由

　　1. 方案　头孢呋辛 100mg/(kg·d)静点抗感染，雾化、吸痰，口服化痰药。
　　2. 理由　儿童呼吸道感染临床上经常使用的抗生素主要有两大类：青霉素类和头孢菌素类。因为青霉素类抗生素过敏反应高于头孢菌素类，所以后者在临床中更常使用。头孢菌素包括第一代至第四代头孢，第一代头孢菌素主要具有较好的抗革兰阳性球菌的作用，第二代头孢菌素对革兰阳性球菌和阴性杆菌具有相似的抗菌活性，第三代头孢菌素抗革兰阴性杆菌的作用增强，第四代头孢菌素具有更强的抗菌谱，对革兰阳性球菌和阴性杆菌都有很强的抗菌活性，但容易引起菌群紊乱。因此临床中经常使用的是第二代头孢菌素。雾化、吸痰，口服化痰药为对症治疗。

七、治疗效果及思维提示

　　体温正常，咳嗽有所减轻，但哭闹时痰鸣仍明显，查体肺内仍可闻及痰鸣音。

思维提示

　　对于一个咳喘的婴幼儿，特别是起病年龄小的儿童，应该进一步除外先天发育畸形，如先天性肺、气管、支气管、血管的发育畸形，需要进行相应检查。

八、进一步检查、结果及思维提示

(一) 检查内容与目的

　　1. 支气管镜　进一步明确是否存在气道先天发育异常。

2. 胸部增强 CT、气管、血管重建　明确是否存在先天性肺发育异常,是否存在肿大淋巴结压迫,是否存在血管畸形,进一步除外支气管肺发育不良。

(二) 检查结果

1. 支气管镜(图 57-2,见文末彩图)　未见气管、支气管软化、狭窄,可见气管下段扭曲变形,左后壁受压内凹,并可见血管搏动。

2. 胸部增强 CT、气管、血管重建(图 57-3、图 57-4)　肺内未见病变,无明显肿大淋巴结,气管局限性扭曲变窄水平可见升主动脉发出左右两个主动脉弓,二者向后融合移行为降主动脉,行于脊柱正前方,右侧异常的主动脉弓行于食管气管后缘并压迫食管气管,自此异常的主动脉弓上缘分别发出右锁骨下动脉和右颈总动脉,未见正常的头臂干。

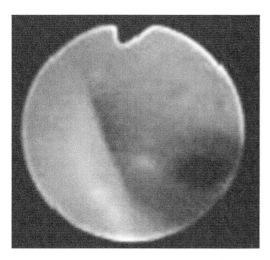

图 57-2　间断咳嗽、喘息 10 个月——
双主动脉弓畸形
支气管镜:
气管下段左后壁受压内凹

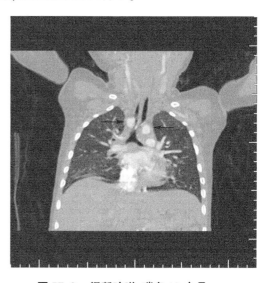

图 57-3　间断咳嗽、喘息 10 个月——
双主动脉弓畸形
患儿胸部螺旋增强 CT 气管
重建:箭头所示:受压气管及食管

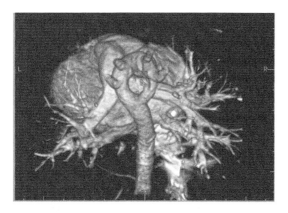

图 57-4　间断咳嗽、喘息 10 个月——双主动脉弓畸形
胸部螺旋增强 CT 血管重建;双主动脉弓畸形

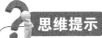
思维提示

　　根据支气管镜检查除外气管、支气管软化、狭窄,提示存在气管外在压迫,可能为血管压迫。根据胸部增强 CT,可见双主动脉弓,并压迫食管、气管,故双主动脉弓畸形诊断明确。

　　最终诊断:①支气管炎;②双主动脉弓畸形。

九、关于先天性双主动脉弓畸形

　　双主动脉弓畸形是血管环畸形中的最常见类型,包括两个动脉弓,即左动脉弓和右动脉弓(图 57-5)。50%~60% 的主动脉弓是由于胚胎时期右侧第四主动脉弓和右背主动脉的持续存在而形成的。在双主动脉弓畸形中,一般是以右主动脉弓占优势,并形成右颈总动脉、右锁骨下动脉和无名动脉或两个独立的血管。左主动脉弓形成左颈总动脉和左锁骨下动脉。双主动脉弓汇合并形成胸降主动脉。左右主动脉弓形成的血管环包绕气管和食管,引起气管、支气管、食管的压迫。

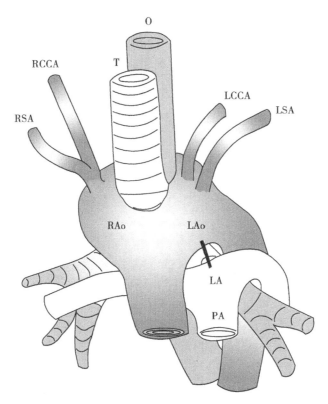

图 57-5　间断咳嗽、喘息 10 个月——双主动脉弓畸形
双主动脉弓示意图。T:气管;O:食管;RAo:右主动脉弓;Lao:左主动脉弓;RCCA:右颈总动脉;
RSA:右锁骨下动脉;LCCA:左颈总动脉;LSA:左锁骨下动脉;PA:肺动脉;LA:左肺动脉

　　双主动脉弓畸形的临床表现取决于血管环对气管、食管的压迫程度,部分无症状,如果血管环完整或比较小,患儿通常在生后出现症状。其中最常见的是喘鸣(占 97%),61% ~ 65% 患儿于生后第 1 天出现症状,84% 生后 3 个月内出现症状,以吸气性喘鸣为主,进食、哭闹时加重,肺内可闻及高调喘鸣音,1/3 患儿有呼吸困难,甚至可出现威胁生命的呼吸暂停和发绀。其他症状包括咳嗽、呼吸急促、鼾音、反复呼吸道感染、吸入性肺炎等。消化道症状主要是吞咽困难(5% ~ 15%),表现为吃奶后疲劳,可有反流。

　　对双主动脉弓的诊断方法包括影像学检查、气管镜、超声心动和肺功能。二维超声心动对血管环畸形的诊断有帮助,首先它是无创的,并且可以显示心脏内的畸形、胸降主动脉、动脉导管、肺动脉起始部位的位置。但它的技术要求较高,不是所有患儿都有阳性发现。本患儿此项检查结果阴性。胸部 CT 和 MRI 三维血管重建对血管环畸形有诊断意义,确诊率高,而且可以分辨其与周围结构,如气管、食管的位置关系。血管造影被认为是诊断血管环畸形的金标准,同时可以显示是否合并先天性心脏病,但它是有创检查,且不能显示血管环的闭锁部分和纵隔结构,不能明确大血管之间的关系,一般只选择性使用。

　　10% 血管环畸形患儿需要手术治疗。手术方式有开胸手术和经胸腔镜两种。对于双主动脉弓患儿,术中必须确定闭锁或发育不全的主动脉弓,并与动脉导管、动脉导管索一起分离。术后患儿可能出现暂时的病情恶化,此时应密切观察,对症治疗。约 10% 患儿由于存在气管软化,术后气道梗阻症状可能持续几个月,但随着气管和软骨的发育,症状可逐渐改善。目前文献报道血管环手术存活率为 92% ~ 100%,症状缓解率为 71% ~ 100%。然而相当一部分患儿术后存在不同程度和类型的肺功能异常。

(徐保平)

患儿,女,11 岁,于 2013 年 7 月 8 日入院。

一、主诉

间断咳嗽、咳痰 1 年,加重 1 个月。

二、病史询问

(一) 问诊主要内容及目的

思维提示

> 患儿为学龄儿童,呼吸道症状持续时间较长,且近期有所加重,可首先考虑呼吸道感染性疾病,尤其是少见病原感染,其次要注意基础疾病,包括肺部及心脏疾病、免疫系统疾病等。因此,问诊目的首先寻找感染性疾病的诱因、发病时主要症状及特点、伴随症状、是否抗感染治疗及效果如何,其次就既往所患疾病史、是否有基础疾病史、传染病接触史、相关的家族遗传病史等问题展开。

1. 发病前是否有受凉、感冒或肺结核患者接触史,下呼吸道感染或肺炎患者常有一定的诱发因素,结核接触史对于协助诊断很有帮助。

2. 咳嗽是否伴有发热,咳痰的颜色,如有发热、咯黄痰是感染的重要依据。

3. 间断咳嗽、咳痰是否正规诊治,曾做哪些化验检查?是否有效?通过了解院外的诊疗经过,尤其是肺部影像学检查,来协助判断病情,抗感染治疗的情况来考虑感染可能的病原。

4. 新生儿期病史、生长发育史如何,既往有无反复感染病史及长期应用抗生素史,有无重症肺炎病史,病史较长的下呼吸道感染可能由于感染结核、真菌等特殊病原,也可能出现于重症肺炎后、免疫缺陷病、先天支气管、肺发育畸形、先天性心脏病等疾病患儿。

5. 家庭居住环境、家禽饲养史,有无寄生虫疫源地生活或旅游史,如外源性过敏性肺泡炎、鸽子肺、禽流感等与居住环境、家禽饲养相关,肺吸虫等寄生虫疾病与疫源地生活有关。

(二) 问诊结果及思维提示

患儿入院前 1 年出现咳嗽,咳痰,有时黄痰,伴间断发热,体温最高 38.5℃,无寒战及抽搐,每次病程持续 7～15 天,曾于当地医院行胸片检查(结果未提供)诊断"肺炎",给予"阿奇霉素"抗感染治疗有效,但停药半个月或 1 个月后即反复。本次入院前 1 个月至今患儿又出现发热、咳嗽,最高体温 38.5℃,无伴随症状,给予"布洛芬"口服后体温可降至正常,于当地医院输液治疗 2 次(具体用药不详),并给予口服"阿莫西林分散片"1 个月,但患儿仍有咳嗽、咳痰,且家长述患儿活动后有气促表现。为进一步诊治来我院,胸部 X 线片提示两肺纹理增多、紊乱,以下肺为著(图 58-1),门诊以"肺炎、支气管扩张症?"收入我科。

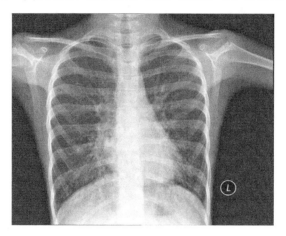

图 58-1　间断咳嗽、咳痰 1 年,加重 1 个月——原发性纤毛运动障碍
胸部 X 线片所见:双肺纹理增多、紊乱,以下肺为著

本患儿为第二胎第一产,足月顺产,出生体重 2.6kg,有缺氧窒息史,出生时评分不详,因新生儿肺炎住院治疗 1 个半月。3 岁出现反复呼吸道感染,每年约 10 余次,一般抗感染治疗有效。6 岁时因反复喘息于外院诊断"支气管哮喘",予吸入激素治疗 1 年,之后未再喘息发作。8 岁时曾诊断"鼻窦炎"。无重症肺炎病史。

否认结核病接触史及寄生虫疫源地生活史,否认家族遗传病史,否认药物、食物过敏史。

? 思维提示

通过问诊可明确,患儿新生儿期即患肺炎,3 岁后反复呼吸道感染,每年约 10 余次,一般抗感染治疗有效,曾于外院诊断"支气管哮喘",并有鼻窦炎病史。反复呼吸道感染诊断成立。无结核病接触史,故考虑可能存在某些基础疾病,在此基础上易患呼吸道感染。

三、体格检查

(一)重点检查内容和目的

因考虑患儿病史较长,可能是在基础疾病的前提下患有肺炎,故除常规肺部查体外,还应注意其生长发育、有无杵状指(趾)。

(二)体格检查结果及思维提示

体温36.8℃,呼吸25次/分,脉搏105次/分,血压90/60mmHg,体重16.2kg。神志清楚,精神反应好,呼吸平稳,自动体位,体型消瘦,营养欠佳。口唇无发绀,气管居中,轻度三凹征。胸廓对称,双侧呼吸运动一致,双肺叩诊呈清音,双肺呼吸音粗,右肺可闻及少许中小水泡音,心音有力,律齐,未闻及杂音,腹部、四肢、神经等系统检查未见异常,可见轻度杵状指(趾)。

> **思维提示**
>
> 体格检查结果与问诊后初步考虑基础疾病伴肺炎的思路相吻合。右肺可闻及中小水泡音提示有肺部感染存在,生长发育落后及杵状指(趾)说明病史较长,存在慢性缺氧,可能与基础疾病有关。

四、实验室和影像学检查

(一)初步检查内容及目的

1. 血常规、CRP、ESR 进一步证实有无感染性疾病。

2. 血清支原体抗体、呼吸道分泌物病毒抗原检查、PPD试验、T-spot、G(真菌1,3-β-D-葡聚糖)/GM(曲霉半乳甘露聚糖抗原)试验 明确病原。

3. 自身抗体检测除外结缔组织疾病。

4. CD、Ig系列检查免疫功能。

5. 肺功能 评价病情。

6. 肺及鼻窦CT了解肺内病变及是否存在鼻窦炎。

(二)检查结果及思维提示

1. 血常规 WBC $11.32 \times 10^9/L$,N 65.3%,L 28.4%,Hb 121g/L,PLT $293 \times 10^9/L$,CRP 12.00mg/L。PCT 0.34ng/ml。ESR正常。

2. MP阴性;PPD试验阴性;T-spot阴性;呼吸道分泌物病毒抗原检测阴性。GM、G实验阴性。

3. ANAS,dsDNA阴性。ENA谱阴性。ANCA阴性。

4. Ig系列 IgA 3.39g/L,IgG 17.20g/L,IgM 1.46g/L;IgE 7.47IU/ml,IgA稍增高,其余正常。CD系列正常。

5. 痰抗酸染色阴性,未见真菌孢子及菌丝。痰革兰染色找到链状排列的阳性球菌和革兰阴性杆菌。

6. 肺功能 ①肺容量:深吸气量(IC)、补呼气量(ERV)及最大呼气量(VC_{max})均减低,功能残气量增加;②肺通气功能:用力呼气肺活量(FVC)、第一秒用力呼气容积(FEV_1)及呼气峰流速(PEF)均减低,$FEF_{25\sim75}$减低,提示混合性通气功能障碍。

7. 肺CT(图58-2) 双肺广泛支气管扩张伴肺内实变;鼻窦CT(图58-3)示两侧上颌窦、

筛窦、蝶窦内黏膜影不均匀增厚,以上颌窦增厚明显,额窦尚未气化,鼻黏膜增厚,鼻甲稍大。

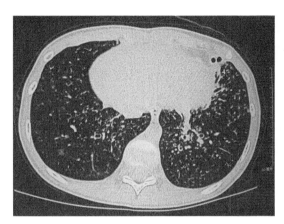

图 58-2 间断咳嗽、咳痰 1 年,加重 1 个
月——原发性纤毛运动障碍
肺 CT 所见:双侧支气管扩张、实变、树芽征

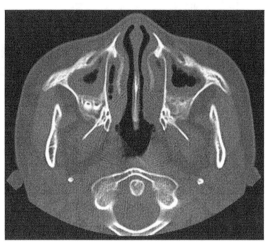

图 58-3 间断咳嗽、咳痰 1 年,加重 1 个
月——原发性纤毛运动障碍
鼻窦 CT 所见:副鼻窦黏膜增厚

思维提示

检查结果除外了肺结核、真菌感染,除外结缔组织病的肺损害,除外原发性免疫缺陷病,根据肺 CT 及鼻窦 CT 结果,支气管扩张及鼻窦炎诊断成立,需进一步行支气管镜检查及纤毛活检电镜检查明确诊断。

五、初步诊断及根据

根据患儿为 11 岁学龄期女孩,隐匿起病,病史长,存在反复呼吸道感染、鼻窦炎、支气管扩张,否认重症肺炎病史,无结核病史,排除原发性免疫缺陷病,无心肺发育异常,故考虑原发性纤毛运动障碍可能性大。

根据患儿为 11 岁 7 个月学龄期女童,身高 124cm,体重 16.2kg,明显低于同年龄同性别儿童身高、体重曲线第 3 百分位,故考虑存在营养不良和生长发育迟缓。

六、治疗方案及理由

1. 方案 入院后给予拉氧头孢静点抗感染;氨溴索化痰治疗;体位引流,加强营养支持治疗。

2. 理由 患儿有发热、咳嗽、咳痰表现,入院前血象白细胞总数、中性粒细胞比例、CRP 增高,考虑细菌感染可能性大。根据其病史较长,革兰阴性杆菌感染可能性大,故予三代头孢菌素——拉氧头孢抗感染治疗。氨溴索及体位引流有助于支气管扩张症的治疗。

七、治疗效果及思维提示

拉氧头孢抗感染 3 天,患儿仍有咳痰,且肺部湿啰音无明显好转,不能除外铜绿假单胞菌感染,入院第 5 天,改为头孢哌酮舒巴坦抗感染治疗。5 天后患儿咳嗽明显好转。

？思维提示

患儿存在支气管扩张,在此基础上易出现铜绿假单胞菌、鲍曼不动杆菌、肺炎克雷伯菌感染,头孢哌酮舒巴坦对上述感染均有效果,故换用此药。

八、进一步检查结果

入院后行支气管镜检查,发现气管支气管内膜炎症,广泛分泌物壅塞。右中、右下基底段、左下基底段部分亚支支气管扩张。支气管肺泡灌洗液细胞计数 WBC $3.82 \times 10^6/ml$,M 18.00%,L 5.00%,N 77.00%,E 0.00%,考虑细菌感染。

入院第 14 天经支气管镜行支气管黏膜活检,电镜检查可见黏膜表面被覆不完整的假复层纤毛柱状上皮,纤毛排列紊乱、稀疏,纤毛横断面可见微管排列异常,有连体纤毛,微管排列极度紊乱,可见 8 + 2、9 + 0、10 + 2 等结构,短臂有部分缺陷(图 58-4),符合原发性纤毛运动障碍。

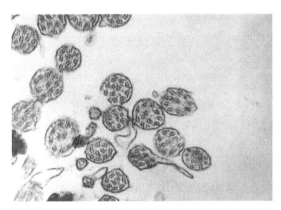

图 58-4　间断咳嗽、咳痰 1 年,加重 1 个月——原发性纤毛运动障碍- 电镜所见
纤毛病理电镜所见;纤毛结构异常

九、调整治疗方案及疗效

新方案:在头孢哌酮舒巴坦抗感染基础上,加用小剂量红霉素抗感染、抑制细菌生物被膜形成。患儿体温正常,咳嗽、咳痰明显减轻,肺内湿啰音消失,带药出院。

最终诊断:①原发性纤毛运动障碍;②营养不良;③生长发育落后。

十、对本病例的思考

1. 关于原发性纤毛运动障碍(primary ciliary dyskinesia,PCD) PCD 是一组基因遗传性疾病,包括 Kartagener 综合征、不动纤毛综合征、纤毛运动方向缺陷等。临床由于纤毛功能异常易引起慢性鼻窦炎、慢性中耳炎、反复或慢性支气管炎、反复肺炎最终导致支气管扩张,还可发生男性不育。本病发病年龄跨度较大,可以自新生儿至成年,但以学龄儿和青年多见。其临床表现与囊性纤维化相似,症状多为随年龄增加而加重的反复上下呼吸道感染,常易误诊为一般的慢性支气管炎、慢性肺炎、支气管哮喘、肺结核。故当发现患儿有较长呼吸道感染病史,且临床过程难以用单一感染解释时需特别注意本病,另发现影像学有支气管扩张、内脏转位时更应考虑本病。

2. 问诊的重要性 对本患儿的问诊发现其 3 岁即易反复呼吸道感染,后曾于外院诊断"支气管哮喘",有慢性鼻窦炎病史,结合其存在生长发育落后,肺部 CT 可见支气管扩张,故应考虑 PCD 可能,随后应在排除其他引起支气管扩张病因的同时做支气管镜纤毛活检以明确诊断。

3. 治疗中抗生素的选择 患儿为学龄儿童,此年龄阶段的社区获得性肺炎病原多见于肺炎支原体、革兰阳性球菌(如肺炎链球菌、金黄色葡萄球菌等)。但如能考虑到本患儿病史的特殊性及可能存在的基础疾病,就不难想到革兰阴性杆菌或气道定植菌的机会感染,因而选用三代头孢菌素静点抗感染,并根据疗效及后续检查结果调整抗生素的选择。

十一、关于原发性纤毛运动障碍

原发性纤毛运动障碍(primary ciliary dyskinesia,PCD),是一种少见疾病,在群体中发病率为 1:15 000 ~ 1:30 000,一般认为属常染色体隐性遗传,由于纤毛功能异常引起一系列临床表现,常见的是呼吸道纤毛功能异常,引起反复的呼吸道感染。Kartagener 综合征是 PCD 的一个类型,约占 PCD 的 50%。

纤毛在气道各级支气管中的分布不同,以大气道最多,小气道较少,肺泡囊和肺泡上没有纤毛结构。每个纤毛细胞大约有 200 多根纤毛,纤毛直径大约 0.1 ~ 0.2μm,长度约为 3 ~ 7μm。每根纤毛都包括有体部、基底部和冠部,横断面在电镜下呈圆形,中央有一对中心微管,在外周均匀地环绕着 9 对周围微管,称之为"9 + 2"轴索微管结构(图 58-5)。

呼吸系统是开放器官,需要一套完整的清除防御机制来保持该系统的清洁稳定,气管支气管上皮的纤毛上有一层黏液称为纤毛黏液毯,其黏液纤毛的清洁作用(mucociliary clearance,MCC)就是重要的呼吸道清除防御机制之一,同时具有机械、化学和生物屏障作用。

纤毛功能障碍所致临床疾病是广泛的,可涉及所有有纤毛的分布部位,气道纤毛功能障碍导致的呼吸道感染最常见;精子鞭毛、输精管、输卵管纤毛功能障碍可导致不育或不孕症;中耳、鼻窦处纤毛功能障碍则导致中耳炎、鼻窦炎等;视网膜杆状细胞、前庭毛细胞和嗅觉细胞功能障碍导致失明、耳聋和嗅觉障碍;也有由于脑和脊髓室管膜处纤毛功能障碍而导致脑积水的报道。

PCD 发病年龄可自新生儿至成年,但以学龄儿童及青年为多。为随年龄而加重的反复上下呼吸道感染,包括复发性中耳炎、鼻窦炎和支气管炎、肺炎以致支气管扩张症状。常见耳道流脓、鼻脓性分泌物、咳嗽、咳痰和咯血,严重时喘憋。常易误诊为一般慢性支气管炎、慢性肺

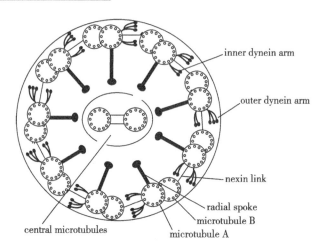

图58-5　间断咳嗽、咳痰 1 年,加重 1 个月——原发性纤毛运动障碍
纤毛结果示意图。inner dynein arm. 内动力臂;outer dynein arm. 外动力臂;
nexin link. 微管连接蛋白;radial spoke. 辐辏;
microtubule B. 微管 B;microtubule A. 微管 A;central microtubules. 中央微管

炎、哮喘和肺结核,常见体征为发绀和杵状指,支气管造影可见支气管扩张,以两下叶最常见,其次为左肺舌叶和右肺中叶,形态以柱状扩张为多见。少数可见囊状扩张。有时可伴肺不张和肺气肿。听力损害、男性不育症等,50% 的患者合并右位心。

Kartagener 综合征由下列三联症组成:①支气管扩张;②副鼻窦炎或鼻息肉;③内脏转位(主要为右位心)。

鼻腔黏膜活检或支气管黏膜上皮活检电镜检查是诊断 PCD 的金标准。随着基因诊断技术及水平的提高,目前已经发现一些与 PCD 相关的基因,包括 CCDC39、CCDC40、DNAAF1、DNAAF2、DNAH11、DNAH5、DNAI1、DNAI2、DNAL1、NME8、RSPH4A、RSPH9 等。

PCD 的治疗同一般支气管扩张,主要是对症治疗,以抗感染为主,雾化吸入祛痰及体位引流为辅,支气管舒张剂缓解喘息及气道梗阻,五官科治疗鼻窦炎及中耳炎,同时应预防其他感染,如麻疹、流感等,避免空气污染及吸烟。如能早期诊断,采取适当防治措施,预后尚好。

（郭　琰　徐保平）

病例59 反复贫血、咳嗽1年

患儿,女,4岁,于2012年1月7日入院。

一、主诉

反复面色苍白、乏力伴间断性咳嗽1年。

二、病史询问

(一)问诊的内容及目的

? 思维提示

　　对于一个以面色苍白、乏力伴咳嗽为主要表现,病史1年的患儿,首先应该寻找其贫血的原因,询问贫血应围绕是否有失血或营养不良造成的贫血;应注意血液系统如骨髓增生障碍的因素。患儿贫血同时有咳嗽还应注意呼吸系统疾病,如肺出血性疾病如肺含铁血黄素沉着症等。肺含铁血黄素沉着症可以贫血和咳嗽、咯血同时存在,进一步询问贫血的严重度,是否有咯血、呕血、便血,外院的既往检查和诊治效果。

　　1. 面色苍白、乏力的程度和诱因,是否影响正常活动。贫血发生的缓急、程度可以对贫血的原因有提示作用,一般失血性、溶血性贫血可发生急骤而严重。

　　2. 面色苍白的伴随症状。是否伴有黄疸,尿色是否有改变,是否有呕血、黑便等消化道失血表现,溶血性贫血往往可有黄疸、茶色尿的改变,消化道出血可有呕血、便血或柏油便。

　　3. 有无明显偏食、食欲减退,既往的检查多次贫血的特点,既往补铁剂治疗的效果,进一步确定是否营养因素引起的贫血,治疗效果可协助诊断。

　　4. 询问痰液的颜色,是否带有血或痰中带血,外院有无影像学的资料,其贫血同时有咳嗽,如再结合咯血、肺部影像学实变影可更加有利于肺部出血的判断。

　　5. 询问既往诊断和治疗的状况,诊断溶血性贫血的治疗效果,从既往诊断和治疗的反应可以为下一步治疗提供思路。

　　6. 是否有密切结核病接触史,是否接种卡介苗,用于进一步排除肺结核可能。

(二)问诊结果及思维提示

患儿无明显诱因出现面色苍白、乏力、倦怠懒动,伴有食欲减退,血红蛋白低至39g/L,无黄疸,无茶色尿,无咯血,无呕血、无黑便,说明起病急骤,贫血严重;幼时营养可,无偏食、食欲减退的症状,按缺铁性贫血,予输血、口服铁剂治疗 3 个月余,贫血反复发生;无黄疸、茶色尿等症状,2 次查 Coomb 试验阴性,外院按"溶血性贫血"治疗 5 个月,血红蛋白维持在 110~136g/L,之后有贫血反复。行骨穿示粒系统各阶段细胞构成比及形态大致正常,红系统增生尚可,以中晚幼红为主,粒红比值偏低,形态大致正常,无骨髓造血功能障碍所致贫血的依据。入院前 5 天患儿咳嗽加重,气促明显至我院门诊查血红蛋白 63g/L,拍胸片、胸部 CT 均示双肺广泛实质浸润。无结核接触史,已接种卡介苗。

思维提示

　　通过问诊患儿贫血严重且反复、起病急骤,应该考虑到失血性、溶血性贫血,也应该注意营养性贫血,院外按缺铁性贫血和溶血性贫血治疗均无效,也无尿色黄,无黄疸,无溶血性贫血的证据,无呕血、便血等消化道出血的表现。患儿反复贫血,且伴咳嗽、时有发热,双肺广泛实质浸润,说明贫血和肺部实变影(可能的出血)同时存在,需要住院进一步寻找肺泡出血的证据。

三、体格检查

(一) 重点检查内容及目的

　　体温、呼吸、脉搏、神志精神、面色,皮肤颜色有无黄疸、有无卡瘢、呼吸系统体征(呼吸频率、节律,有无呼吸困难,肺部触觉语颤、叩诊、听诊情况),心率、节律、心脏大小、有无杂音,肝脾有无肿大。

(二) 体格检查结果及思维提示

　　体温 39.0℃,呼吸 40 次/分,脉搏 150 次/分,神志清,精神反应可。轻度三凹征,面色苍黄,全身皮肤无黄染、未见皮疹、出血点,无水肿,卡瘢阳性。浅表淋巴结未触及肿大。结膜未见充血,巩膜无黄染,口唇色苍白,咽无充血。两肺呼吸音粗,未闻及干湿性啰音,心音有力,律齐,各瓣膜未闻及病理性杂音。腹部平坦,未见肠型、蠕动波,触软,肝肋下未触及,脾于左肋下 1cm 触及。神经系统检查未见异常。

思维提示

　　查体结果与问诊思路一致,患儿呼吸快、轻度三凹征,贫血面容,无黄疸。呼吸快和轻度三凹征说明肺部病变严重。体温高,不能排除肺部感染存在。但贫血反复,同时均有呼吸快、三凹征,重点还是要考虑肺泡出血的可能。

四、实验室和影像学检查

(一) 初步检查内容及目的

1. 血常规　进一步证实贫血的存在和严重性。血常规白细胞的增高与否还可以鉴别有无细菌感染的存在。

2. 胸部影像学　明确诊断并了解病变性质和严重度。

(二) 初步检查的结果和思维提示

1. 血常规　WBC 4.71×10^9/L，RBC 2.73×10^{12}/L，Hb 63g/L，N 53.5%，L 38.2%；PLT 345×10^9/L，MCV 85fl，MCHC 272g/L，MCH 23.1pg。

2. 胸部正位片　双肺纹理增粗，呈网格改变，两肺透亮度减低，呈片絮状实变影，印象：两肺多发性渗出性病变(图 59-1)。

3. 胸部 CT　双肺广泛实变、磨玻璃影(图 59-2)。

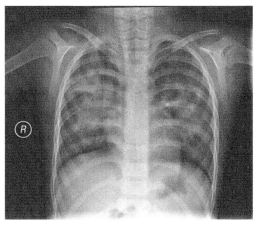

图 59-1　反复贫血、咳嗽 1 年——
特发性肺含铁血黄素沉着症
胸片：双肺纹理增重，呈弥漫片絮状的实变影

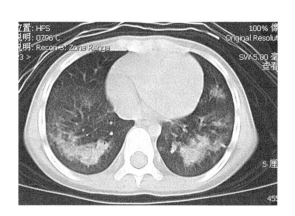

图 59-2　反复贫血、咳嗽 1 年——
特发性肺含铁血黄素沉着症
胸部 CT 示：双肺广泛实变、磨玻璃影

> **思维提示**
>
> ①影像学检查提示肺泡有渗出性病变，血常规提示血红蛋白减低，首先考虑肺泡出血的存在，尤其是肺含铁血黄素沉着症的可能性较大；②影像学的特点与肺部结核也不符合。本患儿以反复贫血为主要表现，但同时有咳嗽、肺部广泛实变影，在查找贫血原因时，一定要注意有无肺泡出血的存在，本患儿在外院多次按缺铁性贫血治疗，仍反复发作，与营养性的缺铁性贫血不符合，因此应该寻找肺部出血的证据，如胃液、痰和支气管肺泡灌洗液中找含铁血黄素细胞。还有应该查自身抗体、ANCA、抗基底膜抗体与 ANCA 相关的血管炎、结缔组织疾病相鉴别。

五、初步诊断及根据

根据患儿贫血严重且反复,伴咳嗽,查体呼吸快、轻度三凹征,贫血面容,无黄疸,血常规提示小细胞低色素性贫血,影像学检查提示肺泡有渗出性病变,考虑肺泡出血的存在,主要考虑肺含铁血黄素沉着症和血管炎。需要进一步证实为肺泡出血的存在,还需要寻找继发性的肺泡出血的因素。

六、初步治疗方案和理由

1. 方案　头孢孟多抗感染,止血对症治疗。
2. 理由　因患儿有发热,考虑合并感染,常见的致病菌应为肺炎链球菌,故予患儿头孢孟多抗感染。因患儿有反复发作性的贫血、肺部实变同时考虑肺部出血,因此,予止血治疗。

七、进一步检查

(一)进一步检查内容及目的

1. 尿、便常规　明确是否存在便血和尿血。
2. 凝血功能　除外凝血功能异常
3. PPD 试验　帮助明确是否存在结核感染。
4. 骨穿　除外血液系统疾病。
5. 自身抗体、抗中性粒细胞胞质抗体(ANCA)　除外结缔组织疾病、血管炎。
6. 抗肾小球基底膜抗体　除外 Goodpasture 综合征。
7. 心电图、心脏彩超　除外心血管系统疾病
8. 过敏原检查　除外过敏因素
9. 痰液、胃液中寻找含铁血黄素细胞　明确是否存在肺泡出血。
10. Ig 系列、CD 系列　明确患儿免疫功能情况。
11. Coombs 试验　明确有无溶血性贫血。

(二)检查结果

1. 尿、便常规未见异常。
2. 凝血功能正常。
3. PPD 试验阴性,不支持结核感染。
4. 骨穿仅提示贫血表现,未见恶性系统疾病表现,不支持血液系统疾病可能。
5. 自身抗体阴性,ANCA 阴性无结缔组织疾病和血管炎的证据。
6. 心电图、心脏彩超未见异常。
7. 过敏原中牛奶蛋白 0 级,除外牛奶过敏。
8. 痰液及胃液中未找到含铁血黄素细胞。
9. Ig 系列、CD 系列大致正常。

10. 抗肾小球基底膜抗体阴性。

11. Coomb 试验阴性。

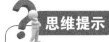 **思维提示**

①PPD 试验阴性,无结核病的证据;②自身抗体阴性、ANCA 阴性,不支持结缔组织疾病和血管炎的存在;抗基底膜抗体阴性不支持 Goodpasture 综合征;③心脏彩超、心电图、凝血功能正常,除外凝血功能异常及心血管疾病所致肺出血;④过敏原阴性,除外牛奶过敏因素;⑤Coombs 试验阴性,不支持溶血性贫血;⑥骨穿结果仅提示贫血,不支持血液系统恶性疾病。

八、治疗情况及思维提示

经积极抗感染、止血治疗后,患儿体温逐渐恢复正常,咳嗽明显好转。需要进一步鉴别感染还是肺部出血,可以应用支气管镜支气管肺泡灌洗液找到肺含铁血黄素细胞来证实是否为肺泡出血。

九、下一步检查内容及目的

1. 支气管镜检查　支气管肺泡灌洗液寻找含铁血黄素细胞,并且协助除外异物、支气管扩张。

2. 结果　支气管肺泡灌洗液呈洗肉水样,病理检查示找到较多含铁血黄素细胞,支气管镜下未见异物、支气管扩张。

思维提示

支气管肺泡灌洗液呈洗肉水样,病理检查示找到较多含铁血黄素细胞,支持肺泡出血的诊断。支气管镜下未见异物、支气管扩张,除外支气管异物和支气管扩张。由于辅助检查结果除外继发性肺泡出血,最终诊断特发性肺含铁血黄素沉着症。

十、调整治疗方案及疗效

加用甲泼尼龙 2mg/(kg·d),实予 30mg/d,每日一次,静点 2 日后患儿血红蛋白升至107g/L,复查胸片提示肺内仍有实变影病变,继续甲泼尼龙静点抗炎治疗 7 天,患儿血红蛋白升至 120g/L,无咯血、无呼吸急促。复查胸片肺内病变有所吸收好转,住院治疗 2 周,患儿病情平稳,出院。

最终诊断:特发性肺含铁血黄素沉着症。

十一、关于本例诊断的思考

1. 特发性肺含铁血黄素沉着症(IPH)是一少见疾病,临床以反复发作的咯血或痰中带血、缺铁性贫血、胸片或肺 CT 提示两肺弥漫性的浸润影。但部分患者主要以缺铁性贫血为主要表现,咯血不明显而以反复贫血为主要表现,易引起漏诊。

2. IPH 的诊断首先要寻找肺泡出血的证据,临床如咯血和贫血同时存在,影像学以弥漫性的渗出为特点,可以提供诊断线索,进一步证实肺泡出血需要从痰、胃液或支气管肺泡灌洗液中找到肺泡含铁血黄素细胞来确定。

3. 确定是否为 IPH 需要排除继发因素,如血管炎、系统性红斑狼疮、血管的畸形等肺出血的因素。

十二、有关特发性肺含铁血黄素沉着症

IPH 是一种原因不明、可反复的弥漫性肺泡出血性的少见疾病。若早期未予重视并延误治疗,可最终发展为肺纤维化,严重影响患者生存质量。

IPH 多起病于儿童及青年,现普遍认为其发病机制与免疫有关。

IPH 临床上常表现出三联症,即反复发作的咯血或痰中带血、缺铁性贫血、胸片或肺 CT 提示两肺弥漫性的浸润影。但部分患者主要以缺铁性贫血为主要表现,咯血不明显而难以引起家长注意。IPH 的临床过程及表现可分为两个时期。第一期为急性出血期,相当于肺泡出血期。临床上主要表现为咳嗽、呼吸急促、咯血,严重时也会出现呼吸衰竭,常伴贫血,因此常被误诊为肺炎或缺铁性贫血而延误治疗;部分患儿可因急性严重肺出血,呼吸困难、呼吸衰竭而致死。第二期为慢性缓解期。无论用维持治疗与否,均可表现为先前临床症状的逐渐恢复。

(一) IPH 的诊断

首先须具有典型的三联症如反复发作的咯血或痰中带血、缺铁性贫血、胸片或肺 CT 提示两肺弥漫性的实变影或磨玻璃影,再结合痰液、胃液或支气管灌洗液病理检查中找到较多含铁血黄素细胞,即可做出作出肺泡出血的临床诊断。其中,找到较多含铁血黄素细胞为肺泡出血的确诊标准。进一步需要排除以下疾病来确立特发性肺含铁血黄素沉着症的诊断。

1. Goodpasture 综合征　可有肺出血,进行性肾衰竭,但 16 岁以下的小儿少见,本患儿无肾脏受损,而且抗基底膜抗体阴性均不支持。

2. ANCA 相关血管炎及结缔组织疾病　韦格纳肉芽肿和系统性红斑狼疮,可有呼吸道症状如咯血,还有肾脏及其他全身脏器损害。本患儿无肺外的损害,自身抗体阴性、ANCA 阴性。

3. 凝血功能障碍　可有咯血、肺出血,但同时多有其他部位的出血和出凝血功能的异常,本患儿无此因素。肺栓塞也可有咯血,但多数有胸痛和栓塞的易感因素。

4. 其他因素　如异物、肿瘤和支气管扩张,本患儿纤维支气管镜检,无异物、肿瘤、支气管扩张的发现。

本例患儿主要以反复的缺铁性贫血为主要表现,并无明显咯血表现。因此,遇有贫血、咳嗽和呼吸困难的患儿,一定要注意有无肺部出血的存在。进一步的诊疗中,支气管灌洗液找到较多含铁血黄素细胞而确定了肺泡出血的诊断。

（二）IPH 的治疗

目前对 IPH 的治疗尚未达成共识。可以明确的是，激素和免疫抑制剂的治疗效果良好。激素在控制肺泡急性出血方面效果显著且目前被列为一线药物，基于肺泡出血发作的严重程度，常需要使用不同剂量的激素。对于肺部出血严重且危及生命的患儿，大剂量甲泼尼龙冲击治疗可起到控制病情、挽救生命的作用。然而其在长期维持治疗方面的作用仍具有争议，小剂量激素长期维持治疗可取得有益的效果，可减少疾病的危急发作，提高患儿生存率。缓解期使用吸入性激素进行维持治疗，可有效减少全身激素的用量及其副作用，并且取得了一定的疗效。

（三）IPH 的转归

儿童 IPH 患者常呈现一个快速进展的过程，预后较差；而成人患者由于对激素的耐受性及治疗的反应性佳，预后较好。

（吕丽媛　刘秀云）

气促、干咳8个月,加重伴指(趾)端青紫、肿胀6个月

患儿,女,2岁11个月,于2005年10月7日入院。

一、主诉

气促、干咳8个月,加重伴指(趾)端青紫、肿胀6个月。

二、病史询问

(一) 问诊主要内容及目的

? 思维提示

> 患儿年龄小、起病早、病史长,呼吸道症状首发,逐渐出现慢性缺氧表现。询问病史时,应以引起慢性缺氧的相关疾病为重点,首先考虑呼吸系统疾病,兼顾心血管疾病和其他疾病的肺部并发症。应注意询问气促、干咳的伴随症状、活动耐受情况、既往检查治疗及疗效情况等,以寻找进一步推理依据。

1. 咳嗽气促是否伴有发热、咯血、呼吸困难等症状,呼吸系统感染和非感染性疾病,在体温等伴随症状方面略有差异。

2. 咳嗽是否伴有咳痰,痰液颜色如何,呼吸道分泌物明显增多是气道炎症的表现之一,痰液颜色对于感染相关性气道炎症有一定提示意义。

3. 病程中曾进行哪些辅助检查,曾按何种疾病给予哪些治疗,疗效如何,通过了解院外辅助检查结果、治疗方案和病人对治疗的反应,可对排除某些疾病、怀疑某些疾病有指导意义。如血常规、炎性指标、病原学检查的结果,肺部影像学检查结果,抗感染治疗是否有效,支气管扩张剂是否有效,并进一步分析病人对治疗的反应,药物的选择是否合理,以及我院进一步诊疗方案如何选择。

4. 既往有何种疾病,是否有呼吸系统(包括支气管异物、重症肺炎)、心血管系统疾病症状,有否血液系统、全身性疾病病史,患儿就诊时以慢性缺氧状态为主要表现,伴有呼吸道症状,应注意呼吸系统疾病史,尤其应注意支气管异物、重症肺炎、支气管哮喘、肺结核等可引起慢性肺功能损伤的疾病;除呼吸系统疾病外,血液系统疾病、风湿性疾病等也可引起肺部并发症出现慢性缺氧,问诊时需注意。同时,心血管系统疾病也是引起慢性缺氧的主因之一,应注意询问。

5. 居住环境和家族史如何,患儿起病早,病史长,症状隐匿,应警惕先天性疾病、家族遗传性疾病,以及居住环境异常引起长期吸入性肺部损伤至慢性缺氧可能。

6. 简单心肺功能评估,患儿就诊时已有慢性缺氧表现,应注意对其活动耐力进行简单评估,对其心肺功能形成初步感性认识,指导进一步诊疗。应注意:如就诊时已有明确心肺功能不全,甚至明显呼吸困难,不可因病史采集和功能评估延误急救治疗,应在适当治疗同时逐步采集病史。

(二)问诊结果及思维提示

无明显诱发因素,以干咳为主,咳嗽无时间规律,曾有间断发热,当地抗感染等治疗后体温可数日内恢复正常,但咳嗽始终无明显好转,且略呈加重趋势。平素痰少,仅感染发热时有少量黄痰,平素为白痰,量少,否认咯血。8 个月来活动耐量显著减低,活动后即有明显气促,不能自行上楼。既往辅助检查中曾有 1 次肺炎,病原学检查未见阳性发现,曾查血象和炎性指标仅偶有感染征象,抗感染治疗可控制体温,但咳嗽无好转,止咳药物、雾化吸入等治疗均无显著效果。居住环境无特殊,居住在农村,不参加务农和家务劳动,否认农药杀虫药、农作物和牲畜、宠物、禽类密切接触史。无家族遗传病史,但其胞姊生后 5 个月不明原因夭折。本患儿生长发育落后,1 岁以后会坐、爬、站,2 岁会走。

否认异物吸入、重症肺炎、生后青紫、喂养困难、关节肿痛、皮疹、鼻炎鼻窦炎、听力障碍、出血倾向等病史。

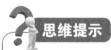

思维提示

通过问诊得知,患儿起病隐匿,病情呈慢性进行性加重,既往无明确病原学依据,无重症感染的临床依据,抗感染治疗对咳嗽气促的主症疗效差,单纯以普通病毒、支原体、细菌等常见感染性疾病不能完全解释病情;故感染性疾病方面应考虑真菌等机会致病菌可能,同时注意除外原发性或继发性免疫功能减低继发感染可能。目前缺乏全身性疾病依据,但仍应注意进行血液系统疾病、风湿性疾病等相关检查以进一步排除;先天性心、血管发育畸形压迫气道及一些少见的呼吸系统疾病应进一步完善检查。

三、体格检查

(一)重点检查内容和目的

目前情况下,评估呼吸功能和氧合情况,完善胸部影像学检查,评估肺部病变为首要工作,其余病原学检查、生化、免疫相关检查应同时进行。重点应准确测量体温,仔细检查心肺体征,注意卡瘢、淋巴结、肝脾、关节等体格检查。

(二)体格检查结果及思维提示

体温 36.8℃,呼吸 25 次/分,脉搏 118 次/分,血压 85/50mmHg,发育落后,营养不良,体重

9.5kg(第 3 百分位以下)，身高 90cm(第 3～10 百分位间)，精神反应好，查体合作，无特殊面容，面色稍黄，颜面和耳廓毛细血管扩张，浅表淋巴结无肿大，哭闹时口唇发绀，未见皮疹，卡瘢阳性。无鼻翼扇动和三凹征，双肺呼吸音粗，双侧对称，未闻及干湿啰音。心音有力，律齐未闻及杂音。肝肋下 1.5cm，剑突下 3cm。脾脏未及肿大。指(趾)端青紫，可见杵状指(趾)。关节和神经系统正常。

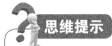

思维提示

　　体格检查结果未见明确肺部感染体征，心率与呼吸稍快，体格发育落后，但发育落后，营养不良，杵状指(趾)阳性，应考虑慢性肺部疾病。患儿起病早、发育落后，亦应警惕遗传代谢性疾病、全身性疾病与心血管疾病可能。进一步检查的目的是明确肺部病变程度、寻找病原学依据，寻找病因，需要进一步的肺部高分辨 CT 评估肺部病变特点和程度，其余病原学检查、生化、免疫相关检查应同时进行，以判断病情，指导诊疗。

四、实验室和影像学检查

(一)初步检查内容及目的

1. 血常规、CRP、ESR　进一步证实是否存在感染性疾病。

2. 血清支原体、衣原体等呼吸道病原抗体检测，血 G(真菌 1,3-β-D-葡聚糖)/GM(曲霉半乳甘露聚糖抗原)实验，痰细菌、真菌、结核杆菌培养，痰涂片革兰染色、抗酸染色　明确病原。

3. PPD 试验　排除结核感染。

4. 动脉血气分析　评价病情。

5. 胃液找含铁血黄素细胞　除外弥漫性肺泡出血。

6. 胸部高分辨增强 CT＋气道重建＋血管重建　明确诊断并了解肺部病变情况，除外气道和心血管发育异常。

7. 心电图和心脏彩超检查　除外心血管疾病。

8. 腹部 B 超　观察腹部脏器和淋巴结情况。

(二)检查结果及思维提示

1. 血常规：　WBC 6.4×10^9/L，N 49%，L38%，E 2.3%，M 7%，Hb 130g/L，PLT 331×10^9/L。未见明确感染征象。

2. CRP＜8mg/L，ESR 2mm/h，正常。

3. 血气分析　pH 7.349，$PaCO_2$ 36.9mmHg，PaO_2 74.9，BE －5.8mmol/L，SaO_2 94%。提示血氧饱和度稍低。

4. 胃液未找到含铁血黄素细胞。

5. 心电图、心脏彩超、未见明显异常。

6. 腹部 B 超　肝胆胰脾双肾未见显著异常，脐周可见肠系膜淋巴结。

7. 血生化　电解质、肝肾功能正常，LDH 334 U/L，略升高，HBD 289.9 U/L，略升高。

8. PPD 试验阴性，血液和痰液病原学各项检查无阳性发现。

9. 胸部 X 线片（图 60-1）　双肺纹理粗重模糊，双肺广泛点网状改变，部分融合成片。

10. 胸部增强 CT（图 60-2）　两肺广泛分布磨玻璃样、铺路石样改变，分布于右肺上叶、下叶及左肺各叶，其内可见网点状结构影、小囊片状低密度影及支气管充气征，病灶间可见小片状肺透光度增高区。肺动静脉均匀增粗，未见明确动静脉瘘。腔静脉后、气管周围及左肺门区淋巴结增大。

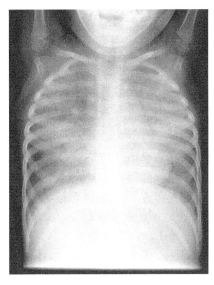

图 60-1　入院时的胸部 X 线片所见

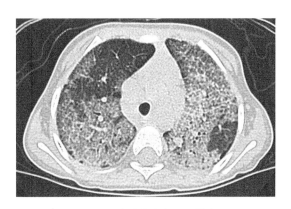

图 60-2　入院时的胸部 CT 检查所见

思维提示

　　上述辅助检查结果中，胸部影像学检查有重要发现，胸部高分辨 CT 均提示双肺弥漫性间实质病变，未见气道和心血管发育异常。病原学检查均为阴性，胃液未找到含铁血黄素细胞，肝脾淋巴结无肿大，血生化仅 LDH 轻微增高。其肺部影像学弥漫性病变，临床慢性缺氧症状相符，而多项检查无感染性疾病依据，炎性指标不高，结合既往抗感染治疗收效甚微，对非感染性疾病的怀疑逐渐加强。进一步需要免疫学等相关检查。据肺 CT 地图样磨玻璃样、铺路石样改变，高度提示肺泡蛋白沉着症，必要时需要肺活检协诊。

五、初步诊断及根据

　　结合患儿的病史和体格检查结果、化验检查和影像学表现，患儿病理特点符合美国儿童间质性肺疾病（interstitial lung disease，ILD）协作组及欧洲呼吸学会特别课题组提出的"儿童 ILD 综合征"的定义，即：①呼吸道症状（气促、咳嗽、运动不耐受）；②体征［杵状指（趾）、生长发育迟缓];③低氧血症;④胸部影像提示的弥漫性异常,目前可诊断为"儿童间质性肺疾病原因待查"。

虽然儿童间质性肺疾病临床上可按如下思路进行分析并寻找病因:

1. 既往健康儿童发生的疾病　感染性因素(含肺部感染后遗症)、药物、环境和吸入性因素。

本患儿发病至今,多方检查炎性指标和病原学无阳性发现,单纯以感染性疾病不能解释病情。患儿既往无重症肺部感染病史,肺部感染后遗症如闭塞性细支气管炎、支气管扩张等无依据,且与患儿影像学表现不符。患儿否认特殊环境、牲畜和禽类等密切接触史,否认特殊气体、异物等吸入史,否认特殊药物接触史。

目前本类疾病诊断依据不足,但仍需进一步排除慢病毒如巨细胞病毒(CMV)、EB 病毒等。

2. 免疫缺陷患儿发生的疾病　先天性或获得性免疫缺陷患儿的机会性病原感染。

患儿既往无反复感染病史,否认重症感染史,且 2 岁后起病,原发性免疫缺陷依据不足。母亲无免疫缺陷病史,但患儿曾有输血史,应警惕后天获得性免疫缺陷继发感染可能。应进一步进行细胞和体液免疫功能检查、HIV 抗体检测等。

3. 全身性疾病和恶性病的肺部表现　如自身免疫性疾病、血液系统疾病、恶性病的肺部表现。

患儿除呼吸系统症状外,无皮疹、关节症状、出血倾向,查体未见浅表淋巴结肿大,化验检查未见相关发现,且患儿胸部 CT 可见除间质病变外,尚有肺泡渗出、填塞相关征象,与本病典型表现不符,目前依据不足,需进一步进行免疫学等相关检查协助诊断。

4. 心血管系统相关疾病　如肺血管异常、先天性心脏病、血管环畸形等,影像学检查已除外。

5. 原发于肺部的非特异性间质性肺疾病　包括弥漫性肺发育不良(肺血管与肺泡发育异常)、表面活性物质功能障碍[肺泡蛋白沉着症、婴儿慢性肺炎(CPI)、脱屑性间质性肺炎(DIP)和非特异性间质性肺炎(NSIP)等]、弥漫性肺泡出血(特发性肺含铁血黄素沉着症等)、肺泡微石症、特发性肺纤维化等。

患儿起病早、症状隐匿、病史长,肺部弥漫间实质浸润,抗感染治疗无效,病原学检查无阳性发现,同胞姐姐生后 5 个月不明原因夭折,应考虑到本类疾病。需除外其他疾病,必要时完善肺活检,有条件时应进行基因检测以明确诊断。

六、治疗方案及理由

1. 方案　试验性抗感染治疗,雾化治疗以化痰、舒张支气管和抑制气道炎症,同时进一步完善上述化验检查。

2. 理由　患儿病史长,症状反复,胸部影像学表现以弥漫性间质浸润和肺泡渗出为主,虽病原学检查无阳性发现,但不除外院外已应用抗生素影响检查结果,故常规给予抗感染治疗,加强呼吸道管理,观察疗效。

七、治疗效果及思维提示

经 5 天治疗患儿体温正常，咳嗽症状无显著缓解，查体肺部体征无变化。此间实验室检查结果：①ANAs、dsDNA、ENA 谱、ANCA 均阴性；②Ig 系列、CD 系列正常；③EBV、CMV、HIV 阴性。

思维提示

抗感染治疗无效，无病原学证据，自身抗体、ANCA 均阴性。Ig 系列、CD 系列正常。因此感染性疾病、自身免疫性疾病、恶性病、血液系统疾病、原发性和获得性免疫缺陷病均依据不足。需要进行电子支气管镜检查和肺活检协诊。但家长只同意肺活检。

肺活检术中可见肺组织表面有多发弥漫性黄或灰白色硬结节，肺切面有黄白色液体渗出。光镜下见：胸膜轻度增厚，肺泡间隔宽，纤维组织增生，毛细血管扩张充血，部分肺泡受压变窄，部分肺泡腔扩张，肺泡腔及细支气管内充满脂质蛋白沉积物。肺泡间隔及肺泡腔内密集淋巴细胞，少量中性粒细胞，有淋巴滤泡形成，未见 LCH，如图 60-3 所示（40 倍光镜，HE 染色）。肺泡腔和支气管腔内沉积物 PAS 染色阳性，如图 60-4 所示（100 倍光镜，PAS 染色）。术中创面渗出物培养阴性。符合肺泡蛋白沉着症病理改变。

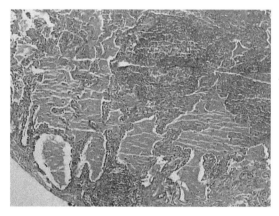 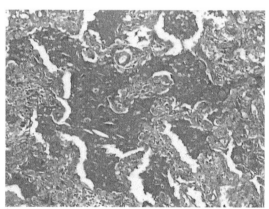

图 60-3　40 倍光镜，HE 染色　　　　　图 60-4　100 倍光镜，PAS 染色

最终诊断：肺泡蛋白沉着症。

八、随访

我院曾在患儿出院后 3 年和 5 年时进行 2 次随访，得知患儿确诊并返回当地后，未接受任何治疗，但症状逐渐自行缓解，干咳症状在 2 年左右时间内逐渐减轻并基本消失，气促症状缓解，杵状指（趾）仍存在。患儿上学后，成绩尚可，活动耐量较正常同龄儿减低。图 60-5 和图 60-6 分别为出院 3 年和 5 年时复查肺 CT 表现，可见肺部病变较前明显吸收，但仍存有间质病变。

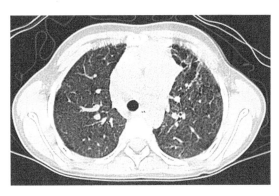
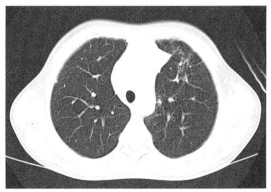

图 60-5　出院 3 年后随访肺 CT 表现　　　图 60-6　出院 5 年后随访肺 CT 表现

九、对本例诊断的思考

1. 肺泡蛋白沉着症是一种少见的疾病,早期可无特异的症状,临床可以肺高分辨 CT 有弥漫性磨玻璃影和小叶间隔增厚所致的铺路石症为线索,确诊需要支气管肺泡灌洗液或肺活检找到 PAS 染色阳性的物质。

2. 在本例诊断过程中,临床、放射和病理的诊断很重要,我们首先根据肺内弥漫性磨玻璃影考虑肺泡的病变,再根据有铺路石征考虑是否为肺泡蛋白沉着症,但需要支气管肺泡灌洗液或肺活检证实。

3. 在本例诊断过程中,病理为金标准,可以确诊为肺泡蛋白沉着症,但是先天性或原发性或继发性,需要进一步随访其预后。本患儿未经特殊治疗,随访 3 年、5 年均肺内病变明显吸收,未再复发,考虑为继发因素的可能性大,但有无基因突变未进行研究是我们的遗憾。

十、关于肺泡蛋白沉着症

肺泡蛋白沉着症(pulmonary alveolar proteinosis,PAP)是一种儿科少见病,以肺泡腔内充满大量过碘酸雪夫(periodic acid schiff,PAS)反应阳性的脂质蛋白样物质为主要病理特征。多见于 20～50 岁人群,男女比例 2:1～4:1。

根据发病原因不同,目前倾向于将 PAP 分为三类,自身免疫性 PAP(特发型 PAP)、继发性 PAP 和遗传性 PAP(先天性 PAP)。

自身免疫性 PAP 患者体内存在高亲和力的 anti-GM-CSF(抗粒细胞-巨噬细胞集落刺激因子)免疫球蛋白抗体,阻断 GM-CSF 对髓系血细胞成熟的诱导作用,同时使肺泡巨噬细胞数目和功能出现异常,导致对表面活性物质的清除障碍,造成肺泡内脂质蓄积;另一方面,髓系血细胞和肺泡巨噬细胞成熟和分化的障碍,也会使自身免疫性 PAP 患儿对病原感染的抵抗能力减弱,使机会性感染几率增加。

继发性 PAP 包括继发于恶性病(特别是血液系统疾病)和有害物质吸入。尤其是造血系统恶性疾病(如髓系白血病和骨髓增生异常综合征),可能造成肺泡巨噬细胞自身恶性克隆、造血系统异常和(或)GM-CSF 信号转导缺陷使其功能缺陷,导致表面活性物质异常蓄积。有毒物质的吸入,如硅、毒性气体等,也可能破坏表面活性物质代谢稳态而致病。继发性 PAP 在原发疾病和诱因去除后，联合全肺灌洗等治疗手段，可望痊愈。

遗传性 PAP(先天性 PAP)包括编码表面蛋白 B 和 C 的基因 SFTPB、SFTPC，ATP 连接盒转运子 A3(ABCA3)，NK2 同源盒 1(NKX2-1)和 GM-CSF 受体 α 或 β 亚基的基因突变，以及赖氨酸尿性蛋白不耐受。SFTPB、SFTPC、NKX2-1 和 ABCA3 突变，会引起表面活性物质的功能和代谢异常，尤其 SFTPB 和 ABCA3 可引起新生儿呼吸窘迫，并在 1 岁前死于呼吸衰竭。ABCA3 突变也有数个亚型，其中部分起病相对较晚，有自愈倾向。GM-CSF 受体亚基的基因突变和赖氨酸尿性蛋白不耐受，均通过影响 GM-CSF 的正常功能而致病。

从上述病因分析可看出，PAP 的发病机制大致分为两种，肺泡表面活性蛋白的异常和肺泡内清除功能的异常。二者在组织病理学及影像学方面有所区别，前者主要表现为间质增厚和肺泡上皮重构，伴有肺泡 Ⅱ 型细胞增生，肺泡腔内蓄积有嗜酸性粒细胞、脂质蛋白颗粒物；典型影像学表现为弥漫性磨玻璃影和肺囊性变，常见于各年龄的 PAP 患者。肺泡内清除功能异常的，尤以 GM-CSF 受体基因缺陷和自身免疫性 PAP 患者为代表，组织病理学特点为肺泡结构内完全被 PAS 阳性颗粒物质填充；相应影像学特点为肺内网状间隔和肺实质的实质浸润，相对少见。

PAP 患儿起病多隐匿，甚至无症状，常见临床表现为干咳和进行性加重的呼吸困难，并逐渐出现运动不耐受；查体时可见如末梢毛细血管扩张、杵状指(趾)、发绀等慢性缺氧表现，及生长发育迟缓，常缺乏其他阳性体征。合并感染时可伴有发热、黄痰、肺部湿啰音等感染征象。实验室检查中，多数病人有乳酸脱氢酶(LDH)增高，而无其余阳性发现。

影像学检查中，胸部 X 线片可见弥漫性透光度减低及点网状间质浸润，部分病人肺门区病变明显，有类似肺水肿的"蝶翼征"。HRCT 方面，可见因肺泡内累积脂质物质形成的弥漫性磨玻璃样透光度减低，并伴有小叶间隔增厚，产生"铺路石征"；部分病人也可有明显的大片状实质浸润和支气管充气相。需要指出的是，这一影像学改变并非 PAP 特有，临床上肺部感染性疾病、其他间质性肺疾病均可出现类似征象，需结合病史和活检等客观依据加以鉴别。

肺活检依然是确诊 PAP 的可靠指标，结合患儿病史、临床特点和影像学表现，不难作出诊断。

全肺灌洗(whole lung lavage，WLL)是目前为止公认行之有效的正规治疗方法，可直接清除肺内异常沉积的物质，改善肺泡通气功能，但并不能从根本上解决 PAP 的发病。对于自身免疫性 PAP 病人，GM-CSF 替代疗法可有效缓解病人症状，利妥昔单抗和血浆净化可有效地降低病人体内 GM-CSF 抗体浓度，从而改善病情。继发性 PAP 病人，处理原发病为治疗的根本。对于遗传性 PAP 病人，曾有医生选择皮质激素、阿奇霉素和(或)羟氯喹治疗，但疗效差异较大，GM-CSF 疗法对此型效果欠佳。

在此基础上，控制继发感染、氧疗、支气管舒张剂等对症支持疗法和呼吸道管理，对于 PAP 病人的症状和预后的改善也是重要的。

（许　巍　刘秀云）

病例61　间断发作性喘息、气促6个月,加重1天

患儿,男,6岁7个月,于2007年2月6日就诊。

一、主诉

间断发作性喘息、气促6个月,加重1天。

二、病史询问

(一)问诊主要内容及目的

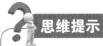

思维提示

> 　　对于接近学龄期的儿童表现间断发作性喘息为特点时应首先考虑支气管哮喘,结合哮喘病史特点询问时,应注意了解诱发哮喘的外源和内源性因素,包括诱发喘息症状的过敏原暴露因素等、并存的其他过敏症状、喘息缓解的因素、个人和家族过敏史及哮喘史等,以上病史特点将对诊疗提供重要依据。同时应注意询问有无其他伴随症状,可能为其他需要鉴别诊断的慢性呼吸道疾病及其急性发病提供线索,这些需要鉴别的疾病谱包括呼吸道感染、支气管异物、支气管扩张、结核、间质性肺疾病等病史特点。

　　1. 喘息发作是否有某种诱发因素(包括接触过敏原如花粉、宠物、尘螨等,呼吸道感染、冷空气、运动等),喘息发生和持续的时间(白天或晚上),发作时有无特殊的环境因素(室内或室外,特殊刺激气味),是否表现为脱离相关环境因素时喘息自行缓解,既往发作时对何种治疗有反应(尤其支气管舒张剂类药物的治疗反应)。

　　2. 是否伴有间断或持续喷嚏、鼻痒、流涕、鼻塞等症状,尤其是清晨或春秋季节　主要用于了解有无合并过敏性鼻炎。

　　3. 是否伴有皮疹或皮肤痒:主要用于了解有无合并特应性皮炎或皮肤过敏症状。

　　4. 是否有食物及药物过敏史。

　　5. 是否有家族性过敏以及哮喘病史。

　　6. 是否有异物吸入史:　主要鉴别是否为支气管异物导致发作性喘息气促。

　　7. 是否伴有发热、咳嗽、咳痰、气促等症状,在喘息发作的间歇期症状能否完全缓解,主要鉴别支气管扩张、间质性肺疾病等所致喘息。

354

8. 是否伴有腹胀、反酸、嗳气等消化道症状　主要鉴别胃食管反流。

9. 是否有结核接触史　用于鉴别肺结核。

（二）问诊结果及思维提示

患儿于就诊前6个月内有3次出现发作性喘息、气促，症状均于夜间出现，且发病当日日间均有活动量加剧。发作时伴咳嗽，无发热，无腹胀、反酸、嗳气等症状。每次发作时家长自行给患儿吸入布地奈德气雾剂1揿/天，同时限制患儿日常运动，症状持续1~2周内缓解遂停药。症状发作间期患儿日常活动正常。就诊前1天日间运动量加大，夜间再发喘息。家长自行给患儿吸入布地奈德气雾剂后症状仍无缓解遂来门诊就诊。患儿在就诊前1年半（当时5岁）因初次发作喘息曾经布地奈德气雾剂控制治疗2个月症状缓解停药。于就诊前1年因反复喷嚏、鼻痒、流涕、鼻塞就诊，以过敏性鼻炎给予间断控制治疗。自幼患湿疹，间断皮肤瘙痒、皮疹至今。否认食物及药物过敏史。否认家族哮喘史及其他过敏性疾病史。否认异物吸入史及结核接触史。

思维提示

①自幼患湿疹至今仍有皮肤症状已长达6年，5岁初发喘息，5岁半始发鼻炎症状，该患儿在病史上表现为系统性过敏性疾病的年龄进程特点，及湿疹、咳喘、鼻炎，因此考虑本次就诊所主诉的6个月间断喘息和加重仍然是过敏性疾病进程中的表现，尤其是下气道炎症为主；②患儿除发作性喘息外，不伴有发热、咳痰等，且每次均与日间运动量加剧相关，症状发作均表现夜间加重的特点，考虑感染因素诱发喘息的可能性不大；③喘息表现为发作性特点，无呼吸道感染症状，发作间期无症状，无异物吸入史以及结核接触史，不伴有消化道症状，故可除外异物、其他非特异性和特异性慢性呼吸道疾病、胃食管反流所致反复喘息；④患儿曾间断应用布地奈德气雾剂进行对症治疗，喘息的间断缓解可能与此间歇性控制治疗有一定关系，综上考虑支气管哮喘诊断可能性大。

三、体格检查

（一）重点检查内容及目的

生长发育、有无缺氧表现（三凹征），呼吸系统体征（呼吸频率、节律，有无呼吸困难、肺部叩诊是否存在过清音、肺内有无呼气相哮鸣音、呼气相延长、喘鸣音、痰鸣音）、是否存在桶状胸、杵状指（趾）：帮助了解是否有严重慢性缺氧等导致的生长发育受限全身皮肤是否有皮疹，尤其于肘窝、腘窝等部位皮肤，以判断其皮肤过敏现象。眼周皮肤是否青紫（又称过敏性眼影），或询问是否因常年流涕鼻痒用手掌揉搓鼻部之征象（又称过敏性敬礼）。

（二）体格检查结果及思维提示

体温36.5℃，呼吸24次/分，脉搏118次/分，血压90/60mmHg。发育营养正常，神志清楚,精神反应可。全身皮肤未见皮疹,咽部无充血,呼吸略促,无发绀,轻度三凹征,胸廓对称,双侧呼吸运动一致,双肺叩诊呈过清音,听诊闻及广泛呼气相哮鸣音,心音有力,律齐,各瓣膜区未闻及杂音,腹部、四肢、神经系统查体未见异常,无杵状指(趾)。

思维提示

①呼吸略促,无发绀,轻度三凹征,胸廓对称,双侧呼吸运动一致,双肺叩诊呈过清音,听诊闻及广泛呼气相哮鸣音,肺功能及其舒张试验显示典型的可逆性气流受限,故诊断支气管哮喘成立;②查体轻度呼吸困难,肺内广泛呼气相哮鸣音。结合病史考虑支气管哮喘急性发作可能性大。

四、实验室检查结果

(一) 初步检查内容及目的

1. 肺功能及支气管舒张试验　明确哮喘诊断及帮助判断程度。
2. 变应原检测　明确过敏原。

(二) 检查结果及思维提示

1. 肺功能及支气管舒张试验　第 1 秒用力呼气容积(FEV_1)占预计值 69.7%,呼气峰流速(PEF)占预计值 58.5%,中期呼气流速(MMEF)占预计值 30.2%,用力肺活量(FVC)占预计值 78.6%,结果提示以阻塞为主的混合型通气功能障碍。雾化吸入 0.5% 沙丁胺醇 0.5ml 后 15 分钟,听诊肺部哮鸣音消失,肺功能测定值 FEV_1 98.8%,PEF 94.7%,MMEF 54.1%,FVC 92.2%,其中 FEV_1 增加的绝对值为 380ml,FEV_1 改善率 41.7%,MMEF 改善率 79.2%,结果显示支气管舒张试验阳性。

2. 变应原检测　2005 年 8 月曾检测血清总 IgE 403kU/L,吸入性变应原筛查(phadiatop)阴性,食物变应原筛查(fx5E)阳性;本次就诊复查血清总 IgE 251kU/L,phadiatop 阴性,混合真菌变应原筛查(mx2)阳性Ⅲ级。

思维提示

①肺功能 FEV_1 预计值百分比介于 60% ~80% 之间,经 1 次吸入支气管舒张剂后肺通气功能各项指标显著改善,其中 FEV_1 改善并达到预计值 80% 以上,故诊断支气管哮喘急性发作(轻度)成立;②近 1 年有间断喷嚏、鼻痒、流涕、鼻塞病史,2 年前和当前血清变应原检测显示总 IgE 增高,混合真菌变应原筛查阳性,即体外变应原检查显示真菌类变应原致敏,故诊断变应性鼻炎成立。

五、初步诊断及根据

结合患儿喘息、气促症状加重 1 天，呼吸略促，轻度三凹征，双肺叩诊呈过清音，听诊闻及广泛呼气相哮鸣音，FEV₁ 轻度减低，经吸入支气管舒张剂后 FEV₁ 恢复正常且肺部听诊哮鸣音消失，根据哮喘急性发作严重度分级标准，评估为轻度急性发作。患儿有间歇夜间喘息症状（6 个月中出现 3 次），日常活动受限，肺功能 FEV₁ 低于 80% 预计值，根据哮喘控制水平分级标准，患儿目前有 3 项部分控制的表现（包括夜间喘息、活动受限和肺功能异常），以及本次就诊为哮喘急性发作（轻度），因此哮喘病情评估为未控制。根据其病史、体格检查及实验室检查结果变应性鼻炎诊断成立。

六、治疗方案及理由

1. 方案　沙丁胺醇气雾剂按需吸入，布地奈德福莫特罗吸入剂，每次 80/4.5μg，每日 2 次吸入。

2. 理由　根据哮喘控制治疗方案，在任何治疗级别，按需使用速效 β_2 受体激动剂缓解症状，本例患儿轻度哮喘急性发作，给予沙丁胺醇气雾剂按需吸入 100~200μg/次。关于控制治疗，患儿既往曾间断吸入布地奈德，当前评估哮喘病情未控制，肺功能中度减低，考虑从第 3 级治疗级别开始初始治疗，首选低剂量吸入性皮质激素联合长效 β_2 受体激动剂吸入剂型，给予布地奈德福莫特罗吸入剂，每次 80/4.5μg，每日 2 次吸入进行控制治疗。同时进行哮喘发病因素以及用药指导的教育，以及针对真菌过敏的环境控制教育（室内除湿防潮、彻底处理厨卫等霉斑、勤更换或清洗室内空调滤网、减少在室内喜阴多浇灌的盆栽植物以防真菌滋生），减少因暴露变应原诱发和加重鼻炎及哮喘症状。本次就诊未主诉鼻炎症状，当前暂未给予鼻炎控制治疗，继续观察症状变化。

七、治疗效果及思维提示

治疗 8 天（2007.2.14）病情稳定。肺功能仍提示小气道通气功能障碍。因治疗尚不足 4 周，病情评估为部分控制，继续原治疗方案。治疗 7 周（2007.3.29）无呼吸道症状，病情评估为控制，但肺功能仍提示小气道通气功能障碍。支气管舒张试验阳性。继续原剂量控制治疗。治疗 15 周（2007.5.24）近 2 周晨起喷嚏增加，表现变应性鼻炎季节性加重。肺功能、支气管舒张试验与前次相似。哮喘评估为控制，合并变应性鼻炎间歇中度，加用白三烯调节剂孟鲁司特口服，5mg/次，每日 1 次，一方面作为抗变应性鼻炎的联合治疗，另一方面考虑经全身吸收用药达到小气道分布发挥抗炎效果试图改善小气道通气功能。治疗 18 周（2007.6.14）鼻炎症状持续加重，活动后稍咳嗽。肺功能显示阻塞型通气功能障碍，支气管舒张试验阳性，与初诊时肺功能受损程度相似，且孟鲁司特尚未改善鼻炎症状。加用布地奈德鼻喷剂，每侧鼻腔 64μg/次，每日 2 次，氯雷他定口服 5mg/次，每日 1 次。治疗 1 年（2008.2.15）鼻炎症状逐渐改善。肺功能仍然显示小气道通气功能障碍。应用布地奈德鼻喷剂和氯雷他定 4 周后停用。其他治疗继续。

思维提示

　　本例患儿在哮喘控制治疗 1 年,临床症状改善显著,无哮喘急性加重,哮喘病情评估为控制,但持续存在小气道通气功能障碍,可能的原因包括:吸入性治疗药物分布至小气道的局限性;患儿初始治疗 3 个月的后期表现变应性鼻炎症状加重,没有联合治疗鼻炎亦导致下气道慢性炎症改善不足;气道慢性炎症继发或伴随的气道重塑等。本例患儿仍需持续控制治疗和病情监测。

　　最终诊断:①支气管哮喘(急性轻度发作,未控制);②变应性鼻炎。

八、有关支气管哮喘

　　1. 支气管哮喘(bronchial asthma)是由多种细胞,包括炎性细胞(嗜酸性粒细胞、肥大细胞、T 淋巴细胞、中性粒细胞等)、气道结构细胞(气道平滑肌细胞和上皮细胞等)和细胞组分参与的气道慢性炎症性疾病。这种慢性炎症导致易感个体气道高反应性,当接触物理、化学、生物等刺激因素时,发生广泛多变的可逆性气流受限,从而引起反复发作的喘息、咳嗽、气促、胸闷等症状,常在夜间和(或)清晨发作或加剧,多数患儿可经治疗缓解或自行缓解。

　　2. 诊断标准

　　(1)反复发作喘息、咳嗽、气促、胸闷,多与接触变应原、冷空气、物理、化学性刺激、呼吸道感染以及运动等有关,常在夜间和(或)清晨发作或加剧。

　　(2)发作时在双肺可闻及散在或弥漫性,以呼气相为主的哮鸣音,呼气相延长。

　　(3)上述症状和体征经抗哮喘治疗有效或自行缓解。

　　(4)除外其他疾病所引起的喘息、咳嗽、气促和胸闷。

　　咳嗽变异型哮喘(cough variant asthma,CVA)是儿童慢性咳嗽最常见原因之一,以咳嗽为唯一或主要表现,不伴有明显喘息。诊断依据:

　　(1)咳嗽持续 >4 周,常在夜间和(或)清晨发作,以干咳为主。

　　(2)临床无感染征象,或经较长期抗生素治疗无效。

　　(3)抗哮喘药物诊断性治疗有效。

　　(4)排除其他原因引起的慢性咳嗽。

　　(5)支气管激发试验阳性和(或)PEF 每日变异率(连续监测 1~2 周)≥20%。

　　(6)个人或一、二级亲属特应性疾病史,或变应原检测阳性。以上 1~4 条为诊断基本条件。

　　3. 哮喘的分期　根据临床表现支气管哮喘可分为急性发作期(acute exacerbation)、慢性持续期(chronic persistent)和临床缓解期(clinical remission)。

　　4. 哮喘的分级　包括急性发作严重度分级、病情严重度分级、哮喘控制水平分级,分别基于哮喘发作时症状体征、血气、肺功能、发作时相、活动受限程度和用药种类/持续时间/效果等指标。

　　5. 治疗原则

　　(1)药物治疗应强调长期、持久、个体化、规范化的原则。

（2）急性发作期：快速缓解症状、抗炎、平喘。

1）短效 β_2 受体激动剂：①吸入给药：是缓解轻至中度急性哮喘症状的首选药物，急性发作时可每 20 分钟 1 次 × 3 次，沙丁胺醇剂量与用法，12 岁以下儿童的最小起始剂量为一次 2.5mg，用氯化钠注射液 1.5~2ml 稀释后，由驱动式喷雾器吸入。在急性发作时第 1 小时内可每 20 分钟给药 1 次，连续共 3 次。此后按需每 2~4 小时给药。②口服给药。

2）抗胆碱能药物。

3）糖皮质激素静脉或口服。

4）短效茶碱。

5）注射用肾上腺素。

6）病情危重者机械通气。

（3）慢性持续期：长期控制症状、抗炎、避免触发因子、降低气道高反应性、加强自我保健；包括用药、环境控制和哮喘教育。

（4）适宜的变应原特异性免疫治疗。

（5）非药物治疗：包括哮喘基本常识的教育和避免暴露于危险因素。

（向　莉）

病例62　入睡打鼾 2 年

患儿,男,2 岁 6 个月,于 2007 年 2 月入院。

一、主诉

入睡打鼾 2 年。

二、病史询问

(一) 问诊主要内容及目的

> **思维提示**
>
> 　　对于打鼾的病人,应注意有无上气道阻力增高引起的睡眠呼吸障碍,需考虑良性打鼾以及阻塞性睡眠呼吸暂停低通气综合征(obstructive sleep apnea hypopnea syndrome, OSAHS)。还应注意有无睡眠呼吸异常所致的并发症如:白天嗜睡、注意力不集中、生长发育落后等。病史询问需围绕上述问题进行。

　　1. 打鼾最早出现的时间,长期、慢性的鼾症可对呼吸、心血管系统、神经认知以及体格的发育造成严重不良影响,因此,确认病史的长短非常重要。

　　2. 鼾声的响度、频繁程度以及持续时间,正常人也可以出现偶尔的、轻微的打鼾,但是,如果鼾声响亮而持续、一周内超过 3 次以上,就往往提示是病理性的。

　　3. 有无呼吸暂停,呼吸暂停是 OSAHS 的典型表现,打鼾的患儿需要明确有无呼吸暂停的存在。呼吸暂停是由于各种原因所致的上气道梗阻引起的口鼻气流停止,由于口鼻气流的停止,导致机体不能正常通气,可造成低氧血症和高碳酸血症。

　　4. 打鼾是否伴有张口呼吸、呼吸费力、睡眠多动和特殊体位,夜间是否伴有梦游、梦呓、遗尿等其他表现,在鼻咽部堵塞如鼻中隔偏曲、腺样体肥大的患儿,多通过张口呼吸改善通气,因此,询问患儿是否有张口呼吸,有助于上气道梗阻部位的定位。而呼吸费力、睡眠多动则提示患儿因气道阻塞导致用力呼吸和反复觉醒,有助于病情程度的判断。另外,梦游、梦呓、遗尿可发生在 OSAHS 患儿。

　　5. 白天有无晨起头痛、嗜睡、情绪不稳定、注意力不集中,OSAHS 患儿由于夜间低氧血症、反复觉醒和高碳酸血症,可造成白天的头痛、嗜睡、情绪不稳定、注意力缺陷,应予注意。

　　6. 询问个人史及家族史,部分 OSAHS 患儿有家族聚集倾向,严重患儿可有生长发育落后。

（二）问诊结果及思维提示

患儿入院前两年（生后 6 个月）入睡后每晚均出现打鼾，鼾声响亮，张口呼吸，有时有呼吸暂停，睡眠中翻身、多动、呼吸费力、出汗多，经常呈侧卧、头后仰、下颌抬高的姿势睡眠。白天有时犯困、易烦躁。夜间无梦游、梦呓、无遗尿，白天无头痛、无注意力不集中。无发热、无咳嗽及喘息。发病以来，食欲可，二便正常。

足月顺产，出生体重 3.3kg，新生儿期体健。家长觉患儿近一年来生长发育、智力水平较同龄儿落后。患儿父亲、母亲无肥胖、无打鼾。家族中无高血压、糖尿病等遗传病及特殊疾病史。

> **思维提示**
>
> 患儿打鼾响亮而频繁，伴有呼吸暂停及呼吸费力和多动，提示鼾症可能有病理意义，而张口呼吸，则提示患儿存在鼻咽腔的梗阻。应通过查体、拍摄鼻咽侧位片或鼻咽电子镜寻找梗阻部位。在儿童，白天嗜睡症状往往不明显，却表现为情绪不稳定、易烦躁、易激惹、多动等。其生长发育落后可能与长期睡眠中缺氧和睡眠片段化有关，因为在儿童的慢波睡眠期，生长激素呈脉冲式分泌。而如果睡眠中反复上气道梗阻导致低氧和睡眠结构紊乱，可造成儿童慢波睡眠减少，从而影响儿童生长发育。因部分睡眠呼吸异常患儿有家族聚集性，且睡眠呼吸疾病可以通过交感神经兴奋性增强等机制导致其出现血压的升高和胰岛素抵抗，最终引起高血压、肥胖和糖尿病，因此，需注意家族史的询问。

三、体格检查

（一）重点检查内容和目的

应注意呼吸频率、血压、身高、体重。应注意有无导致上气道梗阻的解剖因素，如中面部的发育情况、下颌骨的形态、扁桃体的大小、鼻腔是否通畅、有无口咽腔的狭窄。注意两肺呼吸音的情况，有无异常的呼吸音，心血管系统查体注意有无右心肥大的表现，有无心律不齐，肝脏有无肿大，下肢是否水肿。

（二）体格检查结果及思维提示

体温 36.5℃，呼吸 24 次/分，脉搏 105 次/分，血压 85/60mmHg，身高 78cm，体重 10kg。面色、口唇无发绀。可见张口呼吸，无鼻翼扇动，无三凹征。鼻腔通畅、鼻黏膜无充血、鼻中隔无偏曲。双侧扁桃体Ⅲ度肿大。悬雍垂居中，软腭无塌陷。无颈静脉怒张，双侧呼吸音清，无啰音，心音有力，心律齐，各瓣膜区未闻杂音，腹部软，无压痛，肝脾不大。四肢活动好，双下肢不肿，甲床无苍白及发绀，无杵状指（趾），神经系统未见异常。

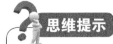

思维提示

　　患儿查体见张口呼吸,存在扁桃体肿大,是导致上气道梗阻的因素之一,由于腺样体肥大是儿童常见的上气道梗阻原因,但普通体格检查无法看到腺样体,因此,应在辅助检查中完善。睡眠呼吸疾病可造成高血压、肺动脉高压、肺心病、红细胞增多症,查体和实验室检查时应予注意。患儿目前无血压的异常,无心律不齐,无右心功能不全表现。

　　根据病史和体格检查,初步考虑患儿存在鼾症,需做睡眠监测鉴别良性打鼾和OSAHS,因为如果有打鼾但是没有呼吸暂停、低通气和气流受限,不伴低氧血症和觉醒,没有夜间呼吸费力,白天瞌睡、注意力缺陷等症状,则认为是原发鼾症或称良性打鼾,这样的情况是无需治疗干预的。如果经睡眠监测诊断了OSAHS,则应给予治疗。另外,患儿存在腺样体、扁桃体肥大。

四、实验室和影像学检查

(一) 初步检查内容及目的

1. 鼻咽侧位片　了解有无腺样体增大。
2. 血常规　有无血红蛋白增高。
3. 心电图　了解有无肺心病表现。
4. 多导睡眠监测仪(PSG)监测睡眠　了解有无OSAHS,并非所有打鼾的患者都存在睡眠呼吸疾病。

(二) 检查结果及思维提示

1. 鼻咽侧位片(图62-1)　腺样体增大,扁桃体平面狭窄。

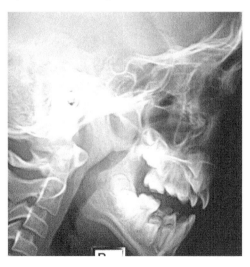

图62-1　鼻咽侧位片:腺样体增大,扁桃体平面狭窄

2. 血常规　正常。

3. 心电图　正常。

4. 多导睡眠监测仪(PSG)结果　睡眠中有鼾声,可见阻塞性呼吸事件,其中,阻塞性呼吸暂停、低通气指数(AHI)=51.9,阻塞性呼吸暂停指数(OAI)=31.4,最低血氧饱和度=71%。

思维提示

经鼻咽侧位片检查,发现患儿腺样体增大,进一步证实患儿上气道梗阻的部位还包括腺样体肥大。血常规和心电图的检查除外了红细胞增多症、心律失常、心功能不全等。

在 PSG 监测中,目前较为公认的儿童 OSAHS 多导睡眠监测的标准是呼吸暂停低通气指数(apnea hypopnea index, AHI) 大于 5 或阻塞性呼吸暂停指数(obstructive apnea index,OAI) 大于 1。其中,AHI 指的是整夜睡眠过程中平均每小时发生的呼吸暂停和低通气的次数,OAI 指的是整夜睡眠中平均每小时发生的阻塞性呼吸暂停的次数。所谓阻塞性呼吸暂停及低通气,是指患者虽有胸腹运动,但口鼻气流却是停止或者明显减弱的,见于各种原因导致的完全或部分的上气道萎陷,导致气流不能正常进入气道,可引起低氧血症、CO_2 潴留、反复觉醒以及睡眠结构紊乱等一系列后果。如果这种呼吸暂停和低通气频繁出现,势必对人体造成危害。美国睡眠研究会在 2005 年发表的第 2 版《国际睡眠疾病分类》中提出,儿童 OSAHS 的 PSG 标准是阻塞性 AHI 大于 1。不过,书中同时指出,由于各个研究中低通气的定义不同、且缺乏正常儿童低通气的范围,新标准还有待进一步研究确定。该患儿 AHI、OAI 明显升高,最低血氧饱和度显著降低,提示多导睡眠监测结果异常。

五、初步诊断及跟进

根据患儿病史、体格检查、实验室检查结果,儿童阻塞性睡眠呼吸暂停低通气综合征(OSAHS)、腺样体、扁桃体肥大诊断成立。

六、治疗

1. 方案　手术切除腺样体、扁桃体。

2. 理由　因患儿存在腺样体、扁桃体肥大,导致睡眠呼吸障碍,符合 OSAHS 诊断。故为患儿行腺样体、扁桃体切除术。

七、治疗效果及思维提示

患儿手术过程顺利。术后观察患儿睡眠中无打鼾,无张口呼吸,无睡眠多动,睡眠安稳,无白天嗜睡。进一步检查需在术后 3 个月复查夜间的多导睡眠监测。

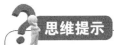 **思维提示**

儿童 OSAHS 的常见原因主要是局部解剖结构异常、神经肌肉调控异常导致上气道梗阻、阻力增高和顺应性改变。其中儿童最常见的病因是腺样体和扁桃体肥大，手术切除是主要治疗方法。

八、最终诊断

①腺样体和扁桃体肥大；②儿童阻塞性睡眠呼吸暂停低通气综合征。

九、关于阻塞性睡眠呼吸暂停低通气综合征

阻塞性睡眠呼吸暂停低通气综合征(OSAHS)是一种睡眠呼吸障碍性疾病，其主要特点是患者在睡眠过程中反复出现上气道全部或部分萎陷，从而临床表现为睡眠时打鼾并伴有呼吸暂停。

OSAHS 患儿主要临床表现为夜间睡眠打鼾、张口呼吸、憋气、反复惊醒、遗尿、多汗、多动等。家长可能注意到患儿在睡眠中出现呼吸停止，典型睡眠姿势为头颈部过度伸展伴张口呼吸。OSAHS 患儿白天可诉口干，晨起头痛，食欲降低和吞咽困难。少部分患儿出现嗜睡，而多数患儿则以活动增多或易激惹为主要表现，并出现非特异性行为异常，如不正常的害羞、反叛和攻击行为等。可发生认知缺陷，言语障碍，记忆力下降，学习困难。学龄儿童则表现为上课注意力不集中、乏力，学习成绩下降。长期未经治疗的患儿可以出现呼吸、心血管系统以及神经系统并发症如：生长发育落后、认知障碍、肺动脉高压、高血压、肺心病、心律失常、充血性心力衰竭等。

儿童 OSAHS 的常见原因，主要是由于各种原因引起的解剖结构异常、神经肌肉调控异常因而导致上气道梗阻、阻力增高和顺应性改变。如腺样体或扁桃体肥大、肥胖、鼻中隔偏曲、小下颌、中面部发育不良、下颌骨后移、高硬腭和(或)长软腭、神经肌肉病等。其中，腺样体和扁桃体肥大是儿童上气道梗阻的最常见原因。但部分患儿术后仍存在 OSAHS 表现，此时需要寻找原因，进一步治疗。

持续气道正压通气(continuous positive airway pressure, CPAP)是治疗 OSAHS 的有效方法，可适用于各年龄段儿童。对于有外科手术禁忌证、腺样体、扁桃体不大、重症 OSAHS 腺样体、扁桃体切除术手术前，腺样体、扁桃体切除术后仍然存在 OSAHS，以及选择非手术治疗的患儿，可以选择 CPAP 治疗。

(许志飞)

病例63 气促5个月,咳嗽11天,发现心大2天

患儿,女,1岁,于2007年2月24日入院。

一、主诉

气促5个月,咳嗽11天,发现心大2天。

二、病史询问

小婴儿长期呼吸急促可以由不同系统疾病引起,如呼吸系统疾病和(或)心血管系统疾病,而本患儿主诉中提及心脏增大,故重点应倾向于心血管疾病。

(一) 进一步询问内容及目的

1. 呼吸急促是否有诱因,运动后出现还是静息状态下即存在,提示疾病严重程度。如果呼吸急促有诱因,如接触某些物体、气味或食入某些食物,则可能与呼吸系统疾病有关。

2. 呼吸急促是否伴有喉鸣、鼻塞、反复咳嗽。若伴发上述情况提示呼吸系统疾病所致气促的可能性较大。

3. 是否为早产儿,新生儿期有无呼吸道疾病史、吸氧史、机械通气史 进一步判断有无引起支气管肺发育不良的发病因素。

4. 近期出现咳嗽是否伴发热,以区分是感染还是心衰肺水肿所致咳嗽。

5. 是否伴发绀及发绀特点。吸氧不缓解的发绀多为循环系统疾患所致,反之则为呼吸系统疾患。

6. 吃奶量、是否少尿、眼睑有无水肿、呕吐与否,明确是否存在心衰。

7. 孕期体检有无异常及生后社区随访结果,明确心脏增大的具体时间。

8. 既往有无在其他医院就诊,是否有体检材料,以便前后对比,动态观察病情进展情况,以利于最终诊断。

(二) 询问结果(病史)

入院前5个月家长发现患儿无明显诱因出现安静下呼吸急促,不伴有鼻塞、喉鸣和咳嗽,于吃奶和玩耍时加重,未引起家长重视。入院前11天,患儿受凉后出现咳嗽,有痰,无发热、青紫及抽搐,呼吸急促加重。于当地诊所治疗5天(静点阿奇霉素及利巴韦林,具体用量不详)无效,病情加重,出现呼吸困难,遂转至县医院,听诊发现心脏杂音,建议就诊于上级医院。入院前两天于门诊查心脏彩超示左室内径重度扩大,左室收缩舒张功能减低,(EF 36%)。以"心大待查"收入院。

自发病以来纳奶偏少,约 80ml/次,每日 4 次。无呕吐、眼睑水肿等表现。近半月尿量偏少,大便正常。

患儿系足月顺产,生后无窒息,新生儿期体健,无机械通气和吸氧史。无反复感染史,按计划接种各种疫苗。未做过心电图、心脏超声或胸片。

其母孕期未做体检。家族中无心脏病病人。

> **思维提示**
>
> 　　询问结果(病史)分析:①小婴儿病史长,以呼吸急促为首发表现;②患儿围生期及新生儿期体健,无发生慢性肺疾病的明显诱因;③感染诱发病情加重,且抗生素治疗效果欠佳;④患儿心脏彩超提示左心室内径重度增大,收缩舒张功能均下降,但患儿一般情况尚可,并无明显心力衰竭症状,即耐受良好,提示心脏大、心功能差时间可能较长。

三、体格检查

(一) 初步体格检查内容及目的

1. 生长发育情况,可帮助判断病史长短。

2. 有无乏氧表现,眼睑是否水肿,呼吸系统情况(呼吸频率、节律、有无呼吸困难、肺部听诊有无啰音),心血管查体(心前区有无异常隆起、有无震颤、心界大小、心音强弱、心音节律、心率、有无杂音、额外心音),腹部查体重点为肝脾大小,有无移动性浊音。下肢有无水肿。有无杵状指(趾)。用以协助原发病的诊断及判断心衰的轻重。

(二) 体格检查结果

体温 36.8℃,脉搏 160 次/分,呼吸 40 次/分,血压 65/45mmHg(双上肢);85/60mmHg(双下肢),体重 8.5kg。营养发育略差,神志清楚,反应可,呼吸略促,轻度贫血貌。眼睑无水肿,口周无发绀。咽稍充血,无三凹征,双肺呼吸音对称,可闻及少量细湿啰音。心前区轻微隆起,心尖搏动点位于第 V 肋间左锁骨中线外 1.5cm,心音低钝,心率 160 次/分,心律齐,二尖瓣听诊区可闻及Ⅲ/6 级收缩期杂音。腹稍膨隆,触软,叩诊呈鼓音,移动性浊音(-),肝肋下 5cm,质韧。脾肋下未及。双下肢无水肿。无杵状指(趾)。

四、门诊及外院检查结果

门诊心脏彩超　左房内径中度增大(27.4mm),左室内径呈球形重度扩大(61mm),右房室内径未见明显增大。室间隔及左室后壁厚度尚可,室间隔运动幅度尚可,后壁运动幅度减低。左室后壁心内膜增粗厚,左室射血分数减低,EF 36%。房室间隔回声延续完整。主肺动脉内径正常。二尖瓣瓣环扩大,瓣叶开放幅度相对减弱,余瓣膜形态及活动未见异常。双侧冠状动脉均起源于主动脉。主动脉弓降部未见异常。等容舒张时间 0.08 秒。

思维提示

　　体格及目前检查结果分析:①患儿心前区轻微隆起,心尖搏动点位于第Ⅴ肋间左锁骨中线外 1.5cm,心音低钝,心率 160 次/分,心律齐,二尖瓣听诊区可闻及Ⅲ/6 级收缩期杂音。肝肋下 5cm,质韧。心脏彩超示:左房内径中度增大,左室内径呈球形重度扩大,左室后壁心内膜增粗厚,左室射血分数减低,EF 36%。故心大待查诊断成立,心内膜弹力纤维增生症可能性大。②患儿临床有咳嗽症状,查体双肺闻及细湿啰音,诊断为支气管肺炎。③患儿呼吸急促 5 个月,查体心前区轻微隆起心音低钝,心率 160 次/分,肝肋下 5cm,质韧。心脏彩超心脏大,左室射血分数减低,EF 36%,故诊断心力衰竭。④患儿由于在外院未做胸片或胸部 CT,故目前尚不能完全除外慢性或先天性肺部疾患的可能。

五、初步诊断

①心大原因待查;②心力衰竭;③支气管肺炎;④肺部慢性或先天性疾患待除外。

六、初步治疗(入院后治疗)

(一)针对心力衰竭治疗

1. 一般治疗　①限液:1000 ~ 1200ml/(m² · d);②镇静:苯巴比妥、水合氯醛、地西泮等,对于心力衰竭的患儿,镇静极为重要,因为剧烈哭闹会增加心脏负荷,导致心衰加重,尤其对于心衰晚期的患儿可引起心律失常,导致猝死;③每日严格限液并记录出入量,保证出入量平衡或呈负平衡(视患儿有无水肿)。

2. 减轻前负荷　氢氯噻嗪每次 0.5 ~ 1mg/kg,每 12 小时一次口服;螺内酯每次 0.5 ~ 1mg/kg,每 12 小时一次口服。

3. 降低后负荷　卡托普利 0.5 ~ 1mg/(kg · d)。

4. 加强心肌收缩力　地高辛 5 ~ 6μg/(kg · d),每 12 小时一次口服(因患儿系慢性心衰,临床无严重心衰症状,体征,故予维持量地高辛治疗)。

5. 注意定期监测电解质与心电图,避免出现电解质紊乱、心律失常及传导阻滞。

(二)针对支气管肺炎治疗

见支气管肺炎章节。

七、进一步检查

(一)进一步检查内容及目的

1. 血常规、CRP、ESR 明确感染的性质及程度。

2. 血生化　明确患儿电解质、肝肾功能、心肌酶、肌酶是否正常。

3. 心脏彩超 进一步除外先天性心脏病。

4. 胸片 明确肺炎严重程度并进一步除外慢性肺疾病。

5. 心电图 观察 ST-T 变化，有无心律失常及 Q 波。

6. 血、尿筛查。

（二）检查结果

1. 血常规 WBC $9.5 \times 10^9/L$，N 44.5%，RBC $4.18 \times 10^{12}/L$，Hb 107g/L，PLT $327 \times 10^9/L$；CRP 2.89mg/L；ESR 7mm/h。

2. 血生化 电解质、肝肾功能、心肌酶、肌酶均正常。

3. 心脏彩超 左右冠状动脉起源及内径未见明显异常，其余同前。

4. 胸片 两肺纹理多，可见斑片状影。心脏重度增大，呈主动脉型，左心缘贴近左侧胸壁，右心缘向右侧突出，肺动脉段平坦，双膈位置低，膈角锐利。

5. 心电图 窦性心动过速，心率 158 次/分，左室肥厚，左房扩大，ST-T 改变，无 Q 波。

6. 血、尿筛查 未见明确异常。

八、入院后情况

经过上述治疗，患儿心衰与肺炎症状一过性好转。但入院第 13 天患儿发生院内感染，出现咳嗽、喘息的症状，心衰加重，同时心电监测见频发室性期前收缩、短阵室性心动过速。

思维提示

询问结果(病史)分析：根据入院后的化验检查分析：心脏增大的原因考虑心内膜弹力纤维增生症的可能性最大，诊断依据：①发病年龄小于 1 岁；②起病隐匿，以感染后心衰加重为主要表现；③具备心衰的症状体征；④胸片提示心脏增大；⑤心电图示左室高电压，ST-T 改变；⑥左房内径中度增大，左室内径呈球形重度扩大。左室后壁心内膜增粗厚，左室射血分数减低，EF 36%。

需注意与以下疾病相鉴别：①重症心肌炎：患儿虽心衰重，但临床耐受良好，无心源性休克、阿-斯综合征发作的表现，且入院初期心电图并未见 ST-T 动态变化，或严重心律失常，心肌酶正常，与重症心肌炎表现不符；②心动过速性心肌病：患儿入院后多次心电图均提示窦性心律，且患儿安静后，心率可渐降至 120 次/分，未见明确的心律失常发生，故心动过速所致心脏增大的可能性较小；③先天性心脏病：心脏彩超均未见先天性心脏病，查体下肢动脉搏动有力，下肢血压高于上肢，心电图上未见异常 Q 波，超声心动图(UCG)示双侧冠脉起源未见异常，故该因素所致心脏增大的可能性不大；④糖原贮积症(Ⅱ型)：该病系缺乏 α-1,4 葡萄糖苷酶所致，属于溶酶体病。婴儿型于生后 6 个月内起病，以肌力、肌张力减退为特征，常见巨舌，肝大和心脏增大。ECG 示高大 QRS 波和 PR 间期缩短。该患儿存在心脏和肝脏增大，生长发育稍落后，ECG 见左室肥厚，故需考虑本病。但患儿入院后肌酶、肝酶均正常，未见巨舌及肌力、肌张力下降的表现，ECG 中 PR 正常，而 ST-T 改变显著，与此病表现不符，必要时可行肌活检除外。

九、下一步检查内容与目的

拟行 Holter 检查,明确室性心律失常的严重程度。

检查结果:可见频发室性期前收缩、短阵室性心动过速。

患儿在心内膜弹力纤维增生症基础上合并肺部感染,而后出现频发室性期前收缩、短阵室性心动过速,病情加重。出现室性心律失常的原因是地高辛药物副作用,还是与原发病有关,应观察室性心律失常与地高辛服药时间的关系,并查地高辛血药浓度。持续心电监测回放提示室性心律失常与地高辛服药时间无关,且地高辛血浓度在合理范围内,考虑为原发病所致心律失常。故加用胺碘酮,地高辛减半量。调整治疗后室性心律失常明显好转,1 天后室性心动过速消失。

十、诊断

①心内膜弹力纤维增生症;②心力衰竭;③支气管肺炎。

十一、关于心内膜弹力纤维增生症

心内膜弹力纤维增生症(endocardial fibroelastosis,EFE),为一种常见的婴儿心肌病,病因不明。该病起病年龄早,病情重,无特异治疗方法,疗程长,病死率高。临床以充血性心力衰竭为突出表现。病理检查示左室心内膜胶原纤维和弹性组织增生致弥漫性增厚,心室壁顺应性减低、收缩和舒张功能下降。EFE 多于生后 3~6 个月呼吸道感染时被发现(44%)。临床主要症状为充血性心力衰竭。按其发病症状轻重缓急,分为暴发型、急性型及慢性型。主要症状:呼吸急促,生长发育迟缓,食欲差,喂养困难,发绀,面色苍白,活动耐力差。查体见心前区隆起,心尖搏动弱,心界扩大,心音低钝,可闻及奔马律,无杂音或仅有轻度收缩期杂音。如合并其他心脏畸形,可有相应症状、体征。

心脏超声为重要检查项目,多见心脏明显扩大、左室心内膜增厚且回声增强,左室收缩功能下降,心肌舒张功能减低,表现为等容舒张时间延长。

目前国外的治疗方法主要为长期口服小剂量地高辛,辅以利尿剂和扩血管药物。国内在该治疗基础上,加用泼尼松 1.5mg/(kg·d),足量 8 周后减量,每 2 周减 1.25~2.5mg,至每日 0.25~0.5mg/kg 长期口服维持。心电图正常,心脏彩超接近正常后渐停药,激素疗程 1~1.5 年。地高辛用至心脏恢复正常大小,过早停药可导致病情恶化,总疗程 2~3 年。如果长期坚持服药,心脏专业门诊规律随诊,大部分患儿数年后可以临床治愈。

国外报道 EFE 痊愈率约 74%。病人预后与诊断年龄、性别、心胸比例、最初左室短轴缩短率或首次就诊时间无关。有心肌病家族史的患儿预后差。病情反复加重与预后差密切相关,长期足量使用洋地黄似为决定预后的因素。心脏指数和左室射血分数是评价预后的重要指标。收缩、舒张功能障碍,房室瓣大量分流、持续心脏扩大和严重心律失常是致死的危险因素。

点评

　　婴幼儿慢性心大、心衰,多以呼吸增快为首发表现,且常于感染后心衰加重就诊。门诊医生接诊以呼吸急促为主诉患儿时,应注意患儿有无心衰体征,以免误诊。婴幼儿心脏增大、心力衰竭的病因复杂,需全面考虑,仔细鉴别方能确诊。心内膜弹力纤维增生症经过系统治疗,存活率约 70% 左右。临床医生应予积极治疗。

（唐浩勋）

患儿,女,6 岁 7 个月,于 2006 年 11 月 9 日入院。

一、主诉

腹痛伴呕吐 1 天半,晕厥 4 次。

二、病史询问

对于一个晕厥的儿童主要考虑心源性晕厥(见于各种器质性心脏病,如心肌炎、心肌病、心肌梗死、病态窦房结综合征、严重房室传导阻滞、主动脉瓣狭窄、心脏黏液瘤等)及脑源性晕厥(如脑血管疾病、高血压病等引起的脑供血不足、神经组织本身病变、颅脑损伤、中毒等),另外还有反射性晕厥(如血管迷走性晕厥、颈动脉窦性晕厥、体位性低血压等)。其中反射性晕厥是儿童晕厥的主要原因,心源性晕厥为最严重的晕厥,可致猝死,因此应围绕上述方面进一步询问病史。

(一)进一步询问内容及目的

1. 既往是否有过相同的晕厥发作史,注意晕厥的反复发作。

2. 发作前患儿的状态,是活动状态还是在休息,有无疼痛、紧张、恐惧的情绪刺激,有无体位改变,发作前患儿有无头晕、恶心、听觉视觉改变、黑矇等先兆,有无心悸、胸闷,用以判断有无晕厥的诱因与先兆。

3. 晕厥是突然发生的,还是逐渐发生意识丧失,突然发生多为心源性,逐渐发生多为反射性晕厥。

4. 发作时是否伴有面色苍白、出冷汗、恶心、乏力,是否伴有面色发绀、呼吸困难,有无抽搐、尿便失禁,有无肢体无力、言语不利,有无摔倒后外伤,发作后有无意识模糊、头痛、头晕、嗜睡,用以判断发作时伴随的是心脏还是神经症状。

5. 发作持续时间,如何缓解,是自行缓解、平卧后缓解,还是用药缓解,用药名称及剂量。

6. 是否伴有晕厥或近似晕厥家族史,既往病史,有无神经系统或心血管病史记录,平素有无服用抗高血压药物或利尿剂,有无头部外伤史,有无胸部创伤史。

7. 发病前有无特殊饮食史,同期周围有无类似发病,判断有无中毒可能。

(二)询问结果(病史)

患儿于入院前 1 天半出现上腹部疼痛,非持续性,可以忍受,伴有恶心,呕吐 4 次,非喷射性胃内容物,大便一次稍稀,当地诊所考虑"消化不良",口服助消化药,未见明显好转。6 小时前于卧位起立时突然晕倒,伴有意识丧失,面色苍白,无四肢抽搐、口吐沫及尿便失禁,持续 2 分钟缓解,发作前无恶心、出汗、视物模糊,发作后无言语不利、肢体活动障碍,无头痛及嗜睡,偶有胸闷,后又晕厥发作 3 次,均于站立行走时,表现基本同前,于当地县医院就诊,查心电图异常(具体不详),未予用药急转我院。

既往体健,否认有"川崎病"病史,智力、体力发育正常,无高血压、冠心病、糖尿病家族史。

思维提示

询问结果(病史)分析:①患儿既往体健,无晕厥发作史,近 6 小时反复晕厥发作,提示患病重且急;病程中入院前 1 天半出现腹痛呕吐等消化道症状,提示可能存在感染,但可能不是主要问题;②患儿晕厥发作无诱因,无晕厥先兆,突然发生而不是逐渐出现意识丧失,且在短时间内反复发作,故可除外反射性晕厥;③无高血压、脑血管病史,无头痛、头晕、言语不清、肢体活动障碍,可除外脑源性晕厥;④发病前无特殊饮食史,周围无类似发病,可除外急性中毒;⑤患儿晕厥发作发生于活动时,无先兆,并伴有胸闷、心电图异常改变,晕厥发作考虑为心源性可能性大。

三、体格检查

(一)初步体格检查内容及目的

首先注意血压、心率及心律、循环灌注情况,明确目前生命体征是否平稳;有无缺氧表现、心脏大小、心音强弱、是否有心脏杂音,确定有无器质性心脏病;注意呼吸频率,有无呼吸困难、肺部啰音,有无水肿、肝脏肿大、颈静脉怒张,确定有无心力衰竭;并应注意生长发育状态、是否存在杵状指(趾),以推断病程长短。

(二)体格检查结果

体温 36.1℃,呼吸 28 次/分,脉搏 125 次/分,血压 70/50mmHg,体重 20kg,营养发育中等,神志清楚,精神反应弱,平车推入病房,面色苍白,呼吸平稳,无发绀,双肺呼吸音粗,未闻及湿啰音及喘鸣音,心界叩诊不大,心律齐,心音低钝,各瓣膜听诊区未闻及杂音,腹部软,无压痛、反跳痛,未及包块,肝脏右肋下 2cm,质地软,边缘锐利,眼睑、双下肢无水肿,四肢末端发凉,CRT > 2 秒,神经系统查体未见异常,无杵状指(趾)。双侧股动脉搏动对称有力,双侧桡动脉搏动减弱。

四、门诊及外院检查结果

1. 门诊心电图(图 64-1) 窦性心动过速,ST-T 改变,异常 Q 波,$V_2 \sim V_4$ 导联 QRS 波呈 S 型,Ⅱ、Ⅲ、aVF 导联 ST 段下移,aVL、$V_2 \sim V_6$ 导联 ST 段弓背样抬高,Ⅱ、aVF、$V_5 \sim V_6$ 导联 T 波倒置。

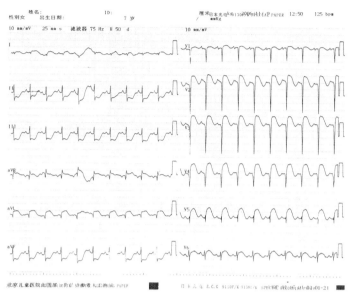

图64-1 门诊心电图

2. 门诊 UCG 左室轻度增大,室间隔、左室后壁运动幅度减低,EF51%,双侧冠状动脉起源及内径未见异常,未见狭窄、扩张及血栓。

思维提示

体格及目前检查结果分析:①患儿心率快,血压下降,面色苍白,心音低钝,肝脏肿大,四肢末端循环差,有休克及心衰表现,心电图及 UCG 异常,考虑晕厥为心源性,且病情危重;②心脏听诊无明显杂音,生长发育正常,无杵状指(趾),心脏彩超未见心脏结构异常,先天性心脏病引起的晕厥除外;其他心脏结构异常的疾病也可除外,如:肥厚型心肌病、扩张型心肌病、心房黏液瘤等;③患儿心电图显示急性心肌梗死样改变,需注意急性心梗的发生,但急性心梗在儿童极少有发病,患儿年龄小,无肥胖,无高血压、冠心病病史,既往无"川崎病"史,UCG 显示双侧冠状动脉起源及内径未见异常,未见狭窄、扩张及血栓,急性心梗的诊断依据不足;④患儿有心脏增大,心功能减低,心电图缺血坏死改变,查体心音低钝,有休克、心衰表现,提示广泛心肌受损,起病急,故重症病毒性心肌炎可能性大;⑤严重心律失常,如:室性心动过速、完全性房室传导阻滞、房扑、房颤等可伴发于重症病毒性心肌炎,需密切监测发生。

五、初步诊断

晕厥原因待查:①急性重症病毒性心肌炎? ②冠状动脉病变待除外。

六、初步治疗(入院治疗)

入院后予绝对卧床,吸氧,减轻心脏负荷,心电、血压监测,改善心肌代谢,促进心肌病变恢复,静点维生素 C100～200mg/(kg·d)、磷酸肌酸 1g/d 及 ATP、CoA,因为重症心肌炎,合并心源性休克、心力衰竭,故入院后即给予肾上腺皮质激素治疗,甲泼尼龙 2mg/(kg·d),分两次静点,并静点利巴韦林抗病毒治疗。

七、进一步检查

(一) 进一步检查内容及目的

1. 血常规、CRP、ESR　进一步明确是否存在感染。
2. 血清心肌酶及其同工酶、肌钙蛋白监测　进一步了解心肌损伤程度。
3. 血清病毒抗体　协助病原学诊断。
4. 胸部 X 线　了解有无肺淤血、肺水肿、胸腔积液。
5. 血气　进一步明确是否存在缺氧及其严重程度。
6. 血清电解质、肝肾功能　了解重要脏器功能、机体内环境情况。
7. 入院后前三天每天复查心电图,监测心电图变化,注意心律失常的发生。

(二) 检查结果

1. 血常规　WBC 4.6×10^9/L,N 0.34,L 0.66,红细胞、血红蛋白、血小板正常。
2. ESR、CRP、血气均正常。
3. 血清心肌酶　CPK 485U/L,CK-MB 52.6U/L,LDH 525U/L,α-HDHC 324U/L。
4. 肌钙蛋白　cTNT 4.1ng/ml(正常<0.1ng/ml),cTNI 91.7ng/ml(正常<0.1ng/ml)。
5. 胸部 X 线　双肺纹理粗多,模糊,未见具体片影,心影轻度增大。
6. 血清电解质、肝肾功能　基本正常。

八、入院后情况

体温正常,仍诉偶有胸闷,心电监测出现室性期前收缩二联律,继而出现室性心动过速 150 次/分,静脉推注利多卡因及同步电复律无效,患儿诉心慌、头晕、胸闷、烦躁,面色苍白,口周发青,予胺碘酮 140mg(5mg/kg),加入 10% 葡萄糖溶液 20ml 于 30 分钟静点,后继予 10μg/(kg·min)维持静点,用药 10 分钟后室性心动过速消失,出现频发室性期前收缩,1 小时后室性期前收缩逐渐减少,患儿渐安静,头晕胸闷减轻。入院第 2 天始予胺碘酮口服,并静点丙种球蛋白 400mg/(kg·d),连用 5 天,入院 2 天后心电图异常 Q 波消失,ST-T 改变逐渐恢复,患儿临床症状消失,面色、心音好转,3 周后复查 UCG 恢复正常,心肌酶逐渐恢复。

思维提示

实验室检查结果分析:患儿血清心肌酶 CPK、CK-MB、LDH、α-HDHC 升高,肌钙蛋白升高,提示心肌受损严重,经临床治疗,心电图异常 Q 波消失,ST-T 改变逐渐恢复,为急性心肌炎的改变过程(图 64-2)。

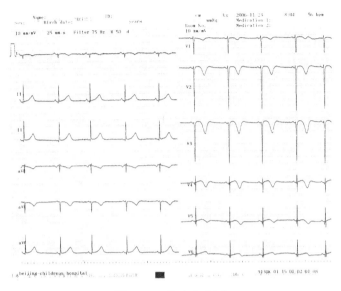

图 64-2 复查心电图

九、下一步检查内容与目的

冠状动脉螺旋 CT 进一步除外冠状动脉病变。

检查结果：左右冠状动脉起源未见异常，各分支形态走行自然，未见扩张、狭窄征象，未见钙化斑，可以除外冠状动脉病变。

十、治疗

入院后经过上述治疗，患儿临床症状逐渐消失，复查心电图：轻度 T 波改变，心肌酶恢复正常，24 小时动态心电图无室性心动过速，仅偶发单发室性期前收缩，住院治疗 28 天好转出院，心脏专业门诊定期复查随诊。

十一、诊断

①急性重症病毒性心肌炎伴阿-斯综合征；②心源性休克。

本患儿急性起病，病史短，临床表现反复晕厥发作，伴有腹痛、呕吐及胸闷，查体血压下降，精神反应弱，面色苍白，心音低钝，肝脏右肋下 2cm，质地软，边缘锐利，四肢末端发凉，CRT > 2 秒，双侧桡动脉搏动减弱。心电图：窦性心动过速，ST-T 改变，异常 Q 波，Ⅱ、Ⅲ、aVF 导联 ST 段下移，aVL、V_2-V_6 导联 ST 段弓背样抬高；UCG：左室轻度增大，室间隔、左室后壁运动幅度减低，EF 51%，双侧冠状动脉起源及内径未见异常，未见狭窄、扩张及血栓。入院后心电监测出现室性期前收缩二联律、室性心动过速，予激素、丙种球蛋白及保心肌、抗心律失常等治疗，临床症状消失，心电图好转，故诊断急性重症病毒性心肌炎伴阿-斯综合征、心源性休克。冠状动脉螺旋 CT 显示左右冠状动脉起源未见异常，各分支形态走行自然，未见扩张、狭窄征象，未见钙化斑，可以除外冠状动脉病变。

十二、关于重症病毒性心肌炎

急性心肌炎是指心肌细胞及其组织间隙局限性或弥漫性炎症,它可以原发于心肌,也可以是全身性疾病同时或之后累及心肌所致,病程在 6 个月以内。各种病毒都可引起心肌炎,其中以引起肠道和上呼吸道感染的病毒最多见。其准确诊断依据心内膜心肌活检及病原学检查,但临床应用困难,现有诊断标准仅依靠临床表现、心电图、X 线、心脏 B 超及相关实验室检查,缺乏特异性。由于部分患者特别是一些急重症患者,其临床表现酷似急性心肌梗死,心电图有类似心梗的心电图改变,心肌酶升高,导致难以给予正确的早期诊断。

急性重症病毒性心肌炎引起心电图心肌梗死样改变较少见,临床医生应认真仔细询问病史、动态观察病情,对于有急性心肌梗死心电图表现的患儿要注意重症心肌炎。注意以下方面,有助于与急性心梗相鉴别:①心肌梗死好发于 40 岁以上有冠心病、糖尿病、高血压、高血脂及吸烟史者,而心肌炎多见于儿童及青壮年,发病前常有上呼吸道感染、腹泻等病毒感染史;②前者表现为胸骨后压榨样剧烈疼痛,伴大汗淋漓及放射痛,心肌炎以胸痛、胸闷、心悸为主要症状;③心肌炎起病及进展相对较缓,而急性心肌梗死发病更急;④急性心肌炎查体心率多较快、心音相对减弱,急性心肌梗死早期心率和心音变化可不明显;⑤急性心梗心肌酶谱增高显著但持续时间短;心肌炎心肌酶谱增高不显著但持续时间长;⑥急性心梗的 ST 段抬高常有一系列的演变过程,且有对应的 ST 段压低,随着病程的进展 Q 波逐渐加深加宽,QRS 波群常呈 QS、Qr、QR 及 qR 等多种形态,心肌炎 ST 段抬高无演变,无对应的 ST 段压低,Q 波出现常呈一过性和可逆性改变,大多呈 QS 或 QR 型,经治疗后短期消失。

急性重症病毒性心肌炎急性期严格卧床休息,除静点大量维生素 C、能量合剂外,早期给予足量激素,可稳定病情,利于减轻心肌炎症,减轻心肌受损程度。心肌炎患者的预后取决于心肌损害的部位、范围、程度,以及原来的心脏功能状态、治疗是否及时等多种因素。一般而言,绝大多数病毒性心肌炎患者预后良好,多在数周至数月内完全恢复,仅有极少数患者遗留"后遗症",表现为心电图异常,个别患者可发展为扩张型心肌病,甚至导致猝死。

点评

晕厥是儿童较常见症状,急性重症病毒性心肌炎可以晕厥起病,心电图改变缺乏特异性,要全面仔细分析病史,认真研究临床体征及病情进展,正确分析心电图、心肌酶谱变化,力求早期正确诊断。

（王利平）

病例65　间断心慌9个月

患儿,男,11 岁,于 2007 年 4 月 13 日入院。

一、主诉

间断心慌 9 个月。

二、病史询问

对于间断心悸的病人应考虑以下几方面的病因:心血管疾病、低血糖、自主神经功能紊乱、甲状腺疾病、贫血。其中心血管疾病为最常见原因。病史询问应围绕以上病因进行。

(一) 进一步询问内容及目的

1. 是否伴有少尿、水肿、食欲减退,注意心力衰竭的反复出现。
2. 发作是空腹还是进食后,进食或静脉输液能否抑制发作,以区分是否为低血糖发作。
3. 生长发育情况,特别与同年龄小儿比较　吃奶时间、身高、体重、活动量(玩耍、上楼梯、长途行走等)。以区别是否存在慢性心功能不全或为扩张型心肌病。
4. 既往患病或常规体检时是否发现有心脏杂音,活动后有无口周青紫、蹲踞。明确有无先天性心脏病。
5. 是否为突发突止,终止条件,突发突止是阵发性室上性心动过速的特征。

(二) 询问结果(病史)

患儿于入院前 9 个月家长发现其颈部跳动,触摸其脉搏发现心率快,不能计数。当时患儿稍感心慌,无其他不适。当地医院做心电图检查提示:室上性心动过速、短 P-R 间期、预激综合征 A 型。予静推药物好转(具体药名、剂量不详)。期间家长多次计数脉搏最快达 120 次/分。入院前 1 个月,患儿受凉后出现发热,体温 38.5℃。当地医院诊断为"上呼吸道感染",予静点青霉素治疗 3 天(剂量不详)后治愈。期间复查心电图 2 次,均提示室上性心动过速,发作 2~10 分钟后自行好转。入院前 3 天,患儿又出现低热,测体温 37.6℃,无咳嗽及流涕,无心悸、胸闷表现。就诊于我院门诊查血常规白细胞 9.8×10^9/L,中性粒细胞 49.9%,淋巴细胞 45.8%,血红蛋白 131g/L,C 反应蛋白 <8mg/L。心电图示窦性心律不齐,部分心动过缓,预激综合征 A 型。心脏超声提示:目前心内结构未见异常。门诊予口服红霉素治疗 1 天无效。为求进一步诊治又来我院,门诊以"阵发性室上性心动过速,预激综合征 A 型"收入院。

发病以来患儿精神尚好,进食可,体重未见减轻,二便正常。

思维提示

询问结果(病史)分析:①心悸发作为反复性、发作性;②能自行缓解;③外院心电图检查诊断:"室上性心动过速、短 P-R 间期、预激综合征 A 型";④心脏超声提示:目前心内结构未见异常。故考虑为阵发性室上性心动过速可能性大。

三、体格检查

(一)初步体格检查内容及目的

生长发育、有无贫血、缺氧表现,心前区有无饱满、隆起、心脏大小、心率、肝脏大小、下肢有无水肿以确定有无急、慢性心功能不全。有无杂音、杵状指(趾)以确定有无先天性心脏病。甲状腺有无肿大确定有无甲状腺相关性心脏病。

(二)体格检查结果

体温 37℃,呼吸 26 次/分,脉搏 87 次/分,血压 90/60mmHg,体重 65kg,生长发育良好,神志清,精神好,呼吸平稳。面色、口唇红润,无口周发绀。咽不红,扁桃体不大。甲状腺无肿大。双肺呼吸音清,无啰音。心前区无饱满、隆起。心界不大。心音有力,律齐,未闻及杂音。肝脾未及肿大。四肢无水肿。神经系统查体未见异常。

四、门诊检查结果

1. 血常规 白细胞 $9.8 \times 10^9/L$,中性粒细 49.9%,淋巴细 45.8%,血红蛋白 131g/L,C 反应蛋白 <8mg/L。
2. 心电图 窦性心律不齐,部分心动过缓,预激综合征 A 型。
3. 心脏超声 目前心内结构未见异常。

思维提示

体格及目前结果分析:①患儿心悸发作为反复性、发作性,突发突止。发作时当地医院作心电图检查提示:室上性心动过速。短 P-R 间期、预激综合征 A 型。故房室折返性心动过速(左侧旁道)诊断成立。②患儿无少尿、水肿、食欲减退等表现,查体心界不大,心音有力,无水肿及肝脏肿大,心衰导致心悸可除外。③患儿生长发育正常,查体无心脏增大体征,心前区无隆起,超声心动图心脏结构正常,可除外慢性心功能不全或为扩张型心肌病导致心悸可能。④患儿无口周青紫、蹲踞表现,查体无心脏杂音,超声心动图心脏结构正常,可除外先天性心脏病。⑤患儿发作为突发突止,常规心电图有预激波形,发作时心电图为室上性心动过速图形,可以除外自主神经性发作。

五、初步诊断

心慌原因待查:①房室折返性心动过速(左侧旁道);②低血糖待除外。

六、初步治疗(入院治疗)

患儿入院后需观察心悸发作与心电活动的关系,并行心电图检查明确心律失常性质以明确诊断。

七、进一步检查

(一)进一步检查内容及目的

1. Holter　了解心动过速发作频率及规律。
2. 经食管心房调搏　了解心动过速的诱发及终止窗口。证实旁道的大体解剖位置。
3. 监测血糖。

(二)检查结果

1. 心电图　窦性心律不齐,部分心动过缓,预激综合征 A 型。
2. Holter　最快心率 176 次/分,为窦性心律,最慢心率 50 次/分,全程均为预激综合征图形,可见房性期前收缩 5 次,室性期前收缩 2 次,未见成对发作,均为单源性。
3. 经食管心房调搏　旁道前传有效不应期大于 230 次/分,未能诱发室上性心动过速。
4. 血糖值　4.5mol/L。

八、入院后情况

患儿体温正常,心电监测下心率在 60~170 次/分,为预激图形。入院后第 4 天,患儿自诉心悸发作,心电监测及体表心电图提示为室上性心动过速图形,心室率为 230 次/分。QRS 时限正常,R-P'130ms,V_1 导联 P' 波直立。经静脉推注 ATP 8mg 后转复为窦性心律,心悸消失。发作期间血糖检测正常。

思维提示

实验室检查结果分析:①根据患儿心悸发作时血糖正常可除外低血糖发作;②患儿入院后心悸发作情况与既往病史中发作症状相同,心电图提示为室上性心动过速。且发作时心电图 QRS 时限正常,R-P' 大于 110ms,V1 导联 P' 波直立,故考虑诊断为阵发性顺向型房室折返性心动过速(左侧旁道)。结合患儿体表预激为 A 型,考虑为旁道参与折返。经 ATP 终止心动过速后患儿心悸症状消失,考虑患儿心慌原因是阵发性房室折返性心动过速发作所致。

九、下一步检查内容与目的

患儿室上性心动过速反复发作,行电生理检查进一步明确诊断并行射频消融术根治。

心内电生理检查及射频消融术(图 65-1、图 65-2):患儿于入院后第 6 天于导管室行心内电生理检查及射频消融术。术中常规消毒铺巾,取股静脉及颈内静脉放入标测电极。心室起搏可见 CS1-2 V-A 接近。心室起搏可诱发室上速。心动过速图形与心室起搏图形相同。故穿刺左股静脉置入消融大头。于 CS1-2 远端标得满意靶点,消融后体表预激波消失。心室起搏 V-A 分离。心房电生理检查未见房室结双径路。手术成功。

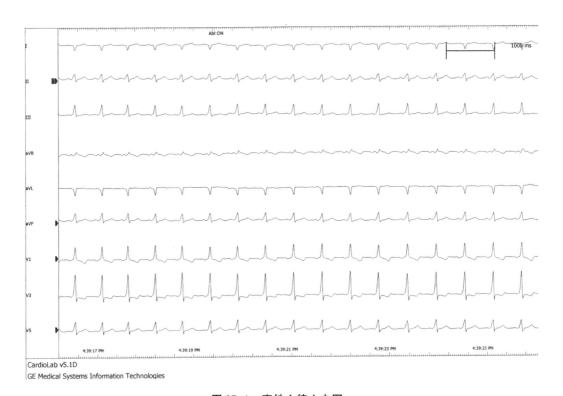

CardioLab v5.1D
GE Medical Systems Information Technologies

图 65-1　窦性心律心电图
图中可见 QRS 起始部位的 δ 波,伴 P-R 间期缩短。预激综合征判断旁道位置应在窦性心律下。本例 V1 导联 δ 波及主波均为正向,为左侧旁路。I,aVL 导联 δ 波负向,为左前游离壁旁道

十、诊断

①预激综合征(左侧旁道);②房室折返性心动过速。

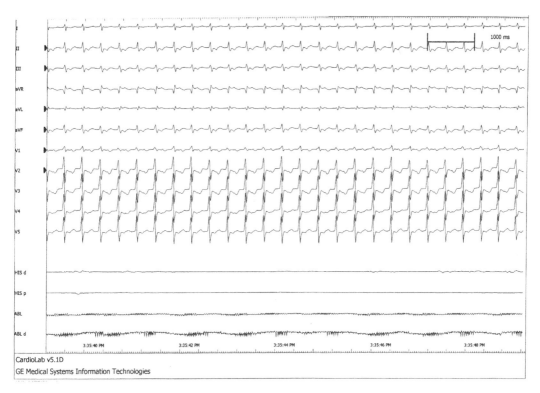

图 65-2　室上速发作心电图

图中可见心动过速为窄 QRS 型,心室率约 210 次/分,QRS 形态绝对匀齐,每 2 个 QRS 间可见清晰的 P'
波,为房室结前传,旁道逆传的室上性心动过速。

本患儿心电图示预激综合征 A 型,即具有短 P-R 间期及显性 δ 波,δ 波在 V₁ 导联与主波方
向均向上,说明旁道位于左侧。本患儿有心悸症状。住院时伴有心动过速发作,心电图证实为室
上性心动过速,窄 QRS 波。为顺向型发作。

十一、关于预激综合征

房室旁路是跨经房室瓣环存在的残留的非特异心肌纤维肌束,其两端分别连接心房心室肌。
这一异常房室旁路具有房室传导功能,导致心电生理异常表现和(或)合并快速性心律失常,称之
为预激综合征,又称 Wolff-Parkinson-White(沃-帕-怀)综合征(W-P-W 综合征)。这一存留的
传导旁路是心脏发育过程异常所致。

本病既往诊断仅依靠窦性心律及发作时心电图。目前还可依赖于经食管心房调搏及心内电
生理检查证实诊断。心内电生理检查尚可结合射频消融手术根治本病。

预激综合征的治疗方法有药物治疗和非药物治疗(射频导管消融术)。现首选射频消融
治疗。

（一）药物治疗

预激综合征的药物治疗主要针对年龄小、不能接受射频消融手术或手术危险性大的病人。目的在于减少、终止心动过速发作。非心动过速发作期，通常无需治疗。部分病人心动过速发作频繁，发作时心室率很快，发作时间较长或临床症状较重，血流动力学改变明显者，可考虑长期服用适当的药物防止心动过速发生。但药物治疗存在需长期服药、疗效不确切、药物副作用以及需反复复诊及经济负担等缺陷。如年龄及经济条件允许适合手术时应尽早施行射频手术根治病灶。

年龄大于3岁、不能耐受或不愿接受药物治疗者，首选射频导管消融方法对房室旁路加以消融，这是目前唯一相对安全且有效的根治方法，成功率高而并发症低。

药物治疗推荐：

1. 腺苷或三磷酸腺苷（ATP） 腺苷作用于心肌细胞的腺苷受体，通过抑制窦房结自律性和房室结传导终止心动过速。ATP进入体内后迅速分解生成腺苷。ATP终止房室折返性心动过速疗效好，起效快，由于其半衰期短，疗效持续时间＜1分钟。终止心动过速过程100%并发心律失常，多为短暂的窦性停搏或房室传导阻滞，无需特殊处理。ATP的用药剂量0.2～0.4mg/kg，不稀释，快速"弹丸式"推注。本患儿即应用ATP成功终止心动过速发作。腺苷剂量为50～250μg/kg。

2. 普罗帕酮 静脉用药剂量为1～1.5mg/kg，以等倍葡萄糖溶液稀释缓慢静脉推注，如无效10～20分钟后可重复用药，总量＜5mg/kg。对部分用药后心动过速仍反复发作者，可于静脉推注上述剂量后持续静脉滴注，剂量为4～7μg/（kg·min）。口服用量为每次5mg/kg，每天3～4次。

3. 地高辛 地高辛用于治疗几乎所有室上性心动过速（SVT）病人。在＜1岁的婴儿，房室折返性心动过速常呈"无休止性"，可被地高辛有效终止。地高辛缩短心房和旁路的不应期，但其有效的电生理效应在于延长了房室结的不应期，使其传导减慢。地高辛这种广泛的效应改变了折返环的电生理条件，从而终止心动过速。由于地高辛终止心动过速所需时间较长，目前已较少作为首选药物，除非伴有慢性心功能不全。在预激综合征并发房扑、房颤或逆向型房室折返性心动过速时禁用。

4. 胺碘酮 为Ⅲ类抗心律失常药物，电生理效应为延长心肌复极时间，明显抑制房室结和房室旁路的双向传导，终止心动过速具有较高的效果。在其他抗心律失常药物无效者，可选择静脉注射胺碘酮。剂量5mg/kg，葡萄糖溶液稀释缓慢静脉滴注（30分钟）。必要时可维持用药10～15mg/（kg·d）。口服维持量为5～10mg/（kg·d）。

（二）射频消融治疗

为有适应证的房室折返性心动过速首选治疗方法。

 点评

室上性心动过速包括所有希氏束分支以上来源的心动过速。自上而下分别为：不适当窦性心动过速、房性心动过速、心房扑动、心房颤动、交界区性心动过速、房室结折返性心动过速以及房室折返性心动过速。目前大部分室上性心动过速均可通过射频消融术治疗。特别是折返性心动过速治疗成功率更达到 95% 以上。手术创伤小,患儿恢复快且为根治性手术,随着儿科心内电生理检查及射频消融术的深入开展,具有介入治疗手段的儿科专科医院心律失常的治愈率将明显高于仅依靠传统心脏内科治疗的医院。

(林　利)

病例66 自觉心前区痛 16 小时

患儿,男,10 岁,于 2007 年 6 月 20 日入院。

一、主诉

自觉心前区痛 16 小时。

二、病史询问

对于自觉心前区痛的病人应考虑以下几方面的病因:心血管疾病、呼吸系统疾病、胸壁病变、纵隔疾患、神经病变等。其中呼吸系统、心血管疾病为最常见原因。病史询问应围绕以上病因进行。

(一) 进一步询问内容及目的

1. 是否伴有少尿、水肿、食欲减退,注意心力衰竭的反复出现。
2. 是否有外伤史,外伤后有无低热,以区分是否为胸壁病变所致胸痛。
3. 既往是否有过皮疹、关节肿痛,ASO 有否升高,明确是否有过风湿热病史。
4. 既往患病或常规体检时是否发现有心脏杂音,明确有无二尖瓣脱垂。
5. 是否为突发突止,终止条件。
6. 既往是否有与进食有关的反酸、疼痛,有无反复发作的呕吐以鉴别食管炎、胃炎、十二指肠炎、食管贲门失迟缓征。
7. 既往有无心肌炎、心肌病、川崎病及家族心脏病史,有无查体发现的心电图异常、心肌酶异常。

(二) 询问结果

患儿于 16 小时前无明显诱因出现心前区疼痛,伴呕吐 3 次,量少,为胃内容物。体温低热,最高 37.8℃。不伴咳嗽、头晕、胸闷、心悸,无大汗、视物模糊,无面色改变、晕厥及抽搐。于保定儿童医院就诊,做心电图示心室率 230 次/分,考虑为"室上性心动过速"。静脉推注普罗帕酮 32mg,心率一度降至 140~150 次/分,心前区痛好转。20~30 分钟后再次上升至 200 次/分,患儿心前区痛又加重。后间隔 1~2 小时又分别推注普罗帕酮 24mg 及 32mg 两次。心率下降后又上升。加用地高辛 0.25mg 口服一次后建议转来我院继续治疗。我院急诊室急查心电图示:"室性心动过速",心室率 207 次/分。胸片:双肺纹理粗,心影不大,心胸比 0.51。血常规:白细胞 3.8×10^9/L,红细胞 4.8×10^{12}/L,血红蛋白 136g/L,血小板 122×10^{12}/L。中性 47.8%,淋巴 43.5%。血气分析:pH 7.408,$PaCO_2$ 38.4mmHg,PaO_2 90mmHg。遂以"室性心动过速"收入院。

　　发病以来,患儿精神睡眠稍差,二便正常。无近期感染史及外伤史。

? 思维提示

　　询问结果(病史)分析:①患儿为阵发性心前区疼痛;②外院就诊心电图示心室率 230 次/分,考虑为"心动过速"。静脉推注普罗帕酮 32mg,心率降至 140~150 次/分,心前区痛好转,故考虑心前区痛原因为心血管疾病引起;③胸片:双肺纹理粗,心影不大;④我院急诊室心电图示:"室性心动过速";⑤无近期感染史及外伤史,无呼吸道症状。呼吸系统所致可能性不大。

三、体格检查

(一) 初步体格检查内容及目的

　　1. 生长发育、有无喘息、咳嗽及缺氧表现。胸廓畸形、呼吸音(啰音、胸膜摩擦音、喘鸣音等)明确有无呼吸道疾患。

　　2. 颈静脉有无充盈、怒张。心前区有无饱满、隆起、心脏大小、心音情况、心率、心律、心包摩擦音。明确有无急性心包炎、心肌炎、心律失常。

　　3. 肝脏大小、下肢有无水肿以确定有无急、慢性心功能不全。

　　4. 有无杂音以确定有无先天性心脏病,如二尖瓣脱垂。

　　5. 有无胸部皮肤红肿、压痛,明确有无胸廓疾患。

　　6. 腹部注意剑突下、麦氏点、肝区、胆囊有无压痛,以鉴别消化系统疾患。

(二) 体格检查结果

　　体温 37℃,呼吸 24 次/分,脉搏 200 次/分,血压 90/60mmHg,体重 32kg,生长发育良好,神志清,精神稍弱,呼吸平稳。皮肤未见皮疹。面色、口唇红润,无口周发绀。咽稍红,扁桃体不大。甲状腺无肿大。颈静脉无充盈、怒张。胸部皮肤无红肿、局部无压痛。双肺呼吸音清,无啰音。心前区无饱满、隆起。心界不大。心音稍低,律齐,未闻及杂音。心率 200 次/分,无心包摩擦音。肝脾未及肿大。四肢无水肿。腹部平坦,无局部压痛,无肌紧张。神经系统查体未见异常。

四、门诊检查结果

　　1. 血常规　白细胞 3.8×10^9/L,红细胞 4.8×10^{12}/L,血红蛋白 136g/L,血小板 122×10^{12}/L。中性 47.8%,淋巴 43.5%。

　　2. 心电图　室性心动过速,心室率 200 次/分。QRS 时限 110ms,V_1 导联 QRS 呈右束支阻滞图形,电轴左偏,Ⅰ、aVL 导联呈 qR 型,Ⅱ、Ⅲ、aVF 呈 rS 型。

　　3. 胸片　双肺纹理稍粗,未见片影,心影不大。

4. 心脏超声　目前心内结构未见异常。

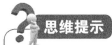 **思维提示**

体格及目前结果分析:

(一) 心前区痛原因待查

1. 患儿心前区疼痛发作时,当地医院做心电图心室率达 230 次/分,经普罗帕酮治疗好转后。本院心电图示室性心动过速,心室率 200 次/分。QRS:V_1 呈右束支阻滞图形,电轴左偏,Ⅰ、aVL 导联呈 qR 型,Ⅱ、Ⅲ、aVF 呈 rS 型。而室性心动过速发作时患儿血压正常,超声心动图提示心脏结构正常。无器质性心脏病证据。根据心电图表现,QRS:V_1 呈右束支阻滞图形,证明室性心动过速起源于左心室。而 QRS 波在导联 Ⅱ、Ⅲ、aVF 呈 rS 型,Ⅰ、aVL 呈 qR 型,伴电轴左偏,为左后分支来源的室性心动过速。这种室性心动过速因 QRS 波较窄,易与室上性心动过速混淆。故考虑患儿诊断为特发性室性心动过速(左后分支来源)。

2. 患儿查体咽稍红,存在上呼吸道感染,可能并发流行性肌痛可能。

3. 患儿无外伤史,皮肤未见皮疹,胸部皮肤无红肿、局部无压痛。与如肋骨软骨炎、胸骨及肋骨骨髓炎、骨折等体征不符合。可结合胸部 X 线片除外。

4. 患儿既往未发现心脏杂音,超声心动图正常,可除外心包炎、二尖瓣脱垂所致胸痛。

5. 患儿无咳嗽、咳痰,查体:肺部未闻及啰音。胸片未见异常。可除外如肺部炎症、气胸等所致胸痛可能。

6. 患儿胸片未见异常,胸痛为阵发性,纵隔肿物及气肿可能性不大。

7. 患儿既往无与进食有关的反酸、疼痛,无反复发作的呕吐。腹部查体未见异常,可除外消化系统疾患所致胸痛可能。

(二) 上呼吸道感染

患儿查体咽稍红,扁桃体不大。双肺呼吸音清,无啰音。胸片:双肺纹理稍粗,未见片影。本诊断成立。

五、初步诊断

1. 心前区痛原因待查:①特发性室心动过速(左后分支来源);②流行性肌痛?
2. 上呼吸道感染。

六、初步治疗(入院治疗)

患儿入院时仍有心动过速发作。应及时转复。鉴于患儿心动过速来源于左室后间隔,故选用维拉帕米治疗。0.1~0.2mg/kg 缓慢静注,一次即终止心动过速,患儿心前区痛消失。

特发性室性心动过速首选的治疗方法是射频消融术。年龄偏小或经济条件不允许的病人可选择药物治疗。非心动过速发作期通常无需特殊治疗。但合并心力衰竭的患儿,需对症治疗,如强心治疗、保心肌治疗等。

七、进一步检查

(一) 进一步检查内容及目的

1. Holter　了解心动过速发作频率及规律。
2. 监测心前区痛发作情况及与心动过速关系。
3. 病毒抗体检测。

(二) 检查结果

1. 心电图　窦性心律不齐,大致正常心电图。Holter 报告:最快心率 156 次/分,为窦性心率,最慢心率 50 次/分,全程可见房性期前收缩 2 次,室性期前收缩 35 次,未见成对发作,均为单源性。
2. 肠道病毒、EBV、CMV 抗体 IgM、IgG 阴性。

八、入院后情况

患儿入院后予抗感染,保心肌治疗。第 2 天又发作心动过速 1 次伴心前区痛,以维拉帕米终止后症状消失。鉴于患儿心动过速终止后心前区痛亦消失,结合肠道病毒抗体阴性,考虑流行性肌痛导致胸痛可能性不大。

> **思维提示**
>
> 　　实验室检查结果分析:①患儿症状发作与心动过速发作密切相关,明确心前区痛是由于心动过速发作引起;②心电图提示室性心动过速,心脏超声未见异常,心电图大致正常,未见器质性心脏病证据,考虑为特发性;③胸片正常,无呼吸道症状及局部压痛,除外呼吸道疾患及胸部骨骼疾患;③肠道病毒抗体阴性,考虑流行性肌痛导致胸痛可能性不大。

九、下一步检查内容与目的

患儿有心动过速反复发作,可行心内电生理检查进一步明确诊断,射频导管消融术根治。心内电生理检查及射频消融术(图 66-1):患儿于入院后第 5 天于导管室行心内电生理检查及射频消融术。术中常规消毒铺巾,取股静脉放入标测电极。心室起搏可诱发室性心动过速,形态与既往发作图形相同。遂穿刺右股动脉置入消融大头。置于左室后间隔处可见 P 电位,心室起搏诱发室性心动过速,可见大头电极处 V 波领先于体表 QRS >25ms。靶点满意。放电消融时室性心动过速加速,随后消失转为窦性心律。巩固放电后心室起搏不能诱发心动过速,手术成功。

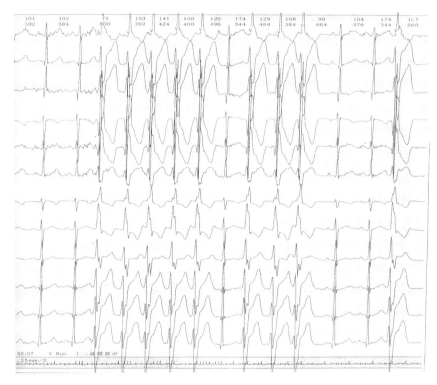

图66-1　室性心动过速发作心电图

图中可见短阵发作的宽 QRS 心动过速,心动过速明显不齐。V_1 导联为正向,呈右束支阻滞型,来源于左室侧。Ⅱ、Ⅲ 导联为 rS 型,Ⅰ、aVL 导联为 qR 型,为左前分支阻滞型,心动过速来源于左后分支

十、诊断

①特发性室心动过速(左后分支来源);②上呼吸道感染。

十一、关于特发性室心动过速

特发性室心动过速是指无明显器质性心脏病证据及任何致心律失常原因的室性心动过速。既往曾认为此种室性心动过速预后良好,我们认为这只是相对于无器质性心脏病合并的室性心动过速来说而言。虽然特发室性心动过速的 QRS 形状具有时限增宽程度小,额面心电轴偏移程度小等特点。但如其发作时间长、患儿年龄偏大或心室率快的特发室性心动过速亦可以引起血流动力学改变,导致心律失常性心肌病。如未及时发现或误诊为室上性心动过速致使转复不及时,同样可以危及患儿生命。

特发室性心动过速按其起源部位分为左室及右室来源。右室为流出道部位,左室在流出道及间隔部位(左前分支及左后分支)。本患儿心动过速发作时心电图表现为:V_1 导联 QRS 呈右束支阻滞图形,电轴左偏,Ⅱ、Ⅲ、aVF 导联呈 rS 型,Ⅰ、aVL 呈 qR 型,为左前分支阻滞图形,故考虑室性心动过速来源于左后分支,而室性心动过速发作时患儿血压正常,超声心动图提示心脏结构正常,无器质性心脏病证据,为特发性室性心动过速。

特发室性心动过速的治疗方法有药物治疗和非药物治疗。

（一）药物治疗

因本病病灶在左室,介入治疗时需穿刺动脉,使导管沿降主动脉逆行进入主动脉窦,并穿过主动脉瓣进行消融,如年龄小易发生主动脉瓣关闭不全及栓塞等并发症,故手术年龄应尽量大。药物治疗主要针对年龄小、不能接受射频消融手术或手术危险性大的病人,目的在于减少、终止心动过速发作。非心动过速发作期,通常无需治疗。部分病人心动过速发作频繁,发作时心室率很快,发作时间较长或临床症状较重,血流动力学改变明显者,可考虑长期服用适当的药物防止心动过速发生。但药物治疗存在需长期服药、疗效不确切、药物副作用以及需反复复诊及增加家长经济负担等缺陷,如年龄及经济条件允许适合手术时应尽早施行射频手术根治病灶。

年龄大于 3 岁、不能耐受或不愿接受药物治疗者,首选射频导管消融方法对病灶加以消融,这是目前相对安全且有效的根治方法,成功率高而并发症低。

药物治疗推荐:

1. 维拉帕米　为钙通道阻滞剂,属 Ⅳ 类抗心律失常药物。静脉用药剂量为 0.1 ~ 0.15mg/kg,注射后 0.5 ~ 1 分钟起效。每次总量 < 5mg。口服用量为每天 4 ~ 8mg/kg,每天 3 次。本患儿即用静脉推注维拉帕米终止发作。

2. 普罗帕酮　属 Ⅰc 类药,为较强的钠通道阻断剂,对各种心律失常具有良好的效果,而且副作用较少见。静脉用药剂量为 1 ~ 1.5mg/kg,以等倍葡萄糖溶液稀释缓慢静脉推注,如无效 10 ~ 20 分钟后可重复用药。对部分用药后心动过速仍反复发作者,可于静脉推注上述剂量后持续静脉滴注,剂量为 4 ~ 7μg/(kg·min)。口服用量为每次 5mg/kg,每天 3 ~ 4 次。

3. β 受体阻滞剂　可能减少室性心动过速发作。自小量用起,美托洛尔每天 0.3 ~ 2mg/kg,其口服后 2 ~ 6 小时达到峰值浓度。用药期间注意观察患儿心率及心脏收缩功能变化。支气管哮喘病人慎用。

（二）非药物治疗

1. 射频消融治疗　为有适应证的特发室性心动过速首选治疗方法。

2. 直流电复律　用于伴有血流动力学状态不稳定或心动过速周长 < 300ms 的室性心动过速病人。

3. 程控电刺激终止心动过速。

 点评

对于心动过速发作频繁的患儿,如果其发作心电图提示为窄 QRS 型,其 V_1 导联如成右束支阻滞型,而额面电轴却为左偏,应高度怀疑其为左后分支来源的室性心动过速。应仔细分辨心电图中是否存在房室分离,必要时应以静脉推注 ATP 明确室房关系。尽一切可能尽快终止心动过速,防止心律失常性心肌病的发生。心内电生理检查进一步确诊,射频消融手术是根治特发性室性心动过速的有效方法。

（林　利）

患儿,女,8 岁,于 2005 年 1 月 8 日入院。

一、主诉

发热伴颈部肿物 8 天,关节疼痛 1 天。

二、病史询问

对于发热一周以上伴有颈部淋巴结肿大的儿童,应考虑到两大方面的疾病:感染性疾病及非感染性疾病。感染性疾病中如:传染性单核细胞增多症、结核感染、急性化脓性淋巴结炎、支原体感染、衣原体感染、寄生虫感染等;非感染性疾病中风湿热、川崎病、少年类风湿关节炎、系统性红斑狼疮、淋巴瘤等均可有此表现。因此,进一步询问病史应围绕以上两大方面进行。

(一)进一步询问内容及目的

1. 发热时有无诱因,体温是多少,一般何时出现,持续时间,患儿精神反应如何,有无伴随症状。了解患儿发热的详细状况,有利于区别为感染性疾病或非感染性疾病。

2. 有无其他伴随症状,有无皮疹,有无咳嗽,咳痰、呼吸困难等呼吸系统症状,有无关节疼痛,有无腹痛、腹泻、呕吐等消化系统症状,有无惊厥、四肢瘫痪等神经系统症状。因为发热伴淋巴结肿大可涉及全身各系统疾病,了解伴随症状,可初步定位于哪个系统疾病或涉及全身的疾病。

3. 是否应用过抗生素,抗生素应用的种类、剂量、持续的时间及是否有效。用于初步鉴别发热为感染性疾病或非感染性疾病。

4. 是否去过异地,有无特殊饮食史。用于鉴别有无寄生虫病。

5. 是否接种过卡介苗,是否有结核接触史,用于鉴别有无结核感染。

6. 有无家族遗传病史,可鉴别一些与遗传相关的疾病。

(二)询问结果(病史)

患儿于入院前 8 天无明显诱因出现发热,体温 39.5℃,伴有右侧颈部出现一肿物,约 2cm×2cm,表面无红肿,无发热,痛感不明显,在当地医院就诊,诊断为"急性淋巴结炎",给予头孢呋辛 2g/次,静脉注射抗感染治疗,治疗 3 天,疗效不佳,患儿仍出现发热,体温波动于 38.5~39.5℃,淋巴结无明显缩小,无其他伴随症状,继续抗感染治疗无好转。入院前 3 天,患儿出现双眼球结膜充血,无分泌物出现,未予特殊处理。入院前 1 天,患儿出现双手、双膝关节肿痛,表面不红,活动不受限,非游走性,为进一步治疗,来我院,查血常规:WBC $15.8 \times 10^9/L$,Hb 105g/L,PLT $302 \times 10^9/L$,CRP >160mg/L,血沉 95mm/h,114mm/2h,门诊以"发热淋巴结肿大原因待查"收住院治疗。

发病以来,患儿精神反应稍弱,食欲欠佳,大小便正常。

足月顺产,生后无窒息,新生儿期体健,生长发育同同龄儿平均水平。既往体健。正规进行预防接种。无药物食物过敏史。无结核接触史,无其他传染病接触史。母孕期体健。

思维提示

询问结果(病史)分析:

1. 病程中出现发热,颈部肿物,最有可能的是淋巴结肿大,首先需注意感染性疾病,感染性疾病有各种病毒感染、细菌感染、支原体感染、衣原体感染、立克次体及寄生虫感染。①病毒感染性疾病:传染性单核细胞增多症:患儿为 8 岁儿童,有发热颈部淋巴结肿大,需考虑此病,但患儿血常规中白细胞及 CRP 增高,未见异常淋巴细胞,不支持,可复查血常规、查血清 EB 病毒抗体协助诊断;②急性化脓性淋巴结炎:患儿发热伴颈部淋巴结肿大,血常规白细胞增高,需考虑,但无红肿热痛,抗感染治疗无效不支持;③结核感染:无结核接触史,正规预防接种,可进一步作结核菌素试验以协诊;④支原体感染:患儿无明显的呼吸道症状,血常规白细胞增高明显,不支持;⑤衣原体、立克次体及寄生虫病:患儿既往体健,无特殊饮食史及传染病接触史,可能性不大。

2. 非感染性疾病 ①风湿热:患儿发热伴有关节肿痛,需考虑此症,但患儿关节疼痛非大关节,无游走性,无皮下小结,无环形红斑,无舞蹈症,无化脓性扁桃腺炎及猩红热等链球菌感染的依据,不支持,可进一步做心电图、ASO 检测以协助诊断;②少年类风湿关节炎:患儿发热伴有关节肿痛,抗生素治疗效果不佳,需注意此症,但此症多损害小关节,可进一步查类风湿因子以协助诊断;③川崎病:患儿有发热,超过 5 天,抗生素治疗无效,颈部淋巴结肿大,双眼球结膜充血,无脓性分泌物,血常规白细胞增高,血沉、CRP均升高,需注意川崎病的可能;④系统性红斑狼疮:为多系统损害的疾病,大年龄女孩多见,面部可见蝴蝶斑,患儿与之不符,可进一步查抗核抗体以协助诊断;⑤血液及肿瘤疾病:患儿有发热、淋巴结肿大、关节疼痛,外周血常规中未见幼稚细胞,不支持淋巴瘤及急性白血病,可除外。

三、体格检查

(一) 初步体格检查内容及目的

生长发育,皮肤黏膜的改变,有无感染灶,皮疹有无,出现部位,鉴别是否为败血症、系统性红斑狼疮。卡瘢有无,注意有无结核感染的可能。有无皮下小结,环形红斑,四肢关节有无红肿,疼痛,活动是否受限,注意鉴别风湿热。双眼球结膜是否充血,有无脓性分泌物,口腔是否充血,杨梅舌有无,口唇有无干红,皲裂,淋巴结有无增大,数量、大小、质地,有无压痛,有无活动,指(趾)端有无充血,红肿,有无脱皮,注意川崎病的可能。双侧扁桃体是否肿大,有无脓性分泌物,鉴别化脓性扁桃体炎。双肺呼吸音,有无干湿啰音,心脏的大小、心音、心律、心率、杂音有无,有无心包积液。了解是否有肺部损害、心脏损害。腹部查体有无压痛,肝脾情况,神经系统查体,有无病理征,注意鉴别传染性单核细胞增多症,有无多脏器损害的可能。

(二) 体格检查结果

体温 39.5℃,呼吸 30 次/分,脉搏 125 次/分,血压 100/60mmHg,体重 20kg。发育正常,营养良好,神志清楚,精神反应稍弱,呼吸平稳,全身皮肤未见皮疹,卡瘢(+),无明显红肿。双眼球结膜充血。咽充血,杨梅舌(+),口唇干红,皲裂,有血痂,右颈部可及 2 ~ 3 个肿大淋巴结,约 2.5cm×1.5cm,光滑,质软,可活动,皮肤表面无红肿,触痛不明显。双肺呼吸音粗,未闻及干湿啰音。心脏叩诊心界不大,心音有力,律齐,未闻及杂音。腹软,肝脾肋下未及,双手指(趾)端稍红肿胀。双手掌指关节、双膝关节肿胀,压痛明显,活动无受限。神经系统查体无明显异常。

四、门诊及外院检查结果

1. 门诊血常规   WBC $15.8 \times 10^9/L$, Hb 105g/L, PLT $302 \times 10^9/L$, CRP > 160mg/L, 血沉 95mm/h, 114mm/2h。

2. 门诊胸片   双肺纹理粗多,右下肺为著,心影不大。

思维提示

体格及目前检查结果分析:①患儿查体颈部淋巴结红肿热痛不明显,不支持化脓性淋巴结炎;②查体无皮下小结、环形红斑,关节疼痛不全都是大关节,非游走行,不支持风湿热,可进一步查 ASO 以协助诊断;③患儿有发热 8 天,抗生素治疗效果不佳,查体有颈部淋巴结肿大、双眼球结膜充血、口唇干红皲裂,指(趾)端有红肿,符合川崎病的诊断标准,血常规白细胞增高,需注意此症,需进一步做心脏彩超明确冠脉情况;④面部无蝴蝶斑,无口腔溃疡,不支持红斑狼疮,可待抗核抗体结果以协诊。

五、初步诊断

发热淋巴结肿大原因待查:①川崎病? ②风湿热?

六、初步治疗(入院治疗)

入院后根据患儿为 8 岁女孩,发热 8 天,伴有颈部淋巴结肿大,ESR 增快,血常规白细胞、CRP 增高,积极给予抗感染治疗,因患儿在外院选择头孢二代抗生素治疗,入院后继续给予头孢菌素静点抗感染治疗,注意积极降温等退热处理,并完善相关检查,尽早明确诊断。

七、进一步检查

(一) 进一步检查内容及目的

1. 血常规、CRP、ESR   了解非特异性炎性指标的情况。

2. 尿常规　了解有无肾脏损害。

3. PPD 试验　了解有无结核感染。

4. 血生化、肝肾功　了解患儿血液内环境状况。

5. 血培养　除外败血症。

6. 血清病毒抗体检测,有无病毒感染;支原体抗体,了解有无支原体感染。

7. ASO、类风湿因子　除外风湿热或类风湿关节炎。

8. 抗核抗体　除外系统性红斑狼疮。

9. 心电图　有无心脏电活动异常。

10. 心脏彩超　有无心脏结构功能及冠状动脉的异常。

11. 胸片、膝前后位及手关节诸骨　了解有无异常改变。

12. 凝血三项　了解凝血状况。

13. Ig 系列及细胞免疫检查　有无免疫紊乱。

14. 腹部 B 超及大血管 B 超　了解腹部情况及大血管有无体动脉瘤。

(二) 检查结果

1. 血常规　WBC 15.0×10^9/L, N 80.4% , L 19.6% , Hb 102g/L, PLT 285×10^9/L, CRP 97mg/L,ESR 90mm/h(入院后所做)。

2. 尿常规　阴性。

3. PPD 试验阴性。

4. 血生化、肝肾功　血钾、血钠、血钙、血氯均正常,白蛋白略低,心肌酶、肝功、肾功正常。

5. 血培养无菌生长。

6. 血清病毒抗体检测　病毒检测阴性。

7. ASO 正常;类风湿因子阴性;支原体抗体阴性。

8. 抗核抗体阴性。

9. 心电图　窦性心律;Ⅱ、Ⅲ、$V_4 \sim V_6$ ST 段水平下降 0.05mV。

10. 心脏彩超　各房室内径正常,左右冠状动脉瘤形成。左冠状动脉径 8.0mm,前降支 5.0mm,回旋支 3.6mm,右冠状动脉径一段 10.2mm,二段 10.5mm,末段 5.4mm。

11. 胸片:双肺纹理粗,心影不大。膝前后位片:双膝及手关节诸骨未见明显骨质异常,关节周围软组织稍肿。

12. 凝血三项　未见异常。

13. Ig 系列及细胞免疫检查　Ig 系列及细胞免疫检查均失调。

14. 腹部 B 超及大血管 B 超　未发现体动脉瘤。腹部脏器未见明显异常。

思维提示

　　根据检查结果,进一步明确或除外的疾病:①患儿有发热,大于 5 天,抗生素治疗无效;颈部淋巴结肿大;双眼球结膜充血,口唇潮红,干裂,有血痂,杨梅舌(＋),指(趾)端略红肿,符合川崎病诊断标准的五项,且心脏彩超提示左右冠状动脉瘤,故诊断川崎病成立;

②PPD 试验结果阴性,故可除外结核;③血支原体抗体阴性,可除外支原体感染;④ASO 结果阴性,结合患儿症状、体征可除外风湿热;⑤抗核抗体阴性,结合症状,除外红斑狼疮;⑥类风湿因子阴性,结合症状,除外类风湿关节炎;⑦血清 EB 病毒抗体 IgM 阴性,故可除外传染性单核细胞增多症。

八、入院后情况

入院后即给予丙种球蛋白 2g/kg 静脉冲击治疗,阿司匹林 50mg(kg·d)口服治疗,双嘧达莫 5mg(kg·d)口服,1,6-二磷酸果糖静点保心肌治疗,入院第 3 天体温降至正常,关节痛缓解。入院第 7 天,指端出现膜状脱皮。入院后 12 天,患儿 ESR、CRP 渐降至正常。血小板明显升高,复查心脏彩超冠状动脉无明显改变。入院第 17 天(病程 26 天),患儿心脏彩超提示右冠状动脉内有血栓形成,给予积极溶栓治疗,溶栓有效。入院第 20 天,监测凝血三项无明显异常。好转出院。

九、下一步检查内容与目的

1. 定期复查血常规、CRP、ESR　了解非特异性炎症的恢复情况。
2. 定期复查肝功　了解阿司匹林对肝脏的副作用,并注意保肝治疗。
3. 定期复查心脏彩超　动态了解心脏结构功能的情况及冠状动脉瘤恢复的情况。

十、进一步检查内容及目的

需行冠状动脉造影明确冠状动脉扩张及狭窄的情况。患儿出院后 2 个月,再次来院做冠状动脉造影术,显示右冠状动脉整个呈瘤样扩张,无明显狭窄,左冠状动脉主干完全闭塞,左冠前降支,回旋支血流由右冠远端形成的侧支循环供应(图 67-1)。左前降支和回旋支起始部有局部的瘤样扩张,无狭窄。继续给予抗凝治疗,暂时出院,定期随诊。

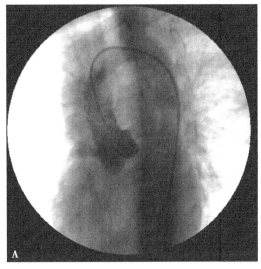
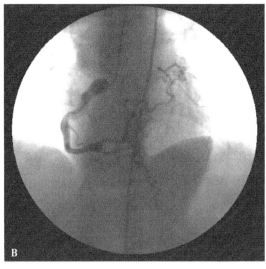

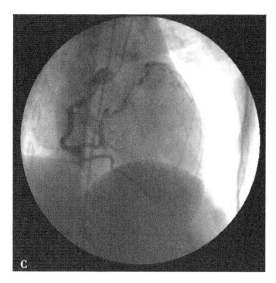

图 67-1　冠状动脉造影图像

A. 升主动脉造影见左冠状动脉未见充盈;B. 右冠状动脉
造影左前斜位;C. 右冠状动脉造影右前斜位

十一、治疗

此患儿入院后即给予丙种球蛋白 2g/kg 静脉冲击治疗,阿司匹林 50mg/(kg·d)、双嘧达莫 5mg/(kg·d)口服,1,6 - 二磷酸果糖静点保心肌治疗,入院后 12 天,ESR、CRP 渐降至正常,阿司匹林减量为 5mg/(kg·d)口服治疗,继续双嘧达莫 5mg/(kg·d)口服,入院第 17 天(病程 26 天),患儿心脏彩超提示右冠状动脉内有血栓形成,予尿激酶静点溶栓治疗 4 小时(第 1 小时 20 000U/kg,余每小时 3000U/kg),监测凝血功能在正常范围内,溶栓后即行床边彩超示右冠状动脉血栓有溶解迹象,溶栓有效。入院第 20 天予华法林 2.0mg/d 口服继续抗凝治疗,监测凝血三项无明显异常。好转出院。

十二、诊断

①川崎病合并冠状动脉瘤;②冠状状动脉血栓。

此患儿为学龄期女童,临床有:①发热大于 5 天,抗生素治疗无效;②颈部淋巴结肿大;③双眼球结膜充血,无脓性分泌物④口唇干红皲裂;⑤指(趾)端有红肿。心脏彩超提示左右冠状动脉瘤形成,故川崎病诊断明确。血常规白细胞增高,血沉、CRP 均升高,血浆白蛋白降低,符合川崎病的特点。患儿病程 8 天,属于急性期。川崎病造成了患儿心血管系统的损害,冠状动脉瘤的形成,心肌的缺血,心脏彩超提示有左右冠状动脉瘤,直径大于 8mm,故为巨大冠脉瘤,并在冠状动脉内出现血栓。

十三、有关川崎病

川崎病又称皮肤黏膜淋巴结综合征，是一种以全身血管炎为表现的急性发热出疹性疾病。目前病因不明，据流行病学和临床资料显示与感染有关。该病 50% 在 2 岁以内发病，80% 在 4 岁以内发病，男女之比为 1.6∶1，冬春季较多见。

（一）临床表现

临床分三期：急性期、亚急性期、恢复期。川崎病还可造成多系统的损害：

1. 心血管系统　冠状动脉损害、心肌炎、瓣膜炎、心包炎，外周性动脉瘤。川崎病所造成的心血管系统的并发症最严重。

2. 消化系统　腹泻、呕吐、腹痛、阑尾炎、轻度黄疸。

3. 呼吸系统　咳嗽流涕，肺部异常阴影。

4. 关节　疼痛肿胀。

5. 神经系统　易激惹、惊厥、无菌性脑膜炎，偶有面神经麻痹，四肢瘫痪。

引起冠状动脉瘤的高危因素有：男性，1 岁以内；热程大于 14 天或反复发热；贫血，白细胞大于 $30 \times 10^9 / L$；血沉大于 100mm/h；C 反应蛋白明显增加；血浆白蛋白减低和发生体动脉瘤。

（二）治疗

本病的治疗分为急性期及恢复期两部分：

1. 急性期

（1）阿司匹林：为治疗本病首选药。口服剂量为 30～50mg/（kg·d），血沉及 CRP 正常后减量为 3～5mg/（kg·d）。

（2）静脉输注丙种球蛋白（IVGG）：单次剂量 2g/kg 治疗，10～12 小时内输入。大剂量 IVGG 治疗后 48～72 小时体温不退（38℃）；C 反应蛋白不降；白细胞总数不降，血浆白蛋白降低，为 IVGG 耐药，可重复给予 IVGG 剂量为 1g/kg。

（3）糖皮质激素：一般认为单纯应用皮质激素治疗川崎病可促进冠状动脉瘤的形成，原则上不易使用。近年来的研究证明泼尼龙合用阿司匹林可治疗并发严重心肌炎或持续高热的重症患儿。

2. 恢复期的治疗

（1）阿司匹林 3～5mg/（kg·d），2～3 个月停药。有冠状动脉瘤的病人应长期服用阿司匹林。双嘧达莫 3～5mg/（kg·d）直到冠状动脉瘤消失。有巨瘤患者易形成血栓，加用口服法华令。

（2）溶栓治疗：采用静脉或导管经皮穿刺冠状动脉内给予尿激酶。溶栓期间应监测凝血时间和纤维蛋白原含量。

（3）川崎病后遗留的冠状动脉狭窄，可施行外科治疗。

本病呈自限性，再发生率为 1%～3%。冠状动脉损害是引起猝死的主要原因。

点评

　　川崎病为损害全身各系统的疾病，有时某系统的症状比较突出，容易使临床大夫忽略其他表现而致误诊，故需仔细了解病史，认真查体，注意疾病的发展。故牢牢掌握川崎病的诊断标准，注意除外其他疾病，是防止误诊的关键。对于已出现的冠状动脉的并发症，要积极及时地给予有效治疗，密切观察病情的变化，最大程度地降低本病的危害性。

（王　勤）

病例68　腹痛 6 天,发现心大、心律失常 3 天

患儿,女,7 岁 4 个月,于 2008 年 5 月 24 日入院。

一、主诉

腹痛 6 天,发现心大、心律失常 3 天。

二、病史询问

学龄儿童以腹痛为首发症状,做心电图发现心律失常、胸片出现心影增大。故应注意腹痛与心律失常、心脏增大的关系:腹痛可以由心脏扩大、心力衰竭导致的胃肠道及脏器淤血所引起,也可以是胃肠道炎症所致。

(一) 进一步询问内容及目的

1. 腹痛是否有诱因。如果有不良饮食史则原发胃肠道感染或中毒的可能性较大。是否伴有发热,发热提示感染性腹痛的可能性大。腹痛是否伴有恶心、呕吐,呕吐物性质,有无腹泻,及对治疗的反应。

2. 除腹痛外,患儿有无其他不适症状,如有无胸闷、心悸、面色及血压改变,有无乏力、水肿、少尿、气急,有无晕厥发作等病史,有利于诊断和判断病情轻重。

3. 患儿有无运动耐力下降及耐力下降持续的时间,可提示病情轻重程度及病史长短。

4. 心电图所示的心律失常发生的频率、性质是重要的诊断基础。

5. 既往有无心电图记录尤为重要,可以对比心电图前后的变化,对心律失常的诊断提供有力的依据。

6. 有无反复发作心律失常的病史,发作的次数、持续的时间,用何种药物转复,以明确患儿心大、心律失常的具体病史,为此次诊断与治疗提供依据。

7. 家族史　有否心动过速病人、有否猝死发生,对患儿的诊断有所帮助。

(二) 询问结果(病史)

入院前 6 天,患儿无明显诱因出现阵发性上腹痛,伴恶心,呕吐 1 次,呕吐物为胃内容物,量少,无咖啡样物,非喷射性,无大汗、面色苍白,无发热咳嗽,无胸闷憋气,无晕厥,当地小诊所治疗(具体不详),腹痛无缓解。入院前 3 天患儿出现颜面部、双足水肿,呈指凹性,无明显少尿,伴精神弱,于市级医院住院治疗,查心脏超声示:全心大,室间隔及左室下、后壁回声增强,运动减低,EF 30%,二尖瓣反流(少至中量)。心电图提示室性心动过速。给予卧床休息、吸氧,静点阿莫西林钠克拉维酸钾、能量合剂、果糖、呋塞米、胺碘酮(10mg/kg)、多巴胺等治疗,

心律失常无缓解，血压在 70/45mmHg 左右，今日病情进一步加重，出现肢端发凉、面色苍白、纳食后腹痛，转诊至我院，急诊以"快速心律失常，心力衰竭，扩张型心肌病？"收入我科。

病前无不洁饮食史，发病以来患儿神志清，纳食差，近 12 小时未排尿。

患儿平素运动耐力佳，进行舞蹈训练。既往无反复心悸胸闷史，无明确心律失常史。

思维提示

询问结果（病史）分析：①患儿系年长儿，发病前无诱因，可提供的病史短，以腹痛为首发表现，进而出现心衰症状，发现心脏增大和心律失常；②患儿平素运动耐力佳，支持病史短；③通过病史询问，可判断腹痛系由心衰所致，而非消化系统疾病或急性感染所致，即心大、心律失常时间应超过 6 天；④病史中患儿始终无心慌、胸闷、憋气等心前区不适的症状，提示患儿心电图出现的如此严重的室性心律失常，可能并非为严重的心脏器质性病变所致；⑤非正规使用胺碘酮治疗效果欠佳，经过两天治疗患儿出现心源性休克征象；⑥外院心脏彩超提示全心增大，收缩功能下降，EF 仅 30%。心电图示室性心动过速，外院考虑扩张型心肌病合并室性心动过速。但若是扩张型心肌病合并室性心动过速，发作时间长达 6 天以上者，应该更早出现心力衰竭、心源性休克等征象。

三、体格检查

（一）初步体格检查内容及目的

生长发育情况，利于判断病史长短；有无乏氧表现，眼睑是否水肿，颈静脉有否怒张，呼吸系统情况（呼吸频率、节律、有无呼吸困难、肺部听诊有无啰音），腹部查体重点为肝脾大小，有无移动性浊音，有无肝颈静脉回流征阳性。下肢有无水肿。以上用以确定心衰的存在；心血管查体（心前区有无异常隆起、有无震颤、心界大小、心音强弱、心音节律、心率、有无杂音、额外心音），心血管系统的专科查体用以判断有无心脏器质性疾患及疾病严重程度。

（二）体格检查结果

体温 36.6℃，脉搏 167 次/分，呼吸 25 次/分，血压 75/60mmHg，体重 17.5kg。营养发育欠佳，神志清楚，精神萎靡，可对话，呼吸略促，面色暗。抱入病房。眼睑无水肿，口周无发绀。颈静脉无怒张。咽充血，三凹征（－），双肺呼吸音对称、粗，未闻及啰音。心前区无隆起，心尖搏动点位于第五肋间左锁骨中线外 1.5cm，心音略钝，心率 167 次/分，心律齐，可闻及奔马律，各瓣膜听诊区未闻及杂音，心包摩擦音（－）。腹平坦，触软，叩诊呈鼓音，移动性浊音（－），肝肋下 3cm，质中，边锐，触痛（＋）。脾肋下未及。双下肢无水肿，四肢欠温，凉至肘膝。脉搏弱，CRT 约 3 秒。

四、门诊及外院检查结果

1. 外院心脏彩超　全心扩大。室间隔及左室下、后壁回声增强，运动幅度减低。左心功能减低,EF 30%,房间隔缺损,二尖瓣中量反流。

2. 心电图　室性心动过速(图 68-1)。

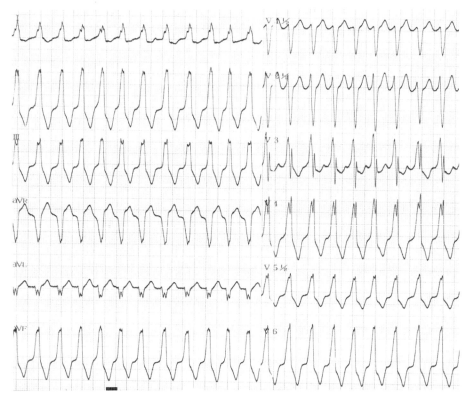

图 68-1　门诊心电图

思维提示

体格及目前检查结果分析:①患儿脉搏 167 次/分,血压 75/60mmHg,精神萎靡,呼吸略促,心界扩大,心音钝,可闻及奔马律,肝大,四肢凉至肘膝,脉搏弱,CRT 约 3 秒,提示患儿出现心衰、心源性休克,病情危重,需要积极干预。②患儿心大、心衰、心源性休克的原因是什么,心脏扩大、心衰、休克与心律失常的因果关系,应积极控制室性心动过速。③据患儿心电图 V_1 导联呈左束支阻滞图形,Ⅱ、Ⅲ、AVF 导联 QRS 波呈 R 型,故考虑室性心动过速来源于右室流出道,即右室特发室性心动过速的经典部位。结合患儿病史已 6 天,明确心律失常已 3 天,故考虑原发病为特发性室性心动过速的可能性大,继发心律失常心肌病、心衰、心源性休克。④患儿先有腹痛、恶心、呕吐等消化道症状,继而出现心衰、心源性休克及室性心动过速,也需注意除外重症心肌炎的可能。

五、初步诊断

①心脏增大原因待查:心律失常性心肌病? ②特发性室性心动过速(右室流出道来源); ③心力衰竭;④心源性休克。

六、初步治疗(入院后治疗)

(一)针对室性心动过速

转复治疗:血流动力学稳定的室性心动过速,首先考虑药物转复。但是本患儿入院后有心衰、心源性休克表现,故首先紧急同步电复律治疗,若无效或不能维持窦律再予药物转复。

(二)针对心力衰竭的治疗

1. 限制液体摄入,同时可适当使用利尿剂,若心衰系长时间心律失常所致,应避免过度减少血容量,造成低血容量性休克。此时只需纠正心律失常即可。
2. 降低后负荷　卡托普利 $0.5 \sim 1mg/(kg \cdot d)$。
3. 加强心肌收缩力　地高辛 $5 \sim 6\mu g/(kg \cdot d)$,每 12 小时一次口服。
4. 镇静　避免剧烈哭闹增加心脏负荷。

七、进一步检查

(一)进一步检查内容及目的

1. 血常规,CRP、ESR　明确有无感染的性质及程度。
2. 血生化　明确患儿电解质、肝肾功能、心肌酶、肌酶是否正常。
3. 心脏彩超　进一步明确心脏病变的严重程度。
4. 胸片　明确有无肺水肿或胸腔积液,可以判断心衰程度。
5. 心电图　观察 ST-T 动态变化及有无心律失常。
6. 甲功、ANA、dsDNA 协助诊断心脏增大的原因。

(二)检查结果

1. 血常规　WBC $9.59 \times 10^9/L$, N 77.5%,RBC $4.19 \times 10^{12}/L$,Hb 107g/L,PLT $327 \times 10^9/L$; CRP 2.89mg/L;ESR 7mm/h。
2. 血生化　电解质、肝肾功能、心肌酶、肌酶均正常。
3. 胸片　两肺纹理多,可见斑片状影。心脏重度增大,呈主动脉型,左心缘贴近左侧胸壁,右心缘向右侧突出,肺动脉段平坦,双膈位置低,膈角锐利。

八、入院后情况

入院后立即做心电图,明确为室性心动过速,因患儿有心衰、休克表现,故先选择同步电击复律(0.5-1-1.5J/kg),共三次,室性心动过速未能转复。故予胺碘酮负荷量 5mg/kg,半小时入,而后 8 ~ 10μg/(kg·min)持续静点,同时口服每次 5mg/kg,12 小时一次。经过上述治疗后,室性心动过速频率逐渐减慢,于入院 6 小时转复为窦律,心源性休克纠正。入院 14 小时患儿心衰体征明显好转。入院第 2 天做心脏超声提示,左室内径较大(43.7mm),余房室内径正常。室间隔、左室后壁未见增厚,左室后壁运动幅度减低,EF 58%。各瓣膜形态及活动未见明显异常。ECG:窦性心律不齐,QT 间期延长,ST-T 改变(图 68-2)。第三天再次发生室性心动过速,患儿无任何不适症状,血压正常,CRT 1 秒。静推普罗帕酮每次 1mg/kg,加入 10ml 的 10% 葡萄糖,转复为窦律。进一步证实了右室流出道特发性室性心动过速的诊断。

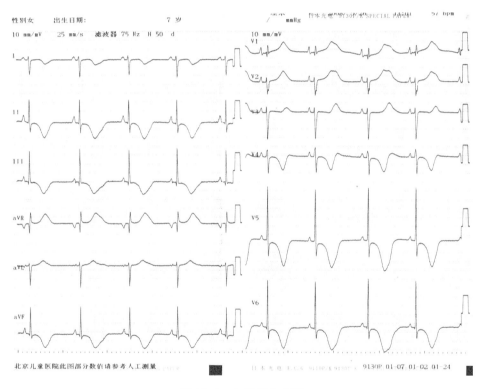

图 68-2　入院后心电图

思维提示

　　根据入院后的患儿的病史、症状体征及相关检查,诊断为:特发性室性心动过速合并心动过速心肌病,诊断依据:①患儿室性心动过速发作时无明显不适症状,血流动力学相对稳定;②室性心动过速发作时心电图 V₁ 导联呈右束支阻滞图形,Ⅱ、Ⅲ、AVF 导联 QRS 波呈 R 型,故考虑室性心动过速来源于右室流出道,即右室流出道的特发室性心动过速的经典部位,结合病史已6天,逐渐出现心大、心衰、心源性休克症状体征;③入院时胸片提示心影重度增大;④转复后短时间内复查心脏彩超,心脏大小明显回缩;⑤复律后心电图示显著的ST-T改变。提示心肌复极明显异常。

需注意与以下疾病相鉴别:①感染性心肌炎:患儿系年长儿,以室性心动过速、心衰、心源性休克为主要表现。胸片提示心影重度增大,转复后出现显著的ST-T改变,故需考虑感染性心肌炎的诊断。但患儿无前驱感染史,入院后心肌酶正常,心电图除单一形态的室性心动过速外无动态变化。室性心动过速纠正后患儿一般状态明显好转,心脏大小于短期内快速恢复。与感染性心肌炎的病程不符,不支持心肌炎诊断。②扩张型心肌病:但扩张型心肌病到晚期才会出现心律失常。患儿室性心动过速转复后UCG示左室轻度增大,EF 58%。不支持扩张型心肌病诊断。

九、下一步治疗及预后

患儿于入院后第3周行心内电生理检查,给予异丙肾上腺素静脉滴注,诱发同一形态的室性心动过速;大头导管到达右室流出道,局部S1S1刺激可见到完全一致的十二导联心电图,证实室性心动过速起源于右室流出道,并在该处放电55W,60秒,两次,重复药物刺激未再诱发室性心动过速,射频消融成功。术后予保心肌治疗,动态复查心电图,ST-T改变于术后2周恢复正常。复查心脏超声正常。术后随访至今未复发。

十、诊断

①心动过速心肌病;②特发性室性心动过速(右室流出道来源);③心力衰竭;④心源性休克。

十一、关于快速心律失常性心肌病

快速心律失常性心肌病(TIC),为继发性心肌病的一种,是由于持续或频繁发作的快速心律失常引起的心脏扩大、心功能降低,临床上酷似扩张型心肌病,容易被误诊。一旦心动过速得以控制,原来扩大的心脏和心功能不全可部分或完全恢复正常。治疗和预后与扩张型心肌病截然不同。

(一)临床表现

快速心律失常性心肌病的临床表现以心力衰竭症状为主,可以表现为胸闷、乏力、心前区不适等症状,少部分病人伴有心源性休克发生,部分可以不伴有任何心脏病症状,偶然胸片被发现心脏扩大来诊。多数持续性心动过速病人在入院后的问诊中发现伴有耐力下降。

(二)诊断依据及鉴别诊断

1. 诊断依据

(1)存在快速心律失常。

（2）心脏增大、心衰。

（3）快速心律失常纠正后心脏大小及心脏功能于短期内恢复正常。

2. TIC 与扩张型心肌病（DCM）的鉴别

（1）心律失常的类型:DCM 心衰伴发的心律失常为多源性室性心律失常,TIC 可以由各种快速心律失常引起,室上性心律失常多见。

（2）心率:TIC 患儿心动过速明显,DCM 患儿的心率亦有增快但没有 TIC 明显.

（3）房室传导阻滞:TIC 常见伴发房室传导阻滞,DCM 很少出现房室传导阻滞。

（4）P 波形态:DCM 时多为窦性 P 波,而 TIC 时多为异常 P 波。

（5）DCM 在心律失常控制后病情改善不明显,而 TIC 则很快恢复。

（6）DCM 心脏扩大、心功能减低常较 TIC 严重。

（三）治疗

治疗关键是终止快速心律失常。包括药物、电复律与射频消融治疗。视不同心律失常类型采用不同药物,特发室性心动过速常选普罗帕酮、胺碘酮、普萘洛尔、维拉帕米等,行射频消融是根本的治疗方法。

导管射频消融治疗各种室上性心动过速、房性心动过速、特发性室性心动过速等快速心律失常,其安全性和有效性均已被肯定。经导管射频消融治疗儿童及婴幼儿快速心律失常的技术在不断完善,成功率逐步提高,并发症进一步减少,现已成为大部分医师及患儿家长的治疗快速心律失常的首选方法。

点评

临床工作中,快速心律失常性心肌病易被误诊成扩张型心肌病,而二者预后截然不同。TIC 的心电图诊断至关重要。TIC 存在快速心律失常,伴心脏增大、心衰,且纠正快速心律失常纠正后心脏大小及心脏功能于短期内恢复正常。射频消融是根治快速心律失常的有效方法。

（袁　越）

病例69　心慌、乏力1周,加重并发现心大4天

患儿,男,13岁,于2008年3月17日入院。

一、主诉

心慌、乏力1周,加重并发现心大4天。

二、病史询问

年长儿以心慌、乏力为首发症状,并出现心脏增大,故需明确心脏增大的病史长短,有无心衰症状体征。

(一) 进一步询问内容及目的

1. 心慌、乏力前有无感染。明确是否与感染直接相关还是感染后继发。心慌、乏力是否有诱因,如:感染、运动等,静息状态下是否存在,运动中出现多提示与心脏器质性疾病有关。

2. 心慌乏力的伴随症状,如头晕、眼睑有无水肿、下肢水肿、少尿、呕吐、咳嗽等,有无晕厥,明确疾病的严重程度及是否存在心衰。

3. 发现患儿心脏增大前,患儿有无运动耐力的下降、大概时间,或患儿既往有无体检资料,如胸片、心电图、心脏超声等,这样可以协助判断病史的长短。并可以前后对比,动态观察病情进展情况,以利于最终诊断。

4. 尚需询问此次发病后患儿做的所有检查及治疗,最好有医院资料证实,使病史翔实可靠。

(二) 询问结果(病史)

患儿于入院前1周无明显诱因出现心慌、乏力,伴头晕及憋气,无发热、呕吐、呼吸困难、抽搐及晕厥等伴随症状。于当地就诊,查体发现心率快(具体不详),未予特殊处置。入院前4天,患儿上述症状加重,呼吸增快、全身轻度水肿,不能独自行走,无关节痛、咳嗽、发热,就诊于市医院。查胸片示心影明显增大。心电图示窦速,室性期前收缩,T波改变。心脏彩超:全心大,左心功能不全,EF 23%。予头孢吡肟抗感染,毛花苷丙强心治疗,患儿心慌、憋气症状缓解,仍感乏力,为进一步诊治来我院就诊,门诊查血常规:WBC 11.1×10^9/L,N 0.739,L 0.23,RBC 5×10^{12}/L,Hb 151g/L,PLT 203×10^9/L。以"心脏增大原因待查:心肌炎?心衰"收住院。自发病以来,精神弱,食欲睡眠差,二便正常,体重下降约2kg。

发病前无感染史,平素无活动耐力下降。从未做过心电图、心脏超声或胸片。无心脏病家族史。

> **思维提示**
>
> 　　询问结果(病史)分析:①患儿系年长儿,可提供的病史仅一周,心慌乏力为首发表现,而后心功能急剧恶化;②患儿一般情况欠佳,起病前无明显诱因;③平时运动耐力无明显下降;④患儿心脏彩超提示全心均增大,收缩功能明显下降。

三、体格检查

(一) 初步体格检查内容及目的

　　观察生长发育情况,可帮助判断病史长短。眼睑是否水肿、呼吸系统情况(呼吸频率、节律、有无呼吸困难、有无胸腔积液、肺部听诊有无啰音)、心血管查体(心前区有无异常隆起、有无震颤、心界大小、心音强弱、心音节律、心率、有无杂音、额外心音),腹部查体重点为肝脾大小,有无移动性浊音。下肢有无水肿。用以协助原发病的诊断及判断心衰的轻重。

(二) 体格检查结果

　　体温 36.8℃,脉搏 70 次/分,呼吸 19 次/分,血压 95/70mmHg(双上肢),115/75mmHg(双下肢),体重 40kg。神志清楚,反应弱,背入病房。安静下呼吸尚平稳,眼睑轻度水肿,口周无发绀。咽稍充血,未见颈动脉异常搏动及颈静脉怒张。无三凹征,双肺呼吸音对称、清,未闻及干湿啰音。心前区饱满,心尖搏动点位于第 V 肋间左锁骨中线外 1.5cm,心音低钝,心率 70 次/分,心律不齐,期前收缩约 15 次/分,各瓣膜听诊区未闻及杂音,心包摩擦音(-)。腹平坦,触软,叩诊呈鼓音,移动性浊音(-),肝脾肋下未及。双下肢轻度水肿。

四、门诊及外院检查结果

　　外院心脏彩超　全心大,左心功能不全,EF 23%。

> **思维提示**
>
> 　　体格及目前检查结果分析:①患儿起病隐匿,反应弱,发病后运动耐力下降,眼睑轻度水肿,心前区轻微隆起,心尖搏动点位于第 5 肋间左锁骨中线外 1.5cm,心音低钝,心率 70 次/分,心律不齐,期前收缩约 15 次/分。外院心脏彩超:全心大,左心功能不全,EF 23%,故诊断心脏增大原因待查成立;②患儿发病后行走需人扶持,查体:心界扩大,心音低钝,心率 70 次/分。外院心脏彩超示:全心大,左心功能不全,EF 23%。故诊断心力衰竭(心功能Ⅲ级);③年长儿,心脏增大合并心力衰竭、心律失常者,应注意以下两大类疾病:心脏本身病变所致的心大、心衰,如:扩张型心肌病、重症感染性心肌炎;心律失常性心肌病等;继发于全身性疾病的心大、心衰,如:肌肉病、结缔组织病、高血压心脏病,以及药物性心肌病、贫血、中毒性心肌炎等。

五、初步诊断

①心脏增大原因待查:扩张型心肌病? ②心力衰竭(心功能Ⅲ级)③室性期前收缩。

六、初步治疗(入院后治疗)

(一) 针对心力衰竭治疗

1. 一般治疗 限液:1000~1200ml/(m² · d);每日严记出入量,保证出入量平衡或呈负平衡。

2. 减轻前、后负荷 氢氯噻嗪每次0.5~1mg/kg,实予25mg,每12小时一次口服;螺内酯每次0.5~1mg/kg,实予25mg,每12小时一次口服。卡托普利0.5~1mg/(kg · d),实予12.5mg,每12小时一次口服。

3. 加强心肌收缩力 地高辛5~6g/(kg · d),实予150μg,每12小时一次,口服。

4. 保护心肌治疗 予磷酸肌酸钠、能量合剂静点。

5. 注意定期监测电解质与心电图,避免出现电解质紊乱、心律失常及传导阻滞。

七、进一步检查

(一) 进一步检查内容及目的

1. 血常规、CRP、ESR 明确有无感染及程度,有无贫血。

2. 血生化 明确患儿电解质、肝肾功能、心肌酶、肌酶是否正常。

3. 心脏彩超 进一步明确心脏疾病的严重程度并发现有无特征性疾病征象。

4. 胸片 明确有无肺脏疾患并注意有无肺水肿、胸腔积液发生。

5. 心电图 观察心律失常类型及ST-T变化,协诊原发病。

6. 同时完善甲状腺功能测定、ANA、dsDNA、ENA等检查,除外全身疾病继发心脏疾患的可能,必要时可做毒物筛查。

(二) 检查结果

1. 血常规 WBC 14.9×10^9/L,N 59.9%,RBC 5.72×10^{12}/L,Hb 169g/L,PLT 319×10^9/L;CRP <8mg/L;ESR 3mm/h。

2. 血生化 电解质、肝肾功能、心肌酶、肌酶均正常。

3. 心脏彩超 左房内径轻度增大(28mm),左室内径重度扩大(60.5mm),右房室内径中度增大。室间隔及左室后壁运动幅度减低。左室射血分数减低,EF 23%。二尖瓣瓣环扩大,瓣叶开放幅度相对减弱,关闭时对合不拢。左右冠状动脉起源及内径未见明显异常。左室后壁外心包腔内可见极少量无回声区约2~3mm。

4. 胸片 两肺纹理多,肺内未见具体片影。心脏增大,C/T = 0.66,双膈位置低,膈角锐利。

5. 心电图　窦性心律,心率79次/分,频发室性期前收缩(室性期前收缩至少两种形态),短阵室性心动过速,T波改变(图69-1)。

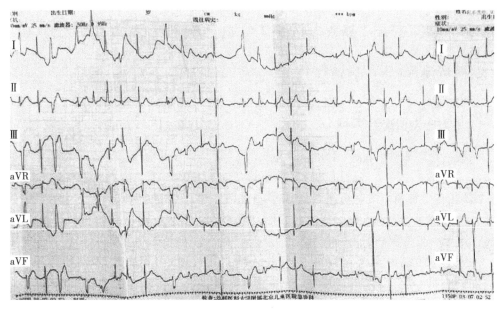

图69-1　心电图:频发多源室性期前收缩,短阵室性心动过速

6. 甲状腺功能五项、ANA、dsDNA、ENA均正常。

八、入院后情况

入院后心电监测显示患儿存在严重的心律失常,做心电图显示存在多源室性期前收缩、短阵室性心动过速,立即做Holter观察心律失常的严重程度。同时予胺碘酮负荷量后,持续静脉注射和口服,控制心律失常。地高辛剂量减半。入院第三天Holter回报:平均心率78次/分,房性期前收缩17 769次,部分成对成串出现,部分未下传,部分伴差异性传导。尚可见579次室性期前收缩,偶见成对,未见成串,室性期前收缩至少为三种形态。因患儿心电存在多变性,考虑重症感染性心肌炎的可能,在综合治疗基础上而加用激素治疗[甲泼尼龙2mg/(kg·d)]。3天后停用静脉注射胺碘酮,继续口服维持,心律失常明显好转,T波较前显著改善。经过上述治疗,患儿心衰症状好转。

九、下一步检查内容与目的

1. 拟行UCG及Holter检查观察治疗效果,同时协诊原发病。
2. 检查结果　Holter:心率范围42~119次/分,平均心率68次/分。全天单发室性期前收缩18次,且呈两种形态,有时可见室性融合波。可见单发房性期前收缩209次,短阵房性心动过速1次(4跳)。有时可见交界性逸搏。

十、治疗

治疗心力衰竭为主要治疗。予地高辛增强心肌收缩力。氢氯噻嗪、螺内酯减轻心脏前负荷。卡托普利降低心脏后负荷并抑制心肌重塑。同时加用改善心肌代谢药物。

经过上述综合治疗,1个月后患儿临床症状明显好转,安静状态下心衰的症状体征完全消失。疗程满2个月时,患儿心功能恢复至Ⅱ级,复查心脏彩超示:左室内径重度增大(57.4mm),左房内径轻度增大(26mm),右房室内径正常。室间隔运动幅度尚可,后壁运动减低。左室射血分数减低,EF 48%。二尖瓣瓣环扩大,瓣膜活动相对减低。

十一、诊断

扩张型心肌病。

根据入院后的化验检查,心脏增大的原因考虑分析如下:

(1)重症心肌炎:年长儿病史短,临床以心慌、心前区不适、心功能下降为主要表现。查体心音低钝,闻及期前收缩,心电图及Holter存在多形性室性期前收缩、室性心动过速、房性期前收缩、房性心动过速及T波改变,即心电存在多变表现。心脏彩超提示全心增大,以左心为主,EF极低,经过强心、保心和控制心律失常等治疗后,心律失常明显好转,故考虑重症心肌炎的可能性,但患儿心脏重度增大,EF仅23%,极低,但患儿无肝大、明显水肿等表现,耐受相对较好,与重症心肌炎的临床表现不十分符合,需长期随访协诊。

(2)扩张型心肌病:患儿系年长儿,以心大、心衰起病,心衰程度重而临床症状相对轻,耐受较好,心电图T波改变明显,故需考虑扩张型心肌病的诊断。但反复追问病史,患儿发病前无运动耐力下降,且病史相对短,经治疗后T波好转,需观察疗效协诊。

(3)心动过速性心肌病:患儿系年长儿,以心大、心衰及心律失常为主要表现,UCG示全心大、EF减低。患儿EF极低而临床症状相对轻,且入院后多次心电图及Holter均提示存在严重心律失常,故需考虑心律失常心肌病的诊断。可待心律失常有效控制后,观察心脏短期内恢复情况协诊。

(4)其他:如结缔组织病、严重贫血、肌肉病、甲亢、高血压均可以引起心脏增大、心衰、心律失常。但患儿无特殊疾病家族史,无长期发热,无贫血,多次测量血压正常。查体无皮疹、关节痛,无口腔溃疡、无舌颤、多汗及手颤、无肌力肌张力下降。入院后查甲功、肌酶、ANA、dsD-NA均正常,故上述原因所致的心大、心衰、心律失常不考虑。

该患儿经过两个疗程治疗后,复查相关检查结果:Holter中无心律失常发作,心脏彩超左室内径及EF无明显好转。排除了心动过速心肌病的可能,而且感染性心肌炎的可能性比较小,原因:①心动过速心肌病患儿临床客观检查结果重,如心脏增大明显、射血分数低,但临床症状相对轻,运动耐力下降不明显,查体心音相对有力,最关键是心动过速终止后,心脏大小及心功能可在1~2周明显好转,而本患儿临床过程不支持心动过速心肌病诊断;②患儿入院时EF 23%,却无肝大、明显水肿等心衰体征,耐受相对较好,经过2个疗程治疗后心脏恢复不明显,与重症心肌炎的临床表现不符。用扩张型心肌病急性加重解释更合理。

十二、关于扩张型心肌病

扩张型心肌病是最常见的心肌病。其特征为心脏扩大,收缩功能不全。病因不详,儿童资料显示病因不明者为 85% ~ 90%,心肌炎 2% ~ 15%。近年报道家族性扩张型心肌病约占 20% ~ 30%,主要为常染色体显性遗传。多见于 3 岁以上儿童。起病隐匿,主要表现为慢性充血性心力衰竭,偶有以急性心衰或心律失常起病。较大儿童表现为乏力,食欲减退,不爱活动,腹痛及活动后呼吸困难及明显心动过速、尿少、水肿。面色苍黄,呼吸、心率增快,脉搏细弱,血压正常或偏低。心前区饱满或膨隆,心尖搏动向左下移位,心界向左扩大,第一心音减弱,常有奔马律。由于心腔扩大,二尖瓣发生功能性关闭不全,心尖部出现轻至中度吹风样收缩期杂音。左房扩大压迫左支气管可致左下肺不张。肝大有压痛,下肢水肿。较大儿童可见颈静脉怒张。心房内可形成附壁血栓,可脱落引起脏器栓塞。

心电图检查以窦性心动过速,左室肥厚及 ST-T 改变最常见,也可有异常 Q 波。心律失常以 I 度 AVB、束支阻滞、室性期前收缩最常见。Holter 中约有半数患者有室上性或室性心律失常。

超声心动图检查可见左心房、室明显扩大。左室后壁及室间隔运动幅度减低。EF 与 FS 明显下降。二尖瓣关闭不全。

主要治疗方法为控制心力衰竭。予地高辛增强心肌收缩力,氢氯噻嗪、螺内酯减轻心脏前负荷,卡托普利降低心脏后负荷并抑制心肌重塑。地高辛是目前唯一不增加病人远期病死率的强心药物。对于稳定期的扩张型心肌病的病人可谨慎加用 β 受体阻滞剂如美托洛尔,抑制心肌重塑。同时加用改善心肌代谢药物。在常规治疗基础上,若心力衰竭严重者可先静脉输入正性肌力药,如儿茶酚胺类或磷酸二酯酶抑制剂。可使用血管扩张剂如硝普钠减轻心脏后负荷,但需密切观察血压变化。严重水肿或肺水肿者可静脉注射强效利尿剂。并发室性心律失常需选用胺碘酮治疗,因为胺碘酮无负心肌收缩力的作用。

扩张型心肌病预后不良。诊断后 5 年病死率和心脏移植的发生率分别为 31% 和 46%。近 10 余年来由于医疗条件的改善,患者就诊时间提早,治疗方法的改进,尤其是血管紧张素转化酶抑制剂、β 受体阻滞剂的长期应用,使患者的存活时间及生活质量有了明显改善。

点评

扩张型心肌病多发生于年长儿,起病隐匿,以心力衰竭为主要表现,可伴发严重心律失常。扩张型心肌病缺乏特异性治疗方法,以去除病因、控制心力衰竭为主,出现心律失常时对症治疗,预后不良。

（唐浩勋）

病例70 一年内反复晕厥5次

患儿,男,8岁,于2011年6月7日入院。

一、主诉

一年来反复晕厥5次。

二、病史询问

患儿为学龄儿童,病史较长,晕厥呈发作性,应分别考虑神经源性、心源性、内分泌(如低血糖)、贫血、血管源性及神经调节等原因。因此,问诊目的主要围绕晕厥的诱因、发病时的症状及特点、持续时间、伴随症状、当时的处理措施、是否及时就诊等问题展开,并兼顾鉴别诊断的临床表现,以寻找疾病的线索。

(一) 进一步询问内容及目的

1. 发病前是否有体位变化,明确有无神经介导性晕厥的可能。
2. 晕厥发作前及发作时的面色情况,用以初步区分心源性、神经介导性还是神经源性的。
3. 晕厥持续时间,心源性或神经介导性的晕厥持续时间相对短,而神经源性的时间相对长。
4. 晕厥发作时是否数心率及脉搏,明确当时心脏节律情况。
5. 既往有何种病史。
6. 晕厥后是否去当地医院处理,为明确病因提供可能的资料。

(二) 询问结果(病史)

患儿于一年前在进食后3小时体育课跑步中突然自觉头晕、眼前发黑后晕倒,当时双目紧闭、面色青紫、四肢软,不伴有抽搐,呼之不应。老师立即按压人中并送往当地医院,当时数心率快(具体不详)。约5分钟后患儿醒转,自觉乏力。约20分钟后到达医院查血糖及电解质正常,心电图未见异常,头颅CT及脑电图未见异常,未予特殊处理。一年来共类似发作5次,均于剧烈活动或情绪激动后出现。一周前就诊于我院,神经科门诊做头颅磁共振、24小时脑电图未见异常,心脏门诊做心脏彩超、心电图未见异常,做Holter白天偶有室性期前收缩。今以"晕厥待查"收入我科。

发病以来,患儿精神睡眠稍差,二便正常。无近期感染史及外伤史。

思维提示

　　询问结果(病史)分析:①患儿为反复发作性晕厥;②首次晕厥时曾发现"心跳快"具体心率不详;③每次晕厥均发生于剧烈运动或情绪激动时;④查血糖及神经方面检查未见异常;⑤心脏彩超:未见异常,心电图大致正常。Holter 白天偶有室性期前收缩,故晕厥原因考虑可能为心律失常所致,入院后进一步检查协诊。

三、体格检查

(一)初步体格检查内容及目的

1. 观察生长发育情况,明确有无慢性疾病。

2. 颈静脉有无充盈、怒张。心前区有无饱满、隆起、心脏大小、心音情况、心率、心律、心包摩擦音。明确有无急性心包炎、心肌炎、心律失常。

3. 肝脏大小、下肢有无水肿以确定有无急、慢性心功能不全。

4. 有无杂音以确定有无先天性心脏病,如二尖瓣脱垂。

5. 有无胸部皮肤红肿、压痛,明确有无胸廓疾患。

6. 神经系统查体以鉴别神经系统疾患。

(二)体格检查结果

　　体温 37℃,呼吸 24 次/分,脉搏 100 次/分,血压 90/60mmHg,体重 32kg,生长发育良好,神志清,精神稍弱,呼吸平稳。未见皮疹。面色、口唇红润,无口周发绀。咽稍红,扁桃体不大。甲状腺无肿大。颈静脉无充盈、怒张。胸部皮肤无红肿、局部无压痛。双肺呼吸音清,无啰音。心前区无饱满、隆起。心界不大。心音稍低,律齐,未闻及杂音。心率 100 次/分,无心包摩擦音。肝脾未及肿大。四肢无水肿。腹部平坦,无局部压痛,无肌紧张。神经系统查体未见异常。

四、门诊及外院检查结果

1. 心电图　大致正常。

2. 胸片　双肺纹理稍粗,未见片影,心影不大。

3. 心脏超声　目前心内结构未见异常。

4. 头颅 MRI　未见异常。

5. 24 小时脑电图　未见异常。

6. 血生化、血糖　未见异常。

思维提示

　　体格及目前结果分析:晕厥原因待查:①患儿晕厥发作时,当时数心跳快,需考虑快速心律失常所致晕厥;②发作前均进食,发作后查血糖及电解质未见异常,基本除外低血糖及电解质紊乱如低钾等;③患儿当时无抽搐,反复做神经系统检查未见异常,不支持神经系统疾病如癫痫;④患儿既往未发现心脏杂音,超声心动图正常,可除外心脏结构异常如主动脉瓣狭窄、流出道梗阻、二尖瓣脱垂等所致晕厥;同时结合病史长及心脏彩超结果除外心功能衰竭;⑤患儿晕厥前无体位突然变化、长时间站立,不支持神经调节引起晕厥。

五、初步诊断

晕厥原因待查:①心源性晕厥?(心动过速?)②神经介导性?

六、初步治疗(入院治疗)

无特殊。卧床,完成相关检查。

七、进一步检查

(一)进一步检查内容及目的

1. 做平板运动试验,明确晕厥与运动的关系,并可能诱发出的心动过速。

2. 如无异常,考虑倾斜试验或电生理检查。明确是否神经调节性(如血管迷走性晕厥)或心律失常性晕厥。

3. 如平板运动试验异常,酌情行异丙肾上腺素试验。

(二)检查结果

1. 平板运动试验中出现多形性室性心动过速,提示交感神经兴奋引起的恶性心律失常及儿茶酚胺敏感室性心动过速可能(图70-1)。

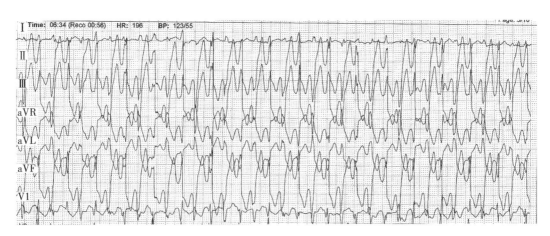

图70-1 运动试验心电图

2. 异丙肾上腺素试验　静点异丙肾上腺素过程中,心电监测下出现多形性室性心动过速,进而患儿出现晕厥前兆及头晕、黑矇、大汗,经休息及电击复律转复(图70-2)。

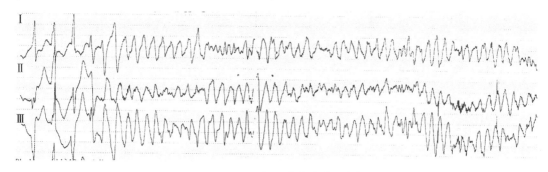

图 70-2　异丙肾上腺素试验心电图

八、入院后情况

根据平板运动试验及异丙肾上腺素试验结果,结合患儿出现临床症状,考虑心律失常发作与运动及血中儿茶酚胺浓度升高有直接关系。

思维提示

实验室检查结果分析:①患儿症状与心动过速发作相关,晕厥是由快速心律失常所致;②平素患儿心电图大致正常,心脏超声未见异常,未见器质性心脏病证据;③运动及静点异丙肾上腺素诱发多形性室性心动过速,而后出现晕厥前兆等临床症状,提示儿茶酚胺敏感性多形性室性心动过速可能。

九、下一步检查内容与目的

进一步确诊应做基因检查。

十、诊断

儿茶酚胺敏感性多形性室性心动过速。

十一、关于儿茶酚胺敏感性多形性室性心动过速

儿茶酚胺敏感性多形性室性心动过速多发生于无器质性心脏病的儿童和年轻人群,在运动或激动时发生双向性、多形性室性心动过速导致晕厥发作,甚至进展为心室颤动引起猝死。

约30%的儿茶酚胺敏感性多形性室性心动过速呈家族性发病。目前已知的致病基因为常染色体显性遗传的 RyR2(位于 1q42.12q43)和常染色体隐性遗传的 CASQ2(位于

1p13.32p11）。

（一）诊断要点

1. 临床特点

（1）反复发作性晕厥,甚至猝死病史。

（2）发病年龄相对年轻。

（3）无器质性心脏病及电解质紊乱。

（4）由交感激活状态诱发,包括激动、运动或给予外源性儿茶酚胺。

2. 体征　无特异体征。

3. 心电图特点　患者静息心电图 QT 间期正常,QRS 波群正常或轻度左偏,常伴有显著的缓慢心律失常,可出现加速性房室交接区心律、交接区性逸搏和房性心动过速。在应激状态和情绪激动时,可诱发室性心律失常,呈多形性或典型的双向性。

4. 实验室检查　①动态心电图:监测心律失常的发展;②运动负荷试验:可进行诊断和监测治疗;③超声心动图检查:可评估结构及功能性缺陷;④基因检测:RyR2(ryanodine receptor)突变为特异性较强的诊断指标。

（二）治疗及预防

1. 生活管理　避免劳累,限制运动,特别是剧烈活动。

2. β 受体阻滞剂　应用 β 受体阻滞剂,原则为患者可耐受的最大剂量,目前尚无明确证据说明哪种 β 受体阻滞剂更好。

3. 植入心律转复除颤器　反复心脏骤停患者需植入式心律转复除颤器(ICD)。虽然 β 受体阻滞剂有疗效,但不能完全阻止恶性心律失常发作,ICD 可考虑作为心脏骤停或猝死的初级预防措施。

点评

儿茶酚胺敏感性多形性室性心动过速,为致死性的离子通道疾病。运动或情绪激动时诱发恶性室性心律失常。临床以反复运动或情绪激动时发生晕厥为主要表现。运动或异丙肾上腺素激发试验出现多形性室性心动过速可诊断本病,基因检测为确诊标准。β 受体阻滞剂可减少恶性心律失常的发生率,但无法彻底抑制恶性室性心律失常,安装 ICD 可防止发生猝死。

（高　路）

病例71 发现心脏杂音半年

患儿,女,1岁4个月,母亲带孩子就诊。

一、主诉

发现心脏杂音半年。

二、病史询问

(一)问诊主要内容及目的

思维提示

　　患儿年龄较小,因心脏杂音就诊,按常见病优先考虑的原则应将先天性心脏病放在首位。因此,问诊目的主要围绕杂音出现的时间、喂养、发育、多汗及活动情况,是否存在活动后发绀史、呼吸道感染易感史、心力衰竭史,母孕早期感染史,服药史,有害物质接触史,有无先天性心脏病的家族史等问题展开,并兼顾重要鉴别疾病的临床表现,以寻找符合先天性心脏病表现的证据。

　　1. 杂音发现的时间　因动脉导管未闭存在肺动脉水平左向右分流,肺循环血量增多,肺长时间充血,导致患儿出现反复的呼吸道感染,故患儿多因肺部感染就诊时发现心脏杂音。

　　2. 喂养、发育、多汗及活动情况等　体循环供血不足造成患儿生长发育迟缓、喂养困难、多汗及气促等表现,同时注意患儿平时的运动及发育情况。

　　3. 是否存在活动后发绀史、呼吸道感染易感史、心力衰竭史　询问青紫的情况用于鉴别右向左分流型先天性心脏病及判断是否存在艾森曼格综合征。

　　4. 母孕早期感染史,服药史,有害物质接触史　先天性心脏病发病机制尚未完全明确,但目前研究表明母妊娠前3个月内病毒感染,腹部或盆腔放射线接触史和使用影响胎儿生长发育的药物等可能对胎儿心脏发育造成影响。

　　5. 有无先天性心脏病的家族史　先天性心脏病具有一定家族易感性,因此在病史询问中注意相关内容的问诊有助于协助诊断。

(二)问诊结果及思维提示

半年前因"肺炎"于当地医院就诊,查体时发现心脏杂音;婴幼儿时期偶有剧烈哭闹后口唇发绀,呼吸急促;一般体力活动可耐受,无明显心悸、乏力等症状;平素易患呼吸道感染,生后患肺炎2次,否认心衰病史;体格发育较同龄儿偏瘦小;母孕期无明确病毒感染病史;无家族心脏病病史。

思维提示

　　通过问诊可明确,患者因肺炎就诊,发现心脏杂音,剧烈哭闹后口唇发绀,呼吸急促,易患呼吸道感染,符合先天性心脏病的特点,应在体格检查时重点注意生长发育情况、呼吸困难、水肿等,有无发绀,是否有杵状指(趾)。根据结果初步考虑到的可能疾病(可能性较大的某几种疾病或某几类疾病或某方面的问题)为:室间隔缺损;主肺动脉间隔缺损;动脉导管未闭。

三、体格检查

(一)重点检查内容和目的

　　考虑患者先天性心脏病(先心病)的可能性最大,因此在对患者进行系统、全面检查的同时,应重点注意体温、呼吸、脉搏、血压等生命体征和生长发育,呼吸困难、水肿等,初步判断心功能情况及先心病对生长发育的影响有无发绀,是否有杵状指(趾):明确是否为发绀型先天性心脏病。心脏检查视诊:心脏外形的检查,包括心前区有无隆起、心尖搏动位置、范围及强度。触诊:明确心尖搏动最强点位置、强弱、范围及是否存在震颤。叩诊:小婴儿心脏左界在婴儿期可达到乳头线外1cm,儿童期在乳头内侧。听诊:心脏杂音的为位置、时期、强度和传导方向,第二心音情况基本判断先心病类型。周围血管征:水冲脉、枪击音、毛细血管搏动征。

(二)体格检查结果及思维提示

　　体温36.8℃,心率115次/分,呼吸32次/分,血压85/45mmHg。体重9kg。无特殊面容,面色、口唇无苍白及发绀。心前区饱满,心尖搏动最强点位于胸骨左缘第Ⅴ肋间,心前区可触及震颤,叩诊心界扩大,心音有力,节律齐,胸骨左缘第Ⅱ肋间可闻及3/6级隆隆样连续性杂音,向左上及背部传导,心尖区Ⅱ级舒张期杂音,肺动脉瓣区第二心音增强。水冲脉、毛细血管搏动和周围动脉枪击声阳性。

思维提示

　　查体的顺序先观察患儿的口唇面色,在患儿安静时进行呼吸、脉搏、血压以及氧饱和度等测定。然后再让患儿脱掉上衣进一步检查,先进行胸廓外形的视诊,继而触诊、叩诊、听诊,此检查顺序容易得到孩子的配合。动脉导管未闭病人发绀阴性,少数合并肺动脉高压引起右至左分流的病人,即艾森曼格综合征时可存在差异性发绀,此种发绀在下半身较上半身更为明显。动脉导管未闭患儿因存在动脉水平左向右分流,故有脉压增大。对于患儿一般情况的查体可以对患儿的疾病类型进行初步的判断。而心脏查体有利于进一步明确诊断,先心病患儿由于心内分流长期存在可出现部分房室增大,心前区隆起、心尖搏动强且弥散可反映心室扩大或肥厚。心脏杂音在判断先心病方面具有重要的价值,听诊杂音时还应注意杂音产生的区域、强度、性质及传导方向。通常动脉导管未闭的杂音出现在主动脉瓣听诊区,为Ⅲ级以上粗糙连续性的杂音,向左上传导,通常伴有震颤。在婴儿期、伴有肺动脉高压或并发充血性心力衰竭者,由于主动脉与肺动脉之间压力阶差发生变化,以致可能并无此连续性杂音,而只有收缩期杂音或无显著杂音。分流量较大的病人可有心脏浊音界增大,心尖搏动增强,心尖区有舒张期杂音(相对性二尖瓣狭窄),肺动脉瓣区第二心音增强或分裂(但多被杂音所掩盖而不易听到)。因脉压大,动脉导管未闭病人多存在周围血管征。尽管心脏杂音的听诊对于判断先心病类型具有重要的意义,但并非所有的先心病都可以通过听诊心脏杂音得到明确的诊断,因此在听诊基础上还应该进行相关辅助检查可以更好地对疾病进行诊断。根据结果初步考虑到的可能疾病(可能性较大的某几种疾病或某几类疾病或某方面的问题)为:动脉导管未闭;主肺间隔缺损;室间隔缺损合并主动脉瓣关闭不全(图71-1,见文末彩图)。

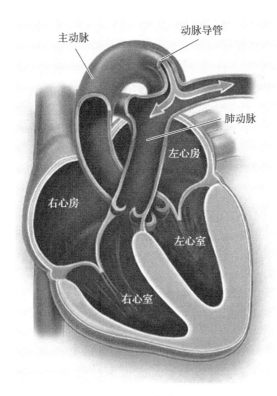

图71-1　动脉导管未闭(PDA)

四、实验室和影像学检查

(一) 初步检查内容及目的

1. 心脏彩超 心脏彩超是诊断先心病最快速、准确的客观检查。心脏彩超在显示心内结构方面具有最大的优势,通过心脏彩超检查可以对绝大多数先心病患儿进行准确的诊断。

2. 胸片 根据胸片对心脏大小、肺动脉压力以及肺血多少作出判断。一方面可以在不同种类先心病中进行鉴别诊断,另一方面有利于预测疾病程度及手术预后。

3. 心电图 了解有无心律失常、心室肥厚、心房扩大、ST-T 改变。

4. 多层螺旋 CT,血管重建 了解动脉导管大小、位置及与周围血管关系。

5. 心导管检查及选择性心血管造影 右心导管检查主要发现是肺动脉血氧含量较右心室的血氧含量高出容积 0.5% 以上,肺血流量增多,肺动脉和右心室压力可能正常或略为增高,心导管可由肺动脉通过未闭的动脉导管进入降主动脉。肺动脉压显著增高者可有双向性或右至左分流,此时动脉血氧含量尤其是下肢动脉血氧含量降低。选择性主动脉造影可见主动脉弓显影的同时肺动脉也显影,可显出未闭的动脉导管形态、大小、位置。有时也可见近段的升主动脉和主动脉弓扩张而远段的主动脉管径较细。

(二) 检查结果及思维提示

1. 心脏彩超 先天性心脏病,动脉导管未闭,肺动脉端直径 4.6mm,主动脉端直径 8.6mm,导管长 5.5mm。

2. 胸片 双肺纹理增多,模糊,肺动脉段不凸,心影轻度增大,心胸比 0.59。

3. 心电图 窦性心律,左室肥厚,心房扩大。

思维提示

重要的检查结果有三项:①心脏彩超提示动脉导管未闭;动脉导管的超声心动表现:左心室内径增大、二尖瓣活动幅度及速度增加。二维超声心动图可能显示出未闭的动脉导管。彩色多普勒血流显像可探测到从降主动脉经未闭动脉导管进入肺动脉的血流。但对于个别结构复杂,彩超显示不清的先心病可以进一步行多层螺旋 CT,血管重建;心导管及血管造影检查,了解心内畸形的情况,为术前诊断及手术提供依据。由于导管及血管造影检查是有创性检查,因此不作为一般先心病的常规检查。②胸片提示:肺动脉段不凸,心影轻度增大,心胸比 0.59;在分流量较大的动脉导管未闭病人,可见肺充血、肺动脉影增粗和搏动强、肺动脉总干弧凸起、主动脉弓影明显、左心室增大。近半数病人可见主动脉在动脉导管附着处呈局部漏斗状凸起,称为漏斗征,其表现在正位片中为主动脉结阴影下方并不内收,而继续向左外膨隆,随后再向内呈斜波状移行于降主动脉阴影。在左前斜位片中见在降主动脉开始处主动脉骤然向内收缩。偶尔在左侧位片中可见在主动脉弓的下端附近有未闭的动脉导管小片钙化阴影。③心电图:左室肥厚,心房扩大。动脉导管未闭心电图检查可有四种类型的变化:正常、左心室肥大、左右心室肥大和右心室肥大,后两者均提示伴有相应程度的肺动脉高压。超声心动、心电图、胸片检查多能明确诊断动脉导管未闭,但对于个别彩超显示不清的,或重度肺动脉高压的患者,可以进一步行多层螺旋CT,血管重建;心导管及血管造影检查,了解心内畸形的情况,肺动脉压力及体、肺循环血流量,肺血管阻力,为术前诊断及手术提供依据。由于多层螺旋CT,血管重建费用较高,导管及血管造影检查是有创性检查,因此不作为一般先心病的常规检查。

五、初步诊断及根据

通过患儿以查体发现心脏杂音为主要表现,平时有反复呼吸道感染史,入院查体提示:各项生命体征平稳,无苍白发绀,无特殊面容,体格稍瘦弱,心前区可触及震颤,叩诊心界扩大,胸骨左缘第2肋间可闻及3/6级隆隆样连续性杂音,向左上及背部传导,心尖区Ⅱ级舒张期杂音,肺动脉瓣区第二心音增强。水冲脉、毛细血管搏动和周围动脉枪击声阳性。故考虑先天性心脏病,动脉导管未闭可能性大。结合心脏彩超检查可明确诊断。注意在诊断动脉导管未闭时主要和下列疾病进行鉴别:

(一)先天性主动脉-肺动脉间隔缺损

为胎儿期主动脉隔发育不全,使主动脉-肺动脉间隔处留有缺损所致,其临床表现类似大的动脉导管未闭,鉴别诊断极为困难。连续性机器声样杂音更响,位置较低(低一肋间)可作为鉴别诊断的参考,但并不很可靠。比较可靠的鉴别诊断方法是右心导管检查时心导管由肺动脉进入主动脉的升部。逆行升主动脉造影见升主动脉与肺总动脉同时显影;二维超声心动图见肺总动脉和主动脉均增宽,其间有缺损沟通;多层螺旋CT显示:肺总动脉和升主动脉间有缺损沟通,肺动脉增宽明显,有助于诊断。如发生肺动脉高压(重度)出现右至左分流而有发绀时,其上、下肢动脉的血氧含量相等,这点与动脉导管未闭也不相同。

(二)主动脉窦动脉瘤破入右心

由先天性畸形、梅毒或感染性心内膜炎等原因所产生的主动脉窦部动脉瘤,可侵蚀并穿破至肺动脉、右心房或右心室,从而引起左至右的分流。其连续性机器声样杂音与动脉导管未闭极相类似,但位置较低一、二肋间。本病多有突然发病的病史,如突然心悸、胸痛、胸闷或胸部不适、感觉左胸出现震颤等,随后有右心衰竭的表现,可助诊断。

(三)室上嵴上型心室间隔缺损伴有主动脉瓣关闭不全

其心脏杂音性质与动脉导管未闭相近,亦存在脉压大,周围血管症。鉴别主要依赖超声心动检查。

(四)其他凡足以在左前胸部引起类似连续性机器声样杂音的情况

如冠状动-静脉瘘、左上叶肺动-静脉瘘、左前胸壁的动-静脉瘘、左颈根部的颈静脉营营音等,也要注意鉴别。

六、治疗方案及理由

1. 方案
(1)动脉导管未闭介入治疗。
(2)手术治疗。

2. 理由
(1)介入治疗:近年来由于介入治疗较外科手术治疗先天性心脏病具有成功率高、创伤小、不需输血、并发症少、死亡率低等优点,越来越为更多的患者接受。目前应用较广泛的封堵器为:Amplatzer 封堵器和弹簧圈栓堵器。Amplatzer 封堵器法适应于左向右分流不合并需外科手术治疗心脏畸形的动脉导管未闭。动脉导管未闭最窄直径≥2.0mm;年龄:通常≥6 个月,体重≥5kg。但如果患儿因病情需要早治疗,可酌情治疗。也适应于术后残余分流的动脉导管未闭(PDA)。弹簧圈栓堵法适应于左向右分流不合并需外科手术治疗心脏畸形的动脉导管未闭,动脉导管未闭最窄直径≤2.0mm(Cook),3.0mm(pfm),也适应于术后残余分流的 PDA。

(2)手术方法:气管插管麻醉,置病人右侧卧位,行后外侧开胸切口,经第 4 肋间进胸。在肺动脉干扪及震颤即可证实诊断。于迷走神经后方或与膈神经之间切开纵隔胸膜,充分显露降主动脉上段和导管的前壁,再将导管上下缘和背侧的疏松组织分离。如导管粗短,最好先游离与导管相连的降主动脉。注意保护喉返神经。导管的处理有三种方法:①结扎法:适用于婴幼儿导管细长者,在未闭导管的主和肺动脉端分别用粗丝线结扎。肺动脉压较高,导管较粗大者必须在控制性降压下结扎,以免撕裂管壁出血,或未能将管腔完全闭合。亦可先在导管外衬垫涤纶片再结扎。②切断法:适用于导管粗短的病人。用无创伤钳分别钳夹未闭导管的主、肺动脉侧,边切边缝合两切端。成年肺动脉明显高压病例,尤其疑有动脉壁钙化者,最好行胸骨正中切口,在低温体外循环下阻断心脏血循环,经肺动脉切口缝闭动脉导管内口,较为安全。③胸腔镜钳闭导管术,适用于婴儿。

七、治疗效果及思维提示

1. 介入治疗术后处理 穿刺点加压包扎,安静卧床 6 小时,静脉抗感染治疗,次日复查胸片、心电图、心脏彩超,观察封堵伞位置、有无残余分流等。

2. 术后 1 个月、3 个月、半年、1 年及每年常规随诊。

思维提示

心脏介入手术由于进行了深静脉穿刺等操作,因此容易并发术后感染,术后常规抗感染治疗 3 天,观察患儿体温变化,3 天后复查血象,如各项指标正常可停用抗生素。操作完成后听诊心脏杂音,次日复查胸片、心脏彩超判断栓堵伞位置,检查是否存在残余分流,及降主动脉、左肺动脉狭窄是术后重点关注的内容。

八、出院医嘱

1. 出院 1 个月后先心病门诊复查。
2. 出院 3 个月内避免剧烈活动。

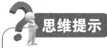

思维提示

　　先心病介入治疗是先天性心脏病，动脉导管未闭目前普遍采用的治疗方法，大多数患儿术后恢复顺利，能够拥有和正常同龄儿一样的生活。但在术后早期(术后 2 ~ 3 个月内)仍应注意休息，预防感染，避免剧烈活动。介入手术的近期并发症十分少见，但仍然偶有封堵器脱落或移位，溶血，残余分流以及降主动脉或左肺动脉狭窄等术后并发症出现。正常情况下应在手术后 1、3、6、12 个月到医院复查。

九、对本病例的思考

　　1. 关于动脉导管未闭　动脉导管未闭(patent ductus arteriosus，PDA)是常见的先天性心脏病，其发病率占先天性心脏病 9% ~ 18%，动脉导管未闭多见于女性，男女比例约为 1:3。动脉导管位于主肺动脉分叉或左肺动脉起始部与降主动脉之间。其临床表现与动脉导管水平左向右分流量有关。

　　2. 问诊及查体的重要性　因其临床表现与动脉导管水平左向右分流量有关，问诊时应围绕杂音出现的时间、喂养、发育、多汗及活动情况、是否存在活动后发绀史、呼吸道感染易感史、心力衰竭史，母孕早期感染史，服药史，有害物质接触史，有无先天性心脏病的家族史等，查体时应重点检查体温、呼吸、脉搏、血压等生命体征和生长发育，呼吸困难、水肿等，初步判断心功能情况及先心病对生长发育的影响有无发绀，是否有杵状指(趾)；明确是否为发绀型先天性心脏病。通过视、触、叩、听进行心脏查体，兼顾周围血管征。

　　3. 关于治疗　早产婴儿有较高的动脉导管未闭发病率，且易引起呼吸窘迫症。可先服吲哚美辛治疗，以抑制前列腺素 E 的合成，促使导管收缩闭合；如不能奏效，即需手术。婴幼儿有心力衰竭者应提早手术治疗。最适当的手术年龄是 1 ~ 3 岁。合并肺动脉高压者更应及早手术，即使肺动脉压力升高，只要仍有左向右分流，也应施行手术，以防发展成为逆向分流，失去手术机会。成年以后动脉逐渐硬化脆弱，手术危险性增大。并发细菌性心内膜炎者，最好在抗生素控制感染 3 个月后施行手术。

(刘　晖)

患儿,女,3岁5个月,患儿母亲带孩子就诊。

一、主诉

发现心脏杂音1个月。

二、病史询问

对于一个以心脏杂音为主要表现的年龄小的患儿,应首先考虑为先天性心脏病,问诊时应该注意患儿在生长发育过程中是否合并体格发育迟缓、活动耐力差、有无发绀病史、呼吸道感染易感史、心力衰竭史等其他典型体征及病史,这些都是初步诊断先天性心脏病及明确先心病类型的重点依据。

(一) 进一步询问内容及目的

1. 杂音发现的时间　心脏杂音是发现及诊断房间隔缺损的一个重要依据,它的出现多是由于血液左向右分流引起,通常心脏杂音在5岁以内尤其是3岁以内出现者,多考虑存在先天性心脏病。

2. 体格发育及活动情况,是否存在发绀史、呼吸道感染易感史、心力衰竭史。房间隔缺损为左向右分流先天性心脏病,通常存在肺循环血量增多及体循环血量减少,长时间的肺充血可导致患儿易出现反复的呼吸道感染及肺动脉高压,而体循环供血不足主要造成患儿生长发育迟缓、乏力、心悸、多汗及气促等表现。因此体格发育及活动情况,是否存在发绀史、呼吸道感染易感史、心力衰竭史等是患儿常需问及的病史。

3. 母孕期感染史、用药史、有害物质接触史。房间隔缺损发病机制尚未完全明确,但目前研究表明母妊娠前3个月内病毒感染,腹部或盆腔放射线接触史和使用影响胎儿生长发育的药物等可能对胎儿心脏发育造成影响。

4. 有无先天性心脏病的家族史。先天性心脏病具有一定家族易感性,因此在病史询问中注意相关内容的问诊有助于协助诊断。

(二) 询问结果(病史)

1个月前因"上感"于当地医院就诊,查体时发现心脏杂音;婴幼儿时期偶有剧烈哭闹后口唇发绀,否认呼吸困难、缺氧窒息发作病史;一般体力活动可耐受,无明显心悸、乏力等症状;平素不易患呼吸道感染,否认心衰病史;体格发育较同龄儿无明显差异;母孕期无明确病毒感染病史;无家族心脏病病史。

思维提示

通过问诊可知,患儿因"上感"就诊体检发现心脏杂音,婴幼儿时期偶有剧烈哭闹后口唇发绀。先天性心脏病患儿早期可以由于左右心房压差小,分流量少,症状不明显,因此早期容易忽略,多数患儿因在查体中或诊疗其他疾病时发现心脏杂音而就诊。因此可能性较大的某几种疾病或某几类疾病或某方面的问题为:室间隔缺损;房间隔缺损;动脉导管未闭;肺动脉瓣狭窄;部分型肺静脉异位引流。

三、体格检查

(一)重点检查内容及目的

考虑患者先天性心脏病的可能性最大,因此在对患者进行系统、全面检查的同时,应重点注意体温、呼吸、脉搏、血压等生命体征和生长发育,呼吸困难、水肿等,初步判断心功能情况及先心病对生长发育的影响有无发绀,是否有杵状指(趾):明确是否为发绀型先天性心脏病。心脏检查视诊:心脏外形的检查,包括心前区有无隆起、心尖搏动位置、范围及强度。触诊:明确心尖搏动最强点位置、强弱、范围及是否存在震颤。叩诊:小婴儿心脏左界在婴儿期可达到乳头线外1cm,儿童期在乳头内侧。听诊:心脏杂音的位置、时期、强度和传导方向,第二心音情况基本判断先心病类型。周围血管征:水冲脉、枪击音、毛细血管搏动征。

(二)体格检查结果

体温36.8℃,心率115次/分,呼吸27次/分,血压85/55mmHg。体重13kg。无特殊面容,面色、口唇无苍白及发绀。心前区饱满,心尖搏动最强点位于胸骨左缘第5肋间,心前区未触及震颤,叩诊心界基本正常,心音有力,节律齐,胸骨左缘第2肋间可闻及3/6级收缩期杂音,向上传导,第二心音固定分裂。

 思维提示

查体的顺序先观察患儿的口唇面色,然后再让患儿脱掉上衣进一步检查,先进行胸廓外形的视诊,继而触诊、叩诊、听诊,此检查顺序容易得到孩子的配合。同时在患儿安静时进行呼吸、脉搏、血压以及氧饱和度等测定。绝大多数房间隔缺损患儿生长发育正常,无发绀。缺损较大者可见心前区隆起,心脏搏动增强,检查时可令患儿取坐位,身体稍前倾,检查者将手放于胸骨左缘心前区,心脏搏动增强的感觉更明显,胸骨左缘2、3肋间可触及收缩期震颤者较少,听诊在胸骨左缘2、3肋间可听到柔和的收缩期杂音,其响度常不超过3/6级,但向两肺传导,可在腋部闻及,此杂音在3岁以下婴幼儿时期很轻,肺动脉瓣区第二音亢进、呈固定性分裂在房间隔缺损有特征性,部分缺损巨大,右房通过三尖瓣血流量形成三尖瓣相对性狭窄时,尚可在剑突或其左缘听到一舒张中期隆隆样杂音。尽管心脏杂音的听诊对于判断先心病类型具有重要的意义,但并非所有的先心病都可以通过听诊心脏杂音得到明确的诊断,因此在听诊基础上还应该进行相关辅助检查可以更好地对疾病进行诊断。由分析可知(可能性较大的某几种疾病或某几类疾病或某方面的问题)为:房间隔缺损;肺动脉瓣狭窄;室间隔缺损。

四、实验室和影像学检查

(一) 检查项目

1. 心脏彩超　心脏彩超是诊断先心病最快速准确的客观检查。超声心动图可对房间隔、室间隔连续性,各房室内径,房、室间隔活动、各瓣膜的活动以及流出道情况作出判断。彩色多普勒检查可观察到血液的分流情况。心脏彩超在显示心内结构方面具有最大的优势,通过心脏彩超检查可以对绝大多数的房间隔缺损患儿进行准确的诊断。

2. 胸片　根据胸片对心脏大小,肺动脉压力以及肺血多少作出判断。一方面可以在不同种类先心病中进行鉴别诊断,另一方面有利于预测疾病程度及手术预后。

3. 心电图　根据心电图结果可了解具体心腔增大的情况,进行鉴别诊断。

(二) 辅助检查结果

1. 心脏彩超　先天性心脏病,继发孔型房间隔缺损。
2. 胸片　双肺纹理增多,模糊,肺动脉段不凸,心影饱满,心胸比0.55。
3. 心电图　电轴右偏,右心室肥大不完全性或完全性右束支传导阻滞,心肌劳损。

思维提示

重要的检查结果有三项:①心脏彩超提示先天性心脏病,继发孔型房间隔缺损;继发孔型房间隔缺损的超声心动表现:心房间分流和右心室负荷过多时典型临床所见。②胸片提示:肺血增多,肺动脉段不凸,心影饱满,心胸比0.55;部分小的房间隔缺损,心肺X线可大致正常或变化轻微。中等大小缺损典型胸部X线征象是:右房、右室增大,肺动脉段凸出,肺血增多及主动脉结缩小。右房增大时表现为心房段延长。透视线可见肺动脉段及肺门动脉搏动增强。称之为"肺门舞蹈征"。③心电图:电轴右偏,右心室肥大不完全性或完全性右束支传导阻滞,心肌劳损。房间隔缺损心电图检查特征表现为心电轴右偏,右心室肥厚和不完全性右束支传导阻滞,可合并室上性心律失常。仔细分析P波轴向和是否宽大。QRS波电轴方向、PR间期,是否存在Q波和心室肥大,可以对某些先天性病变作出精确诊断。体检和无创检查加上典型的心电图所见就可以替代一些创伤性术前检查。

五、初步诊断

房间隔缺损

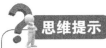
思维提示

　　通过患儿以查体发现心脏杂音为主要表现,入院查体提示:各项生命体征平稳,无苍白发绀,无特殊面容,体格稍瘦弱,心前区饱满,未触及明显震颤,心前区听诊存在胸骨左缘第Ⅱ肋间 3/6 级收缩期杂音伴第二心音固定分裂。故考虑先天性心脏病,房间隔缺损可能性大。结合患儿既往易患呼吸道感染病史以及心脏彩超检查可明确诊断。注意在诊断房间隔缺损时主要和下列疾病进行鉴别:

　　1. 单纯肺动脉瓣狭窄　可闻及肺动脉瓣区收缩期杂音。区别:杂音较房间隔缺损明显,并且性质粗糙,震颤明显,肺动脉第二音减弱甚至消失。胸片肺动脉段凸出明显,肺血少于正常或正常。心脏彩超可见肺动脉瓣口血流速度明显增加。

　　2. 室间隔缺损　杂音最响亮位置较低,常在胸骨左缘 3～4 肋间,呈全收缩期杂音,常伴有震颤。心脏彩超检查可以室间隔连续性中断,室水平血流信号。

　　3. 房间隔缺损合并其他类型的先心病

　　(1) 合并部分肺静脉异位引流:心脏彩超可见部分肺静脉回流至左房。

　　(2) 合并肺动脉瓣狭窄:瓣膜型肺动脉口狭窄时,杂音较响,常伴有震颤,而肺动脉瓣区第二心音减轻或听不见;X 线片示肺野清晰,肺纹稀少,可资鉴别。心脏彩超见肺动脉瓣的异常,右心导管检查发现右心室与肺动脉间有收缩期压力阶差,而无分流的证据,则可确诊。

六、初步治疗方案

导管 Amplatzer 房间隔缺损栓堵术。

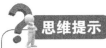
思维提示

　　房间隔缺损(图 72-1)的自然闭合年龄为 7 个月到 6 岁。大部分房缺在 1 岁以内闭合,中心型房缺闭合率为 23%,上腔型未见闭合。如 1 岁以上仍不闭合者应手术治疗。

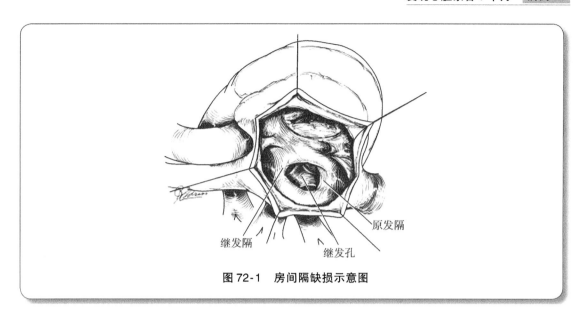

继发隔　　继发孔　　原发隔

图 72-1　房间隔缺损示意图

1. 介入治疗　通常来说,3 岁以上,房间隔缺损中心型,直径小于 36mm 者,左室侧房缺边缘距离上下腔静脉≥7mm,右室侧房缺边缘距上下腔静脉≥5mm 者,均可采用介入治疗,在 X 线及心脏彩超下用自膨性双盘结构房间隔缺损封堵器封闭缺损。介入治疗效果确定,术后并发症少,是房缺的安全有效的治疗手段(图 72-2)。

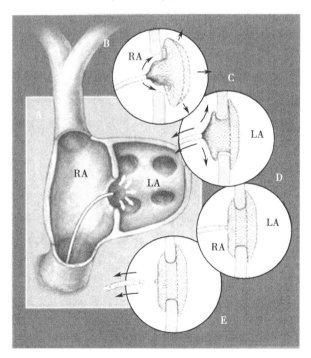

图 72-2　房间隔缺损介入治疗
RA:右房;LA:左房

2. 手术方法　不符合上述介入指征以及肺动脉高压或合并其他心内畸形者(诸如肺静脉异位引流)则均应开胸手术治疗。通常采用经胸骨正中切口,在体外循环辅助下直接缝合缺损或由心包补片进行缺损修补,注意冠状窦开口(图 72-3)以及 Coah 三角位置,避免传导束损伤。心内直视房间隔缺损修补术治疗效果很好,大多数患者无残留畸形,术后获得良好的生活质量。

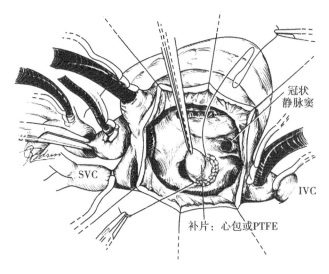

图 72-3　房间隔缺损手术修补
SVC:上腔静脉;IVC:下腔静脉;PTFE:聚四氟乙烯膜

七、治疗效果及思维提示

1. 术后处理　穿刺点加压包扎,安静卧床 6 小时,静脉抗感染治疗,次日复查胸片、心电图、心脏彩超,观察封堵伞位置、有无残余分流等。

2. 术后口服阿司匹林 5~10mg/(kg·d),连用半年,常规随诊 2 年。

? 思维提示

　　心脏介入手术由于进行深静脉穿刺等操作,因此容易并发术后感染,术后常规抗感染治疗 3 天,观察患儿体温变化,3 天后复查血象,如各项指标正常可停用抗生素。操作完成后听诊心脏杂音,次日复查胸片、心脏彩超判断栓堵伞位置,检查是否存在残余分流,是术后重点关注的内容。另外,由于栓堵伞置于患儿体内,因此在半年内需要口服阿司匹林抗凝,防止局部血栓形成。心电图检查目的在于判断栓堵伞是否影响了传导束,对存在传导系统损伤的患儿,术后 1 年需要做运动试验及定期的 Holter 检查。

八、出院医嘱

1. 治疗计划　术后继续口服阿司匹林 5~10mg/(kg·d),连续服药半年。定期复查凝血检查及肝功能肾功能。

2. 出院 1 个月后先心病门诊复查。

3. 出院 3 个月内避免剧烈活动。

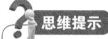 **思维提示**

先心病介入治疗是先天性心脏病房间隔缺损目前普遍采用的治疗方法,大多数患儿术后恢复顺利,能够拥有和正常同龄儿一样的生活。但在术后早期(术后 2 ~ 3 个月内)仍应注意休息,预防感染,避免剧烈活动。另外,由于放置于心房内的栓堵器属于金属异物,有导致血栓形成的风险,故术后半年内常规口服抗血小板药物阿司匹林,鉴于该药具有较强的胃肠道刺激反应,因此建议餐后半小时服药,用药期间观察患儿是否存在出血、胃肠道刺激等不良反应。尽管介入手术的近期并发症十分少见,但仍然偶有栓堵器脱落,以及血栓形成等意外出现,因此患儿出院前应将可能出现的并发症如实告知家长,居家时避免胸部撞击,此外还需注意观察患儿是否出现头痛、视力变化、胸闷气促、四肢感觉及运动异常等症状,并及时到医院就诊。正常情况下应在手术后 1、3、6、12 个月到医院复查。

九、对本病例的思考

1. 关于房间隔缺损　房间隔缺损即房间隔上存在开口,发病率为 1/1500,占先天性心脏病的 6% ~ 10%,更多见于女性,男女比例约 1:2。房间隔缺损主要分为三型:继发孔型(80%)、原发孔型(10%)和静脉窦型(10%)。

2. 问诊及查体的重要性　因其临床表现房间隔缺损类型及大小有关,问诊时应围绕杂音出现的时间、喂养、发育、多汗及活动情况、是否存在活动后发绀史、呼吸道感染易感史、心力衰竭史,母孕早期感染史,服药史,有害物质接触史,有无先天性心脏病的家族史等,查体时应重点检查体温、呼吸、脉搏、血压等生命体征和生长发育,呼吸困难、水肿等,初步判断心功能情况及先心病对生长发育的影响,有无发绀,是否有杵状指(趾):明确是否为发绀型先天性心脏病。通过视、触、叩、听进行心脏查体,兼顾周围血管征。

3. 关于治疗　关于房间隔缺损的自然闭合,认为是有可能的,但绝大部分是在 1 岁以内完成,随年龄长大而自行闭合的机会愈来愈小。由于已知并发房性心律失常、右心室功能不全、肺动脉高压,最终导致充血性心力衰竭和明显的生命缩短,所有病人应当通过手术或心导管关闭房间隔缺损。房间隔缺损是首先由非手术方法,即介入治疗的先天性心脏病,并且随着心导管设备和技术的进步,目前大多数继发孔型房间隔缺损已可以经介入方法治愈。行外科手术治疗的原因主要是缺损下缘无法固定装置。外科手术常用的方法有直接缝合修补术及补片修补术,分别适用缺损不同大小的房间隔缺损。

（姜　鹏　张晓琳）

病例73 发现心脏杂音10个月

患儿,男,1岁2个月,患儿家长带其就诊。

一、主诉

发现心脏杂音10个月。

二、病史询问

(一)问诊主要内容及目的

思维提示

患者年龄小,因发现心脏杂音就诊,按常见病优先考虑的原则应将先天性心脏病放在首位。因此,问诊目的主要围绕发现杂音的时间、呼吸道感染易感史、心力衰竭史、发绀史及患儿喂养、发育、多汗及活动情况、母孕早期感染史、服药史、有害物质接触史、先天性心脏病的家族史等问题展开,兼顾重要鉴别疾病的临床表现,以寻找符合先天性心脏病表现的证据。

1. 如何发现心脏杂音,绝大部分室间隔缺损患儿由于患上感、肺炎在内科查体时发现心脏杂音,才进一步到先心病门诊就诊,部分病人因生长发育受限到医院检查原因时发现心脏杂音。少部分能够接受正规查体的患儿在常规体检中发现心脏杂音而就诊。

2. 平时是否易患上感,是否易治愈,是否患过肺炎,治疗效果如何,易患上感及肺炎为多数左向右分流型先心病患儿常见的临床表现,是否易患上感及肺炎是初步判断肺血多少的依据。

3. 自幼吃奶是否有力,目前活动后是否气促、是否有点头样呼吸,吃奶是婴儿的主要活动,通过吃奶是否有力、是否存在吃停现象等活动耐力情况判断心功能状况。

4. 是否多汗,心功能不良时患儿多出现多汗现象,即使安静入睡也容易大汗淋漓。

5. 是否有过口唇青紫的情况,什么情况下出现,青紫情况用于鉴别发绀型先天性心脏病及判断是否存在艾森曼格综合征。

(二)问诊结果及思维提示

患儿于入院前10个月(生后4个月)因咳嗽、发热在当地医院就诊时查体发现心脏杂音,行心脏B超检查示先天性心脏病,具体诊断不清,予抗感染治疗1周后上呼吸道感染治愈,嘱随诊先心病,3~4 岁行手术治疗。随后 8 个月内,患儿较正常同龄儿患上感次数明显增多,2 次诊为肺炎在当地医院住院治疗,其中第二次肺炎伴心功能不全,经抗感染、改善心功能等治疗措施治愈出院,治疗时间较长。患儿自幼即存在吃奶费力的现象,吃奶时多汗明显,患上感、肺炎时存在吃停现象,平素多汗,吃奶及哭闹时明显,且哭闹后气促较为明显。8 个月大后始出现哭闹时唇周轻度青紫,安静后可缓解,无缺氧发作、无晕厥史。食欲可,二便正常,基础免疫接种因发现心脏杂音在生后 4 个月中止,无先心病家族史,无明确食物、药物过敏史。

> **思维提示**
>
> 询问结果(病史)分析:①患儿病史清楚,临床查体可闻及心脏杂音,外院心脏 B 超检查提示心内畸形存在,虽具体诊断不明,但先天性心脏病诊断可明确;②平素较易患上感,符合左向右分流型先心病的临床表现,追述病史可发现,患儿临床表现渐加重,由上呼吸道感染至肺炎,再至肺炎伴心功能不全;③随患儿生长,渐出现哭闹时唇周青紫,这种情况存两种可能:左向右分流型先心伴肺动脉高压、右向左分流型先心随生长发育发绀渐显;④左向右分流先心患儿出现唇周青紫应警惕艾森曼格综合征的出现,因本患儿年龄小,不足 5 岁,且安静时青紫缓解,基本排除艾森曼格综合征的可能,需下一步检查排除;⑤患儿心功能情况随病情进展逐步下降,第二次肺炎时已伴发心功能不全表现,平时吃奶费力、存吃停现象、哭闹后气促多汗明显,均为心功能差的临床表现。

三、体格检查

(一) 重点检查内容和目的

1. 一般检查　生长发育情况,皮肤湿度,呼吸是否平顺,有无发绀,是否有杵状指(趾)。
2. 专科检查

(1)心脏检查:①视诊:主要观察有无心前区隆起及心尖搏动点;②触诊:心前区有无震颤;③叩诊:叩出心界;④听诊:这是先心病体检中最为重要的部分,听诊内容包括心率、心律、心音、杂音、心包摩擦音等。

(2)双肺听诊:呼吸音是否对称,有无啰音,呼吸音的不同一定程度上反映肺血的多寡。

> **思维提示**
>
> 通过患儿一般情况的检查,初步判断心功能情况及先心病对生长发育的影响。肢端检查除观察毛细血管搏动征外,还应注意有无甲床发绀、杵状指,以排除发绀型先心病,同时还要注意末梢循环灌注情况,这是心功能情况的有效反映。通过杂音位置及性质、P_2 情况基本判断先心病类型,分流量大、杂音强时可以触及震颤,通过心影大小初步判断心功能情况。尤其注意双肺底是否有湿啰音:是否伴有肺炎、是否伴心衰。

（二）体格检查结果及思维提示

患儿神志清,精神反应可,体温正常。安静时无明显发绀,呼吸急促,无点头样呼吸,多汗明显,颈静脉无怒张。双肺呼吸音粗,对称,无明显干湿性啰音。叩诊心界增大,心音有力,心律齐,胸骨左缘3、4肋间可及4/6级收缩期杂音、粗糙,并可触及收缩期震颤,P_2亢进,无心包摩擦音。腹软,无包块,肝右肋下2cm,质软,肠鸣音正常。足背动脉搏动可及,股动脉枪击音（－）,毛细血管搏动征（－）,杵状指（－）。

思维提示

体格检查结果分析:①患儿安静状态下呼吸较为急促、多汗明显,表明心功能较差;②双肺呼吸音粗,符合肺多血表现,无啰音、尤其双肺底无湿啰音表明无心衰;③杂音位置位于胸骨左缘3、4肋间的常见先心病为室间隔缺损及法洛四联症,但二者杂音性质不同:室间隔缺损为粗糙性杂音、法洛四联症为喷射性杂音,本患儿听诊杂音位置及性质符合室间隔缺损特征,但并非所有室间隔缺损的杂音均位于胸骨左缘3、4肋间,其杂音位置与室缺位置有关,如干下型室间隔缺损杂音位置则位于胸骨左缘第2肋间;④P_2亢进表明肺动脉压力高,符合左向右分流型先心病病理过程,但干下型室间隔缺损听诊P_2多减低,这是因为杂音位置较高,遮盖P_2;⑤周围血管征如股动脉枪击音、毛细血管搏动征可反映脉压情况,先心病中阳性者见于动脉导管未闭、主动脉瓣关闭不全;⑥足背动脉检查主要反映下肢动脉压力情况,主动脉缩窄患儿因下肢血压低,足背动脉往往不能触及搏动。

四、实验室和影像学检查

（一）初步检查内容及目的

1. 心脏彩超　心脏彩超是诊断先心病最快速准确的客观检查。心脏彩超在显示心内结构方面具有最大的优势,通过心脏彩超检查可以对绝大多数的先心病患儿进行准确的诊断。

2. 胸片　根据胸片对心脏大小,肺动脉压力以及肺血多少作出判断。一方面可以在不同种类先心病中进行鉴别诊断,另一方面有利于预测疾病程度及手术预后。

3. 心电图　了解有无心律失常、心室肥厚、心房扩大、ST-T改变。

（二）检查结果及思维提示

1. 心脏彩超　左房室内径轻到中度增大,室间隔膜周部位可见较大回声失落约10.6mm,左向右为主双向低速分流,肺动脉血流频谱峰值前移。

2. 胸片　双肺纹理增多,肺血多,肺门影浓密;心影大,左室增大为主,肺动脉段膨隆明显（图73-1）。

3. 心电图　窦性心律,电轴左偏,左室大。

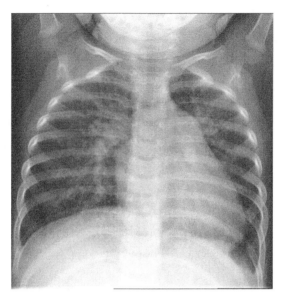

图 73-1　室间隔缺损胸片

　思维提示

　　室间隔缺损的诊断主要依靠心脏超声检查,这是最有效、经济的无创检查手段,几乎所有的心脏畸形都可以通过心脏超声检查确诊,个别复杂畸形需要行有创的心导管确诊。其他的辅助检查主要为胸片及心电图检查,可以辅助判断心内分流多少、肺高压情况、各心腔大小及心功能情况。

五、初步诊断及根据

　　根据患儿以发现心脏杂音为主要表现,平时有反复呼吸道感染史,入院查体提示:心界增大,心音有力,心律齐,胸骨左缘 3、4 肋间可及 4/6 级收缩期杂音、粗糙,并可触及收缩期震颤,P_2 亢进,腹软,无包块,肝右肋下 2cm,足背动脉搏动可及,股动脉枪击音(−),毛细血管搏动征(−),杵状指(−)。结合心脏彩超检查,考虑诊断为先天性心脏病:室间隔缺损(膜周部)、肺动脉高压(重度)。

　　在诊断室间隔缺损时主要和下列疾病进行鉴别:

　　1. 房间隔缺损　无发绀,收缩期杂音位于胸骨左缘第 2 肋间,性质较柔和,P_2 略亢进,固定分裂,杂音性质与位置与本病不同。心脏 B 超示房间隔回声失落,可见过隔血流,可与本病鉴别诊断。

　　2. 动脉导管未闭　胸骨左缘第 2 肋间可及连续性、机械样杂音,P_2 亢进,杂音性质与位置与本病不同。心脏 B 超示主动脉与主肺动脉间存在沟通。

　　3. 法洛四联症　发绀随患儿生长发育渐现。杂音位于胸骨左缘第 3 肋间,喷射性,P_2 减低,杂音性质及 P_2 情况与本病不同。心脏 B 超示室间隔缺损、肺动脉狭窄、主动脉骑跨、右心室肥厚,可与本病鉴别。

六、治疗方案及理由

(一) 初步治疗 (入院治疗)

依据患儿的病史、症状、体征及辅助检查结果,诊断基本明确,具备手术指征,收入院行手术治疗。入院后应积极术前准备,因患儿肺动脉高压较重、心功能情况一般,术前应予积极治疗改善心功能:①地高辛 5μg/(kg·d),直接予维持剂量缓慢饱和,避免出现洋地黄中毒;②呋塞米片每次 1mg/kg,2~3 次/天;③螺内酯每次 1mg/kg,2~3 次/天,两种利尿剂联合应用可避免钾离子丢失,防止内环境紊乱;④吸氧 1L/min,每次 30 分钟,每天 3 次,对于肺动脉高压的患儿,术前间断低流量吸氧可有效改善肺动脉压力;⑤限制液体入量,控制入量为生理需要量全量的 80%,适当控制液体入量可以有效减轻心脏前负荷。

> **思维提示**
>
> 对于部分心功能极差的患儿,如上述治疗措施不能有效改善心功能,需进一步应用静脉正性肌力药物支持心功能并应用卡托普利、西地那非等药物控制肺动脉压力,这种情况需要尽早调整术前状态、尽早手术。患儿入院后予积极改善心功能治疗,临床表现明显好转。吃奶较前有力,吃停现象改善,但多汗仍较明显,哭闹时唇周青紫较入院前减轻。复查心脏 B 超提示室水平分流由左向右为主的双向分流转为左向右低速分流,表明经术前积极的强心、利尿治疗后肺动脉压力有所下降,临床效果明显。

(二) 进一步检查

常规检查三大常规,排除贫血、感染的各种基本情况;因手术需要临床用血,术前应排除各种经体液传播传染病;查肝肾功能,排除手术禁忌;检查心电图及胸片,了解心律、肺血、心影情况,辅助判断心功能。

(三) 手术治疗

由于部分室间隔缺损具有自愈的可能,因此手术指征的判断十分重要。多数膜周部小型室间隔缺损 1 岁时可自愈,随着年龄的增长,到 5 岁后则少有自愈可能。所谓自愈,实为三尖瓣隔瓣及其腱索与缺损边缘形成纤维性粘连而遮挡了室水平的分流。从室间隔缺损大小看,直径小于 5mm 者易自愈;从缺损部位看,膜周型与肌部缺损自愈可能性较大,而干下型基本无自愈可能。因此对于干下型室间隔缺损,因无自愈可能,且由于缺损位置较高,左向右分流的血流直径进入肺动脉,形成肺动脉高压的时间较早且肺动脉高压较重,同时由于主动脉瓣环下缺少支撑,可导致主动脉瓣脱垂,从而形成主动脉瓣关闭不全,因此需要尽早手术。而膜周型及肌部室间隔缺损则要视缺损大小、肺循环病变程度、临床症状进行综合判断。手术指征包括:临床症状明显;心电图示心室肥厚;胸片示心脏增大及肺血增多;超声示心室增大、心内左向右分流和肺动脉高压达到中度;心导管示肺循环血量/体循环血量 ≥2,或肺血管阻力 ≥4Wood 单位。

　　手术方法分为两种:体外循环下心内直视修补术(图 73-2)及导管介入治疗。3 岁以上、距主动脉瓣环和三尖瓣瓣环均大于 3mm 的膜周型室间隔缺损及肌部室间隔缺损可以采取封堵的治疗方法。因干下型室间隔缺损缺少上缘,不适合封堵术。心内直视术为保护左心功能,都采用右心入路。干下型室间隔缺损经肺动脉修补,横切肺动脉可很好暴露室间隔缺损,避免术后出现右室流出道狭窄,不采取直接缝合的办法,而是补片修补,其中缺损上缘多加用垫片保护瓣环。而膜周型及肌部室间隔缺损多采用右房切口,通过三尖瓣瓣口暴露缺损,视缺损大小采用直接缝合法或补片法。膜周型室间隔缺损的后下缘离传导束近,此处缝线应跨越缺损边缘;缺损的三尖瓣边缘应加垫片、褥式缝合。肌部室间隔缺损术中探查缺损位置较为困难,缝合时需下针较深,防止出现肌束间残余分流,肌部室间隔缺损经三尖瓣口暴露较为困难,而通过右室切口又易造成术后右心功能受影响,因此,单纯肌部室间隔缺损还应采用介入封堵术,而合并其他畸形的肌部室间隔缺损也应尽量通过三尖瓣口修补,以保护右心室功能。

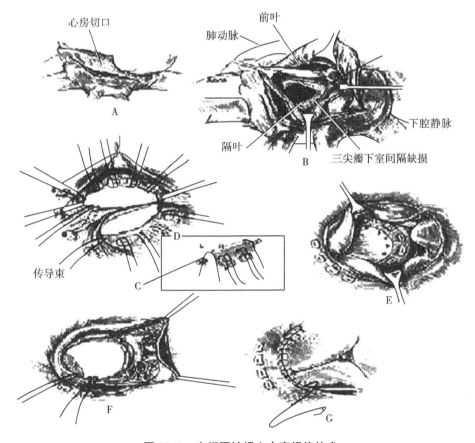

图 73-2　室间隔缺损心内直视修补术

七、治疗效果及思维提示(术后治疗)

1. 呼吸机辅助呼吸至心肺功能基本稳定。
2. 视心功能情况予地高辛、米力农、肾上腺素等药物支持心功能。
3. 继续利尿,减轻心脏前负荷。

4. 控制液体入量,按照手术当日 50% 入量,术后第一天 60%、第二天 70%、第三天 80% 原则严格控制液体入量。

5. 保证热卡摄入,当经口摄入热量不足时应考虑静脉高营养支持。

6. 常规预防感染,一般应用头孢三代抗感染。

7. 维持内环境稳定,除保持酸碱平衡外,还要注意维持钠、钾、钙及镁离子的正常值,因为这几种离子在维持心功能方面发挥重要作用。

8. 控制肺动脉高压。

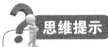

思维提示

　　对于先天性心脏病患儿,手术成功只是成功治疗的一部分,术后的监护、护理同样十分重要。术后治疗的主要方面就是心肺功能的恢复及抗感染治疗。因术前肺血较多、气血交换屏障受影响,室间隔缺损的患儿术后肺功能的恢复往往较慢,此时需要护理方面加强治疗,并合理应用呼吸机。对于术前肺动脉高压较重、术后下降不明显的患儿需要继续内科治疗降低肺动脉压力,以利于心肺功能的恢复。对于心功能的恢复,除正性肌力、血管活性药物支持外,控制液体入量同样十分重要。控制液体入量、利尿是减轻心脏前负荷,正性肌力药物是增加心脏收缩力,而部分血管活性药物则调整心脏后负荷。

八、出院医嘱

1. 出院带药　地高辛 $5\mu g/(kg \cdot d)$,心率低于 100 次/分时停用 1 次;呋塞米片,每次 $1mg/kg$,2 次/天;螺内酯,每次 $1mg/kg$,2 次/天。

2. 1 个月后门诊复查。

3. 预防感染,加强基础护理。

4. 避免剧烈运动,避免撞击胸骨。

思维提示

　　对于室间隔缺损,尤其伴肺动脉高压患儿,出院后仍需继续强心、利尿治疗,并根据实际情况递减用药量,需注意的是因无医务人员的密切观察,需要向家长交代清楚何时可以减量。心内直视手术后应积极预防感染,防止心内膜炎的发生。因心内直视手术需劈开胸骨,术后 3 个月内应避免对胸骨的强烈撞击,并尽量平卧位睡眠,避免术后鸡胸的发生。

九、对本病例的思考

1. 关于室间隔缺损　室间隔缺损是先天性心脏病中最常见的类型,占先心病的 25% ~

30%,是室间隔组织发育异常造成室间隔组织部分缺损、形成左右心室间血流交通的心脏畸形。根据缺损部位不同分为三种类型:膜周室间隔缺损、肌部室间隔缺损及动脉干下室间隔缺损(图 73-3);按缺损大小分为:①小型室间隔缺损其直径小于主动脉根部直径的 1/4,肺循环与体循环血流量之比(Qp/Qs)<2:1;②中型室间隔缺损其直径为主动脉根部直径的 1/4~1/2,肺循环血流量超过体循环的 2 倍;③大型室间隔缺损其直径大于主动脉根部直径的 1/2,肺循环血流量超过体循环的 3 倍。

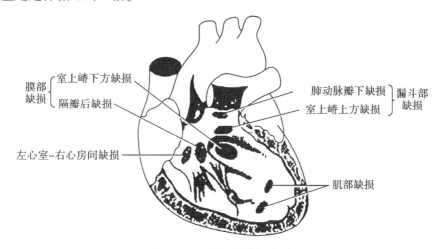

图 73-3 室间隔缺损分型

2. 临床表现的差异性 室间隔缺损的临床表现取决于缺损大小、心内分流量多少和肺动脉高压的程度。小型室间隔缺损临床表现不明显,多为常规查体发现杂音而就诊;中型室间隔缺损患儿常有多汗、活动耐力差、频繁上呼吸道感染等症状;而大型室间隔缺损患儿则多在早期即出现明显临床症状,如喂养困难、活动耐力明显受限、易患肺炎、生长发育迟缓,严重者可出现心力衰竭。5 岁以后的大型室间隔缺损患儿易出现艾森曼格综合征,即阻力型肺动脉高压、发绀、心影缩小、胸片示肺纹理为残根样表现,此时已丧失手术条件。

(宋振江 沈 磊)

病例74　生后发现心脏杂音

患儿,男,8 岁,患儿家属带孩子就诊。

一、主诉

生后发现心脏杂音。

二、病史询问

对于发现有心脏杂音的患儿,明确有无易感冒史及有无肺炎史,有助于区分是肺血增多型先天性心脏病,还是肺血减少型先天性心脏病,如果是肺血增多型先天性心脏病,还可帮助判断病情的轻重。患儿的生长发育是很重要的,先天性心脏病很多都会影响患儿的生长发育,严重先天性心脏病患儿往往生长发育很差。发绀的出现往往很容易判断为先天性心脏病,复杂的先天性心脏病往往发绀出现的较早,而流出道狭窄不是很严重的法洛四联症一般发绀在患儿 6 个月大以后出现。对于会走路的孩子一般还要问下是否有"蹲踞"现象,这是法洛四联症患儿比较典型的表现。昏厥一般只有少量先天性心脏病会发生,如法洛四联症导致的缺氧发作,或者重度主动脉狭窄导致昏厥。通常,如果法洛四联症患儿出现缺氧发作,就需要尽早手术,甚至急诊手术。智力情况一般患儿父母很难说清楚,有些先天性心脏病同时会合并智力欠缺。

(一)进一步询问内容及目的

1. 患儿有无多发感冒和肺炎病史　法洛四联症的患儿,由于肺动脉发育较差,那么会出现缺氧表现,肺循环血流减少,那么很容易出现肺炎的情况。明确有无易感冒史及有无肺炎史,有助于区分是肺血增多型先天性心脏病,还是肺血减少型先天性心脏病。

2. 患儿生长发育的情况　法洛四联症患儿多有发育不良、体格生长落后等现象。主要原因是由于长期的缺氧,导致组织生长代谢减慢,与同龄儿童相关,法洛四联症患儿在体重、身高等方面存在明显差别,表现为体重、身高明显低于同龄儿童。同时这也会对决定手术时机有一定帮助。

3. 患儿是否有发绀现象,患儿有无昏厥现象,同时由于组织缺氧,患儿多表现为全身软弱无力,进行与正常同龄儿童相同的活动时,易疲劳及加重发绀,严重时可发生昏厥、抽搐,甚至死亡。

4. 患儿有无智力障碍　有部分法洛四联症患儿会出现智力低下,主要是由于长期有缺氧导致脑发育速度减慢,错过最佳脑发育的最佳时期。若患儿已出现智力低下,即使进行手术治疗后,智力也不一定能恢复到正常水平。此外,智力低下的发生也与缺血缺氧导致身体的一些与智力发育有关的内分泌腺功能异常、内分泌激素水平分泌不足有关,如甲状腺。21-三体综合征患儿往往会合并法洛四联症及其他先心病。

5. 患儿有无指(趾)异常　最常见的为杵状指(趾),这是由于法洛四联症患儿长期缺氧,致使指(趾)端毛细血管扩张增生,局部软组织和骨组织也增生肥大,随后指(趾)端膨大如鼓槌状称为杵状指(趾)。在进行手术后,患儿缺血缺氧症状得到改善后,一般可逐渐减轻或恢复正常。

(二) 询问结果(病史)

患者,男,8 岁,汉族,河北省人。患者自幼口唇发绀,四肢末梢发绀,发育较差,在当地县医院就诊时发现心脏杂音,但由于经济等原因,未予手术治疗。平时体力较差,不易感冒,喜蹲踞,无夜间阵发性呼吸困难及不能平卧史。有多次晕厥病史,每次发作诱因不一,发作约持续数分钟至数十分钟不等,休息后可自行缓解,发育较同龄人差。

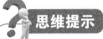
思维提示

询问结果(病史)分析:患儿生后就发现了心脏杂音,患儿不易患感冒,也没得过肺炎,生长发育还可,体重不差于正常同年龄小儿,最近哭闹后可见口周有青紫,还没有发现有昏厥现象,没有发现有智力障碍。根据患儿询问的结果,可考虑患儿有先天性心脏病、法洛四联症,或者室间隔缺损,或者其他可能的先天性心脏病。

三、体格检查

(一) 初步体格检查内容及目的

1. 患儿口唇是否发绀,有无杵状指(趾)。
2. 心前区是否有畸形或隆起,心前区是否有震颤。
3. 足背动脉是否清晰。
4. 患儿呼吸音是否粗糙。
5. 肺部听诊是否有异常。
6. 心前区听诊是否有杂音。

患儿家属有时不能明确发绀的情况,一般口唇较明显,如果长期发绀的话,手指及脚趾都可呈现杵状指(趾),对发绀型先天性心脏病诊断有意义。如果患儿心脏较大的话,往往心前区可见隆起,有时触诊,心前区可及震颤。足背动脉是否清晰,如果较弱的话,要怀疑是否有主动脉弓缩窄,或者中断。患有先天性心脏病的患儿往往呼吸音较粗,和先天性心脏病对肺部的影响有关,有些患儿还可听到明显的喘鸣音,则要考虑有无气管合并畸形。心脏杂音是很重要的,通常可在胸骨左缘 3～4 肋间可闻及粗糙的收缩期杂音,可伴有震颤。一般杂音愈低、愈短,则右心室流出道狭窄愈重。如患儿出现缺氧发作,则杂音消失。同时肺动脉瓣第二心音明显减弱、延长,甚至消失。如听到连续性杂音,多考虑为动脉导管未闭或者体-肺侧支。

(二) 体格检查结果

体温 37.1℃,脉搏 95 次/分,呼吸 24 次/分,血压 100/75mmHg。发育较差,神志清楚,口唇发绀,结膜充血,手指、足趾呈杵状。心前区略隆起,心尖搏动点位于第 5 肋间锁骨中线内侧 0.3cm 处,未见抬举性搏动,心前区可触及收缩期震颤。心率 95 次/分,心律齐,P_2 消失,胸骨左缘第 3、4 肋间可闻及 3/6 级收缩期杂音,四肢经皮氧饱和度 85% 左右,周围血管征阴性。

四、进一步检查

1. 胸部 X 线检查　患儿右心房室增大,"靴形心",肺血管纹理明显减少(图 74-1)。

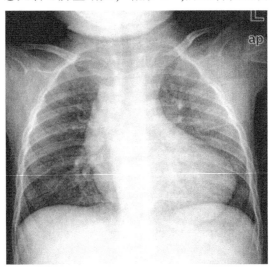

图 74-1　法洛四联症 X 线检查

2. 心电图检查　患儿右心室肥厚,电轴右偏。

3. 心脏超声检查　右心房室轻至中度增大,左心房室内径正常。主动脉内径增宽,骑跨于室间隔上约 50%~60%,室间隔嵴下回声脱失 15.5mm,右心室流出道壁束及隔束增厚,内径偏窄,最窄处直径 7.4mm。主肺动脉内径直径约 8mm,左右肺动脉分别为 7.5mm、8.5mm,膈肌水平降主动脉直径 15mm。肺动脉瓣回声偏强,开放活动欠佳。诊断:先天性心脏病,法洛四联症。

思维提示

　　体格及目前检查结果分析:①胸部 X 线检查,主要为了评价心脏的形态和肺血的多少。对于区分肺血增多及减少型先天性心脏病有相当大的意义。法洛四联症的患儿特征为肺部血管纹理减少和左心腰凹陷形成"靴形心"。②心电图检查,可明确术前法洛四联症患儿有无心律失常,同时右心室肥厚,电轴右偏对诊断有一定意义;③目前,超声心动图能够确定大部分法洛四联症,同时也可以根据超声的结果制订手术方案。超声心动图能明确室间隔缺损的类型、大小、冠脉的情况、瓣膜的情况,初步确定肺动脉发育的情况,对手术或进一步检查有明确的指导意义。以上体格及检查结果符合法洛四联症。

　　先天性心脏病的诊断,目前较依赖心脏超声的检查结果,常见的先天性心脏病超声都可以作出明确的诊断,然而对于法洛四联症的患儿,如果提示肺动脉发育差,或者体-肺侧支形成,一般还需要进一步检查,如心脏增强 CT,甚至心血管造影,进一步明确肺动脉的起源、形态及相对准确的直径。同时也可明确有无其他合并畸形。

五、初步诊断

先天性心脏病:法洛四联症。

六、治疗

法洛四联症手术适应证:由于法洛四联症对患儿身体有着明显的影响,如对心、肺、脑的继发损害,诊断明确,不合并其他严重心内畸形的法洛四联症,可在生后 3 ~ 24 个月行一期根治手术。如反复出现缺氧发作,亦可在 3 个月内行一期根治手术。如合并大的体-肺侧支可介入栓堵后手术治疗。目前许多心脏中心多选择一期根治术,法洛四联症早期一期根治术的死亡率和并发症较以前有明显的下降。对于患儿肺动脉发育较差的,可采用分期手术,一期行姑息手术如体-肺动脉分流以增加血液氧合,增加肺部血流量,促进肺血管床发育,为二期根治术创造良好的条件。

1. 术前准备

(1)完善相关检查,如血常规、血型,明确血红蛋白的含量,血细胞比容的大小,如果患儿二者皆明显高于正常,患儿需要多饮水,或者静脉输液,降低血液黏稠度。

(2)同时间断低流量吸氧,减轻症状。患儿如果有缺氧发作病史,则需要快速完善检查,尽早手术。

(3)如表现为低体重和低血红蛋白小细胞性贫血者,多为营养不良的表现,其毛细血管通透性也会增加,体外循环术后在炎性介质的作用下易出现渗漏综合征及低心排综合征。这些病人术前应作充分准备,纠正贫血,最大限度地改善病人营养状况。

(4)一般患儿入院后还需要一次术前超声心动图检查,进一步明确诊断,同时对外科手术关心的问题进行进一步描述,有利于外科手术施行。

(5)对于有疑问的患儿,如肺动脉发育较差,怀疑大体-肺侧支的存在,皆需要增强 CT 或心血管造影检查。肺动脉发育的情况一般有几个指标,如主动脉、肺动脉比值,McGoon 指数,Nakata 指数,比较重要的是后两者,McGoon 比值的正常值为大于 2.0,一般认为如果法洛四联症病人的 McGoon 比值大于 1.2 方考虑一期根治术。Nakata 指数又称肺动脉指数,肺动脉指数正常值为 $\geqslant 330 mm^2 /M^2$,肺动脉指数 $\geqslant 150 mm^2 /M^2$ 方考虑一期根治术。如有明显大的体-肺侧支,需要明确侧支动脉供血的位置,起源的位置,是否为双重供血。如果是双重供血可以术前或术后采用介入治疗封堵,如果不是双重供血的大的体-肺侧支,需要采用 unifocalization 手术治疗。

2. 手术治疗

(1)姑息手术:通常有改良 B-T 手术、Waterston 手术、Potts 手术、中央分流术、姑息性右室流出道重建术等,目前多常用中央分流,或姑息性右室流出道重建术。目的是增加肺部血流,消除和改善发绀等症状,扩大肺血管床,促进肺血管发育,为根治手术做准备(图 74-2)。

(2)根治手术:一般采用正中切口,大多采用右房、右室流出道切口,也有采用右房切口进行右室流出道疏通和室间隔缺损的修补(图 74-3)。

3. 术后并发症

(1)低心排出量综合征:这是法洛四联症根治术后最常见的并发症。除因血容量不足外,

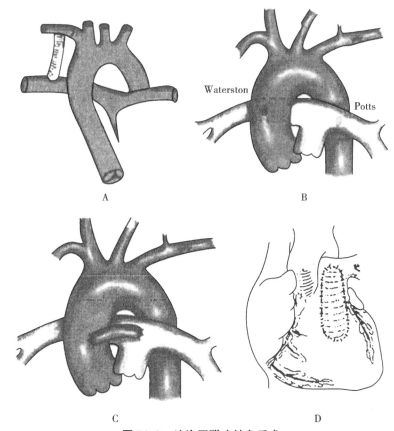

图 74-2 法洛四联症姑息手术

A. 改良 B-T 手术；B. Waterston 和 Potts 手术；C. 中央分流；D. 姑息性右室流出道重建

产生原因多为心内畸形矫治不满意,如右心室流出道狭窄解除不够,修补的室间隔缺损有残余分流,右心室切口过长,右室流出道过度疏通,心肌保护差以及心脏压塞等均可导致低心排出量综合征的发生。术后应常规使用正性肌力药物,增强心肌收缩力,改善循环。必要时可考虑使用少量扩血管药物,以减轻心脏前后负荷。

(2)呼吸窘迫综合征:肺血管发育不良患者术后肺血管过度灌注所致。防治方法是对于肺内侧支循环较多者术中采用深低温低流量的方法,保证左心引流通畅,严格控制输液量,适当提高体内胶体渗透压,充分给氧,适当延长辅助呼吸时间,及时纠正酸中毒。

(3)心律失常:术后早期出现的房室传导阻滞多与外科技术有关,随着手术技术的改进,房室传导阻滞的发生率已显著减少。一旦发生三度房室传导阻滞应安放临时起搏器,术后给予激素治疗,如 1 个月以上不能恢复应考虑安装永久起搏器。室上性心动过速,早期多因心肌损伤或缺氧所致,应改善通气,纠正水电解质酸碱紊乱,必要时可使用胺碘酮等药物。晚期出现室上性心动过速多由于流出道梗阻所致,需再次手术解除梗阻。室性期前收缩和室性心动过速多在晚期出现,可导致猝死,所以术后应定期随访监测。

(4)肾功能不全:法洛四联症病人围术期容易出现肾功能不全,因此术中要保证肾脏的灌注量和降温,术后要维持血压,以保证肾脏的灌注。出现肾功能不全时,可以考虑腹膜透析。

(5)室间隔缺损残余分流:多为缺损修补不完全或缝线撕脱所致,也可见于未发现的多发肌部室缺,分流量较大时可引起低心排血量综合征或肺水肿,应加强强心利尿。如残余分流较大,影响患者心肺功能的应考虑再次手术修补。

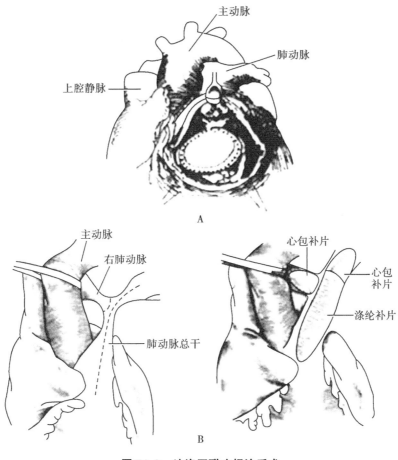

图 74-3 法洛四联症根治手术
A. 修补室间隔缺损;B. 跨环补片

(6)右室流出道残余狭窄:残余狭窄多见于肺动脉瓣环,也可发生于右室流出道加宽补片的远端。此类患者易发生右心衰、三尖瓣反流以及低心排血量综合征和各种心律失常,甚至猝死,狭窄严重者应再次手术矫治。

七、关于法洛四联症

法洛四联症(TOF)是一种常见的先天性心脏畸形。在发绀型先心病中占 50% ~ 70%,占先心病的 12% ~ 14%,1888 年,Fallot 对该病进行了全面地阐述。其基本病理为室间隔缺损、肺动脉狭窄、主动脉骑跨和右心室肥厚。VanPraagh 认为法洛四联症的四种畸形是右室漏斗部或圆锥发育不良的后果,即当胚胎第 4 周时动脉干未反向转动,主动脉保持位于肺动脉的右侧,圆锥隔向前移位,与正常位置的窦部室间隔未能对拢,因而形成发育不全的漏斗部和嵴下型室间隔缺损,即膜周型室间隔缺损。若肺动脉圆锥发育不全,或圆锥部分完全缺如,则形成肺动脉瓣下型室间隔缺损,即干下型室间隔缺损。

(一)临床表现

关于临床表现,法洛四联症病儿的预后主要决定于肺动脉狭窄程度及侧支循环情况,重症四联症有25%～35%在1岁内死亡,50%病人死于3岁内,70%～75%死于10岁内,90%病人会夭折,主要是由于慢性缺氧引起,红细胞增多症,导致继发性心肌肥大和心力衰竭而死亡。

1. 症状

(1)发绀:多在生后3～6个月出现,也有少数到儿童或成人期才出现。发绀在运动和哭闹时加重,平静时减轻。

(2)呼吸困难和缺氧性发作:多在生后6个月开始出现,由于组织缺氧,活动耐力较差,动则呼吸急促,严重者可出现缺氧性发作、意识丧失或抽搐。

(3)蹲踞:为法洛四联症病儿临床上一种特征性姿态。蹲踞可缓解呼吸困难和发绀。

2. 体征　患儿生长发育迟缓,常有杵状指(趾),多在发绀出现数月或数年后发生。胸骨左缘第2～4肋间可听到粗糙的喷射样收缩期杂音,常伴收缩期细震颤。极严重的右心室流出道梗阻或肺动脉闭锁病例可无心脏杂音。在胸前部或背部有连续性杂音时,说明有丰富的侧支血管存在,肺动脉瓣第二心音明显减弱或消失。

(二)检查

1. 实验室检查　常出现红细胞计数、血红蛋白和血细胞比容升高,重症病例血红蛋白可达200～250g/L。动脉血氧饱和度明显下降,多在65%～70%。血小板计数减少,凝血酶原时间延长。尿蛋白可阳性。

2. 影像学检查

(1)心电图:电轴右偏,右房肥大,右室肥厚。约有20%的病人出现不完全性右束支传导阻滞。

(2)胸部X线检查:左心腰凹陷,心尖圆钝上翘,主动脉结突出,呈"靴状心"。肺野血管纤细。轻型病人肺动脉凹陷不明显,肺野血管轻度减少或正常。

(3)超声心动图:超声心动图对四联症的诊断和手术方法的选择有重要价值,可从不同切面观察到室间隔缺损的类型和大小,主动脉骑跨于室间隔之上,肺动脉狭窄部位和程度,二尖瓣大瓣与主动脉瓣的纤维连续性。彩色多普勒可显示右心室至主动脉的分流,测量左心室容积和功能等。超声检查还可显示有无其他合并畸形。如怀疑周围肺动脉狭窄,应进行心血管造影。

(4)心导管及心血管造影术:右心导管检查能测得两心室高峰收缩压、肺动脉与右心室之间压力阶差曲线,了解右心室流出道和肺动脉瓣狭窄情况。右心室造影可显示肺动脉狭窄类型和程度、室缺部位和大小,以及外周肺血管发育情况。左心室造影可显示左室发育情况。

(三)手术治疗

临床上手术治疗有以下几种方法:

1. 姑息手术　肺血管发育很差、左心室发育小以及婴儿冠状动脉畸形影响应用右心室流出道补片者,均应先行姑息性手术,以后再行二期纠治手术。姑息手术的选择:①对年龄大的儿童多采用锁骨下动脉-肺动脉吻合术,或右心室流出道补片加宽术,后者适于两侧肺动脉过于狭小的病例;②3个月以内的婴儿则采用升主动脉-肺动脉吻合术或中心分流术。

2. 四联症矫正术　仰卧位,全麻,胸部正中切口,一般主张应用中度低温体外循环,新生儿则主张在深低温停循环和低流量体外循环下进行。一般采用4℃冷血心脏停搏液行冠状动脉灌注诱导心脏停搏进行心肌保护。心内矫正操作包括室间隔缺损修补、妥善解除右室流出道梗阻。

(四) 预后

法洛四联症患儿的预后主要取决定肺动脉狭窄程度及侧支循环情况,重症者有 25% ~ 35% 在 1 岁内死亡,50% 病人死于 3 岁内,70% ~75% 死于 10 岁内,90% 病人会夭折。主要是由于慢性缺氧引起,红细胞增多症,导致继发性心肌肥大和心力衰竭而死亡。

法洛四联症根治术实施的对象越来越广,病死率亦逐渐下降,目前我院根治术病死率低于 3%,晚期病死率低于 5%。今后对四联症的根治术,有症状者应将在婴儿时进行,无症状者可在 2 岁左右进行,适当早期手术、减少手术并发症、降低手术病死率应为发展方向。

点评

法洛四联症是较常见的先心病,其诊断要点:①发绀是本病突出表现,大部分病例出生后数月出现青紫。活动时喜蹲踞也是本病的特征之一。剧烈运动时,可有缺氧发作,表现为突发呼吸困难、青紫加重、神志障碍,严重时可出现晕厥、抽搐。②胸骨左缘第 2、3 肋间收缩期喷射性杂音,以第 3 肋间最响;③X 线检查示肺血减少,肺动脉段凹陷。主动脉影增宽,心尖上翘,构成典型"靴形心"。心电图改变有右室肥厚伴劳损,电轴右偏。超声心动图和右心室造影可显示本病的解剖畸形,右心导管检查可发现右心室压力增高,与肺动脉之间存在明显压力阶差。应与法洛三联症、艾森曼格综合征、三尖瓣下移畸形、永存动脉干、右室双出口等先天性心脏病相鉴别。

本病有时需要与肺结核、细菌性肺炎、百日咳、伤寒等病鉴别。

(李晓峰)

病例75 生后口唇肢端发绀1周

患儿,男,1周,于2007年1月13日入院。

一、主诉

生后口唇肢端发绀1周。

二、病史询问

(一) 问诊主要内容及目的

思维提示

患儿生后即出现口唇、肢端发绀,按常见病优先考虑的原则应将发绀型先天性心脏病放在首位。因此,问诊目的主要围绕引起发绀的诱因(原因)、发病时主要症状及特点、伴随症状、是否曾予以治疗及效果如何等问题展开,同时注意排除全身其他系统疾病所引起的发绀,同时兼顾鉴别重要发绀型先天性疾病的临床表现,以寻找引起患儿发绀的证据。

1. 出生时有无窒息抢救史,有助于鉴别其他全身系统疾病所引起的发绀,如严重的肺部感染、肺透明膜病等引起的呼吸衰竭低氧血症,可有发绀及呼吸障碍表现,但吸氧有效;气胸、先天性膈疝等疾病常使肺部受压而引起发绀,听诊及胸片检查可协助诊断。

2. 患儿喂养时吮吸是否有力,是否伴有气促、多汗,如患儿平时吃奶费力,存在吃停现象,哭闹后气促、多汗明显,均为心功能差的临床表现。

3. 平静时和哭闹后发绀有无变化,在排除全身其他系统疾病后,如果患儿平静后仍有发绀的表现,哭闹后加重,考虑发绀型先天性心脏病的可能性较大。

4. 母孕龄及孕早期有无病毒感染、糖尿病病史,是否使用过激素及抗惊厥等药物,有无毒性物质、放射线接触史和类似疾病家族史。研究表明母妊娠前3个月内病毒感染,使用影响胎儿生长发育的药物,腹部或盆腔放射线接触史等可能对胎儿心脏发育造成影响;此外,先天性心脏病还具有一定家族易感性,因此在病史询问中注意相关内容的问诊有助于协助诊断。

(二) 问诊结果及思维提示

患儿为出生1周新生儿,生后无明确诱因,即出现口唇、肢端发绀,平静时即有明显发绀,哭闹后未见加重,无缺氧发作史,平时喂养时吮吸较弱,需要间歇数次,伴有明显气促,患儿出生体重 2.6kg,生后无窒息抢救史,孕母年龄 39 岁,怀孕 8 周时有上呼吸道感染病史,在当地医生建议下服用中药。无毒物接触史和家族史。

思维提示

通过问诊可明确,母孕龄较大,孕初期有上呼吸道感染病史,且服用过药物;患儿体重较低,无窒息抢救史,生后即出现口唇、肢端发绀,安静时即有明显发绀,平时喂养困难,伴有明显气促。符合发绀型先天性心脏病的特点,临床常见的发绀型先心病,有法洛四联症、完全型大动脉转位、右室双出口和肺动脉闭锁等。其中完全型大动脉转位(TGA)的发病率较高,仅次于法洛四联症,文献报道约占先心病的 7%~9%。完全型大动脉转位由于两根大动脉起源位置的变化(图 75-1),使体循环和肺循环形成两个独立的循环系统(来自体静脉的静脉血经过右心房,汇入右心室,泵入主动脉供应身体各器官组织;来自肺静脉的动脉血经过左心房,汇入左心室,泵入肺动脉,再次用于气体交换)。患儿产后能够存活,必须在两个循环之间存在交通,形成一定程度的动静脉混合,比如通过未闭之动脉导管、房间隔缺损或室间隔缺损,使一部分含氧的动脉血进入体循环,患儿得以生存。混合血液量决定患儿存活状态。混合血液量小者表现为严重发绀,处于持续的缺氧及酸中毒状态,若不及时手术,这类病儿则很快死亡。混合血液量适度者发绀较轻或无发绀,病婴可以较长时间存活。混合血液量过大使得肺循环血流量过多可导致心力衰竭并可继发肺动脉高压症。TGA 的患儿一般是低体重儿,出生体重往往小于 3kg,由于严重的心脏畸形,心功能不全表现明显,体质较弱,吮吸常常无力;喂养时需要间歇数次,伴有明显的气促。需要特别鉴别的主要是法洛四联症等右心系统发育异常的疾病,这类疾病一般在哭闹后由于肺循环血流阻力增加,发绀可以明显加重,缺氧发作也是法洛四联症的较典型表现。应在体格检查时重点注意是否出现杵状指(趾),心脏听诊是否存在杂音,并通过实验室检查和影像学检查寻找发绀型先天性心脏病的证据。

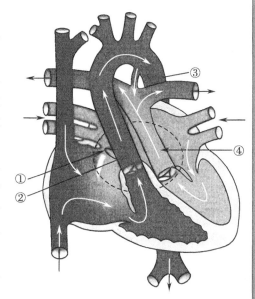

图 75-1 完全型大动脉转位示意图
①房间隔缺损;②主动脉;
③动脉导管;④肺动脉

三、体格检查

(一) 重点检查内容和目的

考虑患儿发绀型先天性心脏病可能性最大,如完全型大动脉转位、法洛四联症、右室双出口和肺动脉闭锁等。因此在对患者进行系统、全面检查的同时,应重点注意患儿生长发育情况,发绀程度,经皮氧饱和度,是否出现杵状指(趾)和心脏方面查体,视诊:心脏外形的检查,包括心前区有无隆起、心尖搏动位置、范围及强度。触诊:明确心尖搏动最强点位置、强弱、范围及是否存在震颤。叩诊:小婴儿心脏左界在婴儿期可达到乳头线外 1cm,儿童期在乳头内侧,少数可能会合并有镜像右位心,或者右旋心,查体时应注意心尖搏动位置。听诊:心脏杂音的位置、时期、强度和传导方向,第二心音情况基本判断先心病类型。另外还需注意有无奔马律,肝大和肺部细湿啰音,明确有无充血性心力衰竭。

(二) 体格检查结果及思维提示

体温 36.5℃,呼吸 55 次/分,脉搏 130 次/分,血压 83/42mmHg。神志清,精神弱,发育可,营养较差,口唇发绀,气管居中,无明显三凹征,气促,四肢末梢青紫,经皮血氧饱和度 70%,轻度杵状指、趾。颈静脉无怒张,双肺呼吸音粗,未闻及明显细湿啰音。心前区无隆起,心尖搏动在胸骨左侧锁骨中线上,搏动范围 0.5cm,可以触及细小震颤,叩诊心界右侧略扩大,心率 130次/分,律齐,胸骨左缘 3、4 肋间可以闻及粗糙收缩期杂音 3 ~ 4/6 级,震颤(+),未闻及奔马律,肝肋下 2cm。余腹部、四肢、神经等系统检查未见异常。

> **思维提示**
>
> 查体的顺序先观察患儿的口唇面色,在患儿安静时进行呼吸、脉搏、血压以及氧饱和度等测定。然后再进一步检查,先进行胸廓外形的视诊,继而触诊、叩诊、听诊,此检查顺序容易得到孩子的配合。对于患儿一般情况的查体可以对患儿的疾病类型进行初步的判断。而心脏查体有利于进一步明确诊断,先心病患儿由于心内分流长期存在可出现部分房室增大,心前区隆起、心尖搏动强且弥散可反映心室扩大或肥厚。心脏杂音在判断先心病方面具有重要的价值,听诊杂音时还应注意杂音产生的区域、强度、性质及传导方向。尽管心脏杂音的听诊对于判断先心病类型具有重要的意义,但并非所有的先心病都可以通过听诊心脏杂音得到明确的诊断,因此在听诊基础上还应该进行相关辅助检查可以更好地对疾病进行诊断。结合心脏听诊杂音位置位于胸骨左缘 3、4 肋间的常见先心病为室间隔缺损及法洛四联症,但二者杂音性质不同:室间隔缺损为粗糙性杂音、法洛四联症为喷射性杂音,本患儿听诊杂音位置及性质符合室间隔缺损特征,P_2 亢进表明肺动脉压力高,符合左向右分流型先心病病理过程,查体未见明显心脏衰竭的体征,并不会引起患儿青紫表现,说明患儿仍存在右向左分流,与问诊后初步考虑发绀型先心病的思路相吻合。可进一步行超声心动图、心电图、胸片、心导管造影等检查协助诊断,并判断病情,以为治疗方案提供依据。

四、实验室和影像学检查

(一) 初步检查内容及目的

1. 血气分析 了解低氧血症情况,有无代谢性酸中毒。

2. X线检查 根据胸片对心脏大小,上纵隔宽窄,肺动脉压力以及肺血多少作出判断。一方面可以在不同种类先心病中进行鉴别诊断,另一方面有利于预测疾病程度及手术预后。

3. 心电图 了解有无心律失常、心室肥厚、心房扩大、ST-T 改变。

4. 超声心动图 心脏彩超是诊断先心病最快速准确的客观检查。心脏彩超在显示心内结构方面具有最大的优势,明确主动脉和肺动脉的位置关系,两大动脉大小、冠状动脉的分布及类型,左心室发育情况、室间隔厚度、左室流出道是否梗阻、肺动脉瓣发育情况,动脉、心房、心室水平有无分流及主动脉弓情况。

5. 必要时可以考虑行心导管造影检查,尤其在需要进一步了解冠状动脉的情况下,心血管造影时作为常规需行升主动脉造影,以除外冠状动脉合并畸形。

(二) 检查结果及思维提示

1. 血气分析(未吸氧) pH 7.30, PaO_2 68mmHg, $PaCO_2$ 40mmHg, HCO_3^- 18mmol/L, BE −5mmol/L。

2. X线检查 主、肺动脉干前后位,上纵隔较窄,心影呈"蛋形",肺血较多。

3. 心电图 电轴右偏,右心室肥大。

4. 超声心动图 先天性心脏病大动脉转位,室间隔缺损,卵圆孔未闭,房室连接正常,主动脉位于右前,发自右心室,肺动脉位于左后,发自左心室。彩色及频谱多普勒超声检查显示房间隔卵圆窝处及室间隔处可探及左向右分流信号。

> **思维提示**
>
> 重要的检查结果:①血气分析提示低氧血症和代谢性酸中毒;②X 线检查提示大动脉位置关系异常,呈"蛋形",非"靴形"改变,肺血流增多,不符合法洛四联症胸片表现;③心电图提示右心室肥厚;④超声心动图具有重要诊断价值,提示大动脉位置关系异常,房室连接正常,符合完全性大动脉转位表现,房、室水平存在分流,说明存在房、室间隔缺损。

五、初步诊断及根据

先天性心脏病;①大动脉转位;②室间隔缺损;③卵圆孔未闭。

诊断根据:患儿体重较低,无窒息抢救史,生后即出现口唇、肢端发绀,安静时即有明显发绀,平时喂养困难,伴有明显气促。母孕龄较大,孕初期有上呼吸道感染病史,且有药物服用史;入院查体提示口唇发绀,气促,四肢末梢青紫,经皮血氧饱和度 70%。心前区无隆起,心尖搏动在胸骨左侧锁骨中线上,搏动范围 0.5cm,可以触及细小震颤,叩诊心界右侧略扩大,心率 130 次/分,律齐,胸骨左缘 3、4 肋间可以闻及收缩期杂音 2 ~ 3/6 级,未闻及奔马律。符合发绀型先天性心脏病的特点,结合心脏彩超检查可明确诊断。但亦需与以下疾病鉴别:

1. 法洛四联症 发绀较轻,喜蹲踞,心脏 X 线片常示"靴状",肺野清晰。心导管、超声有助于鉴别。

2. 完全性肺静脉异位回流 发绀较轻。X 线胸片常显示"8"字形心影,超声心动图可显示肺静脉进入左心房的部位。心导管结果与 TGA 有明显不同。

六、治疗方案及理由

(一)初步治疗(入院治疗)

依据患儿的病史、症状、体征及辅助检查结果,诊断基本明确,具备手术指征,收入院治疗。首先纠正低氧血症、代谢性酸中毒及对症支持等治疗;进一步完善相关术前检查,如常规检查三大常规,排除贫血、感染等各种基本情况;因手术需要临床用血,术前应排除各种经体液传播传染病;查肝肾功能,排除手术禁忌;

诊疗思维提示:对于部分心功能极差的患儿,如上述治疗措施不能有效改善心功能,需进一步应用静脉正性肌力药物支持心功能并应用卡托普利、西地那非等药物控制肺动脉压力,这种情况需要尽早调整术前状态、尽早手术。

思维提示

对于部分心功能极差的患儿,如上述治疗措施不能有效改善心功能,需进一步应用静脉正性肌力药物支持心功能并应用卡托普利、西地那非等药物控制肺动脉压力,这种情况需要尽早调整术前状态、尽早手术。

患儿入院后予积极改善心功能治疗,临床表现明显好转。吃奶较前有力,吃停现象改善,但多汗仍较明显,哭闹时唇周青紫较入院前减轻。复查心脏 B 超提示心室水平分流由左向右为主的双向分流转为左向右低速分流,表明经术前积极的强心、利尿治疗后肺动脉压力有所下降,临床效果明显。

(二)手术治疗

1. 手术方案 动脉水平调转手术,即 Switch 术(图 75-2)。

2. 理由 通常来说,完全型大动脉转位是限期手术,对于室间隔完整的大动脉转位,一般认为最好能在出生后 2 ~ 3 周内行 Switch 手术。当术前检查发现左、右心室压力比小于 0.6 时应视为 Switch 手术的禁忌证。对于室间隔完整,发绀严重的 TGA 患儿,其存活可能完全依赖动脉导管的开放,吸氧可能促进导管的闭合,威胁患儿生命,而且吸氧并不能改善缺氧,故应尽量避免,为了维持动脉导管的开放,可以给予前列腺素 E_1 [0.05 ~ 0.1μg/(kg · min)] 治疗。

同时应该特别注意呼吸暂停的发生,必要时予呼吸机辅助呼吸。对于伴有室间隔缺损的患儿,一般认为可以将手术期限放宽,在 8 周内行手术治疗。

根治手术方法主要分两种:

1. 动脉水平调转手术,即 Switch 术(图 75-2)。手术可以达到解剖学上的完全矫治。是矫治完全性大动脉转位的理想方法。手术取胸骨正中切口,常规建立体外循环,阻断降温。于适当位置分别离断主动脉及肺动脉,探查左右冠状动脉情况,充分剪裁和游离后,移植到原肺动脉根部合适位置。将原主动脉向后移位于肺动脉后方,吻合于新的主动脉根部,用备好的自体心包,将原肺动脉远端和主动脉近端吻合。恢复两个大动脉的连续性。

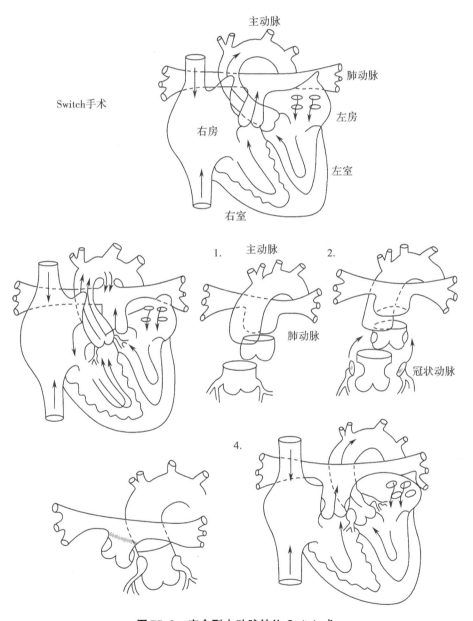

图 75-2　完全型大动脉转位 Switch 术

手术适应证:①左心室发育正常,左心室腔内压力未明显低于右心室腔内压力;②无严重肺动脉或左心室流出道狭窄;③无影响冠状动脉移植的冠状动脉畸形;④无严重的肺动脉高压。

本手术操作清晰,易于理解,手术成败的关键是冠状动脉的移植,包括观察冠脉的走行,冠脉的游离,移植到新主动脉位置的选择,冠脉有无扭曲,张力过高等,一定要做到心中有数,动作轻柔。对于室间隔完整的大动脉转位患儿,年龄稍大于 2~3 周,左室心肌逐渐退化,难以承受体循环压力,手术成功率明显降低。建议一期采用肺动脉环缩(banding)加体肺动脉分流术(B-T shunt)。使左心室压力达到右心室压力的 70% 以上,并保持经皮血氧饱和度大于 70%,术后超声心动图动态观察左心室舒张期末径、左心室心肌质量、左心室后壁厚度等情况,1~2 周后考虑行二期动脉调转术。其核心理念就是锻炼左室心肌。

2. 心房内调转术,包括 Senning 和 Mustard 术。是指在心房水平做板障将体静脉回心血引向左心房、左心室、肺动脉。肺静脉回心血流引向右心房、右心室、主动脉,达到血流的生理性矫治。随着心外科各项技术的完善,Senning 手术死亡率逐渐降低,有学者长期追踪发现,9 年生存率达 95%,远期突然死亡率 3%,但患儿术后易发生心律失常和腔静脉、肺静脉回流梗阻,因右心室不能长期承受体循环压力,引起三尖瓣(功能性二尖瓣)关闭不全,故此两种手术在临床上较少使用,在个别患儿因就诊较晚,失去了行大动脉调转术的机会时被采用。或者在双调转术中采用。

除此之外,对于根治条件不适合的病人,可以考虑姑息手术,比如介入行房间隔造口术、B-T 分流、中心分流等暂时缓解症状,为日后行根治手术做准备。其核心理念就是建立两个循环之间确切的交流通路。

动脉水平调转手术(Switch 术)操作清晰,易于理解,可以达到解剖学上的完全矫治。国内外资料显示,行 Switch 手术的远期生存率较为满意,是矫治完全性大动脉转位的理想方法。且患儿存在手术适应证:左心室发育正常,左心室腔内压力未明显低于右心室腔内压力;无严重肺动脉或左心室流出道狭窄;无严重的二尖瓣和三尖瓣反流;无影响冠状动脉移植的冠状动脉畸形;无严重的肺动脉高压。

(三) 术后处理

1. 呼吸机辅助呼吸 1 天。

2. 多巴胺 $4\mu g/(kg \cdot min)$,3 天后停药。

3. 硝酸甘油 $0.5\mu g/(kg \cdot min)$,2 天后复查心电图无 ST-T 改变,超声心动图示冠状动脉血流通畅,停用。

4. 常规利尿及抗感染治疗。

七、治疗效果及思维提示

术后 8 天复查胸片,心电图正常,超声心动图提示主动脉、肺动脉及冠状动脉血流通畅,各房室内径正常,患儿痊愈出院。

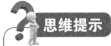
思维提示

一般术后常规使用呼吸机辅助呼吸至心肺功能稳定,并适量使用心血管活性药物维持心功能,适量使用利尿剂减少体内水潴留,随时纠正代谢性酸中毒及电解质紊乱。特别要注意的是,冠状动脉的功能对于预后非常重要,所以常规应用硝酸甘油。对于一些重症病人,临时起搏导线的放置也极为重要。

有些患儿术后撤离呼吸机非常困难,此时除了要关注肺部情况,另外值得注意的是膈肌是否有病变,文献报道大动脉转位术后膈膨升的发生率要高于其他先心病,至今原因并不十分明了,但通过膈肌折叠术可以使问题得到解决。

八、对本病例的思考

1. 关于完全性大动脉转位(TGA) TGA是指主动脉完全或大部分起自右心室,而肺动脉完全或大部分起自左心室先天性心脏畸形,是最常见的发绀型先天性心脏病之一,发病率为0.2‰~0.3‰,占先天性心脏病总数的5%~7%,仅次于法洛四联症,男性发病率较高,男女比例3:1。若不治疗,90%的患儿在1岁内死亡。对于生后无明显诱因即出现发绀的低体重患儿,要对本病保持高度警惕。避免因延误诊断而失去治疗机会。

2. 问诊的重要性 问诊是诊断疾病最基本、最重要的手段,疾病的早期,机体尚处于功能或病理生理变化的阶段,良好的问诊不仅可以全面地了解病人的病史及现状,而且还可以为选择相关的检查提供重要线索,本病中,如果忽视了对患儿的相关情况的详细问诊,势必会使病史采集粗糙,造成漏诊或误诊,延误患儿最佳治疗时间,造成不良后果。

3. 建立完善的先天性心脏病三级防治体系 目前我国先天性心脏病的三级防治体系尚不健全,胎前检查还未完善,很难完成胎前或新生儿期诊断,对合并大室间隔缺损的TGA畸形的患儿,国外文献报道更应尽早行ASO(3个月内,不超过6个月),否则可能丧失手术机会而无法行根治手术。但这部分患儿往往就诊很晚(超过6个月),一旦发现即病情很重,合并严重低氧血症和重度肺血管阻塞性病变,错过了最佳手术时机。

（李晓峰）

患儿,女,10 岁 4 个月,于 2007 年 1 月 13 日入院。

一、主诉

水肿、血尿 6 天,少尿 4 天,无尿 1 天。

二、病史询问

(一) 问诊主要内容及目的

> **思维提示**
>
> 　　患儿主要表现为水肿、血尿、进行性少尿、无尿,首先应考虑泌尿系统疾病。问诊主要围绕泌尿系统疾病的诱因(原因)、发病时主要症状及特点、伴随症状、是否曾予治疗及效果如何等问题展开。学龄期儿童多为原发或继发肾脏疾病导致的肾脏损害,应兼顾重要鉴别疾病的临床表现以寻找证据。患儿无尿,可能存在肾衰竭,要注意鉴别肾性、肾前及肾后性因素引起的肾脏损害,询问病史应着重围绕在这些方面。

　　1. 是否存在前驱感染史,是否为全程血尿,尿中是否有血块,外伤史,每日尿量,是否存在腹痛或放射性腹痛,既往是否曾经有过血尿和(或)蛋白尿、尿流中断、水肿、高血压史,是否有结石家族史或是否居住在结石高发区域,是否有乙型肝炎接触史,是否接种过乙型肝炎疫苗,是否曾有光敏感、皮疹、脱发、关节痛等病史。目的为鉴别尿路结石、外伤、结核、原发及继发肾脏疾病。

　　2. 是否曾予以药物治疗,何种药物及药物剂量,目的为判断是否存在药物因素导致肾脏损害。

　　3. 是否有肾脏病家族史,生长发育史。鉴别是否为家族遗传性肾脏疾病,了解生长发育情况。

　　4. 每日液体入量,是否伴有发热、腹泻、呕吐、呼吸系统症状如咳嗽等,用于判断是否存在入量不足所致尿少及无尿,是否存在呼吸道、消化道感染。

　　5. 是否接触过重金属如汞、砷等,目的为判断是否存在重金属中毒导致肾脏损害。

　　6. 是否有心脏疾病,判断是否为心源性因素导致肾脏损害。

　　7. 有无尿常规及其他相关化验检查。用于判断目前的病情。

(二) 问诊结果及思维提示

入院前 6 天,患儿出现双眼睑水肿,尿色发红,未予重视及治疗。4 天前,患儿尿量开始减少,每日 130~150ml,水肿加重,到当地医院就诊,化验尿常规:尿蛋白(＋＋＋),红细胞满视野;血肌酐 398μmol/L,诊为"急性肾功能不全",给予利尿、降压、中草药灌肠、口服氧化淀粉治疗。患儿病情无好转,水肿渐波及全身,血压 140/100mmHg,遂转来我院。入我院当天患儿排尿仅 20ml。

患儿病前 2 周有咽部不适及咳嗽,自服阿奇霉素及止咳糖浆好转。

患儿发病以来精神食欲稍差,大便正常,全程血尿,尿中无血块。无光敏感、皮疹、脱发、关节痛等。无发热、腹痛、腹泻、呕吐、咳嗽。既往无血尿和(或)蛋白尿、尿流中断。

患儿足月顺产,既往身体健康。无结石家族史,未居住在结石高发区域。已接种卡介苗,无结核病接触史。无肾脏病家族史。未接触过重金属。无腹部外伤史。

 思维提示

通过问诊可明确:①患儿为学龄儿,病程短,起病急,进展快,有前驱感染史,表现为水肿、血尿、进行性少尿及无尿,肾功能异常,应首先考虑肾实质损害因素导致急性肾衰竭;②患儿为女性,应注意鉴别结缔组织疾病导致继发性肾脏损害,患儿临床无发热、光敏感、皮疹、脱发、关节痛等,不支持;③患儿既往身体健康,无明显入量不足,未接触过重金属,无突然尿流中断及无尿,无肾脏病家族史,无腹部外伤史,肾前性因素、重金属中毒、泌尿系外伤、心脏疾患、尿路梗阻及遗传性肾脏病因素导致肾脏损害可能性不大。

三、体格检查

(一) 重点检查内容和目的

考虑患儿为泌尿系统疾病,尤其急性肾衰竭的可能性最大,在对患儿进行系统、全面检查的同时,注意准确测量血压,注意生长发育、心血管及肺部体征,尤其是水肿体征,明确生长发育情况及是否存在肺水肿、心脏疾病。

(二) 体格检查结果及思维提示

体温 36.9℃,脉搏 108 次/分,呼吸 36 次/分,血压 145/95mmHg,体重 32kg,身高 135cm。发育正常,营养中等,神志清楚,重病容,精神差,呼吸略急促。皮肤未见皮疹,左上臂可见卡瘢 2 枚。眼睑水肿,睑结膜稍苍白,巩膜无黄染。咽稍充血,扁桃体 Ⅱ 度肿大,未见脓性分泌物,口腔黏膜无出血点。心音有力,律齐,未闻及杂音。双肺呼吸运动一致,叩诊清音,呼吸音粗,肺底闻及少量中小水泡音。腹稍膨隆,肝肋下 2cm,无压痛,脾未及,移动性浊音(－),肾区叩击痛(＋),肠鸣音正常。双下肢非可凹性水肿。关节、神经系统查体未见异常。

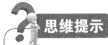
思维提示

体格检查结果与问诊后初步考虑泌尿系统疾病的思路相吻合。①患儿病史短，起病急，进展快，为学龄儿，有前驱感染史，表现为水肿、高血压、血尿、蛋白尿，无继发肾脏疾病临床表现，原发性肾脏实质性疾病可能性大；②患儿查体见咽充血，呼吸略急促，呼吸音粗，肺底闻及少量中小水泡音，血常规提示 WBC 升高，中性粒细胞为主，呼吸道感染及肺水肿可能性大。

四、实验室和影像学检查

（一）初步检查内容及目的

1. 腹部 B 超　了解泌尿系统及腹腔其他脏器情况，除外尿路梗阻及慢性肾衰竭。

2. 胸片　了解是否存在肺部感染、肺水肿及心影大小。

3. 监测血气及血生化、24 小时尿蛋白定量　明确水电失衡情况，了解肾功能。

4. 心电图、心脏彩超　了解心脏功能与结构，进一步除外心脏疾病。

5. ASO、补体、ESR、支原体抗体、病毒抗体、乙肝五项、抗核抗体及抗 DNA 抗体、ANCA、CIC、抗肾小球基底膜抗体等，以明确致病原，有助于诊断及鉴别诊断。

6. 必要时行肾活组织病理检查　了解肾脏受损程度，判定预后，指导治疗，明确诊断。

7. 监测尿常规、血常规　了解尿液改变、末梢血象情况。

（二）检查结果及思维提示

1. 腹部 B 超　双肾体积增大，实质回声增强（大于肝脏回声），结构模糊，双肾盂未见积水，双输尿管无扩张，未见结石梗阻。

2. 胸片　肺纹理粗多，肺门阴影边缘模糊，叶间裂增厚，心影增大。

3. 血气分析　pH 7.25、BE −8.2；肾功能：BUN 37.5mmol/L、Cr 572μmol/L。

4. 心电图　T 波高尖，Q-T 间期延长。心脏彩超：左心室略增大，心脏舒缩功能正常。

5. ESR 60mm/h；24 小时尿蛋白定量 2.2g。

6. ASO 800IU/L、补体 C3 0.48g/L，支原体抗体（−），病毒抗体（−），乙肝五项（−），抗核抗体及抗 DNA 抗体（−），ANCA（−），CIC（＋），抗肾小球基底膜抗体（−）。

7. 尿常规　尿蛋白（＋＋＋），红细胞 30~40/HP，白细胞 1~2/HP，比重 1.010。

8. 血生化　K^+ 6.2mmol/L、Na^+ 122mmol/L、Cl^- 89mmol/L、Ca^{2+} 1.6mmol/L；CO_2 CP 12mmol/L。

9. 血常规　Hb 83g/L，RBC 2.8×10^{12}/L，Ret 1.4%，WBC 11.3×10^9/L，分叶 82%，L 16%，M 2%，PLT 207×10^9/L。

患儿存在水电解质紊乱、失代偿性代谢性酸中毒、循环充血、肺水肿;大量蛋白尿、肾功能异常、双肾体积增大、双肾实质回声增强,ASO 增高,提示存在急性肾衰竭、肾脏实质损害,其原因与链球菌感染后肾脏免疫损害有关。

五、初步诊断及根据

结合患儿的病史和体格检查结果,明确疾病:①急性肾衰竭(肾性因素);②急性链球菌感染后肾小球肾炎;③上呼吸道感染。除外疾病:①肾前及肾后性肾衰竭;②乙肝病毒相关肾炎、紫癜性肾炎、狼疮肾炎等继发性肾脏疾病;③心脏疾病。

六、治疗方案及理由

1. 方案　血液透析治疗,维持水、电解质及酸碱平衡,控制感染,降压及对症治疗。记录 24 小时尿量、体重、每日入液量,予低盐优质蛋白饮食,严密监测生命体征、血生化、血压等,同时完善各项检查以明确诊断。

2. 理由　患儿急性肾衰竭明确,原因考虑与原发肾脏实质性疾病有关。患儿存在严重水电解质紊乱、失代偿性代谢性酸中毒、循环充血、肺水肿、高血压,应立即血液净化治疗,及时纠正水电解质紊乱及酸碱失衡。同时,应积极控制感染及避免应用肾毒性药物,以免感染及药物因素加重肾脏损害。

七、治疗效果及思维提示

患儿入院后即予连续 2 次血液透析治疗,之后,血液透析 3 次/周,共 5 次血液透析。入院第 2 天,患儿血电解质及血压恢复正常,纠正了酸碱失衡。第 3 天,患儿进入多尿期,尿色变浅,第 10 天,患儿肾功能恢复正常,尿常规示红细胞 8 ~ 10 个/HP,尿蛋白(+),血常规正常。第 15 天,患儿出院。

八、关于急性肾衰竭

急性肾衰竭是儿科临床常见的危重症肾脏疾病,各年龄阶段常见病因不一。新生儿期以围生期缺氧、败血症、严重溶血或出血多见;婴幼儿期以腹泻、脱水、感染、先天性泌尿系畸形引起者多见;儿童则多见于各种类型的肾炎、中毒及休克。

急性肾衰竭处理原则:去除致病原因,积极控制感染;减轻肾脏负担,合理用药:避免毒性物质对肾脏的损害作用;维持水和电解质平衡;控制氮质血症。

抢救急性肾衰竭最有效措施是透析疗法,包括腹膜透析、血液透析、单纯超滤和(或)序贯超滤、连续性动静脉血液滤过透析等,上述透析技术各有适应证和禁忌证及其利弊,应根据具体情况选择。儿童处于生长发育的重要阶段，透析方式的选择至关重要，以血液透析及腹膜透析为主。腹膜透析方法简便、安全、经济，在基层医院易于开展。

少尿期是急性肾衰竭患儿抢救的关键时期，除病因治疗外，主要治疗是使病儿能度过肾衰竭期，使少尿引起的内环境紊乱减至最低程度，争取肾脏病变的恢复。急性肾衰竭小儿如能尽早开始透析治疗可显著提高治愈率。

急性肾衰竭透析疗法的指征：严重水电解质紊乱、高钾血症、高血压、尿毒症脑病、体液潴留及充血性心力衰竭、高分解代谢型[即每日尿素氮上升≥14.3mmol/L（40mg/dl），肌酐上升≥177μmol/L（2mg/dl），钾上升 1~2mmol/L，血清 HCO_3^- 下降≥2mmol/L]、非分解代谢型[伴有少尿或无尿 2 天以上，血肌酐≥442μmol/L（约 5mg/dl）、血尿素氮≥21.4mmol/L（60mg/dl）、CO_2 结合率≤13mmol/L]。目前，透析疗法的指征较前宽松许多，一旦急性肾衰竭诊断成立，尿量在短期内不能迅速增多，又无禁忌证时即应开始早期预防性的充分透析治疗以提高小儿治愈率。

急性肾衰竭患儿的预后与原发病有关，急性肾小管坏死、急性间质性肾炎、急性链球菌感染后肾小球肾炎患儿一般易恢复，多数急进性肾小球肾炎、双侧肾静脉栓塞或双侧肾皮质坏死所致肾衰竭的肾功能不易恢复。急性肾衰竭的预防主要是积极防治原发病，避免和祛除诱发因素是预防之根本。因此，要注意以下 3 点：①饮食有节，讲究卫生，尤其在传染病流行的季节和地区更应加强预防措施；加强体育锻炼，提高机体防御能力。②防止中毒：尽量避免使用和接触对肾脏有毒害的药物或毒物。若属意外服用或接触应及时发现和及早治疗。③防治及时：一旦有诱发急性肾衰竭的原发病发生，应及早治疗，注意纠正水、电解质紊乱及酸碱失衡，恢复循环功能。

（孟　群）

病例77　发热3天,血尿、少尿、无尿1天

患儿,女,7岁2个月,于2007年1月20日入院。

一、主诉

发热3天,血尿、少尿、无尿1天。

二、病史询问

(一)问诊主要内容及目的

?　思维提示

对于突然出现血尿、无尿的患儿应首先考虑到是否存在尿路梗阻、外伤、肾衰竭,同时要注意鉴别肾前、肾后性肾衰竭,询问病史应着重围绕在这些方面。

1. 是否为全程血尿,尿中是否有血块,是否伴有腹痛或放射性腹痛,是否有结石家族史或是否居住在结石高发区域,是否有尿路外伤史,是否曾经有过血尿和(或)蛋白尿、尿流中断,每日液体入量,是否伴有腹泻、呕吐等,目的为鉴别是否存在结石或尿路断裂引起无尿;是否存在既往肾脏疾病;是否存在入量不足所致尿少及无尿。

2. 是否曾予以药物治疗,何种药物及药物剂量,为判断是否存在药物因素导致肾脏损害。

3. 是否有肾脏病家族史,主要鉴别是否为遗传性肾脏疾病。

4. 是否接触过重金属如汞、砷等,为判断是否存在重金属导致肾脏损害。

5. 是否有心脏疾病,为判断是否为心源性因素导致肾脏损害。

6. 有无尿常规及其他相关化验检查,用于判断目前的病情。

(二)问诊结果及思维提示

患儿于入院前3天无明显诱因出现发热,体温38.5~39℃,食欲欠佳。就诊于当地诊所,予静点药物(头孢曲松)治疗。入院前1天,患儿体温恢复正常,开始腹痛,为脐周痛,非放射性,呕吐2次,食后即吐,非喷射性,为胃内容物,约100ml/次,出现全程肉眼血尿,为洗肉水色,尿量无减少,查尿常规提示红细胞满视野。入院当天,患儿继续予前述治疗,腹痛加重,出现无尿,急到当地医院,查血生化:BUN 16.1mmol/L、Cr 215μmol/L,遂转来我院。患儿病后无咳嗽及尿流中断,病前无腹部外伤史。

足月顺产,既往身体健康。未接触过重金属。无肾脏病家族史,未居住在结石高发区域。

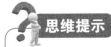

思维提示

通过问诊可明确:①患儿病程短,起病急,进展快,表现为腹痛、血尿及突然无尿,应首先考虑尿路梗阻因素导致肾衰竭;②患儿临床有发热,应用抗生素治疗 3 天,感染及药物因素导致肾脏损害亦应考虑;③既往身体健康,病后虽然有呕吐,但无明显入量不足,未接触过重金属,无肾脏病家族史,无腹部外伤史,肾前性因素、重金属、泌尿系外伤、心脏疾患及遗传性肾脏病因素导致肾脏损害可除外。

三、体格检查

(一) 重点检查内容和目的

考虑患儿为泌尿系统疾病,尤其急性肾衰竭的可能性最大,在对患儿进行系统、全面检查的同时,注意准确测量血压、心血管及肺部体征,尤其是水肿体征、肾区叩击痛、外生殖器(外阴)情况,明确生长发育及是否存在肺水肿及心脏疾病。

(二) 体格检查结果及思维提示

体温 38.5℃,呼吸 22 次/份,脉搏 102 次/份,血压 125/90mmHg,体重 24kg,身高 128cm。营养发育正常,神志清楚,精神弱,呼吸较平稳,皮肤弹性好,左上臂可见卡瘢 1 枚,面色尚可,双眼睑轻度水肿,唇红润,咽充血,双侧呼吸运动一致,双肺叩清音,呼吸音粗,心音有力,律齐,各瓣膜区未闻及杂音,腹软,无压痛及包块,肾区叩击痛(+),关节、神经系统查体未见异常,双下肢无水肿,肢端暖。

思维提示

体格检查结果与问诊后初步考虑泌尿系统疾病的思路相吻合。

四、实验室和影像学检查

(一) 初步检查内容及目的

1. 腹部 B 超　了解泌尿系统及腹腔其他脏器情况。
2. 腹部平片　了解是否存在泌尿系阳性结石。
3. 监测血气及血生化　明确是否存在水电解质、酸碱失衡及其严重程度,了解肾功能。
4. 心电图、心脏彩超　进一步除外心脏疾病。
5. 胸片、ESR　明确是否存在肺部感染。

6. 血尿酸　了解体内尿酸水平。

7. 监测尿常规、血常规　了解尿液改变、末梢血象情况。

(二) 检查结果及思维提示

1. 腹部 B 超　双肾体积增大,实质回声稍增强,结构清晰,双肾盂积水,双输尿管扩张,远端可见泥沙样结石。膀胱内无尿。

2. 腹部平片　未见 X 线阳性结石。

3. 血气分析　pH 7.32,BE −4.8;肾功能:BUN 23.5mmol/L、Cr 372μmol/L。

4. 心电图正常,心脏彩超提示心脏结构及功能正常。

5. ESR 40mm/h;胸片:双肺纹理稍多,心影丰满,肺门不大。

6. 尿酸 457.10mmol/L。

7. 血常规　WBC 12.4×10^9/L,N 0.80,L 0.20,红细胞、血红蛋白、血小板正常。

8. 血生化　K^+ 5.8mmol/L、Na^+ 126mmol/L、Cl^- 96mmol/L;BUN 18.5mmol/L、Cr 368μmol/L、CO_2 CP 15mmol/L。

9. 尿常规　尿蛋白(+),红细胞 30~40/HP,白细胞 1~2/HP,比重 1.010。

思维提示

　　患儿存在水电解质紊乱、轻度失代偿性代谢性酸中毒、肾衰竭。腹部 B 超及腹平片所见支持肾后性因素(双输尿管非钙性结石)为肾衰竭主要原因。产生结石可能原因:患儿体质因素、药物、呕吐导致血液浓缩。双肾实质回声稍增强提示存在肾脏实质性损害,其原因考虑主要与尿路梗阻导致肾实质功能受损有关,其次为感染因素导致肾脏功能损害。

五、初步诊断及根据

　　结合患儿病史、体格检查及化验结果分析:①病史短,存在水电解质紊乱,BUN 及 Cr 升高,急性肾衰竭(肾后性肾衰竭)、双输尿管结石诊断成立;②患儿发热 3 天,查体见咽充血,呼吸音粗,血常规提示 WBC 升高,中性粒细胞为主,上呼吸道感染诊断成立;③除外肾前性肾衰竭、泌尿系外伤破裂、心脏疾病。

六、治疗方案及理由

1. 方案　解除梗阻,控制感染,纠正水电解质紊乱及酸碱失衡。

2. 理由　患儿急性肾衰竭原因主要与尿路梗阻有关,应立即做检查明确诊断及梗阻部位、解除梗阻。感染及药物因素会加重肾脏损害,应积极控制感染及避免应用肾毒性药物。同时,应及时纠正水电解质紊乱及酸碱失衡,严密监测生命体征、出入量、血生化,对症治疗。

七、治疗效果及思维提示

患儿于入院当天,在连续硬脊膜外腔麻醉下行膀胱镜双侧输尿管支架管逆行尿液引流术。患儿采用截石位,自尿道外口插入膀胱镜,于双输尿管置入支架管,输尿管壁均有不同程度黏膜水肿,疏通后多见到黄褐色泥沙样结石伴随洗肉水样尿液涌出,膀胱内留置导尿管。

记录 24 小时尿量,每日称体重,低盐优质蛋白饮食,控制感染,维持水、电解质及酸碱平衡,多饮水。定期复查血 BUN、Cr、腹部 B 超等。

患儿解除尿路梗阻后,尿量立即增多,入院当天血电解质及血压即恢复正常,纠正了酸碱失衡。入院第 2 天,患儿尿色变浅,肾功能恢复正常,复查腹部 B 超肾盂稍饱满,输尿管未见扩张,未见结石。第 7 天,患儿尿常规示红细胞 2 ~ 3 个/HP,复查血常规及 ESR 正常,腹部 B 超提示双肾大小及回声正常,输尿管未见扩张,未见结石,拔除导尿管及支架管。第 8 天,患儿出院。

八、对本病例的思考

1. 关于急性肾后性肾衰竭　近年来,儿童泌尿系结石的发病率逐渐增高,双输尿管结石导致的急性梗阻性肾衰竭亦有所增多。儿童泌尿系结石发病常有尿闭或少尿伴血尿,肾区绞痛等典型的上尿路结石症状并不多见。对于突然出现无尿、电解质紊乱不明显、病程短、一般状况尚好的急性肾衰竭患儿须考虑有无尿路结石导致尿路梗阻的可能,腹部 B 超可以作为诊断泌尿系结石的首选方法。一旦确诊为本病,应尽早解除梗阻。膀胱镜治疗输尿管结石致急性梗阻性肾衰竭,损伤小,引流充分,手术时间短,降低了手术危险性,不失为最佳选择。若患儿水、电解质及酸碱失衡严重,应先予透析治疗抢救生命,缓解一般状况后再行膀胱镜双侧输尿管支架管逆行尿液引流术。术后应注意维持水、电解质平衡、防治感染和保持引流通畅。泌尿系结石导致急性肾衰竭处理原则:去除致病原因、解除梗阻是关键,减轻肾脏负担,促进体内储积物肾外性排泄,保持水和电解质平衡,防治并发症。

2. 明确泌尿系结石高危因素　在解除梗阻及综合疗法治疗肾衰竭的同时应积极寻找结石形成原因,做结石分析,查尿 Ca/Cr(餐前、后)、尿酸、24 小时尿 Ca 定量、尿筛查、甲状旁腺素、血钙磷酶、静脉肾盂造影、排泄性尿道膀胱造影等,以了解患儿是否存在诱发结石的高危因素,并应长期随访。

结石高危因素包括:药物因素(头孢曲松、阿莫西林、呋塞米等),泌尿系统因素(尿路畸形、高钙尿症、低/高尿 pH 值、反复尿路感染、胱氨酸尿症等),地理环境因素(水质、高温),内分泌疾病(甲状旁腺功能亢进),饮食(高动物蛋白、高脂肪、高糖、高钙饮食)。

（孟　群）

病例78 腹泻3天,少尿2天,无尿1天

患儿,女,1岁2个月,于2007年8月28日入院。

一、主诉

腹泻3天,少尿2天,无尿1天。

二、病史询问

(一) 问诊主要内容及目的

> **思维提示**
>
> 对于一个腹泻、少尿继而无尿的婴幼儿应首先考虑到有效循环血容量不足导致的急性肾前性肾衰竭,同时要注意鉴别感染引起的肾实质性损害。入量不足是引起尿路结石梗阻的诱发因素,因此,也应鉴别肾后性肾衰竭。询问病史应围绕上述三方面。

1. 每日腹泻次数,大便的性状,每次大便中的水量,是否伴有呕吐,呕吐次数及呕吐量,每日液体入量,是否伴有发热,是否有心脏疾病,用于判断是否存在入量不足所致尿少及无尿、是否为心源性因素导致肾脏损害。患儿年龄小,应注意询问是否存在先天或遗传性疾病引起的肾脏损害。

2. 其他询问内容同前述病例。

(二) 问诊结果及思维提示

患儿于入院前3天无明显诱因出现腹泻,大便呈蛋花汤样,4~5次/日,每次量约100ml左右。食欲欠佳,牛奶60~80ml/次,4次/日,饮水100~200ml/d。尿量无明显减少。自服蒙脱石散1袋/次,2次/日,嗜酸乳杆菌散1袋/次,2次/日。入院前2天,患儿腹泻加重,10余次/日,大便性状同前,同时出现3次呕吐,食后即吐,非喷射性,为胃内容物,约100ml/次。精神萎靡,哭时泪少,尿量减少100~200ml/d,当地医院予维生素 B_6 静点及补充生理维持液200ml治疗。入院当天,患儿呕吐略减轻,但腹泻无缓解,哭时无泪,全天排尿30ml,急查血生化:K^+ 4.0mmol/L、Na^+ 130mmol/L、Cl^- 104mmol/L;BUN 17.6mmol/L、Cr 157μmol/L,故转来我院。患儿病后无发热及咳嗽,无血尿、排尿时哭闹及尿流中断。

患儿足月顺产,既往身体健康。未接触过重金属。无肾脏病家族史,未居住在结石高发区域。

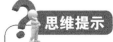

思维提示

　　通过问诊可明确:①患儿腹泻、呕吐,虽然曾予补液治疗,但补液量较少,哭时泪少渐至无泪,说明存在脱水、入量不足;②患儿无特殊用药史,药物因素导致肾脏损害可除外;③患儿无血尿、排尿时哭闹及尿流中断。既往身体健康。未接触过重金属。无肾脏病家族史,未居住在结石高发区域。重金属、心脏疾患及原发肾脏病因素导致肾脏损害可除外。

三、体格检查

(一)重点检查内容和目的

　　考虑患儿为泌尿系统疾病,尤其急性肾衰竭的可能性最大,在对患儿进行系统、全面检查的同时,注意准确测量血压,注意生长发育、脱水体征、末梢循环、心血管及肺部体征,尤其是水肿体征,明确生长发育情况及是否存在肺水肿及心脏疾病。

(二)体格检查结果及思维提示

　　体温 36.5℃,呼吸 24 次/分,脉搏 136 次/分,血压 80/50mmHg,体重 10kg,身高 78cm。营养发育正常,神志清楚,精神弱,呼吸较平稳,皮肤干燥,左上臂可见卡瘢 1 枚,面色尚可,眼窝及前囟凹陷,双眼睑无水肿,唇及口腔黏膜干,咽无充血,双侧呼吸运动一致,双肺叩诊清音,呼吸音清,心音有力,律齐,各瓣膜区未闻及杂音,腹部、关节、神经系统查体未见异常,双下肢无水肿,肢端凉。

思维提示

　　体格检查结果与问诊后初步考虑泌尿系统疾病的思路相吻合。①患儿病史短,BUN、Cr 升高、CO_2 CP 降低,急性肾衰竭诊断成立;②患儿腹泻,腹泻病成立;③患儿皮肤干燥,精神弱,眼窝及前囟凹陷,唇及口腔黏膜干,肢端凉,脱水诊断成立;④卡瘢(+),心脏查体未见异常,初步除外心脏疾病、结核病。

四、实验室和影像学检查

(一)初步检查内容及目的

1. CRP、胸片、ESR　明确是否存在细菌性感染及肺部感染。
2. 监测血气及血生化　明确是否存在水电解质、酸碱失衡及其严重程度,了解肾功能。

3. 心电图、心脏彩超 除外先天性心脏病。

4. 腹部B超 了解双肾及腹腔其他脏器情况。

5. 血常规、尿常规 了解末梢血象、肾脏损害情况。

6. 尿钠、渗透压 进一步明确诊断。

7. 便常规 了解大便情况,明确是否为感染性腹泻。

(二) 检查结果及思维提示

1. ESR、胸片、CRP 均正常。

2. 血气分析 pH 7.30,BE -4.5mmol/L。

3. PPD 试验阴性。

4. 心电图正常、心脏彩超提示心脏结构及功能正常。

5. 腹部B超 双肾大小及回声及腹腔其他脏器均正常。

6. 尿常规 比重1.030,未见红、白细胞及管型。

7. 尿钠16mmol/L,渗透压800mOsm/L。

8. 便常规 蛋花汤样,未见红、白细胞,潜血(-),脂肪球(+++),轮状病毒(+)。

9. 血常规 WBC 6.4×10^9/L,N 0.278,L 0.651,红细胞、血红蛋白、血小板正常。

10. 血生化 K^+ 4.2mmol/L,Na^+ 132mmol/L,Cl^- 102mmol/L;BUN 19.1mmol/L,Cr 204μmol/L,CO_2 CP 16mmol/L。

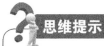

思维提示

①患儿病史短,存在轻度失代偿性代谢性酸中毒,BUN、Cr升高,急性肾衰竭诊断成立;尿比重较高,尿钠<20mmol/L,尿渗透压>500mOsm/L,支持肾前性肾衰竭;腹部B超不支持肾实质性疾病及尿路梗阻;②患儿便常规:蛋花汤样,未见红、白细胞,潜血(-),脂肪球(+++),轮状病毒(+),血常规提示WBC不高,淋巴细胞为主,轮状病毒肠炎诊断成立;③患儿皮肤干燥,精神弱,眼窝及前囟凹陷,唇及口腔黏膜干,肢端凉,Na^+ 132mmol/L,重度等渗性脱水诊断成立。

五、初步诊断及根据

结合患儿的病史、体格检查、化验结果,明确诊断:①急性肾前性肾衰竭;②秋季腹泻(轮状病毒肠炎);③重度等渗性脱水。除外疾病:肾性及肾后性肾衰竭、心脏疾病。

六、治疗方案及理由

1. 方案 补液、纠正水电解质紊乱及酸碱失衡;控制感染;避免应用肾毒性药物。补液量:累计损失量:100~150ml/kg+继续丢失量+生理需要量100ml/(kg·d)。

2. 理由 患儿急性肾衰竭与腹泻脱水导致肾脏有效循环血容量减少有关,治疗轮状病毒腹泻无特效药物,治疗原则应着重补液纠正血容量不足、水电解质紊乱及酸碱失衡,同时严密监测生命体征、出入量、血电解质及酸碱平衡,对症治疗。

七、治疗效果及思维提示

2:1糖盐等渗液20ml/kg快速输注(半小时内输完)后,患儿肢端凉好转,精神状态好转,排尿约50ml,进一步证实急性肾前性肾衰竭诊断。继续予补液治疗,患儿脱水表现逐渐消失,面色转红润,精神好,呕吐2次,予维生素 B_6 0.1g静点。第2天,患儿脱水纠正,无呕吐,进食好,尿量正常,复查血气分析正常,尿常规:比重1.020,未见红、白细胞及管型,肾功能:BUN 16.5mmol/L、Cr 145μmol/L,腹泻次数减少6~7次/日,予口服补液盐补充继续丢失量及生理需要量。第3天,患儿一般状况好,腹泻次数减少2~3次/日,糊状便,大便中水分减少,无呕吐,复查尿常规及肾功能正常。患儿病情恢复过程支持入院诊断。

肾前性肾衰竭如果得不到及时治疗,会导致肾实质性损伤,转变为肾性肾衰竭,因此,需要了解肾小球及肾小管的功能。患儿肌酐清除率(CCr)及肾小管功能($β_2$-MG)均正常。

八、关于肾前性肾衰竭

肾前性肾衰竭系由于全身有效血循环量急剧降低,心搏出量降低,致使肾皮质血流量及肾小球过滤率降低所致。常见于:①血容量减少:失血、胃肠道丢失、血浆蛋白减少、灼伤、肾或肾上腺疾病伴盐丢失者;②低血压:败血症、弥散性血管内凝血、低体温、心衰;③低血氧:肺炎、钳夹主动脉、呼喊窘迫综合征。如在一定时间内肾低灌注量恢复,则肾功能可恢复正常,若超过一定时间则发生不可逆肾实质损害,腹泻患儿一定要注意补充液量,及时纠正脱水。治疗原则:针对病因治疗;维持水电解质平衡,争取肾脏功能恢复,加强卫生宣教。

(孟 群)

病例79 颜面水肿 9 天，尿检异常 8 天

患儿，女，13 岁 6 个月，于 2008 年 4 月 12 日入院。

一、主诉

颜面水肿 9 天，尿检异常 8 天。

二、病史询问

（一）问诊主要内容及目的

> **思维提示**
>
> 对于一个水肿伴尿检异常的青春期女孩，首先考虑肾小球疾病可能性大，询问病史应重点询问原发肾小球疾病如急性感染后肾小球肾炎，继发肾小球疾病如狼疮肾炎等。

1. 是否存在前驱感染史，包括呼吸道、皮肤及其他部位如牙齿耳部等，急性肾小球肾炎多有前驱感染病史，呼吸道感染多发生于病前 1～3 周，皮肤感染多于起病前 3～6 周。

2. 症状的进一步询问 水肿出现部位及进展速度，急性肾小球肾炎进展较快，肾病综合征进展较慢，继发性肾小球疾病起病多无明显水肿；询问血压及尿量：有无急性肾炎钠水潴留的表现，有无胸闷发憋症状，严重循环充血可导致急性心功能不全；询问排尿伴随症状，明显尿路刺激症状多提示尿路感染，后者水肿少见。

3. 询问当地医院的化验检查，尿常规尤其重要，血尿伴大量蛋白尿更支持肾小球疾病的判断。

4. 是否有双下肢皮肤紫癜病史，与肾脏受累间隔时间，主要鉴别是否过敏性紫癜性肾炎。个别紫癜肾炎可在肾脏受累之后出皮疹或无皮疹。

5. 是否有面颊部皮疹、光过敏、脱发及关节肿疼病史，用于鉴别狼疮肾炎，青春期女孩多见，是男孩发病的 5 倍。

6. 询问有无反复或持续呼吸道疾病及耳疾眼病病史，有无面色苍白贫血病史，该年龄段女孩还要注意系统性血管炎的可能。

7. 询问肝炎疫苗接种史，有无输注血液制品病史，鉴别肝炎病毒相关肾炎的可能。

8. 有无肾脏病家族史，男性肾衰竭病史，除外家族性遗传性肾炎。

（二）问诊结果及思维提示

入院前 9 天，家长发现患儿晨起眼睑颜面出现水肿，次日自感小腿及双足肿胀，尿少不显

著，无尿色异常及尿频尿急尿痛，无发热咳嗽，无皮疹。到当地医院就诊，发现血压偏高：120～130/80～90mmHg，查尿常规：蛋白＋＋＋＋，潜血＋＋，血常规：WBC 4.95×10^9/L，N 0.5，L 0.50，RBC 3.7×10^{12}/L，Hb 114g/L，PLT 203×10^9/L。抗"O"828 IU/L，补体 C3 0.19g/L，C4 正常，肌酐正常，尿素氮 7.65mmol/L，血白蛋白 26.4g/L，抗核抗体 1:80，抗 SSA 强阳性，抗 SSB 阴性，抗 Sm 阴性。乙型肝炎及丙型肝炎血清学检查阴性，诊断急性肾炎？狼疮肾炎？予青霉素及利尿等治疗一周，临床未见明显好转，为明确诊断转来我院。

患儿病前 1 周有呼吸道感染病史。既往无面部皮疹、日照皮炎病史，无关节肿痛病史，无脱发、口腔溃疡病史。无反复呼吸道疾病及眼病耳疾病史。

患儿父亲现年 40 岁，32 岁发现血压高，36 岁"肾衰竭"，37 岁行肾移植术。否认家族其他成员肾疾病史。

? 思维提示

①患儿为青春期女孩，急性起病，以水肿、血尿伴大量蛋白尿及高血压等肾炎综合征为主要表现，病前 1 周有前驱感染史，当地化验抗"O"增高，补体 C3 降低，考虑急性肾小球肾炎可能性大。②患儿大量蛋白尿并低白蛋白血症，伴高血压及补体下降，原发肾病综合征（肾炎型）不除外，若为该病，病理可能为膜增生性肾小球肾炎。③青春期女孩，出现肾脏损害，狼疮肾炎常规需要排除。该患儿补体 C3 下降，狼疮患儿常见 C3、C4 同时降低，自身抗体抗核抗体 1:80，滴度不高，抗 SSA 强阳性，抗 SSB 阴性，为非特异性抗体，抗 SM 阴性，为狼疮特异性抗体。据目前资料，狼疮肾炎不能除外，需寻找多系统损害证据，动态监测自身抗体变化，必要时肾穿刺协助诊断。④系统性血管炎也好发于该年龄段女孩，肾受累多伴肾功能损害，有时贫血偏重，与肾损不平行，多有非特异性全身症状，Wegener 肉芽肿可伴反复呼吸道病变，易误诊为肺炎、肺结核等。本患儿目前诊断该病支持点不多，进一步查 ANCA 排除。⑤患儿父亲有肾衰竭史，Alport 综合征需要排除。该病多见 X 连锁伴性显性遗传，男孩多以血尿起病，可伴先天性眼疾和（或）听力异常，女孩起病多表现为无症状尿异常。肾活检可确诊。

三、体格检查

（一）重点检查内容及目的

水肿程度、血压、心界大小，有助于判断是否存在循环充血。皮疹、毛发、口腔黏膜、关节：除外继发肾小球疾病。有无呼吸道、耳部及眼病变，贫血程度：是否系统性血管炎。

（二）体格检查结果及思维提示

体温 36.5℃，呼吸 16 次/分，脉搏 68 次/分，血压 130/90mmHg，身高 168cm，体重 75kg，毛发浓密，营养发育良好，神志清楚，精神反应稍弱，呼吸平稳，双面颊及耳廓可见少许斑丘疹，压之褪色，余部位皮肤未见皮疹、出血点。眼睑颜面轻度水肿。结膜无充血。口唇红润，口腔黏膜光滑,咽轻度充血,扁桃体Ⅱ度肿大。鼻腔黏膜光滑,未见分泌物,副鼻窦无压痛。外耳道未见分泌物。双肺呼吸音粗,未闻及啰音。叩诊心界不大,心音有力,律齐,心尖部闻及柔和Ⅱ级收缩期杂音。腹部饱满、肝肋下1cm,移动性浊音(+)。双下肢肿胀,非可凹性水肿。

思维提示

患儿存在水肿和血压偏高,无贫血貌,无下肢紫癜及颜面特殊皮疹,提示原发肾小球疾病可能性大,继发肾小球疾病可能性小,进一步实验室检查有助于明确病因。

四、实验室和影像学检查

(一)初步检查内容及目的

1. 血常规 有无贫血及血小板减少,贫血和(或)血小板减少病人需警惕狼疮肾炎,和肾损不相平行的贫血应注意有无原发血管炎的可能。

2. 24 小时尿蛋白定量 蛋白尿程度。

3. 监测肾功能 有无肾衰竭进行性进展,快速进展的肾衰竭需警惕急进性肾炎。

4. ASO 及补体 C3、C4 ASO 增高伴低补体(C3)见于链球菌感染后肾炎,补体降低还见于狼疮肾炎、膜增生性肾炎。

5. 动态监测 ANA、dsDNA 及抗 ENA 抗体,诊断狼疮的重要指标。

6. ANCA 诊断血管炎的重要指标。

7. 胸片 了解心肺情况,有无心脏扩大循环充血的表现,有无胸腔积液等浆膜炎的表现,有无肺部肺炎样或结核空洞样病变。柯瓦氏片:有无鼻窦炎。

8. 心脏彩超 进一步了解心脏情况,有无浆膜炎导致心包积液。

9. 肾 B 超 了解肾脏大小及受损程度。

10. 父系家族尿筛查 寻找家族遗传性肾炎的线索。

11. 先天性眼病及电测听检查 遗传性肾炎的辅助检查。

12. 有无耳部或眼部慢性炎症 血管炎的辅助检查。

(二)检查结果及思维提示

1. 血常规 WBC 8.4×10^9/L,N 0.70,L 0.30,RBC 3.5×10^{12}/L,Hb 112g/L,PLT 255×10^9/L。

2. 尿常规 蛋白 + + +,潜血 + + +,RBC 8~10 个/HP,WBC 2~3 个/HP,管型 0~1/HP。

3. 24 小时尿蛋白定量 3.24g/d,54mg/(kg·d)。

4. 血肌酐 132μmol/L,BUN 11.2mmol/L,血白蛋白 26g/L,胆固醇 6.25mmol/L。

5. ASO 1280IU/L,补体 C3 0.12g/L,C4 0.24g/L。

6. 住院第 2 天 ANA 1:80,dsDNA(-),ENA 阳性,SSA 强阳性,SSB 阳性,Sm(-);住院

一周：ANA 1∶40，dsDNA(－)，ENA 阳性，SSA 阳性，SSB 弱阳性，Sm(－)。

7. ANCA　(－)。

8. 胸片　心影增大，心胸比例 0.55，肺纹理增多，未见片影，双侧肋膈角消失，少量胸腔积液。柯瓦氏片：未见鼻窦炎。

9. 心脏彩超　左心室轻度增大，心包少量积液。

10. 肾脏 B 超　双肾肿大，实质弥漫损害，少量盆腔积液。

11. 父系家族尿筛查　患儿祖父母、叔叔、姑母尿常规未见异常。

12. 眼科会诊　双眼屈光不正。

13. 五官科会诊　电测听未见异常，耳部未见炎症，鼻检查提示鼻炎。

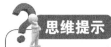

思维提示

患儿存在大量蛋白尿，肾功能下降，自身抗体可疑；家族史无进一步阳性发现。

五、初步诊断及根据

①患儿病前 1 周有前驱感染史，入院后进一步检查发现除高血压外，还存在心脏扩大，心包、胸腔及腹腔积液，故诊断急性循环充血。复查抗"O"增高，补体 C3 降低，肾功能无进行性恶化，考虑急性肾小球肾炎可能性大；②患儿大量蛋白尿并低白蛋白血症，伴高血压及补体下降，原发肾病综合征(肾炎型)不除外；③自身抗体有下降趋势，SSA、SSB 为非特异性抗体，感染等情况也可升高，但心包及胸腔积液不能排除浆膜炎，加之面颊部有可疑皮疹，狼疮肾炎仍不能排除；④ANCA(－)，眼、耳、呼吸系统未见病变，系统性血管炎基本排除；⑤患儿父系其他成员未发现尿检异常，且患儿是女孩，结合查体和化验检查，考虑遗传性肾炎可能性不大。

六、治疗方案及理由

患儿住院一周余，经抗感染、利尿、降压治疗，尿量增多，水肿消退，心包及胸腔积液消失，心脏大小恢复正常，但尿检未见明显好转，仍持续大量蛋白尿伴血尿。为进一步明确诊断于入院第 12 天行肾活检以明确诊断。

病理结果：毛细血管内增生性肾小球肾炎。

光镜：肾穿组织见肾小球 30 个，Masson 染色可见嗜复红蛋白沉积，肾小球内皮细胞及系膜细胞弥漫增生，毛细血管壁增厚，管腔狭窄，系膜区可见少许中性粒细胞浸润，肾小管上皮细胞肿胀变性，肾间质及小血管未见明显异常。免疫荧光：IgA(－)、C3＋＋＋，余 IgG、IgM、C4、C1q、F 均(－)。电镜：可见肾小球 12 个，肾小球毛细血管丛上皮细胞肿胀，足突节段性融合，毛细血管基底膜厚度不均匀，未见基底膜分层、撕裂，基底膜上皮细胞下可见大块驼峰状电子致密物沉积，内皮细胞弥漫增生，部分肿胀，阻塞毛细血管腔。系膜细胞、系膜基质增生增宽，系膜区未见确切电子致密物沉积。诊断急性链球菌感染后肾小球肾炎(毛细血管内增生性肾小球肾炎)。

七、进一步治疗及转归

该患儿明确诊断后继续维持原治疗,于住院第 20 天(病程 1 个月)复查自身抗体 ANA1∶40,dsDNA(−),ENA∶阳性∶SSA 阳性,SSB 阴性,Sm(−)。尿常规∶蛋白 +,RBC 1~3 个/HP。出院后 1 个月(病程 2 个月)复查 ANA 阴性,dsDNA(−),ENA∶阴性,尿常规∶蛋白 ±,RBC 1~3 个/HP,补体 C3 恢复正常。

八、关于本病例的思考

急性肾小球肾炎通常不需要肾活检,如临床怀疑急进性肾炎或持续大量蛋白尿、不除外其他肾小球疾病者,如狼疮肾炎、膜增生性肾炎等,在没有禁忌证的前提下,应及早肾穿刺明确诊断,以帮助确定下一步治疗方案及判断预后。

九、关于急性链球菌感染后肾小球肾炎

急性感染后肾小球肾炎好发于学龄儿童,病原菌最常见为链球菌,病原还有其他细菌、病毒、支原体、真菌及原虫等。致肾炎的链球菌主要为 A 族 β 溶血性链球菌,呼吸道链球菌感染多于病前 1~3 周,感染后 1 周可检测到抗"O"滴度升高,皮肤链球菌感染多于病前 3~6 周,ASO 往往不高,因和呼吸道感染属不同菌株,可检测抗 DNAse B 证实链球菌感染。

急性链球菌感染后肾炎临床表现差异很大,轻者仅表现为无症状尿异常,重者可发生急性肾衰竭、高血压脑病、急性循环充血以至急性心功能不全,还有少部分病人表现为"肾外症状型肾炎"∶具有典型急性肾炎的临床表现及转归,ASO 增高,补体 C3 下降并于 6~8 周后恢复正常,但尿检阴性或轻微异常,有学者对部分病人行肾活检,病理为典型毛细血管内增生性肾炎,临床诊断本病需注意除外其他疾病。约 10% 的患儿起病时伴肾病综合征,<1% 的患儿出现急进性肾小球肾炎,对病程超过 1 个月,肾功能无明显改善者应及时肾穿刺确诊。

本病预后良好,尽管蛋白尿可能 3~6 个月恢复,镜下血尿可持续 1 年,急性链球菌感染后肾炎通常完全恢复。临床表现为急进型肾炎者预后较差。

(张桂菊)

病例80 洗肉水样尿伴眼睑水肿23天

患儿,男,7岁9个月,于2008年3月4日入院。

一、主诉

洗肉水样尿伴眼睑水肿23天。

二、病史询问

(一)问诊主要内容及目的

思维提示

对于一个肉眼血尿伴水肿的学龄儿童应考虑肾小球疾病的可能性大,询问病史应围绕常见原发肾小球疾病及继发肾小球疾病询问。原发性如急性肾小球肾炎、IgA肾病、肾病综合征等,继发性如过敏性紫癜性肾炎、狼疮肾炎及乙型肝炎病毒相关肾炎等。

1. 是否存在前驱感染史,包括呼吸道、皮肤及其他部位如牙齿耳部等,感染与发病间隔时间。如果间隔时间1~3周,则首先考虑感染后急性肾小球肾炎。如果间隔时间1~3天,则支持IgA肾病。

2. 症状的进一步询问 水肿出现部位及进展速度,肾炎综合征进展较快,肾病综合征进展较慢,继发性肾小球疾病起病多无明显水肿。询问血尿伴随症状:有无尿频、尿急、尿痛及排尿不适,如有则支持泌尿系统感染的诊断,肾小球疾病伴肉眼血尿的病人可出现排尿不适,但多无尿路刺激症状。询问血尿是否全程血尿,如果是起始或终末血尿应考虑非肾脏疾病。询问尿量,尿量明显减少多见于感染后急性肾小球肾炎或急进性肾小球肾炎。询问有无感染后反复发作性肉眼血尿病史,有则支持IgA肾病的诊断。

3. 询问当地医院的化验检查,尿常规尤其重要,肉眼血尿伴大量蛋白尿更支持肾小球疾病的判断。

4. 是否有双下肢皮肤紫癜病史,与肾脏受累间隔时间,主要鉴别是否过敏性紫癜性肾炎。

5. 是否有面颊部皮疹、光过敏、脱发及关节肿疼病史,用于鉴别狼疮肾炎,此年龄男童少见。

6. 询问肝炎疫苗接种史,有无输注血液制品病史,鉴别肝炎病毒相关肾炎的可能。

7. 有无肾脏病家族史,男性肾衰竭病史,除外家族性遗传性肾炎。

(二)问诊结果及思维提示

患儿于入院前 24 天出现咳嗽、流涕,伴低热,自服感冒冲剂(不详),次日出现洗肉水样尿,为全程红色尿,不伴尿频、尿急、尿痛,病初尿量无明显减少。晨起发现眼睑轻微水肿,否认双足及双下肢肿胀感。无头疼头晕症状。否认皮疹、脱发、关节肿疼病史,否认腰腹部外伤史。到当地医院查尿常规:RBC +++,蛋白 +++,24 小时尿蛋白定量 3.07g,肾脏 B 超提示肾实质回声增强,血肌酐 112.4μmol/L,尿素氮 10.2mmol/L。诊断:"急性肾炎""肾病综合征?"静点青霉素、口服维生素 C、复方芦丁、双嘧达莫等治疗十余天,仍持续洗肉水样尿,尿检查无明显好转,尿量较前减少,水肿无明显加重,遂转来我院求治。今日我院门诊查尿常规:蛋白 +++,潜血 ++,RBC 10~15 个/HP,WBC 1~2 个/HP。血常规:WBC 9×10⁹/L,N 46.4%,L 63.6%,RBC 3.47×10¹²/L,Hb 110g/L,PLT 445×10⁹/L。

患儿病前 1~3 周无呼吸道感染或皮肤感染病史。既往健康,无肝炎接触史及输注血制品史。

家族成员无肾脏疾病史。

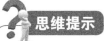

思维提示

①患儿为学龄儿童,急性起病,以水肿、肉眼血尿伴大量蛋白尿及氮质血症等肾炎综合征为主要表现,血压偏高,考虑肾小球疾病可能性大。②起病前有前驱感染史,感染后急性肾小球肾炎及 IgA 肾病均不能排除,但前者前驱感染与发病多间隔 1~3 周,病程 2~3 周多进入恢复期。该患儿感染史与发病间隔仅 1 天,更支持后者。但后者以发作性肉眼血尿多见,也可以肾炎综合征起病,确诊需肾活检。③原发肾病综合征以肾炎综合征起病相对少见,但需注意感染后继发肾病综合征的可能。④病前 6 个月内及病程中无双下肢紫癜病史,紫癜肾炎的可能性不大。患儿为男童,否认光过敏、关节肿痛等病史,狼疮肾炎的可能性不大。⑤无家族肾脏病史,遗传性肾炎的可能性不大。

三、体格检查

(一)重点检查内容及目的

一般情况:有助于判断病情严重程度。皮疹、毛发、关节:除外继发肾小球疾病。血压、水肿程度及性质、心界大小:是否存在循环充血。生长发育、贫血程度:是否慢性肾脏病急性发作。

(二)体格检查结果及思维提示

体温 36.5℃,呼吸 18 次/分,脉搏 88 次/分,血压 120/80mmHg,身高 141cm,体重 31kg,毛发浓密,营养发育良好,神志清楚,精神反应稍弱,呼吸平稳,全身皮肤未见皮疹、出血点。眼睑颜面轻度水肿。口唇红润,咽轻度充血,双肺呼吸音粗,未闻及啰音。叩诊心界不大,心音有力,律齐,各瓣膜区未闻及杂音。腹部饱满、移动性浊音(-)。双下肢轻度非可凹性水肿。

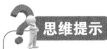

思维提示

　　患儿除轻度水肿外,无皮疹、口腔溃疡、脱发及关节肿痛等体征,提示原发性肾小球疾病可能性大。

四、实验室和影像学检查

(一) 初步检查内容与目的

　　1. 血常规　有无贫血及血小板减少,急性肾衰竭可有轻度贫血,血小板减少病人需警惕狼疮肾炎和溶血尿毒综合征。

　　2. 尿常规　观察蛋白和血尿的变化。

　　3. 24 小时尿蛋白定量　蛋白尿程度。

　　4. 监测肾功能及电解质　有无肾衰竭进展及电解质紊乱。

　　5. 血 IgA、ASO 及补体 C3、C4　半数 IgA 肾病病人血 IgA 增高,ASO 增高伴低补体(C3)见于链球菌感染后肾炎,补体降低还见于狼疮肾炎、膜增生性肾炎、乙肝病毒相关肾炎。

　　6. ANA、dsDNA　除外狼疮肾炎。

　　7. ANCA　除外血管炎。

　　8. 胸片　了解心肺情况,有无心脏扩大循环充血的表现。

　　9. 心脏彩超　进一步了解心脏情况。

　　10. 凝血功能检查　除外出血性疾病,也是肾活检之前的常规检查。

(二) 检查结果及思维提示

　　1. 血常规　WBC $101 \times 10^9/L$,N 56%,L 44%,RBC $3.15 \times 10^{12}/L$,Hb 102g/L,PLT $355 \times 10^9/L$。

　　2. 尿常规　蛋白 + + +,潜血 + + +,RBC 15 ~ 20 个/HP,WBC 0 ~ 1 个/HP 管型 0 ~ 1/HP。

　　3. 24 小时尿蛋白定量　2.54g/d,87.6mg/(kg · d)。

　　4. 监测肾功能及电解质　肌酐、尿素氮进行性升高,住院第 5 天血肌酐 232μmol/L,尿素氮 27.6mmol/L。血白蛋白 24g/L,总蛋白 41g/L,电解质大致正常。

　　5. 血 IgA、ASO 及 C4 正常,补体 C3 0.81g/L,轻度下降。

　　6. ANA、dsDNA　阴性。

　　7. ANCA　正常。

　　8. 胸片　心影丰满,肺纹理增多。

　　9. 心脏彩超　各房室内径正常高值,射血分数正常。

思维提示

　　患儿持续大量蛋白尿,肾功能进一步下降,补体 C3 轻度下降,自身抗体及 ANCA 阴性。

五、初步诊断及根据

患儿为学龄儿童,感染后出现肉眼血尿和大量蛋白尿,肾功能进行性下降。查体除轻度水肿外无过多阳性体征,补体 C3 轻度下降,自身抗体和 ANCA 阴性,应首先考虑感染后急性肾小球肾炎或 IgA 肾病,急进行肾炎不除外,肾病综合征(肾炎型)暂不除外。继发性和遗传性肾小球疾病可能性不大。

六、治疗方案和理由

因患儿水肿、血压偏高,尿素氮、肌酐增高(7 岁男童正常血肌酐约 50~60μmol/L),予患儿低盐低蛋白饮食。卡托普利 1mg/(kg·d)降低血压,减少尿蛋白。根据尿量及血压,间断给予呋塞米 1~2mg/kg 次,每日 1~2 次,减轻循环充血,利尿降压。口服碳片及中药灌肠减少尿素氮的肠道吸收。因未明确病因,暂不予激素治疗。

七、进一步检查内容及目的

患儿经上述对症治疗病情无缓解,为明确诊断,指导下一步治疗,为患儿行肾穿刺检查。
病理检查结果:IgA 肾病,Lee 分级 Ⅲ级。
光镜:肾穿组织见肾小球 27 个,肾小球系膜细胞及系膜基质中度增生,1 个肾小球细胞性新月体形成。Masson 染色可见嗜复红蛋白沉积,肾小管上皮细胞肿胀变性、间质小灶状淋巴细胞浸润,血管未见异常。免疫荧光:IgA+++、C3+,IgG+、IgM+、C4、C1q、F 均(-)。电镜:肾小球毛细血管丛上皮细胞高度肿胀,足突节段性融合,毛细血管基底膜厚度大致正常,未见基底膜分层、撕裂,未见电子致密物沉积。内皮细胞正常,偶见肿胀,系膜细胞、系膜基质增生增宽,系膜区及副系膜区可见团块状电子致密物沉积。

八、调整治疗方案及疗效

患儿临床表现为混合性肾炎综合征-肾病综合征,治疗予泼尼松 60mg/d[2mg/(kg·d)],分三次口服,继续服用卡托普利治疗。2 周后患儿水肿渐消退,血压正常,尿量增多,每日 1500~2000ml,肾功能好转(BUN 8.1mmol/L,Cr 91μmol/L),尿检查:蛋白+~++,RBC 3~5 个/HP,24 小时尿蛋白定量 725mg/d[1160mg/(1.73m²·d)],治疗 4 周时肾功能恢复正常,24 小时尿蛋白定量 450mg/d[708mg/(1.73m²·d)],泼尼松减量至 60mg,隔日晨顿服 4 周,复查尿常规:蛋白微量,RBC 2~3 个/HP,24 小时尿蛋白定量 260mg/d[408mg/(1.73m²·d)],泼尼松减量为 40mg,隔日晨顿服,计划逐渐减量,每两周减 2.5~5mg 至停用,根据 24 小时尿蛋白定量继续卡托普利治疗。

九、对本例的思考

学龄儿童感染后的急性肾损害,尤其伴大量蛋白尿及进行性肾功能下降者,临床上很难判断是急性肾炎还是急进性肾炎,或是其他肾小球疾病时,应及早进行肾活检,明确病因,早确立治疗方案,以达到最佳治疗效果。

十、关于 IgA 肾病

IgA 肾病是我国最常见的原发肾小球疾病,约占肾活检病例的 1/3。发病多见于儿童及青壮年男性。既往认为 IgA 肾病病情和缓,预后良好,目前研究证实 IgA 肾病并非良性病变,约 30% 的成年病人于 20 年后出现终末期肾病,另外 30% 的病人出现不同程度的肾功能下降。日本一项包括 241 例患儿的研究报道 5 年、10 年和 15 年后分别有 5%、6% 和 11% 的患儿出现慢性肾衰竭。

IgA 肾病临床表现多样,从无症状尿异常至急性肾衰竭。儿童 IgA 肾病起病可表现为:肉眼血尿、无症状镜下血尿和(或)蛋白尿、急性肾炎综合征:定义为血尿伴高血压和(或)肾功能不全、肾病综合征、混合性肾炎综合征- 肾病综合征。

IgA 肾病 Lee 氏分级:Ⅰ级:绝大多数肾小球正常,偶见轻度系膜增宽(节段)伴或不伴细胞增生,无肾小管间质损害;Ⅱ级:<50% 的肾小球示节段系膜增殖或硬化,罕见小新月体,无肾小管间质损害;Ⅲ级:弥漫系膜增殖增宽(可为局灶节段),偶见小新月体和粘连,伴局灶间质水肿,偶见细胞浸润,罕见小管萎缩;Ⅳ级:重度弥漫系膜增殖和硬化,部分或全部肾小球硬化,新月体 <45%,伴肾小管萎缩,间质炎细胞浸润,偶见间质泡沫样细胞;Ⅴ级:病变性质类似于Ⅳ级,但更严重,新月体 >45%。

IgA 肾病治疗建议:

1. 每日尿蛋白 < 0.5g/1.73m^2,肾功能正常,肾活检示轻微病变:规律随访。

2. 每日尿蛋白 0.5～1g/1.73m^2,用 ACEI 或 ARB 治疗。

3. 每日尿蛋白 >1g/1.73m^2,肾功能正常或轻度受损(血肌酐 < 130μmol/L),肾活检示轻到中度肾损害,ACEI 或 ARB 联合泼尼松隔日 0.5mg/kg 6 个月。

4. 每日尿蛋白 >1g/1.73m^2,肾功能受损(血肌酐 >130μmol/L),肾活检示中到重度肾损害,ACEI 或 ARB 联合泼尼松隔日 0.5mg/kg 联合硫唑嘌呤 1.5mg/kg。

5. 每日尿蛋白 >3g/1.73m^2,临床表现为肾病综合征的患者,病理表现严重,ACEI 或 ARB 加激素联合免疫抑制剂治疗:足量激素口服,逐渐减量至每日小剂量,环磷酰胺 1.5mg/kg 3 个月或静脉每次 400～600mg/m^2,每月一次,疗程 6 个月。

6. 急进性新月体性肾小球肾炎,甲泼尼龙冲击(每次 15～30mg/kg),单次剂量不超过 1g,三次为一个疗程)联合环磷酰胺静脉冲击治疗(每次 400～600mg/m^2,每月 1 次,6 个月),必要时血浆置换。甲泼尼龙冲击治疗后继予足量泼尼松口服,逐渐减量。

（张桂菊）

患儿,男,2岁,于2006年2月1日入院。

一、主诉

全身水肿伴少尿1周。

二、病史询问

(一)问诊主要内容及目的

思维提示

　　患儿为婴幼儿,起病急,病史短,临床主要表现水肿和少尿,不伴有血尿及其他伴随症状,考虑肾脏疾病的可能性大,但应除外心脏、肝脏、营养等疾病引起的水肿和少尿。因此,问诊目的主要围绕有无与肾脏、心脏、肝脏、营养性疾病相关的一些症状。

　　1. 水肿出现部位,尿量,肾脏病往往起病即出现水肿,以眼睑和双下肢常见,尿中有泡沫,尿量减少。
　　2. 发病前2~3周有无呼吸道感染史,尿色,感染后急性肾小球肾炎发病前2~3周有呼吸道感染史,多伴血尿。
　　3. 食欲,有无恶心、呕吐,皮肤和巩膜有无黄染,有无腹胀,若伴食欲差、恶心、呕吐,皮肤和巩膜黄染,腹胀,多见于肝脏疾病。
　　4. 是否伴有无力、憋气、呼吸困难,若伴有无力、憋气、呼吸困难,应考虑心源性疾病。
　　5. 饮食,是否添加辅食,如长期腹泻,食欲差,饮食单调,未添加辅食,应考虑营养不良性水肿。
　　6. 出生时体重,胎盘大小,如先天性肾病出生时低体重,胎盘大于体重25%。
　　7. 父母是否患有性疾病,如患有梅毒的母亲,患儿有患梅毒性肾病可能。

(二)问诊结果及思维提示

　　患儿出生时体重3.2kg,胎盘大小正常,发病前体健,食欲好,按时添加辅食,活动正常,无呼吸困难、恶心、呕吐、腹泻、皮肤黄染。发病前无上呼吸道感染,尿色正常,尿中有泡沫,无排尿不适。父母无性病史。水肿最初为眼睑水肿,随后出现颜面、下肢、腹壁水肿。

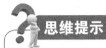

思维提示

　　通过问诊可明确,患儿主要表现全身水肿,不伴尿色改变及其他不适,符合肾脏疾病的特点,应在体格检查时观察水肿的特点、血压,并通过实验室检查和影像学检查寻找肾脏疾病的证据。

三、体格检查

(一) 重点检查内容和目的

　　考虑患儿肾脏疾病的可能性大,因此在对患者进行系统、全面检查的同时,应重点注意水肿特点、血压,此外关注患儿营养、呼吸、皮肤黄染、皮疹等以除外其他系统疾病。

(二) 体格检查结果及思维提示

　　体温 36.5℃,呼吸 24 次/分,脉搏 92 次/分,血压 90/60mmHg 发育营养良好,精神好,呼吸平稳,无发绀,皮肤及巩膜无黄疸,未见皮疹,双眼睑水肿,心肺未见异常,腹软,腹壁水肿,移动性浊音(+),肝脾未触及,阴囊水肿,双下肢可凹性水肿,关节无红肿,活动正常。

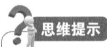

思维提示

　　结合体格检查结果与问诊初步考虑为肾脏疾病引起的全身水肿。患儿发育营养良好,呼吸平稳,未见皮疹,心脏检查未见异常,无肝脾肿大,可初步除外营养性、心源性、肝性疾病引起的全身水肿。进一步实验室检查和影像学检查明确诊断。

四、实验室和影像学检查

(一) 初步检查内容及目的

1. 血常规、CRP、ESR　进一步明确是否存在感染。
2. 尿常规　证实是否肾脏疾病
3. 生化全项　明确是否肾脏、肝脏、心脏疾患。

(二) 检查结果及思维提示

1. 血常规　WBC 9.3×10^9/L,N 54% ,L 46% ,PLT 451×10^9/L。
2. 尿常规　蛋白 + + + ,未见红白细胞及管型。

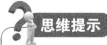

思维提示

　　检查结果提示:大量蛋白尿,不伴血尿及白细胞尿,考虑为肾性水肿可能性大,进一步实验室检查和影像学检查,明确病因。

五、初步诊断及根据

　　结合患者的病史和体格检查及尿常规结果,支持肾性水肿的判断。患儿以水肿及大量蛋白尿为主要表现,无血尿、皮疹及前驱感染史,发病年龄小,原发性肾病综合征可能性大,需完善检查明确诊断。

六、初步治疗方案及理由

　　1. 利尿消肿　口服利尿药或间断给予呋塞米。

　　2. 纠正高凝状态　低分子右旋糖酐、阿魏酸哌嗪片、双嘧达莫片。

　　3. 抗感染治疗　敏感抗生素治疗肺炎或泌尿系感染。

七、进一步检查

(一)进一步检查内容及目的

　　1. 肾功能、血脂　有无低白蛋白血症和高胆固醇血症。

　　2. 24 小时尿蛋白定量　是否存在大量蛋白尿(大于 50mg/kg)。

　　3. PPD 试验、胸片　帮助明确是否存在结核感染、肺结核、肺炎。

　　4. 尿培养　除外隐匿的泌尿系感染。

　　5. 腹部 B 超　有无先天性泌尿系发育畸形,肝肾实质损害。

　　6. 凝血 5 项检测　明确有无高凝状态存在。

　　7. 抗核抗体、抗 DNA 抗体、乙肝五项、补体　除外继发性肾脏疾病。

(二)检查结果

　　1. 血沉 82mm/h。

　　2. 胸片、PPD 试验阴性。

　　3. 腹部 B 超示双肾实质弥漫性损害,少量腹水。

　　4. 24 小时尿蛋白定量 1.8g,138mg/kg。

　　5. 血浆总蛋白 42g/L,白蛋白 15g/L,球蛋白 27g/L,总胆固醇 8.9mmol/L。

　　6. 尿培养阴性。

　　7. 肝肾功能正常。

　　8. 凝血 5 项　纤维蛋白原 8.2g/L,其余正常。

9. 抗核抗体、抗 DNA 抗体、乙肝五项、补体均正常。

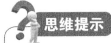

思维提示

　　实验室检查结果提示大量蛋白尿、低白蛋白血症、高胆固醇,结合患儿临床主要表现全身水肿,符合原发性肾病综合征的诊断。

八、进一步治疗及疗效

(一)治疗方案

1. 泼尼松　2mg/(kg·d),2～3 次/天,4～8 周后开始减量。
2. 钙剂　防止骨质疏松。

(二)疗效

　　服用泼尼松 3 天后水肿消失,一周时尿蛋白转阴,出院。嘱其出院后继续服用激素,门诊复查,调整激素用量。

　　最终诊断:原发性肾病综合征。

九、关于原发性肾病综合征

　　肾病综合征是由于肾小球基底膜通透性增加导致大量血浆蛋白漏出而引起的一系列病理生理改变的综合征。临床分为原发性和继发性及先天性。原发性肾病综合征病因目前还不十分清楚,多数学者认为与机体的免疫功能紊乱有关。

　　原发性肾病综合征发病前可以有呼吸道感染,临床往往以眼睑或双下肢水肿以及少尿就诊,有些病人伴有肉眼或镜下血尿。水肿严重的可伴有胸腹水及阴囊水肿。

　　原发性肾病综合征实验室检查:尿蛋白定性＋＋＋以上,24 小时尿蛋白定量 >50mg/kg,血清白蛋白 <25g/L,血清胆固醇 >5.7mmol/L。血小板增高,血浆纤维蛋白原增高,血沉增快。肾炎性肾病可有血尿素氮增高及补体下降。腹部 B 超双肾肿大,皮质弥漫性改变。

　　临床上具有四大特征即大量蛋白尿、低血浆白蛋白血症、高胆固醇血症、高度水肿就可诊断肾病综合征,但要除外继发性肾病综合征,如狼疮肾炎、过敏性紫癜肾炎等。

点评

　　水肿、少尿、大量蛋白尿是原发性肾病综合征的常见症状,对于小年龄的患儿,诊断时应询问患儿出生时的情况,除外先天性肾病综合征,同时还应除外先天性梅毒所致的继发性肾病。

(孟繁英)

病例82　发现面色苍白、呕吐5天,抽搐2小时

患儿,男,6岁,于2013年6月26日入院。

一、主诉

发现面色苍白、呕吐5天,抽搐2小时。

二、病史询问

(一) 问诊主要内容及目的

思维提示

患者为6岁学龄期男童,面色苍白,以乏力、呕吐为主要表现,病程中有抽搐,因此应考虑以下几方面:①有无中枢神经系统感染:病毒性脑炎、化脓性脑膜炎;②有无神经系统疾病,如癫痫等;③有无消化系统感染:中毒性菌痢;④有无血液系统疾病,如溶血性贫血等疾病;⑤肾脏疾病,高血压脑病等,常常有伴随症状,如少尿、血尿、水肿等。因此,问诊目的主要围绕呕吐、抽搐的诱因(原因),尤其是中毒(药物、毒物)史,发病时主要症状及特点、伴随症状、院外有何种治疗,效果如何等问题展开,并兼顾重要鉴别疾病的临床表现,以尽快排除可疑疾病。

1. 发病前是否有受凉、感冒或不洁食物食用史,以呕吐起病的患者常有一定的诱发因素,中枢神经系统感染常有感冒、受凉病史,中毒性菌痢常有不洁食物食用史,若误食或接触药物、毒物,亦可引起呕吐、抽搐。肾脏疾病如急性肾小球肾炎等,发病前1~3周常有上感史。

2. 呕吐时有无伴随症状,如发热、头痛、烦躁不安,有无腹痛、腹泻,病程中有无水肿、少尿、茶色尿,如呕吐为喷射性,伴有发热、头痛,烦躁不安,提示中枢神经系统感染。肾脏疾病;若有明显水肿,伴有少尿、茶色尿,高血压,提示急性肾小球肾炎可能性大。若患儿伴有视物模糊、头痛,提示存在高血压,警惕有无肾性高血压可能性。患儿伴有茶色尿,应注意有无泌尿道外伤、结石、肿瘤可能性。若患儿有凹陷性水肿表现,尿中有泡沫,应注意有无肾病综合征可能性。

3. 抽搐发作的形式,既往有无抽搐病史,最近有无头颅外伤史,抽搐时有无伴随症状如发热、面色苍白、意识障碍等,若患儿表现为强直性、阵挛性,注意区别抽搐与抽动、习惯性痉挛、晕厥等。若患儿既往有头颅外伤史,应考虑是否外伤等继发。若既往有反复抽搐病史,发作时应考虑是否有癫痫,若抽搐时患儿有高热,高热惊厥不能除外。若患儿抽搐发作时有多汗及面

色苍白,应考虑是否低血糖发作。

4. 患儿居住环境周围有无传染性疫区,患儿发病前有无药物、毒物接触史(经口、皮肤、呼吸道),诸多中毒性疾病可能为流行性,患者家庭或周围接触的人可能会有类似症状发生,一些中毒可表现为呕吐、抽搐,多脏器受累,患儿若发病前若接触过有毒物质,可有类似表现。

(二)问诊结果及思维提示

患者为学龄期男孩。既往身体健康,无抽搐病史。入院前5天,患儿无明显诱因出现面色苍白,伴呕吐,呕吐物为胃内容物,体温正常,病程中出现乏力、间断烦躁表现,并逐渐出现眼睑、四肢散在暗红色斑疹,后期出现面部、眼睑及背部水肿。于当地医院就诊,查血常规示血红蛋白及血小板降低,予对症治疗后呕吐症状好转。入院前2小时患儿出现抽搐,表现为双目斜视,口角抽动,呼之不应,四肢发紫,于我院急诊就诊,予苯巴比妥、地西泮止抽治疗,血气:pH 6.990,$PaCO_2$ 60mmHg,PaO_2 20mmHg,BE −20.8mmol/L,考虑存在呼吸衰竭,予紧急气管插管,收入院。

思维提示

通过问诊可明确,患者既往无抽搐病史,本次发病主要表现面色苍白、呕吐,不伴腹痛、腹泻及发热,病程中出现水肿表现,病初查血常规提示血红蛋白、血小板低于正常,提示肾脏疾病(溶血尿毒综合征)可能性大。但重症感染导致骨髓抑制、感染性血小板减少亦不能完全除外。此外,还应注意有无肿瘤(如中枢神经系统白血病)及系统性疾病(如系统性红斑狼疮累及肾、肺等多脏器)。患儿血气分析提示存在呼吸衰竭,应予紧急插管急救,进一步完善实验室有无感染以及有无其他器官受累,为治疗方案提供依据。

三、体格检查

(一)重点检查内容和目的

结合患儿急性起病,有水肿表现,且伴有血小板减少,伴有抽搐,考虑肾脏疾病(溶血尿毒综合征)可能性大,应在体格检查时重点注意有无高血压,肾区有无叩击痛。重症感染导致骨髓抑制、感染性血小板减少亦不能完全除外,故查体时应注意有无感染灶(皮肤感染、蜂窝织炎等),有无脑膜刺激征等。此外,中枢神经系统白血病不能除外,应注意全身皮肤、黏膜有无出血点、有无内脏出血,有无关节疼痛,有无肝脾肿大等。此外,还应注意系统性红斑狼疮可能性,还应注意患儿有无蝶形红斑,以及有无其他多器官系统累及情况等。

(二)体格检查结果及思维提示

体温37.2℃,呼吸29次/分,心率149次/分,血压128/86mmHg,药眠状态,烦躁,面色苍白,眼睑水肿,双侧瞳孔等大等圆,直径3.0mm,对光反射迟钝。口腔内气管插管,口周及口唇色淡,双侧胸廓起伏对称,胸骨无压痛,双肺呼吸音低,双肺满布湿啰音。心脏查体未见明显异常。腹软,肝肋下约 3.5cm,质中,边缘钝,脾肋下未触及。神经系统查体无明显异常。

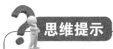

思维提示

　　患儿查体示血压偏高,眼睑水肿,考虑肾脏疾病可能性大。全身皮肤未见破溃、感染灶,体温正常,感染性疾病暂不支持,脑膜刺激征阴性,考虑中枢神经系统感染暂不支持,注意完善血炎性指标检查及脑脊液检查。患儿脾不大,胸骨无压痛,全身及内脏无异常出血,考虑中枢神经系统白血病暂不支持。查体未见蝶形红斑,未见多脏器受累表现,故系统性疾病暂不支持,注意完善腰穿及骨穿检查,以及自身抗体检查。目前考虑肾脏疾病可能性最大,故下一步应注意完善肾脏相关检查,如肾功能、泌尿系 B 超等。进一步实验室检查和影像学检查的主要目的是明确病变部位、病原学,并判断病情,以为治疗方案提供依据。

四、实验室和影像学检查

(一)初步检查内容及目的

　　1. 血常规及末梢血涂片、CRP、ESR　证实有无贫血及感染性疾病有无红细胞破坏、寄生虫病等。

　　2. 尿常规、肝肾功、心肌酶、心脏彩超　明确有无其他器官系统受累。

　　3. 骨穿、腰穿　明确有无血液系统及中枢神经系统疾病。

　　4. 自身抗体(ANCA、ANA、dsDNA、抗肾小球基底膜抗体)　了解有无非感染性因素如自身免疫性疾病。

　　5. Coombs 试验　证实有无血液系统疾病如 Even 综合征。

　　6. 影像学检查　头颅、腹部 CT、胸部 CT 等。

(二)检查结果及思维提示

　　1. 血常规　红细胞 2.05×10^{12}/L,血红蛋白 65g/L,血小板 42×10^9/L,末梢血涂片可见破碎红细胞。白细胞、CRP、ESR 正常,厚血涂片未见寄生虫卵及包涵体。

　　2. 尿常规　红色云雾状,蛋白 + + +,潜血 + + +,白细胞 1~2 个/HP,红细胞 3~5 个/HP。尿素氮 33.88mmol/L,肌酐 975.99μmol/L,余大致正常。

　　3. 超声心动图　左室内径轻度增大,左室收缩功能正常,主动脉瓣反流(少量),二尖瓣反流(少量)。

　　4. 骨髓片(髂骨)　①骨髓增生活跃;②粒系统增生相对减低,各阶段细胞比值大致正常,形态大致正常;③红系增生旺盛,以中幼红为主,粒红比值显著减低,可见双核红细胞,成熟红细胞可见变形,中空,可找到破碎红细胞;④巨核细胞及血小板不减少。

　　5. 脑脊液　常规检查:无色透明,潘氏试验阴性,红细胞数 0×10^{12}/L,白细胞数 0×10^6/L,正常。生化:氯化物 133mmol/L,糖 6.1mmol/L,蛋白 384.40ng/L,氯化物升高。

　　6. ANCA:抗中性粒细胞胞质抗体、抗蛋白酶-3 抗体、抗髓过氧化物酶(MPO)抗体、抗肾小球基底膜抗体(GBM)均阴性。ANAs 阴性，dsDNA 阴性。ENA 谱阴性。

7. Coombs 试验 阴性。

8. 影像学检查 头颅及腹部 CT：双侧大脑半球脑沟著明，脑实质未见明显异常。腹部未见明显异常。胸部 CT：两肺弥漫性实质浸润。泌尿系 B 超：双肾弥漫性实质损害。

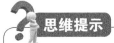

思维提示

重要的检查结果有以下几项：①血常规示血红蛋白、骨髓检查提示红系增生活跃，末梢血涂片可见破碎红细胞，提示存在微血管溶血性贫血；②血小板 $< 150 \times 10^9/L$；③尿常规示存在尿蛋白、镜下血尿，尿素氮、肌酐明显高于正常，提示存在急性肾衰竭。故目前溶血尿毒综合征诊断可能性。患儿无明确腹泻或血性腹泻病史，考虑非典型溶血尿毒综合征可能性大。

五、初步诊断及根据

结合患儿查体及化验检查，患儿目前存在微血管病性溶血性贫血、血小板减少、急性肾衰竭，且起病前无明确腹泻及血性腹泻相关病史，考虑非典型溶血尿毒综合征(HUS)可能性大。注意完善肾活检，同时注意行 CHF、H 因子抗体等相关检查。患儿肺部听诊可闻及明显的湿啰音，肺部 CT 提示存在两肺弥漫性实质浸润，根据 2009 年欧洲《非腹泻相关溶血尿毒综合征的研究及初始诊断指南》提示，可能为侵袭性肺炎链球菌感染所致，故注意完善肺炎病原除外肺炎链球菌感染引起红细胞表面 T 抗原暴露继而引发 HUS 可能性。关于急性肾衰竭，进一步处理应是立即选择连续性肾脏替代治疗(CRRT)。

六、治疗方案及理由

1. 方案 头孢哌酮舒巴坦静点抗感染。予持续性肾脏替代治疗(CRRT)，每日超滤 1500ml，患儿仍无尿。患儿血管超声提示上肢及下肢血管多发血栓形成，予低分子肝素皮下注射、尿激酶静点及双嘧达莫、阿魏酸哌嗪抗凝治疗。

2. 理由 患儿目前存在急性肾衰竭，重症肺炎，头孢哌酮舒巴坦剂量应该减量，以避免加重肾功能损伤。

七、治疗效果及思维提示

经头孢哌酮舒巴坦治疗 5 天后复查胸片提示肺内病变较前明显吸收，呼吸衰竭治愈，予拔出气管插管。双肺湿啰音较前减轻。复查生化示尿素氮、肌酐较前降低，水肿明显减轻，但仍无尿。肾活检检查结果回报：肾活检病理检查报告回报：肾穿组织，65 个肾小球，小球毛细血管壁弥漫球性增厚，可见双轨征，局灶小球淤血，局灶节段基底膜纤维素性坏死，3 个小球球性硬化，6 个节段硬化，肾小管上皮细胞空泡、颗粒变性，肾间质小血管弥漫管壁"洋葱皮样"增厚，部分内皮细胞肿胀，部分管腔闭塞，偶见管壁纤维素样坏死，间质片状纤维化伴散在淋巴细胞浸润(图 82-1、图 82-2,见文末彩图)。免疫荧光:IgA、IgG、IgM、C3、C4、F、C1q 均阴性。符合血栓性微血管病。补体 H 因子基因:正常,活力低,H 自身抗体阳性。痰培养:阴性,未见肺炎链球菌感染。

思维提示

患儿以呕吐起病,临床表现为微血管溶血性贫血、血小板减少、急性肾衰竭,且无肺炎链球菌等其他致病菌感染证据,故考虑非典型溶血尿毒综合征可能性大。且肾活检病理结果回报,肾小球毛细血管袢内可见微血栓,基底膜增厚,并呈现双轨征,小动脉壁增厚,呈洋葱皮样改变,且补体 H 因子抗体阳性,故非典型溶血尿毒综合征诊断明确。

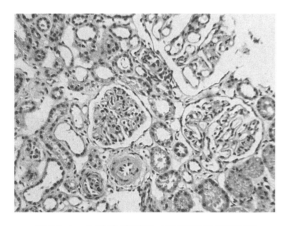

图 82-1　小动脉壁增厚,呈"洋葱皮样"改变
×100 倍,HE 染色

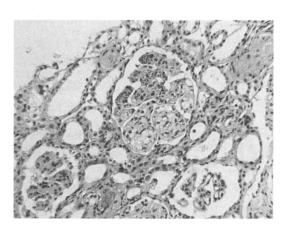

图 82-2　肾小球毛细血管袢微血栓,基底膜增厚呈"双轨征"
×100 倍,HE 染色

八、调整治疗方案及疗效

(一) 新方案

根据患儿以呕吐等消化道症状起病,病程中出现血红蛋白及血小板明显低于正常,肾衰竭,结合肾脏病理结果,考虑溶血尿毒综合征诊断成立。遂行血浆置换治疗 1000ml/d(连续 5 天)。患儿连续行 5 次血浆置换后,尿量明显增加,约 500ml/d,之后改为隔日一次血浆置换,共 5 次。之后改为血液透析(1 周 3 次)。

(二) 疗效

患儿行 10 次血浆置换治疗 +16 次血液透析治疗后,一般情况较前好转,监测血常规示血红蛋白 90g/L 左右,透析前血肌酐 100μmol/L,体温正常,尿色为黄色,尿量较前明显增加,约 800ml/d,复查 CHF 活力升高至正常,H 自身抗体转阴,患儿无特殊不适,出院。

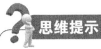
思维提示

　　患儿目前诊断非典型溶血尿毒综合征。补体调节功能紊乱是非典型HUS发病的病因所在。根据2009年欧洲《非腹泻相关溶血尿毒综合征的研究及初始诊断指南》,专家一致认为血浆置换对非典型HUS患儿治疗效果较好。对于该病的诊断需要一定的时间,因此非典型HUS的初始治疗主要是靠经验治疗。并且非典型HUS起病急骤,病情凶险,超过1/4的患儿在首次发病便进展为终末期肾衰竭。因此,指南推荐非典型HUS在首发症状出现后24小时内进行。指南推荐方案为:血浆置换1次/天,连续5天,之后改为5次/周,连续2周,然后改为3次/周,继续连用2周。血浆置换的剂量、频率和置换间隔可以根据患儿具体情况进行调整。

　　最终诊断:溶血尿毒综合征(非典型)(atypical hemolytic syndrome,a-HUS)。

九、对本病例的思考

　　1. 关于溶血尿毒综合征　HUS临床表现主要包括微血管溶血性贫血、血小板减少(典型者血小板计数$< 150 \times 10^9/L$),同时伴有急性肾衰竭。a-HUS是补体失调性疾病,约50%的a-HUS患儿存在补体调控蛋白H因子(CFH)、I因子等基因突变,引起其功能缺陷,导致补体系统的补体旁路途径过度激活产生HUS。而血浆置换不但可以用功能蛋白替补补体成分和调节因子,还可以去除患儿体内突变的CFH、H因子自身抗体等。目前尚缺乏临床对照研究,但自血浆置换疗法引入血栓微血管病的治疗后,其病死率从50%下降到25%。临床上HUS在早期易被误诊为消化系统疾病等其他疾病,部分病人被长期误诊。因病人并不是在发病初就表现出全部的临床特征,故保持对本病的警惕性是十分重要的。

　　2. 问诊的重要性　该患儿初诊时主要以呕吐、乏力、面色苍白为主要表现,伴有抽搐,首先考虑中枢神经系统感染,但患儿病程中伴有水肿、皮疹,少尿,若对本患儿起病的特点和诱因未进行深入的、挖掘性的问诊,可能会忽略病程中的重要阳性表现,这恰恰是提示诊断的关键。

　　3. 早期诊断及早治疗的重要性　对于本病早期确诊,及早治疗是影响预后的关键因素,该病病情易反复,若不经及早治疗,预后较差。约25%患者在急性期可死亡,50%可发展为终末期肾病。目前由于早期诊断、较少的会诊和转诊、较少使用侵袭性手段诊断、多学科协作参与、尽早应用血浆置换疗法,使多数病人能早期缓解、持续缓解,长期结局和生存质明显改善。

(刘小荣　陈　植)

患儿,男,11岁,于2012年1月13日入院。

一、主诉

发热后出现肉眼血尿2天。

二、病史询问

(一)问诊主要内容及目的

思维提示

患者年龄为学龄期,新近出现发热、呼吸道症状伴肉眼血尿,按常见病优先考虑的原则应将感染诱发的急性肾炎放在首位,另外还应注意较常见的IgA肾病,该病常常于感染之后发作。因此,问诊目的主要围绕肉眼血尿的诱因(原因)、发病时主要症状及特点、伴随症状、是否曾抗感染治疗及效果如何等问题展开,并兼顾重要鉴别疾病的临床表现,以寻找符合急性肾炎表现的证据。

1. 发病前是否有受凉、感冒或有皮肤感染史,急性肾炎患者常有一定的诱发因素,上下呼吸道感染或皮肤感染可诱发急性肾炎。

2. 发热与出现肉眼血尿间隔几天,如发热与肉眼血尿间隔2周左右,应高度怀疑急性肾炎,如果间隔期很短,应注意其他疾病所致肉眼血尿IgA肾病等。

3. 肉眼血尿发生时是否用了特殊药物,明确发病时肉眼血尿出现是否受到某些特殊药物的影响。通过了解院外用药的情况来考虑药物性血尿的可能性。

4. 既往是否有类似血尿发作,某些肾脏疾病发病可能是隐袭性的,但可在过程中急性加重,如IgA肾病等,通过了解既往情况来考虑IgA肾病所致血尿的可能性。

5. 既往有何种疾病,是否有其他系统症状,系统性红斑狼疮、过敏性紫癜、乙肝病毒感染等可以累及肾脏出现血尿发作。

6. 家族史情况,一些肾脏疾病与家族史相关,多有家族史,并可能伴随有其他系统病变,可以在呼吸道感染后急性或亚急性发病,也可以隐匿起病,应仔细询问家族史。

(二)问诊结果及思维提示

患儿为学龄期儿童,既往身体健康,无泌尿系统疾病。本次发病前有明确诱因,病初发热,咳嗽,有呼吸道感染诱因,但无其他系统症状。经过抗感染治疗,症状略有好转。患儿未提供家族史,目前暂不支持家族性肾脏疾病。

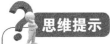

思维提示

　　通过问诊可明确,患者既往无肾脏疾病,无类似血尿发作史,本次发病先为呼吸道感染,后出现肉眼血尿,符合急性肾炎和 IgA 肾病的特点,应在体格检查时重点注意是否存在水肿、高血压,并通过实验室检查和影像学检查寻找进一步鉴别的证据。但患儿无反复发作史,不支持 IgA 肾病。因未发现有家族史,暂不考虑遗传性肾病的可能。

三、体格检查

(一)重点检查内容和目的

　　考虑患者感染诱发的急性肾小球肾炎和 IgA 肾病的可能性最大,因此在对患者进行系统、全面检查的同时,应重点监测血压,叩诊心脏大小,是否合并循环充血,重点注意水肿情况,并且检查有无皮疹出血点、脱发、口腔溃疡等,应注意是否继发性肾病。

(二)体格检查结果及思维提示

　　体温 36.2℃,呼吸 22 次/分,脉搏 76 次/分,血压 124/75mmHg。神志清楚,呼吸平稳,自动体位。口唇无发绀,咽部红充血,气管居中,无三凹征。胸廓对称,双侧呼吸运动一致,双肺叩诊呈清音。双肺听诊无异常。心界不大,心音纯、律整,未闻及奔马律和各瓣膜区杂音。腹部、四肢、神经等系统检查未见异常。未见皮疹,水肿,无口腔溃疡。

思维提示

　　体格检查结果与问诊后初步考虑急性肾炎和 IgA 肾病的思路相吻合。查体未见累及其他多脏器,不支持继发性肾脏疾病,进一步实验室检查和影像学检查的主要目的是明确是否急性链球菌感染后肾炎,进一步做抗链球菌抗体和补体等免疫学指标,必要时肾活检以明确病理,为诊断和治疗方案提供依据。

四、实验室和影像学检查

(一)初步检查内容及目的

1. 血常规、CRP、ESR　进一步证实是否还合并感染。
2. 尿常规　评估肾脏受累基本情况。

3. 尿红细胞形态　了解红细胞来源。

4. 尿蛋白定量　是否有大量蛋白尿。

5. 血生化　评估血白蛋白水平,肾功能情况。

6. 抗链球菌抗体、补体　鉴别是否为链球菌感染后肾炎。

7. 乙肝病毒抗体　明确是否合并乙肝病毒感染。

8. 自身抗体、ANCA　除外继发性疾病。

9. 凝血三项　了解是否凝血功能异常所致血尿蛋白尿。

10. 肾脏超声　了解肾脏形态。

(二)检查结果及思维提示

1. 血常规、CRP、ESR　正常范围。

2. 抗链球菌抗体、补体　正常。

3. 尿常规　红细胞满视野,蛋白 + +。

4. 红细胞形态　大量严重变形红细胞,考虑红细胞来源于肾小球,肾小球病变。

5. 24 小时尿蛋白定量　中等量蛋白尿。

6. 凝血功能　提示高凝状态。

7. 血生化　白蛋白 25g/L,肾功能正常。

8. 抗链球菌抗体、补体　正常。

9. 乙肝病毒抗体　阴性。

10. 自身抗体、ANCA　阴性。

11. 肾脏超声　双肾无缩小,回声增强,提示肾脏受累。

思维提示

　　重要的检查结果有三项:①尿常规提示肉眼血尿,蛋白尿中等量;②抗链球菌抗体以及补体正常;自身抗体,ANCA 阴性;③肾脏超声提示回声增强,考虑肾脏受累。结合患者的病史和体格检查结果,进一步排除了急性链球菌感染后肾炎的可能。自身抗体以及 ANCA 阴性,不支持系统性红斑狼疮以及全身性小血管炎的可能。

五、初步诊断及根据

　　结合患者的病史和体格检查结果,结合患者的病史和体格检查结果,进一步排除了急性链球菌感染后肾炎的可能。虽然既往未有类似情况发生,并不能排除 IgA 肾病首次发作的可能。自身抗体以及 ANCA 阴性,不支持系统性红斑狼疮以及全身性小血管炎的可能。

六、治疗方案及理由

　　1. 方案　卡托普利 12.5mg,每日三次,口服。阿魏酸哌嗪 100mg,每日三次,口服。向家长交代:如果蛋白尿定量进一步增多,可能需要加用糖皮质激素,以及免疫抑制剂治疗。

2. 理由　血尿一般无特殊治疗,急性期休息,给予阿魏酸哌嗪,减轻血尿。因患儿存在中等量蛋白尿,给予 ACEI 类药物,减轻蛋白尿的产生。避免感染,劳累以及应用肾毒性药物。如果合并高血压,还应积极控制高血压。

七、治疗效果及思维提示

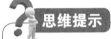

思维提示

经卡托普利口服以及阿魏酸哌嗪治疗,患儿临床指标无明显改善。并且临床常规眼科耳科会诊回报,眼部会诊检查未发现异常;耳科会诊提示患儿听力下降,经电测听显示为神经性耳聋,从而亦提示遗传性肾炎即眼耳肾综合征的可能性较大。

再进一步追问患儿病史以及家族史,患儿母亲提供自己尿常规检查为镜下血尿,并且患儿舅舅有血尿蛋白尿多年。刚入院时隐瞒母系肾脏病家族史,主要是鉴于如果是遗传性肾病,医疗保险可能发生拒付的顾虑。

八、完善检查

肾活检,送检肾脏光镜,免疫荧光以及电镜检查。

在考虑到遗传性肾病的可能较大时,立即调整诊疗安排,停用阿魏酸哌嗪抗凝治疗,征得家长同意后,行肾活检,肾脏病理送检光镜,免疫荧光,电镜检查。结果回报:光镜显示仅有轻度局灶节段性系膜组织增生,部分肾间质可见少许炎细胞浸润。免疫荧光和免疫组化呈阴性。电镜显示肾小球基底膜弥漫性增厚,间有变薄,基底膜撕裂断层。

九、调整治疗方案

肾活检后一周重新加用阿魏酸哌嗪,继续应用卡托普利,不建议使用糖皮质激素和免疫抑制剂。向家长交代,患儿预后不良,20 岁以后可能逐渐重新肾衰竭,需要肾脏替代治疗。

最终诊断:遗传性肾炎——Alport 综合征。

十、对本病例的思考

1. 关于遗传性肾炎——Alport 综合征　Alport 综合征是遗传性肾脏疾病的一种,其特征性表现为血尿、蛋白尿,男性表现为持续性镜下血尿,在呼吸道感染后常突然出现肉眼血尿发作,可以逐渐出现感觉神经性耳聋和眼部缺陷晶状体受损,但并非同时出现全部症状。如有明确的家族史则更有利于提高对本病的警惕。临床上 Alport 综合征在早期易被误诊为急性肾炎或 IgA 肾病等,部分病人被长期误诊。因病人并不是在发病初就表现出全部的临床特征,故保持对本病的警惕性是十分重要的。

2. 问诊的重要性　该患初诊时已有发作性血尿,但未引起足够的重视。更应汲取教训的是,对本患者发作性肉眼血尿的特点和诱因未进行深入的、挖掘性的问诊,加上家长有意隐瞒家族史,致使初诊时将患儿的病史遗漏,恰恰该家族史是诊断的关键。应牢记医学前辈 Osler 的一句名言,"listen to your patient, he is telling the diagnosis to you"。

3. 寓诊断于治疗中　本病例初诊时考虑为急性肾脏疾病,但病理不清楚。临床实践中,面对肉眼血尿患者,往往不能等到病理学结果的出现才实施治疗,那将会延误病情。因此,建立在科学分析基础上采用的经验性治疗在临床工作中十分重要。应该明确,这种经验性治疗既是实实在在的治疗,也是诊断的过程。出现与预期一致的治疗效果将进一步证实了原诊断;反之,则应修正原诊断,这种"寓诊断于治疗中"的思维方法常用于临床实践。

十一、关于 Alport 综合征

Alport 综合征是一种遗传性疾病,1874 年首先初步报道,1927 年 Alport 进一步报道了一个伴神经性耳聋的家系后才受到普遍重视。又称为遗传性肾炎、遗传性进行性肾炎。本病临床主要表现为血尿、神经性耳聋、眼疾和慢性肾功能不全。预后不良。

（樊剑锋　刘小荣）

病例84　间断发热1个月余,咳嗽19天,咯血7天

患儿,男,12岁,于2012年10月5日入院。

一、主诉

间断发热1个月余,咳嗽19天,咯血7天。

二、病史询问

(一) 问诊主要内容及目的

> **思维提示**
>
> 患儿为12岁学龄期男童,间断发热1个月余,伴随咳嗽、咯血。因此应考虑以下几方面:①呼吸系统疾病:肺炎、肺结核、支气管扩张、肺含铁血黄素沉着症等;②心血管疾病:二尖瓣狭窄、右心衰竭等;③系统性疾病:肺-肾综合征、系统性红斑狼疮、显微镜下多血管炎、韦格纳肉芽肿等,常常伴有肾脏等多器官损害。因此,问诊的目的主要围绕起病起病的诱因,主要症状的特点、伴随症状、院外有何治疗,效果如何等问题展开,并兼顾重要鉴别疾病的临床表现,以尽快排除可疑疾病。

1. 发病前是否有受凉、感冒或疲劳病史,呼吸道感染或肺炎患者常有一定的诱发因素,疲劳后可出现免疫力下降进而易感。既往有反复发热、慢性咳嗽,考虑慢性肺部疾病如支气管扩张、肺结核可能性大。

2. 患儿发热时热型怎样,咳嗽的性质是什么样的,咯血的症状是什么样的,发热时热型的问诊很关键,稽留热可见于大叶性肺炎等,波状热可见于寄生虫病如布氏杆菌病等,反复低热可见于肺结核。咳嗽为刺激性干咳考虑为气管受压、支气管异物等,若咳嗽伴有咯血或咳痰可见于肺结核、肺炎、肺脓肿等。咯血应与呕血相鉴别,咯血常伴有咳痰,呕血既往可有消化道症状如胃炎、胃溃疡等。之前若有口腔与鼻咽部出血,可能为咽下所致,非真正咯血。

3. 病程中是否有其他伴随症状,如关节肿痛、皮疹、红斑、血尿、水肿、鼻塞或是杵状指等表现,若有关节肿痛、皮疹或面部蝶形红斑,考虑系统性红斑狼疮可能性大。若伴有血尿、水肿、鼻塞等,考虑肺-肾出血综合征、韦格纳肉芽肿、显微镜下多血管炎等可能性大。若有口唇青紫或杵状指,考虑慢性肺部疾病可能性大如支气管扩张、肺结核等。

4. 入院前有何种治疗，效果如何，入院前应用过抗生素且治疗效果明显，考虑感染性疾病可能性大，若病程中应用过激素可能会影响诊断。

5. 患儿既往有无反复发热、慢性咳嗽、咯血、活动耐力差、面色苍白或青紫等症状，先天性心脏病如二尖瓣狭窄等，可能会导致患儿长期活动耐力差。肺结核或支气管扩张等患儿可能表现为长期慢性咳嗽、咳痰、咯血、面色苍白等。

6. 患儿居住环境周围有无传染性疫区，患儿有无过敏史，既往有无毒物、药物误吸或误服史，居住环境周围有无潮湿的谷物堆或仓库等。诸多呼吸系统疾病与居住环境相关，患儿为过敏体质，居住环境周围有发霉物质，可能会引起过敏性肺泡炎等，患儿误服毒物如百草枯等可能会导致肺部纤维化等。居住环境为传染性疫区，可能会存在流行性出血热、钩端螺旋体病传染病。

（二）问诊结果及思维提示

患者为 12 岁学龄期男孩。既往身体健康，无呼吸系统疾病史。居住环境周围非传染性疫区，无毒物接触史。本次发病前有踢球后受凉病史，病初流涕、咽痛，发热，体温 38 ~ 39℃，为间断性，多出现于午后及夜间，伴流涕、头痛，无皮疹、红斑及关节肿痛。曾在当地医院诊断为"化脓性扁桃体炎"，给予青霉素、甲硝唑、磷霉素、红霉素、地塞米松、泼尼松治疗 9 天，体温降至正常。患儿入院前 19 天又出现发热，伴咳嗽，为阵发性干咳，有痰，痰中带血。上述症状日趋加重遂来诊。

 思维提示

> 通过问诊可明确，患儿既往无慢性发热、咳嗽、咯血病史，既往无面色青紫或苍白，无活动耐力差，考虑支气管扩张、肺脓肿、先天性心脏病暂不支持。考虑患儿病程中应用过激素，可能导致症状不典型，诊断困难。应在体格检查中重点注意肺部听诊有无异常，有无其他器官受累表现，并通过实验室检查和影像学检查寻找并排除可疑疾病。

三、体格检查

（一）重点检查内容和目的

患儿目前存在呼吸系统症状较明显，应首先考虑呼吸系统原发性疾病，对患者应进行肺部的查体，如有无啰音、胸部叩击痛、胸膜摩擦音等。此外，系统性疾病肺部累及不能除外，应注意系统、全面地查体，如有心脏杂音、奔马律，有无水肿表现，有无皮疹及出血点，有无关节红肿及疼痛，肾脏叩击痛等。

（二）体格检查结果及思维提示

一般情况尚可，体温 38.3℃，呼吸 34 次/分，脉搏 130 次/分，血压 100/70mmHg，神志清，精神反应弱，面色较苍白，双球结膜明显充血，双睑结膜苍白，吸氧下口周微青，未见鼻翼扇动及三凹征,口唇红,杨梅舌,双肺呼吸音稍粗,未闻及干湿性啰音,心率 130 次/分,心音有力,律齐,未闻及杂音,腹软,无压痛,肝肋下 1cm,质软,边钝,剑突下未及,脾脏未及,双下肢不肿,四肢端暖,指(趾)端无硬肿,脱屑,无杵状指(趾),甲床较苍白,神经系统未见异常。

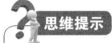

思维提示

　　通过系统性查体发现,患儿口唇发青,呼吸急促,有明显呼吸困难症状,既往体检,无杵状指(趾),心肺查体未见明显异常,考虑心肺原发性疾病可能性不大。故考虑系统性疾病的肺部累及可能性较大。患儿有呼吸困难症状,进一步完善实验室有无感染以及有无其他器官受累,同时完善肺部影像学检查明确肺部病变,并判断病情,以为治疗方案提供依据。

四、实验室和影像学检查

(一) 初步检查内容及目的

1. 血常规、CRP、ESR、呼吸道病原体及血细菌、真菌培养　证实有无感染性疾病。
2. 尿常规、肝肾功、心肌酶、心脏彩超、腹部 B 超　明确有无其他器官系统受累。
3. 自身抗体(ANCA、ANA、dsDNA、抗肾小球基底膜抗体、抗狼疮凝聚物、抗心磷脂抗体)　了解有无非感染性因素如自身免疫性疾病。
4. 动脉血气分析　评价病情。
5. 肺部影像学　明确诊断并了解病变部位和范围。

(二) 检查结果及思维提示

1. 炎性指标、呼吸道病原体及血细菌、真菌培养、结核菌素试验　血常规:RBC 4.78 × 10^{12}/L,Hb 74g/L,WBC 12.3 × 10^9/L,N 85.1%,L 13.9%,PLT 305 × 10^9/L,ESR > 140mm/h,CRP 245mg/L。呼吸道病原体抗体(-)。血细菌、真菌培养(-)。结核菌素试验(-)。

2. 尿常规　潜血(+ + +),蛋白(+)。肝功:ALT 143.8U/L,AST 42.7U/L。肾功:BUN 34.0mmol/L,Cr 43mmol/L。心肌酶正常。

3. 心脏彩超　未见明显异常。

4. 腹部 B 超　肠管节段性病变,双肾实质增强。

5. 自身抗体　抗肾小球基底膜抗体(-),p- ANCA(+)(图 84-1,见文末彩图),ANA (-),dsDNA(-)。

6. 动脉血气分析(未吸氧)　pH 7.44,PaO_2 68mmHg,$PaCO_2$ 34.2mmHg。

7. 胸片　双肺中外带可见大片实变影,双肺内可见透光肺组织影,其内可见点泡样透亮影,上纵隔透光度增高,颈部软组织可见透亮影(图 84-2)。

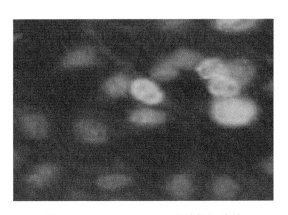

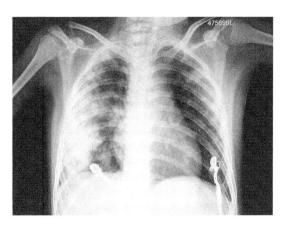

图 84-1 p-ANCA（+），中性粒细胞核
周荧光染色阳性。×400 倍

图 84-2 右肺实质性浸润，左肺外带影
及广泛小结节及絮状影

思维提示

　　重要的检查结果有以下几项：①炎性指标如白细胞、血沉、CRP 明显高于正常；②胸部影像学示右肺实质性浸润，左肺外带影及广泛小结节及絮状影，提示存在肺出血；③尿常规提示存在镜下血尿、蛋白尿，但肾功能正常；④肝功损害，同时腹部 B 超提示存在消化系统损害；⑤p-ANCA 阳性。本患儿为学龄前男孩，起病前有前驱症状，有肾脏、肺部、消化道等多脏器损害，p-ANCA 阳性，考虑显微镜下多血管炎诊断成立。注意完善肾活检协助诊断。

五、初步诊断及根据

　　结合患者的病史和体格检查结果，本患儿为学龄前男孩，起病前有前驱症状，有肾脏、肺部、消化道等多脏器损害，p-ANCA 阳性，考虑显微镜下多血管炎诊断成立。动脉血氧分压降低和多发浸润影说明累及多肺叶并已影响到气体交换，因此患者自觉呼吸困难。患儿 PPD 试验阴性，拟应用激素治疗。激素治疗目的主要是：①抑制免疫反应；②通过治疗明确或修正诊断。

六、治疗方案及理由

　　1. 方案 给予甲泼尼龙冲击治疗，剂量为 20mg/（kg·d），共 3 天。同时予环磷酰胺 600mg/m^2，1 次/日冲击治疗。

　　2. 理由 1 周后肾活检病理结果回报：肾脏病变主要为局灶节段性毛细血管袢坏死、血栓形成和新月体形成，免疫荧光和电镜检查极少或无免疫复合物和电子致密物沉着，故显微镜下多血管炎诊断明确。对于显微镜下多血管炎，目前诊疗指南推荐使用甲泼尼龙联合环磷酰胺冲击治疗抑制免疫反应。

七、治疗效果及思维提示

应用甲泼尼龙联合环磷酰胺冲击治疗1周后,患儿体温降至正常,一般情况好转,复查炎性指标呈下降趋势,但仍高于正常。肾脏病变未进展,肺部病变吸收明显。继以泼尼松60mg/d口服。1月后复查血ANCA,p-ANCA弱阳性。血沉、C反应蛋白降至正常,复查胸片示肺内病变明显吸收好转。带药出院维持治疗。随访6月未见复发,但尿蛋白转阴,肾功能正常。

？思维提示

患儿以发热、呼吸道症状起病,起病急,病史迁延,起初考虑肺部疾病可能性大,但经过查体后发现肺部体征不明显,呼吸道病原体抗体均阴性,血细菌、真菌培养均阴性,故肺部原发性疾病证据不足。该患儿同时有呼吸系统、消化系统、肾脏损害,故应该转换思路,重新考虑几个问题:①是否是非感染性疾病;②是否是累及多系统的自身免疫系统疾病,显微镜下多血管炎?韦格纳肉芽肿?进一步化验检查发现p-ANCA为阳性,结合患儿症状、发病年龄,以及肾活检结果,可锁定为自身免疫系统疾病中的以男性儿童多发的显微镜下多血管炎(MPA)。因此,以整体观念综合考虑患儿症状,按一元论观点重新考虑并进行有针对性的检查非常重要。

最终诊断:显微镜下多血管炎(microscopic polyangiitis,MPA)。

八、对本病例的思考

1. **关于MPA**　显微镜下多血管炎是系统性血管炎的一种类型。诊断标准可诊断可以参照中国风湿病学会2004年制订的诊断标准:①男性多见;②具有起病的前驱症状;③有肾脏损害表现如蛋白尿、血尿等;④伴有肺部或肺肾综合征的表现;⑤伴有关节、眼、耳、心脏、消化道等全身各器官受累;⑥p-ANCA阳性;⑦肾活检有助于诊断。肾脏病变主要为局灶节段性毛细血管袢坏死、血栓形成和新月体形成(图84-3、图84-4,见文末彩图),免疫荧光和电镜检查极少或无免疫复合物和电子致密物沉着。临床上MPA在早期易被误诊为呼吸道感染等疾病,部分病人被长期误诊。因病人并不是在发病初就表现出全部的临床特征,故保持对本病的警惕性是十分重要的。

2. **整体观念的重要性**　患儿以发热、呼吸道症状为主要表现,此时考虑呼吸道感染可能性较大,但外院抗生素治疗效果欠佳,考虑感染性因素可能性不大。患儿同时伴有泌尿系统、消化道症状,因此以整体观念重新审视整个起病过程,应用一元论,寻找一种能同时累及呼吸道、消化道、肾脏全身性疾病,并进行有针对性的检查非常重要。

3. **早期诊断及早治疗的重要性**　本病为多器官受累,临床表现复杂多样,特别是在疾病早期以非特异性表现为主,临床医师往往首先考虑到的是相应症状涉及该系统的多发病和常见病,部分医师对于本病仍然缺乏系统性的认识。此外,p-ANCA检测结果为阴性并不能完全

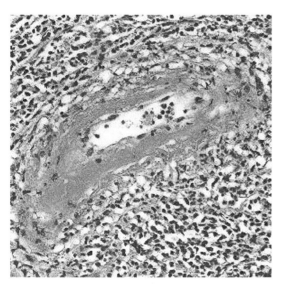

图 84-3　小血管壁纤维素沉积,周边可见
淋巴细胞浸润。×100 倍,HE 染色

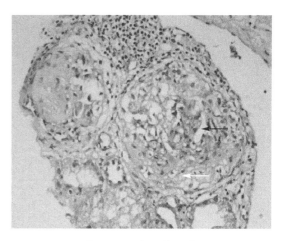

图 84-4　新月体形成
黑色箭头指示肾小球被新月体挤压,毛细血管袢
闭塞,内皮细胞增生,基膜增厚,白色箭头指示细
胞性新月体。×200 倍,HE 染色

除外本病,增加了临床诊断的难度。对于本病早期确诊,及早治疗是影响预后的关键因素,未
经治疗的患者大多存活时间仅 5 个月。文献报道,有患者起病后一个月就发生了广泛的肾小
球硬化。因此,提高对本病的警惕,积极开展 ANCA 及组织活检等检查手段,及早使用激素联
合免疫抑制剂治疗,是缓解和改善患者预后的关键。

（陈　植　刘小荣）

病例85　发热3天

患儿,男,8个月,于2006年8月9日入院。

一、主诉

发热3天。

二、病史询问

(一)问诊主要内容及目的

> **思维提示**
>
> 　　患儿主要以急性发热为主要症状,应分析感染性和非感染性两方面疾病,而对于急性发热的婴幼儿多首先考虑感染性疾病的可能,包括呼吸系统感染、胃肠道疾病、泌尿系统疾病及中枢神经系统疾病等。婴幼儿急性发热早期伴随症状多不明显,尤其在泌尿系统感染时尿路刺激症状常不典型,有些问题家长很少注意到,因此应详细地询问病史和既往史。

1. 是否伴有咳嗽、流涕、打喷嚏,如果发热伴咳嗽、流涕应注意呼吸系统感染性疾病。
2. 是否伴有呕吐、腹泻,大便性状如何,如果发热伴消化道症状应注意消化系统疾病。
3. 是否伴有排尿不适表现,如排尿时有无不安、哭闹,有无尿频,尿色、尿量如何,日常用何种尿布。
4. 询问既往病史。有无反复发热史,有无反复呼吸道感染史,有无排尿不适、费力表现,平时排尿时尿线、尿程如何,用于了解患儿免疫功能及排尿功能情况。
5. 询问疫苗接种史及有无结核病等传染病接触史。了解患儿免疫情况,协助除外结核病。
6. 是否为足月新生儿,母孕期体检情况如何,是否做过超声检查,有无异常,用于鉴别有无先天性泌尿系统发育异常。
7. 生后喂养情况,体重增长及智力发育情况。有无生长迟缓、反复呕吐、水肿等情况,有无贫血史,有助于判断患儿肾功能及全身发育情况。
8. 询问家族史:有无家族遗传病史。

(二)问诊结果及思维提示

患儿于入院前3天无明显诱因出现发热,体温最高39℃,无寒战、抽搐,无咳嗽、流涕,无吐泻,易烦躁,排尿时明显。就诊于当地卫生院,诊断为上呼吸道感染,予阿莫西林、感冒冲剂口服(具体剂量不详),患儿仍发热,每日热峰 2～3 次。患儿自发病以来,精神食欲欠佳,尿频,尿色黄浑,尿量不少,无水肿,大便正常。

患儿为足月顺产儿,母孕期体检正常。新生儿期健康,既往曾有不明原因发热、尿道口红肿史,未查尿,予抗感染治疗后治愈。平素尿量正常,无水肿史,无尿滴沥、排尿中断表现,排尿时尿成线,尿程正常。生后饮食正常,无反复呕吐,无贫血史,生长发育同正常同龄儿。按时接种疫苗,无结核病等传染病接触史。患儿父母体健,非近亲结婚,否认家族遗传病史。

思维提示

通过问诊可获知:①患儿以发热为主要症状,病史已三天,临床无明显呼吸道及消化道的不适症状,而发热伴有排尿时哭闹,尿色黄浑,应注意泌尿系统感染的可能,进一步检查协助诊断及了解其他系统情况;②患儿为 8 个月男婴,出现泌尿系感染表现,既往有可疑尿道感染史,应注意有无泌尿系发育异常、梗阻、畸形的可能,但患儿母孕产史正常,生后无明显排尿异常表现,还需进一步检查了解泌尿系解剖及尿动力情况;③患儿生后生长发育正常,营养状态良好,无反复呕吐,无水肿少尿,无贫血史,提示患儿肾功能尚无明显受损;④患儿此次病史短,已接种卡介苗,无结核接触史,结核病可能性不大。

三、体格检查

(一) 重点检查内容和目的

1. 生长发育状况,有无贫血、营养不良表现:有助于判断患儿全身发育情况。

2. 有无水肿、腹部包块,外生殖器及尿道口情况:初步了解肾功能、有无肾积水、外尿道畸形等泌尿系统发育异常,了解有无尿道炎。

3. 呼吸系统及心脏体检　了解有无呼吸道感染征象,明确是否存在先天性心脏病,有无心功能异常。

4. 神经系统检查　了解精神状态、反应情况,囟门大小及张力,判断有无败血症、中枢神经系统感染可能。

(二) 体格检查结果及思维提示

体温 38.2℃,脉搏 112 次/分,呼吸 32 次/分,血压 80/45mmHg,体重 9kg,营养发育基本正常,神志清,精神弱,反应可,哭声响亮,前囟平,1cm×1cm,张力不高。双眼睑无水肿,面色、睑结膜略白,口唇红润,全身皮肤无皮疹、出血点,卡瘢阳性,浅表淋巴结无肿大。咽无充血,双肺呼吸音清,心音有力,律齐,未闻杂音,腹平软,未及包块,肝脾未及肿大,移动性浊音阴性,四肢关节无红肿,四肢肌张力正常,双下肢无水肿,神经系统检查无明显异常,外生殖器发育正常,尿道口充血,无异常分泌物。

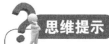 **思维提示**

　　体格检查结果与问诊后初步考虑与泌尿系统感染的思路相吻合。①本患儿为 8 个月婴儿，以发热、排尿不适为表现，体格检查见尿道口充血提示存在泌尿系感染可能；②患儿年龄小，急性起病，临床以持续发热为主要表现，查体精神弱，还应注意泌尿系感染导致败血症可能；③患儿无呼吸道感染症状及体征，呼吸道感染引起发热可能性不大。

四、实验室和影像学检查

（一）初步检查内容及目的

　　1. 血常规、CRP、ESR　进一步证实感染性疾病并判断病情。

　　2. 尿常规　确诊泌尿系感染，判断病情。

　　3. 腹部超声影像学　明确泌尿系发育及病变协助诊断，并同时了解腹部各脏器情况判断病情。

（二）检查结果及思维提示

　　1. 化验结果　血白细胞 $21.1 \times 10^9/L$，淋巴细胞 20.6%，中性粒细胞 79.4%，红细胞 $3.25 \times 10^{12}/L$，血红蛋白 100g/L，血小板 $342 \times 10^9/L$，血沉 42mm/h，C 反应蛋白 50mg/L，提示存在严重感染。

　　2. 尿常规　蛋白质 +，镜检：红细胞 2~4 个/HP，白细胞 30~40 个/HP。

　　3. 腹部超声　双肾大小、实质回声未见异常，双肾盂饱满，输尿管未见扩张，膀胱尿液浑浊。

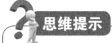 **思维提示**

　　化验检查血常规示血象、CRP 明显升高，提示细菌感染可能，尿检见多量白细胞，符合泌尿系感染特点；患儿为小年龄男童，既往有可疑泌尿系感染表现，腹部超声示双肾盂饱满，应注意除外存在泌尿系下尿路解剖结构异常及膀胱输尿管反流等泌尿系感染致病因素的可能。

五、初步诊断及根据

　　本患儿经化验检查尿检见多量白细胞，血常规示血象明显升高，结合患儿临床感染症状及查体尿道口异常，支持泌尿系感染的临床诊断，还需要进一步尿培养明确病原学诊断；患儿急性起病，临床以持续发热为主要表现，查体精神弱，化验示血象明显升高，故应注意由泌尿系感染导致败血症可能，需要做血培养明确诊断；患儿为小年龄男童，有泌尿系感染存在，腹部超声示双肾盂饱满,应考虑有存在泌尿系解剖结构异常及膀胱输尿管反流等泌尿系感染致病因素的可能,这可能是泌尿系感染的致病诱因。

六、治疗方案及理由

1. 方案　第三代头孢菌素(头孢曲松)按 $50 \sim 80mg/(kg \cdot d)$,实际予 $0.75g/d$ 静点抗感染,同时给予退热,适当补液,清洁尿道口及应用能量合剂保护脏器功能等对症治疗。

2. 理由　临床实践中,儿童泌尿系感染常见致病菌为革兰氏阴性杆菌,其中以大肠埃希菌为主。在婴幼儿临床上经常使用的抗生素主要为头孢菌素类。其中第二代头孢菌素对革兰氏阳性球菌和阴性杆菌具有相似的抗菌活性,第三代头孢菌素抗革兰氏阴性杆菌的作用增强,第四代头孢菌素具有更强的抗菌谱,对革兰氏阳性球菌和阴性杆菌都有很强的抗菌活性,但容易引起菌群紊乱。因此临床中经常使用的是第二代或三代头孢菌素。

七、治疗效果及思维提示

治疗 3 天后体温正常,精神食欲好转,排尿通畅,尿色、尿量正常。复查尿常规:正常。血常规:血白细胞 $11.0 \times 10^9/L$,淋巴细胞 36.6%,中性粒细胞 62.4%,红细胞 $3.4 \times 10^{12}/L$,血红蛋白 $110g/L$,血小板 $285 \times 10^9/L$,C 反应蛋白 $15mg/L$。提示治疗有效。此间进一步检查及结果:

(一)进一步检查内容及目的

1. 尿培养　注意在用药前检查,协助确诊泌尿系感染,明确病原,指导治疗。
2. 血培养　注意在用药前检查,协助诊断有无败血症。
3. 血生化、肝肾功能　了解感染是否对身体代谢及脏器功能影响,判断病情。
4. 心电图、胸片　了解心肺情况。

(二)检查结果及思维提示

1. 尿培养　大肠埃希菌,计数 $>10^5cfu/ml$,药物敏感试验:对头孢曲松敏感。尿培养阳性,确诊泌尿系感染,根据药敏试验结果,继续应用目前治疗。
2. 血培养　阴性。除外败血症诊断。
3. 血生化、肝肾功能　正常。
4. 心电图　窦性心动过速,大致正常心电图。胸片:两肺纹理略多,肺门不大,心影正常。提示目前患儿无心肺系统发育异常及因感染受累证据。

思维提示

经尿培养结果可以确诊泌尿系感染,明确病原学诊断:大肠埃希菌感染致泌尿系感染。经药敏试验提示头孢曲松敏感,鉴于临床试验性抗感染治疗有效,故继续应用头孢曲松治疗。

八、调整治疗方案及疗效

继续应用头孢曲松治疗。患儿体温平稳,排尿正常,尿道口清洁。入院5天复查尿常规正常。复查尿培养以了解疗效。5天后尿培养结果回报:无菌生长,提示治疗有效。停静脉输液抗感染,改口服抗感染治疗,应用头孢克洛20~40mg/(kg·d),实际予62.5mg/次,每日三次口服继续抗感染完成疗程,总抗感染疗程14天。

九、进一步检查及治疗

(一)检查内容及目的

1. 静脉肾盂造影(IVP) 了解上尿路有无畸形,注意在婴幼儿宜选用等渗造影剂。
2. 排泄性膀胱尿路造影(VCUG) 了解肾排泄功能,有无尿路畸形、梗阻及膀胱输尿管反流。

(二)检查结果及思维提示

静脉肾盂造影未见异常。排泄性膀胱尿路造影:双侧膀胱输尿管反流Ⅱ度。根据检查结果明确患儿存在双侧膀胱输尿管反流Ⅱ度,此为泌尿系感染致病因素。

(三)进一步治疗及思维提示

患儿泌尿系感染治愈,但针对膀胱输尿管反流请泌尿外科会诊,建议暂不手术,预防感染,定期复查。出院后给予小剂量抑菌治疗方案:头孢克洛62.5mg,每晚一次口服,计划疗程3个月。

十、对本病例的思考

1. 关于泌尿系感染的诊断 泌尿系感染是儿科常见病,但婴幼儿期临床症状多不典型易延误诊断、治疗,临床对不明原因发热病人尤其是婴幼儿病人应注意有无泌尿系感染可能。严重泌尿系感染可引起全身感染引发菌血症或败血症而危及生命;而慢性肾盂肾炎可以造成肾瘢痕最终导致肾功能受损。可疑泌尿系感染患者应注意在应用抗生素前尽早进行尿培养,已明确病原学诊断,指导临床治疗。本患儿为8个月婴儿,以不明原因发热为主要表现,有排尿不适表现,尿检见多量白细胞,血常规示血象明显升高,经尿细菌培养为大肠埃希菌,计数≥10^5cfu/ml,故可明确诊断泌尿系感染。儿童泌尿系感染的诊断需依据临床表现及实验室检查结果来进行,儿童泌尿系感染诊断标准:①清洁中段尿细菌定量培养,菌落数≥10^5cfu/ml;②清洁中段尿离心尿沉渣白细胞数>5个/高倍视野,或有明显尿路刺激症状;③膀胱穿刺尿培养有细菌生长。

具备上述①②两个条件可确诊为泌尿系感染;如无②,则应复查尿培养菌落计数,如菌种相同且计数≥10^5cfu/ml,仍可确诊为泌尿系感染;单独具备③亦可诊断泌尿系感染。

2. 寻找致病因素 在儿童尤其是小年龄儿童,泌尿系感染患儿常可伴有尿路解剖或尿动力异常等泌尿系感染致病因素,因此对反复泌尿系感染及男童应注意进行相关影像学检查。

对小年龄男童,既往有可疑泌尿系感染史,当再次出现严重泌尿系感染时应注意存在泌尿系解剖及功能异常等泌尿系感染致病因素的可能。该患儿在泌尿系感染控制后经进一步影像学检查确诊存在双侧膀胱输尿管反流Ⅱ度,分析为造成严重泌尿系感染的主要致病因素。

3. 泌尿系感染的抗感染治疗　早期积极应用抗菌药物治疗,根据尿培养结果选择对致病菌敏感的抗生素。抗生素应用疗程:急性感染疗程1~2周,对上尿路感染及伴有尿路畸形等复杂性泌尿系感染患者常需静脉用药,疗程2周,直至尿培养转阴。对反复再发者及伴有尿路畸形、膀胱输尿管反流的患儿,泌尿系感染控制后给予小剂量长程抑菌治疗:如阿莫西林或头孢克洛每日治疗量的1/3量于每晚睡前服用一次,疗程3~6个月,部分病人可延长至1~2年至膀胱输尿管反流消失。

十一、关于膀胱输尿管反流

膀胱输尿管反流(vesicoureteral reflux,VUR)是由于膀胱输尿管连接部瓣膜作用不全导致尿液自膀胱反流入输尿管、肾盂的疾病。小儿的膀胱输尿管反流多与泌尿系统发育不成熟或存在先天发育异常及泌尿系畸形有关。根据逆行排尿造影,国际反流学会将膀胱输尿管反流分为5度:Ⅰ度:反流达至下输尿管;Ⅱ度:反流至肾盂、肾盏,但无扩张;Ⅲ度 反流并有轻至中度肾盂扩张;Ⅳ度:肾盂肾盏中度扩张和(或)输尿管迂曲;Ⅴ度:肾盂肾盏严重扩张,多数肾盏失去乳头形态,输尿管迂曲。VUR 的存在与泌尿系感染的发病密切相关,多数患儿临床以反复泌尿系感染为主要表现,持续反流存在可造成肾瘢痕,最后发展为肾功能不全。

膀胱输尿管反流的治疗:积极治疗尿路结构异常,防治肾损害。存在 VUR 的泌尿系感染患儿应积极控制和预防感染,对于存在 Ⅰ、Ⅱ、Ⅲ度 VUR 的患儿建议小量长期使用抗生素预防感染的再发,定期复查影像学检查,观察 VUR 自然恢复情况。若 VUR 持续存在且反复上尿路感染者及存在Ⅳ、Ⅴ度反流的患儿应尽早手术治疗消除反流。

(刘小梅)

病例86 头晕1周,腹痛伴呕吐1次

患者,女,16岁,于2005年11月30日入院。

一、主诉

头晕1周,腹痛伴呕吐1次。

二、病史询问

(一)问诊主要内容及目的

> **思维提示**
>
> 患者为青春期女性,急性起病,病情进展。对于这样一位患者,临床以头晕、腹痛伴呕吐为主诉,应考虑到以下四个系统的疾病:神经系统疾病中的感染和非感染性疾病、心血管疾病中的感染性心肌炎等、消化系统疾病中的胃炎等炎症性疾病、血液系统疾病的各类贫血等。因此进一步询问病史应围绕上述四方面。

1. 头晕、呕吐是否伴有发热,如果发热伴头晕、呕吐应注意神经系统感染。是否有头部外伤史、抽搐史,应注意除外颅内出血、癫痫等其他中枢神经系统病变。

2. 头晕是否伴有乏力、心悸、胸闷、苍白、出血,注意除外感染性心肌炎等心血管疾病,贫血等血液系统疾病。

3. 腹痛、呕吐是否伴有腹泻,大便性状、颜色等,注意除外胃炎、胃溃疡等消化系统疾病。

4. 营养状况,生长发育情况,月经量,青春期后身高和体重增长情况,是否患有慢性疾病。

(二)问诊结果及思维提示

患者于入院前1周无明显诱因出现头晕,当时无发热、腹泻,无心悸和晕厥,自感乏力,饮食及二便正常。未就诊。于入院当日自诉腹痛并呕吐1次,呕吐后腹痛略缓解。患者既往体健,否认家族遗传病史。既往饮食结构正常,无挑食、无异食癖,但患者自诉经常感上腹部不适,但近1个月食欲欠佳。患者月经初潮12岁,规律,5～7天/月,月经量偏多。

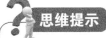 **思维提示**

　　①病程中不伴有发热,但头晕逐渐加重,入院当日自感乏力,腹痛并呕吐 1 次,应注意除外中枢神经系统感染可能;②患者头晕,乏力、但无心悸、胸闷,需要进一步做心电图等以除外心血管系统疾病;患者无出血征象,应做血液常规检查,除外血液系统疾病;③患者大便颜色正常,但有上腹部疼痛,呕吐等不适,应注意急性胃肠道炎症;④患者为青春期女孩,月经规律,但月经量偏多,应特别注意估计失血量;⑤患者无挑食情况,无异食癖,但患者自诉经常感上腹部不适,未检查和治疗,应注意除外慢性胃肠道炎症。

三、体格检查

(一) 重点检查内容和目的

　　了解患者营养发育情况、面色和心肺,腹部体征,神经系统体征。

(二) 体格检查结果及思维提示

　　体温 36.2℃,呼吸 18 次/分,脉搏 98 次/分,血压 100/70mmHg,身高 165cm,体重 50kg,营养发育正常,略消瘦,神志清楚,精神反应可,呼吸平稳,左上臂可见卡瘢 1 枚。面色、口唇苍白,甲床和结膜苍白,巩膜无黄染,全身皮肤无皮疹及出血点,气管居中,胸廓对称,双侧呼吸运动一致,双肺呼吸音清,心音有力,律齐,各瓣膜区未闻及杂音,腹软,无压痛,肝脾不大,肠鸣音正常,神经系统查体未见异常。

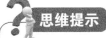 **思维提示**

　　①患者体温、血压、心率均正常,精神反应可,神经系统查体未见异常,故心血管系统和中枢神经系统疾病可能性不大;②面色、口唇苍白,甲床和结膜苍白;③腹软,无压痛,肠鸣音正常,故急性胃肠道感染可能性不大;④患者贫血,但无出血,肝脾不大,血液系统肿瘤和再生障碍性贫血可能性不大。

四、实验室和影像学检查

(一) 初步检查内容及目的

1. 血常规　　了解贫血程度、性质。
2. 脑脊液常规生化　　进一步除外中枢神经系统感染。
3. 心脏彩超和心电图　　进一步除外心血管系统疾病。

4. 尿便常规检查　了解尿便性状及颜色。

5. 进一步询问患者身高和体重增长情况。

6. 进一步询问患者月经情况,并估计出血量。

(二) 检查结果及思维提示

1. 血常规　WBC 6.4×10^9/L,N 62%,L 29%,M 9%。Hb 81g/L,MCV 62fl,MCH 24.1pg,Ret 3%。

2. 脑脊液常规、生化均正常。

3. 心脏彩超提示心脏结构及功能正常;心电图无异常。

4. 尿便常规正常。

5. 近两年身高增长15cm/年,体重无明显增长。

6. 患者月经量约300~400ml/月。

思维提示

　　实验室检查结果分析:中度、小细胞低色素、增生性贫血。根据检查结果,进一步明确或除外的疾病:①铁代谢检查;②胃镜检查,以明确小细胞低色素性贫血的原因。

五、初步诊断及根据

　　初步诊断贫血原因待查。儿童贫血为一种症状,而非一种疾病,临床诊断贫血分两步,即首先明确贫血及程度,然后进一步明确原因,进行对因治疗。因此,患者入院后,首先明确存在中度小细胞低色素增生性贫血,在积极检查贫血病因的同时,给予一般对症治疗。

六、进一步检查

(一) 进一步检查内容及目的

1. 末梢血涂片检查,骨髓常规检查　了解细胞增生情况,红细胞形态、大小等。
2. 铁代谢检查　进一步明确贫血原因,了解有无缺铁性贫血。
3. 胃镜　明确是否存在消化道炎症或溃疡。

(二) 进一步检查结果

1. 血常规(2次)　白细胞和血小板正常,Hb 80~81g/L,MCV <80fl,MCH <27pg,MCHC <30%,均明显低于参考值,RDW增高。

2. 末梢血涂片结果　可见红细胞大小不等,以小细胞为主,中心淡染区扩大,并有多染性红细胞及点彩红细胞。

3. 骨髓常规检查　骨髓增生活跃,幼红细胞明显增生。早幼红及中幼红细胞比例增高。染色质颗粒致密,胞质少,血红蛋白形成差。粒系和巨核细胞系正常。铁粒幼红细胞极少或消失。细胞外铁缺如。

4. 血清铁(SI)降低(30μg/dl)、总铁结合力(TIBC)升高(460μg/dl)、血清铁蛋白(SF)降低(10μg/L)。

5. 胃镜提示慢性胃炎,但无活动性出血灶。

七、诊断

营养性缺铁性贫血。

八、治疗方案及理由

1. 病因治疗 患者治疗胃炎;青春期生长速度快,营养相对不足,应加强营养;青春期月经量多,失血多,增加含铁丰富饮食,调节月经等。

2. 口服铁剂治疗 口服铁剂,每日剂量为元素铁4~6mg/kg,于两餐间分为3次服以利于吸收,同时服用维生素C帮助铁剂吸收,血红蛋白恢复正常后继续用药3个月,以补足贮存铁。患者经过上述对因及对症治疗,症状明显改善。住院治疗一周,Hb 90g/L,Ret 7%,提示治疗有效,出院后随诊3个月,已经停止铁剂治疗,血红蛋白正常。

九、对本病例的思考

本患者有头晕、苍白的临床表现,血常规呈中度小细胞低色素性贫血,血清铁代谢检查符合缺铁,因此,缺铁性贫血诊断明确。分析本患者缺铁的原因为:青春期生长速度快,营养相对不足;月经量过多(失血1ml就相当于失铁0.5mg)以及慢性胃炎造成铁的铁丢失或消耗过多。

缺铁性贫血是儿童期最常见的一种贫血,多见于6个月~2岁婴幼儿,在大年龄儿童少见。但青春期生长速度过快,铁的需要量增加,可能造成营养相对缺乏,而且青春期女孩月经量过多,可能为慢性缺铁的原因。因此,青春期女孩应特别注意营养性缺铁性贫血的发生。明确缺铁原因,补充铁剂同时,对因治疗(本例患者包括治疗胃炎、调节月经、加强营养),才能从根本上解决缺铁原因。

十、关于营养性缺铁性贫血

营养性缺铁性贫血(nutritional iron deficiency anemia)是小儿贫血中最常见的一种类型,尤以婴幼儿的发病率最高。铁是合成血红蛋白的原料,当体内缺铁或铁的利用发生障碍时,使血红蛋白合成减少,形成小细胞低色素性贫血。

(一)缺铁的主要原因

1. 体内贮铁不足 贮存铁及出生后红细胞破坏所释放的铁足够出生后3~4个月内造血之需。如贮铁不足,则婴儿期易较早发生缺铁性贫血。母患严重缺铁性贫血、早产或双胎致婴儿出生体重过低,以及从胎儿循环中失血,都是造成新生儿贮铁减少的原因。

2. 铁的入量不足 饮食中铁的供给不足为导致缺铁性贫血的重要原因。由于长期腹泻、消化道畸形、肠吸收不良等引起铁的吸收障碍时也可导致缺铁性贫血。

3. 生长发育因素　随体重增长血容量相应增加,生长速度愈快,铁的需要量相对愈大,愈易发生缺铁。青春期生长速度过快,铁的需要量增加,如果供给不足,可造成铁的相对缺乏。

4. 铁的丢失或消耗过多　由于肠息肉、消化性溃疡、Meckel憩室、钩虫病等也可引起慢性胃肠道失血。青春期男性痔疮,青春期女性月经量过多,造成的慢性失血等都是发生缺铁性贫血的重要原因。长期反复患感染性疾病,可因消耗增多而引起贫血。

临床表现有贫血一般表现和肝、脾、淋巴结常轻度肿大等骨髓外造血器官表现。消化系统症状常有食欲低下,异食癖,时有呕吐或腹泻。呼吸、脉率加快,心前区往往可听到收缩期杂音。临床上将缺铁分为:缺铁期、缺铁性红细胞生成期、缺铁性贫血期。

(二) 主要诊断依据

有造成缺铁的原因、贫血的临床表现、小细胞低色素性贫血和铁代谢检查显示血清铁降低、总铁结合力升高、血清铁蛋白降低,铁剂治疗有效。

(三) 主要治疗原则

根除病因和补足储存铁。以口服铁剂为主,一般每日剂量为元素铁 $4\sim6mg/kg$,于两餐间分为3次服最易吸收,同时服用维生素C有利于铁剂的吸收。如有胃肠反应也可饭后服用。用药时间为血红蛋白恢复正常后继续用药3个月,以补足贮存铁。一般网织红细胞于铁剂治疗后 $48\sim96$ 小时开始上升,约 $7\sim10$ 天达到高峰,此后逐渐下降。两个月左右血红蛋白恢复正常。

（马晓莉　苏　雁）

病例87　面色苍黄、尿色加深2天

患儿,男,1岁4个月,于2013年7月13日入院。

一、主诉

面色苍黄、尿色加深2天。

二、病史询问

(一) 问诊主要内容及目的

思维提示

问诊主要集中在患儿出现面色改变的时间、程度、伴随症状,是否有感染、服药、饮食不当等诱因。患儿祖籍情况,疾病是否有地域特点。患儿家族史情况,是否有家族中类似病史的患者。患儿既往健康情况,是先天或后天性。

1. 患儿颜面颜色,苍白,苍黄,眼睛有无黄染,明确患儿面色改变仅仅是苍白,还是苍白 + 黄染,眼睛是否有黄染家长往往更容易观察到。

2. 患儿阳性伴随症状——尿色改变,尿色有无改变,是酱油色,茶色,还是洗肉水样,帮助判断患儿是出血,溶血,以及初步判断是血管内溶血,还是血管外溶血。

3. 患儿是否有其他伴随症状,进一步询问是否有恶心、呕吐、腹痛、厌食油腻、发热、黑便、呕血、尿路刺激等相关伴随症状,以协助是否有消化道失血、泌尿系出血、感染、肝炎引起的黄疸症状,以及是否伴有感染、呕吐、腹痛等溶血相关伴随症状。

4. 患儿发病前是否有诱因,询问患儿发病前是否有感染、服药、饮食不当等诱因,从而初步判断疾病的诱发因素。

5. 患儿既往健康情况,是否有相似病史反复发作,既往健康情况可以间接反映患儿可能是先天性或后天获得性疾病。当然,某些先天性疾病也可以随着年龄增长而发病,比如受感染影响,接触某些药物、饮食后才发病的。

6. 患儿是否有相似疾病家族史,祖籍地域情况,相似症状的阳性家族史可以为诊断提供帮助,从而更加支持先天性疾病。部分遗传性疾病是有地域特点的,如葡萄糖-6-磷酸脱氢酶缺乏症往往在我国南方广东、广西地域高发。而北方地区则以遗传性球形红细胞增多症为先天性溶血性疾病的主要病因。

（二）问诊结果及思维提示

患儿既往体建,无相似病史发生。患儿父母祖籍均为广西,无类似疾病家族史。本次发病前无明确感染前驱史,无服药史,但在发病前 2 天,曾进食大量蚕豆。2 天前家长发现患儿面色苍黄,眼睛黄染,尿色深,似酱油色,无发热、咳嗽,无呕吐、腹痛、腹泻,无鼻出血、黑便,无尿频、尿痛、尿急,家长未予重视,未带患儿诊治。入院当天,因患儿面色、尿色无好转,故来就诊。

> **思维提示**
>
> 通过问诊可明确,患者既往体健,无相似疾病病史,无明确相关家族史。发病前无前驱感染史,无服药史,但有大量进食蚕豆史。主要症状表现面色的苍黄、尿色加深,无其他相关伴随症状。

三、体格检查

（一）重点检查内容和目的

考虑患者以贫血、黄疸为主要表现,故查体集中在贫血、黄疸的相关体征、严重程度。同时还要注意肝脾有无肿大,以及严重贫血所造成的心脏、神经系统体征。

（二）体格检查结果及思维提示

体温 37.4℃,呼吸 26 次/分,脉搏 120 次/分,血压 90/55mmHg。神志清楚,精神反应弱,呼吸稍促,面色苍黄,全身皮肤黏膜苍黄,无皮疹、无出血点。全身浅表淋巴结未触及肿大。口唇苍白,结膜苍白,巩膜黄染。双肺听诊呼吸音清,未闻及干湿性啰音。心率 120 次/分,律齐,心前区可闻及 2/6 级收缩期杂音。腹软无压痛,未及包块,肝脾肋下未及,肝脾区无叩击痛,Murphy 征阴性。神经系统查体未见异常。

> **思维提示**
>
> 体格检查结果证实患儿存在贫血、黄疸体征,无感染、出血体征,无肝脾及浅表淋巴结肿大体征。需要进一步实验室检查明确贫血、黄疸原因。

四、实验室检查

（一）初步检查内容及目的

1. 血常规 + 网织红细胞　了解贫血程度、性质,有无血液学其他改变。
2. 末梢血涂片　了解末梢血红细胞形态。

3. 生化　了解肝功能情况,初步明确黄疸原因。

4. 尿、便常规　明确黄疸原因。

（二）检查结果及思维提示

1. 血常规　WBC 14.23×10^9/L,N 33%,RBC 2.67×10^{12}/L,Hb 58g/L,PLT 274×10^9/L,Ret 13.3%,CRP<8mg/L。

2. 末梢血涂片　可见有核红细胞,成熟红细胞形态无异常。

3. 生化　电解质、肾功能正常;ALT 16U/L,AST 57U/L,LDH 427U/L,TBIL 75.18μmol/L, DBIL 10.5μmol/L。

4. 便常规　正常黄便,潜血(－);尿常规:潜血(＋＋),红细胞1~2个/HP,尿胆原(＋), 尿胆红素(－)。

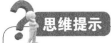

> **思维提示**
>
> 　　检查结果提示:①血常规:患儿是增生性贫血,血小板正常,白细胞稍高,但CRP正常,结合病史,患儿无明显感染征象;②末梢血涂片可见有核红细胞,而成熟红细胞无球型、靶型、破碎等形态改变;③生化:肝功能正常,不支持肝脏疾病所致黄疸;总胆红素升高,以间接胆红素升高为主;另外LDH、AST升高也提示有细胞破坏证据;④尿便常规:无便血所致贫血,无胆道阻塞所致黄疸;尿色虽为酱油色,并尿潜血阳性,但尿红细胞微量,并尿胆原阳性,尿胆红素阴性,不支持血尿、胆红素尿。

五、初步诊断及根据

　　结合患者的病史和体格检查结果,存在红细胞破坏以及代偿增生依据,溶血性贫血诊断成立,但病因尚不明确。患儿急性起病,无肝脾肿大,尿色呈酱油色,不支持血管外溶血。患儿为1岁余幼儿,既往无相关病史,无明确阳性家族史,无前驱感染史,目前先天、后天性贫血尚不知。进一步需完善相关溶血检查协助诊断。

六、进一步实验室检查

（一）进一步检查内容及目的

1. 血浆游离血红蛋白　明确是否是血管内溶血。

2. 骨髓　了解骨髓增生程度,有无恶性细胞。

3. 溶血检查　明确溶血病因。

（二）检查结果及思维提示

1. 血浆游离血红蛋白　升高。

2. 骨髓　骨髓增生活跃,粒系增生相对减低,各阶段形态未见明显异常。红系增生旺盛,中幼红比值增高,粒红比值减低,成熟红细胞胞形态未见异常。巨核细胞及血小板不减少。未见肿瘤细胞。

3. 溶血检查

(1)直接 Coombs 试验:阴性。

(2)葡萄糖-6-磷酸脱氢酶活性:患儿减低,父亲、母亲均正常。

(3)红细胞渗透脆性试验:患儿、父亲、母亲均正常。

(4)抗碱血红蛋白1.2%。

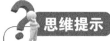

思维提示

　　患儿进一步检查结果分析:①骨髓:红系增生活跃,粒红比值减低,支持红系代偿增生。未见肿瘤细胞,不支持恶性血液病;②血浆游离血红蛋白升高,支持血管内溶血;③溶血检查:直接 Coombs 试验阴性,不支持自身免疫性溶血;红细胞渗透脆性试验正常,不支持遗传性球形红细胞增多症;抗碱血红蛋白正常,不支持 β-地中海贫血;患儿葡萄糖-6-磷酸脱氢酶活性减低,支持红细胞葡萄糖-6-磷酸脱氢酶缺乏症诊断。

七、最终诊断

红细胞葡萄糖-6-磷酸脱氢酶缺乏症(G-6-PD 缺乏症)。

八、治疗方案及预防

1. 对症治疗　①保持安静:患儿呈重度贫血,需安静休息;②吸氧:可根据患儿耐受情况酌情给予氧气吸入;③控制液速:患儿血红蛋白重度减低,需控制输液速度,防止心功能不全。④适量水化碱化,纠正酸中毒。

2. 输注悬浮红细胞　患儿呈重度贫血,给予红细胞悬液输注纠正贫血。

3. 预防　禁食蚕豆及相关制品,禁止服用可能引起 G-6-PD 患者发生溶血的氧化性药物。

九、对本病例的思考

红细胞葡萄糖-6-磷酸脱氢酶(G-6-PD)缺乏症是一种遗传性溶血性疾病,在我国以长江流域及其以南各省,如云南、海南、广东等发病率较高,北方地区较为少见。对于祖籍为我国南方地域的患儿,发生急性血管内溶血,尤其发病前有进食蚕豆史,需高度怀疑 G-6-PD 缺乏症的可能。进一步完善溶血相关检查,明确诊断。对于本疾病的预防关键是不再进食蚕豆及其相关制品,同时避免使用具有氧化作用的药物,如止痛退热药、抗疟药、磺胺类、呋喃西林类等均可诱发 G-6-PD 缺陷者发生急性溶血。

十、关于 G-6-PD 缺乏症

G-6-PD 缺乏症是一种最常见的遗传性代谢性疾病,在全球分布很广,我国分布规律呈"南高北低"的态势,长江流域以南,尤以广东、海南、广西、云南、贵州、四川等地为高发区,北方则较为少见。本症呈性连锁不完全显性遗传,G-6-PD 的基因位点在 X 染色体长臂 2 区 8 带(xq28)。男性患者,表现型多显示酶活性显著缺乏;女性其酶活性可正常至显著缺乏。故本病男性多,但女性杂合子在其酶活性显著减低时也可表现临床症状,约 1/3 女性杂合子也可发病。

目前认为,本病根本的原因在于还原型辅酶 II 缺乏,溶血过程呈自限性。G-6-PD 缺乏所致溶血性贫血有以下五种类型:

1. 先天性非球形红细胞性溶血性贫血(CNSHA)　是一组红细胞酶缺陷所致的慢性溶血性贫血,其中 1/3 病例由 G-6-PD 缺乏所致。临床表现不同程度的慢性血管外溶血,感染和(或)药物可加重溶血。红细胞形态无特殊,非球形,红细胞渗透脆性正常。轻型者贫血较轻,无明显黄疸和脾大;重型呈慢性溶血过程,具有贫血、黄疸、脾大特点。

2. 蚕豆病　蚕豆病是由于进食干、鲜蚕豆或蚕豆制品(豆腐、酱油)之后引起的急性溶血性贫血,一般在食蚕豆或其制品后数小时至数天后发生急性血管内溶血。轻者仅有轻度溶血,重者可在短期内出现溶血危象,极重型者病情发展迅速,严重贫血、黄疸、明显血红蛋白尿、神志不清,抽搐甚至出现休克、急性肾衰竭等。溶血可持续数天,临床症状逐渐改善而自愈。

3. 新生儿高胆红素血症　新生儿红细胞 G-6-PD 缺乏受外源性或内源性氧化应激诱发或自发地发生新生儿溶血症,导致高胆红素血症,成为 G-6-PD 缺陷高发区新生儿高胆红素血症的主要原因之一。

4. 药物诱导溶血性贫血　G-6-PD 缺乏者服用氧化性药物后,可引起急性溶血。现已将与 G-6-PD 缺乏者引起溶血的有关药物分为三类:①肯定引起所有 G-6-PD 缺乏者溶血的药物,应禁忌使用,如伯氨喹、磺胺吡啶、对氨苯磺酰胺、呋喃西林、甲苯胺蓝、萘等;②对非 CN-SHA 患者,常规治疗量不引起溶血,只有在超剂量使用,或合并感染,或同时服用其他氧化性药物会引起溶血,如奎宁、氯喹、乙胺嘧啶、对乙酰氨基酚、阿司匹林、异烟肼、苯海拉明、秋水仙碱等;③个例报道可引起 G-6-PD 缺乏者溶血药物,如柳氮磺嘧啶、吲哚美辛、四环素等。

5. 感染诱发溶血性贫血　病毒和细菌感染如急性传染性肝炎、肺炎、肠炎、败血症、伤寒、菌痢、传染性单核细胞增多症、水痘及接种牛痘等均可诱发急性溶血。

G-6-PD 缺乏症的诊断主要依靠 G-6-PD 活性的实验室测定。本病无特殊治疗,无溶血无需治疗。发生溶血时应去除诱因,停用可疑药物,停食蚕豆,治疗感染等。轻症患者予一般支持疗法和补液即可;较重者纠正酸中毒、碱化尿液、及时输浓缩红细胞。

(苏　雁)

患儿,女,6个月,于2013年5月6日入院。

一、主诉

发热、面色苍黄1周。

二、病史询问

(一)问诊主要内容及目的

> **思维提示**
>
> 患儿为6个月婴儿,急性起病,表现发热、面色苍黄,问诊应围绕发病前有无诱因(感染、服药、特殊饮食史),苍黄的伴随症状,既往史、家族史、祖籍情况等。

1. 发病前是否有感染、服药或特殊饮食史,自身免疫性溶血性贫血发病前常常有前驱感染史,而G-6-PD缺乏症患者发病前常常有进食蚕豆史,或者感染、药物诱发。

2. 苍黄伴随症状,苍黄伴有尿色的改变,如酱油色、葡萄酒色尿,常常是血管内溶血,如G-6-PD缺乏症患者表现。急性溶血患者,还常常伴有发热、呕吐、腹痛等症状。另外,还要注意询问有无失血症状,如消化道、呼吸道失血症状,有无咯血、呕血,有无尿血、黑便,有无营养性贫血伴随的发育落后、倒退等症状。

3. 既往有无相似病史,新生儿期黄疸史,患儿6个月发病,发病年龄小,需注意先天性疾病。但既往若无类似症状出现,后天获得性疾病也不能除外。新生儿时期是否有病理性黄疸史,对于既往史也是十分重要的。许多先天性溶血性疾病,在新生儿期即可有病理性黄疸史。

4. 家庭祖籍情况,是否有相似疾病家族史,部分先天性溶血性贫血,如G-6-PD缺乏症、地中海贫血,往往有地域特点,在我国南方,尤其是两广地区高发;而遗传性球形红细胞增多症,则在北方常见。而先天性溶血性疾病,也常常有阳性家族史,有助于协助诊断。

5. 患儿及其母亲饮食习惯,营养性巨幼贫患儿也可以表现面色苍黄,以母乳为主患儿,其母亲往往为长期素食者。

6. 发热的伴随症状,是独立于面色苍黄之外的感染性疾病,还是苍黄的伴随症状,发热可能是感染性疾病的一个表现,也可以是溶血性贫血的伴随症状,在问病史时需注意,并加以判断。

(二)问诊结果及思维提示

患儿既往体健,新生儿期黄疸消退延迟。本次发病前无明确感染、服药史,无进食蚕豆史。患儿祖籍为安徽,否认相似疾病家族史。患儿 6 个月添加辅食,已进食肉类、水果,母亲非素食者。入院前 1 周,患儿无明显诱因出现发热,体温最高达 39℃,伴咳嗽、流涕,无呕吐、腹泻,无咯血、黑便,无尿色改变,同时家长自觉患儿面色苍黄,于当地医院就诊,查血常规提示血红蛋白 50g/L,余情况不详(家长未提供化验单),当地医院诊断"上呼吸道感染、贫血",给予头孢类药物抗感染治疗 2 天,并给予丙种球蛋白静点治疗(具体剂量不详),体温正常,咳嗽好转,但面色苍黄无明显改变。为进一步治疗来诊。

思维提示

通过问诊可明确,患儿发热是呼吸道感染的表现之一,给予抗感染治疗后,发热好转。面色苍黄是在呼吸道感染时偶然发现,并经化验检查证实贫血的存在,给予抗感染治疗,呼吸道感染好转,但面色苍黄无改善。从现病史可以看出,患儿无失血表现,无营养性巨幼细胞性贫血的病因。

三、体格检查

(一)重点检查内容和目的

患儿临床表现贫血,查体重点是贫血相关的体征,以及心脏杂音、肝脾肿大方面。

(二)体格检查结果及思维提示

体温 37.2℃,呼吸 28 次/分,脉搏 116 次/分,血压 85/50mmHg。神志清,精神稍弱,面色苍黄,全身皮肤黏膜苍白,无皮疹、无出血点,全身浅表淋巴结未触及肿大。口唇苍白,睑结膜苍白,巩膜轻度黄染。双肺听诊呼吸音清,未闻及干湿性啰音。心率 116 次/分,律齐,心音有力,心前区可闻及 2/6 级收缩期杂音。腹软,肝肋下 2cm,脾肋下 2cm,质中,边锐。神经系统查体无异常。

思维提示

体格检查结果提示贫血、黄疸的体征,轻度肝脾肿大,无其他阳性体征。进一步化验检查需重点关注贫血、黄疸相关检查。

四、实验室及影像检查

（一）初步检查内容及目的

1. 血常规 + 网织红细胞 进一步明确贫血性质。
2. 生化 了解黄疸生化改变。
3. 骨髓 了解骨髓增生情况,有无恶性病表现。
4. 营养代谢 了解有无营养所致贫血。
5. 溶血检查 初步确定溶血原因。
6. 腹部 B 超 了解腹腔脏器情况、消化道有无畸形。
7. 胸部影像学 了解肺部有无出血等征象。
8. 尿/便常规 了解有无出血。

（二）检查结果及思维提示

1. 血常规 + 网织红细胞 血常规:WBC $12.5 \times 10^9/L$,Hb 55g/L,MCV 70.5fl,MCH 25.1pg, MCHC 302g/L,PLT $311 \times 10^9/L$,Ret 8.81%。
2. 生化 TBIL 89.5μmol/L,IBIL 74.4μmol/L,LDH 599U/L,ALT 26U/L,AST 67U/L,肾功能、电解质正常。
3. 骨髓 骨髓增生明显活跃,粒系增生减低,红系增生明显活跃,巨核细胞 21 个,血小板聚集分布,未见肿瘤细胞。
4. 营养代谢 叶酸、维生素 B_{12} 浓度正常;血清铁 164μg/dl,铁蛋白 282μg/L。
5. 溶血检查 直接 Coombs 试验 IgG(+);CD55/CD59 阴性。
6. 腹部 B 超 肝脾肿大,消化道通畅,未见畸形。
7. 胸部影像学 双肺纹理粗,未见间实质浸润。
8. 便常规 便黄,潜血阴性;尿常规:尿胆原阳性,胆红素阴性。

思维提示

检查结果提示:①患儿无明确消化道、呼吸道、泌尿系出血的实验室依据;②血常规提示增生性贫血,呈小细胞低色素性;③除外了巨幼细胞性、缺铁性营养性贫血;④血常规、生化、骨髓提示存在红细胞破坏及代偿增生依据;⑤直接 Coombs 试验阳性为诊断提出了依据。

五、初步诊断及根据

患儿为 6 个月婴儿,在呼吸道感染同时,发现面色苍黄表现,查体存在贫血、黄疸、轻度肝脾肿大体征,化验检查血常规、生化、骨髓提示存在红细胞破坏及代偿增生依据;腹部、肺部影像学,尿便常规,除外了消化道、呼吸道、泌尿系失血引起的贫血;叶酸、维生素 B_{12} 浓度正常,血清铁、铁蛋白不低,除外了营养性贫血。因此患儿溶血性贫血诊断成立,结合患儿直接 Coombs 试验阳性,初步诊断考虑自身免疫性溶血性贫血。进一步治疗给予免疫抑制、输血治疗,并通过治疗效果进一步验证或修正诊断。

六、治疗方案及理由

入院后给予水化、碱化,镇静、吸氧等对症治疗;并给予甲泼尼龙 10mg/(kg·d) 静点抑制免疫反应;因贫血严重,给予输注洗涤红细胞 2 单位。经治疗,复查血常规:WBC 14.71×10^9/L,Hb 113g/L,PLT 290×10^9/L,Ret 2.2%,好转出院。出院后继续口服甲泼尼龙 2.5 片/次,1 次/日,口服 1 月,定期监测血常规,血红蛋白逐渐下降至 67g/L,Ret 5.51%,血小板正常,WBC 22.02×10^9/L,可见有核红细胞。

七、治疗效果及思维提示

经给予输血、大剂量激素免疫抑制治疗,患儿血红蛋白上升,网织红细胞下降,治疗有效。但在继续给予足量口服激素免疫抑制维持阶段,患儿血红蛋白进行性下降,网织升高。此时应考虑两点问题:①免疫抑制强度不够,自身免疫性溶血不能控制;②诊断有误,免疫治疗无效,随输入红细胞衰老消耗,血红蛋白逐渐下降。

思维提示

患者以发热、面色苍黄 1 周就诊,结合病史、查体、相关辅助检查,自身免疫性溶血性贫血诊断依据还是比较足的,但是有几点疑问需要考虑:①患儿血常规为什么表现为典型的小细胞低色素性贫血,既然铁代谢不支持缺铁性贫血,那么是否有其他疾病可能;②患儿目前年龄 6 个月,新生儿期即存在黄疸消退延迟,是否有先天性疾病存在;③患儿病初因发热、面色苍黄,外院即给予抗感染、丙种球蛋白免疫调节治疗,发热控制,但是面色苍黄无改变,血红蛋白无上升,免疫治疗效果不佳,是否也预示着自身免疫性溶血性贫血诊断有疑问;④患儿入院后查直接 Coombs 试验 IgG(+),非强阳性,而血红蛋白下降明显,二者似乎不平行。同时外院曾经应用过丙种球蛋白,是否对 Coombs 试验有影响;⑤患儿未行溶血病因其他相关检查,且按照自身免疫性溶血性贫血治疗效果不好,诊断需慎重。需进一步完善检查,明确诊断。

八、进一步实验室检查结果

进一步完善其他化验检查,以求最终诊断。

1. 患儿末梢血涂片　红细胞大小不等,可见嗜多染红细胞、浅染、异形、靶形和破碎红细胞,可见有核红细胞。

2. 复查患儿直接 Coombs 试验　阴性。

3. 患儿葡萄糖-6-磷酸脱氢酶、丙酮酸激酶、嘧啶-5'-核苷酸酶、葡萄糖磷酸异构酶活性均正常。

4. 红细胞渗透脆性试验　患儿、父亲、母亲均开始溶血 0.44%，完全溶血时间 <0.28%，降低。

5. 患儿父亲血常规　WBC $5.26 \times 10^9/L$，RBC $6.03 \times 10^{12}/L$，Hb 116g/L，MCV 61.2fl，MCH 21.8pg，MCHC 357g/L，PLT $230 \times 10^9/L$，Ret 1.0%。患儿母亲血常规：WBC $6.23 \times 10^9/L$，RBC $5.9 \times 10^{12}/L$，Hb 112g/L，MCV 53.9fl，MCH 19pg，MCHC 352g/L，PLT $189 \times 10^9/L$，Ret 1.5%。

6. HbF　患儿 62.2%，显著升高；父亲 4.1%，母亲 4.5%。

7. 患儿异常血红蛋白电泳分析　未见异常。

8. 患儿基因分析　β-地中海贫血基因突变，41/42 纯合。

思维提示

进一步实验室检查可以看出：①末梢血涂片可见浅染、靶形红细胞，是地中海贫血的特点；②间隔 1 个月余复查直接 Coombs 试验阴性，判断病初可能为假阳性；③红细胞渗透脆性减低，说明患儿及父母均可能存在血红蛋白病可能；④患儿父母血常规红细胞均为小细胞低色素改变，说明可能是先天性、家族性疾病；⑤患儿 HbF 明显升高，支持 β-地中海贫血诊断，患儿父母 HbF 轻度升高，结合血常规改变，考虑是 β-地中海贫血杂合子；⑥患儿 β-地中海贫血的基因分析为 41/42 纯合，从基因水平明确诊断。

最终诊断：β-地中海贫血。

九、调整治疗方案及疗效

患儿明确为 β-地中海贫血，逐渐减停激素药物，给予间断输血治疗，并监测铁过载，必要时给予去铁治疗，最终需要造血干细胞移植治疗。

十、对本病例的思考

1. 关于自身免疫性溶血性贫血　患儿病初诊断自身免疫性溶血性贫血，也是有依据的，根据起病急、临床表现、体征、化验室检查，首先考虑自身免疫性溶血性贫血。但是并没有注意到一些病史、化验检查的细节问题，如新生儿期情况、小细胞低色素贫血问题、Coombs 试验的弱阳性、外院丙种球蛋白免疫调节治疗无效等问题。在继续给予激素等免疫抑制治疗后，效果不好，首先要考虑的是诊断是否正确。进一步的实验室检查明确了溶血的病因。

2. 关于地中海贫血　地中海贫血的地域性分布比较强，在非流行区域，遇到溶血性贫血的患者，需询问患者的祖籍，并且可以从患者父母的相关化验检查中寻找蛛丝马迹，协助患者的诊断。

十一、关于 β-地中海贫血

地中海贫血是血红蛋白病的一种，是由于一种或多种珠蛋白肽链合成受阻或完全抑制，导致血红蛋白成分组成异常,引起慢性溶血性贫血。根据不同类型的珠蛋白基因缺失或缺陷而引起相应的珠蛋链合成受抑制情况不同,将地中海贫血分为 α-地中海贫血、β-地中海贫血、δ-地中海贫血、γ-地中海贫血等,以前两种类型常见。本病呈明显地域分布,从地中海沿岸的意大利、希腊、塞浦路斯到东南亚各国均是本病多发区。在我国的广东、广西、海南、云南、贵州、四川及香港等地区常见。

β-地中海贫血是指 β 链的合成受部分或完全抑制的一组血红蛋白病。根据 β 基因缺陷所产生的杂合子和纯合子的不同,其临床表现亦有差异,按照病情轻重的不同,可将 β-地中海贫血分为重型、轻型和中间型三种类型。

1. 重型　是我国常见的一种地中海贫血,患者双亲均为 β-地中海贫血杂合子。多于婴儿期发病,严重的慢性进行性贫血,需依靠输血维持生命,随年龄增长日益明显,生长发育停滞,肝脾肿大,脾大明显。

2. 中间型　其临床表现介于重型与轻型之间,发病年龄较晚(常于 4～5 岁)、中度贫血、轻度肝脾肿大、输血量小或不必输血仍可维持生命。

3. 轻型　主要表现为轻度小细胞低色素贫血,婴儿期明显,可有轻度黄疸和脾大。

治疗原则　轻型地中海贫血不需治疗;中间型 β-地中海贫血一般不输血,但遇感染,应激,手术等情况下,可适当予浓缩红细胞输注;重型 β-地中海贫血,高量输血联合去铁治疗是基本的治疗措施,造血干细胞移植是根治本病的唯一方法,有条件者应争取尽早进行。积极开展优生优育工作,以减少或控制"地中海贫血"基因的遗传。

(苏 雁)

患儿,男,7 岁 3 个月,于 2005 年 9 月 30 日入院。

一、主诉

面色苍黄 4 年。

二、病史询问

(一) 问诊主要内容及目的

思维提示

　　对于一个贫血伴黄疸的患儿应考虑到的疾病包括:血液系统疾病、消化系统疾病、肝胆系统疾病。进一步的病史询问应包括是否伴有恶心、呕吐、厌食油腻、腹痛等消化系统症状,需要考虑肝胆系统疾病,如肝炎、胆囊炎等。在血液系统疾病中,需询问贫血是否伴发失血、营养不良因素,以鉴别失血或营养不良造成的贫血。询问贫血伴发黄疸的诱因、尿色变化、家族史及祖籍地域等,用于鉴别各种类型的溶血性贫血。

　　1. 面色苍白发生诱因、程度,是否有明显的乏力、气促,是否影响正常活动,从而初步判断贫血发生的缓急、程度。

　　2. 面色苍白的伴随症状,如是否有反复的腹痛、黑便等消化道失血表现,既往饮食情况,有无明显偏食、异食癖,伴有间断的黄疸应考虑到溶血性贫血。根据贫血的伴随症状,初步判断贫血原因为失血性、溶血性或红细胞生成不良造成的贫血,如营养性贫血、骨髓衰竭性疾病等。

　　3. 是否伴有恶心、腹痛、厌食油腻等肝胆系统疾病表现,是否有肝炎等传染病接触史,肝脏疾病,如肝炎,病人往往表现黄疸及肝功能的异常,并常常有尿色异常、胃肠道症状。

　　4. 黄疸发作为间断性或持续性,有无诱因,反复溶血发作引起的黄疸可呈间歇性,感染、劳累均可诱发溶血发作,可发生溶血危象或再生障碍性贫血危象;而肝脏疾病引起的黄疸常常为持续性的。G-6-PD 缺乏症引起的溶血性贫血常常有发病前进食蚕豆或服用氧化性药物。

　　5. 发作时是否伴有尿色的加深,根据有无尿色的改变,初步判断是血管内或血管外溶血。G-6-PD 缺乏症、部分自身免疫性溶血性贫血是血管内溶血,而遗传性球形红细胞增多症则为血管外溶血。

　　6. 新生儿期黄疸情况,患儿起病早,应注意新生儿期黄疸情况。先天性溶血性疾病,常常在新生儿期即表现黄疸重、消退延迟。

7. 父母、祖籍的地域特点，部分溶血性贫血，如地中海贫血，有明显的地域特点，在我国，多分布于两广、云贵地区；而在北方，遗传性球形红细胞增多症占遗传性溶血性贫血的首位。

8. 家族史，许多先天性遗传性疾病往往有阳性家族史。

（二）问诊结果及思维提示

患儿为足月顺产，生后母乳喂养，新生儿期黄疸消退延迟。否认肝炎传染病接触史。饮食史无特殊，无偏食。患儿父母体健，均为北方人，父亲10年前车祸后发生脾脏破裂而行脾脏摘除术。否认贫血及黄疸家族史。入院前4年(患儿3岁时)家长发现患儿无明显诱因出现面色苍黄，无发热、咳嗽，无腹痛、呕血、黑便，无尿色改变，无恶心、呕吐及厌食油腻，无明显乏力、活动后气促，于当地医院就诊，查血常规示：血红蛋白85g/L，肝功能提示异常(具体不详)，诊断"营养性贫血、肝炎"，予中药退黄及铁剂、叶酸口服治疗约2个月，患儿面色苍黄有所好转。以后患儿仍显面色苍黄，于感染或劳累后加重，感染控制后面色苍黄有所好转，无明确的服用药物或进食蚕豆诱因，为进一步诊治就诊我院。

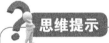

思维提示

①患儿的面色苍黄，无乏力、活动后气促，无明显影响日常活动，贫血程度不重，病程中外院的血常规也提示为轻中度贫血；②面色苍黄非持续性，无消化系统症状及明确肝炎传染病接触史，不支持肝胆系统疾病引起的黄疸；③患儿无反复黑便等消化道长期失血表现，既往无明显的偏食史，而贫血的同时伴有黄疸病史，可以初步排除失血性贫血和营养性贫血，而考虑溶血性贫血；④患儿黄疸发作时无明显尿色的改变，不支持血管内溶血，如G-6-PD酶缺乏、冷抗体型免疫性溶血性贫血；⑤患儿面色苍黄发作前无明确进食蚕豆及服用药物病史，也不支持G-6-PD酶缺乏；⑥家长可提供的明确病史为4年，但患儿新生儿期的黄疸史不除外也是溶血性疾病的最初表现，如此长病史，支持先天性溶血性疾病；⑦患儿父母及祖籍为北方，从遗传性溶血性贫血疾病分布的地域特点来看，北方更常见遗传性球形红细胞增多症；⑧患儿虽然无明确溶血性疾病家族史，但其父亲的外伤后脾破裂值得思考，是否增大的脾脏更容易在外力挤压下破裂。

三、体格检查

（一）重点检查内容和目的

1. 身高、体重、生长发育　明确患儿是否存在由于长期疾病影响了生长发育的情况。
2. 贫血、黄疸的体征，是否有心脏杂音　贫血及黄疸程度，是否有贫血性心脏病。
3. 肝、脾、胆囊的体检　帮助明确是否存在肝胆系统疾病，进一步明确一些溶血性贫血的体征，是否有胆囊炎、胆结石体征。

（二）体格检查结果及思维提示

体温36.5℃，呼吸24次/分，脉搏96次/分，血压95/65mmHg，体重20kg，身高115cm，营

养发育略差,神志清楚,精神反应较好,呼吸平稳,面色略苍黄,全身皮肤未见皮疹、出血点。口唇、睑结膜略苍白,巩膜黄染。咽无充血,双扁桃体无肿大。心、肺查体未见明显异常。腹软无压痛,肝肋下未触及,肝区无叩击痛,Murphy 征阴性,脾肋下 2.5cm,质地偏硬,表面光滑。四肢、神经系统查体未见异常。

思维提示

①肝脏查体无明显异常,结合病史不支持肝脏疾病;Murphy 征阴性,不支持急性胆囊炎;②查体阳性所见主要是贫血、黄疸、脾脏增大;③身高、体重较正常同龄儿童偏低,4 年病史,长期的贫血及反复的溶血发作影响生长发育。

四、实验室和影像学检查

(一) 初步检查内容及目的

1. 血常规 + 网织红细胞　进一步了解血红蛋白下降情况及红系增生情况。
2. 生化　了解肝功能情况。
3. 骨髓　了解骨髓增生情况。
4. 尿/便常规　了解有无出血、梗阻性黄疸。
5. 腹部 B 超　了解肝脾肿大程度。

(二) 检查结果及思维提示

1. 血常规　WBC 10.8×10^9/L,Hb 83g/L,PLT 213×10^9/L,Ret 9%,MCHC 0.43g/L。
2. 生化　电解质、肾功能正常;ALT 30U/L,AST 67U/L,LDH 407U/L,TBIL 63.18μmol/L,DBIL 10.5μmol/L。
3. 尿常规　尿胆红素(−),尿胆原(+),潜血(−);便常规:便黄,潜血(−)。
4. 骨髓常规　增生明显活跃,红系增生极度活跃,粒红比例减低,晚幼红易见,巨核细胞不少。
5. 腹部 B 超　肝脏不大,脾大,肋下 3cm,胆囊内可见泥沙样结石。

思维提示

检查结果提示:①血常规提示中度贫血,MCHC 增高,白细胞、血小板正常,网织红细胞增高,支持增生性贫血,如溶血性贫血,不支持骨髓衰竭性疾病引起的贫血;②血清间接胆红素升高,尿胆原增高,证实存在红细胞破坏的证据;③生化:肝功能正常,不支持肝脏疾病所致黄疸;④尿便常规:无便血所致贫血,无胆道阻塞所致黄疸;尿胆原阳性,尿胆红素阴性,不支持血尿、胆红素尿;⑤骨髓红系增生极度活跃,存在红细胞增生的证据;⑥腹 B 超:脾大,存在胆囊结石。

五、初步诊断及根据

结合患儿病史、查体、相关化验检查,溶血性贫血诊断明确。患儿发病年龄早,病史迁延,考虑先天性可能性大。需进一步完善检查明确溶血病因。

六、进一步检查

(一) 检查内容及目的

1. 末梢血涂片　了解血细胞形态。
2. 溶血试验　明确溶血类型。

(二) 检查结果及思维提示

1. 末梢血涂片　可见到球形红细胞 9%。
2. 红细胞渗透脆性试验　患儿开始溶血 0.60%,完全溶血 0.4%;父亲开始溶血 0.52%,完全溶血 0.40%;母亲红细胞渗透脆性试验正常。
3. 酸化甘油试验(AGLT50)　患儿 50 秒,父亲 70 秒,母亲正常。
4. G-6-PD 活性测定　患儿、父亲、母亲均正常。
5. 直接 Coombs 试验　阴性。
6. HbF　2%。
7. 患儿父亲　血常规:Hb 119g/L,白细胞、血小板、网织红细胞正常,球形红细胞 3%;患儿母亲:血常规:血红蛋白、白细胞、血小板、网织红细胞正常,未见球形红细胞。

思维提示

实验室检查结果分析:①末梢血涂片可见球形红细胞;②G-6-PD 活性正常,除外 G-6-PD 缺乏症;③直接 Coombs 试验阴性,自身免疫性溶血性贫血可能性不大;④ HbF正常,红细胞渗透性增加,不支持地中海贫血;⑤球形红细胞增多、红细胞渗透脆性增高、酸化甘油时间缩短、脾大、胆囊结石,支持遗传性球形红细胞增多症诊断。

七、诊断

遗传性球形红细胞增多症合并胆石症。

八、治疗方案及理由

本患儿明确遗传性球形红细胞增多症,因贫血不严重,未达到切脾指征,无溶血及再生障碍性贫血危象,未输注红细胞,嘱其避免感染、劳累等诱发溶血因素,带口服叶酸片出院,定期随访。

九、对本病例的思考

本例患儿起病早,病程迁延、反复,呈慢性溶血过程,外院按营养性贫血、肝脏疾病治疗,延误诊断。对于既有贫血、又有黄疸患儿,要想到溶血性贫血诊断,完善相关化验检查,明确病因,对因治疗。起病早的溶血性贫血往往提示先天性溶血性疾病,仔细询问病史,包括家族史,进行必要的溶血相关检查,确定诊断。

本例患儿的父亲末梢血可见少量球形红细胞,红细胞渗透脆性增高,酸化甘油时间缩短,轻型遗传性球形红细胞增多症诊断明确。回述患儿父亲10年前外伤后的脾破裂,可能当时已经因为本病而有脾脏的肿大,故受外力时容易造成破裂。然而,那次的脾切除反而为其治疗了原发病,使得其目前无明显的贫血及溶血发作。

十、关于遗传性球形红细胞增多症

遗传性球形红细胞增多症(hereditary spherocytosis,HS)是一种先天性红细胞膜异常的溶血性疾病,呈常染色体显性遗传,半数以上有阳性家族史,两性均可患病,但1/4病例缺乏明显家族史,可能与基因突变有关。极少数病人呈常染色体隐性遗传,临床表现重。本病由红细胞膜支架蛋白及锚蛋白、区带3蛋白和膜收缩蛋白等缺乏导致膜结构先天缺陷,引起红细胞表面积减少接近球形,变形性减退,通过脾脏时易于破裂,产生溶血。

本病多在幼年发病,贫血和黄疸为最主要的症状,轻重不一,病程呈慢性贫血经过并伴有反复急性发作的溶血。在感染诱因下可发生"溶血危象"或"再生障碍性贫血危象"。年长儿几乎都有脾大,随着年龄增大,超过一半的HS患者并发胆石症,为胆红素性胆囊结石。

实验室检查显示贫血,MCHC增高,网织红细胞计数增高,可见小球性红细胞,细胞渗透脆性增高,酸化甘油溶解试验缩短。采用SDS-PAGE分析红细胞膜蛋白,80%以上的患者可发现异常。用单链构象多态性分析、PCR结合核苷酸测序等可检出膜蛋白基因的突变点。

可见球形红细胞是HS的特点,但数量不等的小球形红细胞亦可见于其他疾病,如自身免疫性溶血性贫血、G-6-PD缺乏症及红细胞受机械、生物、化学损伤等。HS与Coombs试验阴性的温抗体型自身免疫性溶血性贫血的鉴别较困难,家族史、反复Coombs试验及对肾上腺皮质激素治疗反应有助于两者的鉴别,必要时需要做红细胞膜蛋白分析进行区别。

本病主要治疗方法是脾切除,术后数天黄疸及贫血即可消退,网织红细胞降低,不再发生溶血,但不能根除红细胞膜的先天缺陷,故球形细胞依然存在。脾切除虽有效,但并发症较多,最重要的并发症为感染,特别是肺炎球菌性败血症,尤其是婴幼儿患者。脾切除指征为:①Hb≤80g/L,网织红细胞≥10%的重型病例;②若Hb为80~110g/L,网织红细胞为8%~10%,具有以下情况者考虑切脾:贫血影响生活质量或体能活动;贫血影响重要器官的功能;髓外造血明显;③年龄限制:主张10岁以后手术。对于重型患者,手术尽可能延迟至5岁以后,尽量避免在 2～3 岁以下手术。手术时仔细寻找副脾一并切除,以免术后复发。胆石症应于切脾手术前明确诊断或手术时探察,与脾一并切除。溶血或贫血严重时,可加用叶酸,以防叶酸缺乏而加重贫血。重度贫血或发生溶血危象时需输红细胞,再生障碍性贫血危象时除输红细胞外,必要时需要输注血小板。

（苏　雁）

病例90　发现皮肤出血点10个月

患儿,女,5岁6个月,于2007年6月30日入院。

一、主诉

发现皮肤出血点10个月。

二、病史询问

(一)问诊主要内容及目的

思维提示

　　对于皮肤出血点需要考虑三方面因素:血管、血小板、凝血因素,其中血小板减少最为常见。持续血小板减少的儿童病人应考虑两方面、两个层次疾病,两方面:①骨髓增生好:即骨髓能够生成足够的血小板;②骨髓增生不良:骨髓不能产生满足身体需要的血小板。两个层次:①先天性疾病;后天性疾病;②继发性:其他原因造成血小板减少:如感染、脾亢、肿瘤等;原发性:寻找不到原因。上述因素在儿童均可见,进一步询问病史应体现。

　　1. 血小板减少相关症状　临床出血表现。

　　2. 伴发症状　是否伴有发热、腹胀、乏力、骨痛、肿胀等,如果有上述症状应注意感染、肿瘤等疾病。

　　3. 症状持续的时间　症状是否有反复,加重的诱因何在。

　　4. 既往是否有类似发作,家族史。

　　5. 是否有放射线、有毒物质接触史,特殊药物服用史。

　　6. 发现上述症状后的检查,比如围绕皮肤出血点,当地医院血常规检查结果如何——确定血小板减少为出血原因,是否有其他细胞异常:白细胞、红细胞情况,确定血液学疾病后,一定进行了骨髓检查,结果如何——确定是否与骨髓制造血小板不足有关,骨穿的次数和部位——确定其代表意义:全身或局部,其他相关检查。

　　7. 10个月内当地医院的诊断情况。

　　8. 当地医院的治疗情况　应用何种药物,剂量,疗程,效果,有助于进一步协助诊断。如应用激素治疗有效,则免疫性血小板减少的可能性大,而无效则再生障碍性贫血的可能性大。

（二）问诊结果及思维提示

患儿为第一胎第一产,足月顺产,生后无窒息,新生儿期健康。智力体力发育同正常同龄儿。既往体健,无特殊疾病病史及传染病、手术病史,无放射线、有毒物质接触史。无类似家族病史。患儿入院前 10 个月无明显诱因出现皮肤出血点,以双下肢为主,不伴有口腔血疱、鼻出血、血尿、黑便等其他出血表现,无发热、咳嗽等感染表现;无腹膨隆、局部包块、乏力等恶性病表现,于当地医院查血常规:白细胞 4.0×10^9/L,中性 50%,血红蛋白 100g/L,红细胞 3.30×10^{12}/L,血小板 30×10^9/L,当地医院诊断为"特发性血小板减少性紫癜(ITP)",给予静脉丙种球蛋白 400mg/(kg·d),连用 5 天,同时加用泼尼松 2mg/(kg·d),足量 2 周,后逐步减量。治疗后患儿皮肤出血稍有减轻,但多次复查血小板均波动于 $(20 \sim 30) \times 10^9$/L。于当地医院就诊 2 个月后由于治疗效果不佳,故转至当地省立医院,检查自身抗体检查(−),胸骨骨髓检查:骨髓增生活跃,全片可见巨核细胞 30 枚,有成熟障碍,各系统发育基本正常,考虑为"慢性ITP",应用长春新碱每次 1mg 静脉推注,每周一次,连用 4 次,仍无效;使用大剂量激素冲击治疗:地塞米松 1mg/(kg·d),应用 3 ~ 4 天/月,连用 4 个月,无效;换用大剂量甲泼尼龙 20 ~ 30mg/(kg·d),连用 3 天,仍然无效;考虑为"难治性慢性 ITP",为求进一步治疗来我院。

思维提示

①病程中不伴有发热等感染表现、不伴有局部肿胀、乏力等恶性疾病表现,故感染性疾病、恶性肿瘤性疾病可能性不大;②患儿出血情况较轻,同血小板减少数量相符,故应该是血小板减少造成临床出血表现;③院外多次检查有白细胞正常低限、中性粒细胞接近减少范围,且患儿没有同轻度失血性贫血相符的临床出血表现,因此是否同时伴发粒系、红系减少还要进一步明确;④当地医院骨髓穿刺虽然增生活跃,但巨核细胞数量同血小板减少不相符,且为胸骨骨髓(为全身增生最活跃的部位),不能代表全身骨髓的增生状态;⑤患儿正规 ITP 治疗无效,且应用二线治疗方案仍然无效,原因可能有:a. 诊断错误;b. 的确是难治性 ITP;⑥患儿新生儿期体健,发病前体健、智力体力发育同正常同龄儿,没有类似家族史,因此先天性疾病可能性不大。

三、体格检查

（一）重点检查内容和目的

生长发育情况、有无感染表现,有无淋巴结及肝脾肿大、出血部位、范围、性质。

（二）体格检查结果及思维提示

体温 36.5℃,呼吸 24 次/分,脉搏 100 次/分,血压 90/60mmHg,体重 22kg,身高 120cm;营养发育好,神志清楚,精神反应可,呼吸平稳,Cushing 征(＋),面色稍苍白。双下肢可见散在皮肤出血点,其余部位未见,口腔黏膜光滑,未见出血。全身浅表淋巴结未及肿大,两肺呼吸音清,无干湿啰音,心音有力,律齐,各瓣膜区未闻杂音及异常心音。腹平软,未及包块、无压痛、肠鸣音正常。肝脾肋下、剑突下未触及。四肢肌力、肌张力正常,神经系统反射正常引出,病理征未引出。

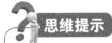

思维提示

①目前可以见到血常规中血小板减少,同体检中所见皮肤出血点一致,可以确定血小板减少就是皮肤出血的原因;②肝脾、淋巴结不大,无体温发热,因此恶性肿瘤性疾病,如白血病可能性不大;③患儿生长发育良好,提示先天性疾病、营养性疾病可能性小,Cushing 征(+),提示长期应用糖皮质激素。

四、实验室和影像学检查

(一) 初步检查内容及目的

1. 血常规、CRP、ESR　进一步明确是否存在感染,了解红系、粒系、血小板改变。
2. 复查胸骨骨髓及行髂骨骨髓常规检查,明确全身骨髓增生情况。
3. 病态造血检查　胎儿血红蛋白(红系病态造血)、小巨核酶标(巨核系病态造血)、碱性磷酸酶(粒系病态造血)。
4. 营养性贫血　铁代谢(血清铁、铁蛋白、总铁结合力、骨髓铁染色)、叶酸、维生素 B_{12} 检测。
5. CD55/CD59(+)细胞检测。
6. 常规影像检查,寻找肿瘤病灶及相应病变。
7. 骨髓活检　进一步证实骨髓衰竭程度,明确除外骨髓恶性疾病。

(二) 检查结果及思维提示

1. 血常规(每周 2 ~ 4 次)　白细胞波动于(3.0 ~ 4.0) × 10^9/L,中性粒细胞(0.5 ~ 1.2) × 10^9/L,淋巴细胞增高,占 60% ~ 80%;红细胞、血红蛋白轻度减低,正细胞、正色素性贫血;网织红细胞百分比及绝对值减少,血小板中至重度减少。血沉、C 反应蛋白均正常。
2. 胸骨骨髓　增生活跃,各系统比例及形态基本正常,巨核细胞 15 枚。血小板少见。髂后骨髓:骨髓增生低下,各系统比例及形态基本正常,巨核细胞 2 枚,淋巴、脂肪细胞、浆细胞等非造血细胞明显增多,血小板少见。
3. 胎儿血红蛋白正常、小巨核酶标　全片仅见到大单圆核巨核细胞 2 枚;碱性磷酸酶正常。
4. 铁代谢　血清铁、总铁结合力正常,铁蛋白增高,叶酸、维生素 B_{12} 正常。IgE 正常,过敏源筛查试验阴性。
5. CD55/CD59(+)细胞检测:正常范围。
6. 常规胸片、心电图、腹部 B 超均正常。
7. 骨髓活检　骨髓增生低下,各系统比例及形态大致正常,淋巴及非造血细胞明显增多,巨核细胞罕见,未见幼稚细胞及骨髓前体细胞异常分布。

思维提示

①证实全血细胞减少性疾病;②证实骨髓衰竭性疾病;③基本除外骨髓恶性疾病,未见异常肿瘤病灶;④明确除外造血原料缺乏所致全血细胞减少;⑤明确除外病态造血所致全血细胞减少;⑥明确除外阵发性睡眠性血红蛋白尿所致全血细胞减少;⑦骨髓活检支持骨髓衰竭性疾病,再生障碍性贫血可能性大。

五、初步诊断及根据

患儿临床以出血为主要表现,外院按照免疫性血小板减少症给予免疫球蛋白、大剂量激素、长春新碱免疫抑制剂治疗,血小板无上升。入院后完善相关检查,骨髓提示低增生性,除外了继发性血细胞减少性疾病,诊断再生障碍性贫血。

六、治疗方案及理由

患儿诊断为再生障碍性贫血,非重型,加用环孢素 5mg/(kg·d),定期监测环孢素血药浓度,肝肾功,血液门诊随诊。在应用环孢素 1 个月余患儿血常规开始出现治疗反应:白细胞及红细胞开始增长;服用 3 个月后血小板开始增加;服用至 6 个月,血常规达到完全治疗反应。环孢素缓慢减量过程中。

七、最终诊断

非重型再生障碍性贫血(NSAA)。

八、对本病例的思考

皮肤出血点和血小板减少是儿童期常见的疾病,常被认为是特发性血小板减少性紫癜,一定要评估是否存在其他血液系统异常情况;在骨髓增生不明确的情况下要进行多部位骨穿,甚至骨髓活检明确骨髓确切的增生情况;要观察常规治疗反应,一旦常规治疗无效且时间较长,一定要想到诊断是否失误,建议停下目前的治疗尝试,首先进行再评估。此例病例就为由于过分考虑诊断是 ITP 而过度用药的病例,在多种治疗无效后应该积极再评估,以明确诊断为主。

九、关于再生障碍性贫血

再生障碍性贫血是由于骨髓不能有效造血(衰竭)所致的全血细胞减少性疾病,形成原因有先天性:如范可尼贫血,常为年幼起病,可合并畸形或生长发育迟缓等表现;后天性,其中又包括继发性和原发性,继发性再生障碍性贫血常指可以找到原因的再生障碍性贫血,常见的病因可以为药物性(如氯霉素)、放射性、生物或化学毒物所致,肝炎后,严重结缔组织疾病等;原发性是指没有找到上述直接原因的再生障碍性贫血,我们常提到的再生障碍性贫血基本上为此类型。

目前认为此类疾病是一种 T 细胞免疫异常类疾病。

再生障碍性贫血的诊断主要根据血常规中提示网织红细胞减少、骨髓衰竭(至少一个以上部位)、骨髓中巨核细胞减少,同时除外其他可以引起全血细胞减少的疾病,如营养性巨幼细胞性贫血、阵发性睡眠性血红蛋白尿、骨髓增生异常综合征等后就可以诊断。诊断的相对金标准就是排出其他诊断后进行多部位(至少胸骨、髂骨两个部位)骨髓穿刺检查及骨髓活检病理检查。

根据血细胞减少程度,再生障碍性贫血分为重型、极重型、非重型。

1. 重型再生障碍性贫血诊断标准 ①骨髓细胞增生程度 < 正常的 25% ,如为正常的 25% ~50% ,则残存的造血细胞应 <30% ;②血常规应具备下述 3 项中 2 项:中性粒细胞绝对值 $<0.5 \times 10^9/L$,校正的网织红细胞 $<1\%$ 或绝对值 $<20 \times 10^9/L$、血小板 $<20 \times 10^9/L$;③若中性粒细胞绝对值 $<0.2 \times 10^9/L$ 为极重型再生障碍性贫血。

2. 非重型再生障碍性贫血诊断标准 未达到重型及极重型再生障碍性贫血诊断标准。

再生障碍性贫血的治疗根据病因不同、程度不同有不同的选择。如果是先天性,应行骨髓移植。原发性再生障碍性贫血由于目前被认为是一种 T 细胞免疫异常性疾病,主要治疗是针对抑制异常的 T 细胞免疫从而使病情得到缓解。对于重型再生障碍性贫血,选择是造血干细胞移植或强烈免疫抑制治疗,如应用抗胸腺球蛋白免疫诱导辅以环孢素免疫维持治疗;而对于不需要依赖输血,病情进展缓慢的非重型再生障碍性贫血,仅需要应用环孢素免疫治疗,就可获得满意的治疗效果。

(吴润晖 苏 雁)

病例91　腹痛2天,阑尾炎手术后意识不清2小时

患儿,男,10岁,于2006年8月3日入院。

一、主诉

腹痛2天,阑尾炎手术后意识不清2小时。

二、病史询问

对于一个腹痛病人要询问腹痛的性质、部位、时间;对于腹痛合并手术后出血的病人就要考虑到两者之间是否有联系:一名手术后非正常出血的病人就要注意患儿是否有凝血因子的异常,对于没有肝炎、严重感染的儿科病人,首先又要考虑先天性凝血因子缺乏性疾病,对一名男孩,血友病又是首当其冲的。

(一) 进一步询问内容及目的

1. 腹痛情况　诱因、发生时间、部位、程度、持续时间——如何诊断、治疗的。
2. 手术后病情变化　时间,程度,如何演变。
3. 是否有引起出血的外在因素　是否曾患肝炎、感染等引起凝血功能异常的疾病,是否及时检查血常规,血小板数量。
4. 是否有引起出血的内在因素　既往是否有易出血的病史,比如外伤或注射后同损伤程度不成比例的出血,小手术后有严重的出血,是否有可疑的出血病史,比如关节、肌肉肿胀等。
5. 是否有家族出血病史　发生在父系或母系。

(二) 询问结果(病史)

患儿于入院前2天剧烈体育活动后出现腹痛,不伴有明显的恶心、呕吐、腹泻、发热等,表现为右下腹痛,弯腰可以稍缓解,腰伸直疼痛加剧。次日到当地医院就诊,查血常规提示白细胞增高,以中性为主,经查体麦氏点压痛明显,考虑"化脓性阑尾炎",立即行阑尾切除手术,术中见阑尾轻度肿胀,尚未化脓及穿孔,故予以切除,并行局部止血、缝合等措施后安返监护病房。回到病房后患儿逐渐出血面色转白、心率增快、血压下降、意识不清,即行床边腹部B超:提示腹腔内出血。当地医院立即予生理盐水扩容,多巴胺升压治疗,并为求进一步诊断和治疗转来我院。

患儿发病后,精神反应渐弱,未进食,大小便正常。

患儿为第一胎第一产,足月顺产,新生儿期健康,智力体力发育同正常同龄儿。既往身体健康,无重症肝炎、感染病史。但预防接种后曾有注射部位血肿形成,经月余才消失情况。6

531

岁时于当地医院行扁桃体切除术后曾发生术后出血不止造成失血性休克,在积极输注全血后病情缓解。

父母体健,家族中无类似过度出血病人,但其母亲叙述其舅舅自幼关节变形,不能正常行走,当地医院考虑为"类风湿关节炎"。

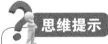

思维提示

询问结果(病史)分析:①患儿病程中腹痛不伴明显发热,但临床症状较剧烈,手术过程中未见到局部组织化脓等明显改变,仅轻度红肿,因此是否存在阑尾炎值得考虑;②患儿手术顺利,术中正常止血,但术后却出现了不明原因的腹腔出血,而且造成了休克,考虑患儿存在凝血功能异常;③患儿既往体健,无肝炎、其他慢性病病史,因此继发因素所致凝血异常可能性不大;④在病史询问中,患儿既往曾有接种疫苗后局部血肿形成,而且消散较慢病史,更让人怀疑到是否有先天出凝血异常性疾病;⑤患儿母系家族中有可疑出血病人:其母亲的舅舅有关节变形(常为关节出血后遗症),患儿为男性,因此伴性遗传的血友病可能性大。

三、体格检查

(一)初步体格检查内容及目的

生长发育情况;出血情况:皮肤、黏膜、软组织、骨关节肌肉病变;腹部情况:压痛、反跳痛、肌紧张、肠鸣音、伸髋试验等;休克情况:神志、生命体征。

(二)体格检查结果

体温 36.5℃,呼吸 24 次/分,脉搏 120 次/分,血压 80/50mmHg,肢端稍凉,CRT 2 秒。体重 50kg,营养发育正常,神志稍淡漠,精神反应弱,对答尚切题,蜷曲状。全身皮肤未见明显出血及瘀斑,仅在胫前、膝关节可见数块陈旧性瘀斑,口腔黏膜光滑,未见血疱。呼吸尚平稳,面色、口唇苍白,无口周发青,无发绀;双侧呼吸运动一致,两肺呼吸音稍粗,未闻啰音;心音有力,律齐,各瓣膜区未闻及杂音。腹稍胀,右下腹伤口处无菌纱布外敷,纱布有较多渗血、未见肠型、未见腹壁静脉曲张及其他皮疹等;触诊揉面感,全腹轻压痛,以右侧为著,肝脾未及;全腹叩诊鼓音,移动性浊音可疑;肠鸣音弱;四肢肌力、肌张力正常,未见四肢关节肿胀及活动障碍,但不能伸展右髋。神经系统查体未见异常。

四、门诊及外院检查结果

(一)本院

血常规 白细胞 10.1×10^9/L,中性 60%,淋巴细胞 40%。红细胞 2.50×10^{12}/L,血红蛋白 7.5g/L,血小板 400×10^9/L,网织红细胞 1.5%。CRP <8mg/L。

(二) 外院手术前

1. 血常规　白细胞 $11.0 \times 10^9/L$,中性70%,淋巴细胞30%。红细胞 $3.30 \times 10^{12}/L$,血红蛋白 $10.0g/L$,血小板 $400 \times 10^9/L$,网织红细胞1.5%。CRP $<8mg/L$。

2. 术前检查　甲肝、乙肝、丙肝、HIV、梅毒均阴性。

3. 出血时间、凝血时间均正常。

4. 腹部B超　腹腔内可见液性暗区,怀疑腹腔出血。

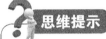

思维提示

　　体格及目前检查结果分析:①患儿神志淡漠,血压不稳定,心率快,肢端较凉,因此休克诊断成立;②患儿临床可以见到手术刀口渗血及外院腹B超检查提示腹腔出血,其他部位未见明显异常,因此可以肯定是由于出血造成休克,出血部位在腹部;③从目前的查体可以看出患儿既往的确有出血倾向,但并不严重,因此有可能是先天性出血性疾病;④本院血常规提示血小板正常,故可以除外血小板减少引起的出血;外院由于条件所限,仅行出血时间和凝血时间检测(由于准确性差,此两项试验目前已经被淘汰),虽然正常,但尚不能除外先天性出血性疾病;⑤术前已经出现轻度贫血,提示腹腔内出血可能为腹痛的原因,术后出血加重,造成失血性贫血。

五、初步诊断

①急性阑尾炎合并腹腔术后出血;②失血性休克;③中度失血性贫血;④血友病?

六、初步治疗(入院治疗)

入院后立即取血送凝血三项和凝血因子Ⅷ/Ⅸ检测。

1. 抗休克治疗　生理盐水及新鲜冷冻血浆扩容,多巴胺或多巴酚丁胺泵入维持升压治疗。

2. 止血　由于不了解是否是血友病和何种血友病因此使用凝血酶原复合物(治疗血友病A/B均有效)、加用止血合剂(酚磺乙胺/维生素K/血凝酶针)。

3. 对症处理,保护重要脏器　纠酸、吸氧、能量合剂。

4. 纠正贫血　积极同型悬浮红细胞输注。

5. 密切监测生命体征。

6. 外科处理　由于潜在先天凝血异常,因此外科保守治疗,积极使用抗生素,预防继发感染。

七、进一步检查

(一)进一步检查内容及目的

1. 凝血三项 筛查凝血功能有无异常。
2. 血常规、CRP 进一步明确是否存在感染以及治疗恢复情况。
3. 腹部 B 超 明确腹腔内情况。

(二)检查结果

1. 患儿凝血三项迅速回报 PT 12 秒(正常范围 11~13 秒),APTT 66 秒(正常范围 35~45 秒),纤维蛋白原 4.0g/L(2.0~4.0g/L)。
2. 血常规 白细胞 14.0×10^9/L,中性 80%,淋巴细胞 20%。红细胞 2.60×10^{12}/L,血红蛋白 7.6g/L,血小板 600×10^9/L,网织红细胞 1.5%。C 反应蛋白 <8mg/L。正常。
3. 腹部 B 超 腹腔内积血,右侧髂腰肌血肿。

八、入院后情况

经过上述治疗后患儿休克逐步纠正,伤口渗血情况基本控制,面色好转。复查血常规血红蛋白上升至正常;腹部 B 超提示腹腔出血较前有吸收。

思维提示

实验室检查结果分析:提示内源凝血系统因子异常类疾病。

根据检查结果,进一步明确或除外的疾病:①先天性内源凝血系统因子缺乏:血友病?②根据腹部 B 超检查结果考虑原发腹痛原因为右侧髂腰肌出血而并非阑尾炎。

九、下一步检查内容与目的

凝血因子Ⅷ/Ⅸ测定 明确是否存在血友病及血友病类型。
检查结果:凝血因子Ⅷ活性 5%;凝血因子Ⅸ活性 120%。

十、进一步检查内容及目的

1. vW 因子活性检测 明确除外血管性血友病(涉及进一步治疗选择)。
2. 凝血因子Ⅷ抑制物检测 除外获得性凝血因子缺乏,并保证后续凝血因子治疗有效。
检查结果:vW 因子抗原和活性检查正常;凝血因子Ⅷ抑制物 0 单位。

十一、诊断

①血友病 A(中度)合并髂腰肌出血;②术后中度失血性贫血;③失血性休克。

十二、治疗

在血友病患儿出现出血时,应当立即补充相应凝血因子,可以迅速控制出血。而对于威胁生命的严重出血应该积极大量、较长时间地使用凝血因子;同时固定和对出血部位进行制动;出血控制后要立即开始理疗帮助出血吸收、并进行关节肌肉评估,在出血基本吸收后开始康复锻炼,以防肌肉挛缩、变形。

入院明确诊断后,立即应用大剂量凝血因子 FⅧ 50U/kg,每天两次,使用 3 天,30U/kg,每天两次,使用 3 天,逐步减量,共使用 2 周。在出血基本控制的第三天开始联系理疗科进行低频磁疗,帮助腹腔出血吸收。经过 2 周的治疗,复查 B 超,腹腔内出血及髂腰肌出血基本吸收。患儿被允许下地行走并办理出院手续;之后血液科和理疗科门诊随诊,并在理疗师的指导下进行下肢康复训练和指导,目前恢复良好。

十三、关于血友病

血友病为一种先天性出凝血异常中比较常见的疾病,由于先天性凝血因子Ⅷ(血友病 A)或Ⅸ(血友病 B)缺乏所致,为性连锁隐性遗传性疾病,女性携带疾病基因,男性发病。发病率为:血友病 A 1/1 万新出生儿;血友病 B 1/6 万新出生儿。本病根据凝血因子缺乏的程度分为 3 型:轻型:因子浓度 >5% ~40%,常没有自发出血,而在外伤和手术中会有不同程度的出血;中型:因子浓度 1% ~5%,少见自发出血,常见外伤和手术后明显出血;重型:因子浓度 <1%,常有自发出血。

临床表现为出血,尤其以关节、肌肉出血为常见表现,关节常见部位比较常见于膝、肘、踝,长期反复出血常形成血友病关节病变,当缺乏医疗的地区常被误诊为"类风湿关节炎"而延误诊断和治疗。肌肉出血除了常见的腓肠肌、股四头肌,髂腰肌也是比较常见的出血部位,临床表现和体征同急性阑尾炎非常相似;如果没有血友病诊断,而且出血部位在右侧,常被误诊为阑尾炎,本病的独特的体征是患者不能伸展患侧髋关节可以进行区别。另外,如果认真进行腹部影像检查是可以发现病变部位在髂腰肌而不是阑尾。如果病人被误诊而进行了血友病病人手术,而且是在没有相应凝血因子的保护下进行手术,那么后果就将非常严重,往往在腹腔造成严重出血、伤口渗血,以及失血性贫血、失血性休克。

初步筛查:活化部分凝血活酶时间(APTT),APTT 延长,而凝血酶原时间(PT)和纤维蛋白原(Fg)正常。APTT 延长结合患儿是男性及母系发病家族史,血友病的诊断就基本可以确定;进一步还需要完善凝血因子缺乏种类(FⅧ/Ⅸ)、浓度测定,抑制物测定(除外获得性血友病);如果是 FⅧ缺乏,还需要积极检查 vW 因子,以除外血管性血友病。

血友病的出血判断可以借助影像检查,如 X 线、CT、MRI,但对于急性出血的诊断,B 超是最便捷的检查方法,但结果的准确性有赖于检查者的临床经验。

点评

　　对于一名血液科的医生,如果已经得出血友病的诊断,再严重的出血也不可怕;往往面对挑战的是手术科室的医生们。血友病是比较常见的儿童先天性出血性疾病,几乎所有中至重度病人均在婴幼儿至儿童期发病,出血症状各种各样,有些情况判断出血困难。因此对一名怀疑有凝血功能异常的病人首先应该仔细询问病史、仔细查体,并借助相关影像检查明确是否有出血及出血部位,而凝血三项(APTT、PT、Fg)又是基本的初筛试验,可以辅助临床医生判断。此例为被误诊的中度血友病合并髂腰肌出血,由于盲目手术而病情加重,引起失血性休克。

（吴润晖）

病例92　皮肤出血点5天

患儿,女,6岁,于2005年11月30日入院。

一、主诉

皮肤出血点5天。

二、病史询问

对于一个有出血倾向的患儿,应该从血管、血小板、凝血因子因素三方面考虑。病史询问应该包括出血部位、程度,伴发的其他症状,既往出血情况及家族史,用于鉴别血管性出血性疾病、血小板异常性出血疾病和凝血因子异常出血性疾病。

(一)进一步询问内容及目的

1. 皮肤出血点分布位置、形态、性质,区别出血点或其他疾病的紫癜样皮疹。皮肤出血点常分布在受外力挤压处,非对称性,为出血性,压之不褪色,不高出皮面。过敏性紫癜的皮疹多位于下肢、臀部,双侧对称,大小不等,高出皮面。

2. 是否伴发其他部位出血表现,鼻出血、口腔黏膜出血、呕血、便血、尿血、头痛、视物模糊及关节、肌肉的血肿等。了解出血部位、程度,而关节、肌肉的血肿常提示血友病。

3. 皮肤出血点同时伴发的其他症状,是否伴有发热、面色苍白或肢体疼痛等感染、贫血或肿瘤细胞浸润的表现,鉴别是否存在急性白血病、再生障碍性贫血等表现。是否伴有反复口腔溃疡、日光过敏、手足冻疮等症状,女童应注意结缔组织疾病,如系统性红斑狼疮(SLE)。是否伴有腹痛、关节肿痛,过敏性紫癜常伴有上述症状。是否伴有发热、贫血、黄疸、神经精神异常或尿异常,鉴别Evans综合征、血栓性血小板减少性紫癜(TTP)、溶血尿毒综合征(HUS)等疾病。

4. 发病前有无特殊用药史,是否伴发感染征象,继发性血小板减少,如病毒、细菌感染、幽门螺杆菌(HP)等感染可引起感染相关性血小板减少;一些解热镇痛药、抗生素、镇静或抗惊厥药可能引发免疫性血小板减少性紫癜。

5. 发病前是否有诱因,特发性血小板减少性紫癜病人发病前常常有疫苗接种史或前驱感染病史,而过敏性紫癜则可能和食物过敏、某些感染有关。

6. 既往有无反复出血病史,是否有出血性疾病家族史,遗传性出血性疾病常发病年龄早,可表现生后反复不同程度、部位的出血,部分有阳性家族史。

(二)询问结果(病史)

患儿于入院前5天出现双下肢皮肤散在针尖大小出血点,非对称性,压之不褪色,不高出皮面,家长未予重视,未带患儿诊治。入院前2天,患儿双下肢皮肤出血点较前增多,哭闹后眼眶周围皮肤亦出现上述出血点,今为求诊治于我院就诊。

患儿自发病以来,无发热、腿痛,无呕血、便血,无头痛、视物模糊,无黄疸、面色苍白,无尿色改变、尿少,无腹痛、关节肿痛。发病前无应用解热镇痛药、抗生素、镇静剂等特殊药物史。发病前2周患儿曾患上呼吸道感染,口服中成药治疗3天治愈。患儿既往体健,无反复出血病史,无反复口腔溃疡、日光过敏,无反复胃痛、反酸等胃部不适病史。父母体健,否认出血性疾病家族史。

思维提示

询问结果(病史)分析:①双下肢非对称性、压之不褪色、不高出皮面、哭闹时眼眶周围毛细血管压力增高出现的紫癜,符合出血点特点。②皮疹特点不支持过敏性紫癜,结合患儿无腹部及关节症状,首先从临床表现初步排除血管性出血性疾病中最常见的过敏性紫癜。③患儿病史短,既往无反复出血病史,无出血性疾病家族史,不支持先天性出血性疾病,如血管因素中的遗传性毛细血管扩张症,血小板因素中的Wiskott-Aldrich综合征及血小板无力症、巨大血小板综合征等,也不支持先天性凝血因子缺乏症。并且患儿为女童,不支持常见的先天性凝血因子缺乏症中的血友病。④血小板因素引起的皮肤出血点包括血小板数量及功能的异常。血小板功能异常多是先天的。而血小板数量减少引起的皮肤出血点在临床最常见。患儿除皮肤出血外,目前无明显黏膜、消化道、泌尿系、眼底及颅内出血的临床表现。⑤患儿无发热、神经精神异常、黄疸、面色苍白或尿改变,不支持Evans综合征、血栓性血小板减少性紫癜(TTP)和溶血尿毒综合征(HUS);⑥无面色苍白、发热、骨疼,不支持再生障碍性贫血或急性白血病等表现全血细胞异常的血液系统疾病。⑦发病前无应用解热镇痛药、抗生素、镇静等用药史,不支持药物性免疫性血小板减少性紫癜。⑧HP感染时可表现胃痛、反酸、嗳气等症状,患儿年龄较小,无HP感染的相应表现,HP引发的血小板减少性紫癜可能性不大。⑨无反复口腔溃疡、脱发、手足冻疮等症状,并且患儿年龄相对较小,自身免疫性疾病系统如性红斑狼疮(SLE)的可能性小。⑩患儿起病急,秋冬季发病,发病前2周有呼吸道前驱感染史,然后出现了皮肤出血点,支持急性ITP的发病特点。

三、体格检查

(一)初步体格检查内容及目的

1. 出血部位、性质、程度　确定皮肤或其他部位出血的表现。
2. 有无其他皮疹　是否有颜面、唇舌、手足等部位的斑片状毛细血管扩张,鉴别遗传性毛细血管扩张症。
3. 血压、神志情况,肾脏疾病表现(眼睑、下肢水肿)　鉴别TTP或HUS。
4. 咽部、扁桃体有无红肿,浅表淋巴结有无肿大　了解有无急性感染的体征。
5. 是否有贫血、黄疸　面色、口唇、睑结膜有无苍白,面色、巩膜有无黄染。鉴别伴有血小板减少的其他血液系统疾病。

6. 胸骨是否压痛、浅表淋巴结、肝脾是否肿大　帮助了解是否有急性白血病等肿瘤性疾病或一些病毒感染体征。

（二）体格检查结果

体温 36.5℃,呼吸 24 次/分,脉搏 96 次/分,血压 90/60mmHg,营养发育好,神志清楚,精神反应好。眼眶周围、双下肢可见散在针尖大小出血点,皮肤未见黄染、瘀斑及其他皮疹。全身浅表淋巴结未触及肿大。面色、口唇红润,双眼睑不肿,球结膜无出血,睑结膜无苍白,巩膜无黄染,口腔颊黏膜可见粟粒大小血疱 2 枚,咽无充血,双扁桃体无肿大。胸骨无压痛,心、肺查体未见异常,腹软无压痛,肝脾未触及肿大。双下肢无水肿,四肢关节无红肿及活动障碍,神经系统查体未见异常。

四、门诊及外院检查结果

门诊血常规　白细胞 $7.9 \times 10^9/L$,血红蛋白 $120g/L$,血小板 $7 \times 10^9/L$。

思维提示

体格及目前检查结果分析:①皮肤为出血点表现,无腹痛及关节的肿痛、活动障碍,不支持过敏性紫癜;②无毛细血管扩张皮疹,不支持遗传性毛细血管扩张症;③无贫血体征,无胸骨压痛,无肝脾及淋巴结肿大,结合血常规仅是血小板减低,无白细胞及血红蛋白异常,不支持急性白血病;④无贫血体征,血常规仅是血小板减低,无白细胞及血红蛋白异常,不支持再生障碍性贫血;⑤无贫血、黄疸体征,神志清楚,血压正常,无眼睑、下肢的水肿,不支持 Evans 综合征、TTP、HUS 等疾病;⑥无咽部、肺部等感染体征,无肝脾及淋巴结肿大,不支持细菌或病毒感染;⑦查体主要的阳性体征为皮肤、黏膜的出血点,血常规单纯血小板减低,白细胞、血红蛋白正常,初步考虑 ITP 诊断。而黏膜部位出血常提示血小板数值减低明显。

五、初步诊断

免疫性血小板减少症。

六、初步治疗（入院治疗）

儿童新诊断免疫性血小板减少症治疗包括一般治疗及针对性治疗。一般治疗包括:适当限制活动,避免外伤;忌用损害血小板功能药物,如阿司匹林、抗组胺药等。针对性治疗包括:糖皮质激素、大剂量静脉丙种球蛋白冲击治疗（IVIG）、免疫抑制剂等。

入院后予患儿卧床休息、限制活动,进食软饭、避免有刺或坚硬食物,并给予丙种球蛋白 $400mg/(kg \cdot d)$ 静点治疗。

七、进一步检查

（一）进一步检查内容及目的

1. 血常规 + 网织红细胞　进一步确定血小板降低程度及红细胞增生情况。
2. 骨髓常规　了解骨髓增生情况及有无白血病细胞。
3. 自身抗体、狼疮抗凝集物、抗磷脂抗体　除外自身免疫性疾病,如 SLE。
4. 血生化、尿常规　了解肾功能、肝功能,有无溶血存在及泌尿系出血。
5. 头颅 CT、眼底检查　明确有无颅内、眼底出血。
6. 腹部 B 超　了解有无肝脾及腹腔淋巴结肿大。
7. 血沉(ESR)、抗 O(ASO)、C 反应蛋白(CRP)、病毒抗体、HP 抗体　了解是否伴发其他感染。

（二）检查结果

1. 血常规　WBC 7.4×10^9/L,N 65%,Hb 123g/L,PLT 5×10^9/L,Ret 1.0%。
2. 血小板相关抗体增高(非特异性)。
3. 骨髓常规　骨髓增生活跃,粒红两系形态、比例大致正常,全片可见巨核细胞 156 个,其中颗粒型巨核细胞占 95 个。
4. 自身抗体、狼疮抗凝集物、抗磷脂抗体阴性。
5. 血生化　肝肾功正常。尿常规阴性。
6. 头颅 CT、眼底检查未见异常。
7. 腹部 B 超　未见肝脏、脾脏及淋巴结肿大。
8. ESR、ASO、CRP、病毒抗体、HP 抗体阴性。

八、入院后情况

皮肤及黏膜出血点逐渐减少,未见新鲜出血点。

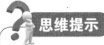

思维提示

实验室检查结果分析:①血常规:血小板极重度减低,白细胞、血红蛋白、网织未见异常;②增生性骨髓象,巨核细胞增多,存在成熟障碍。

根据检查结果,进一步明确或除外的疾病:①根据骨髓结果,除外急性白血病、再生障碍性贫血;②根据血红蛋白、网织红细胞、骨髓、血生化、尿常规结果及结合病史、体征,除外 TTP、HUS 及 Evans 综合征;③自身抗体、狼疮抗凝集物、抗磷脂抗体阴性,结合患儿无相应表现,除外自身免疫性疾病,如 SLE;④ESR、ASO、CRP、病毒抗体、HP 抗体阴性,除外感染相关性血小板减少;⑤排除上述疾病,并根据血常规、骨髓、血小板抗体结果,结合病史及体征,支持 ITP 诊断。

九、治疗

此患儿入院后予丙种球蛋白 400mg/(kg·d)，连用 5 天，骨髓等相关检查回报除外白血病、再生障碍性贫血后加用地塞米松 0.5mg/(kg·d)静点。综合治疗后血小板逐渐上升，皮肤出血点减轻，未见新鲜出血征象，7 天后血小板升至 290×10^9/L，停用静点地塞米松，改泼尼松口服，出院，门诊随诊。

十、诊断

免疫性血小板减少症。

十一、关于免疫性血小板减少症

免疫性血小板减少症(idiopathic thrombocytopenia,ITP)是基本健康小儿身上发生的仅有血小板减少并相关出血为主要表现的一种疾病。是儿童出血性疾病中最常见的一种，好发于 2~8 岁。

临床表现仅以出血为主，一般不伴其他症状。常以皮肤出血点为主，严重可出现瘀斑、皮下血肿、口腔黏膜出血，并可见内脏黏膜出血，如消化道、泌尿系出血，甚至颅内的出血。临床分为急性型、慢性型、反复发作型及难治型。根据血小板减少程度，也可分为轻度：$(50 \sim 100) \times 10^9$/L;中度：$(25 \sim 50) \times 10^9$/L;重度：$(10 \sim 25) \times 10^9$/L;极重度：$<10 \times 10^9$/L。

免疫性血小板减少症的诊断缺乏"黄金指标"，多种检查措施中除血小板计数减少外，都不是特异的，它是一种排他性诊断，必须强调排除继发性血小板减少的可能后诊断才能成立。

1. 一般治疗　包括适当限制活动，重者卧床休息，避免磕碰、外伤；忌用损害血小板功能药物，如阿司匹林、抗组胺药等；治疗及预防感染等。

2. 对于血小板 $>30 \times 10^9$/L 而没有出血症状，或仅有轻度皮肤出血点而无口腔黏膜出血儿童可以先观察，暂不治疗。

3. 治疗用药

(1)对于血小板 $<30 \times 10^9$/L，或有严重的出血，无论血小板数量是多少均应开始治疗。

(2)常规治疗用药包括：糖皮质激素、大剂量静脉丙种球蛋白(IVIG)治疗。

(3)当有威胁生命的出血时，无论血小板数量多少均应该立即积极治疗，包括立即输入血小板，应用甲泼尼龙、IVIG。

(4)当常规治疗无效后，可试用免疫抑制剂，如环孢素、硫唑嘌呤、环磷酰胺、长春新碱等。

(5)其他治疗　脾切除、雄激素、干扰素、CD20 单克隆抗体等。

点评

皮肤、黏膜出血是小儿出血的常见症状，绝大多数出血是由血液系统疾病引起的，但需注意伴发的其他症状，仔细询问病史，认真进行体格检查，并根据病史、体征选择必要的化验检查，达到正确诊断目的。

（苏　雁　吴润晖）

病例93　间断发热、面色苍白15天

患儿,男,1岁10个月,于2013年6月30日入院。

一、主诉

间断发热、面色苍白15天。

二、病史询问

对于一个发热、面色苍白的幼儿应考虑到以下三方面疾病:血液系统疾病、感染性疾病、结缔组织疾病。其中血液系统疾病是引起幼儿发热、面色苍白的主要原因。因此进一步询问病史应围绕上述三方面。

(一) 进一步询问内容及目的

1. 是否伴有淋巴结肿大　需注意与传染性单核细胞增多症、白血病、恶性淋巴瘤鉴别。

2. 是否伴有肝脾大,需要与伤寒、败血症、传染性单核细胞增多症、噬血细胞增多症,朗格汉斯细胞组织细胞增生症、高雪病、尼曼匹克病、白血病以及淋巴瘤等鉴别。

3. 是否伴有皮疹,需要注意与感染性疾病传染性单核细胞增多症以及结缔组织疾病如类风湿关节炎全身型、系统性红斑狼疮风湿热以及朗格汉斯细胞组织细胞增生症鉴别。

4. 是否伴有皮肤出血点,用于鉴别败血症、感染性心内膜炎、流行性脑脊髓膜炎外,还需鉴别免疫性血小板减少症、再生障碍性贫血、骨髓增生异常综合征等。

5. 是否伴有骨痛、关节疼痛,骨痛需要鉴别骨髓炎、白血病;关节痛需要与风湿热以及类风湿鉴别。

6. 是否伴有黄疸、尿色是否有改变　如果有黄疸伴有尿色的改变(茶色尿),需考虑溶血性贫血的可能。

7. 询问母孕期情况,是否为足月新生儿,是否双胎,生后辅食添加情况,是否挑食。用于鉴别营养不良性贫血。询问大便情况,有无黑便、长期腹泻,用于鉴别有无消化道畸形、有无消化道失血以及营养吸收不良。

(二) 询问结果(病史)

患儿于入院前15天无明显诱因出现发热,体温最高达39.4℃,不伴咳嗽、腹泻等症状,在当地医院考虑为"上呼吸道感染",给予头孢类抗生素抗感染治疗(具体不详),效果不佳,仍间断发热,体温波动于38~39℃,同时出现面色苍白,在当地医院考虑"上呼吸道感染合并缺铁性贫血"给予铁剂补铁治疗2周,效果不佳,患儿仍有间断发热,面色苍白进行性加重,同时伴有乏力、皮肤出血点并鼻出血 1 次,量少。为进一步诊治来我院。

足月顺产,生后 4 个月开始添加辅食,饮食合理。尿便正常,无黑便、血便表现,无尿色改变。无关节疼痛。

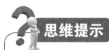
思维提示

询问结果(病史)分析:①该患儿发热、贫血予抗生素治疗无效,需考虑非感染性疾病可能;②该患儿需要考虑传染性单核细胞增多症、噬血细胞增多症的可能;③患儿为 1 岁 10 个月的幼儿,病程中以面色苍白为主,需首先考虑有无营养不良性贫血的可能,但该患儿自生后 4 个月开始添加辅食,饮食合理,无慢性失血的表现且在外院经补铁治疗无效,面色苍白进行性加重,故营养不良性贫血可能性不大;④患儿皮肤出血点,仅鼻出血 1 次,量少,无血尿、黑便的表现,不支持失血性贫血。患儿发热伴面色苍白,且面色苍白进行性加重,需注意溶血性贫血的可能,但患儿无黄疸、茶色尿的表现,不支持溶血性贫血。⑤患儿起病急,无皮疹、关节疼痛的表现,不支持结缔组织疾病。

三、体格检查

(一)初步体格检查内容及目的

1. 生长发育、营养状况,贫血的体征(面色、睑结膜、口唇、甲床情况)。
2. 是否存在黄疸(巩膜、皮肤是否黄染),帮助鉴别是否存在溶血。
3. 皮肤是否存在出血点、皮疹,帮助鉴别有无出血倾向,以及感染性疾病、结缔组织疾病。
4. 是否存在胸骨压痛、关节肿痛,帮助鉴别血液系统恶性疾病、结缔组织疾病。
5. 周身浅表淋巴结以及肝脾是否肿大,协助明确有无非感染性疾病,尤其血液系统恶性疾病。

(二)体格检查结果

体温 38.5℃,呼吸 30 次/分,脉搏 116 次/分,血压 90/60mmHg,体重 13kg,营养发育可,神志清楚,精神反应可,呼吸平稳,面色、口唇苍白,甲床苍白,全身皮肤散在出血点,颈部及腹股沟可及数枚肿大的淋巴结,最大者达 3cm×3cm,巩膜无黄染,睑结膜苍白,咽轻度充血,胸骨无压痛,双肺呼吸音粗,未闻及干湿啰音,心音有力,律齐,各瓣膜区未闻及杂音,腹部略膨隆,腹软,肝肋下 6cm,剑突下 5cm,质韧,无压痛,脾肋下 4cm,质韧,表面光滑,四肢、神经系统查体未见异常。正常男童外生殖器。

四、门诊及外院检查结果

1. 血常规　WBC $3.5×10^9$/L,N 10%,L 84%,M 5%,幼稚细胞 1%,Hb 67g/L,PLT $21×10^9$/L,CRP 120mg/L,MCV 84fl,Ret 1%。
2. 门诊腹部 B 超　肝大、脾大,腹腔内可见多个肿大的淋巴结。

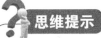

思维提示

体格及目前检查结果分析：①该患儿发热，给予抗感染治疗效果不佳，故需首先考虑非感染性疾病可能，该患儿面色苍白进行性加重，查体面色口唇苍白，全身皮肤散在出血点，颈部及腹股沟淋巴结肿大，肝脾增大，查血常规示三系减低，以淋巴为主，可见 1% 的幼稚细胞，腹部 B 超示腹腔内可见多个肿大的淋巴结，高度怀疑血液系统恶性肿瘤；②该患儿发热，查体可见贫血体征，浅表淋巴结以及肝脾大，全血细胞减少，白细胞以淋巴细胞为主，需要注意传染性单核细胞增多症，但是外周血可见幼稚细胞不支持；③该患儿虽然全血细胞减少但查体肝脾增大，外周血可见到 1% 的幼稚细胞，可除外再生障碍性贫血；④患儿营养发育好，既往 4 个月添加辅食，营养合理，无偏食的病史，查血常规无小细胞低色素贫血的表现，既往补铁治疗无效，故可除外缺铁性贫血；无黄疸的表现，无尿色的改变，网织红细胞不高，不支持溶血性贫血；⑤该患儿有发热、贫血的表现，需注意结缔组织疾病，但是患儿无皮疹、关节痛，血常规：查血常规示三系减低，以淋巴为主，可见 1% 的幼稚细胞，腹部 B 超示腹腔内可见多个肿大的淋巴结，不支持。

五、初步诊断

发热贫血原因待查：①急性白血病？②淋巴瘤？③传染性单核细胞增多症？

六、初步治疗（入院治疗）

该患儿血常规三系减低，在外院给予抗感染治疗效果不佳，入院后给予查感染相关的病原学检查、筛查感染灶外，先予以调整抗生素三代头孢抗感染治疗，以后根据病原学汇报以及影像学结果调整治疗；患儿中度贫血、血小板减少有出血点除了给予止血等对症治疗外预约红细胞悬液以及机采浓缩血小板输注。

七、进一步检查

（一）进一步检查内容及目的

1. 骨髓常规　了解患儿骨髓造血情况。
2. 胸部 CT、腹部 B 超、头颅磁共振　了解患儿有无其他脏器的浸润。
3. 生化全套　了解肿瘤负荷、肝脏及肾脏功能、有无肝脏及肾脏浸润。

（二）检查结果

1. 骨髓常规（图 93-1，见文末彩图）　骨髓增生活跃，粒系及红系增生受抑制，淋巴系统增生活跃，可见原幼淋巴细胞占 95%。

2. 胸腹 CT、腹部 B 超　双下肺有少量实质浸润,肝脾增大,腹腔内多个肿大淋巴结。

3. 生化全套　ALT 104U/L,LDH 819 U/L,UA、肾功能正常。

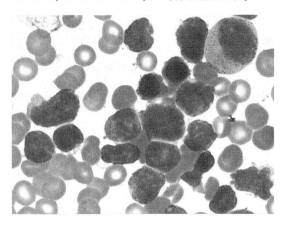

图 93-1　骨髓常规:骨髓增生活跃,可见原幼淋巴细胞占 95%

八、入院后情况

入院后经抗感染治疗后,仍有发热,体温波动在 38 ~ 38.5℃,贫血经输血后面色较前好转。

> **思维提示**
>
> 　　检查结果分析:根据检查结果,进一步明确或除外的疾病:①该患儿骨髓常规示骨髓增生活跃,可见原幼淋巴细胞占 95%,故诊断急性淋巴细胞白血病成立;②胸部 CT、腹部 B 超:未见到占位性病变,无骨质破坏,骨髓可见原始幼稚细胞,故可除外恶性肿瘤骨髓转移(如神经母细胞瘤);③生化提示 ALT 增高,LDH 增高,提示肝脏受累。

九、下一步检查内容与目的

骨髓组化染色、免疫分型、融合基因、染色体进一步明确诊断以及危险度分型。急性淋巴细胞白血病可根据免疫分型分为 T 淋巴细胞白血病、B 淋巴细胞白血病。不同的分型评定的危险度不同。

检查结果　免疫分型(图 93-2,见文末彩图):普通 B 淋巴细胞白血病。

十、诊断

急性淋巴细胞白血病。

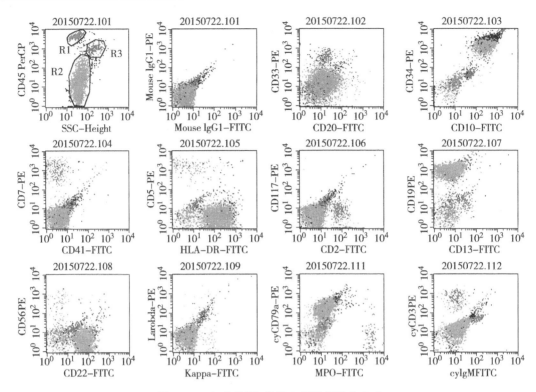

图 93-2 免疫分型：普通 B 淋巴细胞白血病

十一、治疗

诊断明确后依据患儿为普通 B 淋巴细胞表型，1 岁 < 年龄 < 10 岁，初治时白细胞 < 50 × 10^9/L，故初步评为标危，入院后先予以泼尼松预试验治疗，然后给予 VDLD 方案诱导缓解治疗。

具体方案：Pre（泼尼松）　　15mg/m² 　D1（即第一天，下面以此类推）

30mg/m² 　D2

45mg/m² 　D3

60mg/m²D4 ~ D7

DEX（地塞米松）　6mg/（m² · d）D8 ~ D28　D29 减量,9 天减停

VCR（长春新碱）　每次 1.5mg/m² 每周一次 共 4 次

DNR（柔红霉素）　每次 30mg/m² 每周一次 共 2 次

L- ASP（左旋门冬酰胺酶）　每次 5000IU/m²，从 D8 开始每两天一次，皮下注射，共 8 剂（D8,D11,D14,D17,D21,D23,D26,D29）

IT（单联）MTX（甲氨蝶呤）　8mg D1。D15、D33 复查骨髓常规、融合基因结果以及微小残留病水平重新进行危险度分型，如维持 SR，IT（单联）MTX 8mg,D15、D33 鞘注。如中危或者高危三联鞘注。

本患儿为 CNSL1，经 VDLD 诱导缓解治疗后，D15、D33 复查骨髓常规示完全缓解，D33 微小残留病阴性，融合基因检测汇报结果为 TEL/AML1 阳性,3 个月时微小残留病检测阴性,维

持 SR,继予化疗治疗,总疗程 24 个月。

十二、关于急性淋巴细胞白血病

急性淋巴细胞白血病是小儿最常见的白血病类型,主要临床表现为发热、贫血、出血以及白血病细胞所致脏器浸润症状。外周血白细胞可高于 $100 \times 10^9/L$,亦可小于 $1 \times 10^9/L$,末梢血片出现未成熟细胞,贫血为正细胞正色素性,程度轻重不一。血小板大多减少,约 25% 在正常范围,骨髓检查是确诊及评定疗效的重要依据,骨髓增生活跃或极度活跃,分类中原始 + 幼稚细胞 > 30% 可诊断,根据免疫学检查可分为 B 前体淋巴细胞表型(CD10、CD19、胞质 CD79a)及 T 淋巴细胞表型(胞质 CD3、CD5、CD7 等)。

目前在诊断急性淋巴细胞白血病时普遍采用 MICM 分型(形态学、免疫学、遗传学以及分子生物学),根据宿主特征、实验室检查以及治疗反应进行临床分型,分为标危、中危、高危。

(一) 标危(SR)

1. 第 8 天(经过 1 周泼尼松预治疗后)外周血白血病细胞 $<1 \times 10^9/L$(即泼尼松反应良好)。
2. 初诊时最高一次 WBC $<50 \times 10^9/L$ 同时 1 岁 < 年龄 < 10 岁。
3. 细胞遗传学上无 t(9;22) 或 BCR/ABL 融合基因。
4. 无 t(4;11) 或 MLL/AF4 融合基因或其他 MLL 基因重排。
5. 无 t(1;19) 或 E2A/PBX1 融合基因。
6. 非 T-ALL 及成熟 B。
7. 非 CNS3(标危的 CNS3 进入中危组)。
8. 治疗第 15 天骨髓呈 M1 或 M2,第 33 天骨髓完全缓解 M1。
以上全部 8 条必须全部符合。

(二) 中危(MR)

1. 第 8 天(经过 1 周泼尼松预治疗后)外周血白血病细胞 $<1 \times 10^9/L$。
2. 标危治疗第 15 天骨髓呈 M3,或中危治疗第 15 天骨髓呈 M1 或 M2。
3. 无 t(9;22) 或 BCR/ABL 融合基因。
4. 无 t(4;11) 或 MLL/AF4 融合基因或其他 MLL 基因重排。
以上 4 条必须完全符合同时至少符合以下其中之一:①初诊时为 CNSL3(没有其他高危因素);②初诊时最高一次白细胞 $\geq 50 \times 10^9/L$;③年龄 <1 岁且没有 MLL 基因重排;④年龄 ≥10 岁;⑤T-ALL;⑥t(1;19) 或 E2A/PBX1 融合基因阳性。

(三) 高危(HR)

1. 第 8 天(经过 1 周泼尼松预治疗后)外周血白血病细胞 $\geq 1 \times 10^9/L$(泼尼松反应不良)。
2. 中危诱导治疗第 15 天骨髓呈 M3。
3. 治疗 33 天骨髓象未缓解;呈 M2/M3。
4. t(9;22) 或 BCR/ABL 融合基因。
5. t(4;11) 或 MLL/AF4 融合基因或其他 MLL 基因重排。
6. D33　MRD $\geq 1 \times 10^{-2}$。

7. 3M　MRD$\geq 1 \times 10^{-3}$。

不论年龄和白细胞数,只要符合以上条件之一即可诊断为 HR。

根据不同的临床危险度分型以及 MRD 水平调整进行化疗,以标危为例,进行 VDLD +
CAT 诱导缓解治疗,HD-MTX 庇护所预防治疗,VDLD + CAT 再诱导治疗以及 VD/6-MP +
MTX 维持治疗,定期加强,总疗程 2~3 年。

点评

对于不明原因的发热、贫血、出血、肝脾淋巴结肿大的患儿应提高警惕,考虑到白
血病的可能,及早做骨髓穿刺检查以明确诊断。

（张瑞东）

患儿,女,12岁,于2012年10月15日入院。

一、主诉

皮肤出血点10天,发热4天。

二、病史询问

(一) 问诊主要内容及目的

> **思维提示**
>
> 　患儿为青春期女孩,起病急,以出血、发热为主要临床表现,因此,问诊主要集中在患儿出血的部位、性质、程度、是否对称分布,发热所表现的热程、热型,有无感染、碰撞及服药等诱因,发病时的伴随症状、是否进行过相关检查、诊断、治疗及相应的疗效,既往健康情况及有无家族史等。

1. 发病前是否有感染、碰撞及服药等诱因,感染常常可以引起免疫性血小板减少性紫癜,较严重的碰撞可引起局部淤青表现,而接触或服用某些药物(阿司匹林、肝素等)均可不同程度地引起血小板质与量的改变,从而导致出血。

2. 出血的表现形式如何,问诊应着重询问出血的表现,是瘀点、瘀斑、紫癜还是局部血肿,是局部出血还是全身出血,出血分布是否对称,部位是否恒定,皮肤黏膜出现小的瘀点、瘀斑常见于血小板数量减少、血小板功能障碍或毛细血管异常;全身性的出血倾向则多为血液系统疾病,局部的出血则应考虑局部的组织器官病变;双下肢对称性紫癜多见于过敏性紫癜,若分布不规则主要见于血小板病变;若出血部位恒定多见于毛细血管病变。此外,还应警惕患儿有无颅内及内脏出血的可能,特别是当患儿有黏膜出血的表现,如牙龈出血、鼻出血、血尿等,发生颅内出血的几率会明显增高。

3. 出血的伴随症状,如出血伴有严重感染,则出血可能由感染引起;伴有贫血、发热等症状,需考虑白血病、再生障碍性贫血;伴随休克,提示有弥散性血管内凝血(DIC);伴有黄疸、肝脾淋巴结肿大、肝功能异常等,应倾向于肝脏疾病;脾脏肿大伴出血应考虑脾亢。

4. 发热的原因,发热最常见的原因是感染,但也可是非感染性疾病所致,如自身免疫性疾病和肿瘤性发热,需加以鉴别。

5. 既往有无出血倾向或其他病史,患儿现为 12 岁,询问过去有无出血倾向,可鉴别有无遗传性出血性疾病;询问有无肝脏病史,若肝功能严重受损可致多种凝血因子缺乏;有无血吸虫病等病史,因该病可致脾亢,使血小板数量急剧下降。

6. 患儿是否有类似的家族史,对于遗传性的出血性疾病,常有明显的家族遗传史。

7. 入院前是否于当地医院就诊,诊断是什么,是否给予相应治疗,疗效如何,通过了解院外诊治的情况来考虑外院诊断的可能性,并进一步分析药物的选择是否合理等问题。

(二) 问诊结果及思维提示

患儿既往体健,无家族及遗传病史。本次发病前无明显的感染、外伤及服药史。患儿祖籍河北,否认寄生虫感染史。患儿入院前 10 天无明显诱因出现皮肤出血点,以双下肢非对称性分布为主,无发热、咳嗽,无腹泻、腹痛,无头晕、头痛,无恶心、呕吐等症状,于当地医院就诊,诊断为"风疹",给予相应治疗(具体不详),无明显好转。入院前 4 天,患儿出血点增多,伴有穿刺处渗血,出现全身散在瘀点、瘀斑,伴间断性发热,体温最高 38℃,无咳嗽,无腹泻、腹痛,无头晕、头痛,无恶心、呕吐等症状。于当地医院查血常规:WBC 3.6×10^9/L,N 15%,L 24%,幼稚细胞 61%,Hb 98g/L,PLT 15×10^9/L,考虑为"急性白血病",未予治疗,遂转至我院。

思维提示

通过问诊可明确,患者无家族遗传病史,且患儿年龄较大,可排除遗传性或先天性出血性疾病,患儿先出现双下肢非对称性皮肤出血点,且逐渐加重,随后出现发热,外院查血常规突出表现为:外周血中幼稚细胞为 61%,血小板降低明显。临床表现及外周血均符合急性白血病表现。应在查体时重点注意皮肤出血点、肝脾、淋巴结的检查及警惕有无内脏出血的临床表现,并进一步行骨髓穿刺做骨髓常规、组化、单抗染色体等检查以明确诊断。

三、体格检查

(一) 重点检查内容和目的

患儿临床表现为出血、发热,查体重点为出血相关体征,以及肝、脾、淋巴结等方面。另,因患儿皮肤黏膜出血严重,外周血血小板降低明显,应警惕颅内及内脏出血的可能。

(二) 体格检查结果及思维提示

体温 38.5℃,呼吸 20 次/分,脉搏 100 次/分,血压 120/80mmHg。神清,精神反应弱,面色苍黄。全身皮肤散在瘀点、瘀斑,胸骨穿刺处可见局限性皮下血肿,颈部可及数枚黄豆大小淋巴结,质软,无明显压痛。睑结膜及口唇苍白,双肺呼吸音清,未闻及干湿性啰音。心率 100 次/分,心音有力,律齐,腹平软,无压痛、反跳痛,肝肋下 2cm,边锐质软,无触痛,脾未及。四肢肌力、肌张力正常,神经系统检查未见异常。

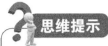

思维提示

　　体格检查结果与问诊后考虑与急性白血病相吻合。但该患儿出现了严重的全身皮肤出血点,且胸骨穿刺处可见局限性皮下血肿,考虑到急性白血病中以急性非淋巴细胞白血病中的 M3 和 M5 出血尤其严重,且易合并 DIC,故在骨髓检查结果尚未出来前,应格外警惕这两种类型的可能,并应及早给予相应的止血措施,以免酿成无可挽回的后果。

四、实验室和影像学检查

(一) 初步检查内容及目的

1. 血常规、CRP　明确骨髓正常造血功能受抑制情况及有无继发感染。
2. 骨髓常规、组化、单抗、染色体、融合基因　了解骨髓增生情况,明确诊断。
3. 血液生化　了解肝肾功能情况。
4. 凝血功能　明确有无凝血功能异常,警惕 DIC。
5. 头颅 CT、胸腹 CT、心脏彩超　了解颅内及重要脏器有无出血症状。

(二) 检查结果及思维提示

1. 血常规　WBC 7.7×10^9/L,N 54.1%,L 28.2%,幼稚细胞 50%,Hb 78g/L,PLT 10×10^9/L。
2. CRP　正常范围。
3. 骨髓细胞学检查　骨髓增生明显活跃,粒系统增生旺盛,多颗粒早幼粒显著增多,占 93%,胞质大小不等,充满粗大的嗜苯胺蓝颗粒,胞核染色质细致,可见凹陷、折叠、双核等变形,红系及巨核系增生近于停滞(图 94-1,见文末彩图)。形态学考虑为急性早幼粒细胞白血病(acute promyelocytic leukemia,APL)。

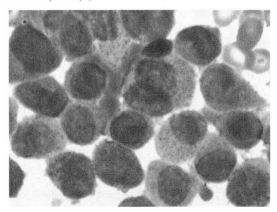

**图 94-1　入院时骨髓形态学检查:可见大量早幼粒细胞,
胞质中充满粗大的嗜苯胺蓝颗粒**

4. 骨髓组化 POX阳性,NAE阳性,氟化钠抑制阴性,PAS阳性(弥漫细小颗粒)。

5. 骨髓单抗 R2区细胞约占97.2%,表达CDD33、CDD13、MPO。

6. 染色体及融合基因 待回报[注:2周后回报为t(15;17)(q22;q21)/ *PML-RARα*]。

7. 血液生化 基本正常。

8. 凝血功能 PT、APTT基本正常,FIB 1.01g/L(正常范围为2~4g/L,降低明显)。

9. 头颅CT、胸腹CT、心脏彩超 未见颅内出血,重要脏器均未见明显出血,心脏未见异常。

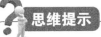

思维提示

检查结果提示:①患儿AML-M3诊断明确;②患儿存在明显的造血功能抑制,且以血小板降低为主;③患儿凝血功能异常,结合患儿出血倾向严重,血小板低下,考虑其存在亚急性弥散性血管内凝血;④患儿未出现颅内及重要脏器的出血表现。

五、初步诊断及根据

1. 急性早幼粒细胞白血病(APL) 患儿为青春期女孩,急性起病,病程短,以皮肤出血、发热为主要临床表现,查体主要体现为全身散在皮肤出血、胸骨穿刺处局限性皮下血肿、颈部淋巴结肿大,肝脏轻度肿大。实验室检查:血常规及骨髓检查明确了AML-M3的诊断,结合患儿初诊时WBC<10×10⁹/L,PLT<40×10⁹/L,故暂定中危,待骨髓组化、单抗、染色体及融合基因等检查结果进一步明确诊断。

2. 亚急性弥散性血管内凝血(DIC) 患儿起病相对较缓,病程10天,有引起DIC的原发病,有全身皮肤黏膜出血表现,血常规提示血小板降低明显,凝血功能提示凝血功能异常,考虑该患儿亚急性弥散性血管内凝血诊断成立。

六、初步治疗方案及理由

1. 急性早幼粒细胞白血病(中危)治疗 入院后当天骨髓检查基本明确APL诊断后即给予ATRA+DNR诱导缓解治疗:给予ATRA 40mg/(m²·d),实予15mg,每8小时一次,使用90天;予DNR 40mg/m²,实予DNR 45mg,D5、D7、D9;给予泼尼松0.5mg/(kg·d),实予7.5mg,每天2次,使用15天,口服,预防维A酸综合征。

2. 亚急性弥散性血管内凝血治疗 本病可导致患儿出现极其严重的出血反应,故应在积极治疗原发病的同时及时治疗DIC,在密切观察患儿出血情况及定期监测血常规、凝血功能的前提下,给予输注新鲜冷冻血浆以补充凝血因子及纤维蛋白原,输注8U机采浓缩血小板以补充血小板,给予2000ml/(m²·d)水化碱化治疗,同时加用酚磺乙胺等药物控制出血倾向。

3. 对症支持治疗 本病进展迅速,可能病情控制不满意,出现多脏器浸润,随时有生命危险,且本病需要长时间维A酸化疗,副作用大,易出现维A酸综合征,且随时可出现骨髓抑制、并发严重的感染、休克等并发症,需给予相应的对症支持治疗。

七、治疗过程中遇到的新问题及对应的检查

患儿于服用维 A 酸口服诱导分化治疗的第 3 天中午突然出现咳嗽、憋气、头痛,咳粉红色泡沫痰,呕吐血性胃内容物 1 次,量约 300ml,寒战、发热,不伴面色、口唇发绀,心电监护示患儿经皮氧饱和度降至 80% ~84%,当天上午共入液 500ml,未排尿。查体:血压 110/70mmHg,神清,精神反应弱,双肺呼吸音粗,右肺满布中小水泡音。心音略低钝,心率增快至 120 次/分左右,监测血常规示白细胞 $28.99 \times 10^9/L$,较前升高明显,凝血功能示 D-二聚体 $6.2\mu g/ml$,明显升高,考虑患儿合并维 A 酸综合征可能,给予急查血常规、床旁胸片、血生化、凝血功能等检查。

八、进一步检查结果

1. 急查血常规　WBC $23.68 \times 10^9/L$,Hb 65g/L,PLT $10 \times 10^9/L$。
2. 急查床旁胸片　两肺纹理增粗、增多、模糊,右肺可见大片状阴影,肺门著明,心影不大,双膈(-)。印象:右肺广泛实变。
3. 凝血三项　PT 18.9 秒,FIB 1.94g/L,APTT 46 秒。
4. 血液生化　K 3.39mg/L,余电解质、肝肾功能基本正常。

九、针对出现的新问题所采取的治疗措施、疗效及思维提示

(一)治疗措施

针对患儿化疗过程中出现的维 A 酸综合征,立即给予患儿施行抢救措施,具体如下:
1. 地塞米松 10mg 静脉注射　为维 A 酸综合征的首选治疗,并可有效减轻炎症反应。
2. 呋塞米、进口磷酸肌酸　患儿出现发热、寒战、咳粉红色泡沫痰,出入量不平衡,查体:右肺大量湿性啰音,心率快,故应首先考虑有无急性心衰急性肺水肿,故予呋塞米减轻循环负荷,予进口磷酸肌酸加强保心肌治疗。
3. 输注新鲜冷冻血浆、机采浓缩血小板　考虑到患儿凝血功能异常、呕吐血性胃内容物,全身皮肤出血点明显,故应积极给予止血及抗凝治疗,警惕颅内及重要脏器出血。
4. 其他对症支持治疗　心电监护、密切监测出入量变化、持续鼻导管吸氧、抬高床头等。

(二)疗效

经过上述处理后半小时左右,患儿咳嗽、憋气等症状均较前明显减轻,心电监护患儿经皮氧饱和度升至 95% 左右,提示治疗有效,遂继续维持患儿上述治疗,次日患儿体温恢复正常,偶有咳嗽,无明显呼吸困难、憋气,生命体征平稳,复查床旁胸片示:两肺间实质病变,右肺为著,较前明显好转。随后患儿症状进一步改善,第 7 天患儿临床症状明显减轻,可平卧,渐停鼻导管吸氧、心电监护等。第 9 日监测凝血功能逐渐恢复正常。化疗后第 15 天复查骨穿示完全缓解骨髓象。

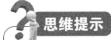
思维提示

①该患儿合并有亚急性弥散性血管内凝血,本病可能导致患儿出现极其严重的出血反应,甚至引起颅内及重要脏器的出血,进而导致死亡。故应在积极治疗原发病的同时及时给予止血抗凝治疗,治疗过程中应密切监测患儿凝血功能,积极给予输注新鲜冷冻血浆、机采浓缩血小板、止血药、抗凝药等止血治疗,同时注意加强水化碱化治疗,患儿未出现新鲜出血病灶,提示该治疗有效。②维A酸综合征:该患儿在应用维A酸治疗后的第三天出现了典型的维A酸综合征的临床表现,给予患儿积极的抢救治疗后,临床症状明显好转。提示:APL患者在服用维A酸后,在临床工作中应密切观察患儿病情变化,警惕出现该综合征的可能,并在出现病情变化时应及时考虑到维A酸综合征的可能,及早给予临床干预。

十、对本病例的思考

1. 关于APL APL起病时有明显的出血倾向,其发生率可达72%~94%,明显高于其他类型白血病。若临床上高度怀疑为白血病且表现为严重出血的病人,应考虑到APL的可能,并尽早应用全反式维A酸治疗,同时积极补充血浆、血小板,避免出现颅内及重要脏器的出血、预防死亡。一旦APL患者度过出凝血紊乱期,并在其后规范化疗,90%以上的APL患儿可以长期存活,预后非常良好。

2. 关于弥散性血管内凝血(DIC) APL合并DIC的概率很高,约80%病例早期即有凝血异常,这些患者在化疗过程中因早幼粒细胞的破坏裂解而进一步加重出血,因此DIC是APL早期死亡的主要原因。

3. 关于维A酸综合征 虽然现阶段应用全反式维A酸治疗APL已经取得了十分显著的效果,但临床医生必须警惕出现维A酸综合征(RAS)。RAS且常发生在高白细胞期,临床表现为:发热、胸闷、呼吸困难、水钠潴留伴水肿、胸腔或心包积液、高血压。少数患者出现肾衰竭。患者常因呼吸窘迫、缺氧、呼吸衰竭而死亡。当患者具有出现RAS的高危倾向时,应及早应用糖皮质激素,能有效预防RAS的发生、降低其相关死亡率。但是在RAS的治疗当中,不可一味地单纯依赖糖皮质激素,还应重视综合治疗。

（黄鹏丽　郑胡镛）

病例95　间断咳嗽9个月,加重伴喘息及发热10余天

患儿,男,11个月,于2006年11月30日入院。

一、主诉

间断咳嗽9个月,加重伴喘息及发热10余天。

二、病史询问

对于一个咳喘伴发热的婴幼儿应考虑到两方面疾病:呼吸系统疾病、心血管疾病。其中呼吸系统疾病是引起婴幼儿咳喘的主要原因。因此进一步询问病史应围绕上述两方面。

(一)进一步询问内容及目的

1. 咳喘持续存在,还是时轻时重,何时明显,是否伴有咳痰及其他呼吸道感染症状,何种治疗有效,是否有湿疹史,有无哮喘及特应性体质家族史,用于鉴别婴幼儿哮喘(一般婴幼儿哮喘表现为发作性咳嗽,晨起和夜间明显,咳痰不明显,呼吸道感染常为诱发因素,支气管扩张剂治疗有效,多有湿疹史、哮喘及特应性体质家族史)。

2. 是否有异物吸入史　主要鉴别是否为支气管异物继发感染。

3. 是否曾患重症肺炎、毛细支气管炎,用于鉴别是否可能存在感染后闭塞性毛细支气管炎、透明肺等。

4. 是否有结核接触史,是否接种卡介苗,用于鉴别是否由于支气管结核或支气管淋巴结核。

5. 是否为足月新生儿,新生儿期有无吸氧、机械通气病史,用于鉴别有无先天性支气管肺发育不全。

6. 生后是否有呛奶及吐奶,用于鉴别胃肠道疾病包括胃食管反流、气管食管瘘等。

7. 是否有青紫或活动后青紫,平时是否有水肿、少尿等表现,以前医生检查时是否发现心脏杂音,用于鉴别心脏疾病。

8. 咳嗽发作频度,予抗生素治疗是否有效,是否易患其他感染性疾病,用于鉴别先天免疫缺陷疾病。

9. 是否有皮疹、腹泻,每日饮食摄入及尿量,生长发育情况用于其他非感染性疾病的鉴别。

(二)询问结果(病史)

患儿于入院前9个月(生后2个月)无明显诱因颜面、躯干出现红色粟粒大小的皮疹,有

渗出,于当地医院诊断"湿疹",予外用药治疗后好转,具体用药不详。此后至入院前患儿易患"上感",每1~2个月1次,临床表现为轻咳、偶有痰,偶有发热。于当地医院门诊或自行口服抗生素治疗症状可缓解,入院前10余天患儿咳嗽加重并伴喘憋、发热,予抗生素治疗无效。

无哮喘及特应性体质家族史;足月顺产,生后无窒息,新生儿期健康,生后2个月内身体健康,无重症肺炎、毛细支气管炎、麻疹、百日咳病史;接种卡介苗,无结核接触史。无异物吸入史,生后无吐奶及呛奶,无青紫、活动后青紫、水肿和少尿。

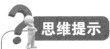

思维提示

询问结果(病史)分析:①病程中以咳嗽为主,予抗生素治疗有效,首先考虑呼吸系统感染性疾病可能;②患儿生后2个月即发病,应考虑免疫功能低下因素,结合每次感染予抗生素治疗有效,符合细菌性感染,故应注意先天体液免疫低下可能,但由于小儿生后携带其母所给予的免疫球蛋白尤其IgG,该类疾病多于生后6个月起病,而本患儿起病较早,故还需考虑其他因素所致免疫功能异常的可能;③本次发病予抗生素治疗无效,除需考虑对抗生素耐药外,还应考虑其他非感染性疾病可能;④患儿虽然有湿疹史,但无哮喘及特应性体质家族史,临床予抗生素治疗有效,不符合哮喘的特点,需要进一步明确;⑤接种卡介苗,无结核接触史,结核病可能性不大;⑥足月顺产,生后无窒息,新生儿期健康,无重症肺炎、毛细支气管炎、麻疹、百日咳病史,先天性支气管肺发育不全,感染后闭塞性毛细支气管炎、透明肺等可能性不大;⑦生后2个月起病,起病年龄小,应特别注意先天性气管、支气管、肺、心血管的发育异常。

三、体格检查

(一)初步体格检查内容及目的

1. 生长发育、有无缺氧表现,气管位置、呼吸系统体征(呼吸频率、节律,有无呼吸困难、肺部叩诊是否存在过清音、肺内有无啰音、喘鸣音)、是否存在杵状指(趾)   帮助明确是否存在先天发育问题、肺内病变的严重程度、是否存在长期慢性缺氧。

2. 心脏大小、是否有心脏杂音   帮助明确是否存在先天性心脏病。

3. 周身浅表淋巴结是否肿大,腹部是否膨隆,肝脾触诊结果,协助明确有无慢性非感染性疾病,尤其各种导致单核巨噬系统增生的疾病。

4. 是否有卡瘢,进一步明确是否接种卡介苗。

(二)体格检查结果

体温36.5℃,呼吸40次/分,脉搏136次/分,血压90/60mmHg,体重9kg,营养发育略差,神志清楚,精神反应可,呼吸平稳,左上臂可见卡瘢1枚。躯干皮肤可见散在粟粒大小色素脱失斑。面色、口唇红润,口周略发青,无发绀,咽轻度充血,气管居中,无三凹征,胸廓对称,双侧呼吸运动一致,双肺叩清音,呼吸音粗,可闻及少许散在细湿啰音及喘鸣音,心音有力,律齐,各瓣膜区未闻及杂音,腹部略膨隆,腹软,肝肋下 4cm,剑突下 5cm,质韧,无压痛,表面光滑,脾肋下 3cm,质韧,表面光滑,四肢、神经系统查体未见异常,无杵状指(趾)。

四、门诊及外院检查结果

1. 外院胸透　未见支气管异物征象。
2. 外院心脏彩超　未见异常。
3. 血常规　WBC 12.5×10^9/L,N 65%,L 35%,Hb 102g/L,PLT 150×10^9/L,CRP 82mg/L,红细胞中空淡染以小为主。
4. 门诊胸部 CT(图 95-1)　双肺纹理增多,弥漫性网点影及小囊泡影。

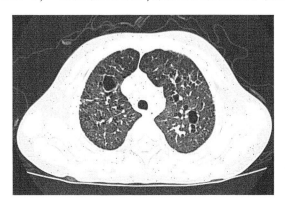

图 95-1　胸 CT:双肺纹理增多,弥漫性网点影及小囊泡影

思维提示

体格及目前检查结果分析:①呼吸音粗,可闻及少许散在细湿啰音及喘鸣音,血常规白细胞增高,以中性粒细胞为主,CRP 82mg/L,明显升高,胸部 X 线片:双肺纹理增多,弥漫性网点影,散在斑片影,故肺炎诊断成立,但患儿胸部 X 线征象用普通肺炎不能完全解释,需注意肺结核、朗格汉斯细胞组织细胞增生症(LCH)、肺含铁血黄素沉着症等造成弥漫性肺间质异常的疾病,患儿查体肝脾均明显增大,血常规提示轻度贫血,故上述三种疾病均需考虑。②气管居中,胸廓对称,双侧呼吸运动一致,双肺叩清音,双肺呼吸音对称,外院胸透未见支气管异物征象,支气管异物可能性不大。③心音有力,律齐,各瓣膜区未闻及杂音,外院心脏彩超未见异常,先天性心脏病可能性不大。④外院气管镜未见结构异常,先天性气管发育异常可能性不大,但不除外先天性支气管及肺发育异常,但该类疾病无法解释肺 X 线片的异常。⑤躯干皮肤可见散在粟粒大小色素脱失斑,9 个月前躯干皮肤曾出现过皮疹,当地医院诊断"湿疹",但湿疹消退后通常无明显色素脱失,结合目前肺部间实质受累,及肝脾增大,高度怀疑朗格汉斯细胞组织细胞增生症可能。

五、初步诊断

咳喘伴发热原因待查：①朗格汉斯细胞组织细胞增生症？②肺结核？③肺含铁血黄素沉着症？

六、初步治疗（入院治疗）

入院后选择第二代头孢菌素静点抗感染、超声雾化、吸痰等呼吸道管理，口服止咳药、吸氧等对症治疗。

七、进一步检查

（一）进一步检查内容及目的

1. 全身骨 X 线片　进一步做骨盆、颅骨、四肢骨 X 线片，协助 LCH 诊断，部分该病患儿可有多发骨破坏表现，以扁骨居多。
2. PPD 试验　帮助明确是否存在结核感染。
3. 痰抗酸染色　进一步除外结核。
4. 铁蛋白、血清铁、总铁结合力　进一步明确小细胞低色素贫血原因。
5. 肝功能　明确肝功能及胆红素代谢。

（二）检查结果

1. 颅骨　右顶骨可见圆形骨破坏，边缘清，呈穿凿样改变。
2. PPD 试验　阴性
3. 痰抗酸染色　阴性
4. 铁蛋白正常，血清铁减低，总铁结合力增高，提示慢性病贫血。
5. 肝功能　ALB 32.5g/L，ALT 104U/L，TBIL 24μmol/L，DBIL 12μmol/L。

八、入院后情况

体温正常，咳嗽略减轻，但哭闹时仍有喘憋，查体肺内仍可闻及痰鸣音及散在喘鸣音。

思维提示

检查结果分析：根据检查结果，进一步明确或除外的疾病：①PPD 试验阴性，痰抗酸染色阴性，不支持结核病诊断，但重症结核患者 PPD 试验可呈阴性反应；②颅骨：骨质缺损边缘整齐，呈穿凿样改变，结合其他异常改变，高度怀疑 LCH 可能；③生化提示谷丙转氨酶增高，直接胆红素增高，提示肝细胞损伤。

检查结果见图 95-2。

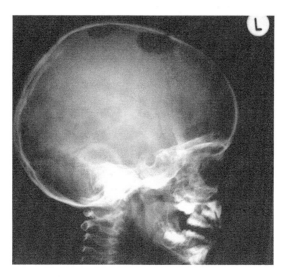

图 95-2 颅骨 X 线:右顶骨可见圆形骨破坏,
边缘清,呈穿凿样改变

九、下一步检查内容与目的

肺活检 行胸腔镜肺组织病理检测,送检 CD1a、S100 蛋白、CD68 免疫组化及电镜找 Birbeck 颗粒,协助 LCH 诊断,并可通过病理进一步除外结核可能。

检查结果见图 95-3、图 95-4,见文末彩图。

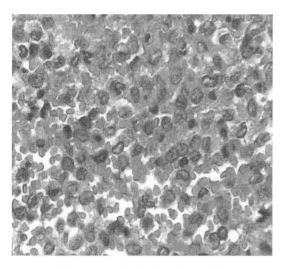

图 95-3 肺组织病理:镜下可见
大量朗格汉斯细胞

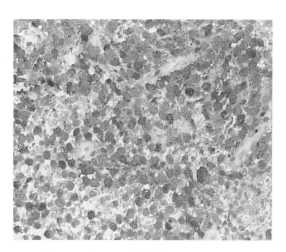

图 95-4 肺组织组化染色:朗格汉斯细胞
CD1a(+),S100 蛋白(+),CD68(+)

十、进一步检查内容及目的

本病可造成周身多脏器如骨、肝、脾、肺、皮肤、耳、中枢神经系统、淋巴结等受累，故需进一步做相关检查明确病变受累范围，从而决定疾病类型及治疗方案。

十一、诊断

朗格汉斯细胞组织细胞增生症。

十二、治疗

诊断明确后依据患儿病变分组予 LCH 方案化疗，即长春新碱、泼尼松治疗，患儿呼吸系统症状明显好转，肺功能较前恢复。完成第一疗程后出院，嘱定期返院强化治疗。

十三、有关朗格汉斯细胞组织细胞增生症

朗格汉斯细胞组织细胞增生症是一组原因未明的朗格汉斯细胞病理性增殖性疾病，临床表现多样，可仅表现为单一器官病变，也可骨骼、皮肤、耳、淋巴结、口腔、肺、肝、脾、骨髓、中枢神经系统等多脏器受累。目前针对病因主要有两种观点：①免疫学说：研究表明 LCH 损伤局部有大量炎性因子的表达，并通过实验认为 T 细胞在 LCH 发生中起着重要作用，T 细胞与 LCH 细胞相互作用引起细胞因子分泌的级联反应，继而引起 LCH 细胞的重新补充、成熟和增殖，最终导致 LCH 的发生；②肿瘤学说：X 染色体失活技术证实病变部位 CD1a（＋）的树状突细胞（未成熟的树状突细胞）呈克隆性增生；患者存在有 P53、Fas、Bcl-2 等蛋白的异常表达，提示细胞增殖与凋亡调节异常。

（一）临床表现

1. 局灶性 LCH　孤立性的骨病变可表现为骨破坏、疼痛和肿胀，多见于年长儿。颅骨为最常见的损伤部位，其他如椎骨、骨盆、颚骨、肋骨、肩胛骨等扁平骨及长骨均可受累。X 线呈"穿凿样"，椎体则呈压缩性骨折。

皮肤病变表现具多样性，早期为斑丘疹，继而可有渗出、出血、结痂、脱屑、色素沉着及脱失，且上述各期表现可同时存在，触之有棘手感。以躯干、头面部皮肤最易受累。

2. 多灶性或多系统性 LCH　除骨骼、皮肤外，淋巴结、眼眶、口腔、耳、中枢神经系统及胃肠道等部位均可受累，而肝、脾、肺、骨髓被称为危险器官，这四种脏器功能损伤直接影响疾病的预后。年龄越小多系统损害的发生率越高，而其中硬化性胆管炎、肝硬化、尿崩症均为不可逆性损害。

（二）确诊标准

病变组织病理检测发现朗格汉斯细胞，组化染色 CD1a（＋），或电镜找到 Birbeck 颗粒，该颗粒是胞质内一种特殊的细胞器，为朗格汉斯细胞所特有，呈板状，部分末端可见囊状扩张，呈

网球拍状,其功能尚不明确。

　　LCH 诊断明确者,依据临床分型的不同化疗方案略有不同。主要分为单系统损害组和多系统损害组。主要采用泼尼松 40mg/(m^2·d) 口服,长春新碱每次 1.5mg/m^2,每周 1 次静脉推注,诱导治疗 6 周后根据疾病评估情况,酌情予 6 周巩固治疗及 40 周维持治疗,总疗程 52 周。化疗期间需定期评估疾病状态。对于疾病进展者可进入补救治疗。

点评

　　反复咳喘是婴幼儿的常见症状,虽然呼吸系统疾病是常见原因,但也需注意其他系统疾病累及呼吸系统引起继发咳喘症状,此例为朗格汉斯细胞组织细胞增生症累及肺部引起的反复咳喘,本病肺部病变以间质改变为主,胸部 X 线片对早期病变的检出率较低,而 CT 则更为敏感,对于该类患者常规胸部 CT 检查是必要的,结合全身查体,以作出及时诊断。

（张　莉）

病例96 左颈部肿块伴间断发热 20 天

患儿,男,7 岁 5 个月,于 2007 年 10 月 9 日入院。

一、主诉

左颈部肿块伴间断发热 20 天。

二、病史询问

(一) 问诊主要内容及目的

> **思维提示**
>
> 对于一个发热伴颈部肿块的患儿应考虑到两方面疾病:感染性疾病和非感染性疾病,其中感染性疾病以病毒和细菌为主,而非感染性疾病包括血液系统的恶性疾病和自身免疫相关的淋巴增殖性疾病。

1. 发热情况如何,病毒或细菌感染多是伴有感染中毒症状的发热;结核主要是午后低热;坏死性淋巴结炎则是弛张高热;淋巴瘤发热是不规则热,热退后一般情况好,若无继发感染,通常感染中毒症状不重。

2. 左颈部肿块的具体情况如何,要注意问肿块是否有疼痛、压痛、皮温增高及皮色的改变,肿块是否进行性增大,肿块与发热的关系。化脓性淋巴结炎时淋巴结红、肿、热、痛,化脓后可有波动感;病毒感染时淋巴结多是轻度肿大,质地较软,无粘连。坏死性淋巴结炎肿块在发热时红肿明显,热退后减轻;淋巴瘤则是进行性无痛性淋巴结肿大,皮温及皮色正常,但要注意肿块增大迅速时会因包膜受到牵拉而疼痛,肿瘤有坏死出血时可呈青紫色。

3. 有何伴随症状,要详细询问病史中是否有皮疹、咳嗽、盗汗、面色苍白及体重减轻。病毒感染时发热可伴皮疹;结核性淋巴结炎时可有盗汗、消瘦等结核中毒症状,伴有开放性肺结核时出现咳嗽、咯血等症状;淋巴瘤患儿通常伴有盗汗、体重减轻,当有骨髓浸润时可合并贫血、出血等症状。结缔组织病患儿可伴皮疹、关节痛等。

4. 抗生素治疗是否有效,是否用过糖皮质激素类药物,仔细询问病人的治疗史。化脓性淋巴结炎抗生素治疗有效;病毒感染如 EB 病毒感染应用更昔洛韦治疗有效;坏死性淋巴结炎和淋巴瘤、结缔组织病等对糖皮质激素治疗有效。

5. 是否有结核接触史,是否接种过卡介苗,用于结核性淋巴结炎的鉴别。

（二）问诊结果及思维提示

入院前 20 天,家长无意间发现患儿左颈部肿块,约蚕豆大小,局部皮温及皮色正常,活动度可,无疼痛及压痛,患儿时有发热,体温未测,家长未诊治。2 周前肿块进行性增大至约 2cm ×2cm 大,不活动,体温 37.5～39.5℃,肿块肿大情况与体温无关,夜间出汗较多,不伴咽痛、皮疹、关节痛,无咳嗽、咯血等伴随症状,就诊于当地小诊所,诊为"淋巴结炎",予头孢类抗生素口服 3 天,并予地塞米松退热治疗,每次 5mg,共用 3 次,肿块明显缩小,发热较前好转。3 天前,肿块又进行性增至约 3cm×3cm 大小,局部轻压痛,患儿出现乏力、面色略苍白,双下肢少许出血点。

发病以来,体重减轻 2.5kg。患儿个人史,营养史及家族史无特殊,接种过卡介苗,否认结核接触史。

思维提示

①患儿头孢类抗生素治疗无效,不支持化脓性淋巴结炎,但不能除外病毒感染,如 EB 病毒感染,但 EB 病毒感染多有自限性,患儿病程 20 天,仍进行性加重不支持,糖皮质激素治疗有效也不支持;②患儿颈部肿块伴发热、盗汗、体重减轻,抗生素治疗无效,要注意结核性淋巴结炎,但患儿接种过卡介苗,否认结核接触史不支持,但仍需做相关检查以除外;③发热伴淋巴结肿大,糖皮质激素有效而抗生素无效,还应注意坏死性淋巴结炎,患儿淋巴结肿大程度与发热无关,局部不红,无皮温升高均不支持,最终要靠淋巴结活检病理除外;④患儿在病程后期出现面色苍白,皮肤出血点,应考虑到血液系统疾病的可能,查血常规若发现血红蛋白及血小板降低更支持该类疾病。

三、体格检查

（一）重点检查内容和目的

1. 面色、结膜、口唇及甲床的颜色(判断贫血的程度),皮肤有无出血点及瘀斑,颈部肿块的皮色、皮温、大小、质地、活动度,有无压痛及波动感,全身其他浅表淋巴结有无肿大,肝脾有无肿大。

2. 是否有卡瘢　进一步明确是否接种过卡介苗。

（二）体格检查结果及思维提示

体温 37.5℃,呼吸 24 次/分,脉搏 96 次/分,血压 90/60mmHg,体重 21kg,发育正常,营养差,神志清楚,精神反应可,呼吸平稳,左上臂可见卡瘢 1 枚。面色、口唇苍白,双下肢皮肤散在暗红色针头大出血点,左颈部可触及一肿块,为融合的淋巴结,大小约 3.5cm×3.5cm,皮色及皮温正常,质中,活动度差,轻压痛,余浅表淋巴结未触及肿大。胸骨无压痛,心肺查体未见异常,腹平软,肝肋下未及,脾肋下及边,质中边钝,无压痛,四肢、神经系统查体未见异常。

四、门诊检查结果

门诊血常规 WBC $12.6 \times 10^9/L$,Hb 82g/L,PLT $56 \times 10^9/L$,N 0.22,L 0.73,M 0.05,CRP 12mg/L。

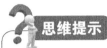

思维提示

①患儿发热,左颈部淋巴结明显肿大,故诊断发热淋巴结肿大原因待查;②伴有贫血,皮肤出血点,且脾脏肿大,应注意血液系统的恶性疾病;③血常规白细胞升高,CRP略升高,应注意除外化脓性淋巴结炎,但白细胞分类以淋巴为主,且CRP升高不明显均不支持;白细胞升高,以淋巴为主,病毒感染不能除外;坏死性淋巴结炎白细胞可升高或减低,以中性为主,通常不会引起其他两系的减低;白细胞升高,淋巴为主,伴有血红蛋白和血小板的减低要首先想到血液系统的恶性疾病,由于肿瘤细胞(尤其是幼稚淋巴细胞)为单个核,常被机器分为淋巴细胞,导致淋巴细胞比值升高,需进行手工分类明确有无肿瘤细胞。需进一步行病原学、免疫学、肝肾功、乳酸脱氢酶、骨髓形态学等实验室检查和颈部B超、胸腹部影像学检查等为诊断提供依据。

五、实验室和影像学检查

(一)初步检查内容及目的

1. 血常规、CRP、ESR 动态监测血常规,了解三系变化趋势,必要时输注红细胞或血小板,血常规要有手工白细胞分类,以便及时发现肿瘤细胞或异常淋巴细胞等;查CRP了解是否存在感染;坏死性淋巴结炎、结缔组织病等常有血沉明显增快。

2. 血生化 注意有无GOT、LDH及HBDH升高,淋巴瘤时常有上述酶的明显升高;注意有无高尿酸血症以及肾功的情况,淋巴瘤常浸润肾脏并引起肾功的异常,肿瘤细胞大量自发破坏常引起高尿酸血症。

3. 骨髓常规 了解骨髓中是否有肿瘤细胞;严重细菌感染时可见中毒颗粒,空泡等改变;EB病毒感染可见异型淋巴细胞。

4. PPD试验 帮助明确是否存在结核感染。

5. 病毒学检查 EB病毒四项检查,了解是否有EB病毒感染及感染时间。

6. 抗核抗体、抗ds-DNA抗体 了解是否为系统性红斑狼疮等结缔组织病。

7. 颈部及腹部B超 了解是否有肝脾肿大及占位,了解腹腔脏器是否有肿瘤浸润以及腹腔淋巴结肿大情况;了解颈部淋巴结肿大情况。

8. 胸部X线片 了解肺脏是否有结核病灶,了解纵隔是否有占位。

9. 颈部淋巴结活检 应在除外结核后进行,以免切口不愈合。淋巴瘤及坏死性淋巴结炎均需靠病理诊断,还需进行免疫组化染色进一步明确肿瘤病理分型;EBER免疫组化染色可明确是否有EB病毒的感染。

（二）检查结果及思维提示

1. 血常规　WBC $10.6 \times 10^9/L$, Hb 78g/L, PLT $62 \times 10^9/L$, N 18%, L 71%, M 3%, 幼稚细胞 8%, CRP 15mg/L, ESR 22mm/h。

2. 血生化　电解质正常, BUN、Cr 正常, UA 490μmol/L, GOT 82U/L, LDH 1285U/L, HB-DH 1690U/L。

3. 骨髓常规　可见幼稚淋巴细胞 56%（图 96-1, 见文末彩图）。

4. PPD 试验　阴性。

5. EB 病毒四项　均阴性。

6. 抗核抗体、抗 dsDNA 抗体　均阴性。

7. 颈部及腹部 B 超　左颈部可探及肿大融合淋巴结, 最大约 3.4cm×3.8cm；肝肋下未探及, 脾轻大, 腹腔可见数枚肿大淋巴结, 最大约 2.5cm×2.8cm。

8. 胸部 X 线片　未见结核征象, 纵隔未见明显占位。

9. 颈部淋巴结活检病理结果（图 96-2 ~ 图 96-6, 见文末彩图）　非霍奇金淋巴瘤——前驱 T 淋巴母细胞淋巴瘤。免疫组化: TDT (+), CD3 (+), Ki-67（95% 细胞阳性）, CD43 (+), CD10 (-), CD99 (+), CD20 (-), Pax-5 (-), CD79a (-), MPO (-), CD15 (-)。

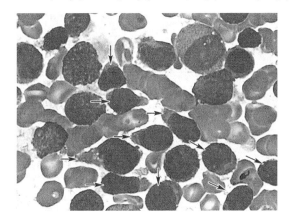

图 96-1　骨髓常规结果:箭头所示均为
幼稚淋巴细胞

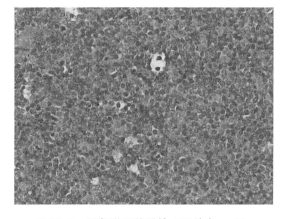

图 96-2　颈部淋巴结活检:HE 染色, ×20,
可见大量肿瘤细胞

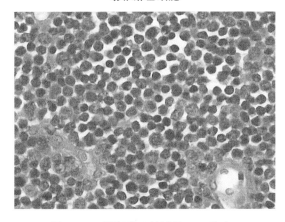

图 96-3　颈部淋巴结活检:HE 染色,
×40,可见大量肿瘤细胞

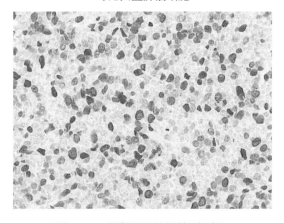

图 96-4　颈部淋巴结活检,免疫组
化示 Ki-67 阳性, ×20

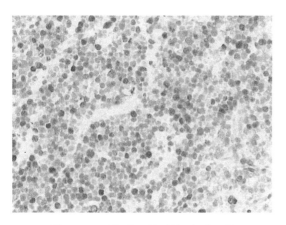
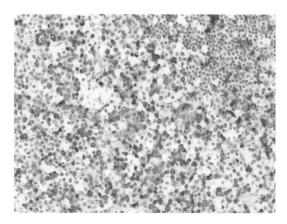

图 96-5　颈部淋巴结活检,免疫组化　　　　图 96-6　颈部淋巴结活检,免疫组化示
　　　　　示 TDT 阳性,×20　　　　　　　　　　　　　　 CD3 阳性,×20

　思维提示

　　白细胞分类以淋巴为主,CRP 无明显升高,不支持化脓性淋巴结炎;PPD 试验阴性,胸片未见结核征象不支持结核感染;外周及骨髓未见异型淋巴细胞,EB 病毒四项均阴性,淋巴结活检 EBER 阴性除外 EB 病毒感染;抗核抗体、抗 ds-DNA 抗体均阴性,血沉不快,不支持系统性红斑狼疮等结缔组织病;血常规手工分类可见幼稚细胞,骨髓中幼稚淋巴细胞明显增多,生化改变,B 超改变以及颈部淋巴结活检结果均支持非霍奇金淋巴瘤的诊断。淋巴结活检病理免疫组化 CD3、TDT 及 Ki-67 阳性,CD20、CD10 阴性,提示为前 T 淋巴母细胞淋巴瘤(T-LBL)。根据目前检查结果,受累部位为左侧颈部淋巴结、腹腔淋巴结、骨髓。

六、确诊诊断及根据

　　结合患儿病史主要表现左颈部无痛性淋巴结肿大伴间断发热,抗感染治疗无效,且有消瘦、盗汗、体重减轻等消耗症状,并逐渐出现苍白及皮肤出血点等贫血、出血症状,血常规手工分类可见幼稚细胞,骨髓中幼稚淋巴细胞明显增多,生化改变、B 超改变以及颈部淋巴结活检结果均支持非霍奇金淋巴瘤(T 淋巴母细胞淋巴瘤)的诊断。

七、下一步检查内容与目的

(一) 进一步检查

　　目的主要是明确肿瘤侵犯的范围,确定临床分期,在病情允许的情况下,尽量在化疗前进行。

　　1. 骨髓活检免疫组化染色　如果骨髓常规可见较多肿瘤细胞可进一步通过流式细胞仪行骨髓白血病免疫分型及免疫组化检查明确肿瘤细胞性质,可不进行骨髓活检;如果骨髓常规未发现肿瘤细胞,则在化疗前需完善该项检查,因其在发现肿瘤骨髓浸润方面比骨髓常规更敏感。

2. 增强胸部 CT　比胸部平片更敏感,可以早期发现瘤灶,并可测量瘤灶大小,以便肿瘤分期以及治疗后对比瘤灶变化。

3. PET-CT　是一种功能性显像方法,可以早期发现肿瘤性病灶,指导肿瘤分期。

(二)检查结果

该患儿由于骨髓常规可见大量肿瘤细胞,未做骨髓活检。胸部增强 CT(图 96-7)可见纵隔淋巴结增大,考虑为淋巴瘤浸润。PET-CT 可见左颈部、纵隔及腹部的放射性浓集区。患儿受累部位为左颈部、纵隔、腹腔淋巴结及骨髓,临床分期为Ⅳ期。

八、治疗

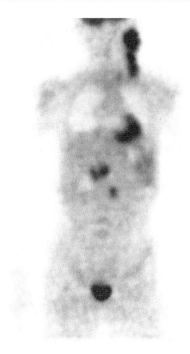

图 96-7　PET-CT 结果:可见左侧颈部、纵隔及腹腔的放射性浓集区

目前儿童非霍奇金淋巴瘤(NHL)的治疗仍以联合化疗为主,不同类型的 NHL 化疗方案不同,基于淋巴母细胞淋巴瘤(lymphoblastic lymphoma,LBL)生物学特性类似于急性淋巴细胞白血病(ALL),近年来经采用类似 ALL 的强烈化疗后显著改善了预后,5 年无病存活率已达到 75% ~ 90%。治疗方案包括诱导缓解、巩固治疗、延迟强化和维持治疗,主要化疗药包括糖皮质激素、长春新碱、左旋门冬酰胺酶、蒽环类药物、环磷酰胺、阿糖胞苷、6-巯基嘌呤、甲氨蝶呤等,去除了局部放疗,其中Ⅰ、Ⅱ期患者无再诱导治疗,维持治疗时间为 24 个月。BFM-90 方案 5 年无事件生存率达 90%,是目前报道过的治疗儿童青少年 LBL 疗效最好的方案之一。治疗过程中定期进行骨髓或外周血微小残留病(MRD)的检测及瘤灶的评估,了解缓解状态,有利于调整治疗。

九、关于儿童淋巴瘤

淋巴瘤是起源于淋巴结或结外淋巴组织的恶性肿瘤,在儿童及青少年时期的恶性肿瘤中占第三位,约占 15% 左右,发病率约 1.63/10 万,严重威胁儿童的健康。儿童淋巴瘤包括非霍奇金淋巴瘤(non-Hodgkin lymphoma,NHL)和霍奇金淋巴瘤(Hodgkin lymphoma,HL)。中国儿童 NHL 的比例远多于西方国家,占儿童淋巴瘤的 80% ~85%。儿童淋巴瘤的病理类型与成人明显不同,以高度恶性、高侵袭性为主,主要包括淋巴母细胞淋巴瘤(LBL)(占 35% ~40%)、伯基特淋巴瘤(Burkitt lymphoma,BL)(约占 30% ~35%)、间变性大细胞淋巴瘤(anaplastic large-cell lymphoma,ALCL)(约占 15%)和弥漫大 B 细胞淋巴瘤(diffuse large B-cell lymphoma,DLBCL)(约占 10% ~15%)。不同类型的 NHL 各有其临床及实验室特点。T-LBL 常见前纵隔肿物伴颈部、锁骨上淋巴结肿大;B-LBL 易侵犯皮肤、头颈部软组织、骨;均易转移至骨髓及中枢神经系统。BL 为成熟 B 细胞淋巴瘤,在赤道非洲 EB 病毒流行区域内的 BL 为流行型,好发部位为颌面部;我国是以散发型为主,好发部位主要为腹腔淋巴组织,包括腹腔淋巴结及小肠淋巴组织,回盲部受累多见,临床进展快,以进行性腹部肿块起病,易合并肠套叠、肠梗阻及消化道出血等急腹症,C-MYC 基因阳性。ALCL 临床表现多样且不典型,可侵犯淋巴结、皮肤和骨骼等多系统伴不同程度发热,ALK 基因表达阳性。DLBCL 临床进展相对缓慢,可表现无痛性淋巴结肿大,原发于纵隔或腹腔。儿童 NHL 的治疗仍主要靠化疗,不同类型 NHL 化疗方案不同,目前主要有三种化疗方案:LBL 采用 ALL 样方案化疗;BL 和 DLBCL 采用成熟 B 细胞淋巴瘤方案化疗,因此类肿瘤细胞增殖活性高,而采用高剂量短疗程化疗,并配合抗 CD20 抗体免疫治疗。ALCL 方案为脉冲式短疗程强化疗,并根据受累危险器官分组,适当加用长春碱维持治疗。随着儿童淋巴瘤的诊断和治疗水平的提高,儿童 NHL 的疗效明显提高,国际上各型儿童 NHL 5 年无病生存率(event free survival,EFS)已达80% ~90% 。

十、对本病例的思考

儿童非霍奇金淋巴瘤的临床表现多种多样,进行性无痛性淋巴结肿大是该病的一个典型症状,但本病并非常见病,需除外感染性疾病、免疫性疾病等,确诊尚需依靠淋巴结活检。诊断后要根据患者的病情,尽快在化疗前完善相关检查进一步明确肿瘤的分型及分期。儿童非霍奇金淋巴瘤的治疗仍以联合化疗为主,不同病理类型的淋巴瘤应用不同的方案化疗,治疗过程中要不断进行瘤灶的评估,并根据评估结果调整治疗方案。

（金玲　张蕊）

病例97 间断腹痛 10 天

患儿,女,3 岁,于 2013 年 7 月 31 日入院。

一、主诉

间断腹痛 10 天。

二、病史询问

(一) 问诊主要内容及目的

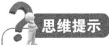 **思维提示**

> 　　患儿为 3 岁幼儿,以间断腹痛及腹部膨隆为主要表现,按常见病优先考虑的原则将消化不良、肠痉挛、慢性胃炎等疾病放在首位,但这些疾病均基本不合并腹部膨隆及面色差,不能以单纯的消化不良等疾病解释,需注意腹部有无占位性病变引起的腹部膨隆的表现,且面色差也提示患儿所患疾病可能为全身性疾病,并且较为复杂,所以并非单纯的消化道炎症引起的腹痛。因此,问诊目的主要围绕腹痛的诱因(原因)、腹痛时主要症状及特点、伴随症状、是否曾抗炎对症治疗及效果如何、腹部膨隆是否与腹痛相关,膨隆是否为渐进性等问题展开,并兼顾重要鉴别疾病的临床表现,以寻找符合疾病表现的证据。

　　1. 发病前是否有受凉、有不洁饮食史、家中卫生环境如何,因患儿主诉病史较短,需注意一些胃肠炎、寄生虫等引起腹痛、腹部膨隆的病因。

　　2. 是否伴有其他不适,比如腹泻、发热、恶心、呕吐等。

　　3. 是否到当地医院就诊,做了什么检查,结果如何,如何治疗,治疗效果如何等。

　　4. 有无加重或缓解因素,如果是腹腔内占位,则无明显加重或缓解因素。

　　5. 既往身体如何,是否患有其他慢性疾病,若既往患有其他慢性疾病,可能对诊断有帮助。

　　6. 生长发育史有无特殊,母孕期如何,询问患儿生长发育有无落后,最近体重是否下降,母孕期有无接触毒物或放射线,既往有无死胎等病史,家族有无类似遗传病或传染病史。

（二）问诊结果及思维提示

患儿为幼儿，既往身体健康，无消化系统疾病、无其他慢性疾病。本次发病前无明确诱因，起病非常隐匿，因患儿常诉腹痛，家长逐渐发现腹部较前膨隆，但无发热、恶心、呕吐、腹泻等不适，腹痛无特殊诱因，腹部膨隆为进行性加重，伴有面色差，出汗较前增多。无特殊加重及缓解因素。家长予口服妈咪爱等药物无效。在当地医院就诊，腹部 B 超提示腹膜后实质性团块（考虑：占位？），腹腔淋巴结明显肿大。初步考虑患儿所患疾病为腹腔来源的肿瘤，而并非消化不良、肠炎、寄生虫等感染性疾病。

思维提示

通过问诊可明确，患儿既往体健，本次发病先为间断腹痛，后家长发现腹部膨隆，符合腹腔占位性疾病的特点，应在体格检查时重点注意腹部查体，并通过实验室检查和影像学检查寻找肿瘤来源、大小、性质，是否有转移等。面色差、多汗等主要考虑是肿瘤的伴随症状，恶性肿瘤可能性大。

三、体格检查

（一）重点检查内容和目的

考虑患儿腹腔内恶性肿瘤可能性最大，因此在对患儿进行系统、全面检查的同时，应重点注意准确评估生命体征，并详细地进行腹部查体，包括腹部视诊，有无皮疹、瘢痕、脐疝、腹围的测量，腹部初诊，是否可触及腹部包块，大小、范围、质地、与周围组织关系，是否有触痛等，肝脾的触诊，移动性浊音是否阳性（初步确定是否存在腹水），腹部听诊肠鸣音如何，是否有血管杂音，另外浅表淋巴结触诊也尤为重要，注意有无远处淋巴结转移。

（二）体格检查结果及思维提示

体温 37.1℃，心率 110 次/分，呼吸 24 次/分，血压 90/60mmHg，神清，精神反应可，全身皮肤黏膜无黄染、出血点。轻度贫血貌，双侧瞳孔等大等圆，对光反射灵敏，咽无充血，双肺呼吸音清，未闻及干湿啰音，心音有力，律齐，各瓣膜区未闻及杂音，腹略膨隆，可触及异常包块，边界不清，质地偏硬，无压痛，肝脾肋下未触及，移动性浊音阴性，肠鸣音 3 次/分。肢端暖，神经系统检查未见明显异常。

思维提示

体格检查结果与问诊后初步考虑腹腔肿瘤的思路相吻合。生命体征平稳，腹腔可触及异常包块，需要进一步实验室检查和影像学检查的主要目的是明确病变部位、性质、与周围组织关系，并判断病情，以为治疗方案提供依据。

四、实验室和影像学检查

（一）初步检查内容及目的

1. 血常规、CRP　注意有无贫血及感染征象。

2. 血生化、凝血、心电图、心脏彩超等　评估重要脏器功能。

3. 血神经元特异性烯醇化酶（NSE）、尿 VMA 等肿瘤标志物　有助于对肿瘤性质进行判断。

4. 骨扫描、PET-CT　评价病情，确定有无骨转移及肿瘤负荷等。

5. 腹部 B 超及增强 CT　明确诊断并了解病变部位和范围，是否可手术切除。

6. 胸 CT、颈部、腋下 B 超、头颅 MRI　明确这些部位有无转移。

7. 骨髓常规及骨髓活检　确定有无肿瘤的骨髓转移。

（二）检查结果及思维提示

1. 血常规　WBC $8.72 \times 10^9/L$，RBC $4.72 \times 10^9/L$，Hb 137g/L，PLT $219 \times 10^9/L$。CRP 正常范围。

2. 血生化　ALT、CK-MB、LDH 均升高。凝血三项、心电图及心脏彩超均正常。血 NSE 256.3ng/ml，VMA 59.12mg/24h 尿，增高。

3. 骨髓常规检查　可见 6.5% 幼稚细胞，该类细胞可见成簇聚集现象，疑似瘤细胞；骨扫描：多发骨代谢轻度异常，考虑为转移可能性大。

4. PET-CT　全身多处代谢异常增高肿瘤病灶，主要分布于：①$T_{10} \sim L_5$ 椎体水平腹膜后腹主动脉及双侧髂血管周围；②左侧锁骨上窝及下窝淋巴结；③脊柱多个椎体、双侧肱骨上段及股骨骨髓部位，提示来源于腹膜后的神经母细胞瘤全身多部位侵犯可能性大，其中肿瘤负荷较大位于腹膜后，肿瘤包绕腹主动脉、腹腔干、肠系膜上血管、双肾血管、双侧髂血管及下腔静脉。

5. 腹部增强 CT（图 97-1）和颈、腹部 B 超　颈部可见肿瘤受累淋巴结。腹膜后可见巨大肿瘤组织包块，连带周围转移淋巴结，范围：8.9cm × 7.4cm × 11.4cm，包裹双肾动、腹主动脉、SMA、腹腔干动脉、下腔静脉。压迫两侧肾门，致双肾积水，肾盂前后径，左：1.1cm，右：1.2cm。肿瘤推挤、浸润胰腺钩状突。肝不大，肝实质回声均匀，肝内外胆管无扩张，胆囊（−）。脾不大，实质回声均匀。印象：腹膜后神经母细胞瘤，包裹腹膜后大血管。腹部多发淋巴结肿瘤转移。胰腺钩状突受瘤体推挤、浸润。双肾轻度积水。

6. 胸 CT 未见转移灶；头颅 MRI 未见转移灶。

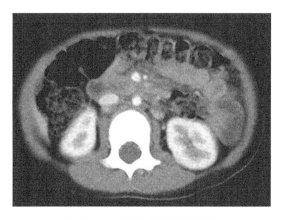

图 97-1　化疗前腹部 CT 所见

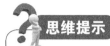

思维提示

　　重要的检查结果有三项:①血 NSE 及尿 VMA 均增高;②腹部 B 超提示腹膜后巨大肿瘤包块;③骨扫描存在骨骼转移,骨髓存在肿瘤细胞,提示骨髓转移,颈部 B 超也提示颈部淋巴结有肿瘤受累。进一步支持腹膜后神经母细胞瘤的诊断,存在骨骼、骨髓、颈部淋巴结多部位转移。但患儿腹腔内肿瘤包绕大血管,手术切除困难,进一步的处理应是立即开始化疗,待瘤灶缩小后行腹腔肿瘤切除术,后期可行自体造血干细胞移植及放疗等。

五、初步诊断及根据

　　结合患儿的病史和体格检查结果,进一步支持腹膜后神经母细胞瘤- Ⅳ 期的诊断。存在骨骼、骨髓、颈部淋巴结多部位转移,评为高危组。但患儿腹腔内肿瘤包绕大血管,手术切除困难,进一步的处理应是立即开始化疗,并辅以支持治疗,如输注红细胞等。

六、治疗方案及理由

　　1. 方案　按北京儿童医院-神经母细胞化疗方案,间断予 CAV(环磷酰胺、多柔比星、长春新碱)及 CVP(依托泊苷及顺铂)方案间断化疗,共 7 疗程。
　　CAV 具体方案如下:
　　体重 15.8kg,体表面积 0.65m^2。
　　环磷酰胺(CTX)70mg/(kg·d),实予 1g/d,每 6 小时一次,D1～D2;
　　多柔比星(ADR)25mg/(m^2·d),实予 15mg/d,每 12 小时一次,D1～D3;
　　长春新碱(VCR)1mg/(m^2·d),实予 0.6mg/d,每 6 小时一次,D1～D3;
　　化疗顺序:长春新碱、环磷酰胺、多柔比星。
　　水化碱化 3000ml/(m^2·d),共 5 天。

　　CVP 具体方案如下:
　　依托泊苷(VP-16)200mg/(m^2·d),实予 130mg/d,每 4 小时一次,D1～D3;
　　顺铂(cisplatin)50mg/(m^2·d),实予 30mg/d,静点 1 小时,D1～D4;
　　20%甘露醇 40ml/(m^2·d),每次顺铂前 30 分钟给予,静点 15 分钟。
　　5%葡萄糖 500ml+25%硫酸镁 2ml。3000ml/(m^2·d),输液泵泵入 24 小时,共 5 天。

　　2. 理由　本方案的基本治疗方针是应用强烈联合化疗尽快缩小瘤灶,几种化疗药物组合交替应用以减少耐药性的发生。CAV 和 CVP 方案化疗强度均大,需观察肿瘤对化疗药物是否敏感,故定期评估检查,早期给予强化疗后择期手术。

七、治疗效果及思维提示

　　经 4 个疗程化疗后,复查腹部增强 CT(图 97-2),患儿瘤灶明显缩小,骨髓完全缓解,血

NSE 及尿 VMA 较前逐渐下降。患儿行手术成功切除肿瘤。

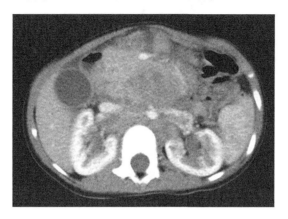

图 97-2　化疗 4 个疗程后复查腹部增强 CT 所见

　　患儿首先以腹痛、腹部膨隆为主要表现,在详细查体后发现腹部包块,B 超等其他影像学检查提示为腹膜后神经母细胞瘤,同时血 NSE 及尿 VMA 均升高,存在骨骼、骨髓及颈部淋巴结转移,此均符合神经母细胞瘤的临床特点。

八、对本病例的思考

　　1. 关于神经母细胞瘤　小儿神经母细胞瘤(neuroblastoma,NB)是儿童颅外最常见的实体瘤,原发于肾上腺髓质或椎旁交感神经系统,多在 5 岁前发病。随着医学和社会的发展,特别是有效抗生素的应用和物质生活水平的提高,小儿常见的感染性、传染性及营养性疾病得到有效控制,肿瘤性疾病渐成为威胁我国儿童身体健康的严重问题。根据流行病学统计,NB 的年发病率约为 0.3/10 万 ~ 5.5/10 万,是儿科临床工作中比较罕见的疾病。此病早期无特异性表现,易发生转移,随疾病的进展临床表现差异性大,故容易误诊。

　　2. 问诊及查体的重要性　问诊配合详细的查体,对于病情评估及明确诊断意义重大,应牢记医学前辈 Osler 的一句名言,"listen to your patient,he is telling the diagnosis to you"。

　　3. 多学科联合尤为重要　本病为全身性疾病,早期易并发全身多部位转移,恶性度高。综合化疗、手术、放疗及造血干细胞移植才是治疗的主导思想,需加强多学科协作,为病人着想。

(李兴军　马晓莉)

患儿,女,2 岁 3 个月,于 2007 年 11 月 16 日入院。

一、主诉

发热 15 天,咳嗽 7 天。

二、病史询问

(一)问诊主要内容及目的

> **思维提示**
>
> 　　患者年龄小,病程短,呼吸道症状为主要表现,按常见病优先考虑的原则应将呼吸道感染性疾病放在首位,同时亦应注意非感染因素如占位等所致。因此,问诊目的主要围绕有无感染性疾病的诱因(原因)、发病时主要症状及特点、是否曾抗感染治疗及效果如何等问题展开,另外,注意有无其他伴随症状如贫血、局部触及包块、体重减轻等,并兼顾重要鉴别疾病的临床表现。

　　1. 发病前是否有受凉、有接触感冒病人等诱因,呼吸道感染患者常有一定的诱发因素,而胸腔占位多数无明显诱因。

　　2. 发热有无固定热型,有无其他伴随症状,如咳嗽音调,有无喘憋、呼吸困难,有无伴随面色差、皮肤出血点、鼻出血、精神反应差、体重减轻、心率加快、恶心、呕吐、发现局部肿块、水肿等,对于肿瘤占位、受累部位、代谢特点分析有一定帮助。

　　3. 入院前是否应用抗生素,效果如何,当地医院哪些化验检查,明确抗感染治疗有无效果,对感染及非感染疾病的鉴别意义重大。

　　4. 有无恶性肿瘤家族史,有无呼吸系统疾病,通过了解有无家族病史及既往呼吸道病史,了解遗传因对发病有无影响及鉴别诊断有帮助。

(二)问诊结果及思维提示

　　入院前 15 天,患儿无明显诱因出现发热,热峰每日约 1~2 次,无流涕、咳嗽,无头痛、咽痛,无呕吐、腹泻,无皮疹,无抽搐,当地医院诊断为"支气管炎",予静点"头孢类抗生素"5 天,病情无好转。入院前 7 天,患儿出现咳嗽,为单声咳,喉中有痰咯不出,无喘憋,先后予静点

"阿奇霉素、青霉素"抗感染治疗。入院前 4 天,患儿咳嗽加重,咳剧时憋气,微有喘息,面色差,加用"氨茶碱"静点 1 天(量不详)。患儿症状无改善。入院前 3 天,查血常规:WBC 5.2×10^9/L,Hb 65g/L,PLT 105×10^9/L,N 32.7%,L 61.5%;血生化:ALT 128 U/L,CK-MB 40U/L,LDH 1236U/L;肺 CT 示右侧锁骨上窝及后纵隔见一不规则软组织肿块,边界不清,大小约 3.0cm × 5.0cm,内见钙化灶。气管受压向左前方移位,双肺野清晰,肺纹理分布均匀,纵隔未见肿大淋巴结。印象:右侧上后纵隔肿瘤,考虑神经母细胞瘤可能性大。入院前 1 天来,患儿咳嗽同时,双眼眶周围出现瘀点,查血常规:WBC 7.9×10^9/L,Hb 65g/L,PLT 134×10^9/L。以"胸部占位性质待查"收入院。发病以来,患儿精神、饮食欠佳,体重减轻约 1kg,二便正常,无恶性肿瘤家族史。

思维提示

通过问诊可明确,患儿起病隐匿,病史略长,以发热及咳嗽为主要表现,经抗感染治疗效果不佳,且咳嗽有进行性加重趋势,即出现喘憋等。同时患儿合并贫血、体重下降、精神反应差等伴随症状。外院影像学检查提示右侧上后纵隔肿瘤。故首先考虑胸腔占位,恶性神经母细胞瘤可能性大。呼吸困难主要考虑是肿瘤压迫所致,心源性可能性不大。

三、体格检查

(一) 重点检查内容和目的

考虑患者呼吸系统感染的可能性最大,因此在对患者进行系统、全面检查的同时,应重点注意准确测量体温和肺部体征。同时,为进一步了解瘤灶有无其他脏器浸润,更应注意一般状况、浅表淋巴结、腹部等部位查体。

(二) 体格检查结果及思维提示

体温 38.8℃,呼吸 30 次/分,脉搏 153 次/分,血压 110/70mmHg,神志清楚,精神反应弱,形体消瘦,呼吸略促,无鼻翼扇动,三凹征阴性,面色苍黄,双眼睑轻度水肿,口唇、耳廓、甲床苍白,周身无皮疹,眼眶周围可见散在大小不等瘀斑,左眶上可见一处不规则大小约 2.5cm × 1.5cm 硬性隆起,无压痛,局部皮肤无红肿,右侧颌下及锁骨上窝可触及数枚肿大淋巴结,最大者 1.5cm × 1.0cm,质中,边界清,部分有融合,压痛不详,余处浅表区淋巴结无明显肿大,呼吸 32 次/分,双肺呼吸音粗,吸气相延长,可闻及少许痰鸣音,心率 153 次/分,心音有力,心律整齐,各瓣膜听诊区未闻及病理性杂音,腹软,无压痛,肝脾不大,肠鸣音正常存在。双下肢不肿。肢端暖。神经系统检查未见异常。

思维提示

体格检查结果与问诊后初步考虑肿瘤多部位侵犯的思路相吻合。体温 38.2℃,血压升高、心率增快的高代谢表现。同时面色苍黄及皮肤出现点,有贫血及血小板减低，且浅表淋巴结肿大不除外肿瘤侵犯淋巴结及骨髓。心脏检查未见异常，不支持心源性疾病。进一步实验室检查和影像学检查的主要目的是明确诊断、评估肿瘤受累及侵犯部位，为治疗方案提供依据。

四、实验室和影像学检查

（一）初步检查内容及目的

1. 血常规、CRP、血清支原体、病毒抗体、G 及 GM 试验、痰培养等　进一步证实非感染性疾病及了解病原，同时了解贫血及血小板减低情况。

2. 动脉血气分析　评价病情。

3. 血生化、凝血功能　评价脏器功能。

4. 胸部影像学　明确诊断并了解病变部位和范围。

5. 肿瘤特异性标记物检查　神经元特异性烯醇化酶（NSE）、24 小时尿 VMA 等。

6. 骨髓细胞学检查、骨髓活组织病理、腹部 B 超、头颅 CT，必要时行 PET-CT 等全身瘤灶评估。

（二）检查结果及思维提示

1. 血常规　WBC $9.70 \times 10^9/L$，Hb 64g/L，PLT $163 \times 10^9/L$，N 30.8%，L 63.2%。CRP 23mg/L。血清支原体、病毒抗体、G 及 GM 试验、痰细菌培养均阴性。

2. 动脉血气分析（吸氧下）　pH 7.532，$PaCO_2$ 29.2mmHg，PaO_2 102mmHg，SaO_2 99.3%，BE 1.2mmol/L，HCO_3^- 25.6mmol/L。

3. 血生化　电解质正常；AST 82.0 U/L，CK-MB 86.3 U/L，LDH 1428.0U/L，α-羟丁酸脱氢酶 1232.0U/L，余正常。

4. 胸部 CT　右侧颈部、胸廓入口、纵隔内软组织占位，伴纵隔、颈部淋巴结肿并钙化——考虑神经母细胞瘤伴纵隔及颈部淋巴结转移可能性大，气管及纵隔大血管受压向左侧移位（图 98-1）。

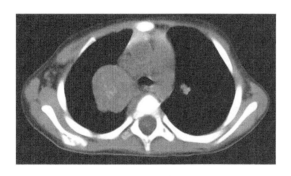

图 98-1　化疗前胸部 CT 所见

5. 血 NSE：42.1ng/ml，升高。24 小时尿 VMA：36.12mg/24h。

6. 全身瘤灶评估

(1)骨髓细胞学检查(图 98-2、图 98-3,见文末彩图):粒、红系统增生减低,未见巨核细胞,血小板散在,涂片可见大量肿瘤细胞,占 73.5%,其胞体大小不等,形状规则。

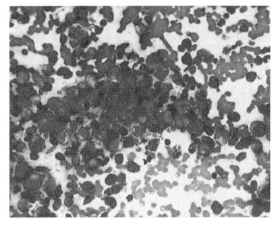 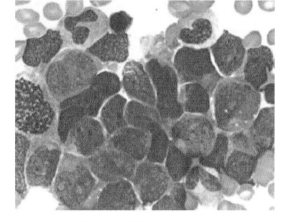

图 98-2　骨髓可见菊花团样肿瘤细胞(×40)　　　图 98-3　骨髓可见菊花团样肿瘤细胞(×100)

(2)骨髓活检病理:骨髓增生活跃,可见多处不规则、片状占位增生,其胞核呈丝网状,圆形、椭圆形。考虑转移性神经母细胞瘤。NSE:部分区域阳性;NF 阳性;S-100:散在少数阳性;CgA:阳性;SYN:阳性;MPO:散在少数阳性。

(3)腹部 B 超:肝脾不大,双肾实质回声及结构未见异常,左下腹髂窝多发肿瘤转移灶。

(4)头颅 MRI:脑沟增生,脑实质未见异常密度影,颅底广泛骨质破坏伴瘤骨形成——考虑颅骨转移可能性大。

(5)全身 PET 及骨扫描:全身 PET 显影提示右侧颈部上纵隔异常高代谢灶,考虑为恶性占位性病变,伴左侧颈部淋巴结转移。骨扫描:全身多处骨骼代谢异常

思维提示

重要的检查结果有四项:① NSE、24 小时尿 VMA 升高;② 胸部影像学示纵隔占位;③骨髓细胞学及骨髓活检支持神经母细胞瘤。④头颅 MRI、全身 PET、骨扫描、腹部 B 超考虑存在转移灶。

五、初步诊断及根据

结合患者的病史和体格检查、实验室、影像学、病理结果,进一步支持神经母细胞瘤的诊断。原发部位为右侧上后纵隔,受累部位包括骨髓、颈部、腹腔及纵隔淋巴结、颅骨、骨骼,临床分为Ⅳ期,归为高危组。进一步的处理应是立即采集化疗。

六、治疗方案及理由

按北京儿童医院-神经母细胞化疗方案,间断予 CAV(环磷酰胺、多柔比星、长春新碱)及

CVP(VP16 及顺铂)方案间断化疗,共 7 疗程。期间曾予手术残存瘤灶切除及自体干细胞采集术,7 疗程化疗结束后行自体外周血造血干细胞移植术。

七、治疗效果

化疗期间多次瘤灶评估提示瘤灶缩小(图 98-4),骨髓完全缓解。3 个疗程化疗后行纵隔残留瘤灶切除过程顺利。7 个疗程结束后自体外周血造血干细胞移植术过程顺利。

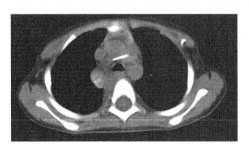

图 98-4　化疗 3 个疗程后胸部 CT 所见

八、对本病例的思考

1. 关于神经母细胞瘤　本病源自未分化的交感神经节细胞,常有贫血、乏力、兴奋、体重不增或下降及不规则发热,及肿瘤压迫症状,若肿瘤原发于腹腔时患者腹部有肿块,常见腹痛、呕吐及便秘等症状,若原发于胸腔后纵隔的肿瘤可能压迫气管而引起咳嗽、呼吸困难,若肿瘤侵入椎管内位于硬脊膜外压迫脊髓,有感觉异常、疼痛、下肢麻痹及排便障碍,另外还可有高血压、多汗、心悸、尿频及腹泻等儿茶酚胺所致症状,化验血神经烯醇化酶、尿 VMA 升高。因临床表现并不特异,故需与感染性疾病、良性肿瘤等进一步鉴别。

2. 问诊、查体的重要性　该患儿年龄小,呼吸道感染性疾病所致发热、咳嗽常见。询问病史中,应注意呼吸道症状是否存在伴随症状,如贫血、出血、局部包块、体重下降等,尤其对于一些疾病迁延不愈、抗感染治疗效果不佳的病例。另外,恶性肿瘤患儿易出现局部淋巴结、肝脾等处转移,故应特别注意浅表淋巴结、腹腔脏器等查体。

(赵　文　马晓莉)

病例99 眼球震颤、肢体抖动 4 个月

患儿,女,1 岁 1 个月,于 2010 年 4 月 13 日入院。

一、主诉

眼球震颤、肢体抖动 4 个月。

二、病史询问

(一) 问诊主要内容及目的

> **思维提示**
>
> 患者年龄相对小,病史长。注意和神经系统疾病相鉴别。但不应忽略二者的联系。因此,问诊目的主要围绕诱因、症状,注意发病时主要症状及特点、伴随症状、是否伴有意识障碍、肢体活动障碍及发作间期的症状等问题展开。

1. 发作时有否意识丧失,肢体强直,是否伴有发热,眼球阵挛表现相当特异,但作为儿科患者,仍应与儿童常见的癫痫相鉴别。伴有发热的患者多考虑感染,而同时抽搐、意识丧失时,应与脑炎相鉴别,尤其是病毒性脑炎,但本患儿上述症状均不存在。

2. 睡眠中是否有症状,患者的眼阵挛与小脑共济失调时的眼球震颤不同,表现为联合、不自主、无节律、大幅度、多方向、持续性、自发、杂乱的眼球运动,闭眼和睡眠依然存在。

3. 发病前是否有受凉、感冒、外伤及毒物接触史,本病为一种少见的严重的神经系统综合征,可见于副肿瘤或病毒感染,有机磷中毒、药物中毒后。

4. 前期是否有发热、咳嗽、腹泻,上述症状均是儿童常见的感染征象,是感染的重要依据。

5. 发病前是否有可疑毒物接触或特殊药物接触史,儿童是中毒的高危人群,应在病史询问中明确除外相关因素。

(二) 问诊结果及思维提示

患者为幼儿,既往体健,生长发育好。病前无特殊药物及毒物接触史,无明显诱因。病初表现为双眼快速、不自主、多向运动,并出现左眼内斜视,逐渐出现全身不自主抖动,刺激时加重,严重时可伴有喉部呼噜声,发作时意识清楚,每日发作数次,入睡时略减轻。患儿渐出现不能行走,站立,独坐,构音障碍。

思维提示

　　通过问诊可明确,患者既往体健,生长发育好,本次发病前无明确感染征象,无药物、毒物接触史。临床上以眼阵挛起病,不伴有意识障碍,并出现全身不自主抖动,刺激时加重,睡眠时减轻,渐出现运动障碍。应在体格检查时重点注意神经系统查体,并通过实验室检查和影像学检查寻找感染灶及肿瘤的可能。

三、体格检查

(一)重点检查内容和目的

　　考虑患者副肿瘤的可能性最大,因此在对患者进行系统、全面的检查尤其是对神经系统进行检查的同时,应重点注意浅表淋巴结是否肿大,双肺呼吸音是否对称,有否可触及包块。同时,为进一步明确除外感染继发因素,应注意查找感染灶。

(二)体格检查结果及思维提示

　　体温 36.2℃,呼吸 30 次/分,脉搏 98 次/分,血压 90/60mmHg。患儿精神反应稍弱,浅表淋巴结未及肿大。双眼球不自主,快速,多向运动,伴左眼内斜视,伴喉鸣,咽无充血,双肺呼吸音清,未闻及干湿啰音,心律齐,心音有力。右上腹部深触诊可及一 4cm×4cm 包块,无触痛,边界不清。四肢不自主抖动,刺激后明显,四肢肌张力稍低,脑神经检查及脑膜刺激征阴性。双侧巴氏征阴性。

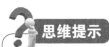

思维提示

　　体格检查结果与问诊后患者表现为眼阵挛-肌阵挛。体温正常,临床未见明确感染征象,无浅表淋巴结肿大,肺部查体未见异常。但患儿腹部可及可疑包块,进一步实验室检查和影像学检查的主要目的是明确病变部位及肿物性质,并需行肿瘤标记物检测以协助诊断,以为治疗方案提供依据。

四、实验室和影像学检查

(一)初步检查内容及目的

1. 血常规　了解外周血有否感染征象,有否异常细胞。
2. 脑脊液常规找肿瘤细胞、生化、蛋白电泳　了解有否感染症状、异常细胞、脱髓鞘病变。
3. 尿 VMA、血 NSE、HCG、AFP　对肿瘤标记物进行检查,协诊是否存在相应的肿瘤。
4. 脑电图　进一步除外颅内异常放电病灶的存在。
5. 头颅 MRI　了解颅内情况。

6. 骨髓常规　查找异常肿瘤细胞。

7. 胸部及腹部影像学　明确诊断并了解病变部位和范围,尤其腹部包块的性质。

(二)检查结果及思维提示

1. 血常规　正常。

2. 脑脊液正常。

3. 尿 VMA、血 NSE、HCG、AFP　血 NSE 22.9ng/ml,尿 VMA 120mg/24h。HCG 及 AFP 均正常。

4. 脑电图　睡眠脑电图未见异常。

5. 头颅 MRI　脑室、池、沟、裂未见异常。大脑中线结构无移位。两侧脑室后角旁白质信号异常。

6. 骨髓常规未见明确肿瘤浸润征象。

7. 胸腹 CT　心肺 CT 平扫未见异常。右侧肾上腺区可见一软组织影,大小约 4.1cm × 4.3cm × 4.8cm,边缘部分可见,其密度尚均匀,内可见泥沙样的钙化影。

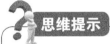

思维提示

重要的检查结果有三项:①肿瘤标记物的异常;②腹部影像学示右侧肾上腺区可见一软组织影;③脑电图未见典型癫痫波。结合患者的病史和体格检查结果,考虑患儿眼阵挛-肌阵挛综合征诊断成立,结合患儿病前无特殊药物及毒物接触史,无明显发热、咳嗽、腹泻等感染病史,无明显感染征象,考虑肿瘤合并本病。患儿进一步行肿瘤标记物检测,发现尿 VMA 及血 NSE 升高,腹部影像学提示右侧肾上腺区占位,结合患儿发病年龄,故考虑神经母细胞瘤可能性大。患儿外周无明确转移病灶,故行瘤灶切除术,术后病理:NSE(+),CyA(+),SYN(+),CD44(+),ALK(-),Ki-67(20% +),CD99(-),S-100(-)。符合腹腔神经母细胞瘤(分化差型)。N-MYC 基因与 2 号染色体数目增多(3 个拷贝)获得(gain)。进一步的处理应是对进行分期及化疗,并对眼阵挛-肌阵挛综合征进行治疗。

五、治疗方案及理由

1. 方案

(1)针对神经母细胞瘤:分期 INSS 2 期,发病年龄小于 18 个月,评为中危组。予以中危组方案化疗 4 个疗程。

(2)针对眼阵挛-肌阵挛综合征:予地塞米松 0.9mg/(kg·d),实予 3mg/次,每 12 小时一次,静点连用 5 天,并加用丙种球蛋白每次 2g/kg,患儿眼阵挛及肌阵挛明显好转,喉鸣消失。予泼尼龙 1.5mg/(kg·d)维持治疗。维持治疗予丙种球蛋白每次 1g/kg 控制眼、肌阵挛症状。

2. 理由　本组综合征是肿瘤继发自身免疫反应所致,通常的治疗是在治疗原发病的同时,应用免疫抑制剂及免疫调节剂治疗。

六、治疗效果及思维提示

患儿在治疗 2 个月时出现症状反复,眼、肌阵挛症状均有不同程度进展。复查血 NSE 17.1ng/L,尿 VMA 正常。胸腹部影像均未见新发病灶。

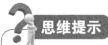

思维提示

患者经诊断为神经母细胞瘤合并眼阵挛-肌阵挛综合征后,行外科手术切除大部分原发瘤灶,继予化疗治疗神经母细胞瘤,但作为合并症的眼阵挛-肌阵挛综合征,并不与肿瘤负荷相平行,不取决于肿瘤的发现和切除与否。患者在治疗过程中病情反复,并不表示肿瘤复发,而应进一步分析病因。OMS 的发病原因是肿瘤表达的神经元蛋白诱发免疫反应,最后导致神经疾病。需要进行原发肿瘤治疗的同时应用免疫抑制剂及免疫调节剂。

七、调整治疗方案及疗效

(一) 新方案

予第三疗程化疗同时加用利妥昔单抗(美罗华)375mg/m^2,每周一次,共 4 次,同时应用小剂量泼尼龙片口服。

(二) 疗效

患儿眼阵挛及肌阵挛症状缓解。大运动发作及语言发育均明显恢复,可以独站,扶走,可叫"爸爸、妈妈"等,但仍落后于同龄儿童。

最终诊断 神经母细胞瘤合并眼阵挛-肌阵挛综合征(OMS)。

八、对本病例的思考

1. 关于 OMS OMS 的发病原因是肿瘤表达的神经元蛋白诱发免疫反应,最后导致神经疾病。由肿瘤表达的神经抗原称为肿瘤神经抗原,在这些患者的血清及脑脊液(CSF)中常可检测到抗神经元抗体。脑脊液中 B 淋巴细胞的浓度,是患儿症状与疾病严重程度的生物血标志。通常伴有 OMS 的患者的肿瘤中有淋巴细胞的浸润。研究表明利妥昔单抗并不能通过血-脑屏障,但被清除时,B 细胞会反流回外周血,可间接清除脑脊液中 B 细胞,起到治疗作用。OMS 的特征为:①急性或亚急性起病;②眼球阵挛;③严重肌阵挛,见于肢体或躯干,影响运动功能;④小脑共济失调,走路不稳,震颤,言语不清,精细动作不能完成;⑤发育落后,语言迟缓,行为异常,易激惹,智力障碍;⑥可合并肿瘤。

2. 问诊的重要性 该患起病时已伴有神经母细胞瘤,但对本病的认识不足,未对患者进行系统地检查,仅注意在神经系统的检查中。但认识到患者症状为眼阵挛-肌阵挛综合征后,应对其常见病因再次追问病史,高度考虑肿瘤继发后应对患者进行全身瘤灶筛查。

3. 寓诊断于治疗中　患者诊断后先考虑对原发瘤灶的切除,但其 OMS 并未随着肿瘤的切除缓解,应该注意到本病的特殊性——肿瘤继发自身免疫反应所致,通常的治疗是在治疗原发病的同时,应用免疫抑制剂及免疫调节剂治疗。随着病情的反复,不应只考虑肿瘤的进展。据报道,伴有 OMS 的 NB 临床特点为肿瘤较小、临床分期 1 或 2 期、不伴肿瘤转移,患儿几乎均能长期存活。但 OMS 的症状改善与肿瘤切除和治疗无相关性,往往预后不良,多数患儿留有永久性的神经系统缺陷,主要表现为认知和行为障碍。

(金　眉　马晓莉)

病例100 四肢无力1天

患儿,女,7岁6个月,于2008年5月7日入院。

一、主诉

四肢无力1天。

二、病史询问

(一) 问诊主要内容及目的

思维提示

四肢无力是神经系统疾病的常见症状,可见于颅内病变(包括脑干)、颈段脊髓病变、脊髓前角及周围神经病变、神经肌肉接头处病变、肌肉病变和离子通道病(低钾性周期性瘫痪)。常见的病因有炎症、血管病变(梗死、出血等)、占位、外伤、变性病及代谢病等。临床医生可以通过仔细地病史采集,根据疾病的起病急缓、发生和发展过程以及伴随症状进行病例分析,得出初步定位及定性诊断。

1. 起病特点　急性、亚急性或慢性起病可以在疾病定性诊断中起到协助诊断的作用。例如炎症及血管病变均急性起病,血管病变较炎症进展更快、更迅速,数分钟即可达到疾病的高峰;占位多呈慢性或亚急性起病;变性病为慢性起病,缓慢进展。

2. 是否伴有发热、头痛、呕吐、抽搐、嗜睡、烦躁及昏迷,是否有智力低下和智力倒退,可以帮助判断有无颅内病变及病变性质如炎症、代谢病或变性病等。

3. 是否合并括约肌障碍(尿便障碍)如尿潴留、便失禁,是否存在感觉障碍,是肢体疼痛、麻木,还是平面以下感觉减退或消失,可以帮助定位在脊髓病变,还是在周围神经病变。

4. 是否伴有皮疹和肌肉疼痛,用于鉴别有无皮肌炎和肌炎。

5. 肢体无力是同时出现,还是具有上行性的特点,是否合并吞咽困难、语音减低、咳嗽无力、呼吸困难,是否有眼睑下垂、复视及眼球活动障碍,用于诊断是急性感染性多发性神经根炎合并脑神经、呼吸肌受累,还是脑干病变或重症肌无力(全身型)等。

6. 既往有无类似病史发生,若存在反复发作,应注意周期性瘫痪。

7. 肌无力有无晨轻暮重的特点,用于协助诊断重症肌无力。

8. 病前有无不洁饮食史,如食用不新鲜的肉、肉制品或豆制品等。用于协助诊断肉毒毒素中毒。

9. 应注意询问病前一个月之内有无感染史(包括呼吸道及消化道),有无预防接种史,有无外伤史,用于协助疾病的病因诊断如脱髓鞘性脊髓炎、外伤后脊髓损伤等。

(二)问诊结果及思维提示

入院前1天,患儿无明显诱因出现四肢无力,表现为双下肢不能独立行走、双手不能抓物,同时自觉四肢麻木,无吞咽困难、语音减低及咳嗽无力,无视物不清。半天前患儿出现尿潴留。当地医院诊断不明转诊我院。

病后患儿精神好,无发热,无嗜睡及烦躁,无头痛、呕吐及抽搐。病前无外伤史及不洁饮食史。

近期无预防接种史。病前一周有发热、咳嗽等呼吸道感染症状。

患儿既往体健,智力、体力发育正常。无类似疾病发生史。无家族遗传病史。

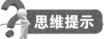
思维提示

①患儿病后无发热,无精神意识改变,无头痛及呕吐,无抽搐,智力、体力发育正常,没有颅内病变的依据;②急性起病,四肢无力同时出现,进展迅速,并伴有括约肌障碍(尿潴留),是定位诊断脊髓(颈段)的重要依据;③四肢无力程度较重,但无上行性特点,无晨轻暮重,无吞咽困难、语音减低及咳嗽无力,不符合周围神经病变(急性感染性多发性神经根炎)和神经肌肉接头病变(重症肌无力全身型和肉毒毒素中毒)特点;④急性起病,不符合皮肌炎和肌炎的特点;⑤无反复发作史,无家族类似病史,可除外周期性瘫痪;⑥病前无不洁饮食史,为排除肉毒毒素中毒所致的全身无力进一步提供依据;⑦患儿病前虽然无预防接种史,但有呼吸道感染史,为诊断脱髓鞘脊髓炎提供依据;⑧病前无外伤史,可除外外伤造成脊髓损伤。

三、体格检查

对于一个就诊神经内科的病人,认真的体格检查对于定位诊断非常重要,应该首先定位诊断,其次再进行定性诊断。

(一)重点检查内容及目的

精神、神志检查及脑膜刺激征检查,帮助确定有无颅内病变。皮肤检查用于协助诊断有无皮肌炎。脑神经体征,确定有无脑神经损伤。通过对四肢肌力、肌张力,肱二头肌、肱三头肌反射,跟、膝腱反射,踝阵挛等检查,帮助进行定位诊断,是上运动神经元(脑或脊髓)还是下运动神经元(脊髓前角或周围神经)及以下受累。结合腹壁反射检查,深浅感觉检查,了解是否存在感觉平面;再结合括约肌反射(肛门反射)检查最终确定是否为脊髓受累,以及脊髓损伤的节段。

(二)体格检查结果及思维提示

体温36.5℃,呼吸20次/分,脉搏78次/分,血压110/70mmHg。神志清晰,精神反应好,对答切题,语音无减低。呼吸平稳,抱入病房。全身皮肤无皮疹。双眼睑闭合有力,无下垂,眼球运动灵活,双瞳孔等大等圆,对光反射灵敏。面纹对称,双鼻唇沟对称,伸舌居中,咽反射正常引出,咳嗽有力,后滴状征阴性。心、肺、腹检查未见异常。四肢肌张力增高,双上肢肌力Ⅳ级,双手握力差。双下肢肌力Ⅱ级。双侧肱二头肌反射活跃,双侧膝腱反射亢进,跟腱反射可引出。双侧巴氏征阳性。踝阵挛阳性。上、中、下腹壁反射消失。双乳头以下水平痛觉减弱。关节位置觉减弱。颈椎压痛阳性。肛门松弛,肛门反射减弱。颈无抵抗,脑膜刺激征阴性。

？思维提示

①四肢肌张力增高,肌力减低,双上肢肌力Ⅳ级,双手握力差。双下肢肌力Ⅱ级。双侧肱二头肌反射活跃,双侧膝腱反射亢进,跟腱反射可引出。双侧巴氏征阳性。踝阵挛阳性。上、中、下腹壁反射消失。乳头以下水平痛觉消失。关节位置觉减弱。颈椎压痛阳性。肛门松弛,肛门反射减弱。脊髓(颈段)病变诊断成立。②病前有呼吸道感染史,急性脊髓炎(脱髓鞘炎症)可能性大。③神志清晰,精神反应好,颈无抵抗,脑膜刺激征阴性,颅内病变可能性不大。④四肢肌张力增高,膝腱反射亢进,病理征阳性,可除外周围神经病变、神经肌肉接头处病变及肌肉病变。⑤无皮疹,不支持皮肌炎。

四、实验室和影像学检查

(一)初步检查内容及目的

1. 血生化及肌酶检查,了解有无多发性肌炎、皮肌炎及周期性瘫痪的诊断依据。

2. 血清支原体抗体、TORCH-IgM 及 IgG 检查,观察有无支原体、TORCH 病毒感染。

3. 脑脊液常规、生化、支原体抗体、TORCH-IgM 及 IgG、IgG 指数、寡克隆区带检查,协助诊断中枢神经系统病变性质。

4. 脊髓磁共振检查,明确是否存在脊髓病变及性质。

5. 头颅 CT,了解颅内有无器质性病变及病变性质。

(二)检查结果及思维提示

1. 血生化、肌酶正常。

2. 血清支原体抗体、TORCH-IgM 及 IgG 检查阴性。

3. 脑脊液常规、生化及病原学检查正常,病毒抗体阴性,细菌涂片检查阴性。

4. 脑脊液 IgG 指数 0.9(正常值 <0.7),寡克隆区带阳性。

5. 脊髓磁共振检查(图 100-1) 脊髓 $C_5 \sim T_3$ 水平髓内斑片状长 T_2 信号。

6. 头颅 CT 未见异常。

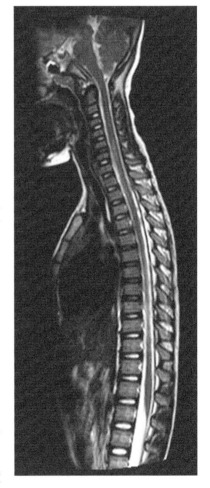

图 100-1 脊髓磁共振(MRI)检查:脊髓 $C_5 \sim T_3$ 水平髓内斑片状长 T_2 信号

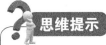

思维提示

①血生化及肌酶正常,可协助除外多发性肌炎、皮肌炎及周期性瘫痪。②血清及脑脊液病原学检查正常,可以除外细菌、病毒及支原体感染。③脑脊液免疫学检查异常,结合脊髓影像学检查脊髓 $C_5 \sim T_3$ 水平病变提示脊髓脱髓鞘病变可能性大。根据检查结果,进一步明确或除外的疾病:可以除外脊髓出血、脊髓血管畸形及脊髓占位。④头颅 CT 未见异常,颅内病变可能性不大。

五、初步诊断及依据

急性脊髓炎。

本患儿急性起病,病前一周有呼吸道感染,以四肢无力、括约肌障碍为主要表现,查体发现有明确的颈段脊髓受损体征,脑脊液免疫学指标异常,脊髓 MRI 显示脊髓 $C_5 \sim T_3$ 水平髓内斑片状长 T_2 信号,诊断急性脊髓炎,感染后非特异性脊髓炎(脱髓鞘)可能性大。

六、初步治疗

入院后经过糖皮质激素甲泼尼龙静点 $20mg/(kg \cdot d)$,连用 3 天,改用口服泼尼松 $1mg/(kg \cdot d)$,丙种球蛋白 $400mg/(kg \cdot d)$,连用 5 天,以及营养神经等对症治疗,患儿肢体无力明显减轻,有排尿感,感觉平面下降。

七、进一步检查

(一) 进一步检查内容及目的

1. 血沉、C 反应蛋白、自身抗体,明确有无结缔组织病造成脊髓脱髓鞘病变。

2. 维生素 B_{12}、叶酸、同型半胱氨酸,以协助诊断是否存在代谢及营养障碍造成的脊髓损害。

3. 血清水通道蛋白-4 检测,了解是否存在视神经脊髓炎。

4. 头颅磁共振检查,了解是否合并颅内病变,注意是否存在多发性硬化及视神经脊髓炎的颅内病变。

5. 体感诱发电位、视觉诱发电位及听觉诱发电位检查,了解有无亚临床视觉、听觉传导系统受累。注意有无多发性硬化早期改变。

6. 眼底及视力,明确是否存在视神经萎缩及球后视神经炎,有无视神经脊髓炎。

(二) 检查结果

1. 血沉、C 反应蛋白、自身抗体正常。

2. 维生素 B_{12}、叶酸、同型半胱氨酸正常。

3. 血清水通道蛋白-4 检测正常。

4. 头颅磁共振检查未见异常。

5. 体感诱发电位、视觉诱发电位及听觉诱发电位未见异常。

6. 眼底正常,左右眼视力均 1.5。

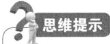
思维提示

①血沉、C 反应蛋白、自身抗体正常,可除外结缔组织病造成脊髓脱髓鞘病变;②维生素 B_{12}、叶酸、同型半胱氨酸正常,除外代谢及营养障碍造成的脊髓损害;③血清水通道蛋白-4 正常,不支持视神经脊髓炎诊断;④头颅磁共振检查未见异常、眼底正常,可除外多发性硬化及视神经脊髓炎;⑤体感诱发电位示上、下肢中枢段异常,体感诱发电位、视觉诱发电位及听觉诱发电位正常,未发现视觉及听觉传导系统临床下损害的证据。

八、治疗

神经内科治疗 2 周后转入康复科继续治疗。

九、诊断

急性脊髓炎。

十、对本病例的思考

肢体无力是神经内科的常见症状,当肢体无力同时伴有感觉障碍及括约肌障碍时应考虑为脊髓病变。如病前有前驱感染史或预防接种史,病因诊断则需首先考虑急性非特异性脊髓炎即脱髓鞘病变。对于年长儿急性脊髓炎,需特别注意结缔组织病引起的神经系统损害,应做相关的实验室检查。同时还应考虑有视神经脊髓炎、多发性硬化首次发作的可能,眼底、相关的实验室检查和电生理检查均需进行。

十一、关于急性脊髓炎

急性脊髓炎按致病原因可将脊髓炎分为非特异性脊髓炎、感染性脊髓炎(病毒、细菌、结核菌、真菌、梅毒性等)。其中以急性非特异性脊髓炎(acute nonspecific myelitis, ANM)为最常见,临床特征为脊髓受损部位以下运动障碍、感觉障碍和膀胱直肠功能障碍。

(一) 发病机制

目前 ANM 的确切病因及发病机制尚不清楚,多认为是各种感染或预防接种后所诱发的一种自身免疫性反应。

(二) 临床表现

本病各年龄组均可发病,多呈急性起病,首发症状多为运动障碍,表现为肢体无力,伴或不伴肢体麻木或疼痛,1～2 天症状达高峰。少数可呈激进型发病,表现突然出现肢体无力并迅速达高峰。部分病人早期体征可表现为肌张力降低、腱反射消失、病理反射阴性,即弛缓性瘫痪,这种现象称为脊髓休克。脊髓休克的发生机制可能为脊髓与高级中枢的联系突然中断,脊髓低级中枢突然失去高级中枢的抑制、其自主功能又未能建立而出现的一种暂时性功能紊乱现象。此时诊断应注意与脊髓灰质炎及急性感染性多发性神经根炎鉴别。

感觉障碍表现为传导束型感觉障碍,受损平面以下所有感觉减弱或消失。少数患儿在感觉消失区上缘和正常感觉区之间有 1～2 个节段感觉过敏区,是因后根受刺激所致。

括约肌功能障碍多于运动障碍后出现,在脊髓休克期出现尿潴留,呈无张力性神经源性膀胱,之后逐渐出现充盈性尿失禁;排便则表现为便失禁、便潴留或便秘。

(三) 实验室及影像学检查

脑脊液检查提示细胞数及蛋白质含量正常或轻度增高,糖及氯化物正常。脑脊液免疫学指标异常(IgG 指数增高、24 小时 IgG 合成率增加、寡克隆区带阳性)。脊髓 MRI 检查可显示脊髓病变的部位、范围及性质,可见病变节段水肿增粗,受累脊髓内呈斑片状长 T_1 长 T_2 异常信号。MRI 显示的脊髓受累节段病变上界可比临床定位高 1～3 个节段。部分患儿 MRI 无特异性改变。脊髓 MRI 检查还用于排除脊髓肿瘤、脓肿、血管畸形等病变。

(四) 诊断及鉴别诊断

急性起病,病前 1～3 周有预防接种史或感染史,临床以运动障碍、感觉障碍(某一平面下感觉减弱或消失)和膀胱直肠功能障碍为主要表现,脑脊液检查示免疫学指标异常,脊髓 MRI 检查显示受累脊髓内呈斑片状长 T_1 长 T_2 异常信号(脱髓鞘改变)即考虑诊断急性脊髓炎。

急性非特异性脊髓炎病人在诊断时需注意与急性脊髓炎为首发症状的结缔组织病如系统性红斑狼疮,视神经脊髓炎以及多发性硬化鉴别。需进行眼底、血清学及电生理学方面的相关检查。

视神经脊髓炎是选择性损害视神经和脊髓的自身免疫性脱髓鞘疾病,临床症状以视力下降和肢体瘫痪为主。目前认为是某些病因引起针对水通道蛋白-4 产生特异性自身抗体导致的自身免疫性疾病。其脊髓受累为长脊髓节段的脊髓损害。颅内可受累,病变主要为下丘脑、脑干及三四脑室周围。

多发性硬化是一种以中枢神经系统白质脱髓鞘病变为特点的自身免疫性疾病,可累及脊髓至大脑白质的任何部位。发病好发于青壮年,病情呈现缓解复发特征,症状和体征的空间多发性和病程的时间多发性构成了本病的特点。其脊髓受累表现为节段性小片状脱髓鞘改变。

(五) 治疗

治疗原则是尽可能减轻脊髓损害,促进脊髓功能恢复,积极防治并发症,最大限度提高患儿生活质量。

1. 药物治疗

(1)糖皮质激素,抑制自身免疫反应。予大剂量甲泼尼龙冲击治疗 20mg/(kg·d)溶入葡萄糖中静滴,连用 3 天后改为泼尼松 1～2mg/(kg·d)口服,足量激素 1 月后予激素减量,总疗程 3～6 个月。

(2)丙种球蛋白冲击治疗,调节自身免疫反应。剂量 400mg/((kg·d)×5 天。

(3)脱水剂可减轻脊髓水肿,缓解髓内压力。20% 甘露醇每次 0.5～1.0g/kg,每 8～12 小时 1 次,连用 4～6 天。

(4)神经营养治疗。予 B 族维生素如维生素 B_1、B_{12}、B_6 等,能促进神经功能恢复。神经节苷脂和神经生长因子亦能促进脊髓损害的修复。胞磷胆碱、肌苷、ATP、辅酶 A 等在临床上亦有应用。

2. 保持呼吸道通畅,加强护理,勤翻身、预防褥疮。

3. 康复治疗。

(丁昌红)

病例101 间断抽搐4个月余

患儿,女,11个月,于2013年8月9日入院。

一、主诉

间断抽搐4个月余。

二、病史询问

(一)进一步询问的内容及目的

患儿以无热惊厥为主要表现,常见病因应从颅内原因与颅外原因进行分析:颅内原因主要有:①中枢神经系统感染及免疫性疾病(各种病原脑炎、免疫性脑炎等);②癫痫;③占位(肿瘤、囊肿、血肿等);④颅脑损伤(产伤、缺氧后脑损伤、外伤等);⑤颅脑畸形(脑积水、脑血管畸形、神经-皮肤综合征、灰质异位、皮层发育不良等);⑥脑白质病变(脑白质营养不良、脱髓鞘脑病等)。颅外原因常见有:①感染及感染后相关原因(热性惊厥、中毒性脑病等);②代谢性因素(电解质紊乱,胆红素脑病,遗传代谢性疾病,维生素 B_1、B_6、D、K 等缺乏等);③中毒性疾病(药物中毒、植物毒素中毒、农药中毒、CO 中毒等);④心源性疾病(心律失常、先天性心脏病等);⑤肾源性疾病(各种肾脏疾患导致血压增高或尿毒症);⑥其他因素(如出血性疾病伴有颅内出血、高血压脑病、放射性脑病等)。

本患儿以无热惊厥为主要表现,发作间期无异常,因此临床首先考虑癫痫诊断。癫痫是长期反复无热抽搐最常见到的疾病,是脑神经元异常放电导致短暂的中枢神经系统功能异常为特征的慢性疾病。病史询问应该围绕上述方面进行。

1. 抽搐发作时以及发作间期表现 有助于判断病变部位以及神经系统受累的程度并帮助分析抽搐形成的原因。

(1)意识状况:清楚、意识障碍或意识丧失(部分性发作意识清楚或障碍,也可由清醒逐渐转为意识丧失,全面性发作于发作开始时即意识丧失)。

(2)双眼位置:应该记录眼球位置,如:上吊、直视、是否斜视及斜视方向,全面性发作眼为直视或上吊、部分性发作眼球多向病灶侧偏斜,部分性发作多有继发因素。

(3)肢体情况:抽搐累及单一肢体、半侧肢体或四肢躯干均有受累(单肢或半侧肢体异常见于部分性发作,病灶多位于肢体对侧大脑);肢体无力还是发紧(无力多为失张力发作,发紧多为强直发作);是节律性抖动还是突然快速抖动一下(节律性抖动多为阵挛性发作,肢体突然快速抖动一下多为肌阵挛发作);点头拥抱样发作多见于痉挛发作。

(4)抽搐频率及持续时间:短时间内频繁发作应考虑代谢因素导致代谢毒物体内蓄积致发作加重和各种感染因素诱发癫痫发作,发作持续时间较长者应注意诱发因素(如感染、药物中毒或戒断等)及脑部器质性病变。

(5)抽搐时的伴发症状:是否有发作先兆,有先兆者多为部分性发作;是否有自主神经症状如恶心、呕吐、尿便失禁、面色改变,以自主神经症状为主的患者多见于复杂部分性发作患者及晚发性枕叶癫痫患者;是否有心律异常,如有异常应注意鉴别心源性疾病导致抽搐如阿斯发作等。

(6)抽搐后状态:正常、疲乏、困倦,抽后是否有单肢体或半侧肢体无力,全面性发作或部分性发作泛化常有发作后状态如疲乏、困倦等,而部分性发作可无发作后状态但可有发作侧肢体的短暂性无力。

2. 抽搐发作是否有诱因　如声响、闪光、击打等多见于反射性癫痫;感染症状,如呕吐、腹泻、咳嗽等;漏服抗癫痫药物;不良生活习惯等。同时应注意发作时体位,如久站后出现,还应该鉴别晕厥。

3. 抽搐发作的好发时间　夜间、日间或均有,是困倦时还睡醒时——某些类型癫痫好发于夜间(如小儿良性癫痫伴中央颞区棘波),某些类型癫痫好发于清晨刚醒时(如觉醒期强直阵挛性癫痫)。

4. 抽搐发作后智力、体力发育状况是否有倒退　如有发育落后倒退者多提示癫痫类型不好且多见于脑退行性或变性性疾病患者。

5. 围生期状况　是否足月生产,生后是否有患病及抢救史(早产和围生期缺氧是导致儿童日后出现癫痫发作最常见的病因之一)。

6. 智力、体力发育情况　良性癫痫患者智力多正常,恶性癫痫及脑发育不良患儿智力、体力发育落后于同龄正常儿,脑部有病变患儿可有肢体活动异常。

7. 发作间期一般状况　如进食、二便情况,经常进食呕吐、头痛者应考虑颅内占位性病变,呕吐伴有发育不良、腹泻者应考虑代谢性疾病,嗜睡、行为异常以及意识改变等应注意中枢神经系统病变。

8. 既往病史　如严重中枢神经系统疾病、全身性疾病、颅脑外伤等。有助于病因分析。

9. 家族史　有抽搐家族史者,抽搐发作可能与遗传因素有关；家族中是否有智力发育不良、面容特殊、毛发皮肤等表现异常成员。

10. 对于治疗的反应以及现有检查结果,有助于进一步分析病因。

(二)问诊结果及思维提示

现病史:入院前 4 个月,患儿无明显诱因出现抽搐,发作表现为点头拥抱样发作,刚醒时或困倦时明显,伴或不伴大叫一声,有时有眼斜视多数为闭眼,无面色改变,发作后疲劳明显,每日 4~5 次,每次 5~30 余下。患儿先后接受左乙拉西坦 39mg/(kg·d)、硝西泮 0.58mg/(kg·d)、丙戊酸钠 30mg/(kg·d)、托吡酯 5.88mg/(kg·d),均因无效自行停服所有药物。患儿发病前即较同龄儿发育落后,发作出现后无明显倒退。发作间期精神可,脾气暴躁,情绪易激动,饮食正常。

个人史:孕产史正常。新生儿期正常。发育里程碑落后(4个月抬头,7个月扶坐,至今仅能独坐不能爬行),但逐渐缓慢进步。无特殊疾病病史。

家族史:爷爷患"癫痫",35岁死于车祸。

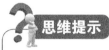

思维提示

通过问诊可以明确:①患儿以无热惊厥为主要表现,具有突发突止特点,发作形式相对刻板固定,首先考虑癫痫可能;②发作表现为较为典型的痉挛发作;③问诊患儿病史中未发现外伤、感染、中毒、低血糖、电解质紊乱、围生期脑损伤等可能导致惊厥出现的各种脑损伤原因,既往体健且无重大疾病记录,因此相关原因导致惊厥以及其他系统疾病合并神经系统异常出现惊厥依据不足;患儿发病年龄早、自幼发育里程碑落后但是整体智力水平无明显倒退,因此考虑患儿发作原因可能为相对静止的继发性颅内因素,结合患儿有癫痫家族史,应考虑遗传性疾病。进一步查体时应注意患儿是否有头围、皮肤、毛发、面容、掌纹、气味等异常,尤其是神经系统检查是否有定位体征,因家族史阳性同时也应该注意父母等亲属的异常表现。

三、体格检查

(一)重点检查内容及目的

1. 一般情况　包括生长发育情况、皮肤毛发、气味、五官情况(特殊面容)、肝脾情况、皮肤皮纹、骨骼情况等,有助于鉴别染色体病以及代谢性疾病以及系统性疾病等。

2. 神经系统查体　包括精神状态,对外界刺激反应能力,脑神经检查,肢体活动状况,四肢肌力、肌张力,生理及病理反射,有助于确定中枢神经系统病变部位及程度。

(二)体格检查结果及思维提示

1. 患儿　体温36.5℃,呼吸22次/分,脉搏86次/分,血压85/50mmHg。神清,可以逗笑,对声光刺激反应慢,不追视,易哭闹不易哄劝。面纹对称,五官正常,头围47cm,毛发色黑、浓密。眼睑闭合有力,眼球运动灵活到位,双瞳孔等大等圆,对光反射灵敏,咽反射正常引出,余脑神经检查不配合。颈软,肌张力正常,四肢肌力检查不能配合但肢体活动自如、能够抵抗阻力。角膜、腹壁反射正常引出,双侧肱二、肱三头肌、膝腱、跟腱反射正常引出,踝阵挛阴性,布氏征、克氏征阴性,双侧巴氏征阴性,痛、触觉粗查存在,共济检查不能完成,但抓物准确有力。心、肺、腹检查无异常。全身皮肤散在多处色素脱失斑,大小不等、形状不规则,桉树叶状居多,大小(3~26)mm×(3~12)mm不等。无特殊气味。掌纹正常。指(趾)无畸形。可以独坐,坐位平衡尚可。俯卧位,肘支撑。

2. 家属　患儿父亲背部可见"鲨鱼皮"斑。进一步追问:智力正常,无抽搐史。

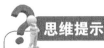

思维提示

　　体格检查与问诊后初步分析:①有皮肤特征性表现:躯干部多处色素脱失斑,结合抽搐病史、阳性家族史,应考虑遗传性神经皮肤综合征;应结合进一步检查资料协助诊断;②患儿神经系统查体无特殊,肝脾不大,无特殊气味,无皮肤颜色以及毛发异常,结合病史无智力、体力发育倒退,先天代谢性疾病可基本除外;③虽然智力、体力发育较同龄儿落后,但不伴有特殊面容、骨骼发育正常、无掌纹异常以及指(趾)发育畸形,染色体疾病可能性极小;④查体无心源性疾病体征(无心律失常、心音异常、心脏杂音以及心脏扩张等),血压正常,无眼睑水肿、肢体水肿等表现,不支持心源性疾病、高血压以及肾脏病变等导致惊厥发作。

四、外院检查结果

　　1. 头颅 CT 平扫　侧脑室周围多发钙化灶及小结节,符合结节性硬化表现(图 101-1)。
　　2. 头颅 MRI 平扫　双侧额颞顶叶异常信号、双侧脑室室管膜下多发小结节影,符合结节性硬化改变(图 101-2)。

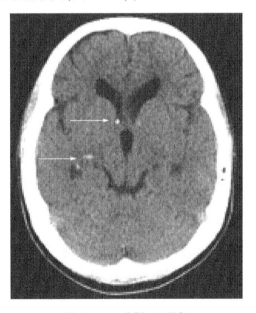

图 101-1　头颅 CT 平扫

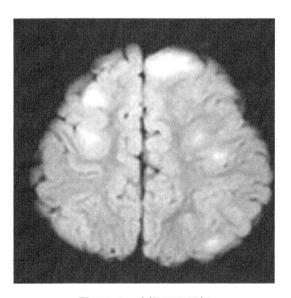

图 101-2　头颅 MRI 平扫

思维提示

　　影像学检查结果明确提示颅内多发结节,尤其是室管膜下结节为结节性硬化症影像学特征性改变,结合皮肤特征性皮损表现、抽搐病史、阳性家族史,支持结节性硬化症诊断。

五、初步诊断

1. 婴儿痉挛症　患儿为 11 个月婴儿,7 个月发病,表现为典型痉挛发作,且患儿发病前即已经有智力体力发育落后,因此癫痫诊断成立。结合发作形式考虑婴儿痉挛诊断;入院后需进一步行脑电图协助发作分型并明确异常放电部位,明确综合征诊断。另外,患儿外院影像学检查已经提示颅内病灶符合结节性硬化症特征,因此为症状性癫痫。

2. 结节性硬化症　患儿有癫痫发作、发育落后、皮肤损伤表现、影像学提示颅内病变明确,符合结节性硬化症诊断标准,因此临床诊断。入院后应进一步完善检查,明确脏器受累有无情况等。

六、进一步检查

(一)进一步检查内容及目的

1. 视频脑电图　明确脑部放电部位、协助诊断发作分型。
2. 智力测定　明确是否有智力低下及其程度。
3. 血常规,肝功、肾功、血生化、血氨、乳酸　是否存在代谢异常及药物所致不良反应。
4. 心脏超声、腹部超声、眼底检查、肺 CT　明确多系统脏器受累情况。

(二)检查结果

1. 视频脑电图　①背景活动:清醒安静时两侧导联可见中等量低-中幅不规则 4～7Hz θ波,夹有稍多低波幅 18～25Hz β 波,两侧对称。清醒闭目时双枕导联可见低-中波幅 6～7Hz θ波,两侧对称。②睡眠期:睡眠分期可见 NREM Ⅰ 期、Ⅱ 期、Ⅲ 期、Ⅳ 期,睡眠期两侧导联为中-高波幅不规则慢波,未见睡眠纺锤波,两侧对称。睁闭眼合作:不合作。③异常波(发作间期):全导间断暴发出现高-极高幅不规则慢波,夹杂棘波、尖波、快节律、棘慢波、尖慢波等,呈高峰失律。④发作期:监测中未见临床发作。(图 101-3,见文末彩图)

2. 心脏超声　各房室内径正常。室间隔及左室后壁未见增厚,运动幅度正常。左侧心室内膜回声偏粗糙,未见明显增厚。房室间隔未见明显回声脱失。各瓣膜形态及活动未见明显异常。主肺动脉内径正常。主动脉弓降部未见明显异常。左室流出道前壁可见大小 10mm×6.5mm 的团状回声,右室壁可见一块大小 14.5mm×10.5mm 团状回声。提示心室内多发横纹肌瘤。(图 101-4)

3. 腹部 B 超　肝肋下 3cm,剑突下 2.2cm,肝实质回声均匀,肝内外胆管无扩张,胆囊充盈,透声可,壁光滑;未见结石。胰腺不肿,胰管无扩张。脾不大,厚 2.0cm,实质回声均匀。左肾 6.2cm×2.7cm 右肾 6.1cm×3.0cm,回声及结构未见异常。未见腹水。可见数枚肠系膜淋巴结,较大者 1.4cm×0.4cm。降结肠及直肠肠壁增厚,较厚处 0.3cm。

4. 眼科会诊　散瞳后直接镜查眼底:双侧视神经盘色淡红,边界清,血管走行好,可见范围未见明显异常。

5. 发育商 GESSEL 测查　37 分(大运动 42;精细运动 39;语言 22;个人-社交 30;社会适应 29)。

6. 生化全项、血常规、血氨、乳酸　正常。

7. 肺 CT　肺内未见病变。

8. 心脏磁共振　左右心室多发软组织包块及局部心肌不规则增厚,病变信号与心肌相似或略低,病变对左右室流出道血流未见明显影响,结合结节性硬化病史,考虑多发横纹肌瘤可能性大(图 101-5)。

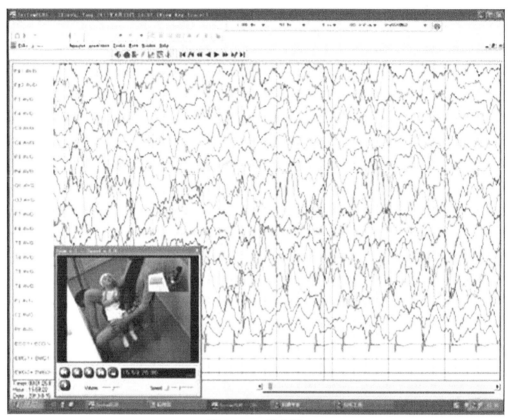

图 101-3　脑电图

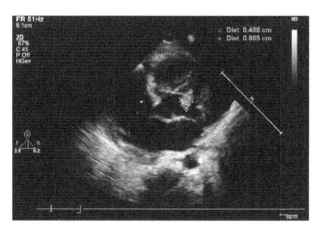

图 101-4　心脏 B 超

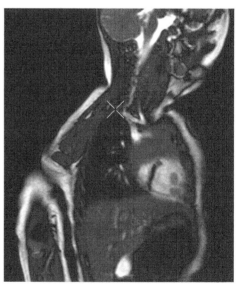

图 101-5　心脏磁共振

9. 基因检测　发现 TSC1 基因 chr9:135781005 存在 c.1807C > G(p. Q603E)错义突变(图 101-6,见文末彩插)。

说明:①患儿 TSC1 基因存在 1 个杂合突变位点:c.1807C > G(千人基因组无此突变点的人群携带率),突变导致其编码第 603 位谷氨酰胺变为谷氨酸,此为已报道突变(参考文献:Zhang. J Hum Genet,1999, 44:391,源自 PubMed);②家系验证:患儿母无此突变点;患儿父有相同突变点,且其父有皮肤"鲨鱼皮"斑(结节硬化症主要诊断指标之一),故患儿此错义突变来源于其父。推断:符合常染色体显性遗传规律。

患儿: chr9: 135781005存在c.1807C > G的杂合突变:

G C T C C C T G C T G T A T C A G T C T G

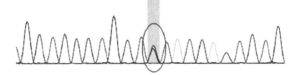

患儿之父: chr9: 135781005存在c.1807C > G的杂合突变:

G C T C C C T G C T G T A T C A G T C T G

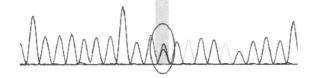

患儿之母: chr9: 135781005无突变:

G C T C C C T G C T G T A T C A G T C T G

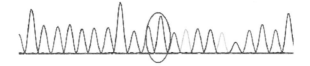

图 101-6　基因图谱

? 思维提示

　　根据实验室检查结果分析以及根据检查结果,进一步明确或除外的疾病:①脑电图:异常结果,发作间期为高峰失律图形,结合临床典型痉挛发作、智力体力发育落后以及影像学结果,支持癫痫诊断,符合癫痫综合征-婴儿痉挛症诊断,病因考虑为结节性硬化症,因此为症状性癫痫;②血液代谢指标正常,进一步除外代谢性疾病;③智力测试:以明确患儿智力损伤程度,患儿测试结果提示重度落后,与疾病特点相符;④心脏 B 超、腹部 B 超、眼底视网膜、肺 CT 等检查:明确其他系统脏器受累情况,仅发现心脏横纹肌肉瘤,提示有内胚层受累;⑤基因检测:进一步确定诊断。

七、诊断

1. 婴儿痉挛症(症状性)。
2. 结节性硬化症。

八、治疗

1. 结合患儿病史以及检查,考虑为难治性癫痫,在看癫痫药物疗效不满意前提下,应考虑试用生酮饮食、进行手术前评估。家长明确拒绝。

2. 临床再次试用抗癫痫药物　唑尼沙胺 1 ~ 2mg/(kg·d)起始,目标剂量 8mg/(kg·d),剂量 4mg/(kg·d)时发作有减少,加量至 8mg/(kg·d),仍有发作,频率减低至 0 ~ 1 次/天,未见明显不良反应。

九、关于结节性硬化症

结节性硬化症(tuberous sclerosis complex, TSC)又称 Bourneville 病,1862 年由 von Recklinghausen 首次报道。TSC 是一种常染色体显性遗传性神经皮肤综合征。TSC 是一种源于外胚层的组织和器官发育异常的疾病常导致神经系统、皮肤、眼同时受累,也可以引起中胚层和内胚层的组织如心、肺、肾、胃肠的不同程度损伤,临床上可累及多个系统和器官,表现出复杂多样的症状。约 90% 左右患者有皮肤病变,包括:色素脱失斑、面部血管纤维瘤、鲨鱼皮样斑、咖啡牛奶斑、下垂的软纤维瘤、额部纤维性斑块、confetti 样斑(碎纸屑样白斑)、白发症、指(趾)甲纤维瘤等,患者可同时具有两种及以上的皮肤损害;色素脱失斑、面部血管纤维瘤、鲨鱼皮斑及指(趾)甲纤维瘤对 TSC 有诊断价值,随年龄增长逐渐出现。TSC 神经系统临床症状由大脑皮层结节、室管膜下结节和室管膜下星形细胞瘤所致,皮层结节多位于顶叶和额叶。TSC 其他系统受累:肾脏病变(肾血管肌脂肪瘤、肾囊肿、肾细胞癌、嗜酸粒细胞瘤等),肺部病变(淋巴管平滑肌瘤病),心血管病变(心脏的横纹肌瘤,动脉瘤),眼部病变(视网膜错构瘤,眼睑的血管纤维瘤、非麻痹性斜视和眼部结构的缺损)。

早期认为 TSC 主要临床特征是面部血管纤维瘤、癫痫发作、智力减退,神经系统的受累(癫痫、智力迟钝、认知和行为能力受损)是引起 TSC 的主要临床表现和导致死亡的主要原因之一,从现在的观点来讲这样的标准会漏诊许多病人,因此国际上对于结节性硬化症的诊断标准进行了修订,使得儿科病人的特征在该诊断标准中得到了更多重视(表 101-1)。

TSC 是常染色体显性遗传病,但 2/3 无阳性家族史,现已经证实半数以上病例是由于基因新突变导致的散发病例,TSC 基因位于 9q34(TSC1,编码 hamartin 蛋白)16p13(TSC2,编码 tuberin 蛋白)。虽然目前对于 TSC 的分子生物学研究有了较大的进展,但 TSC 的诊断仍需通过临床来判定。

治疗主要为对症治疗。对于癫痫患者除正规服药外,还可根据影像学、脑电图定位致痫灶进行手术治疗。

TSC 是迄今为止少数可以依靠临床表现就能够诊断的遗传性疾病之一。早期诊断、早期发现并且监测重要脏器的病变对于改善患者的预后有重要意义。

表 101-1　结节性硬化症临床诊断标准（2012 年国际结节性硬化症共识会议）

主要特征		
色素脱失斑(≥3 处,直径≥5mm)	面部血管纤维瘤(≥3 处)或前额纤维斑块	指(趾)甲纤维瘤(≥2 处)
鲨鱼皮斑	多发视网膜结节状错构瘤	脑皮质结构异常(≥3)*
室管膜下结节	室管膜下巨细胞星形细胞瘤	心脏横纹肌瘤(单发或多发)
肺淋巴管肌瘤病**	肾脏血管肌脂瘤(≥2 处)**	
次要特征		
"斑驳状"皮损改变	牙釉质多发性点状凹陷(>3 处)	口腔内纤维瘤(≥2 处)
视网膜脱色斑	多发肾囊肿	非肾性错构瘤

诊断标准

(1)确诊:具有表中 2 个主要特征或 1 个主要特征加 2 个(或以上)次要特征

(2)疑诊:具有表中 1 个主要特征或 2 个(或以上)次要特征

* 包括皮质结节和脑白质辐射状移行线

** 仅有此 2 个特征没有其他临床表现不能确诊

 点评

　　结节性硬化症是较为常见的神经皮肤综合征之一,除临床表现为癫痫发作以外,年龄较小儿童皮肤表现以色素脱失斑和鲨鱼皮样斑多见,学龄儿童除上述皮肤改变以外,面部的血管纤维瘤较为明显,容易和皮肤痤疮相混淆,但结合病史及影像学检查不难得出诊断。本例患者临床症状、体征及影像学表现典型,家族中有多人有类似症状,但却是家族中首例确诊结节性硬化症者,提示临床医生应加强对本病的认识。另外,因本病为遗传性疾病而且可以累及多个系统,目前尚无特异性治疗方法,早期诊断和正确的治疗并及时给予患者及家庭生育咨询,能够大大改善患者及家庭的生活质量。

（王　旭）

病例102　自幼智力、体力发育落后

患儿,男,10个月,于2012年6月7日入院。

一、主诉

自幼智力、体力发育落后。

二、病史询问

智力低下是小儿神经精神系统常见的临床综合征,病因可见于各种影响脑发育的因素,按病因的作用时间分类,可分为出生前、产时和出生后三大类。出生前因素包括宫内发育迟缓,宫内窘迫,宫内感染及中毒,神经元移行异常,遗传性疾病如染色体病、代谢性疾病、变性病及遗传综合征等;产时因素包括生后窒息,颅内出血及产伤等;出生后因素包括各种脑炎、脑膜炎、中毒性脑病、营养缺乏、颅脑外伤等。临床医生可以通过仔细的病史采集,根据疾病的起病急缓、发生和发展过程以及伴随症状进行病历分析,得出初步的病因诊断。

(一)进一步询问内容及目的

1. 起病特点　急性、慢性起病可以在疾病定性诊断中起到协助诊断的作用。急性起病多见于各种脑炎、颅内出血及外伤等,慢性起病多因代谢性疾病、染色体疾病、变性病、营养缺乏等。

2. 是否伴有不明原因呕吐、抽搐、嗜睡、烦躁及昏迷,智力低下是非进行性、还是存在智力倒退,可以帮助判断病变的性质。非进行性智力低下多见于脑炎、外伤、缺血缺氧性脑病及颅内出血后遗症,宫内感染,染色体病等;智力倒退多见于代谢病及变性病等。

3. 围生期情况　母孕期身体状况如严重贫血、重度高血压,母分娩前有无宫内窘迫、胎心及胎动异常,分娩时有无缺氧窒息史等,用以判定病因是否为缺血缺氧性脑病、颅内出血等。

4. 母孕产史　了解母亲既往有无不良妊娠史,如自然流产史、子女不明原因死亡史等,以判定是否存在遗传代谢病、变性病、染色体病及遗传综合征等。

5. 家族史　是否存在家族癫痫病、智力低下、肢体活动障碍史,以判定是否存在遗传代谢病、变性病、染色体病、遗传综合征等。

(二)询问结果(病史)

患儿自幼智力体力发育落后,进行性好转。4个月能竖头,6个月主动取物,8个月会坐,

现不会爬行,扶站时双下肢不持重,反应迟钝,无抽搐,无不明原因呕吐及昏迷史。其母孕期体健,无患病及服药史。足月顺产,生后无窒息,新生儿期身体健康。平素正常饮食,无偏食。既往身体健康。无外伤史及中毒史。其姑姥姥、舅舅及姐姐均存在智力低下。

思维提示

询问结果(病史)分析:①患儿母孕期体健,无患病及服药史,患儿为足月顺产,生后无窒息,新生儿期身体健康,可除外新生儿缺血缺氧性脑病及颅内出血;②患儿自幼身体健康,无发热、抽搐及昏迷史,可除外各种脑炎引起的智力低下;③患儿平素正常饮食,无偏食,无外伤史及中毒史,可除外营养缺乏、外伤及中毒引起的智力低下;④患儿无不明原因呕吐及昏迷史,不支持氨基酸、有机酸代谢病;⑤患儿智力低下,逐渐进步,需注意非进行性颅脑损伤性疾病;⑥患儿有智力低下家族史,应考虑代谢病、变性病及染色体病等。

三、体格检查

(一)初步体格检查内容及目的

生长发育情况、营养状态及体味检查可帮助诊断有无营养不良及代谢病如苯丙酮尿症、线粒体脑肌病等。皮肤、毛发检查了解有无牛奶咖啡斑、色素脱失斑以及有无颜色改变,用于协助诊断神经皮肤综合征及代谢性疾病如苯丙酮尿症、Menkes 病等。有无特殊面容、掌指纹异常及多发畸形,用以判定是否存在染色体病及遗传综合征。头围大小及形态用以观察有无小头畸形及巨颅症。通过对四肢肌力、肌张力,肱二、三头肌反射,跟、膝腱反射,踝阵挛及病理征的检查,帮助了解是否存在上、下运动神经元受损。

(二)体格检查结果

体温 36.5℃,呼吸 24 次/分,脉搏 80 次/分,血压 90/60mmHg,头围 44cm。神志清晰,精神反应好,营养发育中等,反应略迟钝,呼吸平稳,无特殊气味。全身皮肤无皮疹、牛奶咖啡斑及色素脱失斑,毛发黑密。前额宽,耳位略低,小下颌,内翻足。掌指纹未见异常。四肢肌张力偏低,肌力正常。双膝腱反射正常引出,双巴氏征阴性,脑膜刺激征阴性。心、肺、腹检查未见异常。正常男童外阴。

四、外院实验室检查结果

1. 血常规、尿常规正常。
2. 血生化及肌酶未见异常。
3. 头颅 CT 未见异常。

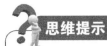

思维提示

　　体格检查及目前检查结果分析：①营养发育中等，无特殊气味，无皮肤及毛发特殊改变，不支持代谢病及神经皮肤综合征诊断；②前额宽，耳位略低，小下颌，内翻足，需注意染色体病及遗传综合征；③反应略迟钝，提示大脑功能障碍；④四肢肌张力偏低，膝腱反射正常，病理征阴性，提示患儿松软；⑤肝脾未及肿大，不支持溶酶体病及糖原累及症等代谢病；⑥头颅 CT 未见异常，不支持神经元移行异常如巨脑回、灰质异位等先天脑发育畸形；⑦血生化及肌酶正常，未提供支持代谢病的诊断依据。

五、初步诊断

发育落后原因待查：①染色体病？②遗传代谢病？

六、初步治疗

康复治疗，功能锻炼。

七、进一步检查

（一）进一步检查内容及目的

　　1. 血乳酸、血氨、血气分析、甲状腺功能、维生素 B_{12}、叶酸、同型半胱氨酸测定及 TORCH- IgG。
　　2. 染色体核型分析。
　　3. 血液及尿液的代谢病分析检查。
　　4. 脑电图。
　　5. 头颅磁共振检查。
　　6. 智力测试。

（二）检查结果

　　1. 血乳酸、血氨、血气分析、甲状腺功能、维生素 B_{12}、叶酸、同型半胱氨酸测定及 TORCH- IgG 均未见异常。
　　2. 染色体核型分析（图 102-1）　46,XY,add(15)(q26.3)。
　　3. 血液及尿液的代谢病分析检查未见异常。
　　4. 脑电图　未见异常。
　　5. 头颅磁共振检查　未见异常。
　　6. 智力测试　发育商 65。

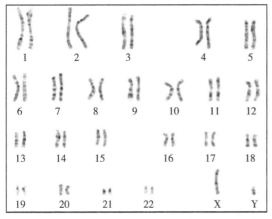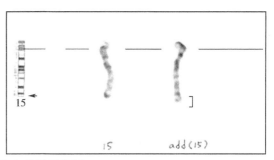

图 102-1　患儿染色体核型分析

确认出 15 号染色体长臂 q26.3-qter 缺失,其断面确认出附带着来源不明的断片。可以认为是 15 号染色体 q26.3-qter 的部分单体以及与其附加断片相对应的部分三体。

八、进一步检查情况

💬 思维提示

实验室检查结果分析:①母亲染色体核型分析;②姐姐染色体核型分析。根据检查结果,进一步明确病因。

九、下一步检查内容与目的

母亲染色体核型分析可以帮助了解患儿染色体的异常改变是否来自于母亲,姐姐染色体核型分析可帮助了解是否与患儿存在同样的染色体异常。

检查结果:母亲染色体核型分析(图 102-2)为 46,XX,t(8;15)(q24.22;q26.3),姐姐染色体核型(图 102-3)为 46,XX,der(15)t(8;15)(q24.22;q26.3)mat。

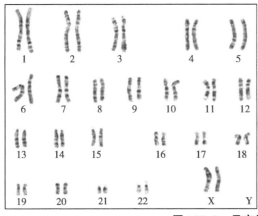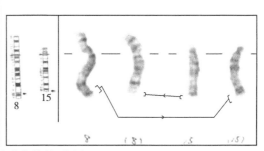

图 102-2　母亲的染色体核型分析

确认出以 8 号染色体长臂 q24.22 及 15 号染色体长臂 q26.3 为断裂点的相互易位

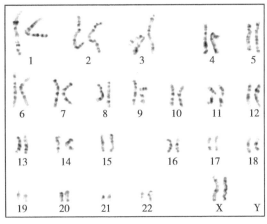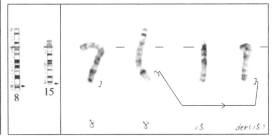

图 102-3　姐姐的染色体核型分析

确认出以 8 号染色体长臂 q24.22 及 15 号染色体长臂 q26.3 为断裂点的相互易位而产生的衍生染色体。

由此可以认为 15 号染色体 q26.3-qter 是部分单体和 8 号染色体 q24.22-qter 是部分三体。

可以认为患儿的染色体异常来自于母亲。

十、诊断

染色体病[46,XY,der(15)t(8;15)(q24.22;q26.3)mat]。

本患儿自幼智力体力发育落后,随着年龄增长逐渐进步,无不明原因呕吐、昏迷;体查可见特殊面容及轻微畸形,如前额宽,耳位略低,小下颌,内翻足;有智力低下家族史;染色体核型分析异常,即 46,XY,der(15)t(8;15)(q24.22;q26.3)mat,为 15 号染色体部分单体和 8 号染色体部分三体,故染色体病诊断确定。患儿母亲的染色体核型分析表现为 46,XX,t(8;15)(q24.22;q26.3),即 8 号染色体长臂 q24.22 及 15 号染色体长臂 q26.3 为断裂点的相互易位。患儿的染色体异常来自于母亲的染色体平衡易位。

十一、染色体病

染色体病是由于染色体的数目、形态及结构异常引起的疾病。在自然流产胎儿中有 20% ～ 50% 是由染色体异常所致;在新生活婴中染色体异常的发生率是 0.5% ~1%。通常引起染色体畸变的原因包括物理因素、化学因素、生物因素、年龄因素及遗传因素等。

染色体病通常分为常染色体病和性染色体病两大类。常染色体病由常染色体异常引起,临床表现先天性智力低下、发育落后及多发畸形;性染色体病由性染色体异常引起,临床表现性发育不全、智力低下、多发畸形等。

染色体数目异常几乎全是减数分裂不分离或分裂后期迟延的结果。在第一或第二次减数分裂时期,由于两条同源染色体未能分开,而造成子代细胞染色体数目或多或少。结构性染色体畸变是在细胞分裂过程中曾有染色体断裂所致。常见的结构异常有缺失、环状染色体、易位、重复、倒位和等臂染色体。

易位是染色体结构改变的一种,当两条非同源染色体同时发生断裂时,断落片段由一条染色体移至另一条染色体的断端上,形成易位染色体。易位可以是平衡性的,也可以是不平衡性的。在易位发生过程中,可造成染色体的点缺失,基因断裂损伤或位置效应,由此产生表型异常,称为不平衡易位。若易位发生没有遗传物质的得失,表型正常,则称为平衡性易位。易位部分是新发的,部分是双亲之一平衡易位引起。易位携带者生育的子女有可能得到一条衍生的异常染色体,导致某一易位节段的增多(部分三体性)或减少(部分单体性)。

目前染色体病无有效的治疗手段,主要采取康复治疗。重要的是通过产前诊断、遗传咨询等预防措施,来指导控制染色体病患儿的出生,指导婚配和生育。当发现胎儿有染色体异常时应终止妊娠。

临床工作中当出现下列情况时,建议进行染色体检查:

1. 智力发育落后、生长迟缓或伴有先天畸形者。

2. 夫妇之一有染色体异常。

3. 家族中已有染色体、先天畸形或智力低下个体。

4. 习惯性流产。

5. 原发性闭经和女性不育症。

6. 无精子症男子和男性不育症。

7. 高龄孕妇。

 点评

临床上,当患儿出现不明原因的智力、体力发育落后,发育畸形和生长发育迟缓时,应考虑进行染色体核型分析检查。产前检查、遗传咨询是优生优育的重要手段。早期诊断染色体病,尽早对患儿进行治疗,有助于改善患儿症状,提高生活质量。

(丁昌红)

患儿,女,9 岁 3 个月,于 2006 年 6 月 3 日入院。

一、主诉

19 小时前抽搐 1 次,左侧肢体活动障碍 12 小时。

二、病史询问

一侧上下肢肌肉瘫痪伴同侧下面部肌肉及舌肌的瘫痪称为偏瘫。自大脑皮质运动区至内囊的病变均可产生偏瘫。通过仔细的病史采集和认真的神经系统查体可以初步明确定位及定性诊断。

(一)问诊主要内容及目的

1. 起病特点 起病方式是急性、亚急性还是慢性,在疾病的定性诊断中可起到鉴别作用。例如脑血管病变及炎症多呈急性起病,占位性病变多呈慢性或亚急性起病。如起病急骤(数秒至数分钟内达高峰)应考虑脑栓塞可能;若症状在数小时至 2～3 天内达到高峰,应考虑脑血栓形成可能;若发病后很快达高峰且短期内(不超过 24 小时)缓解,则应考虑短暂性脑缺血发作(TIA)。

2. 是否伴有发热,头痛、呕吐、嗜睡、烦躁等表现,以帮助判断有无颅内感染,有无颅内压增高表现。

3. 有无失语,以判断受累脑区。

4. 应询问病前一个月内有无感染史或预防接种史,近期是否有头部外伤史,以协助判断有无脱髓鞘性脑病、外伤后脑损伤等。

5. 是否有皮疹、关节肿痛,以助判断有无免疫性血管炎。

6. 是否首次发病,既往有无类似疾病发生,用于协助诊断烟雾病、偏瘫型偏头痛、交替性偏瘫等。

7. 既往生长发育正常与否,有无高血压史,以助判断有无先天性心脏病、遗传代谢病、高血压脑病等导致偏瘫的可能。

8. 有无癫痫等疾病家族史,既往有无癫痫发作史,癫痫发作的表现形式是全身性的还是部分性的,以助与癫痫发作后的 Todd 麻痹(系指局部运动性癫痫发作后,在发作累及部位出现的暂时性力弱或瘫痪现象)鉴别。

(二)问诊结果及思维提示

患儿于 19 小时前在学校准备上课时无明显诱因从座椅上突然倒地,着地部位及眼神情况不详，口吐白沫，四肢僵硬，呼之不应，约 5 分钟后自行缓解，当地医院予地西泮 10mg 静推后入睡，醒后患儿精神反应弱，偶诉右前额痛，非喷射性呕吐一次，吐物为胃内容物。12 小时前家长发现患儿左侧肢体不能动，左手不能握物，口角右歪，哭闹时明显，双眼时有右斜，并有嗜睡。病后患儿无发热，言语尚流利。病前 5 天有上呼吸道感染史，否认病前 1 个月内预防接种史及头部外伤史，无皮疹及关节肿痛史。

患儿生长发育正常，既往体健，无高血压及癫痫史，无类似疾病发生史。

患儿父亲有癫痫病史。

思维提示

①患儿急性起病，以抽搐首发，数小时后发现左侧偏瘫，应考虑脑血管病、癫痫首次发作并发 Todd 麻痹、颅脑炎症的可能；②病后无发热，不支持中枢神经系统感染；有头痛、呕吐、嗜睡，提示可能存在颅内压增高；③患儿无失语，提示非优势半球受累（即患儿为右脑受累）；④病前 5 天有上呼吸道感染史，脱髓鞘性脑病不除外；近期无头部外伤史，不支持外伤后脑损伤；⑤无皮疹、关节肿痛，免疫性血管炎诊断依据不足；⑥既往无类似疾病发生，不太支持烟雾病，偏瘫型偏头痛、交替性偏瘫等；⑦既往生长发育正常，无高血压史，不支持先天性心脏病、遗传代谢病、高血压脑病等；⑧有癫痫家族史，虽患儿既往无癫痫发作史，癫痫首次发作继发 Todd 麻痹不除外。

三、体格检查

(一) 初步体格检查内容和目的

通过对脑神经、四肢肌张力、肌力、腹壁反射、肱二头肌反射、膝腱反射、病理征检查及感觉检查，帮助进行定位诊断。

有无身矮、毛发黄，皮肤牛奶咖啡斑、色素脱失斑、瘀点瘀斑、皮疹等以协诊有无先天遗传代谢病、神经皮肤综合征、血液病、结缔组织病等病因。

通过对血压、脉搏、心前区杂音、头颈部血管杂音等的检查，以协诊有无先天或后天性心血管疾病。

(二) 体格检查结果及思维提示

体温 36.6℃，呼吸 22 次/分，脉搏 90 次/分　血压 90/50mmHg，身高 135cm，嗜睡状态，发育营养中等，毛发色黑，面色略苍黄，皮肤未见牛奶咖啡斑、色素脱失斑、出血点及皮疹，全身浅表淋巴结未及肿大。双侧额纹对称，左眼睑闭合不全，双眼时有向右侧斜视，左眼外展受限，双侧瞳孔等大等圆，对光反射灵敏，左侧鼻唇沟浅，口角向右上歪斜，伸舌左偏，咽反射灵敏。颈无抵抗，双肺呼吸音清，心界叩诊不大，心率 90 次/分，律齐，心音有力，头颈部及心前区均未闻明显杂音。腹软，无压痛，肝脾未及。肌张力左侧肢体减低、右侧肢体正常，肌力左侧肢体 0级、右侧肢体Ⅴ级，感觉检查不合作，腹壁反射左侧减弱、右侧正常，肱二头肌反射及膝腱反射左侧减弱、右侧正常,巴氏征左侧(+)、右侧(-)。

思维提示

①双侧额纹对称,左眼睑闭合不全,左侧鼻唇沟浅,口角向右上歪斜,伸舌左偏,左侧肢体肌力0级,左侧腹壁反射减弱,左侧巴氏征(+),左侧偏瘫诊断成立,左侧肢体肌张力减低、左侧腱反射减弱,考虑与患儿处于脑休克期有关;②发育营养中等,身材正常,毛发色黑,先天遗传代谢病可能性不大;③皮肤未见牛奶咖啡斑、色素脱失斑,不支持神经纤维瘤病、结节性硬化症等可引起心肌肿瘤的疾患;皮肤未见出血点及皮疹,血常规正常,故血液病及结缔组织病诊断依据不足;④血压正常,可除外高血压脑病;头颈部及心前区未闻明显杂音,心脏疾病诊断依据不足。

四、实验室和影像学检查

1. 血常规　正常。
2. 头颅CT　右侧尾状核头、豆状核处可见片状低密度影——脑梗死。

思维提示

头颅CT示右侧尾状核头、豆状核处片状低密度影,考虑偏瘫的直接原因为缺血性脑梗死,而非颅内出血。

五、初步诊断及依据

根据患儿病史和体格检查结果,支持小儿急性偏瘫的初步诊断。

六、治疗方案及理由

首先注意监测并支持生命体征,防治水电解质紊乱。由于头颅CT提示患儿存在缺血性脑梗死,治疗方向为增加脑血流灌注,故入院后予低分子右旋糖酐10ml/(kg·d)及复方丹参静点,并予20%甘露醇0.5~1g/kg每8小时一次静点以控制脑水肿。

七、治疗效果及思维提示

患儿自入院当晚起出现低热,体温高峰在37.4~37.8℃之间波动,无流涕、咽痛、咳嗽及吐泻等伴随症状,但精神反应渐好转,嗜睡消失,未诉头痛,未再发生抽搐,左肢肌张力渐增高,肌力渐恢复。

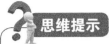
思维提示

　　小儿急性偏瘫只是一个症状体征性诊断，头颅 CT 提示偏瘫的直接原因为缺血性脑梗死，还应进一步检查寻找脑梗死的原因。

八、进一步检查

（一）进一步检查内容及目的

　　1. 头颅磁共振成像（MRI）及磁共振血管成像（MRA），以进一步明确脑病变情况。

　　2. 脑电图，了解脑电生理情况。

　　3. 脑脊液常规、生化、病原学检查、IgG 指数、寡克隆区带等，进一步协诊脑病变性质。

　　4. 尿常规、血生化全套、血乳酸、凝血功能检测、血沉、C 反应蛋白、自身抗体检测，协诊有无肾性疾病、血生化异常、凝血功能异常、结缔组织病所致血管炎等疾患，以寻找急性偏瘫的原因。

　　5. 心电图、超声心动，因心脏病是引起小儿脑动脉梗死特别常见的病因，虽心脏查体及心电图未发现明显异常，仍应常规进行心电图、超声心动检查以发现某些隐匿性心脏疾患，如小的房、室间隔缺损等先天性心脏病、心瓣膜病、心肌病、心脏肿瘤、主动脉缩窄等。

（二）检查结果

　　1. 头颅 MRI + MRA（图 103-1、图 103-2）　右侧尾状核头、豆状核及外侧沟周围斑片状长 T_1、长 T_2 信号，右侧大脑中动脉分支较对侧少、细。

　　2. 脑电图　不正常，右侧前额、前中后颞、枕导联可见中高幅 2.5～3Hz 慢波。

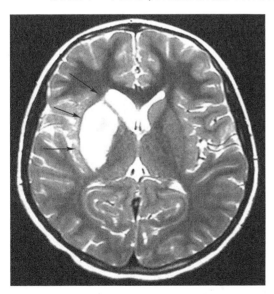

图 103-1　头颅 MRI：右侧尾状核头、豆状核及外侧沟周围斑片状长 T_2 信号

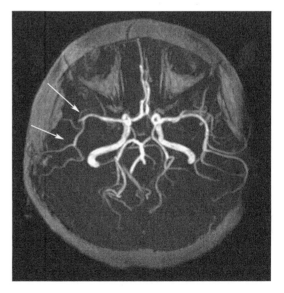

图 103-2　头颅 MRA：右侧大脑中动脉分支较对侧少、细

3. 脑脊液检查　脑脊液常规、生化均正常，革兰氏染色、抗酸染色、墨汁染色均(−)，病毒抗体及支原体抗体(−)，细菌培养(−)，IgG 指数、寡克隆区带(−)。

4. 尿常规、血生化全套、血乳酸、凝血三项均正常；血沉 40mm/h(偏快)，C 反应蛋白正常，自身抗体均阴性。

5. 心电图大致正常；超声心动示左房内肿物——黏液瘤可能性大，二尖瓣狭窄(继发性)。

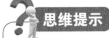

思维提示

①头颅 MRI + MRA 提示右侧尾状核头、豆状核及外侧沟周围等大脑中动脉供血区斑片状长 T_1、长 T_2 信号，右侧大脑中动脉分支较对侧少、细，进一步证实了右侧大脑中动脉供血区梗死的病变性质；②脑电图异常改变区域与头颅影像学病变部位基本相符，但无特异性；③脑脊液检查均阴性，不支持中枢神经系统感染及感染后免疫反应所致脑动脉炎而引发脑梗死的可能；④尿常规正常，未发现肾脏疾病(肾性高血压、肾病综合征高凝状态)征象；血生化全套正常，不支持糖尿病(低血糖时可出现偏瘫发作)、高脂血症及遗传代谢病；血乳酸正常，不支持线粒体脑肌病；凝血三项正常，不支持先天或后天性凝血功能异常性疾病(如遗传性蛋白 S 缺乏、遗传性蛋白 C 缺乏、抗磷脂抗体综合征等)；虽血沉 40mm/h，偏快，但 C 反应蛋白正常，自身抗体均阴性，结缔组织病所致血管炎之诊断依据尚不充分；⑤心电图大致正常，但超声心动示左房内肿物——黏液瘤可能性大，提示这很可能是小儿急性偏瘫的原因。

九、进一步检查内容及目的

心房内肿物病理检查，以最终明确肿物性质，同时，肿物摘除术可为患儿彻底去除病因。

检查结果：(左心房)黏液瘤(图 103-3、图 103-4，见文末彩图)。

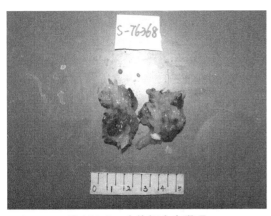

图 103-3　大体标本肉眼观
外观富有光泽，呈半透明胶冻状，质脆，表面略粗糙

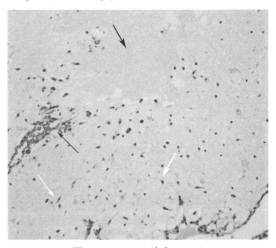

图 103-4　HE 染色(×4)
表面被覆立方或扁平上皮，疏松黏液背景，内散在梭形、星形细胞，无异形，可见扩张的血管，局部片状淋巴、浆细胞浸润，有片状出血

十、诊断

左心房黏液瘤并发急性脑栓塞。

本患儿急性起病，以抽搐首发，数小时后出现左侧偏瘫体征，头颅影像学检查提示右侧大脑中动脉供血区梗死，结合患儿超声心动图显示左心房内肿物及肿物切除后的病理检查结果，考虑左心房黏液瘤并发急性脑栓塞的诊断明确。

十一、调整治疗方案及疗效

（一）方案

对本患儿进行密切监测并支持生命体征，保证足够热量供给，防止水电解质紊乱；给予低分子右旋糖酐及复方丹参静点改善循环，并予 20% 甘露醇静点以控制脑水肿，予退热等对症处理；于入院第 6 天行左心房黏液瘤切除术。

（二）疗效

患儿经治疗热退，肢体无力逐渐减轻，于病情平稳后始接受康复治疗。

十二、对本病例的思考

小儿急性偏瘫是神经内科常见疾患，最常见于脑血管病，诊断时应先确定系缺血性抑或是出血性脑血管病，继而进一步寻找病因。除进行血尿常规、血生化全套、血乳酸、凝血功能、心电图、头颅 MRI + MRA、脑电图、腰穿脑脊液检查等常规检验、检查项目外，还应特别注意把超声心动图作为本病的常规检查，因为许多心脏病变的心脏体征及心电图改变并不典型，极易漏诊。

十三、关于小儿急性偏瘫

小儿急性偏瘫是一组综合征，按病灶部位可分为皮质型偏瘫和皮质下型偏瘫。一旦确定诊断，应尽力寻找病因。主要病因有脑血管病、颅脑炎症（感染或感染后免疫反应性）、颅脑外伤、癫痫发作后 Todd 麻痹、线粒体脑病（MELAS）等。其中，最常见的病因为各种原发或继发性脑血管病，它又分为缺血性脑血管病和出血性脑血管病。其中，缺血性脑血管病主要包括脑血栓形成、脑动脉栓塞等，可继发于心脏病（先天或后天性）、血液病（红细胞增多症、镰状细胞性贫血、遗传性或获得性凝血功能障碍等）、遗传代谢病（同型胱氨酸尿症、有机酸血症、Fabry 病、Menkes 病等）、血管炎（细菌、病毒、支原体性脑动脉炎，系统性红斑狼疮、结节性多动脉炎、川崎病、类风湿关节炎、皮肌炎等所致的免疫性血管炎）、烟雾病等；出血性脑血管病，包括脑实质出血、蛛网膜下腔出血等。

脑栓塞是指其他部位栓子脱落，经血液循环进入脑动脉，而引起脑动脉闭塞，导致相应供血区出现功能障碍。按栓子的来源看，在新生儿期多为羊水或胎粪栓塞；以后主要是心源性栓塞(见于先天性心脏病,细菌性心内膜炎、风湿性心脏病、心肌病、心内肿瘤等后天性心脏病,栓子可为血栓、菌栓、瘤栓等);少见的有脂肪栓塞(见于长骨骨折),空气栓塞(见于胸腔手术)等。头颅 MRA 和动脉造影可显示栓塞区动脉充盈缺损,但不易区别是血栓还是栓塞,应根据临床病史(症状在数秒至数分钟内达高峰)、原发病因等作出诊断。

心脏黏液瘤是专家临床上最常见的心脏原发性肿瘤,多属良性,恶性者少见。黏液瘤可发生于各个心腔的心内膜面,95% 位于心房(约 75% 位于左心房,20% 位于右心房),多有蒂与心房或心室壁相连。心脏黏液瘤可发生于任一年龄,临床表现取决于肿瘤的部位、大小、性质及蒂的有无和长短。瘤体小、蒂短者,可长期无症状;瘤体大、蒂长者易致房室瓣口狭窄或关闭不全,出现一系列梗阻症状(心悸、气短、运动耐力减低,甚至晕厥或心搏骤停)。黏液瘤碎片或瘤体表面血栓脱落可发生体、肺循环的栓塞,左房黏液瘤约有 40% 发生栓塞。尚可有发热、体重减轻、贫血、血沉增快、血清 α_2、β 球蛋白异常增高等全身表现,可能与肿瘤内有出血坏死及炎症细胞浸润有关。通过仔细听诊,可以发现心音的改变,如心尖部第一心音亢进,肺动脉瓣第二心音亢进且分裂,胸骨左缘下段可听到舒张早期心音——扑落音,可传导至心尖部和心底部,为瘤体被推向左室后突然停止,心室壁或瘤蒂振动所产生;此外,心前区可听到第四心音。超声心动图可据随心脏舒缩而活动于房室之间的异常点片状反射光团来确定心内肿瘤的诊断。

小儿急性偏瘫的治疗主要包括以下几方面:

1. 一般处理　应监测生命体征,加强护理(防褥疮护理,呼吸道管理等),防止水电解质失衡,保证足够的热量供给。脑出血时应注意保持安静,保持头位固定。

2. 对症处理　改善循环,可予低分子右旋糖酐 10ml/(kg·d)静点 10~15 天;可予甘露醇或呋塞米以积极控制脑水肿;可适当应用钙拮抗剂、钠络酮等脑保护剂;急性期禁用血管扩张剂,因可导致脑内盗血综合征及血压下降;抗凝剂、溶栓剂因有引起出血的危险,在儿科未得到推广;若有惊厥发作,应及时予止惊剂;若有发热,予退热处理,必要时加用抗生素。

3. 病因治疗　心脏性脑梗死可用抗凝剂,必要时手术矫正畸形;免疫性血管炎用激素或其他免疫抑制剂;烟雾病可行血管重建手术;遗传代谢病如线粒体脑病可用辅酶 Q_{10} 等治疗;若发现肿瘤,在条件许可时可行肿瘤切除术等。

4. 康复治疗　待病情稳定时即应开始,可行被动运动、功能锻炼、理疗、水疗、生活技能锻炼、语言教育和特殊教育等。

（金　洪）

病例104 反复呕吐伴反应差2年,抽搐3次,吞咽无力2个月

患儿,男,4岁1个月,于2013年8月28日入院。

一、主诉

反复呕吐伴反应差2年,抽搐3次,吞咽无力2个月。

二、病史询问

(一) 问诊主要内容及目的

思维提示

对于呕吐、精神反应差、伴抽搐的患儿,应主要考虑以下几方面疾病:中枢神经系统性病变、遗传代谢性疾病、中毒性和全身性疾病。再依据病程的长短,以及是否伴有发热,逐一进行鉴别。对于反复出现的上述表现,不伴有发热症状的,用感染性疾病,如中枢神经系统感染及中毒性脑病不好解释。需重点考虑遗传代谢性疾病、颅内肿瘤、脑血管病和全身性疾病可能。因此,每次发作的临床表现、实验室检查以及治疗后效果非常重要,进一步询问病史应围绕上述几方面进行。

1. 对于病程较长、反复出现相同或近似症状者,首先要详细询问首次症状的情况,包括诱因、伴随症状、就诊、检查、治疗转归及恢复情况。

2. 以后的每次发作都需要仔细询问,特别是每次是否有诱因,如感染、应激、压力、手术、进食情况及接触史等。

3. 病情的演变非常重要,这个在病史中应详细询问每次症状出现后的检查、治疗及恢复情况。是否完全恢复、或部分恢复、或是逐渐加重;是否随病程进展出现新的症状(也暗示病情加重可能)。遗传代谢性疾病一旦发病,一般会进行性加重,某些线粒体病每次发作后能有所恢复,但不能恢复到原来基线水平,且易合并神经系统以外的症状。

4. 线粒体病多系统受累为其特征,故各个系统症状都要询问。尤其是神经系统(包括中枢神经系统、周围神经及肌肉等)、眼、耳、消化道、内分泌系统、心脏、肝、肾、皮肤等。以上器官均可累及,可单独受累,也可几个器官同时受累。当出现几个毫无关联的器官或系统同时受累时,应高度怀疑线粒体病。

5. 家族史可为遗传代谢病提供可靠的依据,尤其是线粒体病。询问家族史时对于母系的

每一位成员都要仔细询问,需要了解是否存在头痛、运动不耐受、无力、消瘦、糖尿病、或视听障碍等;询问家族中是否有流产或早期夭折史,这些对诊断均有提示作用。

6. 生长发育史及智力、体力发育情况均能为遗传代谢性疾病提供重要线索。询问有无发育落后或倒退,有无易疲劳、运动不耐受现象,以及婴幼儿时期喂养、体重增长情况等。

(二) 问诊结果及思维提示

患儿于入院前 2 年,无明显诱因出现呕吐 3 次,为非喷射性胃内容物,量不多,无血丝,均伴精神反应差,体温正常。次日于当地医院住院。查脑脊液常规、生化、病原学正常,头颅 MRI 提示"脑室及脑沟裂扩大"。诊断为"病毒性脑炎",予"抗病毒、甘露醇降颅压,丙种球蛋白"等治疗 9 天,渐好转出院。返家后患儿未再呕吐,家长自觉患儿体力较同龄儿差,活动量少。入院前 1 年,患儿出现发热,体温 38.9℃,伴抽搐 1 次,表现为双眼凝视,呼之不应,伴口唇发绀,肢体无抖动,持续约 10 余秒自行缓解,缓解后入睡,醒后精神反应差伴呕吐 2 次。再次于当地医院住院,行头颅 CT 及 MRI 示"脑室扩大、轻度脑积水?"(与前次比较有加重);行脑脊液常规、生化、病原学检查仍未见异常,再次诊断为"病毒性脑炎"。予"抗感染、降颅压"等对症治疗,9 天后好转出院。返家后患儿未再抽搐,但易乏力、少动。入院前 10 个月,患儿再次出现阵发性呕吐伴精神反应差,伴无热抽搐 2 次,类型同前。第三次入住当地医院,住院后出现发热,最高体温达 39.0℃,行脑电图提示"清醒背景节律慢化;睡眠纺锤波欠佳"。诊断为"癫痫",给予抗感染对症、"托吡酯胶囊"口服抗癫痫治疗,8 天后好转出院。入院前 2 月,患儿出现进食减慢、吞咽无力、流涎等,未就诊,入院前 20 天,上述症状加重,出现双眼睑下垂伴四肢无力,无晨轻暮重,并伴嗜睡,为进一步诊治收入我院。

患儿为第 1 胎第 1 产,围生期无异常。1 岁 2 个月会独走,2 岁能跑跳,平时易疲劳,体形消瘦。1 岁会叫人,2 岁会说单句,现智力同同龄儿。

家族史:有母系遗传病史(图 104-1)。患儿太姥姥表现为肌无力,具体不详,已经去世;姥姥 39 岁死于糖尿病;大外祖父有肌无力病史;大姨 41 岁,消瘦明显伴有乏力,体力不及患儿母亲;母亲 35 岁,平素易乏力,对运动耐受力差,不爱运动,持重物即出现肌肉酸痛,无消瘦;舅舅于 13 岁出现体力活动下降伴乏力,症状无进行性加重,现 31 岁,症状较患儿母亲轻,亦无消瘦。

思维提示

通过问诊获得主要信息:①2 年来反复急性脑病发作 3 次,多伴有感染史,多次行腰穿检查未见异常,且出现肌肉受累表现,故中枢神经系统感染及中毒性脑病可除外;②随病情进展,出现乏力、眼睑下垂及吞咽无力等肌肉受累表现;③结合头颅 CT 和 MRI 检查,随病情进展出现"脑萎缩"样改变,与临床进行性加重相符。初步考虑遗传代谢病可能性大,影像学可进一步排除中枢神经系统感染、肿瘤及脑血管病;④再根据患儿平时易疲劳,体形消瘦,有脑和肌肉同时受累表现,符合虑线粒体脑肌病临床特征。急性脑病发作,之后出现骨骼肌、咽喉肌及眼肌肌病症状,多系统受累,主要累及脑和肌肉。结合平时易疲劳、运动不耐受、体型消瘦等特点,重点考虑线粒体脑肌病伴乳酸酸中毒、卒中样发作。⑤患儿母系多人有肌无力、消瘦、运动不耐受及糖尿病史等,符合线粒体病母系遗传特点。

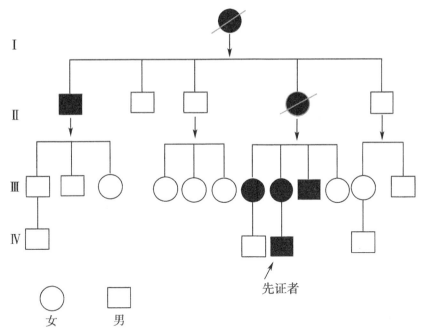

图 104-1　患儿家族遗传图例
(注:以上图例中黑色图标为患儿)

三、体格检查

(一) 重点检查内容和目的

本患儿查体重点集中在神经系统和运动系统,但仍需进行系统性评估完成必要的鉴别诊断。

1. 患儿近 2 个月来病情进展,原肢体无力加重,出现咀嚼、吞咽困难及眼睑下垂等肌无力症状,所以,在查体时特别要注意对肌力的检查,尤其是咽喉肌和呼吸肌,因咽喉肌和呼吸肌麻痹需要紧急处理,若未发现或处理不当,可造成窒息。其次,注意生命体征是否平稳,神志、体温、呼吸、脉搏、血压等情况。

2. 身高、体重的测量,了解患儿发育情况,一般线粒体病病人身高和体重均在正常同龄儿的第 10 百分位以下。

3. 神经系统体征　①神志、精神反应情况,对患儿的一般情况进行初步判定;②脑神经的检查,了解脑神经所支配的肌肉是否受累;但需要患儿的配合;③肌力、肌张力、肌容积及各种反射,了解有无肌无力及肌无力的程度,有助于神经系统的定位诊断,重点检查咽喉肌和呼吸肌情况;④病理征、脑膜刺激征,协助定位,了解中枢神经系统受累情况,在一定程度上还可以协助判断有无中枢神经系统感染和有无颅高压;⑤共济情况,指鼻试验、跟膝胫试验以及步态、闭目难立征等,判断是否存在共济失调。

4. 呼吸节律是否规整,是否有潮式呼吸、过度换气,了解脑干是否受累。

5. 皮肤、毛发及关节等情况,特别是毛发,线粒体病存在多毛和毛发重的情况,一般在背部多毛,本病也可有皮肤和关节的改变。如日光皮炎、关节畸形等。

6. 心肺腹查体以及眼耳部位的检查也非常重要,线粒体是多系统受累,发现神经系统以外器官受累,可增加诊断线粒体病的依据。

(二) 体格检查结果及思维提示

体温 37.2℃,呼吸 24 次/分,脉搏 126 次/分,血压 90/60mmHg。体重 12kg,身长 94cm(均在生长发育百分位曲线图第 3 百分位点以下,如图 104-2 所示)。神志清,烦躁,反应弱,独走不能,独坐尚可。体形消瘦,营养差,全身皮肤干燥、粗糙,背部毳毛增多,全身无明显色素脱失斑及牛奶咖啡斑。呼吸平稳,节律规整,未见深大呼吸,呼气无特殊气味。面纹对称,双眼睑下垂,右眼裂 6mm,遮瞳 1/2,左眼裂 8mm,遮瞳 1/3。双瞳孔等大等圆,对光反射灵敏,双眼球各方向运动灵活到位,无眼震。伸舌、示齿、鼓腮、耸肩不配合。咽反射未引出。角膜反射正常引出,腹壁反射未引出。低头力弱,后滴状征(+)。四肢肌张力尚可,肌力检查不配合,对抗阻力弱。双侧膝腱反射正常引出,双侧巴氏征(−),踝阵挛(−),颈无抵抗,布氏征、克氏征阴性。双手指物尚稳准,共济检查不能配合,粗查感觉存在。心肺腹及关节检查无异常。

思维提示

体格检查结果提示:①患儿目前生命体征尚平稳,神志清楚,烦躁,反应减弱,说明大脑皮层受累表现;②患儿身材矮小,体形消瘦,全身皮肤干燥、粗糙,背部毳毛增多,符合线粒体疾病特点;③双眼睑下垂、咽反射消失、四肢肌力减弱,提示眼肌、咽喉肌及骨骼肌受累;④呼吸平稳,节律规整,无潮式呼吸、过度换气,没有脑干受累的依据;⑤皮肤、黏膜、关节和心肺腹情况未见异常,可排除全身系统疾病可能;⑥患儿查体主要发现大脑皮层及肌肉受累,符合线粒体脑肌病特点。

四、实验室和影像学检查

(一) 初步检查内容及目的

1. 复查头颅 MRI,因病情变化进行性加重,以了解颅内病变程度,协助临床对病情的评估。
2. 腰椎穿刺　送检脑脊液常规、生化及乳酸检查,协助临床诊断。
3. 线粒体基因 A3243G 突变筛查。
4. 脑电图协助症状性癫痫诊断及分型。
5. 心肌酶谱、心电图及心脏彩超,了解有无心脏受累。
6. 眼底检查,了解有无视神经萎缩、视网膜色素变性等。
7. 神经电生理检查　了解有无视、听、肌肉、周围神经受累。
8. 胸片、腹部 B 超　了解有无肺部,肝肾等腹部脏器受累。
9. 血生化电解质、肝肾功能、血糖、血气分析等　了解是否存在电解质紊乱、酸碱失衡、肝肾功能情况。
10. 血常规、CRP 了解是否合并感染或有无贫血等。
11. 血氨、乳酸及血尿代谢病筛查等,了解有无高血氨、高乳酸血症以及继发性肉碱缺乏,同时进一步除外有机酸、氨基酸代谢病。

首都医科大学附属北京儿童医院

中国2~18岁男童身高、体重百分位曲线图

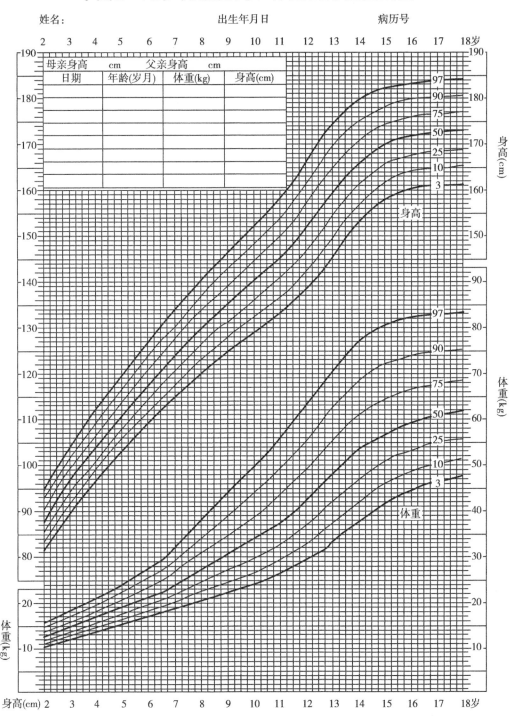

图104-2　中国2～18岁男童身高、体重百分位曲线图

注：①参考：中国0~18岁儿童青少年生长图表，第二军医大学出版社 上海.2009.12
②仅供内部使用

(二)检查结果

1. 头颅磁共振　双侧大脑半球广泛异常信号,左额叶及右枕顶叶为著,部分病变弥散受限,脑室系统明显扩张伴脑萎缩样改变(图 104-3、图 104-4)。

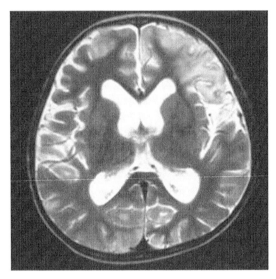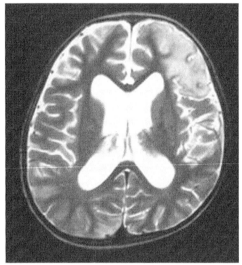

图 104-3　头颅 MRI T$_2$ 加权像

双侧大脑半球广泛异常信号,左额叶为著,脑萎缩

2. 脑脊液常规　无色透明,潘氏实验阴性,白细胞数为 0;脑脊液生化:氯 126mmol/L,糖 4.71mmol/L,蛋白 481.79mg/L,脑脊液蛋白稍高;脑脊液乳酸 7.2mmol/L,升高。

3. 血线粒体基因 A3243G　突变比例为 50%,母亲也存在 A3243G 突变,比例为 48%(图 104-5)。

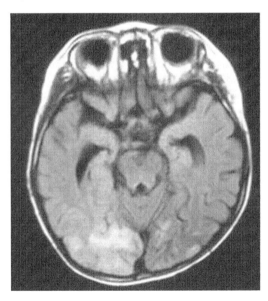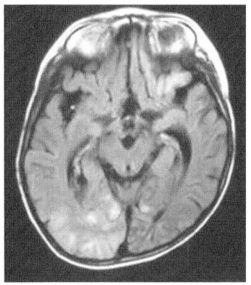

图 104-4　头颅 MRI FLAIR 像

双侧颞枕区广泛异常信号,右颞枕叶为著

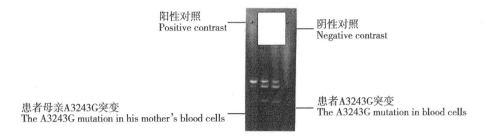

图 104-5　血线粒体基因 A3243G

4. 视频脑电图　异常儿童脑电图,清醒闭目时未见枕区优势节律,监测到广泛性慢波阵发(图 104-6)。

5. 心肌酶谱正常;心电图提示窦性心律不齐,Ⅱ、Ⅲ、aVF 导联 ST 段略下移;心脏超声示心内结构未见异常。

6. 眼底检查　未见明显异常。

7. 肌电图　提示肌源性改变。诱发电位:BAEP 常规 80dB 刺激,左、右 Ⅰ 波和 Ⅲ 波未引出,左耳 Ⅴ 波潜伏期延长,左、右耳阈值 50dB。闪光 VEP 未引出 P100 反应波形。

8. 胸片　两肺纹理增多。腹部 B 超:腹部脏器未见异常。

9. 血生化　电解质、血糖、肝肾功能均正常。血气分析:pH 7.19,PaCO$_2$ 49.0mmHg,PaO$_2$ 31.0mmHg,HCO$_3^-$ 18.7mmol/L,BE −9.5mmol/L,SaO$_2$ 43.0%。失代偿性代谢性酸中毒。

10. 血常规及 CRP 结果正常。

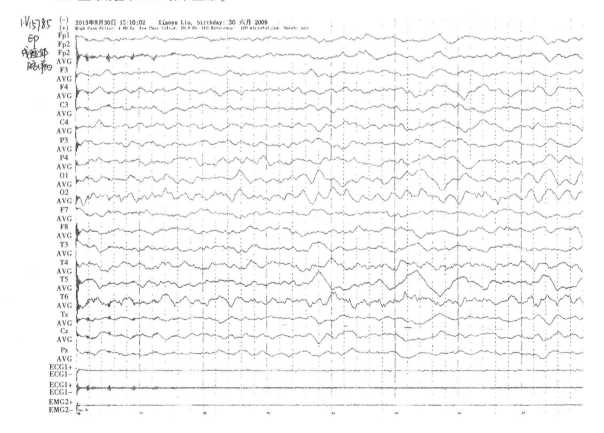

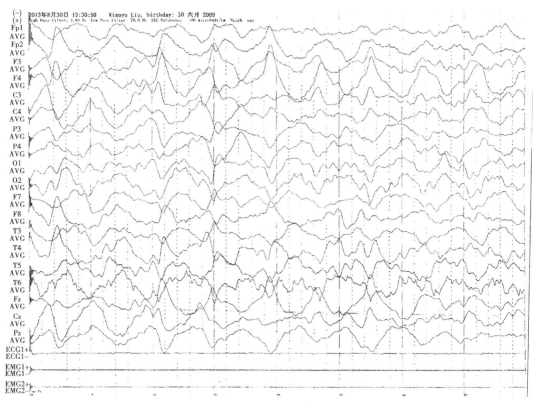

图 104-6　视频脑电图

11. 血乳酸为 10.7mmol/L 提示高乳酸血症；尿代谢提示乳酸尿；血氨及血代谢病筛查未见异常。

?　思维提示

头颅磁共振示双侧大脑半球广泛异常信号，左额叶及右颞枕叶为著伴"脑萎缩"样改变。腰穿蛋白轻度升高，血和脑脊液乳酸升高，尿筛查提示乳酸尿，均提示乳酸血症。肌电图提示肌肉受累。心电图 ST 改变，提示心肌轻度受累。VEP、BAEP 均异常，提示患儿存在视听临床下异常。脑电图枕区节律异常提示枕叶病变存在，广泛慢波节律阵发提示脑弥漫性损害，支持脑炎或脑病。线粒体基因发现 A3243G 突变，可确定 MELAS 诊断。血尿代谢病筛查未提示其他代谢病，故可排除其他代谢病。

五、初步诊断及依据

患儿为 4 岁男童，急性发病，病程迁延；以反复发作急性脑病为主要表现，进行性加重，伴肌无力，渐累及眼肌、咽喉肌和骨骼肌；患儿身材矮小，体形消瘦，背部毳毛增多；既往消瘦、运动不耐受，且有母系遗传史，符合线粒体疾病特点。血和脑脊液乳酸升高，尿筛查提示乳酸尿，均提示乳酸血症；肌电图提示肌肉受累；头颅磁共振示双侧大脑半球广泛异常信号，左额叶及右颞枕叶为著伴脑萎缩样改变。以上实验室提示病变累及脑和肌肉，伴有乳酸血症，线粒体基因发现 A3243G 突变,故诊断线粒体脑肌病伴乳酸酸中毒和卒中样发作(MELAS)成立。

六、治疗方案及理由

线粒体病目前没有根治方法,主要以对症治疗和提供能量所需食物。

1. 患儿近期吞咽障碍,口腔分泌物潴留,咽反射未引出,予鼻饲饮食,避免呛咳窒息,并严格记录出入量,保证热卡,维持出入量平衡。

2. 患儿存在代谢性酸中毒,予静点碳酸氢钠纠酸治疗,注意复查血气分析。

3. 予静点左卡尼汀、能量合剂及口服维生素 B_1、B_2、B_6、叶酸、辅酶 Q_{10} 等能量支持治疗,即给予线粒体鸡尾酒疗法,以及精氨酸治疗。

4. 口服托吡酯胶囊抗惊厥治疗,观察患儿抽搐情况,必要时调整剂量。

5. 注意监测生命体征,注意观察患儿抽搐发作情况,酌情应用地西泮、水合氯醛等对症止惊治疗。

七、治疗效果及思维提示

入院后完善相关检查,在保证热卡的基础上鼻饲饮食,予纠酸补液、抗惊厥对症治疗,鸡尾酒疗法能量支持治疗。患儿精神反应好转,肢体无力、吞咽无力较前减轻,咽反射可引出,独坐可,独站稳,可独走,独走时间不长。

> **思维提示**
>
> 患儿 MELAS 诊断明确,由于本病无法根治,且随病情进展进行性加重,逐渐出现卒中发作、进行性痴呆、累及视听系统,导致视力、听力下降;也可累及消化系统,导致肠梗阻;累及心脏,出现心功能不全等。本病预后不良,与突变比例多少有关。

八、对本病例的思考

(一)关于诊断

MELAS 为线粒体脑肌病中最常见的一种类型,各个年龄均可发病。临床特征鲜明,多数以惊厥或急性脑病发病,首次较容易诊断为"病毒性脑炎"。每次发作,多有感染诱因,随年龄增长出现卒中样发作。查体可见身材矮小,体形消瘦,背部毳毛增多,身高与体重均在同龄儿第 10 百分位以下。血乳酸增高,头颅 MRI 多表现为非血管分布的脑梗死样改变,以后头部为主,后期出现脑萎缩,基底节区可受累。CT 可见基底节钙化。根据以上特征,临床较易诊断。对于不典型病例,可行肌肉病理检查,肌肉活检可见 RRF 协助诊断。线粒体基因发现 A3243G 突变,可明确诊断,大约占 80%,其他类型突变约 20%。本病以母系遗传为主。

(二)关于线粒体脑肌病伴乳酸酸中毒及卒中样发作(MELAS)

MELAS 为线粒体脑肌病中最常见的一种类型,各个年龄均可发病,儿童多见,好发年龄为

5～15 岁。早期典型表现为反复发作的头痛、恶心呕吐、四肢乏力、运动不耐受,可伴有视听障碍、智能落后,或在局灶性神经功能损害时出现惊厥、偏瘫、偏盲等卒中样发作,其他神经系统症状包括周期性脑病、共济失调、眼外肌麻痹等。常伴心脏、内分泌系统(多毛、身材矮小等)等非神经系统表现。外周血和脑脊液乳酸水平升高,有的患者出现乳酸尿,均提示存在乳酸血症,为本病特点之一,且乳酸血症的严重程度与神经系统缺陷相关。头颅 MRI 提示病变主要累及双侧半球后部为主,即枕、顶、颞区近皮层区,也可累及大脑前部额叶,呈长 T_1、长 T_2 信号的梗死样改变,但不按血管支配区分布,此为本病特点之二。病灶具有反复出现和消退的动态变化特点,并与临床表现发作间歇期一致。MRS 可见病灶区典型的乳酸峰,对于诊断 MELAS 敏感性高,较常规 MRI 更早期显示线粒体代谢障碍的病灶。肌活检光镜下可见破碎红纤维(ragged red fibers,RRF),为本病特点之三。电镜下见到线粒体内晶格状包涵体更具有诊断意义。目前研究显示,mtDNA 基因缺陷是导致本病的主要原因,约 80% 的 MELAS 患者基因学改变是编码亮氨酸的 mtDNA 基因 A3243G 点突变,阻碍 16S 和 12SrRNA 的正确表达,影响了线粒体蛋白质的合成,导致呼吸链酶复合体 Ⅰ 和(或)Ⅳ 缺陷,从而产生一系列临床症状。其他致病突变包括 T3271C、T3291C、G3697A、G12147A、G583A、G4332A、G13513A、A13514G 和 A3260G 等。

线粒体病临床症状和体征多样,全身各脏器组织均可表现出病症,虽然相关检查繁多,如心电图、脑电图、肌电图、头颅 MRI、MRS、代谢产物分析、组织病理、基因测序等,仍难以找到一个特异性指标可以诊断或排除线粒体病。基因诊断或呼吸链酶复合物活性测定是诊断此病的金标准。

本病无特效治疗手段,目前治疗多针对线粒体病电子传递链的缺陷环节,联合应用数种抗氧化剂和维生素及辅因子,即线粒体病的鸡尾酒疗法。精氨酸治疗卒中发作取得一定效果,目前国外报道应用丙酮酸钠治疗本病,临床症状及乳酸血症得到改善。

MELAS 以母系遗传为主,个别散发。建议在先证者确立诊断后,对同胞及母系成员进行 A3243G 突变筛查,做好遗传咨询。由于线粒体存在组织分布异质性,为了避免假阴性结果,选取敏感的组织进行基因筛查十分重要,如尿液及头发的毛囊可用于家系成员的筛查,优于血液标本。

（方　方）

病例105　多动、注意力不集中、易发脾气3年

患儿,男,9岁,小学三年级,于2006年11月7日到心理门诊就诊。

一、主诉

多动、注意力不集中、易发脾气3年。

二、病史询问

(一)问诊主要内容及目的

> **思维提示**
>
> 　　对于以多动、注意力不集中为主诉来诊的患儿,应通过询问病史确定患儿是否符合注意缺陷多动障碍(ADHD)诊断标准,同时必须排除器质性疾病,包括脑器质性疾病及其他躯体疾病所引起的多动表现,非器质性疾病中要考虑精神发育迟滞、广泛性发育障碍、多动症、抽动症等精神障碍以及正常儿童的多动行为等。
>
> 　　ADHD的诊断以临床症状为主要依据,因此充分地、全面地、仔细地了解病史是至关重要的。

1. 起病的年龄,持续时间,ADHD多自幼年起病,持续时间超过半年,如患儿7岁以后起病,病史较短应注意鉴别其他疾病。

2. 多动的症状表现有哪些,注意缺陷的症状有哪些,了解主要症状表现,是否与ADHD的表现相符。

3. 在家里、学校和医院诊室等不同场合的表现,老师、同学、亲友对患儿有哪些反应,了解症状表现在哪些场合出现,有否差异,ADHD诊断标准要求在2个以上场合都存在ADHD表现。特别是要尽可能了解其他人对患儿的评价,例如了解老师、同学和亲友的反应,能够更客观地了解患儿症状,减少由于观察者不同、对症状的判断标准不同所产生的差异。

4. 症状对患儿人际关系和学业的影响程度怎样,这是病史询问中很重要的一面,可以帮助判断是否有患儿功能损害及损害的程度,这也是诊断标准中的重要一项。

5. 是否伴有发热,神经系统损害症状,是否有过脑外伤,目前患儿意识是否清楚,时间、地点、人物定向是否准确,是否有癫痫发作。了解是否存在神经系统疾病,用于鉴别躯体疾病、脑器质性疾病所致的脑损害。

6. 近期是否有多食消瘦,如为年长儿,近期出现明显多动,脾气急躁,伴有多食消瘦应注意甲亢。

7. 学习是否困难,理解记忆能力如何,运动是否协调,口齿是否清楚,生活自理情况,精神发育迟滞儿童也常伴有多动行为,询问上述病史,以协助用于鉴别。

8. 交往技巧如何,眼神、言语、躯体言语、表情、行为等的交往能力,建立合作和友谊的能力,是否有纪律意识,遵守规则、社会规范的能力,对人情世故的理解能力,询问的目的是要考虑是否存在广泛性发育障碍。

9. 近期有无重大精神刺激史,有无生活及学习环境的变化,家庭关系有无变化,近期是否有显著情绪变化,情绪不稳定,烦躁不安或情绪低落,用于鉴别多动、发脾气是否与精神刺激有关,是否为情绪障碍。

10. 自幼生长发育情况,家庭环境和经济状况,父母精神状况和教育方式,了解家庭环境对患儿病情的影响,为制订全面治疗方案提供资料。

11. 是否有焦躁不安,发脾气、恐惧等;是否有情绪低落、无兴趣;是否有撒谎、逃课、偷窃、打架等行为;是否有面部及其他部位肌肉抽动、耸肩、晃头、甩臂等。了解是否有共患病,如焦虑、抑郁、抽动障碍、品性障碍等,帮助诊断和治疗,特别在药物选择方面提供可参考的信息,并协助判断预后。

12. 母孕史,生产史,家族史(特别是父母幼年时的表现),兄弟姐妹有否类似状况,遗传因素、围生期因素都是 ADHD 患病的重要危险因素,应在病史收集过程中着重询问。遗传因素亦为重要的危险因素,也应特别询问家族情况,不仅是 ADHD 的家族史,也包括其他精神疾病的家族史。

(二)询问结果(病史)

患儿自幼好动,近 3 年来,无明显原因及诱因明显多动,冲动,注意力不集中,易发脾气。上小学后,老师反映听课注意力不集中,常发呆走神。坐不住,小动作多,手里不是玩橡皮,就是玩笔。屁股扭来扭去,和前后左右同学讲话,常招惹别人。粗心马虎,经常把 + 和 − 看错。读课文经常漏字或添字,有时 p 和 q,6 和 9 不分,考试常漏题不做。老师布置的作业经常记不全,丢三落四,经常弄丢文具或红领巾等。家庭作业拖拉,边写边玩,需要家长反复督促或者陪着才能做完。学习成绩一直不稳定,三年级以来明显下降。做事没有耐心,常一件事未做完又去做另一件事,碰到困难就退缩。任性、急躁,不满意就发脾气。和小朋友冲突多,玩不长久。动手能力一般,不会系鞋带,跳绳只能跳一两个。

无发热头痛,无夜惊,无阶段性情感高涨或低落,无打架、骂人、逃课、偷窃等不良行为。

母孕期正常,足月,出生体重 4.2kg,剖宫产。6 个月会坐,1 岁会走,1 岁 3 个月会说话,3 岁能背儿歌。性格外向,幼时即好跑跳,不顾危险,常摔伤或碰伤自己。自幼父母带大,家庭和睦。

无癫痫病史,无颅内感染、脑外伤史。无药物过敏史。无重大精神刺激史。家族史阴性。

思维提示

①年龄现 9 岁,主诉病史 3 年,幼年即隐匿起病,病情持续无缓解期,病史特点符合 ADHD 表现;②患儿以明显多动、冲动、注意力不集中、发脾气为主要特点;在多个不

同场合都有多动冲动表现，与环境无明显关系；症状既有注意缺陷的表现，也有多动冲动的表现；③社会功能明显受到损害，学习和交往受到影响；④病史中未提示颅内感染、脑外伤、躯体疾病、癫痫病史。也未提示精神发育迟滞和广泛性发育障碍、品行障碍、情绪障碍、抽动障碍等表现。

三、体格检查

（一）初步体格检查内容及目的

生长发育，神志，言语，面容，步态，头颅有无畸形，有无甲状腺肿大。心肺肝肾是否正常。重点检查神经系统。用于鉴别神经系统器质型疾病、精神发育迟滞等神经发育异常和躯体疾病。

（二）体格检查结果

体温 36.5℃，呼吸 24 次/分，脉搏 95 次/分，血压 100/70mmHg，体重 40kg，营养中等，神志清楚，问答切题，步态正常。右利手。头颅外观无畸形，无特殊面容，发际不低。咽无充血，扁桃体无肿大。脑神经检查正常。甲状腺无肿大。胸廓外观无畸形，双肺呼吸音清，未闻及啰音。心音有力，律齐，各瓣膜听诊区未闻及杂音。四肢肌力肌张力正常。腹壁反射、双侧跟膝腱反射正常引出。病理征及脑膜刺激征阴性。

思维提示

体格检查未发现明显器质性疾病的特征，不支持有显著面容、体态异常特征的先天遗传代谢性疾病，也无神经系统疾病损害特征，未发现甲亢等躯体疾病的特征。

四、精神检查

（一）初步精神检查内容及目的

衣着是否整齐，意识是否清楚，时间、地点、人物和自我等定向力是否准确，用于鉴别颅内感染和脑器质性疾病。是否有感知觉障碍。注意力持续时间，注意力集中还是易分心，能持久还是很短暂。检查记忆力，包括远、近记忆和瞬时记忆，语音、语调、语速，言语理解及表达能力，思维内容和形式，有无妄想、强迫观念，用于鉴别精神病性障碍和儿童强迫症等。智能，包括一般常识、专业知识、计算力、理解力、分析综合及抽象概括能力，鉴别精神发育迟滞及脑器质性或发育性疾病。情感检查，有无情感高涨、低落或焦虑，鉴别情感性精神障碍和情绪障碍。意志活动和行为，是否多动、退缩，饮食、睡眠情况。是否有自知力，对自己的精神和行为状态的正确认识和评价。

思维提示

　　精神检查是精神科所特有也是必需的一种检查方式,主要通过与患者的交谈和对其观察,了解患者的意识状态、行为、情感的协调性、注意、记忆能力、感知状况、语言、思维能力、定向力、自知力,从而对患者的整体精神心理状态作出判断。

(二) 精神检查结果

　　衣着整齐,意识清楚,定向力准确。感知觉正常,无错觉、幻觉和感知综合障碍。注意力不集中,多动,坐不住,话多,常抢话、插话,难以服从家长管理。言语表达无困难,问答切题,思维内容和形式正常,无妄想、强迫观念等。情感正常,协调,无情感高涨或低落,无焦虑。记忆力、智力正常。有自知力。

思维提示

　　患儿除注意力不集中、多动表现外,无其他显著精神检查异常情况,可排除精神分裂症、躁狂症、重性抑郁等精神障碍。

五、心理评估及实验室辅助检查

(一) 评估与检查的内容及目的

思维提示

　　通过必要的辅助检查,进一步排除躯体疾病、脑器质性疾病,并通过 ADHD 相关的行为量表评估,神经心理测验,了解患儿症状的严重程度、功能损害的严重程度,寻求 ADHD 的支持依据。

　　1. Conner 父母行为问卷　以量化方式进一步明确患儿症状表现的程度。
　　2. 儿童韦氏智力测验　评估智力状况,排除智力低下。
　　3. 注意力测验　以持续性操作测验评估患儿注意力水平。
　　4. 血常规、心电图、肝肾功能　了解患儿基本躯体状况,排除用药禁忌,并帮助治疗阶段检测药物副作用。
　　5. 脑电图检查　了解脑电基本情况,排除癫痫。

(二) 检查结果

　　1. Conner 父母行为问卷　总分 50 分,多动指数 1.7。
　　2. 儿童韦氏智力测验　FIQ 100,VIQ 102,PIQ 98。

3. 注意力测验　IVA-CPT 报告视听觉反应控制力和注意力均存在障碍,理解力正常。

4. 血常规、心电图、肝肾功能均正常。

5. 常规脑电图正常。

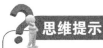 **思维提示**

①体格检查、神经系统检查、实验室和辅助检查结果显示无颅内感染、脑器质性、躯体性疾病;②精神检查有明显多动,注意力不集中、话多、冲动症状;③儿童韦氏智力测验排除智力低下;④Conner 父母行为问卷显示患儿多动症状比同龄正常儿童明显,超出正常范围;⑤神经心理测验显示注意力障碍、多动,超出正常同龄儿童范围。其症状表现、病程及严重程度均符合 DSM-Ⅳ 的 ADHD 诊断标准。

六、初步诊断

儿童注意缺陷多动障碍(混合型)。

七、治疗

本患儿拟采用综合治疗,在药物治疗同时配合行为治疗,脑电生物反馈训练等,同时对家长进行辅导,改善教育方法和亲子关系,具体方案如下:

1. 药物治疗　哌甲酯控释片 18mg/d 晨起顿服,两周后加量为 36mg/d 并维持。

2. 行为治疗　确立目标行为,强化方式,在学校与家庭共同实行。对能够坚持的良好行为给予更高奖赏。对不良行为采用消退法使之逐渐减轻。其间始终给予患儿心理支持,不断鼓励,树立信心。

3. 家长辅导　改善教养方式及应对技巧,改善亲子关系提高家庭功能。

4. 患儿同时进行脑电生物反馈训练,每周三至四次,每次 1 小时。

治疗 8 周随诊,老师反映课堂纪律改善,注意力集中时间延长,课堂作业正确率提高,与同学打闹现象减少,被同学提名进步生,在家完成作业主动,书写较前整齐,拖拉情况明显减轻,情绪稳定,发脾气减少。Conner 父母行为问卷:总分 34 分,多动指数 1.1,较治疗前均有明显下降。

八、对本病例的思考

1. ADHD 平均患病率为 5%~8%,是最常见的儿童精神行为障碍,可持续至成人。疾病对于儿童学业、人际关系、家庭以及个人的心理成长影响很大,不容忽视。本病诊断主要依据症状学变现,因此全面地、细致地了解病史以及认真的行为观察和精神检查尤为重要。

2. 本病应注意与其他有多动表现及注意力不集中表现的其他疾病鉴别。低年龄儿童要特别注意鉴别孤独症谱系障碍、精神发育迟滞、遗传代谢性疾病;年长儿特别是起病较晚者,要注意鉴别甲亢、焦虑障碍、抑郁症等。

3. 本病常共患其他疾病,如抽动障碍、对立违抗障碍、品行障碍、焦虑障碍等,应在病史询问、行为观察、体格及精神检查时予以关注。共患病的存在,对治疗用药的选择以及预后有显著影响。

九、有关注意缺陷多动障碍

注意缺陷多动障碍(ADHD)是最常见的儿童行为问题,主要表现为与年龄不相称的注意力易分散,注意广度缩小,不分场合地过度活动和情绪冲动,并伴有认知障碍和学习困难,智力正常或接近正常。常见于学龄儿童,少数可持续到青春期甚至成年期,因而被认为是一种影响终身的慢性疾病。

关于 ADHD 的诊断,中华医学会《儿童注意缺陷多动障碍防治指南》推荐使用美国精神病学会出版《精神障碍诊断和统计手册》第 4 版(diagnostic and statistical manual of mental disorders,forth edition,简称 DSM-Ⅳ)诊断标准:要求满足 A ~ E。

A. 症状标准

1. 注意缺陷症状　符合下述注意缺陷症状中至少 6 项,持续至少 6 个月,达到适应不良的程度,并与发育水平不相称。

(1)在学习、工作或其他活动中,常常不注意细节,容易出现粗心所致的错误。

(2)在学习或游戏活动时,常常难以保持注意力。

(3)与他对话时,常常心不在焉,似听非听。

(4)往往不能按照指示完成作业、日常家务或工作(不是由于对抗行为或未能理解所致)。

(5)常常难以完成有条理的任务或其他活动。

(6)不喜欢、不愿从事那些需要精力持久的事情(如作业或家务),常常设法逃避。

(7)常常丢失学习、活动所必需的东西(如:玩具、课本、铅笔、书或工具等)。

(8)很容易受外界刺激而分心。

(9)在日常活动中常常丢三落四。

2. 多动/冲动症状　符合下述多动、冲动症状至少 6 项,至少持续 6 个月,达到适应不良的程度,并与发育水平不相称。

(1)常常手脚动个不停,或在座位上扭来扭去。

(2)在教室或其他要求坐好的场合,常常擅自离开座位。

(3)常常在不适当场合过分地奔来奔去或爬上爬下(青少年或成年人可能只是坐立不安的主观感受)。

(4)往往不能安静地游戏或参加业余活动。

(5)常常一刻不停地活动,好像有个机器在驱动他。

(6)常常话多。

(7)常常别人问话未完即抢着回答。

(8)在活动中常常不能耐心地排队等待轮换上场。

(9)常常打断或干扰他人(如别人讲话时插嘴或干扰其他儿童游戏)。

B. 病程标准　某些造成的损害的症状出现在 7 岁以前。

C. 某些症状造成的损害至少在两种环境(例如:学校和家里)出现。

D. 严重程度标准　在社交、学业或职业功能上具有临床意义损害的明显证据。

E. 排除标准　症状不是出现在广泛发育障碍、精神分裂症或其他精神病性障碍的病程中,亦不能用其他精神障碍(例如心境障碍、焦虑障碍、分离障碍或人格障碍)来解释。

依据症状表现特点不同,DSM-Ⅳ将 ADHD 分为三个亚型:注意缺陷为主型,在注意障碍症状的 9 条中符合 6 条以上;多动/冲动为主型,在多动/冲动症状的 9 条中符合 6 条以上;混合型,注意障碍症状和多动/冲动症状均符合 6 条以上。

儿童注意缺陷多动障碍的治疗采取综合治疗方法,包括药物治疗和非药物治疗。中枢兴奋剂哌甲酯类药物至今仍然是治疗儿童多动症的一线用药,主要通过提高突触内多巴胺和去甲肾上腺的利用率而发生作用,其结果是强化注意的过程,增加对强化的敏感性以及行为抑制的控制。非药物治疗主要包括行为治疗、认知治疗、社交技能训练、父母培训等。在长期治疗过程中需要患儿、家长、老师及医生共同合作。

(王爱华)

病例106 发热1天,抽搐2次

患儿,女,2岁,于2007年1月13日入院。

一、主诉

发热1天,抽搐2次。

二、病史询问

(一)问诊主要内容及目的

思维提示

患儿为2岁幼童,急性起病,以发热惊厥为主要表现,按常见病优先考虑的原则应考虑热性惊厥、中枢神经系统感染、中毒性脑病等。因此,问诊目的主要围绕体温情况、抽搐时主要表现、伴随症状、发作间期表现等问题展开,并兼顾重要鉴别疾病的临床表现,以寻找确诊的证据。

1. 发热与抽搐的关系,发热多长时间出现惊厥,惊厥时体温。
2. 抽搐特点,如惊厥时表现、持续时间、热程中惊厥发作次数、发作后状态等。
3. 有无其他伴随症状,如意识障碍、精神症状、头痛、呕吐等。
4. 既往有何种疾病,有无类似家族史,如既往有无惊厥史、有无癫痫、热性惊厥家族史等。

(二)问诊结果及思维提示

患儿于1天前出现发热,最高体温39.1℃,口服降温药体温下降不明显,并于6小时前惊厥1次,表现为双眼上吊,咬牙,颜面口唇发绀,四肢发硬抖动,呼之不应,持续约2分钟缓解,缓解后入睡,醒后精神反应稍弱,间隔4小时后再次如上惊厥1次,抽搐后体温38.8℃,故来就诊。患儿病以来精神稍弱,进食少,无头痛、呕吐,睡眠好,二便正常。

围生期、生长发育史无异常;生后8个月至1岁8个月共有3次热性惊厥,抽搐时体温38.5℃以上,持续1~3分钟缓解。舅舅、父亲年幼时有热性惊厥史,堂哥有癫痫史,现服药治疗。

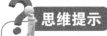

思维提示

　　通过问诊可明确患者既往有热性惊厥史,有热性惊厥及癫痫家族史,本次发热后出现惊厥 2 次,符合热性惊厥的特点,应在体格检查时重点注意惊厥前后的神志、精神状态,有无脑功能障碍表现,有无病理反射、脑膜刺激征及其他神经系定位体征,必要时需进行脑脊液检查和影像学检查。

三、体格检查

(一) 重点检查内容和目的

　　考虑患者热性惊厥的可能性大,但中枢神经系统感染、中毒性脑病不能除外,因此在对患者进行系统、全面检查的同时,应重点注意意识状态、神经系统体征,尤其是病理反射、脑膜刺激征。

(二) 体格检查结果及思维提示

　　体温 38.2℃,呼吸 30 次/分,脉搏 120 次/分。神志清,精神可,热面容,抱入病房,查体欠合作。全身皮肤未见异常,浅表淋巴结未及。面纹对称,眼球运动灵活到位,咽红,扁桃体不大。颈无抵抗,气管居中,甲状腺不大。呼吸平稳,双肺呼吸音清,未闻及啰音。心音有力,律齐,心前区未闻及杂音。腹软,肝脾不大。四肢活动无异常,肌力肌张力正常,生理反射正常引出,病理反射阴性,脑膜刺激征阴性。

思维提示

　　体格检查结果与问诊后初步考虑热性惊厥的思路相吻合。体温 38.2℃,咽红提示有上呼吸道感染,神志清,精神可,病理反射及脑膜刺激征阴性不支持中枢神经系统感染、中毒性脑病。没有进行脑脊液检查的必要性,需进一步实验室检查、脑电图检查,必要时影像学检查,主要目的是明确上呼吸道感染病原学,并判断热性惊厥分型,为治疗方案提供依据。

四、实验室和影像学检查

(一) 初步检查内容及目的

　　1. 血(尿、便)常规、CRP、ESR、血清支原体抗体(MP)等　进一步证实感染性疾病并明确病原。

　　2. 肝肾功能、电解质、血糖检测　了解有无电解质失衡及其他代谢异常导致惊厥发作。

　　3. 脑电图(EEG)　了解有无癫痫波以协助诊断分型。

4. 必要时头颅影像学、脑脊液检查　疑有颅内感染,特别是 <1 岁婴儿,建议腰穿脑脊液检查。疑有颅内病变者,可进行影像学检查用于检出有无中枢神经系统病灶。

(二)检查结果及思维提示

1. 血常规　WBC $11.6 \times 10^9/L$,N 62% ,L 37% ,M 1% ,Hb 124g/L,PLT $193 \times 10^9/L$;CRP 9mg/L;ESR、MP 正常范围。

2. 肝肾功能、电解质、血糖　正常范围。

3. 脑电图　体温正常后 2 周常规 EEG:睡眠期双侧额导联散在中高波幅尖波(图 106-1,见文末彩图)。

4. 头颅磁共振(MRI)　脑内结构未见明确异常,脑实质未见异常信号,双侧海马对称。

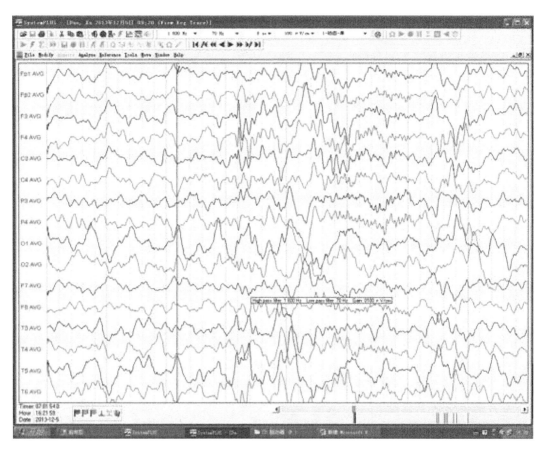

图 106-1　常规 EEG 所见

思维提示

重要的检查结果有三项:①白细胞增高,分类以中性粒细胞为主;②体温正常后 2 周常规 EEG:睡眠期双侧额、顶叶散在中高波幅尖波;③头颅磁共振(MRI):脑内结构未见明确异常,脑实质未见异常信号。

五、初步诊断及根据

结合患者的病史和体格检查结果,支持热性惊厥、上呼吸道感染的诊断。需进一步结合病史和相关检查协助明确热性惊厥分型。

热性惊厥简单型和复杂型的鉴别:①首次发作年龄:6 个月 ~ 3 岁;②惊厥发生时间:发热 24 小时之内;③惊厥时体温:38.5℃以上;④惊厥持续时间:15 分钟以内;⑤惊厥频率:1 次热程发作几次或 1 年发作几次;⑥惊厥时表现:全面或部分性;⑦神经系统查体:有无阳性体征;⑧体温正常 2 周后脑电图:是否有痫样放电。

结合患儿病史、体格检查及脑电图结果,本患儿分型为热性惊厥复杂型。

六、治疗方案及理由

1. 方案　予抗生素、降温药对症治疗,并建议丙戊酸钠口服液每次 2ml,每 8 小时一次,长期连续用药。

2. 理由　热性惊厥治疗原则:

(1)急诊治疗:①保持呼吸道通畅,反复惊厥发作伴缺氧青紫者应吸入氧气,监护生命体征;②立即止惊:苯二氮䓬类为一线药物,地西泮 0.2 ~ 0.5mg/kg 缓慢静脉推注,速度每分钟 1mg,最大剂量不超过 10mg;未能建立静脉通路时,地西泮注射液 0.5 ~ 0.7mg/kg 保留灌肠;10% 水合氯醛 0.2 ~ 0.5ml/kg 保留灌肠,惊厥未能控制或预防再次发作,苯巴比妥肌内注射治疗,剂量 8 ~ 10mg/kg;③解除高热;④治疗原发病。

(2)预防治疗:间歇或长期服用抗惊厥药物预防热性惊厥复发。

1)长期连续用药预防的指征:中华医学会儿科分会小儿神经学组《关于热性惊厥诊断治疗建议》(1983)提出:①反复发作,1 年内发作 5 次或以上者;②发作呈惊厥持续状态;③热性惊厥后转为无热惊厥或癫痫者;④热性惊厥发作后 2 周,脑电图有特异性者。

2)长期抗癫痫药物预防治疗:丙戊酸钠,剂量为 20mg/(kg·d),分 2 ~ 3 次口服;苯巴比妥,剂量为 2 ~ 5mg/(kg·d),分 1 ~ 2 次口服。

本患儿就诊后未再抽搐,故以对症治疗为主,结合患儿为复杂型热性惊厥,热退 2 周后脑电图有癫痫波,有热性惊厥和癫痫阳性家族史,建议长期抗癫痫药物预防治疗。

七、治疗效果及思维提示

经过上述治疗,该患儿第二天体温降至正常,随访中未再抽搐。

八、对本病例的思考

1. 关于热性惊厥　热性惊厥是儿童期最常见的惊厥性疾病,是指年龄 3 个月 ~ 5 岁之间发生的惊厥,伴有发热但无颅内感染等特定原因,凡是既往曾发生过无热惊厥者其伴有发热的惊厥应排除在热性惊厥之外。本病发生率平均在 2% ~ 5% 之间。临床实践证明,热性惊厥并非都是良性的,部分患儿可出现神经损伤。本病有遗传性,但不是单一原因,具有遗传上异质性。

初次热性惊厥常发生在体温骤然升高的 12 小时以内,单纯型热性惊厥发病年龄 6 个月 ~

6岁,一般体温在38~40℃出现抽搐,呈全面强直或强直阵挛发作,持续时间短,一般不超过5~10分钟。发作前后神经系统检查正常,无惊厥后瘫痪或其他异常,热退1周后脑电图检查结果正常。复杂型热性惊厥发病年龄<6个月或在6岁以上仍发病,起病时体温可不足38℃,发作形式有部分性发作表现,起病24小时内复发1次或多次,惊厥时间长,有时可达20~30分钟,发病前可能已有中枢神经系统异常(如智力低下、脑损伤或发育不全等),热退1周后脑电图仍有异常。

2. 问诊的重要性　该患儿以发热惊厥为主要表现,结合患儿年龄特点,首先考虑本病;问诊时除需详细询问惊厥发作时表现,还应询问起病年龄、体温、热程中发作次数、发作持续时间及发育史、家族史;另外,应注意患儿是否有头痛、呕吐、精神行为异常等表现,避免将中枢神经系统感染、中毒性脑病漏诊。

九、关于热性惊厥

热性惊厥是婴幼儿惊厥中最常见的一种,偶可呈惊厥持续状态。本病在一定程度上是排除性诊断,临床上在紧急处理时应及时作出鉴别诊断。如颅内感染、中毒性脑病、生化代谢紊乱引起的惊厥等,为做好鉴别诊断,除详细询问病史外,仔细的神经系统查体很重要,如精神状态、有无脑功能障碍、有无脑膜刺激征或神经系统定位体征等,必要时行脑脊液、头颅影像学检查。

本病常规急诊处理包括:①保持呼吸道通畅,反复惊厥发作伴缺氧青紫者应吸入氧气;②立即止惊;③解除高热;④治疗原发病。

预防复发主要包括两个方面:

1. 注意锻炼身体,提高健康水平,预防上呼吸道感染等疾病,消除慢性感染病灶,尽量减少或避免在婴幼儿期患急性发热性疾病,这对降低热性惊厥复发率有重要意义。

2. 间歇或长期服用抗惊厥药物预防热性惊厥复发。

(1)长期连续用药预防:长期连续用药预防的指征、药物及用法见前述内容。

(2)间歇用药预防:由于长期连续用药预防有一定不良反应,有人提出平时可不服药,一旦发热即用数天,预防惊厥发作,称为间歇用药预防。

1)间歇用药预防的指征:①有长程发作(15~20分钟)史者;②热性惊厥发作≥2次者;③有长期连续用药预防的指征≥2项者。

2)药物及用法:①地西泮溶液(或栓剂):当体温刚升高达37.5℃时,立即经直肠给药,剂量每次为0.5mg/kg,年长儿最大剂量为10mg。初次给药后如持续发热,可于8小时后重复给药,如24小时后仍有发热(≥38℃),可第3次重复给药。也可用口服地西泮,剂量每次0.3mg/kg,每隔8小时一次,一般随热程可用2~3天。这一疗法简单易行,在医生指导下可以在家庭治疗;有研究证明可减少约2/3热性惊厥复发率。②氯硝西泮注射液:剂量为每次0.05~0.1mg/kg,经直肠给药。③10%水合氯醛液:用法见前。

同时应对家长进行宣传教育并指导家长如何应对可能再次发生惊厥发作,如:①保持冷静,不要恐慌;②松开孩子的衣服,尤其颈部周围的衣服;③如果孩子无意识,将儿童放置在侧卧位,以避免唾液或呕吐物吸入;④不要强迫孩子张口;⑤观察孩子惊厥发作的时间和形式;⑥不要口服任何药物或液体;⑦如果惊厥持续时间超过2~3分钟,直肠给药地西泮溶液0.5mg/kg;⑧尽快到最近的医院就诊。

(陈春红)

病例107 进行性四肢无力3天

患儿,男,7岁6个月,于1996年8月2日入院。

一、主诉

进行性四肢无力3天。

二、病史询问

中枢神经系统病变、周围神经系统病变、神经肌肉接头病变和肌肉病变均可导致进行性四肢无力,中枢神经系统病变导致上运动神经元瘫,又叫痉挛性瘫(硬瘫),周围神经系统病变导致下运动神经元瘫,又叫迟缓性瘫(软瘫),儿童急性起病的四肢无力以炎症性周围神经病变为最为常见,因而进一步应询问如下病史。

(一)病史询问内容及目的

思维提示

患者为学龄儿童,急性起病,四肢无力不伴发热,应首先考虑感染后免疫反应性疾患。因此,问诊时要注意询问前驱感染的出现时间、发病时主要症状及特点、四肢无力的发病顺序,无力主要累及的部位,并兼顾重要鉴别疾病的临床表现,以寻找符合感染后免疫性疾病表现的证据。

1. 是否有前驱感染史,如感冒或腹泻,前驱感染距四肢出现无力的时间,有无淋雨或受凉。如患儿有明显的前驱感染史,则提示是感染后免疫变态反应性疾患如吉兰-巴雷综合征等。

2. 四肢无力出现的顺序,是自上往下发展还是自下往上发展,经过多长时间达到高峰,感染后多发性周围神经炎多自下往上发展,而脊髓病变则可从上肢向下发展。

3. 是否伴有主观或客观感觉症状,如肢端麻木,触觉减退,肢端异常感觉等,感觉减退往往提示脊髓的病变,感觉异常或过敏。往往提示是外周是外周神经的病变。

4. 是否伴有括约肌障碍,如尿频、尿潴留、大便失禁等,尿便障碍往往提示是脊髓的病变。

5. 是否伴有延髓性麻痹的症状,如饮水呛咳,吞咽困难等,多见于重症的吉兰-巴雷综合征。

6. 是否伴有呼吸肌的受累,如声音的减低,呼吸增快甚至呼吸困难等,以吉兰-巴雷综合征累及胸段脊神经为最多见。

7. 是否伴有精神意识的改变,是否伴有抽搐,用于鉴别是否中枢神经系统病变。

8. 是否有晨轻暮重的区别,见于重症肌无力。

9. 既往有无反复发作的肢体无力,有无家族史,见于周期性瘫痪。

(二) 询问结果(病史)

患儿于入院前半月无明显诱因出现流涕、咳嗽,同时伴有体温发热,体温波动在 37.5 ~ 38℃,自服感冒药后约 5 天症状消失。入院前 6 天患儿在放学途中被大雨淋湿,4 天前晨起后自觉双下肢麻木无力,尚可行走,坚持走到学校上学,午后双上下肢无力加重,由同学背回家,同时发现上肢亦出现无力,不能持重物。次日患儿不能行走,上肢不能举过肩。入院前一天,患儿出现语音减低,喝水时呛水,不能咽下馒头等固体食物。患儿无明显憋气、发绀,不伴有发热,无明显尿潴留和大小便失禁,发病以来精神尚好,因肢体无力而略显烦躁,不时抱怨热,肢端发麻,无明显晨轻暮重的区别,在当地卫生院予输液治疗,无明显疗效,于发病后四天转来我院。

既往体健,无发作性肢体麻木无力病史。无神经系统疾病家族史。足月顺产,生后无窒息,新生儿期健康,无病理性新生儿黄疸史,无脑炎病史。

思维提示

询问结果思维提示:①患儿为急性起病,以进行性四肢无力为主要症状,病程中不伴有明显发热,因而由感染直接导致的疾患可能性不大;②患儿在发病前 2 周有明确的上呼吸道前驱感染病史,故要考虑感染后免疫性疾患;③患儿自发病后无意识障碍和惊厥发作,故中枢神经系统疾患可能性不大;④患儿有前驱感染史且合并有肢端的感觉异常,应注意脊髓病变的可能性;⑤足月顺产,生后无窒息,新生儿期健康,既往体健,无反复发作性的肢体无力,故慢性神经系统病变导致的肢体无力可能性小;⑥患儿已出现饮水呛咳和声音减低,应注意延髓性麻痹和呼吸肌麻痹。

三、体格检查

(一) 初步体格检查内容及目的

检查各肢体的肌力和肌张力,浅反射,腱反射以及病理反射,是远端重还是近端重以帮助鉴别是由中枢神经系统病变引起的痉挛性瘫还是周围神经系统病变引起的迟缓性瘫;检查肌容积大小,是否伴有肌肉萎缩以除外慢性疾患。

检查痛觉,触觉和关节位置觉,膀胱有无尿潴留,肛门括约肌有无松弛,帮助除外脊髓病变。

生长发育情况,意识状态,定向力,初步判断智力是否与年龄相符以除外中枢性病变。

注意有无缺氧表现,语音大小,呼吸肌有无麻痹,是否有矛盾呼吸,呼吸系统体征(呼吸频率、节律,有无呼吸困难,肺部叩诊是否存在过清音,肺内有无啰音)可以帮助了解是否有呼吸肌的受累。

（二）体格检查结果

体温36.5℃,呼吸28次/分,脉搏120次/分,血压120/80mmHg,体重26kg,营养发育中等,神志清楚,精神反应好,呼吸略促,语音减低,声音略嘶哑,深呼吸时可见上腹部塌陷。面色、口唇红润,无口周发青,无发绀,咽部可见多量黏稠分泌物,反射减弱,气管居中,无三凹征,胸廓对称,双侧呼吸运动一致,双肺叩诊清音,呼吸音粗,可闻及痰鸣音,未闻及湿啰音,心音有力,律齐,各瓣膜区未闻及杂音;四肢肌张力对称性减低,肌力减弱,双下肢肌力Ⅱ级,双上肢肌力Ⅲ级,双侧肱二头肌及双侧膝腱反射以及跟腱反射减弱,双侧巴氏征阴性,双手及足对痛觉和触觉有轻度减退,关节位置觉正常引出。

思维提示

体格检查结果与问诊时的思路相吻合。患儿出现以四肢无力为主要临床表现的体征,并呈迟缓性麻痹的特点,腱反射减弱以及病理征阴性,同时有咽喉肌和呼吸肌受累的体征。进一步实验室检查和影像学检查的主要目的是寻找神经受累的证据,并判断病情,为治疗方案提供依据。

四、门诊及外院检查结果

胸部X线透视　双肺纹理增多,双侧肋间肌和双侧膈肌动度约1个肋间;未见明确片影。

五、初步诊断

急性弛缓性麻痹原因待查:①吉兰-巴雷综合征合并真性延髓性麻痹;②呼吸肌麻痹Ⅱ度。

六、初步治疗

1. 严密监测病情进展,24小时监测血压、呼吸、脉搏和血氧饱和度等重要生命体征及参数。

2. 加强护理,由于患儿有延髓性麻痹,吞咽困难,故禁食,给予鼻饲,防止误吸,给予高热卡半流食,保证入量。保持气道通畅,吸氧,随时吸痰、定时拍背,促进呼吸道分泌物排出,减少肺部并发症的出现,勤翻身和清洗,身下垫防褥疮软垫,以防止褥疮出现。

3. 采用大剂量丙种球蛋白冲击治疗,丙种球蛋白400mg/(kg·d),连用5天。

4. 因患儿有明显的呼吸道分泌物增多和肺部呼吸音粗,以及痰鸣音,临床考虑合并呼吸道感染可能性大,故应用抗生素治疗,选用静点二代头孢类抗生素,头孢孟多50mg/(kg·d)。

5. 对症处理。

七、进一步检查

(一) 进一步检查内容及目的

1. 血常规、血生化。
2. 血气　进一步明确是否存在缺氧,及其严重程度。
3. 肌电图和诱发电位检查。

(二) 检查结果

1. 血常规　WBC $15.4 \times 10^9/L$, N 0.83, L 0.16,红细胞、血红蛋白、血小板正常。
2. 血生化　K 3.73mmol/L, Na 138mmol/L, Cl 99mmol/L, Ca 2.44mmol/L。
3. 血气　pH 7.36, PaO_2 68mmHg, $PaCO_2$ 30mmHg, AB −5.6mmol/L。
4. 肌电图提示神经源性受损,轻收缩时限增宽,波幅增高,F 波出现率减低,周围神经传导速度轻度减慢,以运动神经为明显。体感诱发电位检查示外周段传导时间延长。

八、入院后情况

体温低热波动在 37.3~37.8℃,口鼻腔分泌物增多,深吸气时可见矛盾呼吸,咳嗽力量减弱,语音明显减低,肺中痰鸣音较多,四肢肌力在入院后继续下降。

思维提示

肌电图和诱发电位结果符合周围神经受累,神经根部和运动神经受累为主;目前合并呼吸肌麻痹Ⅱ度和低氧血症,代偿性呼吸性酸中毒。

进一步检查:腰椎穿刺,脑脊液常规和生化,脑脊液寡克隆抗体,24 小时 IgG 合成率。

九、下一步检查内容与目的

1. 腰椎穿刺脑脊液检查,明确是否符合吉兰-巴雷综合征,有无蛋白细胞分离,脑脊液中是否出现在吉兰-巴雷综合征患者常出现的寡克隆抗体,以及 24 小时 IgG 合成率是否增加。
2. 血生化电解质、肝肾功能、血糖、血气分析等了解是否存在电解质紊乱,酸碱失衡和肝肾功能情况,尤其注意有无低钾血症以除外低血钾性周期性瘫痪。
3. 病原学检查　可检测各种呼吸道和肠道病毒和空肠弯曲菌抗体以寻找可能的致病源。

十、进一步检查结果

1. 脑脊液常规　细胞:8/mm³,生化:蛋白 1.2g/L,糖 3.12mmol/L,氯化物 121mmol/L,脑

脊液寡克隆抗体阳性,24 小时 IgG 指数:0.9(正常 0.7)。

2. 血电解质正常。

3. 各种病毒抗体检查均为阴性,血和脑脊液空肠弯曲菌抗体阳性。

十一、诊断

1. 急性吉兰-巴雷综合征合并真性延髓性麻痹。

2. 呼吸肌麻痹Ⅱ度。

十二、治疗与预后

入院后经过上述免疫治疗,支持疗法,以及对症治疗,患儿在入院 1 周以后病情趋于稳定,四肢肌力缓慢恢复,声音增大,呼吸动度增加,咳嗽有减轻,住院 3 周后转入康复病房进行康复训练,促进肢体功能恢复,病后 3 个月恢复独走能力,但有明显的足下垂,行走时需高抬腿。

十三、急性吉兰-巴雷综合征

急性吉兰-巴雷综合征是小儿最常见的急性弛缓性麻痹,在中国北方夏季高发。本病发病前往往有感冒或腹泻等前驱感染史,患儿常有受凉或淋雨作为诱因,大约在前驱感染后约 1 ~ 2 周左右出现进行性四肢无力,自下向上发展,重者合并延髓性麻痹和呼吸肌麻痹。

吉兰-巴雷综合征可合并自主神经功能障碍,患儿有怕热,出汗多,口鼻腔分泌物增多,重者出现血压忽高忽低和心率增快甚至心律失常。严重者合并呼吸肌的麻痹和咽喉肌麻痹而导致吞咽困难和语音减低或声音嘶哑甚至失音。对有呼吸肌麻痹的患儿要进行胸透了解肋间肌和膈肌的动度,判断严重程度。

(一)诊断要点

1. 急性起病,上行性、对称性、弛缓性四肢麻痹。

2. 腱反射减弱或消失。

3. 可伴有四肢远端的主观和(或)客观感觉障碍,但较运动障碍为轻。

4. 可伴有脑神经麻痹,以Ⅶ、Ⅸ、Ⅹ、Ⅺ和Ⅻ为最多见。

5. 重者呼吸肌麻痹。

6. 脑脊液蛋白细胞分离。

中国北方儿童吉兰-巴雷综合征在夏季有一高峰季节,患儿在病前常常有腹泻,腹痛等消化道的症状,病情进展迅速,数天甚至数小时即发展至高峰,经研究表明患儿发病与空肠弯曲菌的感染有高度的相关性,患儿的血和脑脊液空肠弯曲菌抗体往往呈阳性反应,大便可分离或培养出空肠弯曲菌。

(二)治疗原则

1. 正确评价呼吸肌麻痹和呼吸功能,及时气管插管或切开,必要时使用人工呼吸器。

2. 使用心电和血压监测,注意心率和血压的变化,应用普萘洛尔和小剂量镇静药(如苯巴比妥或水合氯醛)治疗。

3. 免疫调节剂治疗。

(1)对急性期的吉兰-巴雷综合征患儿可采取大剂量免疫球蛋白或血浆置换治疗。大剂量免疫球蛋白的治疗有两种方法,一种为 400/(kg·d),连用 5 天,或采用 1g/(kg·d),连用 2 天。

(2)血浆置换:儿童应用较少。

4. 肾上腺皮质激素治疗　可选用甲泼尼龙或泼尼松治疗,甲泼尼龙按 20mg/(kg·d),连用 5 天后,改为泼尼松治疗。

5. 在急性期要针对瘫痪的患儿进行精心的护理,及时吸氧吸痰,保持呼吸道通畅。对呼吸道分泌物过多和合并肺部感染者实行定时拍背吸痰,每 4～6 小时一次,合并感染者及时使用抗生素静点治疗,勤翻身,防褥疮出现,严格消毒隔离,防止交叉感染。

6. 康复治疗　急性期维持肢体功能位,防止足下垂以及恢复期及早开始康复训练对患儿恢复行走的能力非常重要,可采用足底垫置沙袋保持足的功能位防止跟腱挛缩,恢复期可采用物理和针灸按摩、水疗等方法。

点评

　　关于本病的思考:急性吉兰-巴雷综合征是小儿神经科最常见的疾患,由于本病可合并呼吸肌和喉肌的受累,严重者出现呼吸衰竭,需呼吸机辅助呼吸治疗,因而早期诊断,早期治疗至关重要,应用丙种球蛋白和血浆置换后可大大减低死亡率和使用呼吸机的比例,本病大多呈良性预后。

(吕俊兰)

病例108 语言减少 20 天,意识障碍、抽搐 7 天

患儿,女,7 岁,于 2012 年 1 月 11 日入院。

一、主诉

语言减少 20 天,意识障碍、抽搐 7 天。

二、病史询问

(一) 问诊主要内容及目的

思维提示

患者学龄女童,先出现语言减少,病情加重后出现意识障碍、抽搐,按常见病优先需考虑中枢神经系统感染、免疫性脑炎等。因此,问诊目的主要围绕发病时主要症状及特点、伴随症状、是否曾抗感染治疗及效果如何等问题展开,并兼顾重要鉴别疾病的临床表现,以寻找确诊的证据。

1. 发病前是否有感染或疫苗接种史,感染或疫苗接种常为免疫性脑炎的诱发因素。

2. 主要症状及演变过程,首发症状,有无发热、抽搐、意识障碍、运动障碍、精神症状、尿便障碍、智力及语言情况等。

3. 入院前曾经使用药物,效果如何,通过了解院外治疗的情况如抗生素、丙种球蛋白及激素等协助诊断分析。

4. 既往病史,家族史及发育史,部分免疫性脑炎有复发缓解特点,某些遗传性疾病可询问出家族史。还要注意既往有无皮疹、慢性发热及多系统受累的表现,以鉴别结缔组织病。

(二) 问诊结果及思维提示

患儿为学龄女童,既往身体健康,发育正常,此次病前 1 周有呼吸道感染史。21 天前患儿出现语言减少,构音欠清,胡言乱语,右侧肢体运动减少,1 周后患儿出现频繁抽搐,表现为双眼右上斜视,头后仰,右侧肢体发紧抖动,严重时腰部抬离床面呈角弓反张,呼之不应,持续数十分钟经镇静治疗后方可缓解,发作间期神志恍惚或烦躁,偶对语言有反应,当地医院诊断"病毒性脑炎",于阿昔洛韦静点抗病毒,丙戊酸钠、硝西泮止惊及营养支持治疗,疗效欠佳,患儿症状进行加重出现肢体不自主扭动(右侧著),间断右手搓丸样及右腿画圈样动作,病程中有尿潴留,病情加重逐渐出现进食困难,现仅能进流食,睡眠减少,严重时每天睡眠时间 2~3

小时;病程中无发热。

患儿为抱养儿,围生史、家族史不详。发育无异常。既往体健,病前无外伤、疫苗接种及毒物接触史。

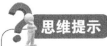

思维提示

通过问诊可明确,患儿病前有呼吸道感染史,本次发病先为语言减少、胡言乱语,后出现抽搐、神志恍惚或烦躁、肢体不自主运动等症状,病程中尿潴留、进食困难及睡眠障碍,患儿神经系统症状复杂多样,症状进行性加重,诊断困难,应在体格检查时重点注意神经系统定位体征、病理反射、脑膜刺激征、意识水平等,并通过实验室检查和影像学检查寻找诊断依据。

三、体格检查

(一)重点检查内容和目的

考虑患儿脑炎的可能性最大,因此在对患者进行系统、全面检查的同时,应重点注意神经系统定位体征、病理反射、脑膜刺激征、意识水平等。

(二)体格检查结果及思维提示

体温 37～37.5℃,呼吸 22 次/分,脉搏 96 次/分,血压 124/80mmHg。神志恍惚,疼痛及压眶刺激反应弱,对语言刺激偶有反应,间断烦躁,肢体可见不自主运动(扭转、肌张力不全、手足徐动、舞蹈样动作等),不喜睁眼,双眼喜上翻或斜视,喜张口伸舌常伴下颌、舌体抖动及咀嚼样动作,四肢肌张力不合作,膝反射减弱,病理征、脑膜刺激征阴性,偶尔清醒取物时有意向性震颤,内科查体无明显异常。

思维提示

体格检查结果与问诊后初步考虑脑炎的思路相吻合。但具体什么性质的脑炎?进一步实验室检查和影像学检查的主要目的是明确病变性质,并判断病情,以为治疗方案提供依据。

四、实验室和影像学检查

(一)初步检查内容及目的

1. 血尿便常规、血生化、抗链球菌溶血素 O(ASO)、C 反应蛋白、血沉;血病毒及支原体抗体　寻找感染证据。

2. 抗核抗体(ANA)、抗双链 DNA 抗体(dsDNA)、甲功五项、甲状腺抗体　以排除结缔组织病、桥本脑病。

3. 脑脊液常规、生化、细菌涂片、细菌培养、抗酸染色、墨汁染色、病毒及支原体抗体及脑脊液髓鞘碱性蛋白(MBP)、寡克隆区带(OB)检查 明确脑炎性质。

4. 视频或24小时脑电图监测 了解有无癫痫波。

5. 头颅MRI 明确诊断并了解颅内病变部位和范围。

(二)检查结果及思维提示

1. 血尿便常规、血生化、抗链球菌溶血素O(ASO)、C反应蛋白、血沉;血病毒及支原体抗体 正常范围。

2. ANA、抗dsDNA、甲功五项、甲状腺抗体 正常范围。

3. 脑脊液常规、生化及病原学检查、MBP检查 正常范围;脑脊液寡克隆区带阳性。

4. 视频脑电图 不正常脑电图,两侧导联可见大量中高波幅1.5~2.5Hz慢波,右侧导联著,脑电图显示背景活动减慢。

5. 头颅MRI 脑沟略增深,余脑实质未见异常(图108-1)。

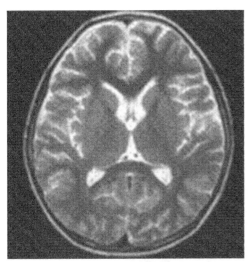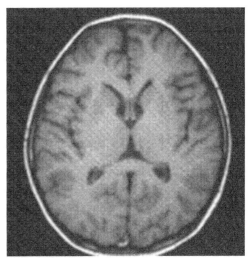

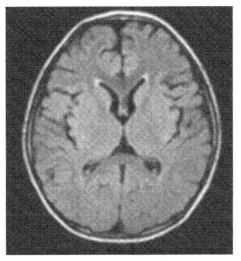

图108-1 入院时的头颅MRI所见

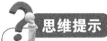 思维提示

　　重要的检查结果有三项:①血常规、血沉、C反应蛋白等炎性指标及病原学检查均正常;②脑脊液常规、生化及病原学检查均正常;③脑脊液寡克隆区带阳性。

五、初步诊断及根据

　　结合患者的病史和体格检查结果,进一步支持免疫性脑炎的诊断,但哪一种免疫性脑炎尚不明确。该患儿进一步查血清和脑脊液抗CV2/CRMP5抗体、抗Ma2抗体及抗Ri/Yo/Hu检查阴性,血清和脑脊液抗NMDA受体抗体检查阳性,明确抗NMDA受体脑炎的诊断。

六、治疗方案及理由

　　1. 方案　丙种球蛋白(IVIG)400mg/(kg·d)冲击治疗5日,甲泼尼龙20mg/(kg·d)冲击治疗3日,后予泼尼松片1mg/(kg·d)口服治疗。并积极营养支持及对症治疗。
　　2. 理由　本病治疗主要为免疫治疗和肿瘤切除(合并肿瘤)。

七、治疗效果及思维提示

　　经过上述治疗患儿病情无好转,意识障碍及不自主运动逐渐加重。

思维提示

　　本病常伴发肿瘤,以卵巢畸胎瘤最常见;如伴发肿瘤,尽早切除肿瘤是治疗该病的关键,故应积极进一步查找肿瘤。

八、再问病史和实验室检查结果

　　进一步查血甲胎蛋白(AFP)、癌胚抗原(CEA)、绒毛膜促性腺激素(HCG)检查:正常范围;胸腹部、盆腔CT和超声检查均未发现肿瘤。

思维提示

　　本病一线免疫治疗:糖皮质激素、丙种球蛋白和血浆置换;如效果不理想,可采用二线免疫治疗:环磷酰胺、利妥昔单抗。

九、调整治疗方案及疗效

再次予丙种球蛋白冲击治疗,并予血浆置换治疗2次,继续予激素口服治疗。

治疗1个月后,患儿病情开始好转,情绪稳定,能追视,能简单应答,四肢不自主运动明显减少,无抽搐发作。

十、对本病例的思考

1. 关于抗NMDA受体脑炎　抗NMDA受体脑炎是一种与NMDA受体相关性边缘叶脑炎,常常发生在伴有畸胎瘤的年轻女性患者中,表现为显著的精神症状、惊厥发作、记忆障碍、意识水平下降,伴发热,常出现中枢低通气,血及脑脊液中可以检测到抗NMDA受体抗体。临床上该病在早期易被误诊病毒性脑炎、精神障碍、复杂部分性癫痫等疾病,部分病人被长期误诊导致严重神经损害,故保持对本病的警惕性是十分重要的。

2. 问诊的重要性　该病常以精神症状起病,部分患儿首诊于精神科;部分患儿以惊厥、意识障碍为首发症状,易诊断为病毒性脑炎。该患儿亚急性起病,以语言减少起病,症状进行加重出现抽搐、意识障碍、不自主运动、进食困难、睡眠障碍及尿潴留等症状,病程中无明显感染中毒症状,用精神障碍、病毒性脑炎均不好解释,故问诊对于该病的诊断很重要。

十一、关于抗NMDA受体脑炎

本病多见于年轻女性,59%患者伴有畸胎瘤,大部分位于卵巢,偶尔也可发生于纵隔、睾丸。本病的临床表现具有一定特征性,多数患者病前有发热、头痛及非特异性类病毒感染样症状。约77%患者以精神症状为首发症状,包括焦虑、易激惹、怪异行为、妄想或偏执、幻视或幻听等,并以此首诊于精神科医生;多数患者发病3周内出现惊厥发作,约88%的患者出现意识水平降低,病情进展出现类似紧张型精神分裂症样状态,激惹兴奋与运动不能交替出现,对刺激反应减弱或矛盾反应(如对疼痛刺激无反应,抵制睁眼);一些患者表现喃喃自语、模仿语言或缄默。多数患者出现运动障碍、自主神经功能紊乱及中枢性通气不足。口面部不自主运动是最常见的运动障碍,表现为怪相,强制性的下颌张开或闭合,严重者可导致口唇、舌体受伤或牙齿断裂,还可出现手足徐动/舞蹈样动作、四肢强直扭转等。约69%患者出现自主神经功能紊乱包括心律失常、各种心动过速或心动过缓、瞳孔散大、呼吸急促、出汗、血压升高或降低等。约66%患者出现中枢性通气不足,需要机械通气辅助呼吸。患者常出现持续较长时间的睡眠障碍如失眠。多数患者临床症状比较严重,有潜在致命的可能性。目前该病在儿童、青少年中逐渐被认识,约占病例总数的40%。儿童患者在临床表现方面与成人相似。但由于儿童精神症状难于被发现,故儿童患者多以一侧肢体肌张力障碍、语言障碍或惊厥而就诊;儿童患者常发生自主神经功能障碍,但多不严重,常见唾液分泌亢进和尿失禁,很少有患儿需安装心脏起搏器。中枢性通气不足在儿童患者中发生率低,约23%患儿需机械通气呼吸支持。失眠亦为常见显著症状,严重患儿尽管使用多种镇静剂仍数天不睡;部分患儿出现吞咽功能障碍引起进食困难。

本病血清学检查通常无特异性,极少数患者可有癌胚抗原、癌抗原125和甲胎蛋白水平升高。头部 MRI 多无特异性，约 55% 的患者可有 FLAIR 或 T_2W 信号异常，主要出现于颞叶中部、大脑皮质，部分患者可出现大脑皮质、脑膜或基底节轻度或暂时性强化。脑电图可见广泛或局限于额颞慢波或 δ 波，但无特异性，部分患儿可见极度 δ 刷。脑脊液检查一般无特异性，可出现非特异性炎性改变，60% 左右患者可见寡克隆区带。血清和脑脊液相关病原学、风湿免疫性疾病、甲状腺自身抗体以及副肿瘤综合征的相关检查均阴性。本病特异性检查为血清和脑脊液抗 NMDA 受体抗体检测。胸腹部、盆腔 CT 和超声检查用于查找肿瘤，以女性卵巢畸胎瘤最常见。儿童患者肿瘤发生率低，≤18 岁患儿肿瘤发生率约占 31%，而 ≤14 岁发生率仅为 9%。

对于抗 NMDA 受体脑炎目前尚无统一诊断标准；年龄小于 50 岁，尤其是儿童或少年，出现急性精神行为异常、异常姿势或运动（主要是口面部及四肢运动异常），惊厥发作，自主神经功能紊乱、通气障碍；常伴有：①脑脊液淋巴细胞增多或寡克隆区带阳性；②脑电图罕见痫样放电，但常为慢波、无规律活动，多数与异常运动无关；③头颅 MRI 正常或 FLAIR 增强相短暂异常信号；在排除其他疾病后均应考虑本病的可能。血或脑脊液中检出 NMDA 受体抗体则可确诊。

抗 NMDAR 受体脑炎的治疗主要为免疫治疗和肿瘤切除。目前把皮质醇激素、静脉注射免疫球蛋白和血浆置换作为一线免疫治疗。临床无缓解的患者需要使用二线免疫治疗如环磷酰胺或利妥昔单抗或二者合用。同时还需对症治疗，如抗癫痫、抗精神病、机械辅助通气等。

本病临床恢复慢，常需数月。随着对该病的认识，儿童发病率比想象的高，并且该病在男童亦可见。临床表现与成人患者相似，但少见肿瘤，自主神经功能紊乱及低通气在儿童患者中发生率低，且程度轻。所以对于出现急性行为改变、惊厥、意识水平下降、肌张力障碍或运动失调的患儿，应想到该疾病的可能，并尽快查找肿瘤以及检测抗 NMDA 受体抗体以尽早明确诊断；一旦明确诊断后应及时予以免疫治疗，如发现肿瘤即使良性也应尽早切除，多数患儿预后良好。

（王晓慧）

病例109　进行性四肢无力 1 年

患儿,男,6 岁,于 2008 年 8 月 8 日来神经科门诊就诊。

一、主诉

进行性四肢无力 1 年。

二、病史询问

(一)问诊主要内容及目的

> **思维提示**
>
> 　　四肢无力,可见于颈髓病变、脊髓前角病变、周围神经病变、神经肌肉接头病变及肌肉病变。根据患儿肢体无力症状特点、有无感觉及尿便障碍等伴随症状初步定位。根据患儿起病方式、进展方式、既往史及家族史等资料,初步进行定性分析。

　　1. 定位　脊髓病变,除肢体无力症状,可同时伴有感觉障碍及括约肌功能障碍,病程后期可出现失用性肌肉萎缩。脊髓前角病变,主要表现为迟缓性瘫痪,双侧多不对称,不伴有感觉及括约肌功能障碍。周围神经病变,表现为迟缓性瘫痪,部分患儿可伴有感觉障碍如感觉过敏、缺失等,无力症状以肢体远端为著,早期可出现肌肉萎缩。神经肌肉接头病变,如重症肌无力(全身型),症状具有波动性,晨轻暮重。肌肉病变,无感觉及括约肌障碍,肢体无力以近段为著,可伴有肌肉疼痛。

　　2. 定性　获得性病因主要包括炎症性疾病、免疫性疾病、血管病变、中毒等;隐匿、慢性起病者应注意遗传性因素。

　　3. 问诊主要内容如下

　　(1)四肢无力起病时间,是缓慢起病还是急性起病,急性起病患者应注意考虑炎症性、免疫性、血管性等病变。慢性起病,考虑遗传性神经肌肉病。

　　(2)四肢无力进展方式,症状是缓慢进行性发展还是间歇性进展,有无时轻时重,有无加重的诱发因素,缓慢进展的四肢无力见于遗传性神经肌肉病,病程呈波浪式进展见于慢性吉兰-巴雷综合征,具有明显晨轻暮重特点见于重症肌无力全身型。

　　(3)四肢无力以近端重还是远端重,询问上楼,起床或做蹲起时有无困难,有助于帮助鉴别诊断,肌肉、神经肌肉接头和脊髓前角的病变往往以近端无力为主,周围神经病变以远端为重。

（4）是否伴有感觉障碍,脊髓病变及周围神经病变可出现感觉障碍,其中横断性感觉障碍见于脊髓病变,而末梢型的感觉异常往往见于周围神经病变。

（5）是否伴有括约肌障碍,脊髓病变可出现括约肌障碍,如尿便潴留、失禁。

（6）是否有家族遗传病史,家族中有无类似病患者,尤其应询问母亲一方家庭成员中有无类似病患者,母亲的兄弟有无四肢无力和肌肉萎缩,用于遗传性神经肌肉病的鉴别,母系遗传且男孩发病见于 X 性连锁隐性遗传的进行性肌肉营养不良。

（二）问诊结果及思维提示

入院前 1 年（5 岁时）,家长发现患儿走路姿势异常,身体左右摇摆,类似鸭步,逐渐出现走路慢,跑不起来,自诉肢体无力,易疲劳,此后症状逐渐缓慢进展,起床站起均需扶物或手扶膝盖,四肢渐消瘦,无明显精神状态和意识的改变,未见抽搐,发病后无肌肉疼痛和关节的改变,食欲好,未见恶心呕吐,腹泻等消化道的症状,无反复呼吸道感染病史,无排尿、排便障碍。

家族史:患儿一舅舅自幼全身消瘦无力,进行性发展,在 17 岁时死于肺炎和全身无力。

出生史:足月顺产,生后无窒息,新生儿期体健。

思维提示

①患儿以肢体无力为主要表现,无感觉及尿便障碍,不支持为脊髓病变及周围神经病变;②患儿肢体无力主要表现为鸭步和蹲起费力,肢体无力以近端为著,主要应考虑脊髓前角和肌肉系统病变。可进一步行肌酶检查协诊。必要时可完善肌电图检查协诊;③患儿为足月自然分娩,否认缺氧、窒息病史,新生儿期体检,未提示存在先天发育异常和围生期损伤;④患儿发病前无外伤、中毒、感染病史,不支持上述相关病因;⑤患儿起病隐匿,缓慢进展,且家族中有男性患者同样出现类似症状,已因并发症去世,故应注意遗传性疾病尤其是 X 性连锁遗传性疾病。

三、体格检查

（一）重点检查内容和目的

生长发育状况、语音、定向力、计算力等帮助除外中枢神经系统病变;步态观察可以帮助鉴别是中枢神经系统病变还是周围神经或肌肉系统病变如痉挛性步态见于中枢神经系统病变,鸭步见于肌肉系统的病变,跨阈步态见于周围神经系统病变;观察肋间肌和膈肌的动度可以帮助了解有无呼吸肌的受累;检查肌张力、肌肉容积、腱反射和病理反射可以帮助鉴别是上运动神经元疾患还是下运动神经性元及以下疾患;判断近端重还是远端重可以帮助鉴别是神经还是肌肉的病变;注意特征性的体征如肢端的肌束颤动是判断脊髓前角病变的重要标志,肌肉假性肥大是肌营养不良的重要体征,注意肛门括约肌是否有松弛或是否存在感觉平面可帮助了解有无脊髓的受累。

（二）体格检查结果及思维提示

体温 36.5℃,呼吸 22 次/分,脉搏 86 次/分,血压 120/80mmHg,体重 22kg,营养发育偏差,神志清楚,语音清晰,无定向力障碍,计算力正常,精神反应好,呼吸平稳,咽反射正常引出。全身消瘦较明显,面色、口唇红润,胸廓对称,呼吸动度略差,双侧呼吸运动一致,双肺叩诊清音,呼吸音稍弱,未闻啰音,心界无扩大,心音有力,律齐,各瓣膜区未闻及杂音,四肢肌张力均见减低,肌容积明显减少,以近端为主,双上肢肌力Ⅳ级,双下肢肌力Ⅲ级,双侧腓肠肌明显肥大,触诊时感觉局部组织质硬,四肢腱反射均减弱,浅反射正常引出,未见病理反射。痛、温、触觉存在。肛门反射正常引出。Gower 征(+)。

四、实验室和影像学检查

初步检查内容及目的

门诊肌酶检查　肌酸激酶 15 600U/L(了解是否为肌肉病变)。

思维提示

①患儿以进行性肌无力和肌萎缩为主要临床表现,近端重于远端,肌酸激酶明显升高,达 10 000U/L 以上,故考虑肌肉病变可能性大;②患儿肌无力和肌萎缩以近端为主,呈缓慢进行性发展趋势,应注意进行性脊髓性肌萎缩Ⅱ型的可能性,但肌酸激酶显著升高,不好解释;③慢性进行性四肢无力伴肌萎缩还应考虑有无慢性吉兰-巴雷综合征的可能性,同样肌酶的极度升高不支持这两种诊断;④慢性炎症性肌肉病,如多发性肌炎和皮肌炎亦可导致进行性肌无力和肌萎缩,但患儿病情呈缓慢进展,无波浪式病程,没有肌痛症状,故可能性不大;⑤患儿不伴有括约肌的障碍和感觉异常,可除外脊髓病变。

五、初步诊断及根据

慢性进行性肌无力原因待查:进行性肌营养不良(假性肌肥大型)?

患儿为学龄期男童,慢性起病,缓慢进展,主要表现为进行性肢体无力,近端为著,双侧对称。无感觉及尿便障碍。发病前无感染等特殊病史。查体四肢肌力下降,近端为著,腱反射减弱,腓肠肌肥厚。肌酸激酶极度升高。结合其舅舅自幼肢体无力,17 岁时因全身无力及肺部感染去世。目前初步诊断进行性肌营养不良(假性肌肥大型)。

六、治疗方案及理由

1. 方案　康复训练指导,除外有无结核感染,评估肺功能及心功能,给予对症支持治疗。

2. 理由　假性肌肥大型进行性肌营养不良是由性染色体 DMD 基因突变导致的肌病,基因定位于 Xp21.2,该基因编码抗肌萎缩蛋白。早期表现为运动发育延迟,病情进展,肌无力症状逐渐加重,失去独走能力,并随后出现脊柱侧弯,呼吸功能受损,累及心脏者出现心肌病。大多数未经治疗患者平均死亡年龄为 19 岁,多死于呼吸功能衰竭或心功能衰竭。近年来,通过对于已知的临床表现和并发症进行治疗可延长患者自然病程,存活期可至 40 岁左右。糖皮质激素是目前唯一有效减缓患者肌力下降和功能丧失的药物,同时可稳定肺功能,保护心功能,防止及减缓心功能衰竭的发生,降低发生脊柱侧弯的风险。住院后完善检查全面了解患儿病情变化,评估机体功能状态,为患儿制订规范的诊疗计划并加以实施。

七、入院后实验室检查结果

1. 心脏超声检查提示,心脏轻度增大以左室为主,心肌收缩乏力,射血分数轻度减低。
2. 血气分析,pH 7.37,PaO_2 95mmHg,$PaCO_2$ 24mmHg,AB － 2.5mmol/L。
3. 肺活量大致正常。
4. PPD 试验(－)。
5. 胸片　心肺未见异常;脊柱无畸形。
6. DMD 基因提示　E-48 缺失突变。

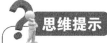
思维提示

> 　　患儿 DMD 基因检查结果明确提示进行性肌营养不良诊断,患儿起病年龄小,5 岁时已出现较为明显的肌无力症状,双侧腓肠肌肥厚明显,Gower 征(＋),考虑为病情较为严重的 Duchenne 型肌营养不良。患儿存在心功能障碍,肺功能及血气分析仍正常。胸片及 PPD 试验结果不支持存在结核感染,可给予对症改善心功能治疗,建议应用激素口服治疗。

八、进一步治疗方案及疗效

1. 改善心功能　卡托普利 0.5 ~ 1mg/(kg·d),2 次/天,口服。
2. 激素治疗　泼尼松 0.75mg/(kg·d),1 次/天,晨起顿服。
3. 补充钙剂。
4. 监测病情内容　血压、身高、体重。

治疗 1 个月后,患儿行走能力较前有所改善,耐力增加,站起时无需双手支撑辅助。身高体重无明显变化,血压基本正常。

九、对本病例的思考

1. 关于 Duchenne 型肌营养不良　Duchenne 型肌营养不良是儿童常见的 X 性连锁隐性遗传性肌肉病。早期主要表现为发育较同龄儿偏落后,学龄前后出现进行性肌肉无力(近端无力显著)。双侧腓肠肌假性肥大,Gower 征是较为特异的体征。结合其病史及体征,考虑到本病诊断时,应首先进行肌酶检查,如肌酶显著增高支持本诊断,可进一步进行基因检查。由于本病缺乏根本治疗方法,故早期诊断和功能锻炼,预防治疗骨骼畸形的出现监测心肺功能并适当时机给予改善心功能治疗,呼吸支持治疗十分重要。在患儿运动功能处于平台期或下降早起时予以激素治疗对于延缓患儿病情进展有效。对于家系成员,尤其是母系女性成员进行产前咨询,优生优育意义重大。

2. 关于诊断　男性儿童出现进行性肌肉功能障碍,或因其他疾病常规检查发现血清 CK 明显升高者,应首先考虑进行性肌营养不良可能性。肌电图对于定性诊断不具有决定性意义,且较为痛苦,不建议作为常规检查。肌肉活检创伤相对较大,除非基因检查无法确认或特殊需要,亦不作为常规检查。基因检查无创、简便,常规的外显子筛查能检测出约 70% ~ 80% 的常见突变(缺失和重复),故可作为首选筛查手段。同时为家庭未来的生育计划和产前筛查做准备。

十、关于 Duchenne 型肌营养不良

Duchenne 型肌营养不良,是性染色体 DMD 基因突变导致的肌病,基因定位于 XP21.2,该基因编码抗肌萎缩蛋白(dystrophin)。发病率约为 1/3600 ~ 1/6000 活产男婴。DMD 基因突变产生 Duchenne 型肌营养不良(Duchenne/Becker muscular dystrophy,DMD/BMD)。70% 患者为基因缺失,6% 为基因重复,余为点突。90% DMD 由框外突变所致,这些突变产生提前终止密码,导致过早停止转录信使 RNA,因此产生了不稳定的 RNA,后者被迅速降解,抗肌萎缩蛋白功能严重受损,临床表型为严重的 Duchenne 型肌营养不良。如果突变保持翻译阅读,即框内缺失,则产生质和量均降低的抗肌萎缩蛋白,还保留部分功能,表型即 Becker 型肌营养不良。女性携带者一般无症状。Duchenne 型肌营养不良患者一般在 5 岁前发病,表现为运动发育延迟,平均独走年龄 18 个月。肌无力自躯干和四肢近端开始缓慢进展,下肢重于上肢。多在 13 岁前发展至不能独立行走而需依靠轮椅代步。存活很少超过 20 岁,常死于呼吸道并发症和心肌病。其他脏器损害包括胃肠道、脑和骨骼。Becker 型肌营养不良发病较晚,一般在 5 岁后发病,平均死亡年龄 45 岁。

目前认为糖皮质激素是唯一有效的减缓肌力下降和功能丧失的药物。同时可稳定肺功能,防止或减缓心功能衰竭的发生,降低脊柱侧弯的风险。坚持进行康复训练,主动及被动进行关节活动,维持肢体功能位,预防出现骨骼畸形,减缓运动功能的减退。定期进行心肺功能监测,及时改善心功能,给予呼吸支持治疗(无创通气),防治呼吸道感染,可有效延缓患儿病情进展,提高生活治疗,延长寿命。通过多学科综合治疗,患儿有机会等待基因疗法惠及临床。

(杨欣英)

病例110 双下肢无力3个月,间断抽搐20天

患儿,男,11岁6个月,于2011年5月8日入院。

一、主诉

双下肢无力3个月,间断抽搐20天。

二、病史询问

(一) 问诊主要内容及目的

> **思维提示**
>
> 　　本例主诉比较复杂,抽搐一般定位在中枢神经,而下肢无力既可以定位于中枢,也可以定位周围神经系统,或者二者均受累。所以,在问诊时特别加以关注,需要对此两种症状的具体表现、出现的时间顺序、演变情况等进行详细的询问,另外,需要注意其他神经系统伴随症状的询问,为定位提供帮助。

　　1. 起病以及进展情况　通过询问,明确患者的起病方式(急性、亚急性、隐匿或慢性)、起病诱因等,了解患者整体疾病的进展过程(进行性加重、好转、波动或相对稳定)、疾病高峰出现时间。

　　2. 下肢无力症状询问　了解患者肢体无力的部位、进展情况、有无波动性,同时,需要询问相关症状如感觉障碍、尿便障碍等。

　　3. 抽搐症状询问　抽搐为短暂脑功能障碍所致,对于有抽搐表现的患者,着重询问抽搐诱因(如饥饿、闪光刺激等)、有无特定时间、与睡眠关系、有无先兆、发作具体表现(如可能,应按顺序描述个发作过程或提供录像)、发作后状态、发作持续时间、发作频率等,通过询问掌握患者的发作形式以及发作特点。发作间期情况包括神志情况、智力、运动有无受损、相关症状恢复时间等,通过询问,判断病情严重程度、脑功能受累程度。

　　4. 伴随症状　本组询问目的是:①区分感染性或非感染性疾病:是否伴有发热、腹泻等症状;②判断神经系统累及范围:如智力倒退、情绪变化等脑病表现,感觉异常、尿便障碍等脊髓症状,不自主运动等基底节受累症状,共济失调等小脑受累症状等;③确定是否存在其他系统受累表现:尤其注意全身性疾病症状的询问,如关节痛、皮疹等。

　　5. 既往史以及家族史　详细询问家族中是否有类似患者,患儿围生期及发育里程碑情况,年长儿须询问学业情况。

（二）问诊结果及思维提示

患儿于入院前 3 个月,出现双下肢无力,走路速度慢,容易摔跤,蹲起困难,上楼梯费力。无力进行性加重,入院前 2 个月,患儿不能独走,需要搀扶,于当地医院行康复训练,效果不佳。不伴有语音减低、吞咽困难、呼吸困难、尿便障碍、感觉异常等,无晨轻暮重,不伴发热、呕吐等,上肢活动灵活。入院前 20 天,患儿于清醒时无诱因及先兆,突发抽搐 1 次,表现为双眼上翻,牙关紧闭,口吐泡沫,四肢伸直僵硬,呼之不应,持续 3～4 分钟自行缓解,缓解后乏力入睡,约半小时左右患儿清醒,反应如常。就诊于当地医院收入院,住院期间,患儿间断出现抽搐发作,表现同前,1～2 天发作 1 次。行头颅 MRI 未见异常,脑电图异常,诊断为癫痫,口服丙戊酸钠控释片 0.5g/次,每天 1 次,自服药后未再发作。下肢无力症状继续加重,渐不能扶走,同时,患儿出现脾气暴躁、兴奋、间断烦躁等,为进一步诊治,就诊于我院,以"下肢无力、抽搐待查"收入院。患儿病前 1 个月内无呼吸道感染史。病来食欲可,二便正常,睡眠少,无皮疹、关节痛等症状。既往运动发育落后,2 岁会走,姿势"难看",动作不灵活,至 5 岁左右仍容易摔跤,病前上六年级,体育课成绩欠佳。智力可,学习成绩中等。否认类似疾病的家族史。

> **思维提示**
>
> ①定位:患儿有抽搐表现,病程后期存在精神行为异常表现,定位在皮层;患儿存在肢体无力,无波动性,无尿便障碍、感觉异常,定位在脊髓或神经肌肉接头可能性不大,需要结合查体情况进一步确认;②定性:确定是遗传性还是获得性。结合患儿既往运动发育落后,亚急性起病,进行性加重,且不伴有感染依据,病变广泛,故首先考虑遗传性可能。但,患儿抽搐伴精神行为异常,需要与免疫性脑炎或结缔组织病鉴别。

三、体格检查

（一）重点检查内容和目的

肌力、肌张力与腱反射为重点查体,目的是区分上、下运动神经元病变。神经系统以外查体也是重点,目的是除外全身性疾病致神经系统受累。

1. 神经系统查体　①定位上运动神经元还是下运动神经元,应重点检查患儿的步态(痉挛步态、醉酒步态、慌张步态、跨域步态、鸭步态等)、肌力、肌张力、腱反射、浅反射(腹壁反射具有定位价值)病理征以及是否存在肌肉萎缩等;②明确肌肉无力累及范围,按肌群进行肌力评估,包括脑神经支配以及四肢肌肉,后者可进一步区分近端还是远端无力为主;③皮层症状:包括意识状态、精神状态、对答、计算力、逻辑思维;④锥体外系症状:包括小脑以及基底节症状(共济失调、不随意运动等)。

2. 其他系统评估　①一般状态:毛发稀黄、消瘦或矮小提示可能是代谢病的表现之一;口唇樱红、深大呼吸提示代谢性酸中毒等;②皮肤以及淋巴结:注意检查是否存在皮疹、关节肿痛、淋巴结肿大等,鉴别结缔组织病;③内脏功能评估:检查是否存在心脏扩大或心音低钝等体征,是否存在肝脾肿大,寻找全身疾病(血管炎、代谢病等)依据。

(二) 体格检查结果及思维提示

体温 36.8℃,呼吸 24 次/分,脉搏 76 次/分,血压 120/70mmHg。神志清楚,表情夸张亢奋,多语,情绪波动大,可正确对答,发育正常,营养中等,对答切题,呼吸平稳,轮椅推入病房,扶走呈痉挛步态,脑神经查体未见明显异常,双上肢肌张力正常,肌力 V 级,双下肢肌张力增高,近端肌 III⁻级,远端肌力 IV⁻级,双侧肱二、肱三头肌反射正常引出,双侧跟、膝腱反射迟钝,腹壁反射、提睾反射正常引出,颈无抵抗,克、布氏征阴性,双侧巴氏征阳性,双侧侧踝阵挛阳性。浅深感觉查体未见异常,共济检查未见异常。内科查体未见明显异常。

> **思维提示**
>
> 通过问诊以及体格检查,定位基本明确,患儿有抽搐表现,存在精神行为异常,定位在皮层,患儿下肢无力,近端为主,痉挛步态,病理征阳性,定位在锥体束。双侧膝腱、跟腱反射迟钝,提示周围神经受累可能,进一步行肌肉电生理检查协诊。

四、实验室和影像学检查

(一) 初步检查内容及目的

1. 影像学　头 MRI、脊髓 MRI 了解脑和脊髓受累情况;腹部 B 超、心脏彩超了解主要内脏器官受累情况。

2. 电生理学　肌电图明确周围神经是否受累;体感诱发电位了解是否存在亚临床症状;脑电图了解脑电背景以及痫样放电情况。

3. 代谢病相关检查　血氨、乳酸、尿代谢筛查、血同型半胱氨酸、维生素 B_{12}、叶酸等。

4. 腰穿　脑脊液送检除外炎症以及免疫相关疾病。

5. 其他　炎症指标(血常规、CRP、ESR 等)除外感染或相关疾病,免疫学指标(ANA、dsD-NA)鉴别结缔组织疾病,肝肾功检查评价脏器功能,血常规检查评价血液系统受累情况(是否存在贫血等);丙戊酸血浓度,协助调整抗癫痫药物。

(二) 检查结果及思维提示

1. 影像学　头 MRI、脊髓 MRI、腹部 B 超、心脏彩超均未见异常(图 110-1、图 110-2)。

2. 电生理检查　肌电图提示双下肢神经源性受损(运动神经波幅下降明显,传导速度轻度下降,提示轴索损伤为主),体感诱发电位未见异常;脑电图可见广泛痫样放电。

3. 代谢相关检查　血氨、乳酸、血清维生素、叶酸均正常,血同型半胱氨酸 170μmol/L,明显升高。尿筛查:尿中甲基丙二酸和甲基枸橼酸排泄量超出了正常范围,其中甲基丙二酸相当于正常 2033 倍。

4. 脑脊液指标　常规、生化、病源学、免疫学指标(MBP、OB 等)阴性。

5. 其他　ANA、dsDNA 均阴性,血常规、肝肾功、ESR、CRP 等正常。血丙戊酸钠血浓度77.8mg/L,正常。

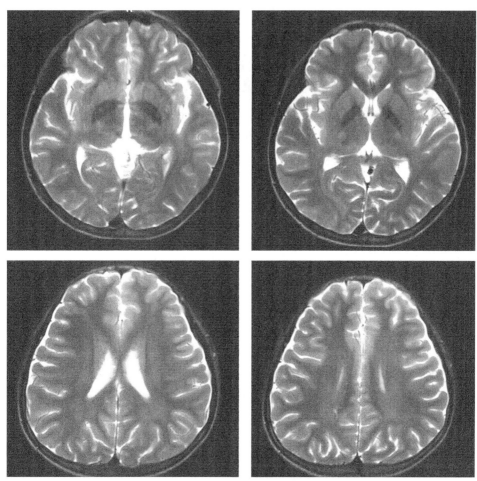

图 110-1　头颅 MRI 未见异常

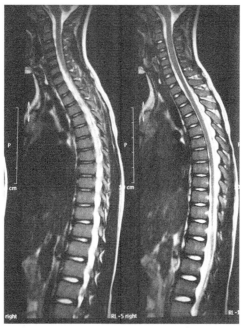

图 110-2　脊髓 MRI 未见异常

思维提示

　　重要的检查结果有三项：①尿筛查；②血同型半胱氨酸；③血维生素 B_{12}。尿筛查提示甲基丙二酸升高明显，血中同型半胱氨酸升高显著，故甲基丙二酸血症合并高同型半胱氨酸血症诊断成立，结合患儿血维生素 B_{12} 水平正常，排除 B_{12} 继发所致，考虑遗传性，可行基因确诊。本病为全身性疾病，可累及各个脏器，通过评估，患儿目前除神经系统受累外，暂无肝脏、心脏以及血液系统受累。

　　6. 基因结果　在送检样本 MMACHC 基因编码区找到 2 个突变位点 c.609G > A，p. W203X（无义突变，经检测该突变来自先证者父亲）和 c.482G > A，p. R161Q（错义突变，经检测该突变来自先证者母亲）（图 110-3，见文末彩图）。

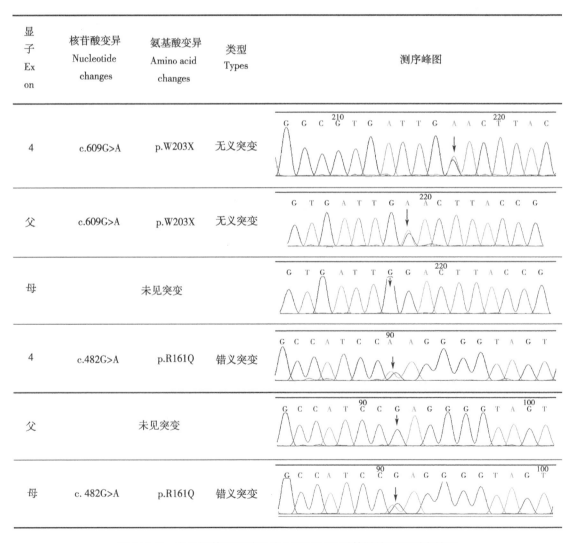

显子 Exon	核苷酸变异 Nucleotide changes	氨基酸变异 Amino acid changes	类型 Types	测序峰图
4	c.609G>A	p.W203X	无义突变	
父	c.609G>A	p.W203X	无义突变	
母	未见突变			
4	c.482G>A	p.R161Q	错义突变	
父	未见突变			
母	c.482G>A	p.R161Q	错义突变	

图 110-3　患儿甲基丙二酸血症 MMACHC 型基因编码区测序结果

五、初步诊断及依据

患儿为青春期男孩，自幼运动发育落后，行走姿势轻度异常，本次发病为亚急性起病，病变广泛累及皮层、锥体束和周围神经，临床支持代谢病诊断。尿代谢筛查提示：甲基丙二酸水平明显升高，血同型半胱氨酸升高显著，维生素 B_{12} 水平正常，考虑遗传性甲基丙二酸合并高同型半胱氨酸诊断成立。基因检测结果协助确诊，根据基因分型为 CblC。患儿存在间断无热抽搐，表现形式刻板，具有突发性、反复性特点，脑电图可见痫样放电，考虑癫痫诊断成立，患儿原发病为甲基丙二酸合并高同型半胱氨酸，故考虑症状性癫痫。

六、治疗方案及理由

1. 方案

（1）原发病药物治疗：维生素 B_{12}（甲钴胺、腺苷钴胺）1g/d，肌内注射，3 ~ 5 天，复查尿筛查，酌情调整剂量或剂型。左卡尼汀：急性期可采用静脉或肌内注射肉，每日 100 ~ 200mg/kg，缓解期每天 30 ~ 60mg/kg，长期维持。维生素 B_6：100mg/次，静点 3 ~ 5 天，复查同型半胱氨酸水平，酌情调整剂量或剂型。甜菜碱：1 片/次，每天 3 次。叶酸（亚叶酸钙）片：1 片/次，每天 1 次。

（2）抗癫痫治疗。

（3）对症：营养周围神经、抗精神病治疗、康复训练等。

2. 理由　甲基丙二酸和同型半胱氨酸增高是本病出现相关症状的主要原因，治疗目的主要是降低上述两种代谢产物的水平。维生素 B_{12} 是甲基丙二酸和同型半胱氨酸代谢途径上的辅酶，补充维生素 B_{12} 可同时降低甲基丙二酸以及同型半胱氨酸。维生素 B_6、叶酸以及甜菜碱在同型半胱氨酸的代谢途径上发挥辅酶以及供体的作用，补充上述物质，可以加速同型半胱氨酸代谢。由于甲基丙二酸、丙酸等有机酸蓄积，生成相应酯酰化肉碱，导致肉碱消耗增加，补充肉碱（左卡尼汀）可促进酯酰肉碱排泄，增加机体对自然蛋白的耐受性，不仅有助于急性期病情控制，亦可有效地改善预后。

七、治疗效果及思维提示

患儿经过上述治疗，血同型半胱氨酸水平有显著下降，复查尿代谢筛查可见甲基丙二酸水平不稳定，根据情况调整维生素 B_{12} 用法以及用量，临床症状上，精神症状好转明显，肢体情况好转缓慢，一直无抽搐发作。

思维提示

本例患者甲基丙二酸血症合并高同型半胱氨酸血症诊断明确，该患者属于迟发型。虽然给予了积极治疗，仅在抽搐、精神行为异常方面有一定效果，但在神经系统损害如周围神经轴索损害，则是不可逆的。

八、对本病例的思考

1. 该患者为亚急性起病，容易考虑后天获得性疾病，而忽略遗传代谢病可能。详细询问病史非常重要，患儿既往存在运动发育落后，为诊断遗传代谢病提供了有力依据。另外，遗传代谢性病可以是多样化起病，既可以是慢性隐匿性起病、也可以是亚急性，甚至急性起病。所以，不能以起病的缓急排除遗传代谢性病的可能。值得注意的是，不是所有的遗传代谢性病都存在智力、体力发育落后。

2. 甲基丙二酸血症常在婴儿期或儿童早期起病，但随着医疗水平以及检测技术的提高，越来越多的迟发型病例被诊断。迟发型临床与早发型不同，常以步态异常及精神症状为主。病变广泛、临床症状多样也是遗传代谢病特征之一。

3. 尿代谢筛查发现甲基丙二酸增高后，要特别注意升高的倍率，一般遗传性倍率在 100 倍以上，同时要进行游离同型半胱氨酸测定，了解是否合并同型半胱氨酸血症。如果条件许可，可进行基因测定，协助分型以了解预后。如果倍率在 100 倍以下，需测定 B_{12} 浓度，了解是否由于 B_{12} 缺乏继发所致。

九、关于甲基丙二酸尿症

甲基丙二酸尿症（methylmalonic aeiduria）或甲基丙二酸血症（methylmalonic acidemia）是先天有机酸代谢异常中最常见的一种。遗传性甲基丙二酸血症包括甲基丙二酰辅酶 A 变位酶缺陷及其辅酶钴胺素（维生素 B_{12}）代谢缺陷，均为常染色体隐性遗传。甲基丙二酰辅酶 A 变位酶的编码基因位于 6p21，变位酶完全缺陷为 mut^0 型，部分缺陷为 mut^- 型。钴胺素代谢障碍包括 5 类：两种为腺苷钴胺素（Ado-Cbl）合成缺陷，即线粒体钴胺素还原酶（CblA）缺乏和线粒体钴胺素腺苷转移酶（Cb1B）缺乏。3 种为胞质和溶酶体钴胺素代谢异常所致腺苷钴胺素和甲基钴胺素（Me-Cbl）合成缺陷（CblC、CblD、CblF）。mut^0、mut^-、CblA 和 CblB 型患者临床生化特点类似，仅有甲基丙二酸尿症。CblC、CblD 和 CblF 型患者生化特点为甲基丙二酸尿症合并同型半胱氨酸血症。根据患者对维生素 B_{12} 的治疗反应，临床可分为维生素 B_{12} 有效型和无效型。维生素 B_{12} 反应型患者多为辅酶合成缺陷，CblA、CblC、CblD、CblF 型多为维生素 B_{12} 有效型，CblB 型中半数患者维生素 B_{12} 有效。而维生素 B_{12} 无效型多为变位酶缺陷。甲基丙二酸是异亮氨酸、缬氨酸、甲硫氨酸、苏氨酸、胆固醇和奇数链脂肪酸分解代谢途径中甲基丙二酰辅酶 A 的代谢产物，正常情况下在甲基丙二酰辅酶 A 变位酶及或其辅酶钴胺素的作用下转化生成琥珀酸，参与三羧酸循环。当甲基丙二酰辅酶 A 变位酶缺陷或钴胺素代谢障碍时，甲基丙二酸、丙酸、甲基枸橼酸等代谢物会异常蓄积，从而引起神经、肝脏、肾脏、骨髓等多脏器损伤。

患者临床表现无特异性，神经系统异常各不相同，多于婴儿期出现智力、运动落后、肌张力低下，酶缺陷患者常较钴胺素代谢异常患者神经系统损害出现早，并且严重。少数钴胺素代谢异常所致良性甲基丙二酸血症患者可于成年后发病，甚至终身不发病。迟发型病例往往以智力损害、精神异常等高级皮层功能障碍为主要表现，伴锥体外系和锥体束损害的症状和体征。甲基丙二酸血症常导致多脏器损害，如肝大、肝功能异常、骨质疏松、肾小管酸中毒及间质性肾炎，严重者合并溶血尿毒综合征，表现为微血管性溶血性贫血、血小板减少、肾衰竭。还可以合并血液系统异常，多巨幼细胞性贫血、粒细胞减少、血小板减少，甚至出现骨髓衰竭。

生化检查可协助本病诊断，神经系统影像差异较大，常见的包括脑萎缩、双侧基底节异常信号等，部分患者可完全正常，基因检查可确诊。

本病急性期的治疗以补液、纠正酸中毒为主，保证热量及液体供给以减少机体蛋白分解。对所有甲基丙二酸血症患者应首先进行大剂量维生素 B_{12} 试验治疗，1mg/d 肌内注射 3~5 天，对照治疗前后尿甲基丙二酸浓度，判断对维生素 B_{12} 的反应性。无效型以饮食治疗为主，理想方式为限制天然蛋白质，补充去除异亮氨酸、缬氨酸、蛋氨酸、苏氨酸的特殊治疗奶粉，婴幼儿期天然蛋白质每日摄入量应控制在 1~1.2g/kg。有效型，维生素 B_{12} 长期维持剂量为 1mg 每周至每月肌内注射 1 次，每日口服甲基钴胺素 500~1000μg，使血、尿甲基丙二酸浓度维持在理想范围。同时，需补充肉碱，改善线粒体功能。同型半胱氨酸对神经系统损害十分显著，故对于合并高同型半胱氨酸血症患者，同时应用维生素 B_6、甜菜碱、叶酸（亚叶酸钙）片协助减低血同型半胱氨酸水平，改善神经系统症状。

本病预后差异较大，主张早发现，早诊断，早治疗，同时强调正规、终生治疗。基因筛查可协助分型判断预后，同时可进行遗传咨询。

（张炜华　方　方）

病例111　肢体无力2个月半

患儿,女,12岁3个月,于2011年12月16日入院。

一、主诉

肢体无力2个月半。

二、病史询问

(一) 问诊主要内容及目的

思维提示

对于肌无力患者,首先需要大致判断患儿的疾病属于遗传性还是获得性,遗传性一般病史长,起病较隐匿。本患儿病史2个月,相对偏短,首先考虑获得性疾病可能性大,但同时需要详细询问相关遗传史及既往史协助鉴别。对于肢体无力的患者,重点询问病前有无诱因、肌无力首发部位及肌无力进展情况以及伴随症状。特别要注意询问有无咽喉肌和呼吸肌无力的症状,以判断是否有咽喉肌和呼吸肌受累。

1. 起病症状　本患儿以肢体无力为主要症状,应该着重询问起病时的具体症状,也就是最先出现无力症状的部位,对于起病隐匿的患者,可询问日常生活的动作完成情况如梳头时间是否延长,蹲起是否费力、上楼梯是否速度减慢或需要借助扶手等。

2. 病情进展情况　总体症状的进展包括加重、减轻以及无明显变化,疾病的高峰出现在什么时候,是否逐渐从一侧肢体波及其他肢体或部位等。

3. 主要症状的特点　肌无力是持续加重,还是具有波动性特点,如是否存在晨轻暮重、劳累及感染加重,休息缓解的特点。

4. 伴随症状　本组询问目的是大致区分:①感染或非感染:是否伴有发热、腹泻等感染表现;②判断无力可能涉及的部位:是否同时存在脑神经支配区域受累(眼睑下垂、复视、面部表情减少、咀嚼费力、语音减低、咳嗽无力等)、呼吸肌麻痹(喘憋、呼吸困难等);③判断是否存在中枢神经受累表现:是否存在智力、情绪变化以及抽搐等脑部受累,是否存在感觉异常、尿便障碍等脊髓受累症状。

5. 既往史以及家族史　对于肌无力病史长者要详细询问既往体力情况,是否存在体育成绩差,运动不耐受等现象,另外,需要询问家族中是否存在类似患者或者运动能力较差的患者。病史短的病人,主要询问是否存在诱因、症状是否波动、有无伴随症状等,以进行必要的鉴别诊断。

6. 特殊的药物以及食物接触史　如具有神经毒性的药物如长春新碱、特殊食物如罐头制品或豆制品中可能含有的影响神经肌肉功能的肉毒毒素等,要详细询问,以除外此类病。

7. 诱因　主要包括病前 1 月内的感染史、情绪诱因、疫苗接种史以及涉水史等,协助临床诊断。

8. 治疗经过以及反应　包括曾经应用的主要药物的名称以及病情的变化情况。对于关键性治疗要详细了解剂量、疗程、疗效及不良反应。

(二)问诊结果及思维提示

患儿于入院前 2 个月半自觉四肢乏力,主要表现为梳头举臂费力,上楼梯吃力易摔倒,且速度变慢,上述症状缓慢加重,家长未给予重视;入院前 1 个月半,出现复视,眼睑轻度下垂,当地行头颅 CT 检查未见异常,服用中药治疗;入院前 1 个月,出现语音减低、咀嚼、吞咽无力、进食速度慢,喜食流食,偶有呛咳。入院前半月,肢体无力进行性加重,表现为走路距离明显缩短,需要休息后可继续行走,不能单手拿起 500ml 矿泉水瓶。症状存在晨轻暮重、休息后可短暂缓解的特点。不伴抽搐、昏迷,尿便障碍以及感觉异常等,无发热、头痛等,门诊以"肢体无力原因待查"收入院。

患儿病前 2 周有呼吸道感染史。既往生长发育正常,无活动不耐受表现,病前体育成绩良好。否认类似疾病的家族史,否认家族中甲亢以及糖尿病病史患者。无特殊的药物以及食物接触史。

> **思维提示**
>
> 通过问诊获得主要信息:①定位:主要是肌无力,患儿无抽搐、昏迷等脑部症状,无尿便障碍以及感觉障碍的脊髓症状,故首先考虑周围神经、神经肌肉接头处或肌肉病可能,又依据症状有晨轻暮重、休息后缓解特点,考虑神经肌肉接头处病变可能性大;②定性:即遗传性或是获得性,患儿既往健康,无家族史,病史短,首先考虑获得性可能性大。

三、体格检查

(一)重点检查内容和目的

本患儿查体重点集中在神经系统,但仍需进行系统性评估完成必要的鉴别诊断。

1. 神经系统查体　①定位:区分上运动神经元还是下运动神经元瘫痪,应重点检查患儿的步态、肌力、肌张力、腱反射、病理征以及是否存在肌肉萎缩等;②明确肌肉无力累及范围,按肌群进行肌力评估,包括脑神经及骨骼肌,前者重点检查提上睑肌、眼外肌、眼内肌受累情况以及咽喉肌受累情况,应对患者眼球各方向运动、眼睑下垂、发音、咽反射进行重点查体,骨骼肌检查主要包括呼吸肌以及四肢肌肉,重点检查患儿语音以及咳嗽力量有无减低,是否存在矛盾呼吸、区分肢体无力以近端还是远端无力为主;③脑部症状:包括意识状态、对答、计算力、逻辑思维,以进一步确认是否同时累及大脑;④其他:患儿存在疲劳不耐受现象,可行疲劳试验进一步明确。

2. 其他系统评估　①营养状态:消瘦或瘦小提示可能存在能量代谢异常疾病;②皮肤以及淋巴结:注意检查是否存在皮疹、关节肿痛、肝脾淋巴结肿大等,鉴别结缔组织病;③内分泌系统:注意检查甲状腺、突眼情况;④内脏功能评估:检查是否存在心脏扩大或心音低钝等体征,注意代谢性疾病累及心脏平滑肌可能。肝脾是否增大。

(二) 体格检查结果及思维提示

体温 36.2℃,呼吸 22 次/分,脉搏 80 次/分,血压 110/70mmHg。神志清楚,反应好,发育正常,营养中等,对答切题,呼吸平稳,自动体位,可独走,较缓慢,蹲起费力,可足跟、足尖行走,语音稍减低,咳嗽有力,疲劳试验阳性。双侧眼睑轻度下垂,眼裂 10mm,遮瞳孔边缘,双眼球各方向活动轻度受限,各方向均存在复视,双眼睑闭合欠有力,双侧睫毛征阳性,双侧鼻唇沟对称,鼓腮有力,双侧咬合欠有力,伸舌居中,悬雍垂居中,咽反射稍减弱,转头、耸肩有力,四肢近端肌力Ⅳ⁻级,远端肌力Ⅴ⁻级,双侧肱二、肱三头肌反射正常引出,双侧跟、膝腱反射正常引出,颈抵抗阴性,克氏征阴性,布氏征阴性,双侧巴氏征阴性。内科查体未见明显异常。

思维提示

　　体格检查结果提示患儿肌肉无力以近端为主,受累肌群较多,包括眼外肌、眼轮匝肌、咀嚼肌、咽喉肌、四肢骨骼肌等。虽然腱反射均正常引出,病理征阴性,可以初步判断为下运动神经元病变,疲劳试验阳性,重症肌无力可能性大,需要进一步完善检查确定诊断。检查发现有眼睑下垂及眼球活动障碍,病史中家长未提供,故需要再次询问眼睑下垂及眼球活动障碍出现的时间。

四、实验室和影像学检查

(一) 初步检查内容及目的

1. 新斯的明试验　协助重症肌无力诊断。
2. 血乙酰胆碱受体抗体　协助重症肌无力诊断。
3. 心肌酶　排除肌肉病变。
4. 血乳酸　除外线粒体肌病。
5. 神经电生理低频重复电刺激　协助重症肌无力诊断。
6. 胸腺 CT　了解胸腺情况,重点了解是否存在胸腺瘤。
7. 其他　ANA、dsDNA、ESR、甲状腺功能、甲状腺抗体,除外其他免疫性疾病。

(二) 检查结果及思维提示

1. 心肌酶　正常范围。
2. 血乳酸　1.2mmol/L,正常范围。

3. 新斯的明试验　阳性。

4. 血乙酰胆碱受体抗体　阳性。

5. 神经低频重复电刺激　右侧面神经 1c/s，3c/s 波幅递减大于 10%，双侧腋神经 3c/s，5c/s 波幅递减大于 10%。

6. 胸腺 CT　未见异常。

7. 其他　ANA、dsDNA、ESR、甲状腺功能、甲状腺抗体均阴性。

思维提示

重要的检查结果有三项：①新斯的明试验阳性；②血乙酰胆碱受体抗体：阳性；③低频重复电刺激阳性。根据患儿波动性阶段性肌肉无力表现，结合三项检查中的任何一项均能诊断重症肌无力（全身型）。但本病需要进行必要的鉴别诊断，除外其他疾病可能。所做实验室检查可以除外其他疾病，但是，需注意本病是否合并甲状腺功能异常、胸腺瘤等，本患儿经评估，尚未发现上述表现。

五、初步诊断及依据

患儿为青春期女孩，隐匿起病，经过反复追问病史，患儿在肌无力之前出现间断性眼睑下垂，由于较轻不被家长及患儿察觉，病情逐渐进展，波及四肢时引起注意。症状以波动性阶段性肌肉无力为主要表现，具有明确的晨轻暮重以及休息后缓解的特点。查体发现脑神经麻痹以及四肢骨骼肌无力体征，且肌肉无力以近端为主，疲劳试验呈阳性。入院后行新斯的明实验阳性，低频重复电刺激阳性，考虑重症肌无力诊断成立。患儿不仅存在眼外肌症状，同时合并面肌、咀嚼肌、咽喉肌、四肢骨骼肌等受累表现，根据 Osserman 分型为Ⅱb。

六、治疗方案及理由

1. 方案　溴吡斯的明：45mg/次，8 小时 1 次，口服；丙种球蛋白：400mg/（kg·d），连续 5 天，静点；激素：甲泼尼龙针 20mg/（kg·d），3～5 天，静点，之后改为足量泼尼松 1～1.5mg/（kg·d），口服维持。

2. 理由　重症肌无力属于神经系统自身免疫性疾病，主要的病理变化发生在神经肌肉接头处，自身免疫反应导致神经肌肉接头处乙酰胆碱受体被竞争结合，造成神经传导效率下降。溴吡斯的明属于胆碱酯酶抑制剂，直接作用在神经肌肉接头处，有效抑制乙酰胆碱的降解，所以，溴吡斯的明适用于各种类型的重症肌无力患者。因本病为自身免疫性疾病，故免疫调节治疗至关重要，本患儿属于全身型的重症肌无力患者，故丙种球蛋白冲击可迅速改善症状，激素是本病的根本性治疗。

七、治疗效果及思维提示

患儿口服溴吡斯的明及丙种球蛋白冲击治疗，病情有好转趋势，丙种球蛋白冲击后，给予激素静点,患儿曾出现一过性症状加重,持续 1 周左右,后症状逐渐稳定。住院第 25 天,患儿出现发热、咳嗽症状,胸片提示右下肺炎,同时症状加重,出现吞咽费力,间断呛水,肢体无力有加重,可独站,但不能独走。

> **思维提示**
>
> 　　该患儿重症肌无力诊断明确,在治疗过程中出现两次加重,第一次发生在应用激素初期。重症肌无力患者在应用激素冲击治疗后,可有一过性加重,机制不清,故在冲击激素时需严密观察病情,同时口服溴吡斯的明可减轻症状。第二次发生在呼吸道感染时,对于重症肌无力患者,尤其是全身型患者,感染可使病情加重,是造成肌无力危象的主要因素之一,需要高度起重视,并尽早评估病情调整治疗方案。

八、调整治疗方案及疗效

(一)方案调整

1. 增加溴吡斯的明剂量　45mg/次,6 小时 1 次,口服,且餐前半小时服用。
2. 血浆置换。
3. 丙种球蛋白再次冲击治疗。
4. 继续泼尼松口服维持治疗。
5. 加强抗感染治疗。

(二)疗效

经过抗感染治疗,2 天后体温正常,呼吸道症状好转,血浆置换后行第 2 次丙种球蛋白冲击,治疗 10 天后,患儿症状逐渐好转稳定,住院 52 天,好转出院,口服药物治疗。

九、对本病例的思考

1. 关于诊断　重症肌无力属于神经系统较常见的自身免疫性疾病之一,临床特征鲜明,依靠目前的检查手段,确诊并不困难。眼睑下垂是本病的典型表现,如果此症状被忽略,可能造成临床上的诊断困难或误诊。本例患儿眼睑下垂症状轻微,未引起患者及家长注意,入院后通过细致的神经系统检查发现,再追溯病史,并与患者及家属确认眼睑下垂的存在。对肢体无力的患者,尤其对于小年龄患者,相关病史的询问以及详细地体格检查至关重要。

2. 关于治疗方案调整　免疫调节治疗是重症肌无力的关键性治疗,对于本病患者,尤其是全身型,在治疗过程中,需要严密观察病情变化,对出现的病情变化随时进行评估,必要时调整治疗方案。在重症肌无力治疗过程中导致病情加重的因素有两种:一种为大剂量激素应用初期,另一种是感染诱发。所以,在上述时间段内需要严密监测病情,对于丙种球蛋白、激素治疗效果不佳的患者,应及时调整治疗,酌情应用血浆置换或免疫抑制剂等。

十、关于儿童自身免疫性重症肌无力

儿童重症肌无力分三种类型,包括自身免疫性重症肌无力、先天性重症肌无力及新生儿暂时性重症肌无力。儿童自身免疫性重症肌无力与成人相似,是一种主要累及神经肌肉接头处突触后膜上乙酰胆碱受体的自身免疫性疾病,临床以波动性骨骼肌无力为主要表现。文献报道儿童重症肌无力并不少见,在亚洲地区,儿童患者占自身免疫性重症肌无力患者的 50% ~ 56%,本病可发生在儿童各个阶段。

本病的诊断标准包括:①存在波动性骨骼肌无力表现,劳累加重,休息后缓解;②以下实验之一阳性:甲基硫酸新斯的明实验阳性者;神经重复频率刺激试验阳性(低频重复刺激动作电位波幅递减,衰减 10% 以上);血清突触后膜抗乙酰胆碱受体抗体阳性;③除外其他疾病。本病眼肌型需要与动眼神经麻痹、慢性进行性眼外肌麻痹等鉴别,全身型重症肌无力需要与吉兰-巴雷综合征、(皮)肌炎、脊髓炎(休克期)、周期性瘫痪、儿童癔症、肉毒毒素中毒及线粒体肌病等鉴别。

儿童重症肌无力分型目前存在两种方法:一种是根据患儿肌无力受累的部位,分为眼肌型、脑干型以及全身型。另一种是参考改良 Osserman 分型方法:Ⅰ型(眼肌型):病变仅局限于眼外肌;Ⅱ型(全身型),包括Ⅱa 和Ⅱb 型,Ⅱa:轻度全身型,四肢肌肉轻度受累,伴或不伴眼外肌受累,通常无咀嚼、吞咽以及构音障碍;Ⅱb 型:中度全身型,四肢肌肉中度受累,伴或不伴眼外肌受累,通常有咀嚼、吞咽以及构音障碍;Ⅲ型(重度激进型):起病急,进展快,发病数周或数月内累及咽喉肌,半年内累及呼吸肌;Ⅳ型(迟发重症型):隐袭起病,缓慢进展,2 年内逐渐由Ⅰ型、Ⅱa 型和Ⅱb 型进展累及呼吸肌;Ⅴ型(肌萎缩型):起病半年内可出现骨骼肌萎缩。儿童患者中Ⅳ型和Ⅴ型少见。

本病的主要治疗包括胆碱酯酶抑制剂以及免疫调节治疗,前者常用的药物为溴吡斯的明,剂量个体差异较大;后者主要包括激素以及丙种球蛋白。对于治疗效果欠佳的患者,尤其对于全身型患者,可采取血浆置换或免疫抑制剂。相对于成人,儿童患者合并胸腺瘤者少见,故胸腺切除不作为主要治疗手段。

重症肌无力存在三种危象,包括肌无力危象、胆碱能危象以及反拗危象,其中肌无力危象是本病最常见并且最为凶险的并发症,可出现呼吸衰竭,危及生命。肌无力危象发生呼吸衰竭过程一般在几天内逐渐加重,可呈呼吸肌麻痹、假性延髓性麻痹或上气道梗阻的症状体征。体位适宜、安静状态下,可无呼吸困难和发绀,但在感染、创伤性穿刺、被迫改变体位或情绪紧张等诱因下,数分钟至数小时内发生急性呼吸衰竭,甚至呼吸心搏骤停。可以将肌无力危象的呼吸衰竭分为呼吸泵衰竭和上气道梗阻两型,具体临床表现以及治疗详见表 111-1。

表 111-1　肌无力危象发生呼吸衰竭的机制及临床表现

	诱因	机制	发作情况	辅助检查	治疗
呼吸泵衰竭型	感染、疲劳、手术、体位改变	呼吸肌无力、气道分泌物潴留、肺不张	几天内逐渐发生,呼吸困难或呼吸浅促,气道分泌物多	血气 CO_2 进行性增高;X 线胸片示肺不张	严密监测下良好气道管理,药物治疗,机械通气

续表

	诱因	机制	发作情况	辅助检查	治疗
上气道梗阻型	应激状态、肺部感染	咽喉肌无力,吸气相声带异常内收,假性延髓性麻痹,分泌物突然阻塞窒息	突然发生,呼吸困难或心跳呼吸骤停	容量流速环示胸外段上气道梗阻,喉镜示声带麻痹	急诊气管插管,机械

（张炜华　方　方）

病例112 多饮多尿2年余

患儿,女,3岁半,主因多饮多尿2年余入院。

一、主诉

多饮多尿2年余。

二、病史询问

 思维提示

对于发生多饮多尿的婴幼儿主要考虑三方面的问题:内分泌系统疾病、肾脏疾病和心理精神方面的异常,进一步询问病史时要重点围绕上述情况;此外还要注意:虽然中枢性尿崩症是内分泌系统的疾病,但是其病因涉及面比较广,比如:中枢神经系统、血液系统以及一些全身性疾病都有可能是其发病原因,在询问病史时也要予以考虑。

(一) 进一步询问内容及目的

1. 症状出现和持续的时间、有否诱因,每日饮水和排尿的数量,夜尿的次数和夜间饮水的情况(协助医生初步判断患儿是否存在多饮多尿;多饮多尿的发生时间可以帮助医生判断患儿是否为先天性的原因,如肾性尿崩症、肾小管酸中毒、范可尼综合征等)。

2. 是否伴有多食、体重减轻,如果有上述情况要注意有否糖尿病和甲亢的问题。

3. 有否中枢神经系统感染和头部外伤史,是否有发热、皮疹等情况相伴随,年龄比较大的孩子询问有无头痛、视物不清、耳鸣、耳聋等情况。

4. 询问孩子生长发育情况,坐、站、走、出牙的时间,家族中有否同样情况的患者。

5. 既往是否发生过水肿、少尿等情况(肾脏疾病导致慢性肾功能不全可发生多饮多尿)。

6. 发病以来的就诊情况,包括进行过哪些检查,结论,治疗经过等。

(二) 询问结果

现病史:患儿于2岁左右无故出现多饮多尿,每日饮水3000～4000ml,夜尿3～4次,每次夜尿同时要饮水,不给喝水就哭闹;喜欢饮凉水,吃稀饭,食量不大,大便干燥。发病后曾在当地医院就诊,检查发现尿比重低,尿糖阴性,怀疑为"尿崩症",未予治疗。自发病后家长自觉孩子生长发育减慢,逐渐落后于同龄儿童。否认患儿经常发热、出皮疹;否认发病前有过水肿、少尿、尿色加深等情况发生。

既往史:发病前体健。1 岁半时曾从约 1 米高的小桥上跌下,当时头部着地,无明显的头部外伤,无喷射性呕吐、嗜睡等情况发生。否认颅内感染史。

家族史:否认家族中有类似患者,父母体健。

生产史及新生儿情况:G1P1,足月自然分娩,出生体重 3kg,生后无窒息,母乳喂养;新生儿期体健。

生长发育史:家长述发病前与同龄儿相似,未见明显异常。

预防接种史:按时进行预防接种,无不良反应。

思维提示

通过询问病史得知患儿:①以多饮多尿为主要表现,同时伴有生长减慢的表现;未发现有明确的诱因,曾诊断为尿崩症,未治疗;②病史中无发热、皮疹、少尿等伴随症状,但是在既往史中经医生仔细询问发现有不严重的头部外伤史(家长未重视);③生产史、发病前的生长发育史无特殊,家族中无类似患者。

由此可见,仔细询问病史,特别是不被家长重视的一些细节有时是做出正确临床诊断的关键。

三、体格检查

(一)初步体格检查内容及目的

生长发育,骨骼畸形,颅骨缺损,皮疹,呼吸是否平稳,有无酸中毒的表现。

(二)体格检查结果

呼吸 28 次/分,心率 86 次/分,身高 82cm(低于正常同年龄同性别第 3 百分位线),体重 10kg(居正常同年龄同性别第 3 百分位线上),坐高 43cm,头围 46cm,神志清,精神反应可,智力发育可,步入病房,查体尚合作,身材瘦小,体态匀称,呼吸平稳,全身皮肤干燥,未见皮疹、出血点;头颅外观无畸形,未及颅骨缺损,毛发略稀疏,五官端正;颈对称,甲状腺未及肿大;胸廓对称,双肺呼吸音清晰,未闻及干湿啰音,心律齐,心音有力,各瓣膜听诊区未闻及杂音,腹部平软,肝肋下未及,剑突下 2cm,脾脏未及。四肢活动好,肌力肌张力正常,腱反射正常引出。

四、辅助检查

思维提示

有关体格检查及现有检查结果的思维提示:①身高、体重低于同龄儿;皮肤干燥,未见皮疹;毛发略稀疏;②无颅骨缺损,无下肢畸形;③多次血常规检查未见异常;尿常规:尿比重低,余未见异常。

外院查微量元素均正常,多次血常规检查未见异常;尿常规示尿比重低,余未见异常。

五、初步诊断

思维提示

根据患儿的症、征及辅助检查,初步判断患儿存在尿崩症的可能。

多饮多尿原因待查:尿崩症?

六、进一步检查

思维提示

尿崩症的病因基本分为-中枢性和肾性,下一步检查需要能够帮助判断具体病因。

(一)进一步检查内容及目的

1. 血、尿、便常规。
2. 骨龄　了解生长发育情况。
3. 甲状腺功能、生长激素刺激试验　进一步了解垂体功能。
4. 头颅 MRI　了解尿崩症的原因:颅内占位性病变、垂体病变、垂体柄病变、朗格汉斯组织细胞增生症、颅内感染后等。
5. 血生化及血气分析　根据二者的检查结果以除外糖尿病、慢性肾功能不全、肾小管酸中毒及血电解质紊乱,如:低钾血症等原因导致的多饮多尿。
6. 视力、视野及眼底等　间接了解鞍区是否存在占位病变以及该病变对视神经的影响。
7. 肾脏 B 超　除外肾脏病变。
8. 除外其他病因引起的多饮多尿后,可以进行限饮 + 垂体后叶素试验,以鉴别是否存在尿崩症,并鉴别尿崩症的性质:中枢性,肾性,还是习惯性(精神心理因素)。

(二)检查结果

1. 血、便常规正常,尿常规除尿比重低外基本正常。
2. 骨龄落后 1 年。
3. 甲状腺功能、生长激素刺激试验　均正常。
4. 头颅 MRI　垂体高度 3mm,垂体柄显示不清,增强扫描见垂体结构均匀,垂体后叶高信号消失(垂体后叶激素分泌后储存于垂体后叶,在垂体 MRI 扫描中显示高信号,未见显示提示可能为垂体后叶激素缺乏);垂体柄仍未见清晰显示。
5. 血生化、血气分析　正常。

6. 肾脏 B 超未见异常。

7. 限饮 + 垂体后叶素试验　限饮试验 8 小时,患儿尿量未见减少,尿比重 1.005,体重下降超过 5%,口渴难忍;注射垂体后叶素后,患儿口渴症状有所缓解,尿量明显减少,尿比重升高至 1.020。结果阳性(提示病人存在真性尿崩症,对外源性垂体后叶素有反应)。

七、诊断

中枢性尿崩症(外伤性可能性大)。

思维提示

　　根据患儿的病史及各项化验检查分析发现,现有检查结果可以帮助除外以下疾病:①糖尿病;②甲状腺功能亢进症;③肾脏疾病导致的多饮多尿:肾小管酸中毒、肾性尿崩症、范可尼综合征、慢性肾功能不全等;④精神性多饮;⑤颅内占位性病变;⑥朗格汉斯细胞组织细胞增生症等。

　　由于患儿多饮多尿持续时间较长,未予适当的治疗,日常饮食、睡眠均受到不同程度的影响(虽然患儿生长激素刺激试验结果正常),但是患儿日常生长激素分泌总量得不到保证,使其正常的生长发育受到影响。

　　综上所述:本患儿诊断明确:中枢性尿崩症。其病因为:有头部外伤史;结合目前头颅 MRI 增强扫描提示病人垂体柄显示不清,存在垂体柄离断之可能。

八、治疗

本病人使用醋酸去氨加压素片治疗后,服药期间可以良好控制尿量在 1200ml 左右。

九、预后

由于患儿系外伤性原因引起,有可能需要终生服药治疗。

思维提示

　　虽然病人发病原因明确,但是为了保证病人安全起见,我们仍然建议患儿定期复查头颅 MRI,进一步除外其他病变所致中枢性尿崩症。这是因为部分由于中枢神经系统肿瘤或朗格汉斯细胞组织细胞增生症等导致的中枢性尿崩症的患儿会随着时间的进展,在头颅 MRI 检查中发现器质性改变。

十、关于中枢性尿崩症

中枢性尿崩症是由于抗利尿激素(vasoprcssin,加压素)缺乏导致的疾病。

（一）常见病因

1. 毁坏性病变（也称为继发性尿崩症）　其中包括：①创伤；②肿瘤；③感染；④血管病变；⑤全身性疾病包括：朗格汉斯细胞组织细胞增生症、白血病、淋巴瘤、肉芽肿、结节病等。

2. 退行性病变（原发性尿崩症）　由于视上核和室旁核神经细胞退行性变性所致。

临床表现：起病常常为渐进性，在数日或数周内病情逐渐明显；有时可突然起病。儿童往往表现为夜间遗尿，患儿多喜饮凉水，食欲低下，便秘，消瘦，病程长则还可表现为生长障碍。在儿科以 24 小时饮水量和尿量超过 3000ml/m² 界定为多饮，多尿。

继发性尿崩症患者还可以有原发病的临床表现：头痛、呕吐、视物模糊、发热、皮疹等。

（二）常用的特殊检查

1. 禁饮试验　主要用于鉴别尿崩症和精神性多饮。

2. vasopressin 试验　用于鉴别中枢性尿崩症与肾性尿崩症。

3. 血 AVP 测定　有条件的地方可使用。

4. 影像学检查　颅骨片/眼底及头颅 MRI 等；必要时根据原发病采取骨穿、骨活检等检查。

（三）本病的治疗原则

1. 垂体加压素终生替代治疗　加压素疗效可靠，是中枢性尿崩症治疗的首选药物。现常用醋酸去氨加压素片口服。一般从 0.05mg，每日 2 次开始，根据疗效进行调整（加或减剂量）。同时适当限制饮水量，以免发生水中毒。

2. 适量补充　铁剂、钙剂及多种维生素和微量元素。

3. 定期复查　由于中枢性尿崩症是一种终生疾病，病人需终身随诊。而且有部分病人的病因在确诊中枢性尿崩症时不一定十分明确，特别是肿瘤及一些恶性病导致的中枢性尿崩症有一定的发展过程，因此在复查过程中定期给病人复查头颅 MRI 十分必要。

思维提示

有关"儿童多饮多尿"：多饮多尿是儿科特别是婴幼儿常见的临床症状，虽然由于喂养不当、精神性（习惯性）多饮所占比重不小，但是作为儿科医生要注意其牵涉到许多器官系统，可以是一些疾病临床表现的一部分，因此，在遇到此类病人时一定要仔细地询问病史，认真地进行体格检查和适当的实验室检查；并要注意：一些疾病（如：颅内占位性病变、朗格汉斯细胞组织细胞增生症等）有一个渐进的过程，临床表现会逐渐发生，所以一定要让病人定期复查，特别要定期复查头颅 MRI。

（吴玉筠）

病例113　生长缓慢3年

患儿,女,3岁。

一、主诉

生长缓慢3年。

二、病史询问

> **思维提示**
>
> 对于生长缓慢的婴幼儿主要考虑3个方面的问题:内分泌、遗传代谢类疾病、营养性疾病及中枢神经系统疾病,特别对于自新生儿期即存在生长障碍的患儿要高度警惕先天性遗传代谢性疾病的可能。询问病史时需要注意上述问题。

(一)进一步询问内容及目的

1. 病症出现的时间及伴随症状　如是否存在喂养困难,有否消化系统的表现:呕吐、腹泻、便秘、不喜欢吃奶,但对非乳类食物感兴趣等。
2. 在患儿生长缓慢的同时,是否存在神经、精神运动发育迟缓。
3. 智力发育如何,对年长儿童可以了解上学的年龄、现在所学习的年级以及学习成绩。
4. 发病以来的就诊情况　包括进行过哪些检查、结论、治疗经过等。

(二)询问结果

现病史:患儿自幼生长缓慢,反应慢,不爱说话,便秘,多次在当地医院就诊,一直没有明确诊断,曾怀疑为"智力低下,先天性巨结肠"等,服用中药治疗,疗效不显著;至今仍有便秘,不爱出汗,冬天手脚凉,不会说单句话,能独走,不会跑,出牙12枚。平时食量较小,小便正常,大便2~3天一次,不喜欢与小朋友交往。

既往史:无特殊。

家族史:否认家族中有身材矮小等类似病史者,父母体健。

生产史及新生儿情况:G1P1,孕40周,足月自然分娩,出生体重4kg,生后无窒息,母乳喂养;新生儿期体健。

生长发育史:4个月会抬头;10个月会独坐;不会爬;1岁半能站;2岁半开始独走,不稳,经常摔跤;会说单字;现在能走稳,不会跑和单脚跳;会叫"爸爸、妈妈、爷爷、奶奶",不会说单句话。1 岁开始出牙,现在出牙 12 枚。

预防接种史:按时进行各项预防接种,无不良反应。

思维提示

病例特点为:①患儿自幼即生长缓慢,同时伴有智能、体能发育迟缓;②母亲孕期、分娩时均无异常;家族中无类似患者;③在外就诊始终未确诊,治疗无效。

综上所述,应高度警惕先天性疾病可能;对于"五迟"(立迟、行迟、语迟、发迟、齿迟)患者尤应注意。

三、体格检查

(一) 初步体格检查内容及目的

生长发育指标,如:身高、体重等,是否符合同龄儿。

智力发育指标,如:说话、走路、跑等,是否落后及落后程度。

(二) 体格检查结果

呼吸 24 次/分,心率 86 次/分,身高 84cm(低于正常同年龄同性别第 3 百分位线),体重 12kg(居正常同年龄同性别第 10 百分位线上),坐高 45cm,头围 48cm,神志清,精神反应可,智力欠佳,步入病房,轻度鸭步,查体尚合作,身材矮小,体态欠匀称,呼吸平稳,全身皮肤干燥,上臂皮肤轻度毛囊角化,毛发较稀疏,五官端正,轻度黏液水肿面容,颈对称,甲状腺未及肿大,胸廓对称,双肺呼吸音清晰,未闻及干湿啰音,心律齐,心音有力,各瓣膜听诊区未闻及杂音,腹部平软,肝肋下未及,剑突下 2cm,脾脏未及。四肢活动好,双下肢腓肠肌肥大。

四、门诊及外院检查结果

外院查:微量元素均正常,多次血常规检查发现轻度贫血,血小板、白细胞正常。

思维提示

本病例特点为:①身矮,体态欠匀称,智力发育差,步态有问题,黏液水肿貌;②呼吸、心率较同龄儿童慢;③皮肤粗、干燥,腓肠肌肥大;④外院检查:轻度贫血。

结合患儿的病史和现有检查结果分析:先天性甲状腺功能减退症可能性大。

五、初步诊断

生长发育迟缓原因待查:先天性甲状腺功能减退症可能性大。

六、进一步检查

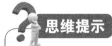
思维提示

考虑到患儿有可能是先天性甲状腺功能减退症,下一步的检查要围绕与甲状腺功能相关的全身检查项目进行。

(一) 进一步检查内容及目的

1. 骨龄　生长发育的情况,特别是骨龄成熟情况。
2. 甲状腺功能及甲状腺自身抗体　甲状腺功能及造成甲状腺功能改变的可能原因。
3. 甲状腺扫描及甲状腺 B 超　甲状腺的位置大小及功能,是否存在甲状腺异位等。
4. 智力测查　了解当前智力发育情况。
5. 头颅 MRI　寻找甲状腺功能异常的病因是否由颅内病变引起。
6. 血生化　了解肝肾功能、肌酶、血脂等情况,以决定是否需要进一步检查了解是否有先天性遗传代谢病可能。
7. 心电图、心脏彩超　了解心脏功能。

(二) 进一步检查结果

1. 骨龄　相当于 1 岁左右,比同龄儿落后 2 年。
2. 甲状腺功能　TT_3、TT_4、FT_3、FT_4 均明显降低(全部低于正常值下限),TSH > 100μIU/L;甲状腺自身抗体阴性。
3. 甲状腺 B 超　正常甲状腺位置未探及甲状腺组织回声。
4. 甲状腺扫描发现　正常甲状腺位置未见放射性同位素浓集影,在正常甲状腺位置之上、靠近舌骨的位置可见团状放射性同位素浓集影,疑为异位甲状腺组织影。
5. 智力测查　轻度低下。
6. 头颅 MRI　垂体高度 6mm,增强扫描见垂体结构均匀,未见特殊强化影。
7. 血生化　肌酶明显增高,血脂升高,血电解质、肝肾功能正常。
8. 心电图　心率慢,各导联低电压。
9. 心脏彩超　心脏结构未见明显异常,心包少量积液。

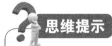
思维提示

经过血甲状腺激素的测定发现甲状腺功能减退症的病人,需要进行有关病因学的检查,如:血甲状腺自身抗体的检测,甲状腺 B 超,甲状腺同位素扫描等。由此完成对甲状腺功能减退病人的诊断过程。

七、诊断

先天性甲状腺功能减退症。

思维提示

本患儿由于甲状腺异位造成先天性甲状腺功能减退，既有不典型的新生儿期表现，也有婴幼儿期的典型表现，若早期发现这些特征性的临床表现，进行上述相关检查是不难尽早确诊的。

八、治疗

本病人确诊后开始使用甲状腺片治疗：从 10mg/d 开始，根据患儿的临床表现和甲状腺功能化验结果，逐步加量至 40mg/d。

九、预后

本患儿开始使用甲状腺片治疗后食欲好转，食量增加，大便次数至出院时达到 1 次/天，变得活泼、爱动，在主管医生的鼓励下开始主动与其他的住院小朋友交往。

十、有关先天性甲状腺功能减退症

先天性甲状腺功能减退症是先天原因导致血液循环中缺乏甲状腺激素，体内代谢过程减低引起的疾病。

常见的病因为：①甲状腺不发育或发育不全；②甲状腺素合成途径中酶缺乏；③促甲状腺激素缺乏；④靶腺或靶器官反应性低下。

临床表现出现早晚及轻重与患儿保持的甲状腺分泌功能有关。

1. 新生儿期的表现　过期产，出生体重超过正常新生儿，生理性黄疸时间延长。反应迟钝，喂养困难，腹胀、便秘，哭声低、声音嘶哑，低体温。

2. 典型表现

（1）特殊面容和体态：头大、颈短，皮肤苍黄、粗糙干燥，毛发稀少，面部黏液水肿、眼睑水肿，眼距宽，鼻梁宽平，舌大而宽厚，长伸出口外。腹部膨隆，常有脐疝。患儿身材矮小，躯干长而四肢短小，上部量/下部量 >1.5。

（2）神经系统：患儿动作发育迟缓，智能发育低下，表情呆板、淡漠，神经反射迟钝。

（3）生理功能低下：精神、食欲差，不善活动，安静少哭，对周围事物反应少，嗜睡，声音低哑，体温低而怕冷。脉搏及呼吸均缓慢，心音低钝，心电图呈低电压、P-R 间期延长、T 波平坦等改变。全身肌张力较低，肠蠕动减慢，腹胀，常有便秘。

先天性甲状腺功能减退常需要与佝偻病、21-三体综合征、先天性巨结肠症及骨骼发育障碍等疾病进行鉴别诊断。

　　确诊后尽早开始治疗:①甲状腺激素终生替代治疗,现常用左甲状腺素钠片(优甲乐);②适量补充:铁剂、钙剂及多种维生素和微量元素;③强化智能及体能训练;④定期复查。

　　一般认为先天性甲状腺功能减退若在新生儿期发现并尽早开始治疗,预后良好。若在婴幼儿期没有及时诊治,可以造成永久的智力损害。

思维提示

　　部分经新生儿筛查确诊的先天性甲状腺功能减退症患儿,随着甲状腺发育和功能的逐步成熟,在一定的情况下,甲状腺功能恢复正常,因此有必要在患儿 3 岁左右时进行甲状腺功能的再评估,判断患儿的甲状腺功能能否达到正常,决定是否需要终生服药。

思维提示

　　有关"先天性甲状腺功能减退症":先天性甲状腺功能减退症是造成儿童先天生长发育迟缓的重要原因之一,其危害主要在于造成患儿智能发育落后,影响国民素质及其生存、生活质量,加重社会负担。目前国内主要大、中城市已经广泛开展新生儿先天性甲状腺功能减退症的临床筛查,为减少智能落后儿的发生发挥了重大作用,取得了满意的结果。但是同时也加大了儿科内分泌临床医生对本病的诊治难度,由于大多数患儿在新生儿期即获得了诊治,因此儿科医生遇到病程时间比较长、临床症状典型的病例正在逐渐减少,因此大家要高度重视自幼生长障碍的病人,警惕先天性甲状腺功能减退症,避免误漏诊。

　　　　　　　　　　　　　　　　　　　　　　　　　　　　　　　（吴玉筠）

病例114 呕吐、拒乳1个月半

患儿,男,2个月,于2007年12月20日入院。

一、主诉

呕吐、拒乳1个月半。

二、病史询问

(一)问诊主要内容及目的

> **思维提示**
>
> 患儿主要临床表现包括:呕吐、拒乳、精神差。诊断应主要考虑下列几方面的疾病:①消化系统疾病;②呼吸系统疾病;③内分泌系统疾病;④中枢神经系统疾病;⑤泌尿系统疾病等。因此进一步询问病史应围绕上述几个方面。

1. 呕吐物性质如何,是否为喷射性,大便性状如何,是否伴有腹泻、黄疸等表现,除外消化系统疾病。

2. 是否伴有发热、咳嗽、流涕、喘憋等症状,协助鉴别呼吸系统疾病。

3. 是否伴有多食、多饮、多尿、呼吸深大、皮肤黏膜色素沉着等表现,协助鉴别内分泌系统疾病。

4. 是否伴有烦躁及常哭闹、呕吐、惊厥、昏迷等症状,协助鉴别中枢神经系统疾病。

5. 是否伴有水肿、少尿、血尿、高血压等表现,协助鉴别泌尿系统疾病。

(二)问诊结果及思维提示

1月半前,患儿无明显诱因始出现呕吐、拒乳,呕吐为非喷射性,呕吐物为黄色胃内容物,不伴发热,无抽搐、腹泻、咳嗽等表现,于当地医院就诊,查血气分析示:pH 7.396,$PaCO_2$ 25.6mmHg,PaO_2 96mmHg,HCO_3^- 13mmol/L,BE −9mmol/L;血生化:钾8.9mmol/L,钠108mmol/L,氯89mmol/L。诊断:呕吐原因待查,入院后予高张液、碱性液扩容、纠酸、纠正电解质紊乱,拉氧头孢钠抗感染等处理,患儿症状无明显好转。为进一步诊治来我院,急诊查血气分析:pH 7.386,HCO_3^- 14.5mmol/L,BE −8mmol/L。生化示:血糖4.9mmol/L,钾6.4mmol/L,氯98mmol/L,钠127mmol/L。予5%碳酸氢钠10ml,10%葡萄糖20ml纠酸,0.9%氯化钠10ml,注射用水 20ml 静点扩容,维生素 K_1 1mg 入壶等处理,患儿精神状况较前好转,但仍有间断呕吐,量不多,无腹胀、腹泻,吃奶较前好转,为进一步诊治,以"拒乳、呕吐原因待查"收入院。

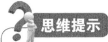

思维提示

　　患儿以反复呕吐、拒乳、精神差为主要临床表现,多次血气分析示代谢性酸中毒,生化检查示:低钠血症、低氯血症、高钾血症。初步诊断分析考虑:①消化系统疾病:消化道畸形可导致顽固的呕吐表现,但生化特征与本患儿不符;胃肠炎、乳儿肝炎综合征等疾病可表现频繁呕吐,但有相应原发病的表现,与本患儿不符;②内分泌系统疾病:各种原因所致的肾上腺皮质功能不全、肾小管酸中毒等疾病可表现慢性代酸,频繁呕吐,应注意鉴别;③遗传代谢病:半乳糖血症等多种遗传代谢病可以有频繁呕吐、拒乳、代谢性酸中毒等表现,应注意鉴别。

三、体格检查

(一)初步体格检查内容及目的

1. 生长发育情况　是否存在生长发育迟缓。
2. 营养状况　是否存在营养不良。
3. 皮肤黏膜情况　皮肤有无黄染、色素沉着、皮疹等异常。
4. 心、肺查体　注意有无呼吸道疾病,先天性心脏病。
5. 腹部查体　有无肝脾大及腹部包块。
6. 肌力、肌张力情况及神经系统查体　明确有无神经系统异常。
7. 性征发育情况　明确有无性征发育异常。

(二)体格检查结果

　　精神反应可,呼吸平稳,发育落后,营养欠佳,皮下脂肪薄,全身皮肤黏膜明显色素沉着,皮肤弹性稍差,眼窝轻度凹陷,全身浅表淋巴结未及肿大,咽部无充血,心肺查体未见异常。腹软,肝脾肋下未触及,双下肢不肿。阴茎长 2cm,周径 2.5cm,双侧睾丸容积 0.5ml,阴茎及阴囊皮肤明显色素沉着,神经系统查体未见异常。

思维提示

　　患儿体检结果与问诊后初步考虑内分泌系统疾病的诊断相一致。患儿查体有全身皮肤黏膜明显色素沉着,提示患儿可能存在肾上腺皮质功能不全等内分泌疾病。

四、门诊及外院检查结果

1. 血气分析　pH 7.396,$PaCO_2$ 25.6mmHg,PaO_2 96mmHg,HCO_3^- 13mmol/L,BE −9mmol/L。

2. 血生化(院外)　钾 8.9mmol/L,钠 108mmol/L,氯 89mmol/L。钙 1.24mmol/L。

3. 血气分析(门诊)　pH 7.386,HCO_3^- 14.5mmol/L,BE −8mmol/L。血糖 4.9mmol/L,钾 6.4mmol/L,氯 98mmol/L,钠 127mmol/L。

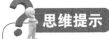

> 重要检查结果包括:①血气分析:示代谢性酸中毒;②生化示低钠、低氯、高钾等异常。结合患儿有皮肤黏膜色素加深表现,同时有失盐表现,提示患儿可能存在原发性肾上腺皮质功能不全,应行进一步相关检查协助诊断。

五、初步诊断

呕吐、拒乳原因待查:原发性肾上腺皮质功能不全?

六、初步治疗

入院后予以补液、纠酸等对症处理,给予能量合剂等加强支持疗法。并尽快行相关检查协助诊断。

七、进一步实验室检查

(一) 进一步检查内容及目的

1. ACTH、F　明确有无肾上腺皮质功能不全。
2. 24 小时尿游离皮质醇　是否降低。
3. 急诊生化　明确电解质紊乱的程度及特征。
4. 血气分析　明确代酸的程度。

(二) 检查结果

1. 血生化　钾 6.8mmol/L,钠 120.5mmol/L,氯 96.4mmol/L;其余电解质、心肌酶、肝肾功等未见明显异常。

2. 血气分析　pH 7.276,$PaCO_2$ 25.6mmHg,PaO_2 96mmHg,HCO_3^- 13mmol/L,BE −11mmol/L。

3. 促肾上腺皮质激素　837pg/ml,显著升高。

4. 皮质醇　3μg/dl,减低。

八、入院后情况

患儿仍表现呕吐、拒奶。体温正常,无腹泻等表现。

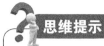
思维提示

患儿有皮肤黏膜色素沉着的临床表现,化验检查示促肾上腺皮质激素显著升高,血皮质醇显著降低,原发性肾上腺皮质功能不全诊断成立。

原发性肾上腺皮质功能不全是由于多种原因导致肾上腺皮质功能受损引发的一组疾病。主要病因包括:①先天性肾上腺皮质增生症:是由于先天性类固醇合成过程中酶的缺陷所导致的一组疾病。以 21-羟化酶缺乏失盐型最为常见。本病是由于 21-羟化酶完全缺乏所导致,患儿皮质醇、醛固酮合成严重不足,新生儿期即可表现出严重的失盐和肾上腺皮质功能不全的症状。同时伴有高雄性激素的症状。该类疾病时 21-羟化酶前体物质 17-OHP 水平明显增高。本患儿有代谢性酸中毒及典型失盐的表现及低钠高钾等醛固酮合成不足的表现,应注意除外本病。②其他病因:包括爱迪生病,先天性肾上腺发育不全:③肾上腺脑白质营养不良等。

九、下一步检查内容与目的

1. 性激素　有无高睾酮血症。
2. 24 小时尿 17 酮　有否升高或是降低。
3. RAA　有无醛固酮合成酶的缺乏。
4. 肾上腺 B 超　有无肾上腺增生、钙化、萎缩、发育不全。
5. 17-α-OHP　有无升高或是降低。
6. PPD 试验　有无结核感染。
7. 肾上腺抗体检测　除外自身免疫性因素所致的肾上腺皮质功能不全。

检查结果:

血睾酮、24 小时尿 17 酮、肾素、血管紧张素明显升高,醛固酮降低。17-α-OHP 明显升高。PPD 试验 5U(−),肾上腺抗体(−),肾上腺 B 超示双侧肾上腺增生。

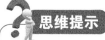
思维提示

先天性肾上腺皮质增生症:本患儿新生儿期起病,以频繁呕吐、体重不增为主要临床表现,多次查血生化示高钾,低钠,低氯,血气分析示代谢性酸中毒。F 降低,ACTH 增高,尿 17-KS 增高,肾上腺 B 超示双肾上腺增大,先天性肾上腺皮质增生症诊断成立。患儿同时伴有睾酮升高,RAA 明显升高,21-羟化酶前体物质 17-OHP 明显增高,故分型考虑为 21-羟化酶缺乏失盐型。

十、诊断

先天性肾上腺皮质增生症(21-羟化酶缺乏-失盐型)。

本患儿新生儿期起病,以频繁呕吐、体重不增为主要临床表现,入院时查体示血压较低,发育落后,营养欠佳,皮下脂肪薄,全身皮肤黏膜明显色素沉着,皮肤弹性稍差,眼窝稍凹陷,心率快,查血生化示高钾,低钠,低氯,血气分析示代谢性酸中毒。F 降低,ACTH 增高,尿 17-KS 增高,肾上腺 B 超示双肾上腺增大,先天性肾上腺皮质增生症合并肾上腺危象诊断成立。患儿同时伴有睾酮升高,RAA 明显升高,21-羟化酶前体物质 17-OHP 明显增高,故分型考虑为21-羟化酶缺乏-失盐型。

十一、治疗

本患儿入院后予以氢化可的松 100mg/(m² · d)静点,5% 葡萄糖盐水补液,并予以氟氢可的松 0.1mg 每日一次口服等措施纠正肾上腺危象。患儿病情平稳后,将氢化可的松逐渐减量为 20mg/(m² · d)口服,复查血电解质、血气分析、睾酮、ACTH、F 等指标均正常,带药出院。经内分泌门诊长期随诊,上述各项指标均正常。

十二、对本病的思考

1. 关于先天性肾上腺皮质增生症(21-羟化酶缺乏-失盐型)　先天性肾上腺皮质增生症(CAH)是一组先天性、常染色体隐性遗传病,以 21-羟化酶缺乏最为常见。该型临床表现包括单纯男性化的一系列表现和 Aldo 严重缺乏所致的失盐症状。典型病例常在生后 1～4 周(平均 2 周)出现失盐症状。由于同时伴有皮质醇合成障碍,故出现不同程度的肾上腺皮质功能不足症状:如呕吐、腹泻、脱水和严重的酸中毒,难以纠正的低血钠、高血钾及低血糖等。因病人有呕吐、腹泻等症状,易被误诊为消化系统等疾病。在诊治过程中应予以警惕。

2. 问诊的重要性　患儿主诉为反复呕吐、拒乳,该类主诉可涉及消化、呼吸、内分泌、泌尿、神经等多系统的疾病。问诊时应细致、全面以便进行诊断与鉴别诊断。

3. 寓诊断于治疗中　本病初诊为肾上腺皮质功能不全,但具体病因不清楚,入院后立即予以补液、纠酸等对症处理,给予能量合剂等加强支持疗法。临床实践中,面对肾上腺皮质功能不全患者,往往不能等到 ACTH、F 等实验室检查结果出来才施以治疗,否则将会延误病情。因此,建立在科学分析基础上采用的经验性治疗在临床工作中十分重要。可先根据患儿的临床表现、查体及初步化验检查进行初步诊断,以便及时进行补液、纠酸等处理。

十三、关于先天性肾上腺皮质增生症 21-羟化酶缺乏-失盐型

先天性肾上腺皮质增生症(CAH)是一组先天性、常染色体隐性遗传病。迄今已发现了多种酶的缺乏,其中以 21-羟化酶缺乏最为常见。

根据 CYP21 缺乏程度的不同,分为:①典型:包括失盐型和单纯男性化型两大类;②非典型。其中,典型 21-OHD 失盐型患儿糖皮质激素和盐皮质激素合成完全受阻。临床表现包括单纯男性化的一系列表现和 Aldo 严重缺乏所致的失盐症状。出生后新生儿期,由于肾小管潴钠机制尚不完善,故典型病例常在生后 1～4 周(平均 2 周)出现失盐症状。又由于同时伴有皮质醇合成障碍,故出现不同程度的肾上腺皮质功能不足症状:如呕吐、腹泻、脱水和严重的酸中毒,难以纠正的低血钠、高血钾及低血糖。不及时诊断并进行糖、盐皮质激素的治疗,则可导

致血容量降低,血压下降,休克,循环功能衰竭。随着年龄增大,一般在 4 岁以后,机体对失盐的耐受性有所增加,失盐现象逐渐改善。

治疗主要包括下列 3 个方面:

1. 糖皮质激素治疗　儿童口服剂量一般为 $10 \sim 20 \text{mg}/(\text{m}^2 \cdot \text{d})$[稍大于生理需要量:$6 \sim 8 \text{mg}/(\text{m}^2 \cdot \text{d})$]。

2. 盐皮质激素治疗　新生儿期、婴儿期和儿童早期可补充 9a-FHC。有时每日需要在饮食中加入 $1 \sim 2 \text{g}$ 盐。

3. 应激情况下的治疗　一般中度感染时应加原药量的 $1 \sim 2$ 倍,严重感染或需手术时,应增加原药量的 3 倍。应激状态一旦消除,立即减为维持量。

（桑艳梅）

病例115   生长迟缓 8 年余

患儿,男,10 岁 4 个月,于 2007 年 11 月 30 日入院。

一、主诉

生长迟缓 8 年余。

二、病史询问

(一)问诊主要内容及目的

> **思维提示**
>
> 儿童的终身高除了受各类疾病的影响外,还与遗传、环境、营养等多种因素密切相关。因此问诊的目的在于全面了解患儿有无各系统急慢性疾病史,注意采集生长速度,需要全面了解患儿的出生史、营养史、家族史和生长环境等。

1. 生长速度如何,通过了解生长速度,有助于进一步分析病因,因为矮小患儿的生长速度可以正常或减慢,生长速度不同则意味着病因不同。

2. 是否伴有其他系统疾病的临床表现,有无呼吸、消化、循环、泌尿、内分泌及神经系统的疾病的表现,这些系统的疾病,在消化、呼吸、泌尿系统尤其是慢性疾病均可导致患儿生长迟缓,出现身材矮小。

3. 询问饮食状况如何,饮食结构存在偏食、挑食,以及长期食量小,可导致患儿出现不同程度的营养不良,而长期的营养状况不佳可导致生长迟缓,身材矮小。

4. 有无颅脑外伤及手术史,用于鉴别有无颅脑外伤及手术所致垂体功能低下所致生长迟缓,身材矮小。

5. 平素性格如何、家庭氛围、有无重大生活事件,在一些性格孤僻,内向的患儿以及单亲家庭缺少父母关爱、家庭不和睦或家庭遭遇重大生活事件等心理精神因素均可导致患儿出现生长迟缓,身材矮小。

6. 出生史、体智力发育史、出牙、换牙时间如何,出生史应包括:胎龄、分娩方式、胎位、有无窒息、出生身长、体重;这有助于鉴别有无小于胎龄儿所致身材矮小的可能。通过了解有无臀位,出生时有无窒息,体智力发育是否正常,出牙、换牙时间是否落后,可提供生长激素缺乏症的诊断依据。

7. 家族史中应注意询问父母的身高、青春发育的年龄,如有兄弟姊妹应注意询问他们的身高及生长发育状况。当家族中有男性身高不足 160cm,女性身高不足 150cm 时,应考虑存在矮小的家族史。若男性在 16 岁后才出现青春期猛长,女性在 14 岁后才有月经初潮,则提示存在体质性青春发育延迟的家族史。这些家族史在结合患儿的生长速度可用于鉴别有无家族性身材矮小及体质性青春发育延迟所致矮小。

(二)问诊结果及思维提示

患儿自入院前 8 年余(2 岁余)开始出现身高、体重增长缓慢,增长速度不详,其身高、体重逐渐落后于同龄儿,其 5 岁时,身高仅相当于 3 岁儿童但具体不详,患儿智力水平未见落后。平素尚体健,否认存在反复腹泻、呕吐、发热、咳嗽、水肿、乏力、多饮多尿、腹胀及抽搐等表现。平素食欲欠佳,无便秘,睡眠可,否认头颅外伤史。于门诊查骨龄片相当于 5 岁,以"身矮原因待查"收住。

患儿系第一胎第一产,孕足月、臀位、自然分娩、有窒息史,出生体重 3.2kg、身长 50cm。体智力发育正常,出牙时间不详,至今未换牙。现为小学三年级,同学关系可,不喜活动、成绩可。

患儿父亲身高 175cm、青春期猛长年龄为 15 岁,母亲 159cm、初潮年龄为 12 岁。否认家族中存在男性身高小于 160cm,女性身高小于 150cm 者。家庭氛围宽松,无重大家庭生活事件发生。

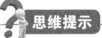

思维提示

病程中不能提供准确的生长速度,所以从诊断思路上必须同时考虑生长速度正常及减慢的疾病所致的身材矮小。①生长速度减慢的疾病:患儿体智力发育正常、平素体健,否认全身其他系统疾病史,也没有相关的症状,故可除外慢性全身性疾病所致身材矮小;患儿性格活泼,家庭氛围宽松、无重大家庭生活事件发生,故精神因素所致身材矮小可除外;患儿起病早,身高明显落后,存在换牙延迟,骨龄明显落后于实际年龄,结合出生史为臀位、有窒息史,故需考虑存在生长激素缺乏所致身材矮小可能;患儿起病早,身高明显落后,骨龄明显落后于实际年龄还需除外生长激素不敏感综合征即 Laron 综合征。②生长速度正常的身材矮小:患儿出生时为适于胎龄儿,故可不考虑低出生体重所致身材矮小;患儿家族中均否认存在男性身高小于 160cm,女性身高小于 150cm 者,且其父母青春发育时间均无延迟,结合患儿骨龄明显落后故可除外家族性身材矮小及体质性青春发育延迟所致身材矮小。

三、体格检查

(一)重点检查内容和目的

身高、体重、营养状况,面容是否特殊(除外伴有矮小的综合征),体型是否匀称(除外骨骼畸形所致身材矮小)、是否存在皮肤干燥粗糙、异常色素沉着,皮下脂肪的分布、甲状腺查体是否存在肿大及杂音;心、肺、腹、神经系统查体(有无呼吸困难、肺内有无啰音、心音是否有力、有无杂音、腹部是否存在包块、是否有肝脾肿大)有无肢体脊杜畸形,性发育查体。

（二）体格检查结果及思维提示

血压 90/60mmHg，身高 108.5cm，指间距 107cm，上部量 60cm，下部量 48.5cm，体重 20kg，神志清，精神反应可，对答切题，面容幼稚，体型匀称，无异常体味，头发色泽正常，皮肤干燥，但无黏液水肿及色素沉着及脱失，面部腹部皮下脂肪丰满；巩膜色泽未见异常，未见斜视及眼球震颤；甲状腺未见肿大；未见胸廓畸形，双肺呼吸音清；心音有力、律齐各瓣膜听诊区未闻及杂音；腹软，未触及包块，肝脾未及；脊柱四肢及关节未见畸形无活动受限；神经系统检查未见异常。阴茎长 4cm，周径 4cm，双侧睾丸容积约为 2ml，外生殖器 Tanner I 期。

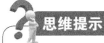

思维提示

患儿目前年龄为 10 岁 4 个月，身高为 108.5cm，位于正常同龄男孩身高的 -2SD 以下，实际落后 -4.6SD，故身材矮小诊断明确，且患儿身高明显落后与同龄儿。体格检查提示患儿体型匀称，幼稚面容，皮肤干燥，但无黏液水肿，面部、腹部皮下脂肪丰满，患儿骨龄明显落后于实际年龄达 5 岁余。由此可得知患儿为匀称性身材矮小，骨龄明显落后，结合出生史应考虑：生长激素缺乏症可能，但需与甲状腺功能减退及 Laron 综合征鉴别。

四、初步实验室检查

（一）检查内容及目的

1. 血常规、肝肾功、骨代谢、血电解质、血糖、血气分析、尿常规、心电图，以进一步明确是否存在其他系统的慢性疾病。

2. 甲状腺功能检测，用于鉴别有无甲状腺功能减退所致身材矮小。

3. 生长激素激发试验、胰岛素样生长因子及结合蛋白-3（IGF_1、$IGFBP_3$），用于鉴别有无生长激素及生长因子的缺乏所致身材矮小。

（二）初步检查结果

1. 血常规、肝肾功、骨代谢、血电解质、血糖、血气分析、尿常规结果均正常。

2. 心电图结果正常。

3. 甲状腺功能　TT_3 正常，TT_4、FT_3、FT_4 降低，TSH 正常。

4. 生长激素激发试验结果如表 115-1 所示。

表 115-1　生长激素激发试验结果

时间（分钟）		0	30	60	90	120
左旋多巴激发试验	生长激素（ng/mL）	0.48	0.8	1.0	0.75	0.5
胰岛素-低血糖激发试验	生长激素（ng/mL）	0.32	1.2	2.0	0.6	0.45
	皮质醇 nmol/L	125.5	–	160.4	133	–

5. IGF_1　25ng/ml,$IGFBP_3$ 345ng/ml,均显著降低。

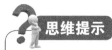

思维提示

　　根据检查结果,可明确或除外的疾病:①血尿常规,血气分析及生化全项检查正常,心电图正常。可进一步除外全身其他系统慢性疾病所致身材矮小;②因患儿在 IGF_1 及 $IGFBP_3$ 均显著降低的同时,2 项生长激素激发试验结果均为生长激素峰值小于 5ng/mL,生长激素缺乏症诊断可成立,并可同时除外 Laron 综合征。应考虑进一步明确导致生长激素缺乏的原因;③甲状腺功能检查提示 TT_3 正常,TT_4、FT_3、T_4 降低,TSH 正常,未见相应负反馈性升高,提示存在继发性甲状腺功能减退;④结合患儿胰岛素低血糖激发试验中 0 分皮质醇低于正常范围,且 60 分及 120 分时较基础值升高不足 200nmol/L,提示存在肾上腺皮质功能不全,需进一步查找原因。

五、进一步检验和检查内容与目的

(一) 检查内容及目的

1. 垂体增强磁共振　明确生长激素缺乏的原因。
2. 甲状腺球蛋白抗体、甲状腺微粒体抗体、甲状腺 B 超,用于进一步明确甲状腺功能减退的原因。
3. 促肾上腺皮质激素、皮质醇节律,肾上腺 B 超,用于进一步明确肾上腺功能低下的原因。

(二) 进一步检查结果

1. 垂体增强磁共振　垂体小、垂体柄纤细、异位神经垂体。
2. 甲状腺 B 超提示实质回声血供未见异常。
3. 甲状腺球蛋白抗体、甲状腺微粒体抗体、均正常。
4. 肾上腺 B 超提示双侧肾上腺未见明显增粗、增生及占位。
5. 促肾上腺皮质激素、皮质醇节律　各时点皮质醇均低于正常值,且失去正常节律,ACTH 虽正常但无相应负反馈性升高(表 115-2)。

表 115-2　肾上腺皮质激素、皮质醇节律

时间	8am	4pm	11pm
促肾上腺皮质激素(ACTH) 8am:pmol/L(0~10)	8.4	6.6	3.1
皮质醇 8am:nmol/L(138~690)	128.5	94.3	44.2

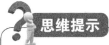
思维提示

　　当实验室检测提示存在生长激素缺乏后,需要进行垂体磁共振检查以协助明确生长激素分泌不足的原因,以便针对病因给予相应的治疗。而在考虑甲状腺、肾上腺存在继发性功能减退时,应注意同时除外相应腺体原发性功能减退的可能。

六、诊断及依据

　　据患儿身材矮小,落后正常同龄男孩身高 −4.6SD,换牙延迟,臀位分娩且有窒息史,体型匀称,幼稚面容,面部及腹部皮下脂肪丰满,两项激发试验生长激素峰值均小于 5ng/ml,IGF_1 及 $IGFBP_3$ 均显著降低,骨龄落后于实际年龄 5 岁余,故生长激素缺乏症诊断可成立。结合患儿起病早,垂体增强磁共振结果提示垂体小、垂体柄纤细、异位神经垂体考虑为垂体发育不良所致生长激素缺乏。

　　据患儿平素不喜活动,查体见皮肤干燥,甲状腺功能检查示 TT_4、FT_3、FT_4 降低,提示存在甲状腺功能减退。结合患儿查体未见甲状腺肿;甲状腺功能检查中 TT_4、FT_4 降低同时 TSH 正常,未见相应负反馈性升高;甲状腺球蛋白抗体及甲状腺微粒体抗体均正常,甲状腺 B 超提示实质回声血供未见异常,结合垂体增强磁共振目前诊断继发性甲状腺功能减退成立。

　　结合患儿胰岛素低血糖激发试验中 0 分皮质醇低于正常范围,且 60 分及 120 分时较基础值升高不足 200nmol/L;促肾上腺皮质激素、皮质醇节律:各时点皮质醇均低于正常值,且失去正常节律,ACTH 虽正常但无相应负反馈性升;肾上腺 B 超提示双侧肾上腺形态正常未见明显增生、占位、萎缩及钙化,故继发性肾上腺皮质功能不全诊断可成立。

　　因患儿同时存在两种以上垂体前叶所分泌的激素,故诊断为联合垂体激素缺乏症。

七、治疗方案及理由

(一) 方案

　　1. 一般治疗　鼓励积极患儿参加体育锻炼,均衡膳食,保证充足睡眠。
　　2. 重组人生长激素 0.1IU/(kg·d),睡前皮下注射,实予 2IU/d。
　　3. 左甲状腺素片 16.7μg,1 次/日,晨起口服。
　　4. 监测　①生长速度、体重、血压;②2 周、4 周复查甲功;③定期复查(1、3、6 个月,此后每 6 个月复查一次)甲功、空腹及餐后 2 小时血糖、空腹胰岛素、IGF_1 及 $IGFBP_3$,血常规、尿常规、生化全项、骨密度和心电图。每 6 个月复查一次骨龄。

(二) 理由

　　1. 治疗仅对生长激素缺乏,继发性甲状腺功能减退给予了相应激素的替代治疗,对患儿同时存在的继发性肾上腺皮质功能不全却未治疗,原因是:患儿虽诊断了继发性肾上腺皮质功能不全,但并无失盐表现及低血糖、低钠或高钾血症,这提示该患儿的肾上腺皮质功能尚能满足维持水盐及血糖的机体需要,而糖皮质激素具有抑制身高增长的作用,故若无肾上腺皮质功能不全的临床表现时,可不给予糖皮质激素的替代治疗。

2. 监测方案的作用在于评估解患儿接受药物治疗后的疗效以及安全性。

八、对本病例的思考

1. 关于联合垂体性激素缺乏症　联合垂体激素缺乏症(combined pituitary hormone dificiency)是由垂体前叶分泌的生长激素、促甲状腺激素、催乳素、促性腺激素和促肾上腺皮质激素中 2 种或 2 种以上缺乏导致的儿童内分泌疾病。其中以生长激素缺乏最为常见,可合并甲状腺功能减退、肾上腺皮质功能低下和性发育延迟或无性发育。此类患儿除存在生长激素缺乏症的常见临床表现如:男孩多见,出生时有胎位不正难产史、窒息史,以足位、臀位多见。出生时身长正常,但自幼食欲低下,多数患儿智力发育正常,生长缓慢多于 2 ~ 3 岁后方引起家人注意,出牙、换牙延迟,身高增长呈衰减性等特点。典型患者查体身材矮小,体型匀称,幼稚面容(娃娃脸),腹部脂肪堆积。而 CPHD 的患者更易出现低血糖的表现,此外合并甲状腺功能减退的患儿可有便秘,查体可见皮肤粗糙,合并肾上腺皮质功能不全的患儿在应激状态下易出现失盐表现,合并促性腺激素缺乏者,男孩多伴有小阴茎、小睾丸等表现。常见导致 CPHD 的病因可分为三大类即获得性、先天性和原因不明的特发性,包括外伤、缺氧损伤、手术损伤、慢性疾病导致垂体功能抑制和胚胎时期垂体发育不全等原因。近年来的研究逐渐发现胚胎发育期垂体相关的转录因子缺陷与 CPHD 的发病有关。

2. 问诊及查体的重要性　身材矮小,生长迟缓是儿童时期较常见表现。通过详细地询问病史就可以对其病因作出初步判断。比如通过出生史,可以明确有无小于胎龄儿导致身材矮小可能;有无生长激素缺乏症的诊断依据;通过家族史就可以明确有无家族性矮小及体质性青春发育延迟的可能;营养史及既往史的详细采集有助于鉴别有无营养不良或无慢性疾病所致身材矮小可能。查体应注意患儿是否存在体型的不匀称、面容的特殊以及四肢、手足是否存在畸形,均有助于除外骨骼系统疾病,某些染色体疾病及一些综合征所伴有的矮小。所以对于身材矮小的患儿应特别注意病史的采集。

（李豫川）

病例116 多饮、多尿、消瘦20天,腹痛3天

患儿,男,10岁,于2006年8月1日入院。

一、主诉

多饮、多尿、消瘦20天,腹痛3天。

二、病史询问

(一) 问诊主要内容及目的

思维提示

患儿为年长儿,为急性起病,临床主要表现为多尿、多饮及消瘦,在询问病史首先要明确患儿饮用液体的量或者是尿量是否符合多饮、多尿的诊断标准,再结合患儿的伴随表现去考虑一些常见的疾病,如内分泌、泌尿系统及消化系统的一些疾病,应注意的是,在临床诊断过程中,应尽可能用"一元论"去解释患儿的所有临床表现。

1. 饮用液体的性质、饮用量,首先确定是否符合多饮诊断标准,除外不恰当的饮料摄入所致多饮表现及由此引起的尿量增多。尿崩症患者常喜欢饮用较凉的液体。

2. 尿量、尿液外观,是否伴有水肿、头痛、尿痛,是否监测过血压,是否伴有不明原因发热,渴感如何。确定是否符合多尿诊断标准,尿液外观有助于了解有无尿色异常,低比重尿,应注意询问在多尿消瘦的同时是否有夜尿增多,贫血、尿色异常、水肿及以头痛、头晕为主要症状的高血压表现,以明确是否存在慢性肾功能不全可能。多饮、多尿、消瘦若伴有不明原因发热、渴感明显时应注意尿崩症的可能。

3. 是否存腹泻、呕吐、厌食、反酸及发热等表现,用于鉴别胃肠疾病如急性胃肠炎和急腹症。

4. 内分泌 有无糖尿病家族史。

(二) 问诊结果及思维提示

患儿于入院前20天无明显诱因出现多饮,每天饮白开水量较前增加2~3倍,约3.5L左右,但无明显喜饮凉水。伴多尿,每日排尿10余次,量多,具体不详,夜尿增多,每晚4~6次,常有遗尿发生,否认尿色异常。并伴有乏力、食欲减退,体重下降。无发热、头痛、头晕及视物

689

模糊及水肿。于入院前 2 天患儿上述症状加重伴腹痛,为阵发性钝痛,可以忍受,无发热及吐泻。

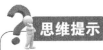

思维提示

　　①病史中存在多尿、遗尿,食欲减退、消瘦、乏力表现需除外慢性肾功能不全,但否认尿色异常,无水肿、高血压临床表现,故不支持该病;②患儿有多饮、多尿、消瘦应注意糖尿病或尿崩症可能;③有食欲减退、消瘦及腹痛病史应该考虑存在胃肠疾病可能,但患儿病史中无反复呕吐、腹泻表现,且无法以胃肠疾病解释其多尿、多饮的临床表现。

三、体格检查

(一)重点检查内容和目的

　　血压、体重、意识状态,生长发育、营养状况;呼气是否有异味;皮肤黏膜查体(有无脱水征或水肿表现)口唇有无樱红;有无甲状腺肿大及杂音;呼吸系统体征(深大呼吸呼吸频率、节律,有无呼吸困难、肺内有无啰音、喘鸣音);心脏查体(心率、有无心脏杂音);腹部查体(腹部有无压痛、包块);四肢查体(末梢循环)。

(二)体格检查结果

　　体温 36.2℃,脉搏 120 次/分,呼吸 26 次/分,血压 105/70mmHg 身高 136cm,体重 20kg。精神反应弱,营养状况差。全身皮肤干燥、弹性欠佳,无水肿、眼窝凹陷,呼吸深大,呼气稍有酮味,唇樱红,口腔黏膜干燥,咽部稍充血,双侧扁桃体不大。甲状腺未触及肿大;双肺呼吸音粗,未闻及干湿啰音,心音有力,律齐,各瓣膜区未闻及杂音;腹软,无固定压痛,未及包块,肝脾不大;四肢末梢略凉,桡动脉脉搏速,欠有力。

思维提示

　　①患儿存在中度脱水及酸中毒表现,呼气有酮味,且腹痛可以为糖尿病酮症的临床表现,故需考虑糖尿病可能,需血糖确诊;②患儿查体未见高血压,而且存在明显的脱水酸中毒表现,不符合慢性肾功能不全临床表现;③患儿有中度脱水表现,应注意尿崩症可能,但却无法解释患儿为什么同时存在酸中毒。

四、门诊及外院检查结果

　　1. 外院血常规　白细胞 7.7×10^9/L,中性 52.4%,淋巴 44.1%,血红蛋白 174g/L,血小板 319×10^9/L。

2. 外院心电图　窦性心律,心动过速。

3. 外院B超　腹部实质脏器未见异常,可见数枚系膜淋巴结,大者1.4cm×0.7cm,未见占位。

4. 门诊急查尿常规　尿比重≥1.030,尿pH 5.0,尿糖++,酮体+++,尿蛋白阴性,镜检未见红、白细胞。

5. 门诊末梢血糖　血糖仪显示Hi,提示血糖高检测不出。

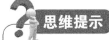

思维提示

①患儿存在典型酸中毒症状,辅助检查尿常规可见尿糖显著升高,酮体阳性,末梢血糖显著升高检测不出,糖尿病诊断成立;②结合患儿中度脱水、呼气有酮味,尿酮体显著升高,糖尿病酮症诊断成立,患儿病史中腹痛可以为酮症的临床表现之一;③患儿查体未见高血压,尿常规未见尿蛋白及其他有形成分,血常规未见贫血改变故慢性肾功能不全诊断可除外。④患儿尿常规示尿糖阳性,尿比重≥1.030,提示尿浓缩功能正常,可除外尿崩症。

五、初步诊断及依据

本患儿为学龄期男童,起病急,有典型的多饮、多尿伴消瘦症状,随机末梢血糖大于11.1mmol/L,尿糖阳性,故考虑糖尿病诊断成立。患儿有腹痛,查体存在明显中度脱水貌、呼气有酮味,呼吸深大,唇樱红,尿酮体显著升高,应考虑中度脱水、酮症酸中毒可能。

六、入院时治疗治疗方案及理由

1. 补液　糖尿病患儿糖升高致渗透性利尿,导致体液丢失,临床出现脱水症状体征,本患儿入院时查体已经存在中度脱水,需及时补液,改善循环。予以48小时补液法。

2. 小剂量胰岛素静脉输注降糖纠酮　患儿诊断为糖尿病酮症酸中毒,为糖尿病的急性并发症,需要使用胰岛素降糖纠酮治疗。

3. 监测　每小时监测末梢血糖一次,每小时监测尿酮体、尿糖一次;每2~4小时测静脉血糖一次,并重复血电解质、血气分析直至酸中毒恢复。

本患儿入院后首先急测血糖45mmol/L。初步诊断为糖尿病,予以心电监测,监测血、尿糖,尿酮体,同时开放两条静脉通道。

第一静脉通道先予以快速补液。本患儿为中度脱水,予以生理盐水10ml/kg,实际为生理盐水200ml,于30分钟以内快速输注扩容,此后评估因患儿外周循环改善,血压正常稳定,故按48小时均衡补液法继续补液。

补液量及速度:患儿体重20kg,按5%脱水计算:累积丢失量为=估计脱水百分数(%)×体重(kg)×1000(ml),故本患儿累积丢失量为1000ml,维持量为1400ml/d,48小时补液总量共计3800ml。每日补液1900ml,24小时均匀输入,每小时补入液体量为80ml。第1小时一般输入生理盐水,其后为半张含钾盐水,总液体张力为1/2~2/3张。

第二静脉通道在快速扩容后开始泵入胰岛素（短效），并根据血糖监测调整胰岛素输注速度。

七、入院后治疗及效果

第一静脉通道予以补液，第二通道静脉输注短效胰岛素降糖：剂量为 0.1IU/（kg·h），实予 2.2IU/h，根据监测结果调整胰岛素输注速度及补液成分，血糖降至 15mmol/L，可将胰岛素输注速度减慢至 0.5IU/（kg·h），若血糖降至 12～14mmol/L，需补充 2.5%～5% 葡萄糖溶液以维持血糖维持于 8～10mmol/L，因该患儿血气分析提示 pH 值未小于 6.9，故不需使用碱性液。在补液纠酮过程中需严计出入量，每小时监测末梢血糖、尿糖、尿酮体，加入含糖液后每半小时监测一次血糖，并每 2～4 小时复查静脉血糖、电解质及动脉血气分析以指导治疗。经上述处理后患儿血糖平稳下降。入院 12 小时后酮症酸中毒得到纠正。

八、进一步实验室检查

（一）进一步检查内容及目的

1. 血气　进一步明确是否存在酮症酸中毒及其严重程度。
2. 糖化血红蛋白　了解近 2～3 个月以来血糖平均水平。
3. 血电解质、血渗透压、肾功能　了解代谢及电解质紊乱程度，指导补液治疗。

（二）检查结果

1. 血气分析　血液酸碱度 7.20，实际碳酸氢根 13.3mmol/L，全血碱剩余 −10.0mmol/L 二氧化碳分压 29.6mmHg，氧分压 120.9mmHg，氧饱和度 98.9%。
2. 糖化血红蛋白　12.1%。
3. 血生化　钠 121.0mmol/L，氯 81mmol/L，钾 3.09mmol/L，阴离子间隙 32.19，血磷 1.6mmol/L，D-3 羟丁酸 7.69mmol/L，血渗透压 286mOsm/L，肾功能正常。

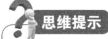

思维提示

静脉随机血糖显著升高大于 11.1mmol/L，糖化血红蛋白显著升高，血气分析提示存在失代偿性代谢性酸中毒，酮体显著升高，糖尿病合并酮症酸中毒，中度脱水诊断明确；血钠降低，血渗透压正常提示为高血糖所致假性低钠血症，血钾显著降低与其多尿经肾脏丢失及食欲减退均有关。

九、下一步检查

（一）检查内容与目的

1. 谷氨酸脱羧酶抗体、胰岛细胞抗体和胰岛素自身抗体　协助诊断分型。

2. 甲状腺功能、甲状腺球蛋白抗体、甲状腺微粒体抗体检查。

3. 腹部 B 超　了解胰腺结构。

4. 骨龄片　了解患儿当前骨龄,评价今后长期病情控制对生长发育的影响。

5. 胰岛素 C 肽释放试验　了解残存胰岛细胞功能,协助分型。

(二)检查结果

1. 谷氨酸脱羧酶抗体阳性,胰岛细胞抗体阳性,胰岛素自身抗体阴性。

2. 甲状腺功能　TT_3、FT_3 均降低,TT_4、FT_4 及 TSH 均正常。

3. 甲状腺球蛋白抗体、甲状腺微粒体抗体均阴性。

4. 腹部 B 超提示胰腺结构正常。

5. 骨龄片提示骨龄 10 岁,与其年龄相当。

6. 胰岛素 C 肽释放试验(表 116-1)。

表 116-1　胰岛素 C 肽释放试验

时间	0 分	30 分	60 分	120 分	180 分
血糖 mmol/L	5.3	11.67	22.25	17.94	14.26
胰岛素 IU/ml	2.0	3.2	5.3	2.2	2.2
C 肽 ng/ml	0.27	0.50	1.10	0.88	1.10

思维提示

　　诊断糖尿病后,还应进行进一步分型诊断,上述检查检验结果的补充,有助于在临床发病特点的基础上进一步协助分型。骨龄这一生长相关指标的采集,便于在长期病程中对于患儿生长发育进行动态评估。

十、确定诊断

(一)糖尿病

　　本患儿为学龄期男童,起病急,有典型的多饮、多尿伴消瘦症状,随机血糖大于11.1mmol/L,尿糖阳性,故考虑糖尿病诊断成立。

　　分型为 1 型糖尿病。本患儿为学龄期儿童,消瘦体型,高血糖相关症状典型,以酮症起病,否认糖尿病家族史,辅助检查谷氨酸脱羧酶抗体及胰岛细胞自身抗体均阳性,胰岛素 C 肽释放试验提示空腹 C 肽显著降低且无餐后分泌高出现,故考虑 1 型糖尿病诊断成立。而 2 型糖尿病因本患儿无糖尿病家族史,发病急,体型消瘦,以酮症起病,胰岛素 C 肽释放试验结果均不支持。

　　该病需与自身免疫性多腺体病鉴别。自身免疫性多腺体病为一个以上自身免疫性疾病出现在同一个体,可以仅仅表现为内分泌腺体受累,可先后出现,各型均可有 1 型糖尿病表现,本患儿目前考虑 1 型糖尿病故需除外本病,但本患儿未见其他腺体受累表现如皮肤色素沉着、低钠高钾等肾上腺受累表现,无甲状腺肿大及甲状腺功能亢进或减退表现,虽 TT_3、FT_3 均降低,但 TT_4、FT_4 及 TSH 均正常、甲状腺相关自身抗体均正常,故目前依据不足,需长期监测其临床表现以协诊。

(二)糖尿病酮症酸中毒

患儿存在脱水表现,呼气有酮味,口唇樱红,血糖显著升高,尿常规示酮体阳性,且血 β-羟丁酸显著升高,血气分析酸碱度小于 7.30,实际碳酸氢根小于 15mmol/L,故诊断糖尿病酮症酸中毒成立。

(三)中度脱水

根据患儿皮肤黏膜干燥,皮肤弹性差,眼窝凹陷,口唇干燥,舌质干,血压正常,四肢末梢略凉,故中度脱水诊断成立。

(四)低 T_3 综合征

患儿 TT_3、FT_3 均降低应注意除外甲状腺疾病,但患儿糖尿病诊断明确,目前存在急性期代谢紊乱——酮症酸中毒,虽然 TT_3、FT_3 均降低,但 TT_4、FT_4 及 TSH 均正常,且临床无甲状腺功能减退表现,查体未见甲状腺肿,故诊断考虑为严重糖代谢紊乱所致低 T_3 综合征,为机体自我保护机制,降低基础代谢率以免进一步加重代谢紊乱,无需治疗。

十一、长期治疗

糖尿病酮症酸中毒纠正后的长期治疗方案包括饮食、胰岛素治疗、运动、血糖监测及心理社会支持五个方面,被统称为"五驾马车"。

1. 糖尿病饮食,热卡 1800kcal/d。
2. 胰岛素泵强化治疗,1IU(kg·d),基础率 10IU,夜间 0.25IU/h,白天 0.5IU/h,三餐前大剂量 12IU,早中晚餐前大剂量各为 4IU。
3. 餐后半小时~1 小时适当运动。
4. 继续血糖监测,血糖每日 7~8 次。
5. 对患儿和家长做好糖尿病教育心理支持。

十二、关于对本病例的思考

1. 关于糖尿病酮症酸中毒　1 型糖尿病是在遗传易感性的基础上,环境因素的作用下,胰岛 β 细胞发生自身免疫性损害,胰岛素分泌不足所导致的以慢性高血糖状态为特征的全身代谢紊乱性疾病。糖尿病酮症酸中毒(diabetes ketone acidosis,DKA)是糖尿病的严重并发症,也是 1 型糖尿病儿童最常见的死亡原因之一。对已经明确诊断为糖尿病的患儿合并 DKA 时容易被诊断,但很多以 DKA 发病的糖尿病患儿,起病时常同时伴有消化道的症状如恶心、呕吐、腹痛等表现,不易首先考虑到 DKA。

2. DKA 的治疗
(1)补液:建立静脉通道补液,过程中应监测脉率、呼吸、血压,每次尿的尿糖和酮体,精确记录出入量;严重 DKA 病人需要心电图监测以便能及时发现低血钾。对于外周循环稳定的患儿,也可以直接进行 48 小时均衡补液而不需要快速补液。须强调,纠正 DKA 脱水的速度应较其他原因所致者缓慢,因为过快地输入张力性液体可能加重脑水肿进程。

(2)胰岛素应用:对有休克的患儿,在补液治疗开始、休克逐渐改善后,才可应用胰岛素。以避免钾迅速从血浆进入细胞内,导致心律失常。

(3)碱性液的使用:碳酸氢盐治疗可加重中枢神经系统的酸中毒和组织缺氧,加重低钾血症和改变钙离子浓度而发生危险。只有当 pH < 6.9、病情严重、休克持续不好转、心脏收缩力下降时才考虑使用。

(4)脑水肿:约有 0.4% ~ 1% 的 DKA 儿童死于脑水肿,常发生在补液治疗的第一个 24 小时之内一般状态改善时。需紧急输注甘露醇治疗。血清钠的下降可作为发生脑水肿的实验室指标。

(5)监测:每小时应检测指末梢血糖一次,每 2 ~ 4 小时测静脉血糖一次,两者进行交叉对比。每 2 ~ 4 小时重复一次电解质、尿糖、血糖,血气分析,直至酸中毒纠正。

3. 关于儿童 1 型糖尿病的治疗　1 型糖尿病儿童因不良的血糖控制会引起患儿的生长障碍、青春期延迟,可导致不可逆的微血管和大血管并发症。所以提倡合理应用胰岛素治疗,饮食管理、自我监测血糖、运动锻炼、糖尿病知识教育和心理支持进行综合治疗。其治疗目的包括:①降低血糖,应消除糖尿,尽可能地使得餐前或餐后血糖能维持在基本正常水平,并以糖化血红蛋白评价总体疗效;②保证患儿正常生长发育,适宜地进行心理调整;③定期筛查并发症和及时诊治其他的同患疾病。

(李豫川)

病例117 发现双侧乳房硬结24天

患儿,女,5岁6个月,于2008年3月24日入院。

一、主诉

发现双侧乳房硬结24天。

二、病史询问

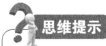 **思维提示**

乳房开始发育是女性第二性征发育的体表标志,所以,乳房的发育常常提示了女性青春期发育的启动。过早启动的性发育称其为性早熟。性早熟分为中枢性性早熟和周围性性早熟,又称之为真性性早熟和假性性早熟。询问病史应围绕出现性发育的时间、性征的具体表现、伴随症状、发病诱因等。

(一) 问诊主要内容及目的

1. 什么时间开始第二性征发育,由于性早熟是青春期发育过程的提前,所以出现第二性征的时间是性早熟诊断的重要依据,故应尽可能提供准确的第二性征开始时间。

2. 有哪些第二性征表现,乳房发育进程的快慢,是否伴有外阴分泌物增加,阴毛腋毛是否出现,是否有过阴道出血,以便了解性发育的进程。由于青春期发育伴随有生长加速,所以应询问或追溯近期的生长速度。

3. 是否有雌激素接触史,如避孕药,含有雌激素的化妆品,保健药品或食物等,可以促使第二性征发育,所以应该询问雌激素类物质的接触史,以便与外源性药物所致假性性早熟进行鉴别。

4. 是否伴有头痛,呕吐等神经系统症状,中枢神经系统的病变可以导致中枢性性早熟的发生,所以,需要询问有无神经系统症状用于鉴别有无中枢神经系统病变。

5. 是否有特殊饮食嗜好,越来越多的研究表明,环境内分泌干扰物对于内分泌系统功能的影响逐渐被确定,所以某些食物可能含有干扰内分泌功能的物质而导致性早熟的发生。如每日喝大量牛奶或酸奶;喜食油炸食品,特别是炸鸡;嗜食某种饮料等,可能是性早熟发生的诱因。

6. 有无性早熟或青春期发育提前的家族史,青春期发育的早晚也受遗传因素的影响。家族性性早熟常会有性早熟的家族史。母亲可以询问其月经初潮时间,父亲则可以询问其青春期猛长的时间。

7. 询问父母的身高,由于性早熟可以影响患儿的身高,而身高同时受遗传因素的影响,所以应询问父母的身高。

(二) 询问结果及思维提示

患儿入院前 24 天,其母发现其双侧乳房出现约 1.0cm×1.0cm 硬结,有触痛,外阴有白色分泌物,家人未予重视及诊治。入院前 20 天,患儿仍诉乳房触痛,于是到我院门诊就诊,查子宫卵巢 B 超:子宫较同龄儿偏大,卵巢内可见直径 0.4cm 卵泡一个,0.5cm 卵泡两个。性激素六项基本正常:FSH:0.4mIU/ml,LH:0.4mIU/ml,E_2:7.2pg/ml,睾酮:<2ng/dl,垂体泌乳素:4.1ng/ml,孕激素:0.2ng/ml。甲功五项:T_3:212ng/dl,T_4:9.3μg/dl,FT_3:6.1pmol/L,FT_4:15.7pmol/L,TSH:1.9μIU/ml。门诊遂以"乳房发育原因待查"收入院。

患儿自发病以来,身高生长加速不明显,无头痛恶心呕吐,无月经来潮,否认误服避孕药物史,自去年 9 月起服用蛋白质粉、多维营养素等营养药物。平素喜食肉,不爱吃蔬菜。

新生儿状况:足月顺产,无宫内窘迫及生后窒息史,新生儿期体健。

患儿智力发育同正常同龄儿。目前身高在同龄同性别儿 75 百分位线上,体重位于同龄同性别儿 50 ~ 75 百分位线之间。

父亲身高 175cm,青春发育期具体不详。母亲身高 160cm,13 岁左右月经初潮,无乳房早发育史。

思维提示

①首先,乳房发育提示青春期发育的开始;有服用蛋白质粉、多维营养素等营养药物。平素喜食肉,不爱吃蔬菜的病史,提示有促进性早熟的诱因存在;②外阴分泌物的增加提示雌激素水平增加对内生殖器官的影响;③B 超显示卵巢有直径 >0.4cm 的卵泡提示生殖细胞的发育倾向;④青春期猛长是青春期发育的一个重要标志,本患儿可能处于青春期发育早期,需要观察生长速度。⑤没有头痛呕吐等症状,可以初步除外颅内病变所致性早熟;⑥无误服药物的病史,可以除外外源性药物所致性早熟;蛋白粉和营养素可能对其青春期发育有促进作用。

三、体格检查

(一) 主要检查内容和目的

由于性早熟可能造成对成年终身高的不良影响,所以身高是是否治疗的重要监测指标。乳房、阴毛和腋毛的发育情况(根据 Tanner 分期),是女性性早熟的重要临床表现 McCune- Albright 综合征临床不仅可以有性早熟的表现,可以有皮肤特征性牛奶咖啡斑,所以应注意皮肤表现。

(二) 体格检查结果及思维提示

体重 19kg, 身长 112cm, 身高位于同年龄同性别第五十至七十五百分线之间。体格检查可见患儿发育营养良好, 身材匀称。全身皮肤黏膜未见皮疹、出血点及牛奶咖啡斑, 皮肤弹性好, 头颅外形正常, 未见特殊面容。双侧甲状腺未及肿大。双侧胸廓对称, 无畸形, 乳房发育 Tanner II 期, 双侧乳核均约为 1.0cm × 1.0cm, 乳晕着色变深, 乳房触柔软, 无包块; 无腋毛。双肺呼吸音清, 心音有力, 心律齐, 未闻及明显杂音。腹部软, 未及明显包块, 无压痛。四肢骨骼脊柱无畸形, 肌力和肌张力正常。生理反射正常引出, 病理反射未引出。外阴部可见大阴唇丰满, 小阴唇未着色; 无阴毛, Tanner I 期。

四、实验室和影像学检查

(一) 初步检查内容和目的

1. 性激素水平 常规的性激素水平检查包括垂体分泌的黄体生成素、促卵泡激素和泌乳素, 卵巢分泌的雌二醇和睾酮。为了除外生殖细胞肿瘤, 需要检查绒毛膜促性腺激素水平。

2. 左手腕骨正位 X 线片 正常生长发育的儿童骨龄是于实际生物年龄相符合的。性早熟的患儿由于性发育提前, 雌激素水平的升高促进骨龄的成熟。所以性早熟患者通常有骨龄提前。

3. 子宫卵巢 B 超 由于中枢性性早熟患者是由于下丘脑垂体性腺轴功能的启动, 促性腺激素水平升高, 促进外周性腺的发育, 雌激素水平升高, 雌激素作用于子宫的发育。所以中枢性性早熟患者可以有子宫和卵巢的发育。

4. 垂体磁共振 下丘脑垂体的病变(如肿瘤、囊肿、感染因素等)可以导致性早熟, 需做垂体磁共振除外颅内病变。

5. 甲状腺功能 甲状腺功能减退症患者由于 TSH 水平升高, TSH 和 LH 有一个亚基相同, 所以可以导致性早熟的发生。

(二) 检查结果和思维提示

1. 性激素六项 FSH:0.4mIU/ml, LH:0.4mIU/ml, E_2:7.2pg/ml, 睾酮 <2ng/dl, 垂体泌乳素:4.1ng/ml, 孕激素:0.2ng/ml; 性激素水平基本正常。

2. 左手及腕关节正位片 左侧腕关节可见 7 枚腕骨, 尺骨远端骨骺未出现; 骨龄 6～7 岁, 与实际生物年龄基本相符。

3. 子宫、卵巢 B 超 子宫较同龄儿偏大, 卵巢内可见直径 0.4cm 卵泡一个, 0.5cm 卵泡两个。

4. 颅脑磁共振 垂体下丘脑未见异常, 可以除外中枢神经系统占位性病变。

5. 甲状腺功能 正常。

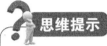

思维提示

　　性激素水平是诊断性早熟的重要参考依据,但是青春期开始发育后,性激素水平呈现脉冲式分泌,所以单次检查的激素水平正常不能除外中枢性性早熟。骨龄比实际生物年龄超过 1 岁以上,提示有青春期发育提前的可能。研究表明单侧卵巢内≥0.4cm 的卵泡≥4 个,提示下丘脑垂体性腺轴功能启动。所以,对于性早熟的诊断需要全面评价。甲状腺功能正常可以除外甲状腺功能减退症所致性早熟。

五、初步诊断及依据

　　对临床表现和辅助检查的分析:①女孩在 8 岁以前开始第二性征的发育,提示可能为性早熟的发育;②外阴分泌物的增加,提示雌激素对内生殖器官的影响;③由于性激素在人体中时呈脉冲性分泌的,所以性激素检查正常不能除外性早熟的诊断;④B 超显示卵巢有直径≥0.4cm 的卵泡表明生殖腺发育倾向;⑤头颅磁共振检查结果正常,基本可以除外中枢神经系统病变所致中枢性性早熟。

　　患儿就诊时年龄 5 岁 9 个月,出现乳房发育,可以诊断为乳房早发育,但是下丘脑-垂体-性腺轴(HPG 轴)的启动所导致的第二性征发育才能诊断为真性性早熟。由于性激素水平分泌呈现脉冲式分泌,是否为真性性早熟,需要对下丘脑垂体性腺轴(HPG 轴)的功能进行评价。

六、是否需要治疗及理由

　　由于患者骨龄没有明显提前,卵巢内卵泡无明显增加,缺乏诊断中枢性性早熟的依据,故未用药,门诊观察随诊。

七、进一步复查实验室检查结果

(一) 进一步检查内容及目的

　　1. 第二性征发育进展情况。

　　2. 复查骨龄、性激素、盆腔 B 超。

　　3. 促性腺激素释放激素(LHRH)刺激试验　由于性激素水平脉冲分泌影响单次检查的局限性,所以通过 LHRH 试验对下丘脑垂体性腺轴进行评价。

(二) 检查结果

　　1. 半年后复诊,患者乳腺进一步增大,无阴道出血。身高 115.5cm,体重 21kg,乳腺 Tanner Ⅲ 期,阴毛 Tanner Ⅰ 期。

　　2. 盆腔 B 超　左侧卵巢:1.7cm×1.1cm,卵巢内卵泡:0.5cm×0.5cm 两枚。右侧卵巢:1.8cm×1.1cm,卵巢内卵泡:0.6cm×0.6cm 一枚,0.4cm×0.4cm 两枚。印象:子宫发育增速,

卵巢内最大卵泡 0.6cm×0.6cm。

3. 性激素 6 项提示 FSH 稍高,余均正常。

4. 戈那瑞林(LHRH)激发试验　LH(0 分)<0.1mIU/ml,LH(30 分)4.60mIU/ml,LH(60 分)3.90mIU/ml,LH(90 分)3.70mIU/ml;FSH(0 分)1.60mIU/ml,FSH(30 分)10.50mIU/ml,FSH(60 分)14.40mIU/ml,FSH(90 分)16.00mIU/ml。LH 峰值 4.60mIU/ml,FSH 峰值 16.00mIU/ml,LH/FSH=0.29。

5. 骨龄　6~7 岁。

思维提示

实验室检查结果分析:盆腔 B 超显示子宫发育增速,有 ≥0.4cm 卵泡,性激素检查 FSH 水平升高,提示有激素水平升高所致性早熟的可能;LHRH 试验结果 LH 峰值 <5mIU/ml,LH/FSH=0.29<1,不支持下丘脑垂体性腺轴启动所致中枢性性早熟诊断。

根据检查结果,进一步明确或除外的疾病:观察患儿乳房发育情况的变化:①如果乳房发育退缩,骨龄生长无加速,B 超检查子宫和卵泡无进行性增大,可能患儿为单纯乳房早发育;②如果患儿乳房发育进行性增大,身高生长加速,3~6 个月后重复 GnRH 刺激试验,如果提示有 HPG 轴启动,才考虑诊断中枢性性早熟。

八、诊断

单纯性乳房早发育。

中枢性性早熟的诊断依据:

(1)第二性征提前出现:女孩 8 岁前,男孩 9 岁前。

(2)性激素水平:①基础值 >3~5IU/L;②促性腺激素释放激素(LHRH)激发试验:促黄体生成素(LH)激发峰值,女孩 >3.3~5IU/L,LH 峰值/FSH 峰值 >0.6。

(3)性腺增大:女孩在 B 超下见卵巢容积 >1ml,并可见 4 个以上直径 ≥4mm 的卵泡。

(4)线性生长加速。

(5)骨龄超越年龄 1 年或 1 年以上。

虽然患儿 8 岁前开始乳房发育,骨龄无明显提前,盆腔 B 超单侧卵巢 ≥0.4cm 的卵泡不足 4 枚,中枢性性早熟诊断依据不足。目前初步诊断单纯性乳房早发育,需进一步临床观察随诊,必要时重复 GnRH 试验。嘱每 3 个月复查一次。

九、对本病例的思考

随着人们生活水平的提高,中枢性性早熟(特别是女孩)的发病呈现逐年升高的趋势。性早熟是青春期发育过程的提前开始,对女性的生殖功能没有不良影响,但是过早的性发育加快了骨骼成熟的步伐,而缩短了生长的时间,导致一部分患有性早熟的患儿成年期终身高低于正常人群。性早熟的治疗则可以延缓青春期发育,预防月经过早出现,延长生长时间,改善患儿成年期的终身高。

乳房发育常常是女性青春期发育最早的标志,但不是乳房早发育的患者都是性早熟。中枢性性早熟病人早期常常难与单纯乳房发育鉴别,即使进行了 LHRH 激发试验,也不能完全确定诊断,因此需要密切临床随访,关注患者青春期发育的进程。应当注意到有部分单纯乳房早发育的患者可以进展为中枢性性早熟,则需要进一步治疗。

过去,家长们对孩子的青春期发育没有足够重视,常在发现患者不长个,因身材矮小来就诊。追溯患者生长发育过程,其实是由于性早熟导致生长期缩短,导致成年期身材矮小。所以,家长们应当关注孩子的青春期发育开始时间,避免延误诊治。

大部分的家长已经开始关注孩子的青春期发育了,可以使患者及时得到治疗。但是不是所有的中枢性性早熟的患者都需要治疗。中枢性性早熟的患者有两种病程进展类型:快速进展型、缓慢进展型。快速进展型患者的青春期发育持续时间短,第二性征和骨龄发展迅速,由于生长期的缩短影响成年期身高。缓慢进展型患者的青春期发育持续时间长,骨龄与实际年龄基本相符,对于成年期身高没有明显影响。所以,中枢性性早熟中快速进展型的患者是需要治疗的。由于缓慢进展型对于成年身高没有明显不良影响,可以不治疗。由于缓慢进展型患者可以发展成为快速进展型,所以应当对缓慢进展型患者定期随诊,以免延误诊治。

十、关于中枢性性早熟

性早熟是指女孩在 8 岁前,男孩在 9 岁前出现第二性征。性早熟分为中枢性(真性)性早熟、假性性早熟和部分性性早熟。中枢性性早熟(central precocious puberty,CPP)是指由于下丘脑提前分泌促性腺激素释放激素(GnRH),激活了下丘脑-垂体-性腺轴,使垂体分泌促性腺激素以致性腺发育,从而导致的内、外生殖器发育和第二性征出现。

(一)GnRHa 应用指征

1. 为改善成年身高,建议应用指征为 ①骨龄:女孩≤11.5 岁,男孩≤12.5 岁,骨龄大于年龄 2 岁或以上;②预测成年身高:女孩 <150cm,男孩 <160cm;③骨龄/年龄 >1,骨龄/身高年龄 >1,或以骨龄判断的身高的标准差积分(SDS)≤ -2;④发育进程迅速,骨龄增长/年龄增长 >1。

2. 慎用的指征 有以下情况时,GnRHa 改善成年身高的疗效差,应酌情慎用:①开始治疗时骨龄:女孩 >11.5 岁,男孩 >12.5 岁;②已有阴毛呈现;③其靶身高低于同性别、同年龄正常身高参比均值减 2 个标准差。

3. 不宜应用的指征 有以下情况不宜应用 GnRHa,因为治疗几乎不能改善成年身高:①骨龄:女孩≥12.5 岁,男孩≥13.5 岁;②女孩初潮或男孩遗精后 1 年。

4. 不需应用的指征 因性发育进程缓慢(骨龄进展不超越年龄进展)而对成年身高影响不大的 CPP 不需要治疗,但需定期复查身高和骨龄变化。

(二)应用方法

1. 剂量 首剂 80 ~100μg/kg,以后每 4 周 1 次。对于骨龄提前,达到 12 岁,卵泡直径接近 1cm 者,可以在第一针后 2 周加强注射 1 次。

2. 治疗监测 治疗过程中每 2 ~3 个月测量身高以及检查第二性征,同时复查子宫、卵巢

B 超。每半年复查骨龄。

3. 疗程　为改善成年身高,GnRHa 的疗程至少需要 2 年。一般在骨龄 12～12.5 岁时可停止治疗。对年龄较小开始治疗者,在年龄已追赶上骨龄,且骨龄已达正常青春发动年龄时可停药,使其性腺轴功能重新发动。

4. 停药后监测　治疗结束后第一年内应每半年复查身高、体重和第二性征。

（李文京）

病例118　多饮、多尿、生长发育迟缓11年，双下肢弯曲9年

患儿,女,11岁6个月,于2008年7月20日入院。

一、主诉

多饮、多尿、生长发育迟缓11年,双下肢弯曲9年。

二、病史询问

(一) 问诊主要内容及目的

思维提示

对于以多饮、多尿、生长发育迟缓、双下肢弯曲为主要表现的病人,应主要考虑内分泌和肾脏方面的疾病,因此进一步询问病史应围绕上述几个方面。

1. 每日小便次数大概多少,夜尿次数是否增多,有否遗尿表现,每日饮水量及尿量大概有多少,用以鉴别尿崩症。
2. 有无拒奶、慢性腹泻,呕吐、肌肉无力等病史,用于鉴别是否有肾小管酸中毒及范可尼综合征。
3. 有无慢性发热病史,用于判断有无下丘脑受损。
4. 婴幼儿期是否规律补充钙剂、鱼肝油,发病后是否规律使用上述药物治疗,用以鉴别其他代谢性佝偻病。
5. 院外诊疗经过。

(二) 询问结果

患儿出生后不久即无明显诱因出现多饮、多尿,伴生长发育落后,肌肉无力。2岁左右时患儿逐渐出现双下肢弯曲。9岁左右时家长发现患儿下肢畸形加重、出现走路不稳等,自发病来患儿一直未诊治,各种表现无改善,目前患儿每日饮水量大于2000ml。每日尿量约2000~3000ml,小便10余次/日,夜尿2~3次/夜。2周前在当地医院就诊,查尿常规示:尿比重:1.008,尿pH 7.0。X线片示"活动性佝偻病",未明确诊断,为进一步诊治,来我院门诊就诊,以"佝偻病、生长迟缓原因待查"收入院。

发病以来患儿生长发育明显落后于同龄儿,精神尚可,食欲一直较差,2岁前规律服用鱼

肝油和钙剂。

思维提示

　　患儿临床表现多饮、多尿、生长发育迟缓、双下肢弯曲，初步诊断分析考虑如下：①尿崩症：包括中枢性尿崩症和肾性尿崩症两大类，临床可表现多饮、多尿、生长发育迟缓，但无佝偻病表现，故本类疾病可基本除外；②佝偻病性质待查：患儿为年长儿，X 线片示活动性佝偻病，应重点明确佝偻病的性质。主要包括低磷抗维生素 D 性佝偻病，肾小管酸中毒，范可尼综合征，肾性佝偻病、维生素 D 依赖性佝偻病等，有待进一步检查，明确佝偻病的病因。

三、体格检查

（一）初步体格检查内容及目的

1. 生长发育情况，是否存在生长发育迟缓。
2. 营养状况、肌力、肌张力情况及有否神经精神系统发育迟滞。

（二）体格检查结果

　　体温正常，血压 85/55mmHg。身高 113.5cm，体重 19kg。均低于正常同龄同性别儿童第 3 百分位。神清，精神可。发育落后，营养差。皮肤黏膜稍干燥，全身皮肤黏膜未见皮疹及出血点。全身浅表淋巴结未及肿大。咽无充血，扁桃体不大。胸廓对称，乳腺 I 期。轻度肋缘外翻，肋骨串珠（＋）。双肺呼吸音清，未闻及干湿性啰音。心音有力，律齐，各瓣膜听诊区未闻及病理性杂音。腹软，肝脾未及。双下肢呈 X 形腿，踝间距 16cm。手镯征、脚镯征（＋），四肢肌张力略低，肌力正常。神经系统查体未见明显异常。阴毛 Tanner I 期。

思维提示

　　查体结果与问诊的诊断思路相一致，患儿存在肋缘外翻，肋骨串珠（＋）、X 形腿、手镯征、脚镯征等表现，提示患儿存在佝偻病，其具体性质有待进一步的化验检查进行明确。

四、门诊及外院检查结果

1. 尿常规　pH 7.0，未见红白细胞，尿钙小于 1.0mmol/L。
2. 血常规：白细胞 10.7×10^9/L 中性 48.8%，淋巴 42.1% 血红蛋白 117g/L，血小板 331×10^9/L。
3. 院外 X 线片　活动性佝偻病改变。

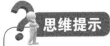

思维提示

　　重要检查有两个:①院外 X 线片示:活动性佝偻病改变;②尿常规示:pH 7.0,提示患儿存在碱性尿。结合患儿有多饮、多尿表现,考虑肾小管酸中毒可能性大。患儿尿常规检查未发现蛋白及葡萄糖尿等,不支持范可尼综合征。

五、初步诊断及依据

　　多饮、多尿、生长发育迟缓伴佝偻病原因待查:①肾小管酸中毒? ②范可尼综合征? ③肾性佝偻病? ④低磷抗维生素 D 性佝偻病? ⑤维生素 D 依赖性佝偻病?

六、治疗效果及思维提示

　　由于患儿病因不明,诊断不清,入院暂未予药物治疗。

七、再问病史及实验室检查结果

(一) 进一步检查内容及目的

　　1. 严记出入量,了解患儿是否存在多饮,多尿。

　　2. 同时进行尿常规、血气分析及血电解质的检查　明确患儿是否在有高氯性代谢性酸中毒的同时排碱性尿。

　　3. 注意尿常规检查是否有尿糖阳性、尿蛋白阳性等,协助鉴别范可尼综合征;必要时进行尿筛查检查,协助范可尼综合征的病因诊断。

　　4. 注意血电解质化验中钠、钾、磷、钙的变化,了解电解质改变对患儿临床表现的影响并协助病因诊断。

　　5. 肝肾功能、肌酶等检查。

　　6. ACTH、F、甲功五项、IGF-1、IGF-BP3 等检查,全面评价患儿垂体功能,除外内分泌原因导致的生长障碍。

　　7. 甲状旁腺素检查,以观有无继发性甲旁亢。

　　8. 四肢长骨片,明确佝偻病是否为活动性,是否有纤维囊性骨炎等改变。

　　9. 肾脏 B 超,明确有无合并肾钙化。

　　10. 24 小时尿电解质、尿钙、尿肌酐,明确 24 小时尿电解质、尿钙、尿磷变化。

　　11. 尿筛查,串联质谱分析　明确肾小管酸中毒的病因。

　　12. 血铜蓝蛋白、K-F 环等,除外肝豆状核变性所致的继发性肾小管酸中毒。

(二) 检查结果

　　1. 出入量　2000ml/m²。

2. 血气分析　pH 7.25，PaCO$_2$ 34.0mmHg，PaO$_2$ 90mmHg，HCO$_3^-$ 14.8mmol/L，BE －11.1mmol/L。

3. 尿常规　多次尿常规示尿比重：1.005～1.008，尿 pH 6.0，余未见异常。

4. 生化结果　血钾 3.0mmol/L，血钠 138mmol/L，血氯 113mmol/L。AG：16。肝肾功、心肌酶、血脂等正常。

5. ACTH、F、甲功五项正常，IGF-1、IGF-BP3 轻度降低。

6. 骨代谢　血磷 0.8mmol/L，血钙 2.4mmol/L，AKP 1752U/L。

7. PTH　174IU/L。

8. 四肢长骨片　活动性佝偻病表现，未见纤维囊性骨炎等继发性甲旁亢的 X 线表现。

9. 肾脏 B 超　双肾髓质轻度弥漫性钙化。

10. 24 小时尿磷、尿电解质增高。

11. 尿筛查，血串联质谱分析未示异常。

12. 血铜蓝蛋白正常；眼科检查：K-F 环（－）。

思维提示

①肾小管酸中毒：临床可分为 4 型。低钾高氯性代谢性酸中毒伴弱酸性或碱性尿为 I 型肾小管酸中毒的重要特征。临床可表现多饮，多尿，生长发育迟缓，部分类型可合并低磷性佝偻病。该患儿临床表现多饮多尿，生长发育迟缓，低磷性佝偻病，患儿在严重代酸情况下仍存在弱酸性尿，且患儿同时合并肾钙化，远端肾小管酸中毒诊断成立；②范可尼综合征：是由于近端肾小管对磷酸盐、葡萄糖、氨基酸、HCO$_3^-$ 等多种营养物质多发性回吸收障碍所导致的一类疾病。本患儿尿常规未示葡萄糖尿、氨基酸尿、蛋白尿等异常。可除外本病；③低磷抗维生素 D 性佝偻病：是由于近端肾小管对磷的回吸收障碍所致，有低磷性佝偻病和生长发育迟缓的临床表现，但无慢性高氯性代谢性酸中毒，无多饮、多尿、低比重尿等表现，可除外本病；④肾性佝偻病：发生于各种原因所致的慢性肾衰患儿，该患儿肾功能正常，可以除外；⑤维生素 D 依赖性佝偻病：可表现严重低钙，血磷正常或降低，本患儿血磷降低，血钙正常，与本病不符，可以除外。

八、诊断

远端肾小管酸中毒（dRTA，I 型）。

本患儿临床表现多饮、多尿、低比重尿；生长发育迟缓；低磷性佝偻病。化验检查示：低钾高氯性代谢性酸中毒，阴离子间隙正常。明显酸中毒的情况下有碱性尿或弱酸性尿（pH ＞ 5.5）；24 小时尿电解质示：尿钾明显增多，尿磷明显增多，肾脏 B 超示双肾髓质弥漫性钙化。血氨轻度增高。远端肾小管酸中毒诊断可以确立。患儿尿筛查和串联质谱分析正常，铜蓝蛋白正常，K-F 环（－），考虑患儿远端肾小管酸中毒可能为原发性因素所导致。

九、治疗

本患儿应用枸橼酸钠钾合剂 2ml/（kg·d），磷酸盐合剂 100ml/d，1-a-D$_3$ 1 粒，每天一次口服治疗后,生化、血气分析均恢复正常,带药出院。

十、对本病例的思考

1. 关于远端肾小管酸中毒　远端肾小管酸中毒是由于远端肾小管泌 H^+ 障碍,尿 NH_4^+ 及可滴定酸排出减少,以致不能在血液及肾小管之间建立足够的 H^+ 梯度所导致。其主要特点是:虽然有严重的全身性酸中毒,但仍不能使尿酸化(尿 pH 不能 <5.5)。患儿表现为厌食、恶心、呕吐、腹泻、便秘、生长发育迟缓等。肾脏浓缩功能减低常见,表现为多饮、多尿、烦渴、夜尿多,尿比重低等。因患儿临床表现缺乏特异性,易被误诊为消化系统等疾病。多饮、多尿、生长发育迟缓是小儿内分泌科的常见症状,在临床工作中,对多饮、多尿、生长发育迟缓伴佝偻病表现的患儿应首先考虑到肾小管酸中毒的可能性。

2. 问诊的重要性　本患儿初诊时有多饮、多尿、生长发育迟缓,双下肢弯曲等表现。问诊时应重点考虑内分泌及肾脏方面的疾病,如肾小管酸中毒、佝偻病等,以利于诊断及鉴别诊断。

3. 寓诊断于治疗中　本患儿应用枸橼酸钠钾合剂 2ml/(kg·d),磷酸盐合剂 100ml/d,1-a-D_3 1 粒,每天一次口服治疗后,生化、血气分析均恢复正常,提示对患儿的诊断是正确的,治疗是有效的。

十一、关于肾小管酸中毒

肾小管酸中毒(RTA)是由于近端肾小管对 HCO_3^- 重吸收障碍和(或)远端肾小管排泌 H^+ 障碍所致的一组临床综合征。慢性高氯性代谢性酸中毒为其共同特点,可分为 4 个临床类型。

远端肾小管酸中毒是由于远端肾小管泌 H^+ 障碍,尿 NH_4^+ 及可滴定酸排出减少,以致不能在血液及肾小管之间建立足够的 H^+ 梯度所导致。其主要特点是:虽然有严重的全身性酸中毒,但仍不能使尿酸化(尿 pH 不能 <5.5)。

由于远端肾小管排 H^+ 功能障碍,尿不能酸化,H^+ 在体内蓄积而引起酸中毒。由于 H^+ 的正平衡而动用骨的缓冲系统释放出钙、磷以缓冲过量的 H^+;高钙尿引起继发性甲旁亢,可导致低磷血症,因而引起佝偻病(低磷性)或骨软化。本病还常见肾钙化和肾结石。

患儿表现为厌食、恶心、呕吐、腹泻、便秘、生长发育迟缓。常见有中度骨龄落后并伴有某种程度的普遍性脱钙,年长儿可见骨质软化伴骨痛及病理性骨折,肾钙化常见。肾脏浓缩功能减低常见,表现为多饮、多尿、烦渴,夜尿多,尿比重低。慢性高氯性代谢性酸中毒伴碱性尿或弱酸性尿为本病特征,典型病例不做氯化铵实验即可诊断。实验室检查:血氯升高,代酸,中度低钠血症及不同程度的低钾血症,少数病人血钾可正常。AG 正常血磷低,血钙正常甚至稍高,如有活动性骨质软化血清碱性磷酸酶可升高。

(桑艳梅)

患儿,女,12岁,于2007年1月25日入院。

一、主诉

发热、腹痛2天,嗜睡1小时。

二、病史询问

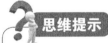 **思维提示**

对于急性起病,发热、腹痛、嗜睡的年长儿,按常见病优先考虑的原则应将腹腔感染性疾病放在首位,近1小时出现嗜睡,应考试是否有颅内感染或脑灌注不足;此外,胰腺炎、急性中毒等也可出现上述情况。因此,问诊目的主要围绕感染性疾病的诱因(原因)、发病时主要症状及特点、伴随症状、是否曾抗感染治疗及效果如何等问题展开,并兼顾重要鉴别疾病的临床表现,以寻找符合感染性疾病表现的证据。

(一)进一步询问内容及目的

1. 发病前有无不洁饮食史或暴饮暴食史,同食者有无发病,是否伴有呕吐、腹泻 用于鉴别食物中毒、胃肠道感染性疾病如细菌性痢疾及急性胰腺炎。

2. 发热特征 热型有助于对病因的分析,并对了解炎症反应的严重程度有一定帮助,如脓毒症患者体温多高于38.5℃,结核感染常为午后低热。

3. 有无头痛、呕吐、抽搐 判断是否存在颅内压增高及中枢神经系统感染。

4. 有无误服药物、接触毒物史 与急性中毒鉴别。

5. 是否有咳嗽、喘息 用于鉴别呼吸系统感染基础上合并胸膜炎和(或)并发中毒性脑病、感染性休克等。

6. 是否存在皮疹、瘀斑、瘀点 与流行性脑脊髓膜炎鉴别。

7. 腹痛为持续性还是阵发性,疼痛部位,喜按还是拒按 判断有无急腹症及性质。

8. 入院前是否应用了抗生素,什么药,效果如何 通过了解院外抗感染治疗的情况来考虑感染性疾病的可能性,并进一步分析药物的选择是否合理等问题。

9. 既往有何种疾病,是否有消化系统症状 某些慢性消化系统疾病发病可能是隐袭性的,可急性发作或突然加重,如慢性阑尾炎急性发作、炎性肠病等,问诊中注意既往有无类似发热、腹痛史及慢性腹泻病史。

(二) 问诊结果及思维提示

患儿于入院前 2 天无明显诱因出现发热,体温 38～39℃;伴畏寒,脐周痛,不剧烈;呕吐 1 次,非喷射性,为胃内容物,量不多。无咳喘、流涕、皮疹、腹泻、抽搐。予"布洛芬"口服后体温有所下降,但数小时后再次升高,且腹痛逐渐加重,呈持续性,拒按;未曾应用抗生素。入院前 1 天,精神欠佳,少语懒言。入院前 1 小时,患儿出现嗜睡,面色差,仍高热,在当地诊所肌注"退热药"后立即转我院。病后食欲减退,尿量减少,大便正常,无黏液脓血及里急后重。

既往体健,无类似发病;规律预防接种;否认毒物或其他药物接触史,否认暴饮暴食和不洁饮食史,周围及家中无类似患者。

> **思维提示**
>
> 通过问诊可明确,患者既往无消化系统疾病史,本次发病表现为腹痛伴发热,腹部拒按,符合感染性疾病的特点,应高度警惕急腹症,体格检查时重点注意腹痛的位置、有无压痛和反跳痛;患儿以发热、腹痛为首发症状,继之出现嗜睡、面色差,尿量减少,应警惕有无感染性休克或中毒性脑病,需进一步完善体格检查,并通过实验室和影像学检查寻找感染和休克的证据,并明确感染灶。
>
> 否认误服毒物、药物,无不洁饮食史和暴饮暴食史,同食者无发病,未腹泻,无皮疹,不支持急性中毒、肠炎、流行性脑脊髓膜炎等。

三、体格检查

(一) 重点检查内容及目的

考虑患儿急腹症合并感染性休克或脑病的可能性大,因此在对患者进行系统、全面检查的同时,应重点注意生命体征(体温、心率、呼吸、血压);判断意识水平;皮肤(皮疹、瘀斑、瘀点);心肺、腹部及神经系统体征;周围循环情况,包括面色,颈动脉、桡动脉搏动是否有力,有无皮肤发花或水肿,皮肤温度,毛细血管再充盈时间(CRT):有助于明确感染部位、是否存在休克及休克类型。

(二) 体格检查结果及思维提示

体温 39.1℃,呼吸 31 次/分,脉搏 151 次/分,血压 83/49mmHg,体重 35kg,颈动脉搏动基本正常,桡动脉搏动减弱;营养发育中等,嗜睡状态;面色灰,呼吸急促,口唇稍发绀;无皮疹及瘀斑、瘀点,四肢皮肤发花,凉至肘膝;双侧瞳孔等圆等大,对光反射存在,无鼻翼扇动,咽(-),颈软;胸廓对称,双肺无异常,心音稍低钝,律齐,各瓣膜区未闻及杂音。腹稍胀,未见胃肠型及蠕动波,腹肌紧张,右下腹有压痛及反跳痛,未及包块,肝脾不大,肠鸣音减弱。四肢肌张力正常,腱反射可引出,双侧巴氏征、克氏征、布氏征阴性。CRT 4 秒。

思维提示

　　体格检查结果与问诊后初步考虑腹腔感染合并感染性休克的思路相吻合。体温 39.1℃,腹肌紧张,右下腹有压痛及反跳痛,提示腹腔感染,阑尾炎可能性大。血压低,83/49mmHg,外周动脉搏动减弱,四肢皮肤发花,凉至肘膝,CRT 4 秒;提示休克,因心脏查体无异常发现,可排除心源性休克;神经系统查体无阳性发现,不支持中枢神经系统感染或脑病诊断。进一步实验室检查和影像学检查的主要目的是明确病变部位、病原学,并判断病情,为治疗方案提供依据。

四、实验室和影像学检查

(一)初步检查内容及目的

　　1. 血常规和 CRP　进一步证实感染性疾病。

　　2. 动脉血气和乳酸　评价病情严重程度,明确有无酸碱平衡紊乱和缺氧,进一步证实微循环障碍是否存在。

　　3. 微量血生化和血糖　了解电解质平衡及有无应激性高血糖。

　　4. 胸部 X 线片　排除心肺疾患。

　　5. 腹部 B 超　明确病灶。

　　6. 血培养加药敏试验　协助明确致病菌,并指导抗生素的应用。

　　7. 血淀粉酶　排除胰腺炎

(二)检查结果及思维提示

　　1. 血常规、CRP　WBC $20.1 \times 10^9/L$,N 0.804,L 0.133,PLT $189 \times 10^9/L$,红细胞、血红蛋白正常。CRP 146mg/L。

　　2. 动脉血气和乳酸　pH 7.154,$PaCO_2$ 29mmHg,PaO_2 64mmHg,HCO_3^- 14.1mmol/L,BE −10mmol/L,SaO_2 88%;乳酸 4.5mmol/L。

　　3. 微量血生化　Na^+ 136mmol/L,K^+ 4.7mmol/L,Ca^{2+} 1.10mmol/L。微量血糖:7.2mmol/L。

　　4. 胸部 X 线片　未见异常。

　　5. 腹部 B 超　阑尾周围脓肿。

　　6. 血淀粉酶　正常。

思维提示

　　重要的检查结果有三项:①血常规白细胞总数、中性粒细胞分类比例及 CRP 均明显增高;②动脉血气有代谢性酸中毒和低氧血症,血乳酸增高;③腹部 B 超明确有阑尾周围脓肿。

五、初步诊断及根据

结合病史和体格检查结果,符合:①急性阑尾炎;②感染性休克的诊断。但感染源还不明确,需等待血培养结果。治疗目的:控制感染,纠正休克。

六、治疗方案及理由

1. 抗感染　头孢哌酮加舒巴坦 100mg/(kg·d),8 小时一次,静脉注射;奥硝唑(圣诺安) 20mg/(kg·d),12 小时一次,静脉注射。请外科会诊考虑手术治疗;

理由:腹腔内感染以革兰氏阴性菌和厌氧菌多见,患儿病情危重,故宜在早期即联合应用广谱高效抗生素,根据病原学检查结果再针对性用药;手术清创也是控制感染的重要措施。

2. 抗休克　建立 2 个静脉通道;首先予生理盐水 20ml/kg,10 分钟内快速输入,5% 碳酸氢钠配成等张液纠正酸中毒;2 次扩容后血压仍低,给予多巴胺 8μg/(kg·min) 持续输液泵输注;在输注过程中监测血压、心率、CRT 等;导尿并监测尿量;中心静脉置管监测中心静脉压(CVP)。

理由:建立 2 个及以上的静脉通路方能保证抗休克时液体复苏和用药及时输入;感染性休克患者有效循环血量不足,需快速扩容,每次补液后评估生命体征和循环状况,根据评估结果决定下一步补液量和速度,以保证充分的液体复苏;休克患者血管张力异常,在充分扩容的前提下若血压仍低应使用升压药,多巴胺 5μg/(kg·min) 以上有升压作用。监测生命体征、尿量和 CVP 对判断治疗效果、指导治疗非常有帮助。

3. 给氧　面罩给氧,流量 5L/min。

理由:休克患者均有组织缺氧,需根据病情选择适当的氧疗方法纠正缺氧。

七、治疗效果及思维提示

经快速扩容三步液体后,患儿循环有所改善,酸中毒纠正,血糖基本稳定;继予维持补液,约 4 小时后患儿神志转清,可以正常应答,20 小时后患儿休克纠正,循环稳定;血管活性药物根据病情逐渐减量,24 小时后停用;2 天后体温降至 38℃;住院第 3 天外科行阑尾切除术,术后转入外科病房。

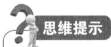
思维提示

> 液体复苏成功,抗感染治疗有效,休克纠正及时。提示诊治效果好。

八、进一步实验室检查结果

1. 血培养　大肠埃希菌,药敏对美罗培南、亚胺培南及头孢哌酮敏感。
2. 血常规、CRP(住院第 3 天复查)　WBC 13.1×10^9/L,N 0.75,L 0.23,PLT 106×10^9/L,

红细胞、血红蛋白正常。CRP 42mg/L。

九、调整治疗方案及疗效

1. 新方案 停用奥硝唑；继用头孢哌酮加舒巴坦 100mg/(kg·d)，8小时一次，静脉注射。
2. 疗效 治疗第5天患儿体温正常，病情渐好转，住院10天后出院。

十、对本病例的思考

感染性休克是儿科较常见的急危重症之一，其病情凶险，进展快，病死率高，早期诊断及治疗对提高治愈率、改善预后十分重要。本患儿感染性休克因阑尾炎周围脓肿引发，救治过程中除应积极充分的液体复苏、抗感染、脏器支持治疗外，寻找并及时清除感染灶也是成功治疗的关键之一。

十一、关于"脓毒性休克"

脓毒性休克又称感染性休克，是危重患儿的重要死亡原因之一。全身炎症反应综合征是指机体对各种严重损伤，包括感染、创伤、烧伤、缺氧和再灌注等所引起的全身反应。脓毒症指由感染引起的全身炎症反应综合征。当脓毒症患者出现循环功能障碍时，即为脓毒性休克。革兰氏阴性杆菌、革兰氏阳性球菌、真菌等感染均可导致脓毒性休克的发生。小儿常表现为低动力性休克，即皮肤苍白、发花，四肢凉，脉搏数、细弱，CRT延长等；由于小儿在疾病早期多不出现血压下降，故低血压不应作为小儿脓毒性休克的早期诊断依据。脓毒性休克应与低血容量性休克、心源性休克、过敏性休克相鉴别。脓毒性休克必须进行及时严密的监测，包括重要生命体征、血流动力学、重要脏器灌注及功能、内环境指标（血气、血糖、血生化等）。

2006年中华医学会儿科学分会急诊组和中华医学会急诊学分会儿科组共同制订了《儿科感染性休克（脓毒性休克）诊疗推荐方案》，诊断标准如下：

（1）代偿期（早期）：临床表现符合下列6项中3项：①意识改变：烦躁不安或萎靡，表情淡漠，意识模糊甚至昏迷、惊厥（多见于失代偿期）；②皮肤改变：面色苍白发灰，唇周、指（趾）发绀，皮肤发花，四肢凉，如有面色潮红，四肢温暖，皮肤干燥为暖休克；③心率脉搏改变：周围动脉搏动减弱，心率、脉搏快；④CRT≥3秒：除外环境温度的影响；⑤少尿：尿量<1ml/(kg·d)；⑥代谢性酸中毒：除外其他缺血缺氧及代谢因素。

（2）失代偿期（晚期）：代偿期临床表现进一步加重，血压下降。收缩压<该年龄组第5百分位或<该年龄组正常值2个标准差以下。可记忆为：1个月~12个月<70mmHg，1岁~10岁<70mmHg+[年龄（岁）×2]，≥10岁<90mmHg。

由于感染性休克病情凶险，极易发展至多脏器功能障碍导致死亡，因此治疗必须积极有效，且对本病应采取综合治疗。具体包括：

（1）液体复苏：充分地液体复苏是逆转病情、增加存活率的关键抢救措施。①输液途径：抢救初期即应尽快建立静脉通道，若90秒内或3次静脉穿刺未能成功，则可建立骨髓输液通道，条件允许时，最好行中心静脉置管；②快速输液阶段：第1小时快速输液常用生理盐水等晶体液，首剂20ml/kg，5~10分钟内输入。然后评估循环状态及组织灌注，若无明显改善，则予第 2、3 剂,每次均为 10～20ml/kg。第 1 小时总液量可达 40～60ml/kg。每剂输注完毕都需进行快速评估以了解液体复苏的程度。因液体输注量大、速度快,须密切监测心肺功能;③继续和维持输液:继续输液可用 1/2～2/3 张液体。应监测电解质、血气等以调整液体成分,此阶段可适当补充胶体液。根据血气结果酌情给予 5% 碳酸氢钠,一般不予输血,当 HCT＜30% 时,可酌情予红细胞悬液使 Hb≥100g/L。

(2)血管活性药物:在充分液体复苏的基础上休克仍不能纠正,血压仍低或有明显灌注不良表现时,可使用血管活性药物,但用药需遵循个体化原则,根据病情随时调整输液泵维持速度。常用药物有:多巴胺:多以 5～20μg/(kg·min)持续静脉注射,根据血压等调整输注速度,最大不超过 20μg/(kg·min);对多巴胺治疗效果欠佳的休克患儿可选用肾上腺素或去甲肾上腺素。感染性休克患儿常伴不同程度的心功能不全,可选用正性肌力药物多巴酚丁胺或磷酸二酯酶抑制剂如米力农。

(3)积极控制感染、清除感染灶:未明确病原时应联合使用广谱、高效抗生素,兼顾革兰氏阴性及阳性菌,并及时完善病原学检查;及时清除化脓性病灶,如阑尾炎、脓胸、皮肤化脓性感染灶等。

(4)肾上腺皮质激素:对有儿茶酚胺抵抗和可疑存在或被证明存在肾上腺功能不全的患儿可应用小剂量肾上腺皮质激素,初始治疗阶段可给予氢化可的松以应激剂量 50mg/(m²·d)输注,短期内逆转休克最大需要量可达 50mg/(kg·d),持续输注;或甲泼尼龙 2～3mg/(kg·d),分 2 次给药。

(5)纠正凝血功能紊乱:应早期发现和治疗凝血功能障碍。早期可予小剂量肝素 5～10U/kg,皮下注射,每 6 小时 1 次。进入低凝阶段时,肝素化治疗的同时应适当补充血浆、血小板及其他凝血成分。

(6)综合支持疗法:①出现 ARDS 的患儿应早期呼吸支持机械通气;②休克时由于灌注不良,常伴有严重酸中毒,在保证通气前提下,根据血气结果给予碳酸氢钠,使 pH 值达到 7.25;③保护心、脑、肝、肾功能,纠正内环境稳定;④保证能量营养供给,维持血糖、血钙正常。

(7)疗效评价:以下表现提示休克纠正:CRT＜2 秒;外周及中心动脉搏动正常;四肢温暖;意识状态良好;血压正常;尿量＞1ml/(kg·h)。

(钱素云　王　荃)

病例120　发热、咳喘 3 天,加重伴呼吸困难 1 天

患儿,男,7 个月,于 2006 年 11 月 25 日入院。

一、主诉

发热、咳喘 3 天,加重伴呼吸困难 1 天。

二、病史询问

思维提示

根据患儿的年龄和主诉,首先考虑为下呼吸系统感染性疾病,但患儿病情逐渐加重且出现呼吸困难,应警惕是否并发心功能不全和(或)急性呼吸衰竭,同时需除外先天性心脏病、气道异物等。因此,病史的询问主要围绕上述几方面。

(一) 进一步询问内容及目的

1. 发病前是否有受凉、感冒史,下呼吸道感染或肺炎患儿常有一定的诱发因素。
2. 是否系突发性呛咳、有无异物吸入史,鉴别是否为支气管异物所致。
3. 有无声音嘶哑及咳嗽后鸡鸣样回声,鉴别有无急性喉炎及百日咳。
4. 是否有多汗、少尿、水肿、烦躁难于安抚,了解是否伴有心功能不全。
5. 既往有无喘息史和过敏史,家庭成员中是否有哮喘病患者,与婴幼儿哮喘合并感染鉴别。
6. 既往有无吃奶欠佳、哭闹后青紫、水肿,生后体检是否发现心脏杂音,用于鉴别先天性心脏病。
7. 是否接种卡介苗,有无结核接触史,协助排除肺结核。

(二) 问诊结果及思维提示

患儿于入院前 3 天受凉后出现发热,体温 38.5℃ 左右;伴咳喘,有痰咳不出,无鸡鸣样回声及声嘶;曾在当地诊所静脉注射"青霉素"2 天,病情无缓解;入院前 1 天,患儿咳喘加重,痰多,烦躁不安难于安抚,呼吸急促,呻吟,伴口周青紫,拒奶,尿量减少;无水肿、皮疹、抽搐和吐泻等。

既往体健,无喘息史和特异性体质家族史;足月顺产,否认生后窒息史,按时预防接种,已

接种卡介苗,否认结核接触史;否认异物吸入史,发病前无突发性呛咳病史;生后吃奶可,体重增长满意,无活动后青紫、水肿及少尿,生后体检未发现心脏杂音。

? 思维提示

通过问诊可明确,患者既往体健,本次受凉后急性起病,符合呼吸道感染特点;否认异物吸入史及突发性呛咳病史,不支持气道异物吸入;生后按时预防接种,否认结核接触史,不支持肺结核;生后体重增长满意,无活动后青紫,不支持先天性心脏病;无声音嘶哑和咳后鸡鸣样回声,不支持急性喉炎和百日咳。从目前病史分析,肺炎可能性大,应在体格检查时重点注意肺部听诊是否存在啰音,有无吸气性或呼气性呼吸困难;因病情进展快,应考虑是否合并急性呼吸衰竭和心功能不全,查体时注意有无相应体征。

三、体格检查

(一) 重点检查内容和目的

考虑本患儿下呼吸道感染的可能性最大,因此在对患儿进行系统、全面检查的同时,应重点注意以下几点:①准确测量体温、肺部体征,尤其是啰音;②观察有无发绀、呼吸费力等呼吸衰竭表现;③因患儿年龄较小,注意生长发育情况,帮助明确是否存在先天发育问题;④注意心脏体征,如心脏大小、心率快慢和节律、心音、是否有心脏杂音以及周围循环灌注情况,明确是否存在先天性心脏病、心功能不全及休克。

(二) 体格检查结果及思维提示

体温 37.8℃,呼吸 55 次/分,脉搏 154 次/分,血压 88/60mmHg,体重 8.3kg;营养发育中等,精神萎靡,反应弱,哭声低,呼吸急促,口唇发绀,无水肿、黄疸、皮疹,左上臂见卡瘢 1 枚。鼻翼扇动及三凹征(+),呻吟,颈软,气管居中,两肺呼吸动度对称,叩诊清音,双肺可闻及较多细湿啰音和喘鸣音。心前区无隆起,心尖搏动无弥散,心音基本正常,律齐,各瓣膜区未闻及病理性杂音。腹平软,肝肋下 1.5cm,质软边缘锐,脾肋下未触及。四肢无水肿,肢端暖,动脉搏动有力,毛细血管再充盈时间 2 秒,无杵状指(趾),神经系统检查未见异常。

? 思维提示

体格检查结果与问诊后初步考虑下呼吸道感染的思路相吻合。体温 37.8℃,肺部细湿啰音提示有肺内感染,喘鸣音提示气道痉挛。心脏检查未见异常,不支持心功能衰竭。呼吸促、呻吟、口唇发绀、鼻翼扇动及三凹征(+),提示呼吸衰竭。进一步实验室和影像学检查的主要目的是明确病变部位和程度、病原学,并判断呼吸衰竭的严重度,为治疗方案提供依据。

四、实验室和影像学检查

(一) 初步检查内容及目的

1. 血常规、CRP　进一步证实感染性疾病。
2. 胸部 X 线正位片　明确诊断并了解病变部位和范围。
3. 血清支原体、衣原体抗体检查　明确病原。
4. 呼吸道分泌物病毒抗原检查　明确病原。
5. 痰培养　明确病原。
6. 动脉血气分析　评价病情。
7. 全血生化、血糖、心肌酶、肝肾功　了解机体内环境是否稳定及重要脏器功能。

(二) 检查结果及思维提示

1. 血常规、CRP　WBC $10.1 \times 10^9/L$, N 0.317, L 0.614, 血小板、红细胞、血红蛋白正常; CRP $< 8mg/L$。
2. 胸部 X 线正位片　双肺纹理增多、模糊,中下肺可见片絮状阴影,心影正常。
3. 血清支原体、衣原体检查　余均(-)。
4. 呼吸道分泌物病毒抗原检查　待 1 天后出结果。
5. 痰培养　待 3 天后出结果。
6. 动脉血气分析　pH 7.221, $PaCO_2$ 59mmHg, PaO_2 47mmHg, HCO_3^- 18.7mmol/L, BE - 5mmol/L, SaO_2 75%。
7. 全血生化、血糖、心肌酶、肝肾功　血电解质、肝肾功能正常;微量血糖:6.4mmol/L。CK-MB 35U/L。

> **思维提示**
>
> 重要的检查结果有三项:①末稍血白细胞总数、中性粒细胞分类和 CRP 均不高;②胸片双中下肺可见片絮状阴影;③动脉血气分析 $PaCO_2$ 高于 50mmHg, PaO_2 低于 50mmHg。

五、初步诊断及根据

结合患儿的年龄、病史和体格检查结果,进一步支持支气管肺炎诊断,病原可能为病毒;患儿呼吸困难明显,动脉血气明显低氧和 CO_2 潴留,说明肺内病变和气道痉挛已影响到肺通气和换气功能,符合急性Ⅱ型呼吸衰竭诊断。治疗重点是:①呼吸支持和氧疗纠正低氧血症和高碳酸血症;②对症处理,疑似病毒感染暂不予抗生素。

六、治疗方案及理由

1. 方案　①心电及经皮氧饱和度持续监测;②经鼻持续气道正压通气(NCPAP):初调吸入氧浓度(FiO_2)60%,气道正压 $4cmH_2O$;③氨溴索 5mg,静脉注射,每日 2 次;④蒸馏水 1ml + 沙丁胺醇 0.5mg + 布地奈德 0.5mg,雾化吸入,每日 2 次。

2. 理由　持续心电及经皮氧饱和度监测可及时判断病情变化及治疗效果;NCPAP 有助克服气道阻力,降低患儿的呼吸做功,防止呼吸末小气道和部分肺泡萎陷,增加功能残气量,减少肺内分流,纠正低氧血症,温化湿化气道,并能调节吸入氧浓度,有助于改善氧合和通气;氨溴索化痰;沙丁胺醇和布地奈德雾化吸入可治疗气道痉挛,减轻气道水肿,有助于改善通气。

七、治疗效果及思维提示

入院后 1 小时,患儿仍青紫和呼吸困难,心率 167 次/分,经皮氧饱和度 90%。

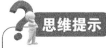

思维提示

　　NCPAP 仅适用于有自主呼吸,呼吸衰竭相对较轻的患儿,若应用 NCPAP 1～2 小时后患儿生命体征及缺氧表现无好转,应立即停用改气管插管有创机械通气,以免延误治疗。

八、进一步实验室检查结果及思维提示

1. 呼吸道分泌物病毒抗原检查　呼吸道合胞病毒。
2. 动脉血气(NCPAP 后 1 小时)　pH 7.221,$PaCO_2$ 59mmHg,PaO_2 47mmHg,HCO_3^- 18.7mmol/L,BE −5mmol/L,SaO_2 75%。

思维提示

　　呼吸道分泌物病毒抗原检查确诊为呼吸道合胞病毒感染所致肺炎;动脉血气复查结果仍有呼吸性酸中毒,低氧血症和高碳酸血症未纠正,需进一步加强呼吸支持治疗措施。

九、调整治疗方案及疗效

1. 新方案　停用 NCPAP;气管插管接常频呼吸机机械通气,初调呼吸机参数:PIP $22cmH_2O$,FiO_2 60%,PEEP $4cmH_2O$,呼吸频率 35 次/分,并根据患儿临床情况、动态监测血气及胸片调整呼吸机参数。咪达唑仑 $4\mu g/(kg \cdot min)$,持续输液泵静脉输注,镇静治疗。

2. 疗效　患儿面色转红，呼吸人机合拍，经皮氧饱和度 97%，心率 135 次/分，机械通气 2 小时后复查血气：pH 7.31，$PaCO_2$ 51mmol/L，PaO_2 70mmol/L，BE − 3mmol/L，HCO_3^- 22.1mmol/L。提示低氧和高碳酸血症明显纠正。经上述治疗，患儿病情逐渐好转，3 天后体温降至正常，血气正常，咳喘缓解，肺内啰音减少，痰培养结果阴性；气管插管机械通气 4 天后撤机，改 NCPAP 治疗，1 天后停 NCPAP 改鼻导管吸氧；患儿住院治疗 8 天痊愈出院。

十、对本病例的思考

支气管肺炎是婴幼儿急性呼吸衰竭的常见病因，在诊治过程中应注意观察是否出现呼吸衰竭的表现以利于及时治疗。小儿急性呼吸衰竭病情可急转直下，临床医师的治疗手段必须积极果断，无创通气效果不理想时应及时气管插管有创通气，以挽救患儿生命。

十一、关于小儿急性呼吸衰竭

急性呼吸衰竭是小儿常见的急危重症之一，多种疾病均可导致其发生。常见病因包括：肺实质病变，呼吸道梗阻，呼吸泵衰竭以及某些全身性或其他系统疾病如脓毒症、各种原因引起的休克、肾衰竭、先天性心脏病等。

急性呼吸衰竭是一个综合征，临床表现缺乏特异性症状和体征。缺氧和 CO_2 潴留为其基本病理生理改变，由此可导致多系统及脏器受累以及水、电解质和酸碱失衡。

对急性呼吸衰竭的诊断需综合动态分析病史、临床表现及血气分析，其诊断包括：①病史能提供引起呼吸衰竭的病因；②低氧和 CO_2 潴留所引起的多脏器功能紊乱的表现：包括呼吸系统：如呼吸急促，可伴呼吸动度及节律改变，发绀、面色灰白，鼻翼扇动及三凹征（＋），呻吟，呼吸音减低甚至消失，肺部可闻及湿啰音、喘鸣音等；循环系统：早期可出现心率增快、血压升高，后期心率减慢、血压降低、心音低钝、可有心律失常；中枢神经系统：可伴有意识改变，病情进展甚至可出现抽搐、昏迷、瞳孔及肌张力改变、视神经盘水肿等；消化系统：可出现消化道出血，肝脏受损，转氨酶升高等；水电解质失衡：如代谢性酸中毒、高钾血症、低氯血症、低钠血症、低钙血症等表现。③血气诊断标准：Ⅰ 型呼吸衰竭：以低氧血症为主，PaO_2 < 6.67kPa（50mmHg）；Ⅱ 型呼吸衰竭：低氧和高碳酸血症并存，$PaCO_2$ > 6.67kPa（50mmHg）、PaO_2 < 6.67kPa（50mmHg）。注意：吸氧患儿的 PaO_2 可不低于 6.67kPa（50mmHg），此时需根据临床表现及 $PaCO_2$ 进行诊断。血气分析不仅是急性呼吸衰竭的诊断指标，还是判断治疗效果的监测指标之一，可用以指导治疗。

本病的治疗原则为：治疗原发病，改善通气、换气功能以纠正低氧和高碳酸血症，维持内环境稳定，保护重要脏器功能。

1. 病因治疗　抗感染，解除气道梗阻等。

2. 一般治疗　①保持空气流通，保证热卡摄入，喂养困难者可给予鼻饲或胃肠外营养；②加强气道管理，保持气道通畅。

3. 氧疗　可经鼻导管、面罩或头罩给氧，应在维持患儿适当氧合的前提下，予最低的吸入氧浓度。

4. 呼吸支持　分为无创和有创呼吸支持两大类。①无创通气：如持续气道正压通气（CPAP）和双向正压通气（BiPAP），以 CPAP 最常用，包括经鼻和面罩 CPAP；CPAP 可防止呼吸末小气道和部分肺泡萎陷，增加功能残气量，减少肺内分流，纠正低氧血症，对普通吸氧不能纠正的低氧血症，使用 CPAP 可提高氧分压，减少有创呼吸支持的使用；在一定程度上还可促进 CO_2 的排出，减轻 CO_2 潴留。②有创呼吸支持：即气管插管或气管切开接呼吸机机械通气。当无创呼吸支持不能缓解患儿缺氧和（或）CO_2 潴留、呼吸困难明显时，应及时气管插管机械通气。呼吸支持的应用直接关系到患儿的预后，不能等到呼吸衰竭终末期时才考虑使用。

5. 对症支持治疗　如维持内环境稳定，退热、止痉、强心等。

（王 荃　钱素云）

患儿，女，7 岁 6 个月，于 2007 年 12 月 2 日入院。

一、主诉

发热、咳嗽 6 天，呼吸困难 2 天，加重 1 天。

二、病史询问

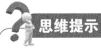

思维提示

　　患儿为学龄期儿童，急性起病，以发热和咳嗽为主要表现，按常见病优先考虑的原则应将呼吸道感染性疾病放在首位，病程中逐渐出现呼吸困难应考虑合并呼吸衰竭、急性呼吸窘迫综合征（ARDS）或心功能障碍等。因此，问诊目的主要围绕感染性疾病的诱因（原因）、发病时主要症状及特点、伴随症状、是否曾抗感染治疗及效果如何等问题展开，并兼顾重要鉴别疾病的临床表现。

（一）进一步询问内容及目的

1. 发病前是否有受凉或感冒患者接触史，了解呼吸道感染的诱发因素。
2. 咳嗽是否有痰，痰液性状，若咳嗽逐渐出现黄痰是感染的重要依据。
3. 体温高峰情况，入院前是否应用了抗生素及其他治疗，效果如何，通过了解院外抗感染治疗的情况来考虑感染性疾病的可能性，并分析一些治疗措施的效果。
4. 是否伴有喘息，有无哮喘病史，有无哮喘及特应性体质家族史，用于鉴别哮喘。
5. 有无呼吸系统疾病家族史，有无传染性疾病接触史，协助判断感染性质。
6. 是否有青紫或活动后青紫，平时是否有水肿、少尿等表现，以前医生检查时是否发现心脏杂音。

（二）问诊结果及思维提示

　　患儿受凉后于 6 天前出现发热，体温最高 40.3℃，伴寒战，口服退热药可下降，数小时后再上升，咳嗽剧烈，黄痰。5 天前住当地医院治疗，查血常规白细胞增高，胸片示双下肺炎，予"头孢孟多"静脉注射 3 天无好转。2 天前出现呼吸困难，气促，面色差，复查胸片两肺斑片状阴影较前加重，停用头孢孟多，改亚胺培南及万古霉素抗感染，面罩吸氧。1 天前患儿呼吸困难仍进行性加重,伴口唇发绀、呻吟、烦躁,予气管插管机械通气。胸部 B 超提示胸腔积液。自发病后患儿精神、食欲差,大便正常,尿量偏少。既往体健,无过敏和哮喘史;否认传染病密切接触史;家族史无特殊。

思维提示

病程中有明显发热、咳嗽、黄痰、呼吸困难等症状,结合外院胸片检查支持肺炎诊断;病情进行性加重,胸部 B 超提示合并胸腔积液;外院血常规白细胞明显增高,首先考虑细菌感染,但抗生素治疗效果欠佳,提示病情重或所用抗生素不能覆盖的病原体感染,应进一步查找病原体。患儿病情凶险,进展快,已气管插管机械通气,并注意是否合并急性呼吸衰竭或 ARDS,并排除心源性呼吸困难。体格检查时重点注意有无缺氧和呼吸困难体征,肺部听诊是否存在啰音,两侧是否对称,有无呼吸音减低及心脏体征,并通过实验室检查和影像学检查寻找感染的证据、病变范围及严重程度。

三、体格检查

(一)重点检查内容和目的

生命体征、有无缺氧表现,呼吸系统体征(自主呼吸频率、节律,呼吸困难程度、肺部叩诊是否存在浊音或过清音、肺内有无啰音、喘鸣音)、是否存在杵状指(趾):以明确肺内病变严重程度、气管插管位置是否恰当、是否存在缺氧以及有无慢性缺氧;心界大小、心音强弱、心率和节律情况、是否有心脏杂音,肝脏大小,明确是否存在心脏疾病。

(二)体格检查结果及思维提示

体温 38.2℃,呼吸 30 次/分,脉搏 143 次/分,血压 88/54mmHg;营养中等,药眠状态,气管插管机械通气下无发绀;无皮疹,浅表淋巴结无肿大;双侧胸廓起伏适当,两侧中下肺叩浊音,呼吸音低,可闻及细水泡音,无胸膜摩擦音;心音低钝,律齐,未闻杂音;腹平软,肝右肋下 1cm,质软边钝,脾肋下未及,肠鸣音 2 次/分;肢端暖,无杵状指(趾),毛细血管再充盈时间(CRT)2秒;神经系统查体未见异常。

思维提示

体格检查结果:体温 38.2℃,肺部细水泡音提示有肺内感染,与问诊后初步诊断肺炎的思路相吻合;两侧中下肺叩浊音,呼吸音低,符合外院 B 超"双侧胸腔积液"诊断;双侧胸廓起伏适当,提示气管插管位置合适;心脏查体无明显阳性体征,肝不大,不支持心力衰竭等心源性疾患。

四、实验室和影像学检查

(一)初步检查内容及目的

1. 血常规、CRP　进一步证实感染性疾病。
2. 血清支原体、衣原体、病毒抗体检查　明确病原。
3. 痰菌涂片、痰菌培养　明确病原。
4. 动脉血气分析　评价病情
5. 胸部影像学　明确诊断并了解病变部位和范围。
6. 胸部 B 超　明确诊断并了解积液程度。

(二)检查结果及思维提示

1. 血常规、CRP　白细胞 $20.68 \times 10^9/L$,中性 76.1%,淋巴 19.2%,血红蛋白 161g/L,血小板 $280 \times 10^9/L$。CRP 160mg/L。

2. 血清支原体、衣原体、病毒抗体检查　均阴性。

3. 下气道痰液培养　待 3 天后出结果。

4. 动脉血气分析　pH 7.46,$PaCO_2$ 30mmHg,PaO_2 62mmHg,HCO_3^- 26.5mmol/L,BE 5mmol/L(机械通气条件:FiO_2 60%,RR 30 次/分,PEEP 8cmH_2O,PIP 26cmH_2O)。

5. 胸部 X 线正位片(图 121-1)　两肺纹理粗多、模糊,肺内广泛分布絮片及条片状影,以双下肺为著,双膈面膈角消失,肺门著明,心影不大,两下心缘模糊。气管插管头端位于 T_5 水平。

6. 胸部 B 超　右侧胸腔肩胛下角 7～10 肋间可见液性暗区,最厚处 5.9cm,左侧胸腔 8～10 肋间可见液性暗区,最厚处 3.9cm,双侧胸腔均可见楔形等回声肺组织。

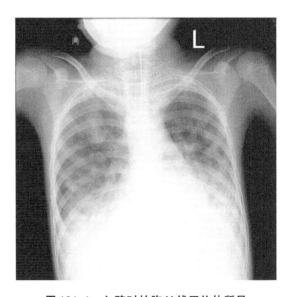

图 121-1　入院时的胸 X 线正位片所见

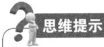

思维提示

重要的检查结果有：①胸片两肺较多斑片状阴影，故重症肺炎诊断成立；②B 超双侧胸腔均可见液性暗区（右侧显著），胸腔积液诊断成立；③胸片双肺广泛浸润影，动脉血气明显低氧血症，在 $PEEP \geq 5cmH_2O$ 的前提下，氧合指数（$PO_2/FiO_2 = 60/0.6 = 100$，符合 ARDS；④血常规白细胞增高和 CRP 均明显增高，支持感染，尤其是细菌感染可能性大。

五、初步诊断及根据

结合患者的病史、体格检查及辅助检查结果，支持感染性疾病——肺炎的诊断，但目前病原学尚不明确；根据查体及胸部 B 超结果，可诊断双侧胸腔积液；根据病情进展快，呼吸困难、胸片及氧合指数，符合 ARDS。进一步的处理应是立即呼吸支持并选择合适的抗感染药物进行治疗，其目的有二：①改善氧合；②治疗感染。

六、治疗方案及理由

1. 方案　①常频机械通气，初调呼吸机条件：RR 30 次/分，PEEP $8cmH_2O$，PIP $26cmH_2O$，FiO_2 60%；②万古霉素 0.5g，每日 2 次，静脉滴注；亚胺培南 0.5g，每日 2 次，静脉滴注；③胸腔穿刺：右侧抽出黄色浑浊液体 70ml，左侧抽出 30ml；④咪达唑仑 $3\mu g/(kg \cdot min)$，吗啡 $10\mu g/(kg \cdot h)$，持续输液泵静脉输注；⑤心电、经皮氧饱和度监测和动脉血气等监测。

2. 理由　肺内病变重，已发生呼吸衰竭，自主呼吸不能维持有效通气和氧合。患儿为重症感染，病情凶险，进展快，病原学不明确，革兰氏阳性菌感染可能性大，故联合应用强有力广谱抗生素抗感染，选择药物尤其要能覆盖金黄色葡萄球菌和肺炎链球菌。初始治疗是经验性的，要根据病原学和药敏结果随时调整。胸腔穿刺引流可起到清创和改善肺通气的目的。镇静镇痛治疗可缓解患儿机械通气等治疗和操作所带来的焦虑及疼痛感。心电、经皮氧饱和度监测和动脉血气等监测对了解病情变化，观察治疗效果非常重要。

七、初步治疗效果及思维提示

神志清楚，机械通气吸氧下口唇仍有发绀，经皮氧饱和度约 88%，右肺呼吸音进一步减低。

思维提示

机械通气吸氧下低氧血症仍未缓解，提示：①呼吸机参数偏低，不能满足患儿通气和氧合需要；②病情进展，ARDS 加重或右肺呼吸音进一步减低有合并气胸可能。需拍胸片明确原因。

八、进一步检查结果及思维提示

1. 胸片 右侧气胸(图 121-2)。

2. 胸腔液常规、生化 脓样浑浊,白细胞 $7800 \times 10^9/L$,多核细胞 76.1%,单核细 19.2%,蛋白定量 38g/L。

3. 胸腔液培养 待结果。

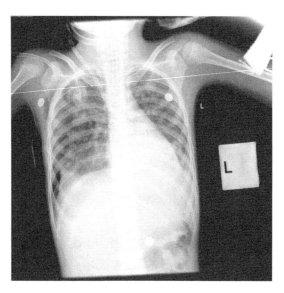

图 121-2 胸 X 线正位片

右侧气胸,少许胸腔积液,左侧少到中量胸腔积液

思维提示

胸片证实合并右侧气胸,应立即给予右侧胸腔置管,接引流瓶持续胸腔闭式引流。胸腔液常规、生化符合化脓性感染。

九、调整治疗方案及疗效

(一) 新方案

1. 停用常频通气。

2. 改高频通气,初调呼吸机参数:Paw $26cmH_2O$,振荡频率 10Hz,吸气时间 33%,FiO_2 80%。

3. 右侧胸腔持续闭式引流。

(二) 疗效

患儿经过常频呼吸机治疗 1 天无好转,行高频通气 6 天病情好转,再次转为常频通气,2 天后拔气管插管,改鼻塞 CPAP 呼吸支持,4 天后改鼻导管吸氧,患儿住院第 4 天体温开始下降,10 天体温正常,第 14 天血气基本正常,停吸氧,胸片明显好转(图 121-3),住院 36 天痊愈。住院第 3 天呼吸道分泌物培养和胸水培养均为金黄色葡萄球菌,第 5 天回报药敏对万古霉素敏感,继续应用万古霉素,停用亚胺培南。

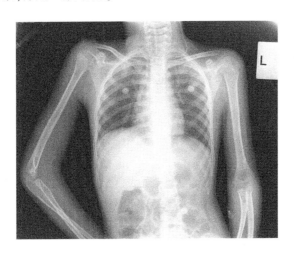

图 121-3　胸 X 线正位片
两肺纹理增多,粗重模糊,未见具体片影,心影不大,纵隔不宽,双膈(一)

思维提示

本患儿病情重而凶险,肺炎合并 ARDS 患者在机械通气气道压较高的条件下易合并气胸、纵隔气肿等,应及时发现和处理。当肺内病变重,常频呼吸机仍不能有效改善氧合或合并气漏时,应尽早改用高频通气,高频通气有气道剪切压低、呼吸机相关性肺损伤相对轻,改善氧合效果更好等特点。

最终诊断:①支气管肺炎;②双侧胸腔积液并右侧气胸;③ARDS。

十、对本病例的思考

1. 关于 ARDS　ARDS 多起病急而隐匿,儿童重症肺炎是诱发 ARDS 的常见病因,症状常被原发病掩盖。呼吸困难、呼吸加快是最早、最客观的表现。呼吸困难和缺氧是重要体征之一,表现为发绀、鼻翼扇动、吸气性三凹征,呼吸及心率快,发绀常不能被普通吸氧所缓解。提高对该综合征的认识,早期识别和积极有效的呼吸支持治疗是提高治愈率的关键。

2. 关于气胸　ARDS 患者在机械通气气道压较高的条件下易合并气胸、纵隔气肿等气漏,及时发现和处理是逆转病情的关键。

十一、有关急性呼吸窘迫综合征

急性呼吸窘迫综合征(ARDS)是指由心源性以外的各种肺内外致病因素导致的急性、进行性、缺氧性呼吸衰竭(表 121-1)。常见危险因素可分为直接因素和间接因素，前者包括严重肺部感染、胃内容物吸入、肺挫伤、吸入有毒气体、淹溺和氧中毒等；后者包括脓毒症、严重的非胸部创伤、重症胰腺炎、大量输血、体外循环、弥散性血管内凝血等。国外报道小儿 ARDS 在 PICU 中的发病率为 0.7%~4.2%，病死率在 40%~70%。

ARDS 多起病急而隐匿，症状常被原发病掩盖。呼吸困难、呼吸加快是最早、最客观的表现。可出现不同程度的咳嗽，早期常不明显。亦可咯少量血或血水样痰。此外，因 ARDS 早期已出现明显的肺水肿，容易伴发肺部感染，部分患者可出现寒战和发热，易误诊为原发疾病所致。

早期肺部体征较少，随病情进展可听到干湿啰音、喘鸣音或呼吸音减低。呼吸困难和缺氧是重要体征之一，表现为发绀、鼻翼扇动、吸气性三凹征，呼吸及心率快，发绀常不能被普通吸氧所缓解。当合并多脏器功能障碍时，可有相应的临床表现，如昏迷、谵妄、呼吸节律不整、少尿、DIC 等。

动脉血气分析多为明显低氧血症、低碳酸血症、呼吸性碱中毒，当换气功能受损时可出现二氧化碳潴留、混合性酸中毒。当合并多脏器功能障碍时，可有心肌酶、转氨酶升高，肾功能障碍，凝血异常等。胸部 X 线多显示双肺弥漫性浸润影，两肺分布较均匀。但 CT 证明 ARDS 患者的肺实质病变并不均匀，肺损伤以重力依赖区(下垂区)最严重。

表 121-1　2012 年 ARDS 柏林诊断标准

指标	内容
诊断时间	已知临床损害，以及新发或加重呼吸系统症状者≤7 天(有危险因素者可在 72 小时内诊断)
肺部影像学	双侧浸润影，无法用胸腔积液、肺不张或结节完全解释
肺水肿原因	呼吸衰竭不能用心力衰竭或液体过度负荷来完全解释；如无相关危险因素，需行客观检查(如超声心动图)以排除静水压增高型肺水肿
动脉氧合指数	
轻度	PEEP 或 CPAP≥5cmH$_2$O 时 200mmHg < PaO$_2$/FiO$_2$≤300mmHg
中度	PEEP≥5cmH$_2$O 时 100mmHg < PaO$_2$/FiO$_2$≤200mmHg
重度	PEEP≥5cmH$_2$O 时 PaO$_2$/FiO$_2$≤100mmHg

ARDS 尚无特效治疗方法，主要是进行对症和支持性治疗。积极治疗原发病，特别是控制感染，改善通气和组织氧供，防止进一步肺损伤，是目前治疗的主要原则。机械通气治疗是纠正缺氧的主要措施。在严重的顽固性低氧血症时可考虑应用高频通气、反比通气、俯卧位通气、体外膜肺氧合(extracorporeal membrane oxygenation, ECMO)等治疗手段。同时要注意营养支持，各脏器功能支持治疗。

（钱素云　陈　晖）

患儿,男,6 岁 6 个月,于 2006 年 8 月 19 日入院。

一、主诉

间断腹痛 4 天,加重伴精神弱半天,呼吸浅慢 20 分钟。

二、病史询问

(一) 问诊主要内容及目的

思维提示

患儿为学龄前儿童,腹痛为主要表现,短期内病情迅速恶化,出现呼吸异常,诊断应考虑到消化系统疾病、心脏疾病、呼吸系统疾病、颅内病变和急性中毒。问诊时应围绕发病的诱因(原因),腹痛特点及伴随症状,有无发热等进行鉴别。

1. 发病前有无不洁饮食史,协助判断是否为消化系统疾病。
2. 是否伴有发热,鉴别疾病性质为感染性和非感染性。
3. 腹痛持续时间和部位,是否伴有恶心、呕吐,大便性状如何,家族中有无十二指肠溃疡、胃溃疡等患者,协助判断是否为消化系统疾病。
4. 是否有咳嗽,呼吸困难,排除呼吸系统疾患。
5. 是否有心脏病史,以鉴别心脏疾患引发的呼吸循环衰竭。
6. 有无头痛、头晕、视物不清、抽搐,协助判断有无颅内病变。
7. 有无化学毒物接触史、外伤史和药物过敏史,鉴别急性中毒、外伤和药物过敏反应。

(二) 问诊结果及思维提示

患儿于入院前 4 天无明显诱因出现腹痛,无发热,吐泻,数分钟后自行缓解,精神好。入院前 3 天再次发作,症状同前,服"肠胃康冲剂"后缓解。入院前半天再次出现腹痛,较前剧烈,伴大汗及面色苍白,呕吐两次,为胃内容物,非喷射性,未诉头痛,精神稍弱,未排大便。遂来我院内科门诊,诊断"腹痛待查",给予复方电解质葡萄糖 MG3 液 200ml 静脉注射。输液过程中患儿腹痛无缓解,精神弱,少语,对父母问话有反应。入院前 20 分钟患儿突然意识丧失,呼之不应,呼吸浅慢,面色苍灰,测血压 130/80mmHg,心率 157 次/分,口鼻腔可见粉红色泡沫性痰。即予肾上腺素 0.5mg 静脉推注,并经口气管插管。气管导管内可见粉红色泡沫性痰涌出,插管过程中无心率下降。插管后接复苏囊加压给氧,以"呼吸衰竭,腹痛待查"收入儿童加强监护病房(PICU)。自发病来,饮食、睡眠可。个人史、既往史、家族史均无异常。否认药物、毒物接触史。

思维提示

①患儿以腹痛起病,呕吐 2 次,应考虑消化系统疾病,但无腹泻,病情短时间内急剧恶化,结合既往史、家族史不支持急性胃肠炎、胃或十二指肠溃疡、食物中毒,但须注意排除急腹症,如急性胰腺炎、胃肠穿孔等;②病史中无发热、咳嗽和呼吸困难,突然出现呼吸浅慢,气管内有粉红色泡沫痰,不支持呼吸系统疾病导致肺水肿或呼吸衰竭;③患儿既往体健,无心脏病史,无发热,心脏疾患为原发病的可能性不大,需做相关检查进一步排除暴发性心肌炎和心源性肺水肿。④学龄前儿童,腹痛起病,呕吐 2 次,不发热,病情急剧恶化,血压偏高,应考虑颅内占位病变突然发生脑疝的可能;⑤否认毒物接触史、外伤史和药物过敏史,病情加重时仅静脉注射 MG3 液,无特殊用药,未出现皮疹,血压偏高,不支持急性中毒、外伤和过敏性休克。

三、体格检查

(一)重点检查内容和目的

患儿诊断不明,因此应进行系统、全面的体格检查,重点注意生命体征、瞳孔大小及光反射、心肺体征、腹部有无急腹症体征及神经系统体征。

(二)体格检查结果及思维提示

体温 36℃,无自主呼吸,脉搏 150 次/分,血压 85/65mmHg。营养发育正常,深昏迷,Glasgow 评分 3 分。双瞳孔等大同圆,直径 4.0mm,对光反射消失。鼻腔和气管导管内有粉红色泡沫样分泌物,气囊加压给氧下口唇无青紫,颈软,双肺少许湿啰音及痰鸣音,心率 150 次/分,律齐,心音有力,无杂音及心包摩擦音。腹部平软,未见胃肠型和蠕动波,肝、脾肋下未触及,无异常包块及移动性浊音,肠鸣音 3~4 次/分。四肢肌张力低下,膝腱反射、跟腱反射未引出,踝阵挛阴性,双侧巴氏征、克氏征、布氏征均阴性。

思维提示

体格检查结果提示患者深昏迷,Glasgow 评分仅 3 分,提示脑损害重;鼻腔和气管导管内有粉红色泡沫样分泌物,结合双肺湿啰音及痰鸣音支持肺水肿;心脏及腹部查体不支持心衰和急腹症。应重点考虑中枢神经系统疾病,进一步实验室和影像学检查的目的是明确病变部位。

四、实验室和影像学检查

(一)初步检查内容及目的

1. 复查血常规、CRP 进一步明确是否存在感染。
2. 动脉血气 明确是否存在缺氧及其严重程度。
3. 腹部 B 超 进一步排除腹腔疾患,如急性胰腺炎等。
4. 胸片 了解有无肺水肿和肺部炎性改变、心影大小及机械通气条件是否恰当。
5. 血 IgE 测定 协助判断是否有超敏反应。
6. 血生化全套和淀粉酶 了解心、肝、肾功能并排除胰腺炎。
7. 心脏超声 了解心脏结构和功能。
8. 头颅 CT 生命体征相对稳定时做此检查,以初步判断有无颅内病变,如出血、感染或占位。

(二)检查结果及思维提示

1. 血常规、CRP WBC 21.3×10^9/L,N 89.6%,红细胞和血小板正常,CRP <8mg/L。
2. 动脉血气 大致正常。
3. 血生化全套和淀粉酶 基本正常。
4. 胸片 两肺纹理增多模糊,右上肺野及左下肺内带心影后可见模糊斑片状阴影,肺门影著,心影大小正常。
5. 腹部 B 超 肝、胆、肾、脾脏、胰腺等腹腔脏器未见异常。
6. 心脏彩超 心脏结构及功能正常。
7. 血 IgE 正常。
8. 头颅 CT 患儿家长拒绝外出检查。

思维提示

①血常规白细胞计数及中性粒细胞比例增高,但 CRP 正常,结合临床,急性应激反应可能性大;②双肺片影支持肺水肿;③心脏超声、胸片和腹部 B 超不支持心脏疾患和急腹症;④因患儿有脑疝表现,不能做腰穿脑脊液检查,应尽快完善头颅 CT 或磁共振检查。

五、初步诊断及根据

根据患者的病史、查体及初步辅助检查结果,初步诊断:腹痛、呼吸衰竭原因待查:①中枢神经系统病变? ②肺水肿。原发病部位及性质仍不清楚。

六、治疗方案及理由

1. 方案
(1)机械通气:保持气道通畅,调整呼吸机参数以维持血气分析正常范围。

（2）甘露醇:20% 的甘露醇,每次 50ml,每 6 小时一次。

（3）补液和营养支持。

（4）尽快做头颅影像学检查。

2. 理由

患儿无自主呼吸,需机械通气维持呼吸;因有脑疝和严重脑损害表现,应用甘露醇降颅压;补液和营养支持以维持机体内环境稳定。尽快做头颅影像学检查对查找病因至关重要。

七、治疗效果及思维提示

入院后患儿持续深昏迷,瞳孔散大固定,光反射消失,无自主呼吸,心率、心律基本正常,腹部无阳性体征。

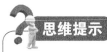

思维提示

经上述治疗病情无好转,应尽快查找病因。

八、进一步辅助检查及目的

1. 眼底　明确是否有视神经盘水肿。

2. 血、尿毒物筛查　排除急性中毒。

3. 头颅 CT　明确有无颅内病变。

九、辅助检查结果及思维提示

1. 眼底检查　视神经盘水肿。

2. 血、尿毒物筛查　阴性。

3. 头颅 CT(图 122-1)　后颅窝肿瘤。

结论:后颅窝中线部位混杂密度占位,幕上梗阻性脑积水,弥漫性脑水肿,脑疝?

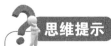

思维提示

头颅 CT 可确诊为后颅窝肿瘤。

十、治疗方案及疗效

该患儿入院时已丧失手术时机,经上述治疗持续深昏迷,无自主呼吸,住院第 12 天心率下降,最终临床死亡。

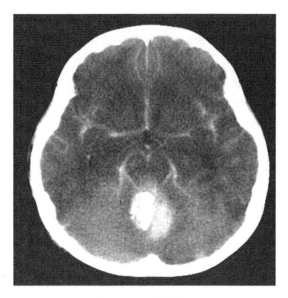

图122-1 头颅CT

后颅窝中线部位可见混杂密度类圆形占位,边缘清晰,大小约40.4×37.2mm,四脑室未见显示,幕上脑室轻度扩张,与脑实质间分界模糊,脑灰白质分界不清,CT值21~29HU,脑沟消失

十一、尸检结果

小脑髓母细胞瘤伴坏死出血,继发脑水肿,颅内压增高,致中枢性呼吸衰竭死亡。病情突然加重和神经源性肺水肿因瘤体内出血颅内压增高所致。

最终诊断:小脑髓母细胞瘤并神经源性肺水肿。

十二、对本病例的思考

腹痛是儿童常见症状之一,多因消化系统疾病引起,也可见于消化系统以外的疾病。腹痛但不符合一般急腹症的临床表现时,须引起注意,若同时有颅高压症状与体征,应高度警惕颅内肿瘤,尽早做头颅CT或磁共振检查以免漏诊。小儿颅内高压往往缺乏特异性主诉和临床表现,常导致诊断困难。

十三、关于颅内压增高、颅内肿瘤和神经源性肺水肿

颅内高压综合征(intracranial hypertension)是指由各种原因引起脑容积和重量增多,从而导致的一系列临床表现。急性颅内压增高的常见原因有:①颅内或颅外感染;②脑缺氧缺血;③颅内出血;④中毒;⑤水电解质平衡紊乱;⑥颅内占位性病变;⑦代谢性疾病等。主要表现为:剧烈头痛,喷射性呕吐,意识障碍,血压升高,肌张力改变及惊厥,呼吸、循环障碍等。严重颅内压增高可导致脑疝,患儿昏迷迅速加深,双侧瞳孔散大,对光反应消失,眼球固定,常因中枢性呼吸衰竭死亡。

腹痛是小儿时期常见症状之一,常由腹部脏器的器质性或功能性病变引起,腹外疾病亦可

引起腹痛。颅内肿瘤可以腹痛为首发症状或主要表现,但较少见,凡有阵发性腹痛而不符合一般急腹症的临床症状与体征时,应引起高度注意,若同时有颅高压症状与体征,应警惕颅内肿瘤,须进行必要的神经系统和眼底检查,必要时做头颅 CT 或磁共振检查,以免漏诊。

儿童颅内肿瘤的患病率仅次于白血病,居儿童期肿瘤的第二位,5~8 岁为高发年龄,男略多于女,半数发生在后颅窝及中线部位,神经胶质瘤占 70%。常见临床表现有:呕吐,头痛,走路不稳,视神经盘水肿,意识障碍,颈抵抗或斜颈,癫痫发作,生长发育迟滞,多饮多尿等。其临床表现可随肿瘤大小、性质、位置及对周围脑组织结构损害的不同而不同,因其早期临床症状不典型,或因小儿查体不合作又不善于表达,家长观察不细致,易被漏诊或误诊。

神经源性肺水肿主要因颅内病变导致视丘下部和延髓孤束核功能紊乱,交感神经兴奋,血中儿茶酚胺含量增高,使全身血管收缩,动脉血压急剧增高,短时间内体循环大量血液进入肺循环,使肺毛细血管床有效滤过压急剧增高,体液潴留在肺组织间隙形成肺水肿和肺出血。表现为突然出现的呼吸困难,气道内有粉红色泡沫样分泌物,双肺有湿啰音及痰鸣音,确诊主要根据胸部 X 线片。

(陈　晖　钱素云)

病例123　恶心、呕吐4小时,谵语1小时

患儿,女,13岁2个月,于2010年12月17日入院。

一、主诉

恶心、呕吐4小时,谵语1小时。

二、病史询问

(一) 问诊主要内容及目的

思维提示

青春期年长儿,急性起病,出现恶心、呕吐及谵语,主要考虑以下几类疾病:消化道感染性疾病、神经系统疾病、急性中毒等。因此进一步询问病史应围绕上述几方面。包括起病的原因或诱因,有无发热,主要表现的特点及伴随症状等。

1. 有无腹泻、不洁饮食的病史,周围有无同时发病者,鉴别消化系统疾病如胃肠炎、中毒性痢疾及食物中毒等。

2. 有无毒物或药物接触史,患儿近日学习生活情况和情绪状况,用于鉴别误服或自服某些毒物或急性药物中毒。

3. 是否伴有发热,初步判断为感染性或非感染性疾病。

4. 呕吐特点　如是否为喷射性呕吐,有无恶心,呕吐是否频繁,鉴别颅高压所致呕吐还是消化道疾病所致。

5. 有无抽搐、皮疹,冬季发病,须警惕流行性脑脊髓膜炎。

6. 有无外伤史,既往有无头痛、呕吐、视物不清,鉴别颅内出血和占位性病变。

(二) 问诊结果及思维提示

患儿于入院前4小时无明显诱因出现恶心,非喷射性呕吐2次,呕吐物为所进食物,无胆汁及咖啡样物质;伴头痛,视物模糊,脐周阵发性疼痛,排稀糊便1次,无黏液脓血,便后腹痛无缓解。入院前1小时,患儿意识不清,谵语,答非所问;发病后汗多,流涎,喉中有痰;无发热、抽搐、咳喘、皮疹。曾送往当地医院,查血常规后未处理即转院。

既往身体健康,智力和体力发育与正常同龄儿童无差异,否认头颅外伤史;按时预防接种;

无抽搐、反复头痛、呕吐等病史。现上初中一年级,近期考试成绩不佳,家长责怪后情绪低落。家中存放有农药(乐果),是否服用不详。否认饮食不当或不洁饮食,且同食者无类似发病。

> **思维提示**
>
> ①青春期儿童,无明显诱因突然出现呕吐、头痛、意识障碍、多汗、流涎,且近期有情绪不稳定诱因和表现,家中存放有农药,故应高度警惕急性中毒,特别是有机磷中毒;②患儿无发热、皮疹,不支持中枢神经系统感染;否认外伤史,既往史无特殊,不支持颅内出血和癫痫;③有消化道症状和意识障碍,需考虑中毒性菌痢或食物中毒等,但患儿无发热和不洁饮食史,腹泻不明显,不甚支持。

三、体格检查

(一) 重点检查内容和目的

因考虑急性中毒的可能性大,查体应重点注意意识水平、生命体征及有无某些急性中毒的特征性表现;同时注意神经系统体征(瞳孔大小及对光反射,有无颈抵抗,四肢肌张力是否正常,有无病理征及肌肉震颤等),帮助明确是否存在中枢神经系统疾患。

(二) 体格检查结果及思维提示

体温 37.1℃,呼吸 34 次/分,脉搏 128 次/分,血压 125/80mmHg,神志不清,言语含混不清,答非所问;汗多,呼吸稍促,有大蒜臭味,流涎;双侧瞳孔对称,针尖大小,直径 1mm,对光反射未引出。颈软;双肺呼吸音粗,可闻及痰鸣音;心脏和腹部(-);四肢肌张力正常,肢体肌肉可见细小震颤,膝腱反射及跟腱反射可引出,双侧巴氏征、克氏征、布氏征阴性。

> **思维提示**
>
> 体格检查结果与问诊后初步考虑急性中毒,特别是有机磷中毒的思路相吻合。患儿有神志改变,瞳孔针尖大小,呼出气有蒜臭味,分泌物增加(流涎、汗多、喉中痰鸣、双肺粗湿啰音),肌肉震颤,均符合有机磷中毒表现。进一步实验室检查的目的是明确毒物性质及中毒的严重程度,并判断病情,为治疗方案提供依据。

四、实验室和影像学检查

(一) 初步检查内容及目的

1. 血常规、CRP　与感染性疾病鉴别。

2. 便常规　进一步除外急性胃肠炎或细菌性痢疾。

3. 胸部 X 线检查　除外肺部感染。

4. 取胃内容物及血、尿送毒物筛查　明确是否系急性中毒及毒物性质。

5. 血胆碱酯酶活性测定　进一步明确是否为有机磷中毒及程度。

6. 血气、生化、凝血功能、心肌酶　了解机体内环境和重要脏器及系统功能。

(二)检查结果及思维提示

1. 血常规、CRP　均在正常范围。

2. 便常规　正常。

3. 胸片　双肺纹理粗多,未见片影。

4. 胃内容物及血、尿毒物筛查　均查到有机磷成分。

5. 血胆碱酯酶活性测定　血胆碱酯酶活性为正常人的 42%。

6. 血气、生化、凝血功能、心肌酶　基本正常。

思维提示

　　重要的检查结果有两项:①胃内容物及血、尿毒物筛查均查到有机磷成分;②血胆碱酯酶活性降低。可以确诊有机磷中毒(中度)。便常规可排除消化道感染性疾病。

五、初步诊断及根据

　　结合患者的病史、体格检查及辅助检查结果,患儿确诊为有机磷中毒。中毒原因尚不清楚,应进一步追问病史;主要治疗措施是:①立即清除毒物;②应用特效解毒剂。

六、治疗方案及理由

　　1. 方案　①插胃管,生理盐水反复洗胃,胃内注入活性炭片 25g,加水 10ml,制成糊状,胃管注入;②阿托品 0.05mg/kg,静脉注射,30 分钟重复 1 次,直至患儿出现阿托品化表现后逐渐减量并延长给药时间;③解磷定,每次 20mg/kg,3 小时重复 1 次,直至症状消失;④补液维持水电解质平衡,吸氧,清理呼吸道保持气道通畅。

　　2. 理由　反复洗胃和活性炭吸附可清除未吸收的毒物;阿托品可拮抗乙酰胆碱的毒蕈碱样作用,解除平滑肌痉挛,减少腺体分泌,使瞳孔散大,防止血压升高和心律失常,同时也能解除部分中枢神经系统的中毒症状,兴奋呼吸中枢,减少惊厥发作;解磷定可使被抑制的胆碱酯酶恢复活性,减轻和消除烟碱样症状,与阿托品合用可取得协同作用。

七、治疗效果

　　经上述治疗,患儿 3.5 小时达阿托品化,神志转清,逐渐减少药物剂量及延长给药时间;解磷定应用 4 次停用。患儿次日精神可，呼吸平稳，流涎、多汗、喉中痰鸣和肌肉震颤表现消失，住院 5 天痊愈出院。

八、再问病史结果

嘱患儿家长了解家中贮存的农药有无减少，结果发现农药乐果减少约 50ml；患儿神志清醒后承认曾服用家中的有机磷农药乐果，明确了患儿有机磷中毒系自杀服用农药所致。

最终诊断：有机磷中毒。

九、对本病例的思考

急性中毒在病史明确且有典型症状者较容易诊断，而当病史不明确时诊断有一定困难。对于不明原因突然出现意识改变、消化系统、循环系统及呼吸系统等多系统症状时，应警惕急性中毒可能，因此对胃内容物、血、尿等进行毒物检测有助于疾病的诊断，减少误诊率、提高治愈率。

十、关于有机磷中毒

有机磷农药是一种杀虫剂，分为高毒类、中毒类和低毒类。其中毒途径有吸入、食入或经皮肤吸收多种。有机磷中毒在儿童并不少见，毒物被吸收后经血液、淋巴分布于全身各器官组织，通过抑制胆碱酯酶活性使体内乙酰胆碱大量蓄积，引起中枢神经系统及胆碱能神经过度兴奋，而后转入抑制和衰竭，表现出一系列症状和体征。

诊断依据：①有食入、吸入或接触有机磷农药病史；②有中毒表现：为胆碱能神经兴奋表现，包括出汗、流涎、肌束震颤、瞳孔缩小、呼吸道分泌物增多、肺部啰音、血压升高等，皮肤吸收中毒者可有皮肤红斑、水疱等；呕吐物或呼出气有蒜臭味；③实验室检查：血胆碱酯酶活性测定和有机磷鉴定（胃内容物、血、尿、呼吸道分泌物、被污染皮肤的冲洗液、衣物等均可进行测定）；④对于临床高度怀疑，但没条件确诊者，可注射阿托品诊断性治疗，观察是否出现阿托品化现象，若未出现，提示有机磷中毒。

有机磷中毒起病急缓和严重程度与中毒量、途径及农药毒性等有关。急性中毒多在 12 小时内发病，短则可 3 分钟内发病。根据症状轻重和胆碱酯酶活性降低程度可分为轻度中毒（胆碱酯酶活性降至正常的 50%～70%），中度中毒（降至正常的 30%～50%），重度中毒（降至正常 30% 以下），胆碱酯酶活性为正常的 70%～90% 时为潜在性中毒，临床可无表现无需特殊处理，但需观察 12 小时以上。有机磷中毒有时可仅表现为某单一系统的症状体征：如神经系统、消化系统、呼吸系统及循环系统。极少数患者可仅有某一症状或体征，如高热、惊厥、腹痛、意识障碍、行走不稳等。

部分患儿除急性期表现外，还有两种继发综合征在急性有机磷中毒恢复期出现。①中间综合征：急性有机磷中毒后 2～4 日（偶为 7 日），可发生一种以肌肉麻痹为主的疾病，因其发病时间在有机磷中毒胆碱危象消失后，而在迟发性周围神经病之前，故称为中间综合征。病人表现为不能抬头、眼活动受累、肢体不同程度的软弱无力，呼吸困难以至呼吸麻痹，有时需数周的通气支持。主要病理改变是突触后神经肌肉接头点功能障碍，可能与病初胆碱酯酶复能剂的应用不充分或过早停药有关。②迟发性周围神经病:多起病于急性有机磷农药重度中毒后 2～3 周,常先感手足发麻、疼痛、下肢酸疼,进而出现下肢乏力和腱反射减弱,是一种远端的运动性神经病变,脑神经和呼吸肌一般不受累,约 6～12 个月后恢复。与有机磷农药抑制神经组织中神经靶酯酶并使之老化,或干扰钙离子/钙调蛋白激酶Ⅱ,使神经轴突内的骨架蛋白分解,导致轴突变性有关。

本病应与中枢神经系统感染、食物中毒、急性胃肠炎、中毒性痢疾、肺炎、癫痫、其他中毒(如巴比妥类、氯丙嗪)等鉴别。

对有机磷中毒的抢救必须积极有效。

1. 对症治疗 积极清除呼吸道分泌物,保持气道通畅,吸氧,纠正水电解质紊乱;惊厥者及时止惊;有机磷中毒的主要死亡原因为呼吸衰竭,因此需积极呼吸支持,及时机械通气,积极救治肺水肿,保护重要脏器功能。

2. 清除毒物 经消化道中毒者应尽早用生理盐水或清水洗胃,洗胃应彻底,直至洗出物蒜臭味消失,且不可因中毒时间较长而放弃洗胃;洗胃后可予活性炭或导泻。对于接触及吸入中毒者,应尽快脱离中毒现场,脱去被污染衣物,彻底清洗被污皮肤黏膜(包括眼睛)。

3. 解毒药物

(1)阿托品:可拮抗乙酰胆碱的毒蕈碱样作用,从而消除和减轻中毒症状,兴奋呼吸中枢,但对烟碱样作用无效,且不能恢复胆碱酯酶活性。阿托品应及早、足量、反复应用,直至出现阿托品化,然后逐渐减量。阿托品减量不宜太快,且维持时间不宜过短,并警惕阿托品中毒。轻度中毒每次 0.02～0.03mg/kg,肌注,2～4 小时后可重复;中度中毒:每次 0.03～0.05mg/kg,肌注或静脉注射,30～60 分钟重复 1 次,直至阿托品化,逐渐减量并延长给药时间;重度中毒:每次 0.05～0.1mg/kg 静脉注射,10～20 分钟重复 1 次,瞳孔散大、肺水肿内啰音消失后改为每次 0.02～0.03mg/kg,15～30 分钟重复 1 次,直至意识开始恢复改为每次 0.01～0.02mg/kg,30～60 分钟重复 1 次。应用过程中必须密切观察瞳孔变化。

(2)胆碱酯酶复能剂:包括解磷定、氯磷定。轻度中毒每次 10～15mg/kg,中度中毒每次 15～30mg/kg,重度中毒每次 30mg/kg,加入 10% 葡萄糖液中静脉注射,2～4 小时重复 1 次,直至症状消失。两药不可与碱性药物合用。

(钱素云　王 荃)

病例124　发热、腹泻3天,无尿12小时

患儿,女,1岁2个月,于2007年11月22日入院。

一、主诉

发热、腹泻3天,无尿12小时。

二、病史询问

(一)问诊主要内容及目的

思维提示

　　患儿为幼儿,急性起病,出现发热、腹泻、无尿,主要考虑以下几方面疾病:胃肠道感染性疾病、泌尿系统疾病、食物中毒等。因此,问诊目的主要围绕发病的诱因(原因)、主要症状及特点、伴随症状,并兼顾重要鉴别疾病的临床表现。

1. 是否有不洁饮食史或不当饮食,用于了解有无食物中毒或细菌性痢疾。
2. 了解大便性状及腹泻次数　鉴别是细菌还是病毒感染性腹泻。
3. 是否存在口唇干燥、尿少等,了解有无脱水。
4. 有无水肿,少尿和无尿的发展过程　了解肾功能情况。

(二)问诊结果及思维提示

　　患儿于入院前3天开始发热,体温最高39.3℃,予"布洛芬"口服后体温可下降,但数小时后又上升,无抽搐及意识障碍;当日出现频繁呕吐、腹泻,呕吐约5~8次/日,非喷射性,呕吐物为所进食物,无胆汁;大便为黄色稀水样,无黏液脓血,每次量较多,病初4~6次/日,近2天增至10余次/日;病后精神欠佳,食欲减退,尿量减少,入院前12小时起患儿口唇干,拒食,嗜睡,未再排尿,无水肿;家人曾给予"蒙脱石散、枯草杆菌二联活菌颗粒"口服,病情无好转,曾于当地医院输液(具体治疗不详)1次无好转,即转往我院。

　　既往身体健康;规律行预防接种;否认饮食不当或不洁饮食,同食者无类似发病。

①秋季急性起病，发热、腹泻，为稀水样便，诊断腹泻病成立，根据大便性状及发病季节，考虑病毒性肠炎可能性大；由于缺乏实验室依据，故细菌性肠炎（如菌痢）不完全除外；②根据病史提示存在脱水，查体时应注意脱水程度、循环情况；③无尿 12 小时，警惕急性肾功能不全，且考虑肾前性因素可能性大；④病史提供患儿不思饮食，少动喜睡，精神差，查体时注意神经系统体征。

三、体格检查

（一）重点检查内容和目的

因考虑患儿消化系统感染的可能性最大，因此在对患者进行系统、全面检查的同时，应重点注意神志及一般情况，有无脱水征？重要生命体征，腹部体征，周围循环灌注情况（肢端皮肤温度，有无发花，脉搏情况，毛细血管再充盈时间 CRT）和神经系统体征，帮助明确是否存在脱水、严重酸中毒、休克及神经系统异常等。

（二）体格检查结果及思维提示

体温 39℃，呼吸 41 次/分，脉搏 176 次/分，血压 65/45mmHg，体重 10kg；精神萎靡，面色苍灰，呼吸急促且深大；前囟及眼眶凹陷，双侧瞳孔直径 3mm，对光反射灵敏；口唇干，轻度鼻翼扇动；皮肤干燥，弹性欠佳，无皮疹及黄疸，颜面及胸腹部可见数个散在针尖大小出血点，右侧小腿胫部可见一 0.5cm×1cm 大小之瘀斑；颈软；双肺呼吸音清；心音低钝，各瓣膜区未闻及杂音；腹软不胀，肝脾不大，肠鸣音活跃；四肢凉至肘膝，皮肤发花，桡动脉搏动细弱，毛细血管再充盈时间（CRT）5 秒；四肢不肿，肌张力正常，膝腱反射及跟腱反射可引出，双侧巴氏征、克氏征、布氏征阴性。

体格检查结果与问诊后初步考虑消化系统感染的思路相吻合。体温 39℃，肠鸣音活跃，支持感染性腹泻病；患儿有脱水征及血压低、外周动脉搏动减弱及外周灌注不良的体征，提示低血容量性休克诊断成立。患儿皮肤可见散在出血斑点，要注意有无 DIC。进一步实验室及影像学检查的主要目的是明确感染源，判断病情，为治疗方案提供依据。

四、实验室和影像学检查

（一）初步检查内容及目的

1. 血常规、CRP　鉴别细菌或病毒感染；了解血小板数量协助判读有无 DIC。

2. 大便常规、快速轮状病毒抗原检测、便培养　明确病原。

3. 凝血三项　了解凝血功能。

4. 全血生化、动脉血气、心肌酶、肾功能、肝功能、心肌酶、血乳酸　了解重要脏器功能，监测内环境变化，及时纠正水电解质紊乱和酸碱失衡。

5. 胸片、心脏彩超、心电图　了解肺部情况、心脏结构与功能。

（二）检查结果及思维提示

1. 血常规、CRP　WBC $9.7 \times 10^9/L$，N 0.496，L 0.441，PLT $45 \times 10^9/L$，RBC $3.26 \times 10^{12}/L$，Hb 102g/L；CRP < 8mg/L。

2. 便常规　黄色稀水便，潜血（ - ），WBC 0 个/HP，RBC 0 个/HP。

3. 大便快速轮状病毒抗原检测　阳性。

4. 大便培养　3 天后出结果。

5. 凝血三项　PT 26 秒，APTT 92 秒，FIB 0.8g/L。

6. 全血生化、心肌酶、肾功能、肝功能血乳酸　Na^+ 136mmol/L，K^+ 5.0mmol/L，Ca^{2+} 0.72mmol/L；ALT 102U/L，AST 115U/L，BUN 22mmol/L，Cr 310μmol/L，乳酸 4.1mmol/L，心肌酶 35U/L，血糖 9.1mmol/L，血电解质：K^+ 5.9mmol/L，余正常。

7. 动脉血气　pH 7.103，$PaCO_2$ 40mmHg，PaO_2 45mmHg，HCO_3^- 14.3mmol/L，BE - 15mmol/L。

8. 胸片及心脏彩超　胸片及心脏彩超基本正常，心电图为窦性心动过速。

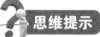

思维提示

①患儿便常规及外周血白细胞计数和 CRP 基本正常，大便快速轮状病毒抗原检测阳性，可确诊轮状病毒性肠炎；②动脉血气、生化、血糖提示存在失代偿性代谢性酸中毒、高血糖、低氧血症；③血常规血小板明显减少，凝血功能异常，存在 DIC；④肌酐、BUN 增高，存在急性肾功能不全；⑤肝功能异常，存在肝功能受损。

五、初步诊断及根据

结合患者的病史和体格检查结果，支持以下诊断：①轮状病毒性肠炎；②低血容量性休克；③失代偿性代谢性酸中毒；④高血糖；⑤急性肾功能不全；⑥肝功能受损；因目前患儿存在休克、DIC、肾功能不全，肝功能受损，故符合⑦多脏器功能不全诊断。进一步处理是立即液体复苏纠正休克和酸中毒，呼吸支持纠正缺氧，纠正 DIC 等，观察尿量及肾功能变化，必要时血液净化治疗。

六、治疗方案及理由

1. 方案　①液体复苏：生理盐水，20ml/kg，快速静脉输入（10 分钟），快速扩容后患儿心率降至 168 次/分，血压升至 68/40mmHg，肢端温度较前有所升高，周围动脉搏动稍增强，CRT 4 ~ 5 秒，仍无尿；继之予等张碱性液 20ml/kg，静脉输入，扩容并纠正酸中毒；然后根据对患儿血压等生命体征及循环灌注的评估情况决定下一步的补液量、性质及速度;②血管活性药物:两步补液结束后患儿血压仍偏低,给予多巴胺:8μg/(kg·min);③经鼻持续气道正压通气(NCPAP):FiO$_2$ 80%,压力4cmH$_2$O;④间断输血浆,小剂量肝素10IU/(kg·h),输液泵持续静脉注射;⑤保心、保肝治疗:磷酸肌酸钠1g+生理盐水10ml,每日一次,静脉推注;谷胱甘肽0.3g+生理盐水20ml,每日一次,静脉注射;⑥置导尿管观察尿量。

2. 理由　危及患儿生命的问题主要是低血容量性休克和缺氧,故应该积极液体复苏,补碱性液纠正酸中毒,应用多巴胺升压;无创通气并吸入高浓度吸氧纠正低氧血症;输血浆补充凝血因子,小剂量肝素减少微血栓形成。置导尿管观察尿量,动态监测血气、生化及肝肾功能尤其,若持续无尿伴血钾、BUN和肌酐的进行性升高,需做血液透析加滤过治疗。

七、治疗效果及思维提示

经上述处理4小时后,患儿心率降至135次/分,血压升至80/50mmHg,经皮氧饱和度98%;神情、肢端皮肤转红,温度转暖,周围动脉搏动增强,CRT 2秒;导尿管中仅有尿液15ml,故予呋塞米2mg/kg静脉注射,仍无尿;复查血气:pH 7.283,PaCO$_2$ 44mmHg,PaO$_2$ 85mmHg,HCO$_3^-$ 19.8mmol/L;血糖:7.2mmol/L;血生化:K$^+$ 5.9mmol/L;BUN 35mmol/L,Cr 386μmol/L。

思维提示

经扩容、纠酸和呼吸支持治疗,患儿休克和低氧血症基本纠正,但持续无尿,血钾和BUN、肌酐进行性上升,急性肾功能不全加重,下一步处理措施应实施血液净化治疗。

八、调整治疗方案及疗效

(一)新方案

1. 血管活性药物　多巴胺:5μg/(kg·min)。
2. 经鼻持续气道正压通气(NCPAP)　FiO$_2$ 40%,CPAP 4mmHg。
3. 血液透析加滤过。
4. 蒙脱石散3g,口服,每日两次。

(二)疗效

入院后患儿体温逐渐降至正常,腹泻于住院第3天好转;皮肤出血点及瘀斑无增多,治疗2天后复查凝血三项提示凝血功能紊乱有所纠正,入院第5天,复查血常规血小板和凝血三项完全恢复正常,血糖降至正常。住院第8天患儿腹泻止,体温正常,生命体征平稳,除仍少尿外其他脏器功能恢复,由PICU转入肾脏内科继续治疗。便培养阴性。

最终诊断:①轮状病毒性肠炎;②低血容量性休克;③多脏器功能障碍综合征;④应激性高血糖。

九、对本病例的思考

MODS 是 PICU 较为常见且危重的一种临床综合征,病死率高,救治难度大。休克是引发 MODS 的常见病因之一,因此在积极救治休克的同时,需密切监测各脏器及系统的功能,及时给予脏器支持治疗如呼吸支持、肾脏替代治疗等,防治 MODS 的发生发展,从而提高生存率及生存质量。

十、关于多脏器功能障碍综合征

MODS 指在某些致病因素作用下,机体内两个或两个以上重要脏器和(或)系统序贯或同时发生功能不全甚至衰竭的临床综合征,由原发病发展至 MODS 需 24 小时以上。MODS 的病死率较高,受累脏器越多其病死率越高。病前受损脏器的功能基本正常,若可治愈存活,其功能多可恢复。

MODS 的常见病因包括:严重感染、创伤和意外、休克、缺氧等。MODS 分为原发性和继发性,而全身炎症反应综合征(SIRS)是继发性 MODS 的主要发病机制。本例患儿即是在感染性腹泻后出现循环障碍,引起继发性 MODS。

2005 年国际儿科脓毒症定义会议制定的小儿 SIRS 及器官功能障碍的诊断标准见表 124-1、表 124-2。

表 124-1　全身炎症反应综合征(SIRS)定义

至少出现下列 4 项标准中的 2 项,其中 1 项必须包括体温或白细胞计数异常:

- 中心温度 >38.5℃或 <36℃

- 心动过速,平均心率 >同年龄组 2 个标准差以上(无外界刺激、慢性药物或疼痛刺激)或不可解释的持续性增快超过 0.5~4 小时

- 或 <1 岁出现心动过缓,平均心率 <同年龄组正常值第 10 百分位以下(无外部迷走神经及先天性心脏病,也未使用 β 阻滞剂药物);或不可解释的持续性减慢超过 0.5 小时

- 平均呼吸频率 >同年龄组 2 个标准差以上;或因急性病程需机械通气(无神经肌肉疾病,也与全身麻醉无关)

- 白细胞计数升高或下降(非继发于化疗的白细胞减少症);或未成熟嗜中性粒细胞 >10%

表 124-2　器官功能障碍标准

心血管功能障碍

1 小时静脉输入等张液体 ≥40ml/kg 仍有:

- 血压下降且 <该年龄组正常值 5 百分位或收缩压 <该年龄组正常值 2 个标准差以下或

- 需用血管活性药物才能维持血压于正常范围[多巴胺 >5μg/(kg·min)]或任何剂量的多巴酚丁胺、肾上腺素、去甲肾上腺素

- 具备下列中 2 项:

不可解释的代谢性酸中毒:碱缺失 >5mEq/L

动脉血乳酸增加:为正常上限的 2 倍以上

无尿:尿量 <0.5ml/(kg·h)

毛细血管再充盈时间延长:>5 秒

中心与外周温差 >3℃

呼吸

- $PaO_2/FIO_2 \leqslant 300mmHg$,无青紫型先心病,病前也无肺部疾病
- $PaCO_2 > 65mmHg$ 或超过基线 20mmHg 以上
- 需要 $FIO_2 \geqslant 0.5$ 才能维持血氧饱和度 $\geqslant 92\%$
- 需紧急有创或无创机械通气

神经

- Glasgow 昏迷评分 ≤11 分
- 或意识状态急性改变伴 Glasgow 昏迷评分较基线下降 ≥3 分

血液

- 血小板计数 $< 80\,000/mm^3$
- 或在过去 3 天内从最高值下降 50%(适用于慢性血液病或肿瘤患儿)
- 国际标准化比值 INR >2

肾脏

- 血清肌酐为各年龄组正常值的 2 倍及以上,或较基础值增加 2 倍

肝脏

- 血清总胆红素 $\geqslant 4mg/dl$(不适于新生儿)
- 血清 ALT 为同年龄正常值上限 2 倍及以上

MODS 的治疗难度大,目前没有任何一种疗法能解决其所有问题。必须采取综合和序贯疗法,关键在于早发现、早诊断、早干预,既要注意病因及其共性的治疗原则,又要加强靶器官功能障碍的监护和治疗,提高生存率及脏器功能恢复率,降低病死率。

1. 治疗原发病　有效治疗原发病有利于改善 MODS 的预后,例如合理应用抗生素,彻底清除坏死组织,引流感染灶,控制 SIRS;积极液体复苏,合理应用血管活性药物纠正休克等。

2. 呼吸及循环支持

(1)循环支持:快速、充分、有效地进行液体复苏,合理使用血管活性药物,纠正低血容量及微循环灌注不良,维持可接受的最低血压和足够的氧合以满足机体代谢需要。

(2)呼吸支持:ARDS 是 MODS 患者发生率高、且出现早的症状之一,MODS 患儿常需呼吸支持治疗。无创或有创机械通气时,应根据病情和血气等及时调节呼吸机条件,尽量减少气压伤,并尽可能将吸入氧浓度控制在 0.5 以内,避免氧中毒及肺损伤的发生。值得注意的是,休克患儿即便无明显呼吸困难,也应积极进行呼吸支持以达到心肺支持的目的,减少 ARDS 的发生。

3. 保护重要脏器,维持内环境稳定　密切监测脏器功能,积极应对靶器官的功能障碍;监

测凝血功能，可予小剂量肝素纠正凝血紊乱，根据病情及时补充凝血因子和血小板等；控制血糖、纠正酸中毒是保护脏器的重要措施之一；血液净化-肾脏替代疗法有助于清除有害物质和炎性介质，肾功能不全时应尽早应用。

4. 免疫调控治疗　由于 SIRS 是继发性 MODS 的主要发病机制，因此免疫调控对 MODS 的治疗也十分重要。肾上腺皮质激素具有通过多种途径减轻过度炎症反应的作用，可根据病情酌情选用；大剂量丙种球蛋白静脉注射可起到免疫支持和免疫调控的双重作用。

5. 营养支持　尽量经胃肠道喂养，当胃肠耐受差或消化道出血时，可给予肠外营养。任何方式的喂养都应尽可能地保证热卡供给，并注意营养成分合理。

（王　荃　钱素云）

患儿,女,10岁,于2013年8月18日20:10被送入急救室。

一、主诉

被小轿车撞伤1小时,意识不清20分钟。

二、快速评估患儿状态及简要询问病史

思维提示

与接诊普通患儿时先询问病史,再做体格检查的顺序不同,对任何一个被送入急救室的创伤患儿,均应首先快速评估患儿状态,快速评估的内容包括:一般状况(appearance)、气道(airway,A)、呼吸(breathing,B)、循环(circulation,C)。快速评估的同时简要询问病史。目的是及时发现危及生命的严重情况,如严重气道梗阻、呼吸衰竭、休克、心肺功能衰竭、心搏呼吸骤停等,并确定优先处理的顺序。每次评估后应作出患儿生理状态的判断并予相应处理,处理后再次评估处理效果,调整处理方案。

(一) 快速评估的方法、内容及目的

1. 一般状况　在接诊的第一时间观察患儿的意识状态、面色和对周围环境的反应,同时注意评估患儿有无受伤及受伤的部位、范围等。对意识状态的快速评估是观察患儿对外界刺激的反应,分为清醒(A,alert)、对语言刺激有反应(V,responsive to voice)、对疼痛刺激有反应(P,responsive to pain)和无反应(U,unresponsive)。

2. 评估和开放气道　观察患儿有无喉鸣等气道梗阻表现,在保护颈椎的前提下,将头部置于中性位,以避免舌后坠导致的气道梗阻,检查气道有无异物及自主呼吸情况。避免摇动患儿,以防导致或加重脊髓损害。若发现有气道异物,应立即清除。常用提下颌角方法打开气道,若施救者对该技术不熟练或该方法不能打开气道,可用压额提颌法。上述操作不能缓解气道梗阻时,应及时使用口咽通气道或气管插管以保持气道通畅。

3. 评估自主呼吸　打开气道的同时,要对患儿自主呼吸情况进行快速评估,包括自主呼吸的频率、节律及是否为有效呼吸、是否有鼻翼扇动、三凹征等呼吸做功增加的情况。若自主呼吸停止、过慢或严重呼吸困难,应在打开气道后予气囊面罩加压通气或气管插管正压通气。

4. 评估循环功能　触摸中央动脉(颈动脉、肱动脉、股动脉)和周围动脉搏动,注意脉搏的

频率和强弱。观察皮肤颜色(红润、苍白、发绀、皮肤花纹)。检查肢端温度和毛细血管再充盈时间(CRT)，方法是将手或足抬高至高于心房的水平，以手指按压手或足的掌侧面，使皮肤变白，松开手指，观察皮肤颜色恢复的时间，正常 <2 秒。若有休克表现，应立刻开放血管通路，予液体复苏等抗休克治疗。

这一快速评估过程应在 30 秒内完成，目的是及时发现危及生命的严重情况，如气道梗阻、呼吸衰竭、心肺功能衰竭，并针对性地作出优先处理，避免发展为心搏呼吸骤停。若心搏呼吸骤停，立即实施心肺复苏。

(二) 初步询问内容及目的

1. 受伤的时间、地点和受伤的方式，可了解可能的受伤部位及严重程度。

2. 受伤后后主要表现，特别是意识是否清楚及意识改变出现的时间，受伤后有无明显的外出血及出血量，了解可能的受伤部位、有无颅脑损伤、休克及严重程度。

(三) 快速评估和询问的结果及思维提示

1. 初步评估结果　患儿面色苍白，口唇和肢体末端轻度青紫，对疼痛刺激有反应。有明显吸气喉鸣，打开气道见口腔有少许血性分泌物。自主呼吸 8 次/分，节律规整。脉搏 170 次/分，颈动脉和桡动脉搏动均弱，肢端凉，CRT 6 秒。

2. 简要询问病史得知　患儿在路上行走过程中被一小轿车撞伤，飞离轿车约 5 米，当时意识清楚，自诉浑身疼痛，不能活动，无大量外出血。到急诊前 20 分钟意识丧失，呼叫无反应。

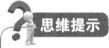

思维提示

患儿被车撞伤后出现气道梗阻、呼吸频率减慢且有末端轻度青紫，提示存在呼吸衰竭；脉搏快、弱，肢端凉，CRT 延长，提示存在休克，以失血性休克可能性最大，因此存在心肺功能衰竭。意识障碍可能是心肺衰竭导致，也可能是颅脑创伤的表现。因此应首先在保护颈椎的前提下恢复气道通畅、保证有效通气、吸氧、尽快建立静脉通路，进行液体复苏以恢复血容量、纠正休克。同时立刻进行心电、呼吸、经皮氧饱和度、血压监测，采取血标本送检血气分析、血糖、全血细胞计数、血型、凝血功能、血生化及电解质、输血前检查等检验项目，留出配血血样，为可能需要的手术治疗做好准备。尽快请外科医生会诊，以确定是否需手术治疗并确定手术时机。

三、初始处理

1. 立刻用提颌法打开气道，将口腔血性分泌物吸引干净。

2. 放置颈托以固定颈椎，避免再次造成颈椎移动损伤脊髓。

3. 随后予气囊面罩加压通气，供氧浓度 100%，并准备气管插管。

4. 建立两条静脉通路。

5. 静脉通路建立后立刻予生理盐水 20ml/kg，15 分钟快速输入(患儿体重约 25kg，故予 500ml)。

6. 进行心电、呼吸、经皮氧饱和度和无创血压监测。

7. 采血标本送检上述检验项目。

四、再次评估

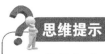
思维提示

　　进行初步处理后立刻进行再次评估,目的是评估经上述处理后患儿心肺功能衰竭是否有好转。如无好转,应查明原因,并调整处理措施,以尽快纠正心肺功能衰竭。

(一) 再次评估的方法、内容

　　再次评估除首次评估的一般状况、气道、呼吸和循环情况外,重点注意评估有无严重胸部外伤所致的气胸、血胸或血气胸,及有无腹腔实质脏器破裂所致的腹腔出血和空腔脏器破裂所致的气腹。同时注意快速检验结果如血气分析、血糖的回报结果。

(二) 再次评估结果及思维提示

　　1. 评估结果　生理盐水已注入 250ml,持续监测显示:心率 169 次/分,血压 80/41mmHg,$TcSO_2$ 92%。患儿仍处于昏迷状态,对疼痛刺激有反应。吸气时仍有喉鸣,自主呼吸频率 16 次/分,左侧胸廓隆起,呼吸音减低,叩诊呈鼓音。腹部胀,软,肝脾不大。脉搏仍弱,肢端凉,CRT 6 秒。

　　2. 血气分析结果　pH 7.272,PaO_2 65.8mmHg,$PaCO_2$ 42.3mmHg,BE -8.9mmol/L。快速血糖检测:10.2mmol/L。

思维提示

　　经打开气道、清理呼吸道分泌物后,自主呼吸频率有所恢复,但仍有上气道梗阻,气囊面罩 100% 氧气正压通气下 $TcSO_2$ 仍低,血气分析显示低氧血症,存在呼吸衰竭,应予气管插管、机械通气。查体有左侧胸廓隆起,呼吸音减低,叩诊呈鼓音,提示左侧气胸,应予胸腔穿刺或放置闭式引流管。首部生理盐水液体复苏后仍有休克表现,血压降低,提示失代偿性休克,失血性休克可能性最大,血糖略高,因此继续予生理盐水每次 20ml/kg 进行液体复苏。腹胀,提示有腹腔出血可能,应准备行腹腔穿刺检查确定有无出血。病情稍稳定后行影像学检查进一步明确病情,并请外科医生会诊。血气分析提示代谢性酸中毒,但程度不重,pH >7.2,故暂不予碳酸氢钠。

(三) 下一步处理

　　1. 立刻气管插管,导管内径 5.5mm,插入深度 14.5cm。验证插管位置正确后连接呼吸机。

2. 机械通气方式 IPPV,参数:吸入氧浓度 100%,呼吸频率 25 次/分,吸气/呼气时间比值 1:1.5,吸气峰压 25cmH$_2$O,呼气末正压 4cmH$_2$O。

3. 胸腔穿刺　在左侧锁骨中线第 2 肋间行胸腔穿刺。用 50ml 注射器连接三通和穿刺针头,沿第 3 肋骨上缘进针,进针约 2cm 后有落空感,停止进针。用止血钳固定穿刺针,抽吸有空气,反复抽吸排气约 950ml 后,患儿氧合改善,TcSO$_2$ 由 92% 上升至 100%,故将吸入氧浓度由 100% 降至 60%,仍可维持 TcSO$_2$ 在 95% ~ 100%。

4. 继续生理盐水每次 20ml/kg,10 ~ 15 分钟快速静脉输入,共 2 次后血压回升至 86/43mmHg,脉搏较前有力,肢端温度转暖,CRT 缩短至 4 秒。

5. 腹腔穿刺　左下腹穿刺抽出新鲜血液。

6. 复查血气分析　大致正常。

五、第三次评估

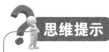

思维提示

　　经上述处理后气道梗阻解除,呼吸衰竭在机械通气下得以控制;休克好转,血压恢复至正常低限,但仍有灌注不足表现。此时应在继续进行液体复苏的同时,再次评估患儿生理状态,并进行从头到脚的详细体格检查,以进一步详细确定创伤发生的部位、性质、程度,并完成影像学检查,询问已送化验检查结果,以确定下一步处理。

(一)评估内容和方法

　　为方便记忆,将评估内容简要记为 A、B、C、D、E,包括患儿生理状态(A、B、C)的评估,方法同前;同时应重点评估有无神经系统功能障碍(disabled,D),并进行详细的全身检查(exposure,E)。全身体格检查应从头到脚全面进行,重点观察创伤的部位、性质和程度,特别注意有无神经系统定位损伤的体征。

(二)评估结果和思维提示

　　1. 评估结果　意识障碍较初来时减轻,面色仍苍白,对语言刺激有反应,父母与其说话时能睁眼或点头示意,烦躁。机械通气下有人机对抗。持续监测显示:心率 158 ~ 181 次/分,血压 86/43mmHg,TcSO$_2$ 95% ~ 100%。头部、面部、躯干和四肢多处皮肤和软组织擦伤,有少量渗血,但无活动性出血。头部未见血肿或凹陷,鼻腔、耳道未见出血。左侧胸廓略隆起,呼吸音仍减低,机械通气下两侧胸廓起伏可见,胸廓无明显变形。腹部较初来时略隆起,肝脾未触及,移动性浊音可疑阳性。外阴未见异常。四肢活动好,肌力 V 级,肌张力正常,双侧锥体束征阴性,未见畸形或出血。肢端仍稍凉,CRT 4 秒。

　　2. 化验结果

　　(1)全血细胞计数　WBC 18.9×10^9/L,Hb 67g/L,PLT 301×10^9/L。

　　(2)血型　Rh(+)、A 型。

　　(3)凝血二项　PT 11.8 秒,INR 1.1,FIB 3.5g/L,APTT 34.6 秒。

（4）血电解质、肝肾功能　大致正常。

? 思维提示

　　经气管插管、机械通气、胸腔穿刺放气后呼吸衰竭控制，降低吸入氧浓度后仍能维持 $TcSO_2$ 95% ~ 100%；经生理盐水 40ml/kg 液体复苏后，休克好转，血压恢复，但仍有灌注不良，应继续液体复苏。化验检查结果提示中度贫血，支持出血导致失血性休克诊断，应予交叉配血，准备输血。气胸仍未完全恢复，呼吸音仍减低。腹部较初来时隆起，提示腹腔出血增多。目前呼吸、循环功能有一定改善，尽快行影像学检查进一步确定颅脑、颈部、胸部及腹部创伤情况，X 线平片可清晰显示骨折，但对颅内和腹腔病变不能清晰显示，超声检查不能显示颅内病变，对颈椎病变也难以清楚显示，而 CT 可清晰显示颅骨、脑部、脊柱和胸腹腔病变，因而首选 CT 扫描。虽然查体未见四肢骨折的明显表现，但不能除外存在无移位的骨折，故同时拍四肢长骨片。外科医生决定手术，尽快完成手术准备。

（三）下一步处理

1. 继续生理盐水液体复苏。

2. 同时交叉配血，申请红细胞混悬液 4 个单位，准备术前和手术过程中输血。

3. 为避免因患儿躁动导致气管插管脱管等，予咪达唑仑 0.2mg/kg 静脉注射后患儿停止躁动，随后以 2μg/（kg·min）维持静点，患儿处于安静状态，能唤醒，但无躁动。

4. 行头部、颈椎、胸部和腹部 CT 扫描，拍四肢长骨片。

5. 交叉配血成功后，首先输入 1 单位红细胞混悬液。

六、CT 和 X 线平片检查结果和思维提示

1. CT 扫描结果　颅骨未见骨折，脑和小脑密度正常。颈椎未见移位或骨折。胸部扫描显示左侧气胸、肺挫裂伤和肋骨骨折（图 125-1），腹部扫描显示脾破裂伴腹腔积血（图 125-2）。

2. 四肢 X 线平片　未见骨折。

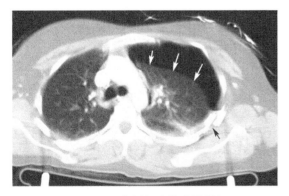

图 125-1　左侧气胸并肋骨骨折

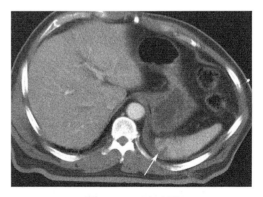

图 125-2　脾破裂

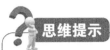

思维提示

CT 扫描提示存在气胸,应予胸腔闭式引流以降低胸腔压力。腹腔扫描显示脾破裂,有腹腔积血,这是导致患儿失血性休克和贫血的原因,只有及早手术治疗止血,才能彻底纠正休克,挽救患儿生命。

七、下一步处理

1. 放置胸腔闭式引流管　选择左侧锁骨中线第 2 肋间为穿刺点,常规消毒铺无菌孔巾后,选用 8F Argley 胸腔闭式引流管,放置成功后有大量气体和少许血性液体流出,固定引流管,连接闭式引流瓶,保持引流管通畅。

2. 手术止血　胸腔闭式引流成功后,立刻将患儿送入手术室手术探查止血和脾破裂修补术。术中发现腹腔积血约 850ml,将破裂的脾脏修复后,检查肝脏未见破裂,胃肠未见穿孔,腹腔未再有活动性出血,然后关闭腹腔。术中输红细胞混悬液 2 个单位。

八、术后治疗及效果

手术结束后收入 PICU 病房。

1. 持续监测　血压 92～102/45～53mmHg,四肢温暖,CRT < 2 秒。机械通气下人机合拍,$TcSO_2$ 95%～100%。

2. 继续镇静、机械通气、补液治疗　3 天后胸腔闭式引流管内很少有气体冒出,复查胸片提示气胸明显好转,机械通气参数逐渐降低,吸入氧浓度下调至 30%,$TcSO_2$ 仍维持在 95%～98%。试夹闭引流管 24 小时,通气及氧合状况无恶化,复查胸片提示气胸较前又有吸收。术后第 4 天拔除胸腔闭式引流管,并停用机械通气,拔除气管插管。

3. 改面罩吸氧　流量 2～4L/min,患儿呼吸平稳,20～28 次/分,无鼻翼扇动和三凹征,$TcSO_2$ 维持在 95%～98%。

术后 7 天复查胸片,气胸完全吸收;腹部超声提示未见腹腔积液表现;全血细胞计数显示白细胞总数和分类正常,血红蛋白浓度 110g/L。住院 10 天痊愈出院。

九、对本病例的思考

1. 关于创伤患儿的问诊和查体顺序　与接诊普通患儿时先询问病史,再做体格检查的顺序不同,对创伤患儿均应首先快速评估患儿状态,快速评估的同时简要询问病史,以便及时发现危及生命的严重情况,如严重气道梗阻、呼吸衰竭、休克、心肺功能衰竭、心搏呼吸骤停等,并确定优先处理的顺序。每次评估后应作出判断并予相应处理,处理后再次评估处理效果,调整处理方案。

2. 对多发创伤的诊治要点　对本例患儿快速评估发现存在气道梗阻、呼吸衰竭和休克,即刻给予了开放气道、气囊面罩加压通气,无明显好转的情况下及时进行了气管插管和机械通气。当常规生命支持措施效果欠佳时,应进一步查找原因,特别需注意有无气胸、血气胸和腹腔出血等潜在危及生命的创伤存在。本例患儿在诊治过程中及时发现了气胸和腹腔出血,推测腹腔出血为导致失血性休克的原因,及时予胸腔穿刺减压和闭式引流、积极液体复苏并手术止血是抢救成功的关键。

十、关于多发创伤

创伤是导致儿童死亡和致残的主要原因,也是儿科急诊常见急症。创伤多见于学龄期和学龄前期儿童,尤以交通事故导致的创伤多见。导致创伤患儿早期死亡的主要原因是呼吸衰竭和休克,因此早期发现并及时治疗呼吸衰竭和休克是降低病死率的关键。多发创伤的救治需多科协作,早期紧急处理危及生命的气道梗阻、呼吸衰竭和休克后,及时请外科等相关科室会诊,开通绿色通道,有手术指征者及早手术,是降低病死率,减少后遗症,提高生存质量的关键。对创伤患儿的早期评估处理的原则和一般危重患儿一致,但应特别注意以下几点:

1. 对创伤或可能存在创伤的患儿,打开气道时要注意保护颈椎,一般采用提颌法。提颌法无效时,可采用压额提颌法。上述方法无效时,要及早使用口咽通气道或气管插管保证气道通畅。

2. 评估时要特别注意可能影响复苏的特殊问题,主要是胸部创伤和大出血。胸部创伤包括气胸、血气胸、血胸和肋骨多发骨折引起的连枷胸。处理的原则是在复苏的同时进行胸腔穿刺或引流减压,连枷胸则应正压通气并固定胸壁。对于胸部开放性创伤,则应先用凡士林纱条堵住伤口,及时手术缝合伤口,使开放性创伤变为闭合性,保持胸廓的完整性和闭合性,在此基础上使用正压通气等保证通气和氧合。对于肢体等体表的出血,可首先采用压迫止血,随后尽快手术;腹部实质脏器破裂导致的出血,则需及时手术止血。

3. 对气道梗阻、呼吸衰竭、大出血和休克患儿进行初步处理后,若有手术指征,特别是腹腔实质脏器破裂导致的大出血,应及早手术治疗。

（高恒淼　钱素云）

病例126　反复鼻痒、打喷嚏，鼻塞、大量清水样涕2年

患儿，男，8岁，于2013年8月20日来诊。

一、主诉

反复鼻痒、打喷嚏、鼻塞、大量清水样涕2年。

二、病史询问

（一）问诊主要内容及目的

> **思维提示**
>
> 依据患儿的主诉，可初步形成变应性鼻炎的临床印象，在确立变应性鼻炎的诊断时，首先要对患儿的病史及相关并发疾病进行全面深入询问，同时对于其家长提供的相关病史也应予以重视，主要目的在于了解临床症状的特点，发现诱发其症状出现的可能的原因、环境、个人及家族的变应性病史；幼儿AR多表现为反复流清水样鼻涕、咳嗽，易误诊为支气管炎。有些患儿可伴有眼痒、结膜充血等眼部症状，而鼻部症状并不突出，这也是造成AR被忽视的原因之一。因此，在采集病史时不应简单的局限于典型的4种症状（鼻痒、喷嚏、清水样鼻涕及鼻塞），应拓宽思路详细询问有哪些相关症状，发作频率和持续时间，对患儿生活质量有无影响，以及前期治疗情况等。这对AR的正确诊断、严重程度的评估都十分重要。

　　1. **症状**　患儿发病时的症状，变应性鼻炎（AR）常见的症状为鼻痒、喷嚏、清水样鼻涕及鼻塞，可伴有眼痒、流泪等症状，有部分儿童的鼻痒、喷嚏、水样涕症状并不典型，甚至有些儿童只是以反复鼻出血、吸鼻子症状来诊的，此时要注意和急性单纯性鼻炎及感冒症状相鉴别，同时除以上症状外，还应注意询问是否伴有入睡打鼾、张口呼吸等症状，要注意与腺样体增生相鉴别。

　　2. **发作时间与症状变化**　患儿发病的时间是持续全年，还是与季节有关，临床上是依患者发病有无季节性分为季节性变应性鼻炎和常年性变应性鼻炎，季节性鼻炎：每年发病季节基本一致，且与致敏花粉传粉期相符合（临床研究报道应至少2年在同一季节发病），变应原皮肤试验阳性主要以室外变应原（花粉）为主；常年性鼻炎是在1年内半数以上的日子里有上述症状，变应原皮肤试验阳性主要以室内变应原（螨、室内尘土等）为主。

3. 发作时的症状程度　患儿在发病时，生活和学习受到影响了吗？是轻度、中度还是重度？变应性鼻炎严重程度是依据对生活质量影响的严重程度分为轻度(对于日常生活、学习、工作、运动、睡眠有影响但不严重)、中度、重度(严重影响日常生活、学习、工作、运动、睡眠的)。

4. 暴露因素　患儿接触的生活环境是否有变化，是否饲养宠物，是否吃过某些食物后出现了症状。通过了解患儿住址的搬迁、生活环境的绿化、家庭装修、饲养宠物以及食物接触等对症状的影响，初步甄辨出可能的触发因素。有些对症状有即时影响的因素，很容易就被家长重视而提供给我们，而有些往往是在随后的生活中表现出来的，就常常被忽视。

5. 个人既往病史和家族史　患儿是否有湿疹、哮喘病史，父母、兄弟姐妹是否有变应性疾病，变应性鼻炎、哮喘和湿疹是有相关性的，这些变应性疾病的发展有其自然进程，通常儿童特异性皮炎(湿疹)和食物过敏是首发症状，逐渐发展为过敏性鼻炎，最终导致哮喘。因而仔细地询问其既往的相关病史，对于儿童变应性鼻炎的诊断很重要。另外，变应性鼻炎存在一定的家族遗传倾向的，临床流行病学调查显示，变态反应性疾病患者存在遗传易感性，AR患儿中60%都有过敏性家族史。统计显示双亲皆有过敏史的患儿AR发病率高达75%，单亲有过敏史的患儿AR发病率亦可高达50%，且母亲对子女的影响大于父亲。因而，要注意询问患儿的家族中是否有变应性疾病的患者。

6. 药物治疗　是否接受过任何关于鼻炎的治疗，既往的药物治疗史对于明确变应性鼻炎的诊断具有重要的辅助作用，如果患儿对抗过敏药物反应良好，而且症状病史也支持，可以考虑变应性鼻炎。

(二) 问诊结果及思维提示

患儿于2年前无明显诱因出现反复鼻痒、打喷嚏、鼻塞、大量清水样涕症状，病情呈全年持续性，春季、秋季明显加重，晨起和入睡时症状明显，入睡时因鼻塞，有入睡困难，入睡后有张口呼吸，有打鼾，学习和生活有较明显的不便，曾间断使用过丙酸氟替卡松鼻喷剂、羟甲唑啉喷鼻剂喷鼻治疗，及口服鼻渊通窍颗粒治疗，用药后，症状可有所改善，但症状反复出现。患儿2岁前曾有反复湿疹病史，否认夜咳夜喘病史，其母亲有哮喘病史。

思维提示

　　通过问诊可明确，患儿发病的症状为反复鼻痒、打喷嚏、鼻塞、大量清水样涕，发病时间为3年，症状全年持续，对患儿的睡眠及日常生活有较明显的影响，并且患儿在婴幼儿时期有湿疹病史，其母亲有哮喘病史，均提示符合变应性鼻炎的特点，在体格检查时应重点关注鼻腔内黏膜的情况及分泌物性状，同时也应注意辨别儿童变应性鼻炎不同于成年人的一些特有的体征和行为改变。

三、体格检查

(一) 重点检查内容和目的

体格检查时要关注鼻黏膜的颜色和鼻腔分泌物性质情况，正常的鼻黏膜呈现粉红色，下鼻甲前端与鼻中隔的间距约 2 ~ 3mm,可见部分下鼻甲和鼻腔底部,中鼻甲不与鼻中隔接触。

儿童 AR 发作时的典型体征包括:双侧鼻黏膜苍白、水肿,鼻腔水样分泌物,双侧表现可不对称。下鼻甲肿胀,表面附有水样黏液,中鼻道黏膜也可呈水肿样改变。眼部体征有结膜轻度充血、水肿。但是暴露变应原的差异、鼻黏膜反应严重程度不同及药物治疗是否等都可能影响体征表现,比如季节性变应性鼻炎在非发作期可能失去原有体征,长期的变应原刺激也可能使鼻黏膜的表现失去典型性,表现为炎性肿大或不肿大,而在上呼吸道感染初期时,有一部分儿童是也可能出现类似变应性鼻炎的症状。同时,有研究认为,有近1/3 的变应性鼻炎患者鼻黏膜不呈典型的苍白色,而有近1/3 的非变应性鼻炎可能出现鼻黏膜苍白水肿,因此缺乏特异性,另外,红色的鼻黏膜并非表示炎症感染,大量的黄脓涕或黏白涕可能提示感染,而干燥较硬的黏膜也往往表现为淡黄色或绿褐色鼻涕,这些分泌物颜色的改变可能适用于寄生菌的感染导致,也可能是鼻黏膜脱水导致,因此仅凭鼻黏膜颜色和分泌物的表现往往不能炎症存在,也不能排除变应性疾病存在。

除典型体征外,AR 患儿可以出现一些特殊的体征和某些行为改变可能帮助变应性鼻炎的诊断,包括:变应性黑眼圈,是指由于下眼睑肿胀而出现的下睑暗影;变应性鼻皱褶,是指由于经常向上揉搓鼻尖而在鼻部皮肤表面出现横行皱纹;变应性敬礼,是指患儿为减轻鼻痒和使鼻腔通畅而用手掌或手指向上揉鼻。以上这些特点都可作为重要的儿童 AR 的诊断线索。

(二) 体格检查结果及思维提示

本患儿双侧总鼻道狭窄,双侧下鼻甲肿胀明显,鼻腔黏膜苍白、肿胀,表面具有较多稀薄清水样分泌物,鼻中隔居中,双侧鼻道未见明显新生物,双侧下睑可见黑眼圈,就诊时有"变应性敬礼"行为。

思维提示

体格检查结果与问诊后初步考虑变应性鼻炎的思路相互吻合,进一步实验室检查主要目的是明确变应原种类以及级别,结合病情,以便为治疗方案提供依据。

四、辅助检查

(一) 初步检查内容及目的

1. 皮肤变应原点刺试验　以明确相关变应原。

2. 血清 IgE 检测　体外血清学检测成本较高且较费时,应作为不能耐受体内检测患儿的替代方法。

3. 纤维鼻咽喉检查　了解患儿鼻腔及腺样体的情况。

(二) 检查结果及思维提示

1. 皮肤变应原点刺试验　粉尘螨 + + + +,屋尘螨 + + + +,交链孢霉 + + + +。

2. 血清 IgE 检测　户尘螨特异性 IgE 抗体(d1)18.3IU/ml,粉尘螨特异性 IgE 抗体(d2)17.8IU/ml,真菌混合特异性 IgE 抗体(mx2)16.7IU/ml。

3. 纤维鼻咽喉检查　腺样体占后鼻孔小于2/3。

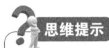
思维提示

　　皮肤变应原点刺试验(SPT)的原理是由 IgE 介导的皮肤Ⅰ型变态反应,血清 IgE 是变应性炎症免疫学基础,变应原特异性检查在变应性鼻炎的诊断中居有核心地位,《儿童变应性鼻炎诊断和治疗指南》(2010 年,重庆)指出:具有变应性鼻炎的临床表现(症状、体征),并同时具备皮肤点刺试验或血清特异性 IgE 检测 2 项中任何一项的阳性结果,方能确诊儿童变应性鼻炎。其中皮肤变应原点刺试验因为其反应程度和症状有良好的相关性,且安全性好,已经被美国和欧洲的专业学会推荐为一线的变应原实验室检查方法,然而 2 岁以下儿童由于特异性 IgE 生成少,因而 SPT 阳性反应的风团和潮红较小,同时患儿检查过程中某些因素会影响结果的准确性,在检测中患儿紧张、恐惧等不稳定情绪,哭闹、上肢过度扭动,检测时使点刺液与皮肤接触不良,或点刺液相互融合导致点刺失败;患儿因手臂太小或太瘦,手臂点刺面积小,点刺液分布密度高,出现交叉反应影响结果判断;检查过程中用力抓握肢体,使患儿上肢充血、肿胀,影响点刺液的充分吸收,从而影响结果的观察判断。因此,一般选择 5 岁以上的儿童行 SPT 检查,年龄稍小,但能够配合的儿童也可做此项检测。体外血清学检测成本较高且较费时,然而其具有不受皮肤疾病及药物应用影响且安全性更好等优势,不同检测方法和设备的正常值不同,特异性 IgE 一般应在 0.35ku/L 以下(UniCap 检测系统)。变应性鼻炎的患儿,其纤维鼻咽境检查并不作为常规检查,只有在病史中提示患儿有夜间张口呼吸及打鼾症状时,才用于除外腺样体增生。

五、初步诊断

中重度持续性变应性鼻炎。

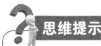
思维提示

　　依据 ARIA 指南(2001,2008),依据症状出现的时程,将 AR 分为间歇性变应性鼻炎(intermittent allergic rhinitis,IAR)和持续性变应性鼻炎(persistent allergic rhinitis,PER),前者症状出现少于 4 天/周,或少于连续 4 周,后者症状在 4 天/周以上且超过连续 4 周。依据患儿是否出现睡眠异常、日间活动、休闲和运动受限、学习受限,以及症状是否显著,将 AR 的严重程度分为轻度和中重度。

六、治疗方案

本例患儿属于中重度持续性变应性鼻炎,给予药物治疗结合健康宣教进行环境控制的综合治疗方案:

1. 依据患儿的变应原检测结果,向家长进行健康宣教　包括将床垫、床架和枕头用抗过敏原护套包裹;每周用热水(54℃)清洗床单;将宅内湿度降到50%以下;彻底清扫室内,特别是橱柜和家具;洗涤剂使用苯甲酸苄酯或鞣酸;经常清洗窗帘或取消窗帘;不铺地毯;使用合成材料产品替代羽绒被和荆绒枕;每周清洗床上的毛绒玩具或不要放置;安装高效空气过滤网装置,可高效过滤空气中直径为0.5~2.0μm的微粒;不使用软垫家具;不使用风扇等。

2. 药物治疗方案　鼻腔冲洗、鼻黏膜变应原阻隔剂、鼻用糖皮质激素、适当应用鼻用减充血剂联合抗组胺药物规范治疗 2 周后复诊,鼻痒、喷嚏及鼻塞症状有所控制,夜间睡眠明显改善,建议其继续应用鼻腔冲洗、鼻黏膜变应原阻隔剂、鼻用糖皮质激素 2 周后复诊,变应性鼻炎症状基本消失,建议鼻用糖皮质激素减量 2 周后复诊症状未再发作,建议停用鼻用糖皮质激素,同时建议长期应用鼻腔冲洗、鼻黏膜变应原阻隔剂,定期门诊复诊。

思维提示

儿童 AR 的治疗包括三个方面:环境控制、药物治疗和免疫治疗。①通过改变或控制环境因素,减少或脱离与过敏原的接触,是治疗 AR 的首要内容,应对特应性体质家长进行宣教,在婴幼儿期避免接触过敏原,有助于减少 IgE 生成。②除了避免变应原接触外,药物治疗是治疗变应性鼻炎很重要的部分,药物的选择应是各类型药物的同时进行,因为没有任何一种药物可以治疗所有的症状。目前,鼻用皮质类固醇是治疗变应性鼻炎最有效的药物之一。儿童患者应用鼻喷糖皮质激素,最为担心的就是对下丘脑-垂体-肾上腺的抑制作用。这类患者可低剂量使用,并把疗程维持在 2~6 周内,若 3 周内无明显效果则应停止用药。抗组胺药因可消除症状已作为高效治疗变应性鼻炎的药物,已知抗组胺药具有控制喷嚏、鼻痒和流涕等方面作用,但对鼻塞治疗效果差。其他药物还有减充血剂、抗胆碱药、肥大细胞稳定剂等。③免疫学治疗方法是目前各种变应性鼻炎治疗方法中唯一针对发病机制的治疗方法。免疫治疗主要有皮下及舌下两种,临床适用于药物治疗不能有效控制临床症状的 5 岁以上的患儿,由于免疫治疗的疗程较长、花费较大,同时存在一定的风险,应严格把握适应证。

七、随访

患儿一旦进入治疗阶段后,应纳入完备的随访流程,对 AR 患儿特别是家长开展有针对性的健康教育、疾病管理和随访是十分必要的,在治疗过程中,应做好与患儿及家长的沟通,依据患儿发病时间及病程的长短采取多方面、逐级的、个体化的治疗措施,同时要求患儿家长能按照医嘱用药,并在用药一段时间后进行定期的复查,复查时询问用药情况及药物剩余情况,评估患儿及家长的依从性,评估患儿对药物治疗的反应性,从而调整用药,在客观评价疗效的基础上,进一步优化治疗方案。

? 点评

　　本例患儿是较为典型的变应性鼻炎,其具有较明确的病史及特异性的症状和体征,通过以上的诊疗分析,我们对于儿童变应性鼻炎的诊断治疗的基本思路有了一定的了解,然而在实际临床工作中有更多的儿童症状并不典型,需要我们在实践中不断积累经验,摸索形成合理的诊疗流程。

（赵　靖　王蓬鹏　张　杰）

患儿,女,1 岁 2 个月,于 2010 年 10 月入院。

一、主诉

阵发性犬吠样咳嗽 6 小时。

二、病史询问

对于犬吠样咳嗽的患者,尤其是 3 岁以下的患儿,应首先考虑到呼吸道感染性疾病,应仔细询问病史,包括既往是否有呼吸道感染反复发作病史,是否存在先天性气管或喉部畸形,是否有可疑的异物呛咳病史等,病史的询问应围绕上述几方面。

(一)询问内容及目的

1. 咳嗽的特点　小儿急性喉炎多发病急,咳嗽早期以喉痉挛为主,声嘶多不严重,表现为阵发性犬吠样咳嗽或呼吸困难,继而炎症侵及声门下区则成"空"、"空"样咳嗽声,夜间症状加重。声门下黏膜水肿加重,可出现吸气性喉喘鸣。病情重者可出现吸气期呼吸困难。

2. 既往有无类似发作病史　小儿急性喉炎多发生在 6 个月到 3 岁之间,可多次发作,故应询问既往是否有类似发作病史及治疗情况。

3. 发病前有无明显诱因　小儿急性喉炎多继发于急性鼻炎、咽炎。大多数由病毒感染引起。另外也可能为流行性感冒、水痘、百日咳、猩红热等急性传染病的前驱疾病。因此要注意询问有无以上病史及传染病接触史。

4. 有无伴随症状　发病时一般以咳嗽症状为主,部分患儿有发热,流涕等症状。症状严重者可出现呼吸困难及缺氧症状,如三凹征,面色发绀或烦躁不安等。

5. 是否有异物呛入病史　因起病较急,咳嗽症状明显,有时伴有呼吸费力及呼吸困难,家长有时可误认为是异物阻塞气道所致。应仔细询问发作时有无明显异物呛咳病史,症状开始时患儿是否在进食、玩耍,还是在睡眠中症状突然出现。

6. 是否有特殊药物及食物过敏病史　患儿如存在严重的过敏反应,可导致喉部水肿,引起呼吸困难,故应仔细询问相关病史。如患儿有哮喘病史并急性发作,也可出现类似突发呼吸困难情况。

(二)询问结果(病史)

患儿在 6 小时前于睡眠时突然出现咳嗽,阵发性,为犬吠样,咳嗽剧烈,面部发紫,数分钟后稍缓解,之后反复发作数次并出现声音嘶哑。伴有发热,38.5℃。患儿 3 个月时曾有类似发作,于外院诊断为"喉炎",经药物治疗后好转。

患儿足月顺产,出生体重 3.3kg。新生儿期体健。患儿无明显异物呛咳病史。无特殊药物及食物过敏史。无哮喘病史。一周前曾患上呼吸道感染。

思维提示

患儿咳嗽症状在夜间睡眠时突然发生,且无明显异物呛咳病史,因此基本上可初步除外异物所致的呼吸道梗阻可能。患儿的咳嗽为典型的犬吠样,呈阵发性发作。家长主诉为"咳嗽费力,想咳咳不出",因此基本上可判断炎症位于上气道部位。患儿咳嗽后出现明显声音嘶哑,因此可判断声带出现肿胀。因此考虑小儿急性喉炎诊断成立。

三、体格检查

(一) 体格检查内容及目的

咳嗽有无金属音,是否为犬吠样咳嗽,是否声嘶。体温情况。咽部检查有无充血,有无异常分泌物。有无吸气性喉喘鸣和呼吸困难,口唇有无发绀。呼吸时是否伴有呼吸费力,胸骨上窝、锁骨上窝、肋间隙及上腹部软组织吸气时是否下陷。是否有烦躁不安、鼻翼扇动、出冷汗、脉搏加快。双肺呼吸音是否通畅,是否对称。

(二) 体格检查结果

体温 38.5℃,呼吸 40 次/分,脉搏 130 次/分,血压 85/55mmHg,体重 13kg。患儿一般情况好,精神可,无明显口唇发绀。咳嗽时为犬吠样,无明显金属音,发音时声嘶明显。咽部轻度充血,双侧扁桃体无明显肿大。颈软,无抵抗。双肺呼吸音稍粗,双侧对称,无明显干、湿啰音。患儿哭闹时有吸气性喉喘鸣,胸骨上窝可见轻度凹陷,平静时消失。

四、门诊检查结果

血常规　白细胞 $8.9 \times 10^9/L$,中性粒细胞 0.65,淋巴细胞 0.32,红细胞、血红蛋白、血小板正常。C 反应蛋白 12mg/L。

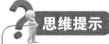

思维提示

患儿起病急,有典型犬吠样咳及声音嘶哑表现,患儿无明显异物呛咳病史,查体无明显呼吸困难,但有吸气性喉喘鸣,仅哭闹时有轻度胸骨上窝凹陷,因此考虑小儿急性喉炎诊断成立。

五、进一步检查

（一）进一步检查内容及目的

纤维或电子喉镜检查了解喉黏膜充血肿胀情况,声带、声门下区情况。有无声门区及声门下区狭窄。有无喉异物。

（二）检查结果

纤维或电子喉镜检查可见喉黏膜充血肿胀,尤以声带、声门下区为重,声门下区变窄。声带为红色,黏膜表面附有黏膜性分泌物。

（三）进一步检查结果分析

根据纤维或电子喉镜检查可明确喉部,声门、声门下区炎症情况及肿胀程度。明确气道梗阻程度。同时可检查喉部,声门及声门下是否有异物嵌顿。

六、诊断

小儿急性喉炎。

七、治疗

1. 治疗的重点是解除喉阻塞,应及早使用有效、足量的抗生素和激素以控制感染,消除水肿、减轻喉阻塞症状。常用的口服激素有泼尼松、甲泼尼龙;也可用地塞米松、氢化可的松等肌注或静脉给药。
2. 激素雾化吸入。
3. 重度喉阻塞或经药物治疗后喉阻塞症状未缓解者,应及时做气管切开术。
4. 加强支持疗法,注意患儿的营养与电解质平衡,静脉注射葡萄糖液,保护心肌功能,避免发生急性心力衰竭。
5. 尽量使患儿安静休息,减少哭闹,以免加重呼吸困难。

八、关于小儿急性喉炎

小儿急性喉炎好发于 6 个月~3 岁的儿童,是以声门区为主的喉黏膜的急性炎症,可因病毒或细菌感染引起,多继发于上呼吸道感染,也可成为某些急性传染病的前驱症状或并发症。以声音嘶哑,咳声如犬吠为主要特征,重者可导致喉梗阻而危及生命。

小儿急性喉炎以犬吠样咳及声音嘶哑为主要表现。声门下黏膜水肿加重,可出现吸气性喉喘鸣。病情重者可出现吸气期呼吸困难,患儿鼻翼扇动,胸骨上窝、锁骨上窝、肋间隙及上腹部软组织吸气时下陷(临床上称为三凹征),烦躁不安、鼻翼扇动、出冷汗、脉搏加快等症状。

如患儿无明显呼吸困难,治疗主要以抗炎,激素雾化吸入为主。如出现二度以上喉梗阻表现,需口服或静脉使用激素消除水肿、减轻喉阻塞症状。患儿需在急诊室留院观察或收入病房治疗。症状严重者需心电监测生命体征,必要时需气管插管或气管切开。

小儿急性喉炎的预防应注意平时加强户外活动,多见阳光,增强体质,提高抗病能力。注意气候变化,及时增减衣服,避免感寒受热。在感冒流行期间,尽量减少外出,以防传染。生活要有规律,饮食有节,起居有常。

点评

小儿急性喉炎根据典型的症状及发作特点不难作出诊断。在治疗时重在缓解呼吸道梗阻症状。激素雾化吸入对小儿急性喉炎的治疗至关重要。对于重症小儿急性喉炎,必要时要采取气管插管或气管切开。

（王桂香　张 杰）

患儿,女,6个月,于2011年1月入院。

一、主诉

喉喘鸣5个月余

二、病史询问

(一)询问内容及目的

1. 症状开始时间 喉喘鸣出现的时间:是出生后即出现或是生后数天缓慢发现。症状突然出现还是症状缓慢加重。

2. 喉喘鸣的性质特点 喉喘鸣为间断性或持续性,音调高低,吸气性或呼气性,患儿何种状态时可加重喉喘鸣症状。患儿是否伴随声音嘶哑,哭声小等症状。

3. 患儿母亲孕期病史及新生儿出生史 患儿母亲孕期身体状况,是否有营养缺乏,是否补充钙质,是否进行过定期产检。患儿出生时是足月或早产儿,出生时有无缺氧,生后是否补充钙质。

4. 患儿喂养情况 患儿母乳或人工喂养,饮奶量及次数,有无喂养困难,有无呛奶、吐奶,是否有体重增加,是否有胃食管反流。

5. 患儿是否存在其他畸形或先天性疾病 是否存在上呼吸道感染,是否有身体其他部位畸形,是否有先天性心脏病等先天性疾病。

(二)询问结果(病史)

患儿生后一周出现喉喘鸣症状,症状逐渐加重。喉喘鸣为间断性,低音调,吸气时明显。患儿哭闹及饮奶时加重。患儿哭声响亮,无明显声嘶。偶有饮奶呛咳,无明显吐奶。

患儿足月顺产,出生体重3100g。生后母乳喂养。出生时无明显缺氧或其他特殊病史。患儿母亲孕期平顺,孕期不喜喝牛奶,未补钙。患儿目前体重5720g,出生后初步体格检查未见明显异常。近期无上呼吸道感染史。

思维提示

询问结果(病史)分析:患儿出生史及生后体格检查无明显异常,生后几天出现症状,喉喘鸣症状应首先考虑是喉部发育欠佳导致。患儿哭声响亮,无明显声音嘶哑,可初步除外声带异常。患儿母亲孕期不喜饮奶,未补钙,故患儿在胎儿期可能出现钙及其他电解质缺少或不平衡。

三、体格检查

（一）体格检查内容及目的

一般情况，发育情况，哭声是否正常，呼吸是否平顺，有无吸气性呼吸困难。喉喘鸣特点，严重程度，有无呼吸困难及三凹征。前后囟门闭合情况。

（二）体格检查结果

患儿目前体重 5720g，身高 59cm，一般情况好，口唇无发绀，呼吸平稳。无声音嘶哑。前囟约 1cm×1cm 大小，后囟已基本闭合。喉喘鸣为间断性，低音调，吸气时明显。喉喘鸣音在哭闹、进食及仰卧位时加重。

思维提示

体格检查及目前结果分析：患儿目前体格检查以喉喘鸣为主，主要是为间断性，低音调，吸气时明显，无明显其他阳性体征。

四、进一步检查

（一）进一步检查内容及目的

对可疑病例使用纤维或电子喉镜有助于确诊，清醒状态纤维或电子喉镜检查可见典型的病理表现。依据发病时间、典型的病史和症状、吸气期喉喘鸣和三凹征，对需要明确分型或重症者需行纤维或电子喉镜检查。

（二）检查结果

电子喉镜检查结果：会厌短小，杓会厌襞向内塌陷，吸气时会厌向后接触咽后壁及声带。双侧声带运动良好，无明显红肿。声门下未见明显异常。

思维提示

常规影像学检查对喉软骨软化诊断价值较小，准备手术干预时需对上气道行全面的内镜评估，排除可能同时存在的其他畸形。纤维或电子喉镜检查是诊断喉软化症的必需检查项目，有助于阻塞程度、部位及分型的判断。依据纤维或电子喉镜检查结果可以对其进行分型，诊断为重度喉软骨软化的，是外科治疗决策的重要参考指征。

五、诊断

喉软骨软化。

六、治疗

本病多数预后良好,需向家长告知大多数病例无需进行任何治疗即可自愈。小儿的体位调整对疾病的恢复具有重要的价值,仰卧和激惹会使症状加重。同时,避免或减少胃食管反流发生,必要时使用药物治疗原发性或继发性胃食管反流。适时到儿科对生长发育、喂养情况、呼吸情况进行评估,并进行康复喂养指导。

对于同时具备以下症状三个以上者,可诊断为重度喉软骨软化,是外科手术治疗的重要参考指征。

(1)安静时呼吸困难和(或)活动后重度呼吸困难。

(2)喂养困难。

(3)身高和体重生长停滞。

(4)睡眠呼吸暂停和阻塞性低通气。

(5)难以控制的胃食管反流。

(6)阻塞性呼吸困难行气管插管病史。

(7)活动性缺氧。

(8)活动性高碳酸血症。

(9)异常 PSG 和 AHI 增高。

传统外科手术以气管切开为主。目前较少采用。目前较常见的有声门上成形术,会厌成形术,杓会厌襞成形术,杓会厌襞切开术等。

七、关于喉软骨软化

喉软骨软化是一种婴幼儿常见的疾病,偶可见于较大的儿童或迟发性喉软化症,由于喉肌组织功能障碍所致,约占喉先天性畸形的 50% ~75%。病因目前尚未完全明了,其发病可能是由于喉软骨发育不成熟、软化导致吸气时声门上部软组织向喉内塌陷引起的气道阻塞所致。

喉软骨软化是婴幼儿喉喘鸣最常见的原因。表现为间断性、低音调、吸气性喉喘鸣,用力吸气时喘鸣声加重。继发于声门上杓会厌襞周围组织的振动。是最常见的喉先天性畸形。男女发病率为 2:1,出生后几天到几周后发病,最常见是在出生后 2 周发病,出生 6 个月时症状最为严重,之后稳定并逐渐缓解,18 ~24 个月龄时症状消失。

喉软骨软化多可自愈。可适当予患儿补充钙及鱼肝油。症状严重,影响呼吸者可进行手术治疗。

点评

　　小儿喉软骨软化根据患儿病史,症状及辅助检查并不难诊断。要注意的是在诊断同时,除外如声门下狭窄、声门下血管瘤、声带麻痹等疾病引起的喉喘鸣症状,避免漏诊发生。

（王桂香　张　杰）

患儿,女,1 岁 11 个月,于 2012 年 1 月 18 日入院。

一、主诉

发热、咳嗽 9 天,颈部肿胀 3 天。

二、病史询问

对于一个以发热、咳嗽为主要表现的婴幼儿,应首先考虑呼吸道感染性疾病,包括既往是否有反复呼吸道感染的情况,判断其是否存在基础疾病如支气管发育畸形、气管/支气管异物或免疫功能低下等;是否呼吸道非感染性疾病如肺含铁血黄素沉着症、良恶性肿瘤等;是否有全身性疾病合并肺部损害。其中呼吸道感染最为常见。颈部肿胀出现在发热、咳嗽症状之后,考虑是否为感染或因剧烈咳嗽造成的皮下气肿。病史的询问应围绕上述几方面。

(一) 进一步询问内容及目的

1. 咳嗽的特点　声咳多见于呼吸道感染早期或肿大的淋巴结压迫气管或支气管。阵发性痉挛性咳嗽多见于异物吸入、支气管内膜结核及支气管肿瘤等。连续性咳嗽多见于肺部炎症。若咳嗽有痰,应进一步询问痰量、痰的性状包括外观黏稠还是稀薄、脓性或血性,颜色如何,有无特殊气味,将有益于判断病原。

2. 发热的类型　伴有发热时,首先考虑感染性发热,发热的类型如稽留热、弛张热、不规则发热等有相应的临床意义,如稽留热可见于大叶性肺炎等,败血症、类风湿关节炎全身型常为弛张热。

3. 颈部肿胀是否伴有局部发红,有无疼痛,是否有活动受限,范围局限还是逐渐向周围扩大。局部皮肤发红疼痛应注意局部感染,如蜂窝织炎或淋巴结炎等;颈部活动情况有助于判断肿胀的程度;患儿病史中咳嗽较为严重,应注意是否为小气管破裂气体沿支气管壁经纵隔至颈部形成皮下气肿。

4. 其他伴随症状如皮疹、关节痛、咯血、面色苍黄、皮肤或其他部位感染,主要鉴别全身性疾病引起的肺部损害。

5. 病前是否有诱因,是否接触过类似的病人,对于判断病原及病原毒力、传染性有帮助。

6. 是否有异物吸入史　如坚果类食物吸入、进食时嬉笑哭闹或平素喜欢将小玩具放入口中的习惯等,主要鉴别是否为气管、支气管异物。

7. 是否有密切结核病接触史,是否接种卡介苗,用于考虑是否有肺结核的可能。

8. 既往病史　有无反复呼吸道感染史。主要考虑是健康个体社区获得性肺炎还是有反复感染者免疫低下个体非常见病原体肺炎。有无咯血、面色苍黄史主要鉴别有无肺含铁血黄素沉着症反复发作。

（二）问诊结果及思维提示

入院前 9 天，患儿出现咳嗽，呈阵发性，咳嗽剧烈时伴有呕吐，面色发紫，白天重，夜间轻，无喘息、发憋、胸痛等，痰不多，伴有发热，体温未测，在当地医院诊断"支气管炎"，口服抗生素及止咳药(具体不详)6 天，病情无明显好转。入院前 3 天，家长发现患儿颈部肿胀，皮肤无发红及疼痛，颈部活动无受限，肿胀逐渐蔓延至下颌部、颜面、前胸、背部、腋下及腹壁，在当地医院诊断为"肺炎、皮下气肿"，给予静点头孢吡肟(具体用量不详)2 天，患儿咳嗽加重，呼吸急促，并出现烦躁不安。为进一步诊治，于入院前 1 天转来我院，诊为"肺炎、皮下气肿"，给予静点头孢呋辛 0.75g 一次后，于入院当日以"肺炎、皮下气肿"收入院。

发病后精神反应弱，进食差，烦躁易哭闹，二便正常。

经仔细追问病史，患儿发病前 1 天曾进食葵花子，但家长未注意到有无呛咳。

湿疹史(＋)，无哮喘及特应性体质家族史；足月顺产，生后无窒息，既往身体健康，无反复咳嗽、喘息等表现；按时接种卡介苗，无结核接触史。

> **思维提示**
>
> ①患儿咳嗽伴发热，应首先考虑呼吸道感染，如气管炎、支气管炎、肺炎等，但是抗生素及止咳药效果欠佳应考虑其他疾病的可能；②患儿为幼儿，起病后经抗感染治疗病情仍进一步进展，出现皮下气肿、呼吸困难，追问病史不能排除异物吸入，应高度警惕气管、支气管异物阻塞性肺气肿致皮下气肿；③虽然有湿疹史，但既往无反复咳喘病史，无哮喘及特应性体质家族史，咳嗽时不伴有喘息，不符合哮喘的特点，需要进一步明确；④正规接种卡介苗，无结核接触史，结核病可能性不大；⑤起病年龄小，应特别注意先天性气管、支气管、肺、心血管的发育异常，目前病史较短，既往无反复的呼吸道症状，不支持。

三、体格检查

（一）重点检查及目的

咳嗽有无金属音，气管位置、颈部肿胀的体征(肿胀范围；皮肤发红、皮温增高提示软组织感染；握雪感多见于皮下气肿)、呼吸系统体征(呼吸频率、节律，有无呼吸困难、肺部叩诊是否存在过清音、听诊肺内有呼吸音减低或增强，有无啰音、喘鸣音)；进一步判断是否为呼吸道异物继发感染。生长发育、有无缺氧表现，是否存在杵状指(趾)，有助于明确是否存在先天发育问题、肺内病变的严重程度、是否存在长期慢性缺氧。是否有卡瘢，进一步明确是否接种卡介苗。

（二）体格检查结果

体温 39.2℃，呼吸 40 次/分，脉搏 140 次/分，血压 80/50mmHg，体重 13kg，营养发育好，神志清,精神反应差,烦躁、哭闹,颜面、颈部、前胸、腋下、背部及腹壁皮肤肿胀,皮下有"握雪感"。口唇发绀,颈无抵抗,呼吸节律规整,呼吸 40 次/分,可见鼻翼扇动,三凹征阳性,气管轻度右移,胸廓饱满,触诊检查不配合,胸部叩诊呈清音,两侧基本对称。呼吸音左侧减低,两肺呼吸音粗,可闻及散在的痰鸣音及湿啰音。心音略低钝,心率 140 次/分,心律齐,腹平软,未触及包块,肝右肋下 2.0cm,脾肋下未及,神经系统查体未见明显异常。无杵状指(趾)。

四、医院检查结果及思维提示

门诊胸正侧位片如图 129-1A、B 所示。

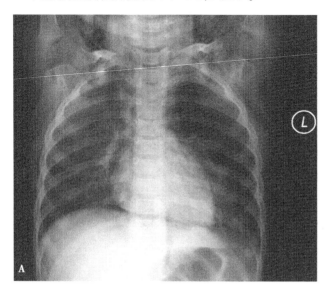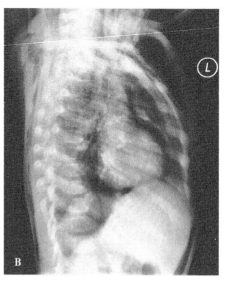

图 129-1　胸 X 线正侧位片

左上肺透光度增强,左下肺中内带可见片状模糊阴影,伴含气不良,纵隔及心包内见不规则透亮影,双侧胸壁、右腹壁及双侧颈、肩部皮下软组织内见广泛不规则透亮影。印象:左肺上叶肺气肿,左肺下叶肺炎、肺含气不良;纵隔、心包积气;胸部、背部及双侧颈、肩部皮下气肿

> **?　思维提示**
>
> ①患儿呼吸急促,有鼻翼扇动、三凹征,双肺呼吸音粗,可闻及散在痰鸣音及湿啰音,门诊胸片提示左下肺可见斑片影,左下肺炎诊断成立;②患儿有异物史,查体见呼吸急促,有鼻翼扇动、三凹征,左侧呼吸音减低,气管右移,应首先考虑支气管异物;③颜面、颈部、前胸、腋下、背部及腹壁皮肤肿胀,皮下有"握雪感",门诊胸片提示左上叶肺气肿、左肺下叶肺炎、肺含气不良;纵隔、心包积气;胸部、背部及双侧颈、肩部皮下气肿。诊断皮下气肿;④根据胸片:纵隔气肿、心包积气诊断成立。

五、初步诊断

①左下肺炎;②支气管异物? ③纵隔气肿;④皮下气肿;⑤心包积气。

六、初步治疗(入院治疗)

1. 吸氧,保持呼吸道通畅　患儿入院时烦躁、哭闹,有呼吸急促、口唇发绀、鼻翼扇动、三凹征等呼吸困难表现,存在皮下气肿,立即给予吸氧,保持呼吸道通畅,必要时适当镇静。

2. 抗感染治疗　儿童呼吸道感染临床上经常使用的抗生素主要有青霉素类和头孢菌素类。因为青霉素类抗生素过敏反应高于头孢菌素类,所以后者在临床中更常使用。选择第二代头孢菌素——头孢呋辛 40 ~ 80mg/(kg·d)静点抗感染,口服止咳药等对症治疗。

七、进一步检查

(一) 进一步检查内容及目的

1. 胸透　了解有无肺气肿、心影反常大小(正常时心影在吸气相小于呼气相,气管异物时心脏因胸内压力增高,呼吸时心影与正常呈矛盾现象)、纵隔摆动(正常情况下呼吸不引起纵隔摆动。支气管异物造成病变部位活瓣性阻塞时,吸气时因肺内进气困难使纵隔向患侧移动,呼气时肺内气体排出受阻,纵隔向健侧移位)等气管、支气管异物征象。

2. 床旁纤维支气管镜　协助诊断气管、支气管异物。

3. 血气分析　进一步明确是否存在缺氧,及其严重程度。

4. 血常规、CRP、ESR　进一步明确感染情况。

5. PPD 试验　帮助明确是否存在结核杆菌感染。

(二) 检查结果

1. 胸透　左上胸廓饱满,左中上肺野透光度增高,左下肺内带见片状模糊影,右肺纹理模糊,纵隔及心包内见不规则透亮影,双侧胸壁、右腹壁及双侧颈、肩部皮下软组织内见广泛不规则透亮影。两肺透光度随呼吸运动可见明暗变化,未见明显纵隔心影摆动,偶见心影反常大小,双膈(－)。印象:未见明显纵隔心影摆动,偶见心影反常大小。左肺上叶肺气肿,左肺下叶肺炎、肺含气不良;纵隔、心包积气;双侧胸壁、右腹壁及双侧颈、肩部皮下气肿(因患儿病情重,携氧在医生陪同下行此项检查)。

2. 血气分析　pH 7.448 PaCO$_2$ 38.8mmHg,PaO$_2$ 76mmHg(吸氧),HCO$_3^-$ 21.9mmol/L,BE －3mmol/L。

3. 纤维支气管镜检查明确左侧支气管异物诊断。

4. 血常规　WBC 11.4×10^9/L,N 0.678,L 0.305,红细胞、血红蛋白、血小板正常;ESR 14mm/h,CRP 20mg/L。

5. PPD 试验阴性。

八、入院后情况

体温高热 39.2℃,精神反应弱,哭闹、烦躁不安,呼吸急促,肺部听诊左肺呼吸音低,双肺闻及干湿啰音,心电监测下心率 150 次/分,呼吸 45 次/分,血氧 90% ~ 95%。给予镇静后患儿仍烦躁不安,咳嗽仍较剧烈,但哭闹时痰鸣仍明显,查体肺内仍可闻及痰鸣音及湿啰音;急查血气呈低氧血症。

思维提示

①胸透检查示未见明显纵隔心影摆动,偶见心影反常大小,未提示典型的支气管异物征象,但是心影反常大小,不除外有正气管异物可能;②血常规白细胞总数增高,中性分类为主,提示存在细菌感染可能性大;③气管镜检查:见左侧支气管内白色异物,结合胸透结果考虑可能异物在气管、支气管之间移动。

根据检查结果,进一步明确或除外的疾病:①根据胸透、气管镜所见,左侧支气管异物诊断明确;②根据胸片示左下肺中内带片状阴影,左侧肺炎诊断成立,结合血常规白细胞总数增高,中性为主,CRP 增高,考虑细菌感染可能性大;③PPD 试验阴性,除外结核病。

九、诊断

1. 左支气管异物并纵隔气肿、皮下气肿、心包积气。
2. 左侧肺炎。

十、治疗

左支气管异物诊断明确,因患儿精神反应弱、哭闹、烦躁不安,呼吸急促属于急症,故立即全麻行气管镜检查及异物取出术。患儿在全麻下见左侧支气管内白色异物,取出约 1/2 葵花子皮。返回病房后患儿呼吸困难明显改善,经鼻管吸氧、雾化及抗感染治疗,于入院第 2 天体温正常,皮下气肿逐渐吸收,肺部阳性体征消失,住院一周复查胸片基本正常出院。

十一、关于气管、支气管异物

气管、支气管异物多见于学龄前儿童,以婴幼儿最多见。其原因主要有以下几点:①小儿白齿未萌出且咀嚼功能差;②喉头保护性反射功能不良;③口中含笔帽玩具等东西的不良习惯。异物被吸入主气管内,患儿在短时间内发生吸气性呼吸困难甚至发生窒息危及生命;异物被吸入支气管内,阻塞一侧而另一侧支气管仍保持通畅,仍然能够保证呼吸;少数病人双侧支气管异物,与正气管异物情况相似。

儿童气管、支气管异物的临床特点包括:明确的异物吸入史,阵发性咳嗽、喘憋,不同程度的呼吸困难,一侧或双侧呼吸音减低,X 线透视为支气管异物可见患侧阻塞性肺气肿、肺不张,纵隔摆动或气管异物可见心影反常大小。值得注意的是,误诊的主要原因:家长常常不会主动提供或不能提供异物呛入史,或者吸入异物初期阵发性呛咳之后,异物在气道内位置发生变化如进入了支气管等,会有一段相对稳定期,易造成"痊愈"的假象,使得病情迁延。这类患者经常会因异物并发症而就诊,如肺炎、肺不张、肺脓肿、气胸、纵隔气肿、支气管扩张等。

经气管镜取出异物是首选治疗手段。较大的气管异物有窒息的危险,应急诊取出。根据异物的不同形状特点、位置选择夹钳种类。异物取出后,必要时可行电子支气管镜灌洗,清除远端残渣。气管镜不能取出的异物可考虑开胸手术。

异物吸入的预防对于儿童非常重要。应注意 3 岁以下儿童进食种类,教育儿童进食时充分咀嚼并保持安静。

点评

对于异物吸入史及影像学典型的气管、支气管异物不难诊断;而无确切病史的病人,特别是那些以气管、支气管异物并发症如气胸、皮下气肿、肺不张、甚至支气管扩张等来就诊的病人,重在询问病史。婴幼儿属于呼吸道异物的高发人群应特别予以警惕。了解咳嗽的性质,全面检查肺部体征,可疑病人需行胸透检查及气管镜检查。伴呼吸困难病人应急诊取出异物。

（王蓬鹏　张 杰）

持续高热3天,体温骤降后出现皮疹1天

患儿,女,1岁,于2012年6月3日就诊。

一、主诉

持续高热3天,体温骤降后出现皮疹1天。

二、病史询问

对于一个以发热伴皮疹为主要表现,急性起病的幼儿应首先考虑到感染性皮肤病,主要是病毒性感染为主,其次应考虑药物过敏的可能,进一步询问病史应围绕这些方面。

(一)进一步询问内容及目的

1. 发热的特点、程度、持续时间,用于鉴别麻疹与川崎病。
2. 是否伴有浅表淋巴结的肿大、咳嗽、腹泻,判断是否伴有其他系统的感染。
3. 初发皮疹的部位、表现,皮疹发展过程,用于鉴别麻疹、风疹与幼儿急疹。
4. 发病前有无可疑用药史,用于鉴别药疹。
5. 有无口唇、结膜、外生殖器及肛周等黏膜的损害,用于鉴别麻疹与药疹。

(二)询问结果(病史)

入院前4天,患儿不明原因突起高热,最高到39.8℃,口服常用退烧药后,体温下降不明显,仍反复高热,同时伴有明显的烦躁及腹泻。1天前患儿体温逐渐降至正常,在头面部及前胸开始出现针头大小的红色皮疹,后迅速发展至整个躯干部。为求进一步诊治,收入院。

患儿自发病以来,神志清,吃奶差,无咳嗽咳痰、流涕等不适。发病前无特殊用药史,无黏膜损害。

思维提示

询问结果(病史)分析:①患儿为幼儿,无明显诱因突起高热,伴有明显的烦躁及腹泻,应考虑感染性皮肤病;②患儿发病前无特殊用药史,无黏膜损害,不支持药疹;③患儿热退后出皮疹,皮损泛发,但无咳嗽咳痰、流涕等卡他症状,与麻疹不符合。

三、体格检查

(一) 初步体格检查内容及目的

1. 患儿一般情况及营养状况。
2. 呼吸系统体征(呼吸频率、节律,有无呼吸困难、肺部听诊有无干湿啰音)。
3. 心脏听诊有无杂音,腹部情况(有无肝脾肿大)。
4. 皮肤科查体　皮损分布特点,皮损表现,有无黏膜损害。

(二) 体格检查结果

体温 36.8℃,呼吸 24 次/分,脉搏 110 次/分,血压 90/50mmHg,精神反应可,发育营养中等。耳后淋巴结肿大,余部位浅表淋巴结未触及。无特殊面容,双侧瞳孔等大等圆,对光反应灵敏。双肺呼吸音清,未闻及干湿啰音。心率 110 次/分,心音有力,节律规整,各瓣膜听诊区未闻及杂音。腹平软,肝脾未触及。皮科情况:头面、躯干为主密集分布针头大小充血性红色斑疹,压之褪色,互不融合。手心、足底未见皮疹,口、眼及外阴黏膜未见异常。

四、门诊及外院检查结果

血常规　白细胞 $3.56 \times 10^9/L$,中性粒细胞 33.3%,淋巴细胞 67.5%,血红蛋白 127g/L,血小板 $251 \times 10^9/L$,C 反应蛋白 <8mg/L。

> **思维提示**
>
> 体格及目前检查结果分析:①患儿有高热病史,结合血象示白细胞降低、淋巴细胞升高为主,考虑病毒感染性皮肤病;②患儿皮损弥漫,但之前无用药史,不支持药疹;③患儿热退后出皮疹,无黏膜受累,可基本除外麻疹。

五、初步诊断

幼儿急疹。

六、初步治疗

予对症治疗,服用比较温和的清热解毒的中成药,积极治疗腹泻,防止脱水。

七、进一步实验室检查

(一) 进一步检查内容及目的

1. 麻疹抗体检查排除麻疹。

2. HHV-6、7 型 IgG、IgM 抗体、EB 病毒抗体及支原体的检测查找病原。

3. 血常规(淋巴细胞计数)、CRP　观察炎性指标是否升高以及程度，看有无异型淋巴细胞进一步排除传染性单核细胞增多症。

4. 便常规检测了解腹泻原因。

(二) 检查结果

1. 麻疹抗体阴性。

2. HHV-6、7 型 IgG 阴性、IgM 阳性，EB 病毒抗体阴性，支原体抗体阴性。

3. 血常规　白细胞 $3.24 \times 10^9/L$，中性粒细胞 31.3%，淋巴细胞 67.5%，异型淋巴细胞未检出，C 反应蛋白 <8mg/L。

4. 便常规正常，未见白细胞及潜血。

八、进一步情况

入院后，体温 36.8℃，精神反应可，两瞳孔等大等圆，对光反射灵敏。两肺呼吸音清，未闻及啰音，心腹检查未见明显异常。皮肤科情况：头面、躯干、四肢为主密集分布针头大小充血性红色斑疹，压之褪色，互不融合。手心、足底未见皮疹，口、眼及外阴黏膜未见异常。

> **思维提示**
>
> 实验室检查结果分析，进一步明确或除外的疾病：①患儿麻疹抗体阴性可排除麻疹；②患儿高热后体温骤降，出现皮疹，外周血象白细胞降低，淋巴细胞增多为主，结合 HHV-6、7 型 IgG 阴性、IgM 阳性，支持幼儿急诊的诊断；③患儿 EB 病毒抗体阴性，外周血象白细胞降低，未见异型淋巴细胞，无肝脾肿大可基本排除传染性单核细胞增多症；④患儿高热 3 天后体温即降至正常，未见反复，且口唇黏膜无改变，外周血象白细胞降低，淋巴细胞增多为主，心脏未见受累，可基本排除川崎病；⑤患儿便常规、胸片、心电图、生化大致正常，提示患儿一般情况较好，尚未出现电解质紊乱。

九、诊断

幼儿急疹。

十、治疗

主要是对症处理，加强护理，卧床休息，多饮水。给予营养丰富易消化饮食。高热可用物理降温或退热剂，哭闹烦躁试用镇静剂。惊厥则及时止惊。病室内要安静，空气要新鲜，要保持皮肤的清洁卫生。一般经过 3~5 天的治疗后，皮疹消退，无色素沉着。

十一、关于幼儿急疹的情况

幼儿急疹又称婴儿玫瑰疹、烧疹,是人类疱疹病毒 6、7 型感染引起的常见于婴幼儿的急性出疹性传染病。临床特征为高热 3 ~ 5 天,然后骤然退热并出现皮疹,一般几小时内皮疹开始消退,2 ~ 3 天内全部消失,无色素沉着及脱皮。预后良好,均能自愈。

临床感染发病多在 2 岁以内,尤以 1 岁以内最多,四季均可发,一生感染 2 次以上者微乎其微。潜伏期一般为 5 ~ 15 天。临床特点是突然起病,病初即有高热,体温达 39 ~ 40℃,持续 3 ~ 5 天而骤降,热退后疹出。高热期可伴随惊厥、烦躁、咳嗽、呕吐以及腹泻,感冒症状不明显,精神和食欲尚佳,但会有咽部和扁桃体轻度充血和头颈部浅表淋巴结轻度肿大,表现为高热与轻微的症状及体征不相称。在出疹期,病程第 3 ~ 5 天体温骤然退至正常,同时或稍后出现皮疹。皮疹散在,为玫瑰红色斑疹或斑丘疹,压之褪色,很少融合。首现于躯干,然后迅速波及颈、上肢、脸和下肢,一般掌跖处无皮疹。皮疹持续 2 ~ 3 天很快消退,无色素沉着。

在发热期诊断比较困难,不过从患儿全身症状轻微与高热表现不一致,周围血象中的细胞总数减少,应考虑之。一旦高热骤退,同时出现皮疹,就不难诊断。在出现症状 3 天内,可从外周血淋巴细胞和唾液中分离 HHV-6、7,或用核酸杂交技术检测病毒基因进行病原诊断。

本病可自愈,应着重一般处理,加强护理,卧床休息,多饮水。给予营养丰富易消化饮食及清热解毒的中药口服。高热可用物理降温或退热剂,哭闹烦躁试用镇静剂。惊厥则及时止惊。建议等皮疹完全消退后再打预防针。

点评

烧退疹出,皮疹多不规则,为针头至米粒大小充血性斑点,压之消退。先见于颈部及躯干,很快遍及全身,腰部及臀部较多。皮疹在 2 ~ 3 天内消退,不留色素斑。该病在出疹前可有呼吸道或消化道症状,如咽炎、腹泻,同时颈部浅表淋巴结增大,这对幼儿急疹的诊断很有意义。

（刘　盈　徐子刚）

病例131 全身皮损 4 年,干燥、痒,反复发作

患儿,男,4 岁 6 个月,于 2009 年 12 月 5 日入院。

一、主诉

全身皮损 4 年,干燥、痒,反复发作。

二、病史询问

对于一个以皮肤干燥、痒,反复发作为主要表现的应首先考虑到特应性皮炎样皮损类疾病,其次应考虑湿疹、疥疮、寻常型鱼鳞病、副银屑病、高 IgE 综合征、Wiskott-Aldrich 综合征及其他相关综合征等,进一步询问病史应围绕这些方面。

(一)进一步询问内容及目的

1. 是否有瘙痒持续存在史,是否有全身皮肤干燥史,是否有皮损随年龄增长累及部位发生变化史,是否有秋冬季节加重夏季缓解史,是否有特应性体质病史或家族史,用于协助特应性皮炎的诊断。

2. 是否有局部刺激物质接触史,是否有发病部位多变史,是否皮损有多种形态史,有助于协助湿疹的诊断。

3. 是否有同类疾病患者接触史,是否有患者家长、同学有类似疾病接触史,瘙痒是否以夜间更明显,有助于协助疥疮的诊断。

4. 是否皮损以四肢伸侧为主,瘙痒是否明显,家族有无同样疾病史,有助于协助寻常型鱼鳞病诊断。

5. 是否有皮肤疖、痈及脓肿等反复皮肤感染史,是否有反复上呼吸道感染及肺炎史,有助于鉴别高 IgE 综合征的诊断。

6. 是否有反复感染及便血、尿血等出血倾向病史,有助于鉴别 Wiskott-Aldrich 综合征的诊断。

7. 是否皮损发生时间较长,持久存在,缺乏痒感史,有助于鉴别副银屑病的诊断。

8. 有无腹泻、痴呆、神经发育落后等,用于鉴别代谢系统疾病。

(二)询问结果(病史)

患儿于入院前 4 年,受热后头面部出现米粒大小丘疹,发红,部分融合成片,伴渗出结黄痂,搔抓明显。就诊于当地医院,考虑"湿疹",外用激素类药物后可自行缓解,但仍反复发作。以秋冬季节为主,夏季可自行缓解。入院前 3 年,曾在外院抽血行过敏原检测,提示牛奶、鸡

蛋、牛羊肉、海鲜过敏，此后给予忌食此类食物。但皮损仍反复发作，逐渐累及四肢屈侧，痒感明显。入院前 2 年，患儿出现鼻塞症状，当地医院就诊考虑"过敏性鼻炎"，未予特殊治疗。入院前 2 个月，患儿无明显诱因皮肤痒感加重，搔抓明显，伴渗出及痂皮。外用"丁酸氢化可的松乳膏、糠酸莫米松乳膏"等药物后皮损可自行缓解，但仍反复发作。为求进一步诊治来我院，发病以来，患儿精神食欲尚可，睡眠欠佳，大小便正常。

患儿为足月顺产，生后无窒息，新生儿期体健，母乳喂养。智力和体格发育如正常同龄儿。患有过敏性鼻炎史，其父有过敏性鼻炎史，否认家族其他成员过敏性疾病史。否认家族同样疾病史及幼儿园同学同样疾病史。既往无反复感染史，无便血、血尿等出血史。

思维提示

询问结果（病史）分析：①患儿以皮肤干燥、瘙痒起病，反复发作，入院时病程已 4 年，应考虑特应性皮炎样皮损类疾病可能性大；②患儿皮肤干燥、瘙痒，可见渗出、结痂及抓痕，应考虑湿疹的可能性；但患儿具有持续性皮肤干燥，反复瘙痒史，皮损具有由头面部向四肢屈侧发展的规律，不支持本病的诊断；③患儿为学龄前儿童，皮损反复发作，瘙痒严重，应考虑有疥疮可能性，但家长否认家中及幼儿园同学中有同样疾病史，不支持疥疮诊断；④患儿皮肤干燥明显，伴鳞屑附着，应注意寻常型鱼鳞病的可能，但患儿皮损可见渗出、结痂，瘙痒明显，不支持寻常型鱼鳞病的诊断；⑤患儿无反复呼吸道及皮肤感染史，不支持高 IgE 综合征的诊断；⑥无反复感染及出血倾向，不支持 Wiskott-Aldrich 综合征的诊断；⑦皮肤反复发作，以红斑、鳞屑为主，应注意副银屑病的可能性，但患儿皮损秋冬季节加重、夏季缓解，瘙痒明显，不支持副银屑病的诊断；⑧患儿无痴呆、智力发育迟滞等情况不支持代谢性疾病。

三、体格检查

（一）初步体格检查内容及目的

生长发育，全身皮肤是否干燥、皮损分布情况、累及部位，抓痕情况，有无睑下皱褶、睑周黑晕、面部皮炎、口角炎、白色糠疹、掌纹症、毛周隆起、白色皮肤划痕症、非特异性手足皮炎及鱼鳞病等症状，帮助进一步明确诊断；注意皮损分布是否以手足指（趾）缝间、手腕部及腋部等皮肤薄嫩处为主，阴囊是否有结节性皮损存在，帮助判断是否有疥虫感染的情况，注意皮肤有无毛囊炎、疖肿、痈等感染症状，帮助判断有无皮肤感染情况，注意皮肤有无多发性出血点，帮助判断有无血液系统疾病情况，有无呼吸系统体征（呼吸频率、节律，有无呼吸困难，肺部叩诊是否存在过清音、肺内有无啰音），帮助明确是否有肺内感染的情况。

（二）体格检查结果

体温 36.5℃，呼吸 24 次/分，脉搏 110 次/分，血压 90/60mmHg，体重 14kg，营养发育略差，神志清楚，精神反应可，呼吸平稳，左上臂可见卡瘢 1 枚。口唇红润，咽无充血，气管居中，无三凹征,胸廓对称,双侧呼吸运动一致,双肺叩诊清音,未闻及干湿啰音,心音有力,律齐,各瓣膜区未闻及杂音,腹部、四肢、神经系统查体未见异常,无杵状指(趾)。专科情况:全身皮肤干燥,可见大量细小鳞屑附着,双肘部、双腘窝及躯干部可见数处大小不等的红色斑块、丘疹,略肥厚伴浸润及渗出,部分呈苔藓样改变。可见眶下皱褶、眶周黑晕、口角炎、白色糠疹、面部皮炎、掌纹症、毛周隆起、白色皮肤划痕症、非特异性手足皮炎等症状。双手指缝间、手腕部、腋部及阴囊皮肤未见异常。皮肤未见疖肿、痈及点状出血点等症状。

四、门诊及外院检查结果

外院过敏源检测　牛奶、鸡蛋、牛羊肉、海鲜过敏。

> **思维提示**
>
> 　　体格及目前检查结果分析:①双肺呼吸音清,未闻及干湿啰音不支持肺部感染;②皮损以四肢屈侧为主,双手指缝间、手腕部、腋部及阴囊皮肤未见异常,疥疮可能性不大;③全身皮肤干燥、可见细小鳞屑附着,应注意寻常型鱼鳞病的可能,但四肢屈侧及躯干可见大小不等的斑块,略肥厚伴浸润及渗出,部分呈苔藓样改变,不支持本病诊断。

五、初步诊断

1. 特应性皮炎?
2. 副银屑病?

六、初步治疗(入院治疗)

　　局部外用糖皮质类固醇激素并配合使用润肤剂是治疗特应性皮炎的主要方法。应根据患儿的年龄、皮损部位及病情严重程度选用不同类型及强度的制剂。儿童常用弱效至中效糖皮质类固醇激素制剂,必要时可选择强效或起强效作用的外用糖皮质激素制剂,在治疗疾病时,应首选强度足够的制剂,在治疗过程中应根据皮损恢复情况逐渐减低外用激素的浓度或降低激素的强度。对于面颈部、皮肤皱褶部位及疾病缓解期可以使用钙调神经磷酸酶抑制剂,为临床治疗特应性皮炎局部外用药中的二线药物。

　　患儿病情反复发作,首选外用糖皮质激素制剂,入院后选择强效制剂糠酸莫米松外涂于皮损处,莫匹罗星软膏抗炎及润肤剂保湿治疗。

七、进一步检查

(一)进一步检查内容及目的

1. 血常规及嗜酸性粒细胞计数　了解患儿是否存在感染,有无过敏情况。

2. IgE 测定、过敏源筛查试验　了解患儿是否为过敏体质及过敏源种类。

3. 皮肤细菌培养　了解患儿皮肤表面是否有细菌定植。

4. 胸部 X 线片　了解有无肺部感染征象。

5. 皮肤活检及病理　协助诊断。

(二) 检查结果

1. 血常规　WBC $11.79 \times 10^9/L$, N 19.0%, L 46.1%, E 26.7%, RBC $5.48 \times 10^{12}/L$, Hb $143g/L$, PLT $291 \times 10^9/L$。

2. IgE 增高 $200IU/L$,过敏源筛查试验阳性。

3. 胸部 X 线片　双肺纹理粗糙,未见明确片影形成。

八、入院后情况

一般情况可,精神反应佳,皮肤干燥明显缓解,皮肤红肿消退,为淡红色,浸润较前明显减轻,皮损变薄,苔藓样改变明显消退。

思维提示

实验室检查结果分析:外周血嗜酸性粒细胞及血清 IgE、过敏源筛查均阳性,提示患儿为过敏体质。胸部 X 线片未见异常,不支持肺部感染。

根据检查结果,进一步明确或除外的疾病:外周血嗜酸性粒细胞及血清 IgE、过敏源筛查均阳性支持特应性皮炎诊断。

九、下一步检查内容与目的

1. CD、Ig 系列及抗核抗体检查除外免疫性疾病可能。

2. 组织活检加病理除外副银屑病可能。

3. 等待皮肤细菌培养结果。

十、进一步检查结果

1. CD、Ig 系列及抗核抗体检查未见异常,可以除外免疫系统疾病可能。

2. 病理回示　可见角化不全、角化过度、棘层增厚、表皮突增宽延长、真皮乳头增厚、真皮浅层血管周围有炎细胞浸润,并可见少量嗜色素细胞和数量不等的嗜酸性粒细胞。

3. 皮肤细菌培养示　金黄色葡萄球菌。

十一、诊断

特应性皮炎。

十二、治疗

入院后给予 36～38℃温水清洗皮肤,给予艾洛松乳膏及莫匹罗星软膏 1∶1 混匀外涂于皮损处轻柔按摩至完全吸收,同时外用保湿润肤剂于全身皮肤。每日一次,连续 7 天。皮损明显好转,全身干性鳞屑消失,四肢及躯干皮损基本消退,仅可见淡红色斑片残留,伴轻度浸润。继续外用药物至 14 天,皮损全部消失,病情明显好转出院。

十三、有关特应性皮炎

特应性皮炎又称遗传过敏性皮炎。是与遗传有关的一种慢性、复发性、瘙痒性的炎症性皮肤病。典型的特应性皮炎患者除有特定年龄阶段性湿疹样皮损表现外,容易罹患哮喘、过敏性鼻炎、特应性皮炎等家族性倾向;对异种蛋白过敏;血清 IgE 值增高及血液嗜酸性粒细胞增高对本病诊断具有重要意义。

典型临床表现分为三个阶段:

(1)婴儿期(出生～2 岁):在婴儿阶段,多发于出生 40 天以后的婴儿,少数可于满月内发病。表现为急性、亚急性湿疹,皮损好发于头皮、面部、肢体伸侧及耳廓处,可表现为皲裂、渗液和结痂;尿布区一般不受累,瘙痒剧烈。

(2)儿童期(2～12 岁):儿童期特应性皮炎可为婴儿期的延续,也可以为儿童期新发病。苔藓样变为其特征,表现为湿疹型和痒疹型。屈侧(肘窝、腘窝)受累更明显,可波及颈部、腕屈侧和腹股沟区,皮损泛发者小腿伸侧、双手、口周和眼周也可被累及。

(3)青少年期或成年早期(12～20 岁):皮损好发于面、颈、屈侧和躯干上部,主要症状为瘙痒、苔藓样变、痒疹、抓痕和结痂。皮肤干燥和苔藓样变仍是最显著的特征。

其他临床表现:特应性皮炎可伴随有一系列皮肤特征性改变,包括干皮症、耳根裂隙、鱼鳞病、掌纹症、毛周角化、Dennie-Morgan 眶下皱褶、眶周黑晕、毛周隆起、非特异性手足皮炎、白色糠疹、颈前皱褶、乳头湿疹、复发性结合膜炎、白色划痕征等,这些症状、体征均有助于特应性皮炎的诊断。根据患儿年龄为 4 岁 6 个月学龄前期儿童,有皮肤瘙痒史,全身皮肤干燥史,屈侧皮肤受累史,个人过敏性鼻炎及父亲过敏性鼻炎史,伴有眶下皱褶、眶周黑晕、口角炎、白色糠疹、面部皮炎、掌纹症、毛周隆起、白色皮肤划痕症、非特异性手足皮炎等症状,故诊断为儿童期特应性皮炎。

儿童期特应性皮炎实验室检查可见外周血嗜酸性粒细胞增高、血清特异性 IgE 抗体检测可呈阳性反应;皮肤细菌培养可培养出金黄色葡萄球菌;组织病理可见角化不全、角化过度、棘层增厚、表皮突增宽延长、真皮乳头增厚、真皮浅层血管周围有炎细胞浸润,并可见少量嗜色素细胞和数量不等的嗜酸性粒细胞。

特应性皮炎的治疗原则以恢复皮肤正常屏障功能、寻找并去除诱发和(或)加重因素、减轻或缓解症状为主要目的。

1. 一般治疗　首先应让患儿家长充分了解本病是由综合内、外因素引起,病程长,易反复发作,不可能追求一次性治愈。在日常生活中需要注意以下几点,对于确实过敏的食物要进行规避;衣物穿着以纯棉为主,宽松柔软为宜;居室凉爽、通风和清洁,避免屋尘、螨及动物毛等变应原的吸入。注意皮肤清洁护理,建议洗澡时间 5～10 分钟,水温 36～38℃,使用 pH 值为

5.5～6.0 的温和沐浴液为宜,浴后应立即使用润肤剂。

2. 局部治疗

(1)润肤剂:规律外用润肤剂,每日应用 1～2 次。

(2)糖皮质类固醇激素:局部外用糖皮质类固醇激素是治疗特应性皮炎的一线药物,长期应用应注意毛细血管扩张、皮肤色素沉着、萎缩及毛发增粗等副作用。应根据患儿的年龄、皮肤部位及病情严重程度,选用不同类型及强度的制剂。儿童常用弱效至中效糖皮质类固醇激素制剂,皮损严重时可选择强效或起强效作用的外用糖皮质激素制剂,在治疗疾病时,应首选强度足够的制剂,在治疗过程中应根据皮损恢复情况逐渐减低外用激素的浓度或降低激素的强度。当皮肤炎症完全控制后,建议继续每周 2 次外用激素制剂控制炎症反应,同时应用润肤剂的"积极治疗"方法,以使其长期处于缓解状态。

对于 2 岁以上的儿童当病情缓解后可选用钙调神经磷酸酶抑制剂(他克莫司软膏或吡美莫司乳膏)进行长期维持治疗,以避免长期外用激素制剂的副作用发生。当皮肤有继发感染时可选用外用抗感染制剂等。传统使用的黑豆馏油、煤焦油及氧化锌油(糊)剂等可根据皮损情况选用。

3. 系统治疗

(1)抗组胺类药物:氯苯那敏、苯海拉明、西替利嗪、氯雷他定等可用来控制瘙痒症状,作为局部用药的辅助治疗。

(2)抗感染药物:当特应性皮炎患儿合并大面积细菌感染时可系统应用抗生素治疗,首选一代或二代头孢类抗生素或半合成青霉素,疗程 7～10 天。继发单纯疱疹病毒感染的 Kaposi 水痘样疹患儿,首选阿昔洛韦静点治疗。

(3)糖皮质激素:对于病情严重的患者可给予中、小剂量短期治疗,但长期口服糖皮质激素易产生一系列的副作用(如:库欣面容、生长发育迟缓、骨质疏松及淋巴细胞减少等症状),停药后病情易反跳,因此,原则上尽量不用或少用此类药物,儿童慎用。

(4)免疫抑制剂:环孢素为大环内酯类免疫调节药物,可以通过抑制 T 细胞抑制促炎症因子 IL-2 及 IFN-r 等。为外用药物治疗效果不佳的难治性特应性皮炎患者的第二治疗选择,可用于成人及儿童。停药后病情可复发,但不会较治疗初始时严重。推荐短期大剂量治疗[3～5mg/(kg·d)]和长期小剂量治疗[2.5mg/(kg·d)]两个方案。不良反应主要为肾毒性,需要密切监测。国内病人很少需要应用该类药物治疗。儿童需要注意用药期间不宜接种疫苗。

(5)中医中药治疗:需要根据患儿临床症状和体征,进行辨证分型,按证施治。

4. 物理治疗

(1)光化学疗法(PUVA):照射长波紫外线(UVA)前 2 小时口服 8-甲氧补骨脂素(8-MOP)或外用 0.1～0.3% 的 8-MOP 酊剂或霜剂,可以通过抑制朗格汉斯细胞和 T 淋巴细胞及调节细胞因子的产生来抑制炎症反应,从而减轻患者的炎症和瘙痒症状。

(2)也有报道称 UVA 联合 UVB,见效快、疗效好。12 岁以下儿童应慎用,同时长期应用紫外线治疗的副作用目前仍需进一步观察。

点评

　　以皮肤干燥、瘙痒起病,病程反复,发病年龄较早,秋冬季节加重,夏季减轻是特应性皮炎的典型临床特点;皮损由主要累及婴儿期的头面部逐渐发展至儿童期的四肢屈侧是特应性皮炎的皮损累及部位发展规律;皮损具有典型性、有过敏性疾病史或家族过敏性疾病史,血嗜酸性粒细胞增高、IgE 增高是特应性皮炎的特点及诊断依据。

(申春平　马　琳)

患儿,女,3岁,于2012年11月3日入院。

一、主诉

全身触痛性皮疹3天,发热1天。

二、病史询问

对于一个以发热、触痛性皮疹为主要表现,急性起病的幼儿应首先考虑到细菌感染性皮肤病,其次应考虑是否有药物过敏的可能,尤其是要排除中毒性表皮坏死松解症等,进一步询问病史应围绕这些方面。

(一) 进一步询问内容及目的

1. 发热的特点,是否伴有咳嗽、咳痰、流涕、腹泻,判断是否伴有其他系统的感染。
2. 初发皮疹的部位、表现,皮疹发展过程,判断为局部感染,还是全身感染。
3. 有无足癣、鼻炎、局部皮肤外伤,用于协助局部感染,如丹毒的诊断。
4. 有无化脓性咽炎、脓疱疮、皮肤外伤史,用于协助葡萄球菌烫伤样皮肤综合征的诊断。
5. 发病前有无可疑用药史,用于鉴别重症药疹。
6. 有无口唇、结膜、外生殖器等黏膜的损害,用于鉴别中毒性表皮坏死松解症。

(二) 询问结果(病史)

患儿发病前1周,下颌部出现小米粒大小红色丘疹,搔抓后破溃并有蜜黄色结痂,自行外用红霉素软膏1天,莫匹罗星软膏2天,未见明显疗效。入院前3天,家长发现患儿颈部轻微发红,有少许表皮剥脱,后皮疹迅速发展至全身,以头面、躯干为主弥漫潮红,伴触痛。入院前1天出现发热,最高38.1℃,物理降温后体温可降至正常。为求进一步诊治,收入院治疗。

患儿自发病以来,神志清,食欲可,无咳嗽咳痰、腹泻等不适。发病前无特殊用药史。

思维提示

询问结果(病史)分析:①患儿起病急,发病年龄小,以颈部红斑发病,皮疹迅速发展至全身,伴触痛及发热,应考虑细菌感染性皮肤病;②患儿皮损泛发迅速,与局部皮肤感染不符合;③患儿发病前虽无特殊用药史,但不能完全排除中毒性表皮坏死松解症的可能。

三、体格检查

（一）初步体格检查内容及目的

1. 患儿一般情况及营养状况。
2. 呼吸系统体征（呼吸频率、节律，有无呼吸困难、肺部听诊有无干湿啰音）。
3. 心脏听诊有无杂音，腹部情况（有无肝脾肿大）。
4. 皮肤科查体 皮损分布特点，皮损表现，有无黏膜损害。

（二）体格检查结果

体温 37.4℃，呼吸 22 次/分，脉搏 106 次/分，血压 94/59mmHg。精神反应可，发育营养中等。全身浅表淋巴结无肿大，无特殊面容，双侧瞳孔等大等圆，对光反应灵敏。双肺呼吸音清，未闻及干湿啰音。心率 106 次/分，心音有力，节律规整，各瓣膜听诊区未闻及杂音。腹平软，肝脾未触及。皮肤科情况：全身弥漫潮红，以眼周、口周、颈部、腋窝及腹股沟为著，口周见放射状裂纹及蜜黄色鳞片状脱屑。眼部可见少许黄稠分泌物，颈部可见米粒大小脓疱，疱壁薄。全身散在分布片状表皮剥脱，以面、颈及双侧腹股沟为著，基底面湿润。皮损尼氏征阳性，触痛明显。口唇及外阴黏膜正常。

四、门诊及外院检查结果

血常规 白细胞 15.56×10⁹/L，中性粒细胞 73.3%，淋巴细胞 17.5%，血红蛋白 124g/L，血小板 251×10⁹/L，CRP 16mg/L。

> **思维提示**
>
> 体格及目前检查结果分析：①患儿为幼儿，急性起病，伴有发热，考虑感染性皮肤病；②患儿外周血象示白细胞升高，中性粒细胞升高，CRP 升高，支持细菌感染；③患儿全身弥漫潮红，触痛明显，皱褶部位表皮剥脱明显，尼氏征阳性，考虑葡萄球菌烫伤样皮肤综合征的可能性大；④患儿发病前无明显的用药史，无黏膜受累，暂不支持中毒性表皮坏死松解症的诊断。

五、初步诊断

葡萄球菌烫伤样皮肤综合征。

六、初步治疗（入院治疗）

入院后予第二代头孢菌素——头孢孟多抗感染治疗；给予丙种球蛋白降低炎症反应；给予

能量合剂等对症支持治疗;局部换药,防止继发感染。

七、进一步检查

(一)进一步检查内容及目的

1. 血常规、CRP　观察炎性指标是否升高以及程度。
2. 血生化　肝肾功有无异常以及有无电解质紊乱。
3. Ig 系列、CD 系列　了解患儿有无免疫异常。
4. 咽拭子、鼻咽拭子、眼分泌物及原发皮肤破溃处细菌培养,查找病原。
5. 胸片、心电图、心脏彩超、腹部 B 超,了解患儿一般情况。
6. 水疱基底细胞 Tzanck 涂片及皮肤活检明确诊断。

(二)检查结果

1. 血常规　白细胞 $16.56 \times 10^9/L$,中性粒细胞 71.3%,淋巴细胞 27.5%,血红蛋白 117g/L,血小板 $251 \times 10^9/L$,CRP 15mg/L。
2. 血生化　电解质、肝肾功能、心肌酶大致正常。
3. 免疫功能、Ig 系列、CD 系列　大致正常。
4. 下颌部细菌培养示 100% 金黄色葡萄球菌生长;鼻咽分泌物细菌培养示金黄色葡萄球菌 40%,凝固酶阴性葡萄球菌 30%,草绿色链球菌 30%;颈部皮肤分泌细菌培养示经鉴定无细菌生长;咽拭子细菌培养示无致病菌生长。
5. 胸片、心电图、心脏彩超及腹部 B 超未见明显异常。
6. 水疱基底细胞 Tzanck 涂片示大量鳞状细胞,缺乏炎症细胞。皮肤活检示角化不全,角质层呈网状,角质层与颗粒层交界处、颗粒层中、或颗粒层与棘细胞交界处有水疱形成,真皮水肿,少量炎性浸润。

八、入院后情况

入院后,体温 37.4℃,精神反应可,两瞳孔等大等圆,对光反射灵敏。两肺呼吸音清,未闻及啰音,心腹检查未见明显异常。皮科情况:全身以皱褶部位为著弥漫潮红,散在表皮剥脱,皮损尼氏征阳性,触痛明显,口周放射状皲裂,覆蜜黄色痂屑,眼部少许黄稠分泌物。

> **？思维提示**
>
> 实验室检查结果分析,进一步明确或除外的疾病:①患儿下颌及鼻咽分泌物细菌培养示金黄色葡萄球菌、凝固酶阴性葡萄球菌及链球菌,多处表皮剥脱处无细菌生长,提示下颌部为原发感染灶,余表皮剥脱处为毒素反应。且水疱基底细胞 Tzanck 涂片示大量鳞状细胞,缺乏炎症细胞,结合皮肤病理结果,均支持葡萄球菌烫伤样皮肤综合征的诊断。②患儿虽然全身皮肤出现弥漫潮红与表皮剥脱,与中毒性表皮坏

死松解症表现相似,但患儿发病前无特殊用药史,黏膜无损害,且实验室检查示生化大致正常,尚未出现电解质紊乱。心脏彩超正常,各瓣膜及房室口径均未见异常,结合临床考虑中毒性表皮坏死松解症可能性不大。

九、下一步检查内容与目的

无。

十、进一步检查结果

无。

十一、诊断

葡萄球菌烫伤样皮肤综合征。

十二、治疗

入院后经静点头孢孟多抗感染治疗,丙种球蛋白中和毒素、减轻炎症反应治疗,静点能量合剂对症支持治疗,局部外用莫匹罗星软膏及金霉素眼膏,患儿全身潮红渐消退,触痛消失,糜烂面渐愈合,出现脱屑。

十三、关于葡萄球菌烫伤样皮肤综合征的情况

葡萄球菌皮肤烫伤样综合征(staphylococcal scalded skin syndrome,SSSS)曾称新生儿剥脱样皮炎(dermatitis exfoliativa neonatorum)、金黄色葡萄球菌型中毒性表皮松解症(staphylococcal toxic epidermal necrolysis)、细菌性中毒性表皮坏死松解症(bacterial toxic epidermal necrolysis)、Ritter 病。本病是一种严重的急性泛发性剥脱型脓疱病,是在全身泛发红斑基底上,发生松弛性烫伤样大疱及大片表皮剥脱为特征。

本病主要是由凝固酶阳性的噬菌体 II 组 71 型金黄色葡萄球菌所致的一种严重皮肤感染。该型葡萄球菌可产生表皮剥脱毒素,造成皮肤损害。现又发现 I 组或 III 组某些葡萄球菌也可产生表皮剥脱毒素。试验证明表皮剥脱毒素主要由肾脏排出。婴、幼儿排泄很缓慢,此毒素在血清中含量增高而引起皮肤损害和剥脱。发生于成年人的葡萄球菌皮肤烫伤样综合征多见于患有肾炎、尿毒症、身体衰弱、免疫功能缺陷或有严重的葡萄球菌败血症的人,可能与肾脏排泄功能和机体免疫功能低下有关。

典型葡萄球菌烫伤样皮肤综合征多发生于 1~5 岁的幼儿,偶见于成人。通常急性起病,开始损害可发生在任何部位,但往往先由面部,特别是口周或颈部开始,局部皮肤潮红,迅速向周围扩展,在 2~3 天内全身皮肤都可发红,在红斑基底上出现大小不等的水疱。并能互相融

合成更大水疱。触痛明显, 疱壁薄、松弛易破, 尼氏征阳性, 表皮极易剥脱, 露出鲜红色湿润面, 颇似烫伤样。疱液为浆液性, 也可混浊似脓疱病, 疱液细菌培养常见金黄色葡萄球菌, 链球菌或溶血性链球菌。面部受累可见浅黄色痂、口周可见放射状皲裂, 头部很少受侵犯。口腔、鼻腔黏膜、眼结膜均可受累, 出现口腔溃疡、鼻炎和角膜溃疡等。病人常伴有发热、腹泻等全身症状。有的因继发肺炎、细菌性心内膜炎或败血症等危及生命。由于近年对本病认识的提高和及时治疗, 儿童的死亡率由以前的 30% 下降至目前的 4% ~5% 。

治疗时应早期使用足量有效的抗生素, 以清除存在体内的金黄色葡萄球菌感染灶, 终止细菌毒素产生。建议首选耐 β- 内酰胺酶半合成青霉素 (如苯唑西林或氯唑西林) 或头孢菌素, 疗程 7 ~10 天。对青霉素过敏时, 可选用克林霉素、复方磺胺甲噁唑 (禁用于新生儿及 2 个月以下婴儿) 或夫西地酸。住院患者 (如重症监护室、手术后置管患者等) 出现 SSSS, 首选万古霉素或利奈唑胺治疗。如果用药 7 天后临床表现无改善, 应再次进行细菌培养并做药敏试验, 根据结果调整相应抗生素种类。给予系统治疗的同时, 应进行支持疗法, 注意维持水和电解质平衡, 尤其是口周皮损影响患儿进食的阶段。严重病例可静脉使用丙种球蛋白治疗, 一般建议给予 1g/kg, 1 天, 或 400mg/ (kg · d) , 疗程 1 ~3 天, 或少量多次输注新鲜血浆。

局部治疗: 急性期时由于皮损似烫伤, 因此护理亦如护理烫伤患儿, 如放置消毒房间; 应用烫伤支架; 铺不粘贴的消毒床单; 保持室内合适的温、湿度; 表皮剥脱湿润处可用消毒油纱像邮票样敷贴, 每日用碘伏消毒 1 ~2 次即可; 护理和陪住人员严格执行消毒隔离制度; 由于疼痛剧烈及表皮剥脱, 尽量减少搬动患儿的次数; 必要时可全身或局部应用止痛剂。恢复期时由于自觉皮肤干痒, 因此可应用润肤霜剂。

点评

　　婴幼儿急性起病, 以皱褶部位为著的弥漫潮红, 表皮剥脱, 皮损尼氏征阳性, 触痛明显, 黏膜不受累, 病程中伴低热, 为葡萄球菌烫伤样皮肤综合征的临床特点; 原发感染处可培养出金黄色葡萄球菌, 疱液及表皮剥脱处培养阴性为其病原学特点。

（刘　盈　马　琳）

患儿,男,4岁6个月,于2013年4月20日入院。

一、主诉

间断皮疹伴痒2周,发热1周。

二、病史询问

(一)问诊主要内容及目的

> **思维提示**
>
> 　　患者为4岁男性幼童,主因"间断皮疹伴痒2周,伴发热1周"入院,首先考虑为发热皮疹待查,需要从感染性疾病和非感染性疾病两大方面寻找皮疹诱因。感染性疾病应考虑:①病毒相关疾病:传染性单核细胞增多症,发疹型病毒疹如麻疹、风疹或埃可病毒疹等,Ⅵ型疱疹病毒疹,Ⅶ型疱疹病毒疹和Ⅷ疱疹病毒疹等;②细菌相关性疾病:猩红热(A组β溶血性链球菌),溶血性隐秘杆菌感染或脑膜炎球菌血症等;③支原体感染;④其他病原体相关疾病:肺结核、深部真菌病、伤寒或副伤寒等。非感染性疾病应考虑:①药物反应:最常见为发疹型药疹,或重症药疹如SJS/TEN和药物超敏反应综合征;②结缔组织病:系统性红斑狼疮、皮肌炎、硬皮病等;③其他如川崎病、急性移植物抗宿主病、血液系统疾病和恶性肿瘤等。因此问诊主要围绕:①发疹诱因(原因)包括感染性疾病相关的传染性疾病接触史、预防接种史、前驱感染病史、疫区或旅游史,兼顾非感染性疾病相关的既往特殊病史和用药史、饮食或接触史、过敏史以及其他疾病家族史;②主要症状特点如发热规律即热型,皮疹疹型、发生顺序、分布特点,伴随症状如瘙痒程度、有无黏膜损害等;同时兼顾协助鉴别的阴性症状和体征;③发疹后是否进行治疗(如抗感染治疗、抗过敏治疗、退热处理、镇静或抗惊厥处理等)及治疗效果,给药途径和方式(如塞肛、肌注、静脉输注等)等问题展开。

　　1. 发病前特殊接触史、既往史、过敏史及家族史　①发疹前的传染性疾病接触史、预防接种史、前驱感染病史和疫区或旅游史通常与感染性疾病诱发的皮疹相关;②既往特殊病史和用药史、过敏史以及其他疾病家族史通常与非感染性疾病诱发的皮疹相关,如:癫痫病史和相关抗惊厥药物使用,发热病史和相关解热镇痛药使用,或感染病史和相关抗生素使用等与药疹相关；疾病家族史与结缔组织病、血液系统疾病以及恶性肿瘤等相关。

2. **发热规律及热峰** 感染性疾病诱发的皮疹通常发热先于皮疹出现，如麻疹多为高热且于发热后 3～4 天出疹；过敏性皮疹如药疹则多为先出皮疹或同时伴有发热。

3. **皮疹发生顺序、分布特点、疹型特点以及伴随症状**

(1) 儿童发疹中最常见的类型为非特异性病毒疹，多表现为广泛分布于躯干和四肢的红斑、斑丘疹，较少见于面部，瘙痒不明显，可能伴有低热、肌痛、头痛、流涕或胃肠道不适。发生于夏天者多为非脊髓灰质炎肠道病毒引起，而发生于冬天者多为呼吸道病毒（包括腺病毒、副流感病毒、呼吸道合胞病毒和流感病毒）引起。病毒疹可伴有黏膜疹，如麻疹可见颊黏膜灰白色丘疹（Koplik's 斑），风疹可见软腭红斑，Ⅵ型和Ⅶ型疱疹病毒疹可见软腭/悬雍垂红丘疹或溃疡，肠道病毒疹可见咽后壁痛性糜烂，EB 病毒疹、副黏病毒疹和肠道病毒疹可伴有咽炎。病毒疹多可自限，恢复期 1 周以上，临床上可通过实验室检查如血清学、抗原检测、病毒分离、特异性抗体检测和病毒 DNA 行 PCR 扩增等方法协助明确致病原。

(2) 非特异性病毒疹临床上要与发疹型药疹鉴别，后者是药物不良反应中最常见的皮肤疹型，发疹前有一定潜伏期，一般在治疗开始后 7～14 天发生，也可在停药后几天发生。开始为鲜红色斑（较病毒疹等其他皮肤病鲜艳），或半米粒大至豆大红色斑丘疹，密集对称分布，初起于躯干和上肢，渐趋融合，皮疹数目多、范围广，皮疹呈多形性如猩红热样、荨麻疹样或麻疹样，位于四肢，在胸部融合成片，踝和足部常见受累。常伴瘙痒（痒感重于感染性皮疹）或低热，黏膜通常不受累。发疹型药疹通常在停用致敏药物后在 1～2 周内自行消退，而传染病和其他皮肤病则各有一定病程。需要警惕重症药疹的发生，临床特征如伴有颜面水肿、全身淋巴结肿大和肝大以及外周血嗜酸性粒细胞增多需警惕重症药疹中的药物超敏反应综合征；黏膜损害或皮肤疼痛、暗黑可能意味着 SJS 或 TEN。

(3) 其他感染性疾病如猩红热、支原体感染、肺结核等以及非感染性疾病中的川崎病、急性 GVHD、结缔组织病、血液系统疾病和恶性肿瘤等可根据相关病史及临床特征予以诊断或除外。

4. **除发热皮疹外的伴随症状或有助于鉴别诊断的阴性症状有哪些** 感染性皮疹除发热外，可伴有相关的呼吸道如鼻塞、流涕、咳嗽、咳痰、喘憋等或胃肠道如腹痛、腹泻、血便、黏液便等症状；重症药疹可伴有颜面、手足水肿、淋巴结肿大、肝脾肿大、眼-口唇-外生殖器黏膜受损等症状；结缔组织病等可伴有乏力、光敏、厌食、脱发和关节肿痛等症状；血液系统疾病或恶性肿瘤可伴有消瘦、乏力、贫血等症状。

5. **入院前应用了何种药物，效果如何，其他可疑用药** 通过了解院外有无抗感染治疗，选择何种药物，治疗效果如何来考虑感染性疾病的可能性，并进一步分析药物的选择是否合理等问题；如有可疑致敏药物应用史，则停药后皮疹情况有无改善，是否针对性抗过敏治疗，有助于明确或除外药疹可能。

(二) 问诊结果及思维提示

患儿为 4 岁男性幼童，入院前 4 周因抽搐于当地诊断癫痫，并予苯巴比妥、丙戊酸钠、奥卡西平和伊来西胺口服抗惊厥治疗，入院前 2 周开始出现面部针尖大小红色斑疹、斑丘疹，自觉瘙痒，无发热及其他伴随症状，于当地医院就诊，考虑"药物过敏"，停用苯巴比妥，继用其他类抗癫痫药物，予口服西替利嗪片 5mg/d 抗过敏治疗 4 天，面部皮疹大部分消退。入院前 7 天，患儿无明显诱因出现发热，最高达 38.6℃，予退热药（具体不详）可退至正常，仍有反复，热峰

3 次/日,颈部及躯干部出现针尖大小红色斑丘疹、斑疹,伴痒,停用口服抗癫痫药物,予头孢哌酮静点、地塞米松(剂量不详)抗过敏治疗 5 天,效果不佳,皮疹渐增多至全身,出现颜面水肿,仍有发热,入院前 1 天于我院皮肤科门诊就诊,行血常规示白细胞 $28.93 \times 10^9/L$,中性粒细胞 31%,淋巴细胞 51%,嗜酸性粒细胞 9%,红细胞 $4.88 \times 10^{12}/L$,血红蛋白 131g/L,血小板 $189 \times 10^9/L$,快速 C 反应蛋白 12mg/L;血生化示 AST 407.0U/L,ALT 431.0U/L,为求进一步诊治收入我院皮肤科病房。

自发病以来,患儿精神可,饮食可,二便正常,无消瘦、乏力、关节肿痛、光敏、口腔溃疡、脱发、鼻塞流涕、咳嗽咳痰、腹痛腹泻等症。否认肝炎、结核及其他传染性疾病接触史,否认疫区或旅游史,否认家族遗传病史。

？ 思维提示

通过问诊可明确,患儿既往有癫痫病史和多种抗惊厥药物联合应用史,用药 2 周后开始出现发疹样皮疹,伴有明显瘙痒,停用部分可疑致敏药物并经过抗组胺药抗过敏治疗约 1 周后皮疹明显消退,且发病前和病程中无发热等感染性疾病病史和症状以及其他川崎病、结缔组织病等非感染性疾病表现,高度提示发疹型药疹可能。同时需要注意皮疹反复发作,且出现发热症状(体温大于 38℃),一周前停用全部抗癫痫药物后皮疹仍持续进展,出现颜面水肿,外院头孢类抗生素联合地塞米松抗感染抗过敏治疗效果不佳,辅助检查示外周血白细胞总数升高、嗜酸性粒细胞比例明显升高,肝酶明显十倍以上升高,需警惕发生重症药疹即药物超敏反应综合征可能。因此体格检查重点注意:①系统查体:外周淋巴结有无肿大,肝脾有无肿大,眼部、口唇、外生殖器黏膜受累情况等;②皮肤科情况:皮疹疹型及分布情况(典型表现为麻疹样发疹,四肢手足均可受累,躯干部皮疹可融合,后期出现红皮病样表现),颜面手足水肿情况,有无水疱、大疱、脓疱以及表皮坏死等症状。药物超敏反应综合征与人类疱疹病毒再活化有关,需进一步通过实验室检查寻找疱疹病毒活化的证据,以及影像学检查评估相关脏器受累情况。

三、体格检查

(一) 重点检查内容和目的

考虑患者发疹型药疹的可能性大,不除外发展成药物超敏反应综合征可能,因此在对患者进行系统、全面检查的同时,应重点注意准确测量体温、检查淋巴结情况、肝脾情况及皮肤科情况,尤其是皮疹疹型特点、分布特点及黏膜受累情况。同时兼顾与病毒疹如传染性单核细胞增多症等相鉴别的体征。

(二) 体格检查结果及思维提示

体温 38.5℃,呼吸 22 次/分,脉搏 100 次/分,血压 104/70mmHg。神清、反应可,双腹股沟可触及黄豆大小肿大淋巴结,有触痛,质韧,边缘光滑,余浅表淋巴结未触及肿大。双肺呼吸音稍粗糙,未闻及明显干湿啰音,心音有力、律齐,腹膨隆,无压痛及反跳痛,肝肋下 5 指,质韧,脾肋下未及。皮肤科情况:全身可见米粒至黄豆大小鲜红色水肿性斑疹、斑丘疹,分布密集,以面部和四肢为著,躯干部皮疹融合成片,双上睑高度水肿,颜面及四肢也可见明显肿胀。未见水疱、大疱、糜烂、表皮坏死及剥脱,眼、口唇及外生殖器、肛周黏膜无累及。患儿皮疹瘙痒明显。

? 思维提示

　　体格检查结合问诊后初步得出结论药物超敏反应综合征可能性大。本病诊断标准如下:①用药后 2～6 周发生,表现为斑丘疹;②停用致敏药物后临场症状仍迁延 2 周以上;③发热 >38℃;④肝脏受累,ALT >100U/L 或其他器官受累;⑤白细胞异常(≥1 项),包括白细胞计数 >11×10⁹/L、异型淋巴细胞 >5% 或嗜酸性粒细胞增多症 >1.5×10⁹/L;⑥淋巴结病;⑦HHV-6 再活化。满足以上全部 1～7 项为典型药物超敏反应综合征,满足 1～ -5 项为不典型药物超敏反应综合征。抗惊厥药物(如苯妥英钠、卡马西平、苯巴比妥等)和磺胺类药物是最容易引发药物超敏反应综合征的致敏药物。具体本患儿符合上述 1～6 项,已经符合不典型药物超敏反应综合征诊断,进一步实验室检查和影像学检查的主要目的是完善病原学检查确定有无人类疱疹病毒再活化并除外其他感染性疾病,评估脏器情况以判断病情,为治疗方案提供依据。

四、实验室和影像学检查

(一) 初步检查内容及目的

1. 血尿常规、CRP、ESR 和 PCT　了解目前一般情况、感染指标和炎性指标。
2. 完善病原学检查,包括血细菌培养、ASO、支原体、呼吸道感染病原体 IgM、EB 病毒抗体、HAV、HBV、HCV、HDV 和 HEV 检查、HIV、RPR、人类疱疹病毒筛查,以及咽培养　寻找病原,明确有无人类疱疹病毒再活化,除外其他感染性疾病。
3. 完善内分泌免疫学检查,包括 CD 系列、Ig 系列、甲功五项和自身抗体(ANA)　了解机体内分泌及免疫状态,除外内分泌及自身免疫性疾病。
4. 完善影像学检查,包括胸片、腹部 B 超、心电图、心脏彩超、骨髓穿刺(必要时)、脑电图及头颅磁共振(必要时)　了解目前脏器情况,判断病情。

(二) 检查结果及思维提示

1. 血常规　白细胞 17.49×10⁹/L,中性粒细胞 18.8%,淋巴细胞 58.6%,嗜酸性粒细胞 12.2%,红细胞 4.14×10¹²/L,血红蛋白 111g/L,血小板 132×10⁹/L。
2. CRP、PCT、ESR　正常范围。
3. ASO、支原体、呼吸道感染病原体 IgM、HAV、HBV、HCV、HDV 和 HEV 检查、HIV、RPR 以及咽培养均未见异常。血培养、EB 病毒抗体和人类疱疹病毒筛查结果未回。
4. CD 系列、Ig 系列、甲功五项和自身抗体(ANA)结果未回。
5. 胸片、腹部 B 超、心电图、心脏彩超　结果未回。

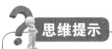

思维提示

重要的检查结果有 2 项：①末梢血白细胞总数和嗜酸性粒细胞比例均增高；②细菌、支原体、肝炎病毒、呼吸道病原体、HIV 和 RPR 等均为阴性，除外其他感染性疾病。

结合患者的病史和体格检查结果，进一步支持药物超敏反应综合征诊断，但目前尚无人类疱疹病毒再活化的证据，故据此制订的治疗方案如下：①早期予足量糖皮质激素抗炎抗过敏治疗；②予大剂量丙种球蛋白封闭抗体和调节免疫进行协同治疗；③予阿奇霉素经验性抗感染及抗炎治疗；④予能量合剂保护脏器和对症支持致治疗；⑤临时抗惊厥治疗：予水合氯醛或地西泮镇静止痉治疗，必要时请神经内科协助治疗。同时在治疗过程中注意观察病情变化及治疗效果，以进一步明确诊断和有效治疗。

五、初步诊断及根据

结合患者的病史和体格检查结果，进一步支持药物超敏反应综合征诊断，但目前尚无人类疱疹病毒再活化的证据，故据此制订的治疗方案如下：①早期予足量糖皮质激素抗炎抗过敏治疗；②予大剂量丙种球蛋白封闭抗体和调节免疫进行协同治疗；③予阿奇霉素经验性抗感染及抗炎治疗；④予能量合剂保护脏器和对症支持治疗；⑤临时抗惊厥治疗：予水合氯醛或地西泮镇静止痉治疗，必要时请神经内科协助治疗。同时在治疗过程中注意观察病情变化及治疗效果，以进一步明确诊断和有效治疗。

六、治疗方案及理由

1. 方案　①甲泼尼龙每次 10mg/kg，每日 1 次，静点，拟连用 3 天；②丙种球蛋白每次 1g/kg，每日 1 次，静点，拟连用 2 天；③阿奇霉素每次 10mg/kg，每日 1 次，静点，拟连用 5 天。

2. 理由　药疹治疗的首要原则是停用或更换可疑药物，轻症患者给予抗组胺药物、维生素 C 及钙剂等对症支持治疗；重症者需加用糖皮质激素；病情特别严重的重症药疹如 SJS、TEN 和药物超敏反应综合征，则应及早采取各种有效措施：①早期足量大剂量糖皮质激素冲击抗炎抗过敏治疗；②静脉注射免疫球蛋白治疗；③防止继发感染、严格消毒隔离措施或针对已并发感染者选用适当的抗生素；④支持治疗，注意补液及维持电解质平衡，必要时注意补充胶体如输血或血浆；⑤加强皮损、口腔黏膜、眼部等护理；⑥血浆置换，有利于清除致敏药物及其他代谢毒性产物及炎性介质。

七、治疗效果及思维提示

经上述治疗 2 天后，患儿皮疹颜色略转暗、四肢肿胀略消，但体温仍持续发热，热峰可达 39.5℃，仍有瘙痒。余症状和体征同前。

思维提示

　　患者目前诊断药物超敏反应综合征，经糖皮质激素联合免疫球蛋白抗炎抗过敏治疗 2 天，体温控制不佳，但皮损有所减轻，应注意：①治疗时间尚短，药物超敏反应综合征属于重症药疹，特点为病程迁延反复，虽停用致敏药物后病情仍可持续进展甚至恶化，除皮肤外可累及肝脏、肾脏、心脏、肺脏、内分泌、消化以及血液系统等多器官系统，死亡率可达 10%。糖皮质激素为治疗本病的一线治疗，治疗时间一般持续数周至数月，且激素减量时病情可能会再次加重，因此，需继续观察病情变化，必要时调整治疗方案；②治疗剂量不足？重症药疹的治疗应早期足量糖皮质激素［如甲泼尼龙 20mg/（kg·d）］冲击治疗，本患儿起始剂量为 10mg/（kg·d），未达足量，必要时可加大激素用量，以迅速控制体温及病情；③合并其他重症感染，患儿为 4 岁幼童，在病程后期出现发热，皮损面积广泛，目前予大剂量糖皮质激素冲击治疗，需注意合并或继发重症感染可能，注意相关病原学检查结果回报（如咽培养、血培养等），必要时调整抗生素种类。

八、进一步检查结果

　　1. 人类疱疹病毒筛查、EB 四项、血培养均未见异常。

　　2. CD 系列提示 T 细胞免疫紊乱，甲功五项、ANA 及 Ig 系列均未见异常。

　　3. 腹部 B 超　肝肋下 1.5cm，剑突下 3.6cm，肝实质回声增强，脾大，脾血窦开放，胆囊壁水肿，少量腹水，余腹部实质脏器未见异常。

　　4. 胸片　两肺纹理增多，右侧胸腔积液。

　　5. 心电图　窦性心动过速。

　　6. 心脏彩超　目前心内机构未见明显异常。

思维提示

　　补充上述临床资料后，药物超敏反应综合征诊断进一步明确，虽然目前人类疱疹病毒筛查阴性，但人类疱疹病毒再活化多出现于病程中 3~4 周，故可于 1~2 周后再次复查以确认。目前受累脏器主要为肝脏和肺部，考虑与原发病相关，注意相关临床表现。血培养等感染指标均阴性，除外继发感染存在。考虑目前病情控制不佳与激素用量不足有关，进一步治疗拟调整治疗方案，同时密切监测感染指标和脏器情况。

九、调整治疗方案及疗效

（一）调整方案（入院第 3 天）

　　1. 糖皮质激素加量　①前 1~3 天（入院第 3~5 天）：甲泼尼龙每次 20mg/kg，每日 1 次，静点,拟连用 3 天;②后 4 ~ 6 天(入院第 6 ~ 8 天):甲泼尼龙每次 10mg/kg,每日 1 次,静点,拟连用 3 天;③后 7 ~ 9 天(入院第 9 ~ 11 天):甲泼尼龙每次 4mg/kg,每日 1 次,静点,拟连用 3 天;④后 10 ~ 12 天(入院第 12 ~ 14 天):甲泼尼龙逐渐减量至 20mg 泼尼松口服。

2. 余治疗暂不变

(二)疗效

1. 入院第 4 天(即甲泼尼龙 20mg/kg 第 2 天)体温降至正常,皮损明显转暗、四肢肿胀减轻。

2. 入院第 6 天(即甲泼尼龙 20mg/kg 连用 3 天后),体温正常,全身皮疹大部分消退,四肢肿胀完全消退,仅面部略有肿胀。复查血常规示:白细胞 13.89×10^9/L,中性粒细胞 32.9%,淋巴细胞 54.5%,嗜酸性粒细胞 2.0%,红细胞 3.65×10^{12}/L,血红蛋白 98g/L,血小板 127×10^9/L,快速 C 反应蛋白 10mg/L(白细胞较前下降,嗜酸粒细胞比例恢复正常);肝酶示 AST 235.9U/L,ALT 391.9U/L(较前减低)。

3. 入院第 14 天,体温持续正常,皮损和面部、四肢肿胀完全消退。复查血常规示:白细胞 11.85×10^9/L,红细胞 3.89×10^{12}/L,血小板 301×10^9/L,血红蛋白 107g/L,中性粒细胞百分率 30.3%,淋巴细胞百分率 60.1%,嗜酸性粒细胞 2.0%,CRP < 8mg/L(血象已基本恢复正常);肝酶示 AST 54.0U/L,ALT 260.0U/L,均前明显减低。胸片示两肺纹理增多,模糊,右肺内带为著,右侧胸腔积液较前有吸收。

十、最终诊断

药物超敏反应综合征(DRESS)。

十一、对本病例的思考

1. 关于 DRESS　是一种以急性广泛的皮损,伴发热、淋巴结肿大、多脏器受累(肝炎、肾炎、肺炎)、嗜酸性粒细胞增多及单核细胞增多等血液学异常为特征的严重全身性药物反应。通常在服药后 2 ~ 6 周内发病。其症状于停药后仍持续发展并转为迁延化,往往经过 1 个月以上缓解。常见原因药物有卡马西平、苯妥英钠、苯巴比妥等,研究发现,DRESS 是由药物过敏和 HHV-6 感染再激活共同导致,近年也有 EBV、CMV、HHV-7 与 DRESS 相关性的报道。结合本患儿,发疹前有抗癫痫药物(苯巴比妥及丙戊酸钠)应用史,皮疹呈现间断性,第一次皮疹为用药后 2 周起皮疹,自面部开始,表现为红色斑疹、斑丘疹,无发热,予对症处理后自行消退,1 周后,皮损再次复发,皮疹迅速发展至四肢、面部及躯干,并伴有发热,查体:双侧腹股沟可触及黄豆大小淋巴结肿大,全身可见米粒大小红色至暗红色斑疹、斑丘疹,四肢弥漫成片,瘙痒明显,肝脏肋下 5 指,入院前血生化示肝酶及明显增高,嗜酸性粒细胞明显增高,故需考虑药物超敏反应综合征诊断明确。

2. 问诊的重要性　对于疑似药疹的病例,病史询问尤其是用药史非常重要,需要对现在和过去用药情况完整列表,包括处方药、非处方药/柜台出售药,以及辅助或非正规的治疗,患者所使用的全部药物、用药时间、剂量的资料都要收集;另外一个重要因素是药物使用的时间表,鉴别致敏药物的一个关键元素是从开始用药到出现皮疹的时间即潜伏期,因为大多数免疫介导的药物反应发生在使用新药的 8~21 天;其次,撤药后的评价可有帮助,因为药疹通常在可疑药物停用后消失,但药物半衰期长的或特殊类型药疹除外。总之,尽管任何药物都可能导致皮疹,根据许多因素分析,可以将药物归类为高、中、低可能性,再基于临床特点、时间顺序、停药反应并结合参考文献,最终明确诊断。

3. 关于治疗　①早期停用可能致敏药物,通常是停用所有非必要的药物,特别对于重症药疹非常重要,还需注意交叉过敏和多价过敏可能;②早期足量应用糖皮质激素对于重症药疹的治疗非常关键;③体温是判断病情控制与否的敏感指标;④注意监测感染指标,尤其病程后期避免继发感染。

十二、关于药物超敏反应综合征

药物超敏反应综合征(drug reaction with eosinophilia and systemic symptoms,DRESS)是指伴嗜酸性粒细胞增多和系统症状的药物反应,是一种特定药物在特殊易感人群中引起的具有潜在致死率且无法预测的严重不良反应,死亡率达 10%。

DRESS 发病机制包括:①特殊药物代谢,如对抗惊厥药和磺胺类药物解毒的缺陷;②免疫因素,如活化的 T 淋巴细胞释放 IL-5,有助于嗜酸性粒细胞增多的发生,这是本病的一个关键特征;③人类疱疹病毒再活化,如 HHV-6、7,EBV,CMV 等。

DRESS 最常见的病因为芳香族抗惊厥药(苯巴比妥、卡马西平及苯妥因)、拉莫三嗪(尤其与丙戊酸盐同时使用时)、磺胺类药物、米诺环素、别嘌呤醇(特别是在肾功能不全患者使用全量时)、氨苯砜和阿巴卡韦等。

DRESS 临床表现为发热、皮疹和多系统器官受累特别是肝炎,在用药后 2~6 周发生。皮疹开始于面部、躯干上部及上肢,初始为红斑、丘疹或麻疹样发疹,进而为暗红色水肿性,融合并可进行性发展为红皮病,消退时有广泛的脱屑及色素沉着或色素减退,持续几月甚至几年。面部水肿是 DRESS 的常见和标志性特征。系统症状包括:①肝脏是内脏损害中最常见也常是最严重的受累器官,血清转氨酶不同程度的升高,通常无黄疸,有黄疸常是预后不好的表现,暴发性肝坏死及肝衰竭是死亡的主要原因。虽停药肝炎仍可进展,应注意定期实验室检查;②常有淋巴结肿大,有时伴有关节痛,甚至关节炎;③外周血嗜酸性粒细胞显著增多是此综合征中常见且具有特征性的表现,常伴单核细胞增多症样的非典型淋巴细胞增多症;④其他可伴有心肌炎、间质性肺炎、间质性肾炎、甲状腺炎甚至脑组织内嗜酸性粒细胞浸润。

DRESS 诊断标准:①用药后 2~6 周发生,表现为斑丘疹;②停用致敏药物后临床症状仍迁延 2 周以上;③发热 >38℃;④肝脏受累,ALT >100U/L 或其他器官受累;⑤白细胞异常(≥1 项),包括白细胞计数 >11×10^9/L、异型淋巴细胞 >5% 或嗜酸性粒细胞增多症 >1.5×10^9/L;⑥淋巴结病;⑦HHV-6 再活化。满足以上全部 1~7 项为典型药物超敏反应综合征,满足 1~5 项为不典型药物超敏反应综合征。

DRESS 的一线治疗是糖皮质激素联合免疫球蛋白,必要时可进行血浆置换。

（梁　源　马　琳）

病例134　头皮红色肿物生后即有,迅速增大

患儿,男,2个月,于2013年11月20日入院。

一、主诉

头皮红色肿物生后即有,迅速增大。

二、病史询问

对于一个以生后或生后1个月内出现的质地柔软的肿物,尤其是红色肿物,在生后迅速生长为主要症状的婴儿应首先考虑婴儿血管瘤,其次应考虑先天性血管瘤、血管畸形、汗腺血管错构瘤、巨大血管瘤伴血小板减少综合征等,进一步询问病史应围绕这些方面。

(一) 进一步询问内容及目的

1. 肿物刚出现时候的特点,是否为出生时不明显,出生后6个月之内迅速生长,是判断血管瘤和血管畸形的重要病史。

2. 是否出生当时即为肿物,生后生长并不迅速,或生后逐渐消退,用于协助先天性血管瘤诊断。

3. 肿物有无疼痛、多汗的表现,用于协助汗腺血管错构瘤的诊断。

4. 是否有出血情况、血小板减少,用于协助巨大血管瘤伴血小板减少综合征的诊断。

(二) 询问结果(病史)

患儿生后即见头皮约直径1cm大小的红色质软肿物,未明显隆起皮肤表面,生后1个月瘤体开始迅速生长,大小达到直径4cm,隆起皮肤表面约2cm,表面颜色鲜红。局部按压瘤体时患儿未出现哭闹,表面瘤体亦未见汗液增多现象。曾在当地医院进行血小板检查,未见血小板降低。由于目前瘤体生长迅速,故为求进一步诊治来我院,发病以来,患儿精神食欲好,睡眠佳,大小便正常。

患儿为足月顺产,生后无窒息,新生儿期体健。智力和体格发育如正常同龄儿。按计划接种卡介苗,否认肝炎、结核接触史。既往无反复感染史,否认食物、药物过敏史。

> **思维提示**
>
> 询问结果(病史)分析:①患儿生后发病,生后1个月瘤体开始迅速生长,应考虑血管瘤可能性大;②患儿生后即见瘤体,应考虑先天性血管瘤可能,但瘤体并未出现

不再生长或消退迹象,故与先天性血管瘤不符;③血管瘤应注意是否存在汗腺血管错构瘤的可能,局部按压瘤体并未出现触痛,且局部未见明显多汗现象,故不支持汗腺血管错构瘤;④血管瘤如果出现快速生长,要注意是否伴有瘤体出血、血小板减少等情况,但患儿检查血小板未降低,且家长否认瘤体出血史,故可排除巨大血管瘤伴血小板减少综合征。

三、体格检查

(一) 初步体格检查内容及目的

1. 生长发育,皮肤有无出血点,协诊巨大血管瘤伴血小板减少综合征。
2. 局部压痛是否阳性,协诊汗腺血管错构瘤。
3. 呼吸系统体征(呼吸频率、节律,有无呼吸困难、肺部听诊有无干湿啰音)。
4. 心脏听诊有无杂音,腹部情况(有无肝脾肿大)。

(二) 体格检查结果

体温 36.8℃,呼吸 30 次/分,脉搏 130 次/分,血压 85/50mmHg。神清,精神反应好。发育营养中等。全身皮肤未见出血点。全身浅表淋巴结未触及明显肿大。无特殊面容,双侧瞳孔等大等圆,对光反应灵敏。双肺呼吸音清,未闻及干湿啰音;心音有力,律齐,各瓣膜听诊区未闻及病理性杂音;腹软,无压痛,未触及包块。专科情况:头皮可见 4.2cm×4.5cm 大小的鲜红色草莓样质软斑块,隆起皮肤表面约 2cm,基底可见青紫色瘤体,压之不褪色,瘤体处毛发稀疏。

四、门诊及外院检查结果

1. 血常规　白细胞 $9.5×10^9$/L,淋巴细胞 21.5%,中性粒细胞 70.7%,血红蛋白 115g/L,血小板 $333×10^9$/L。
2. 血管瘤局部 B 超　头顶局部皮损处头皮下可探及不均匀回声团,边界尚清,强回声为主,范围约 4.2cm×4.3cm×2.1cm(厚度)。与局部骨质贴近,包块内血供丰富,并可见 0.18cm 粗的血管回声,后方颅骨回声连续。印象:头顶局部皮损处头皮下血管瘤征象。

? 思维提示

体格及目前检查结果分析:①头皮可见 4.2cm×4.5cm 大小的鲜红色草莓样质软斑块,隆起皮肤表面约 2cm,基底可见青紫色瘤体,压之不褪色,瘤体处毛发稀疏。诊断婴儿血管瘤成立;②局部 B 超提示头皮部为血管瘤,符合婴儿血管瘤诊断;③血小板未见降低,除外巨大血管瘤伴血小板减少综合征诊断。

五、初步诊断

婴儿血管瘤(头部)。

六、初步治疗(入院治疗)

重症婴儿血管瘤主要采用口服普萘洛尔治疗。普萘洛尔属于 β 受体阻滞剂,其主要不良反应为心率变慢、血压降低和低血糖。因此,需要完善相关检查,并监测患儿基础心率、血压、血糖,同时请心脏内科会诊后综合判断是否可以服用普萘洛尔治疗。本患儿年龄仅 2 个月,处于血管瘤的快速生长期,且瘤体较大、较厚,若无服用此药的禁忌证后,即开始口服普萘洛尔治疗。

七、进一步检查

(一) 进一步检查内容及目的

1. 全血生化、心电图、心脏彩超　观察患儿是否存在心脏及肝肾功能的损害。
2. 甲功五项　观察患儿是否有甲状腺功能异常,甲状腺功能减退是服用普萘洛尔的禁忌证。
3. 乙肝五项　了解有无乙肝感染。
4. 胸片　了解有无呼吸道感染。
5. 腹部 B 超　观察有无内脏血管瘤。

(二) 检查结果

1. 全血生化　电解质、肝肾功能,心肌酶大致正常。心电图:窦性心律。心脏彩超:EF:71%,卵圆孔未闭(2.8mm),其余心内结构未见明显异常。
2. 甲功五项　未见异常。
3. 乙肝五项　乙型肝炎表面抗体(+),其余均为阴性。
4. 胸片　两肺纹理增多,上纵隔增宽——小儿胸腺。
5. 腹部 B 超　腹部实质脏器未见明显异常,未见明显肿大的淋巴结,未见血管瘤征象。

八、入院后情况

入院后患儿体温正常,吃奶好,睡眠及大小便未见明显异常。查体:神清,精神反应好。心肺腹查体未见明显异常。专科情况:头部瘤体较前未见明显变化。

九、下一步检查内容与目的

进行服药前心电监测,了解基础心率、血压。检查结果已完善,请心脏内科会诊,指导是否存在服用普萘洛尔的禁忌证。

十、进一步检查结果

1. 心电监测下，心率波动在 118 ~ 152 次/分之间，血压波动在 78 ~ 92/40 ~ 60mmHg 之间。

2. 心脏内科会诊后意见　目前尚无口服普萘洛尔禁忌证。

十一、诊断

婴儿血管瘤。

十二、治疗

1. 第一天　普萘洛尔 1mg/（kg·d），实予 3mg/次，每 12 小时一次口服（患儿体重 6kg），服药后 1 小时监测心率、血压、血糖，服药后 2 小时监测血压、心率，均在正常范围之内，患儿未出现腹泻、手足发凉及睡眠改变等异常情况。

2. 第二天　普萘洛尔 2mg/（kg·d），实予 6mg/次，每 12 小时一次口服，服药后 1 小时监测心率、血压、血糖，服药后 2 小时监测血压、心率，均在正常范围之内；患儿未出现腹泻、手足发凉及睡眠改变等异常情况。

3. 第三天　同第二天。

4. 第四天　出院。嘱家长：出院后继续口服普萘洛尔 6mg/次，2 次/日，按时监测心率、血压、血糖，1 个月后门诊复诊，复查全血生化、心电图、局部 B 超、心脏彩超；若服药过程中出现不适及时门诊就诊，必要时调整药量甚至停药。

十三、有关婴儿血管瘤

1. 定义　婴儿血管瘤是指由胚胎期间的血管组织增生而形成的，以血管内皮细胞异常增生为特点，发生在皮肤和软组织的良性肿瘤。

2. 临床表现　发病率为 4% 左右，生后几周内出现。女婴发病率为男婴的 3 倍多。1995 年 Waner 和 Suen 根据肿瘤组织累及的深浅分为浅表血管瘤、深部血管瘤和混合血管瘤。头颈部是最常受累的部位。大部分表现为单独的皮肤和（或）皮下损害，约有 15% 为多发性损害。浅表血管瘤起源于真皮浅层，呈鲜红色，增生期颜色逐渐加深，深部血管瘤位于真皮深层或皮下组织内，表面的皮肤隆起，正常颜色或透出蓝色。开始消退时由鲜红色转变为暗紫色，最后呈花斑状，消退完成后有 40% 的患儿残存皮肤及皮下组织退行性改变：瘢痕、萎缩、色素减退、毛细血管扩张和皮肤松弛。

3. 组织学表现

（1）病理表现：①增生期——6 个月以内增长速度最快。镜下可见大量增生活跃的内皮细胞，形成团块状；②稳定期——6 个月以后增长缓慢。镜下可见内皮细胞团扩大变缓，边界模糊，内皮细胞排列较疏松，核分裂象较 6 个月前明显减少，出现较多凋亡细胞；③消退期——

1 岁左右进入消退期。镜下表现为内皮细胞团界限模糊,纤维脂肪组织填充其中。部分内皮细胞团呈现不规则的血窦样,部分已经形成密集的微血管团,如蜂窝状。到 5 岁以后,大部分血管瘤消退完成,镜下可见小叶状分布的纤维脂肪组织和少数形态正常的小动静脉、微血管、细胞构成下降。

(2)免疫组化:免疫组化染色可见到内皮标记物如 CD31、CD34、Ⅷ因子相关抗原(vwf),Fli-1 和 VE——钙黏蛋白均为阳性。激活标记如 HLA-DR 存在,直至消退期才能消失。诊断婴儿血管瘤常用的免疫标记是葡萄糖载体蛋白异形体 1(glucose transporter1,GLUT1),在婴儿血管瘤的增殖期和消退期高表达,在血 – 组织屏障如神经组织、胎盘等处也是高表达,而在正常皮肤和皮下组织的脉管系统不表达。

4. 治疗

(1)治疗前评估:婴儿血管瘤具有明确的增生、稳定到消退的自然病程。生命、功能和美容的平衡是治疗追求的目标,所采取的治疗措施主要取决于三个方面,按其重要性依次是:瘤体的部位、就诊时患儿的年龄和瘤体的大小。

1)瘤体的部位:瘤体部位对于婴儿血管瘤患儿治疗方法的选择是第一重要的。瘤体位于重要器官周围,影响器官的正常生长发育和功能,甚至危及生命者,需要积极治疗。如眼周、鼻部、气道周围的血管瘤,应该采取积极的治疗措施。如果同样大小的瘤体位于四肢、躯干等部位,则可以随诊观察。不同的部位采取的具体措施也是不同的。如位于腮腺部位的瘤体,可以采取局部注射的方法;而位于眼周围、气道旁和鼻部等部位则更适于口服药物治疗(普萘洛尔或糖皮质激素);对于面部(眼、鼻周围除外)需要治疗的瘤体根据其厚薄,可以采取脉冲染料激光治疗或联合口服药物治疗;对于四肢需要治疗的瘤体可以采取局部加压疗法或脉冲染料激光治疗;而对外阴或易受摩擦部位的血管瘤应注意预防溃疡和继发感染的发生,局部可外用抗生素软膏或保护剂。

2)就诊时患儿的年龄:大部分婴儿血管瘤在 6 个月以前处于增生期,因此对在 6 个月之内就诊的患儿进行积极治疗是有意义的。年龄越小,治疗效果越好。定期复诊是很重要的,通常患儿小于 6 个月时,应每月复诊,大于 6 个月时可每 2 个月复诊 1 次,大于 1 岁后则可每 3~6 个月复诊 1 次。瘤体突然增长时应随时就诊。

3)瘤体的大小:通常直径大于 2cm 的血管瘤多需要干预。小于 2cm 的要根据部位和患儿年龄综合评估。

此外,对伴有并发症,如心衰或血小板减少,可能危及生命的血管瘤,应积极治疗。手术时机首先要评估生命功能和美容的平衡点,多需要观察至 2 岁或更长。

(2)治疗方法

1)口服普萘洛尔治疗:普萘洛尔是 2008 年首次被提出的应用于治疗重症血管瘤的药物。国内外均有报道 1.5~2.0mg/(kg·d)可取得较好疗效,且不良反应相对较少。疗程应根据年龄、瘤体消退情况及药物剂量综合决定,用药应持续至血管瘤增生期结束或瘤体消退并不再生长,或患儿达 1 岁时方可逐渐减量停药,减量时间应超过 2 周。普萘洛尔治疗婴儿血管瘤不良反应发生率较低,有手足发冷、低血糖、烦躁出汗、便秘、心率减慢、胃肠道反应、抽搐、哮喘发作、低血压、昏睡、低体温、腹泻、失眠、梦魇等。通常发生在治疗初期,对症处理后可恢复,大多不影响继续治疗。服药前对患儿做全面的体格检查及实验室检查,询问家族史及既往史。新生儿接受治疗时一定要慎重,生后 1 周内的新生儿最好不采取普萘洛尔治疗。

2)激素治疗:国内常用方案是:①口服泼尼松 3~5mg/kg,隔日早晨 1 次顿服,共服 8 周;

第 9 周减量 1/2;第 10 周,每次服药 10mg;第 11 周,每次服药 5mg;第 12 周停服。完成 1 个疗程。如需继续,可间隔 4~6 周重复同样疗程。敏感者 7~10 天即见效,颜色从紫红色或深红色变为暗紫色是治疗有效的第一征兆。继而瘤体变软,表面发白,出现皮肤皱纹,生长停止等,但完全消退是一个长达数年的过程。对已进入消退期的血管瘤进行激素治疗是不必要的,因为此时血管瘤形成的过程已经中止。激素治疗疗程长、剂量大,伴有并发症的应严格掌握适应证。头面部较大面积增生期血管瘤、全身多发性的增生期血管瘤、伴有各种并发症及影响正常生理功能的增生期患者为首选。②局部注射:长效糖皮质激素局部注射后吸收缓慢,全身影响小,在病灶内长期维持高浓度可使迅速增长的血管瘤停止生长。一般的激素疗程不会引起明显的生理紊乱,可有满月脸、食欲亢进,多于 4 周后出现,减量或停药后即逐渐恢复,未见严重出血、感染、肾上腺功能不良发生。停止治疗后可出现"追及性"生长现象。

3)激光治疗:选择性光热作用的激光治疗如脉冲染料激光等是目前国内外治疗浅表血管瘤的一线治疗方法,较安全,偶然也造成色素减退或凹陷性瘢痕等并发症,发生率低于 1%。

4)外用药物治疗:5% 咪喹莫特乳膏隔日或每周两次局部外用瘤体,有一定疗效。适用于身体隐蔽部位的中小血管瘤。对于有破溃或感染的血管瘤禁用。

5)硬化剂注射治疗:硬化剂注射机制是引起内膜炎症反应,内膜破坏,管腔内血栓形成继发纤维化。多次注射作用较强,效果较好。注射硬化剂副作用有疼痛、硬结、坏死、继发性瘢痕、皮肤萎缩等。硬化剂的应用大多作为综合治疗的一部分,如术前使血管瘤减小或用于术后残留的病灶或某些不宜切除和修复的部位如上颌等,适用于一些进展较慢的病灶。

6)外科手术治疗:血管瘤的手术切除需要严格掌握适应证,一定要根据皮损部位、患儿年龄、皮损大小及有无并发症等综合因素考虑。对于早期的并且有消退可能的血管瘤并不建议进行手术治疗,只有对于那些经综合评价,上述治疗措施无法解决、确实无法消退的皮损或消退后遗留有明显的瘢痕、萎缩及赘生的皮肤组织,对外观有较大影响者再采取手术切除的办法。

此外,对于传统的冷冻疗法、同位素疗法,由于对组织损伤的非选择性及形成永久性瘢痕的高风险,在有上述治疗可能性时,尽量避免使用。

？点评

生后或生后 1 个月内出现的身体任何部位的红色、青色等肿物,在生后 6 个月内迅速生长,生后 1 岁左右停止生长,开始进入消退期,消退过程不等,持续 3~5 年,整个过程中血小板无减少,是婴儿血管瘤的典型临床过程;详细询问病史是临床诊断的关键,局部 B 超检查提示血管瘤征象是协助婴儿血管瘤诊断的重要依据。治疗方法根据病情不同而不同,本例为重症婴儿血管瘤,需要选择口服普萘洛尔治疗。

（李　丽　马　琳）

病例135　使用去甲氧柔红霉素后出现乏力、胸闷

患儿,女,11 岁,因"急性髓性白血病"入院化疗。

主诉:使用去甲氧柔红霉素后出现乏力、胸闷。

一、病例介绍

患儿,女,11 岁,身高 143cm,体重 28.5kg。确诊为急性髓性白血病 M_2 型 4 个月余,为进行下一周期化疗入院。既往史:平素体健。3 岁曾患水痘,6 岁曾患过敏性紫癜,均治愈。无药物、食物过敏史。患儿 4 个月余前于我院确诊为急性髓性白血病 M_2 型,既往化疗方案见表135-1。

表 135-1　既往化疗方案

	阿糖胞苷	去甲氧柔红霉素	依托泊苷	其他
ADE 方案诱导化疗	130mg×7d	10mg + 5mg	90mg×3d	三联鞘注 2 次,脑脊液检查无异常
巩固化疗	130mg×7d	10mg	90mg×3d	–
大剂量阿糖胞苷化疗	1.5g×4d	10mg	–	–
HA 方案	150mg×7d	–	–	高三尖杉酯碱 4mg×7d

患儿骨穿和基因示持续缓解,末次化疗结束于 1 个月前

入院查体:无贫血貌,全身浅表淋巴结未及肿大,双肺呼吸音清,心前区无隆起,未触及震颤,心界正常,心率 96 次/分,律齐,心音有力,未及杂音。心电图示正常窦性心律

| 本次化疗 | 130mg(D1～D7 天,前 48 小时持续静点) | 10mg(D3) 5mg(D5) | 依托泊苷 90mg (D6～D8) | |

上述化疗第 3 天,静脉滴注去甲氧柔红霉素 2 小时后,患儿出现乏力、胸闷、气短,活动后明显加重。心率 46 次/分,律齐,心音有力,未及杂音。心电图示窦性心动过缓,心率 45 次/分,V_1～V_6 导联 T 波倒置,低平。血常规:WBC $5.55×10^9$/L,Hb 105.2g/L,PLT $187.4×10^9$/L。考虑去甲氧柔红霉素造成心肌损害的可能性大,给予静脉滴注复合辅酶(鑫贝科)以及口服维生素 E 等营养心肌细胞治疗,并停用第 5 天去甲氧柔红霉素,患儿症状逐渐缓解,心率 78 次/分,律齐,心音有力,未及杂音。

出院诊断:①急性髓性白血病伴缓解;②窦性心动过缓。

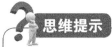

思维提示

　　患儿既往无心脏基础疾病,入院查体心率、心音及心电图均未见异常。入院后第3天静脉滴注去甲氧柔红霉素两小时后,患儿出现胸闷、气短,心率46次/分,心电图示窦性心动过缓,$V_1 \sim V_6$导联T波倒置,低平。①此种异常状况是由什么原因导致?是疾病进展还是药物相关?②如为药物不良反应,患儿既往使用过多种化疗药物,此次入院为三药联合化疗,是哪一种药物导致? 如何判断? 下一步该如何处理? ③药物不良反应发生的危险因素有哪些? ④今后可如何预防再次发生? ⑤作为药师,从药学监护角度需要提醒医师和患者注意哪些问题?

二、药物不良反应判断与分析

　　1. 哪些现象提示患儿发生了药物不良反应,本例患儿既往无心脏疾病,化疗期间出现窦性心动过缓,并伴随有乏力、胸闷、气短等症状,为正确用药后出现的与治疗目的无关的有害反应,可判断为药物不良反应。

　　2. 如何判断药物与不良反应的关系,患儿同期使用多种化疗药物,为了确定为何种药物所致,需要进行药物不良反应分析。如表135-2所示:

表135-2　药物不良反应分析

评价项目	结果			
用药与不良反应/事件的出现有无合理的时间关系?	有□	无□		
反应是否符合该药已知的不良反应类型?	是□	否□	不明□	
停药或减量后,反应/事件是否消失或减轻?	是□	否□	不明□	未停药或未减量□
再次使用可疑药品后是否再次出现同样反应/事件?	是□	否□	不明□	未再使用□
反应/事件是否可用并用药的作用、患者病情的进展、其他治疗的影响来解释?	是□	否□	不明□	

　　注:符合1~5条,关联性评价为"肯定";符合1、2、3、5条,关联性评价为"很可能";符合1~3条,关联性评价为"可能";不符合1~5条,关联性评价为"可能无关"

　　患儿在静脉滴注去甲氧柔红霉素过程中出现头晕、乏力、胸闷、气短等不适反应,心电图示窦性心动过缓,心率45次/分,$V_1 \sim V_6$导联T波倒置,低平。用药与不良反应的发生具有合理的时间关系,第一项可选择"有"。

　　去甲氧柔红霉素药物说明书中注明不良反应有:心律失常、心电图异常、慢性心肌病等心脏毒性,本例患儿的反应为去甲氧柔红霉素已知的药物不良反应,第二项可选择"是"。

　　停用去甲氧柔红霉素,给予复合辅酶、维生素E等营养心肌药物,患儿症状逐渐好转,即停药后患儿症状减轻,并逐渐消失,第三项可选择"是"。

　　ADE方案中另外两种化疗药物阿糖胞苷和依托泊苷均按照常规剂量使用,查阅文献资料无心脏方面不良反应,因此第五项可选择"否"。

　　为了避免心脏损害的进一步加重,已停用第二次去甲氧柔红霉素治疗,故第四项选择"未再使用"。

　　综上,根据药物不良反应分析判断标准,考虑本例患儿窦性心动过缓与去甲氧柔红霉素副作用有关,二者关系判断为"很可能"。

三、不良反应的处理

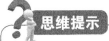

思维提示

　　该如何处理此药物不良反应？药物不良反应常常与药物的药理作用或药物代谢动力学相关,如大剂量对乙酰氨基酚致肝损害,不良反应发生与该药物主要经肝脏代谢有关。因此,了解药物不良反应的发生机制有助于寻找规避方法和救治方案。

　　1. 蒽环类药物心脏毒性发生机制　蒽环类药物致心脏毒性不良反应,于1973年由Lefrak首次报道。蒽环类药物致心脏损伤的机制尚不清楚,目前认为是多因素的共同结果,其中氧自由基和脂质过氧化的作用是目前最为公认的致病机制;另外尚有线粒体损伤、能量代谢异常、钙超载导致细胞结构损伤和功能代谢障碍及铁离子代谢紊乱等机制。

　　2. 不良反应的处理　由上述分析可见,蒽环类药物心脏毒性可干预作用机制主要在于氧化应激,提示抗氧化治疗可能有效。本例患儿经停药,立即给予复合辅酶、维生素E等营养心肌药物治疗,症状逐渐好转。

四、药物不良反应的药学监护

思维提示

　　去甲氧柔红霉素是儿童血液病化疗中的常用药物,多数患者均会使用该药。本患儿既往曾多次使用该药未出现不良反应。此次用药发生窦性心动过缓可能的原因是什么？为回答这个问题,需了解药物不良反应相关的危险因素,且其中哪些是与患儿相关？之后,我们可以探索有无途径可减少或避免该药物不良反应的发生,将有助于今后的治疗中尽量减小或避免发生不良反应的风险,保证患儿顺利完成化疗。

　　1. 药物不良反应发生的危险因素有哪些　蒽环类药物心脏毒性相关的危险因素可能有:药物的最大累积剂量,血药峰浓度,既往或目前正进行纵隔或心脏照射,合用其他有心脏毒性的抗肿瘤药物,用药时患者的年龄,有心脏病史尤其是冠状动脉疾病,性别和感染等因素,而其中相关性最强的因素是药物的累积剂量。

　　去甲氧柔红霉素对心脏的毒性反应也与剂量存在明显的线性关系,国外研究认为当去甲氧柔红霉素的最大累积剂量 >1110mg/m² 时,容易出现心脏毒性。然而去甲氧柔红霉素等蒽环类抗生素发生心脏毒性的累积剂量差异很大,有的个体累积剂量很低却已出现不可逆的心脏损害,而有些个体即使累积剂量很高也未出现任何心脏受损表现,且能长期生存达5年甚至更长。

2. 本例患儿具有哪些危险因素 患儿去甲氧柔红霉素累积剂量为 $32mg/m^2$，远低于最大累积剂量，既往未进行纵隔或心脏照射，此次化疗合用的抗肿瘤药阿糖胞苷、依托泊苷无心脏毒性，患儿亦无心脏病史、感染等，因此，不良反应的发生与患儿个体差异有关。

3. 如何减少或避免药物不良反应的发生 如前所述，蒽环类抗肿瘤抗生素是儿童白血病化疗的重要用药。白血病患儿常不会因为曾发生心脏不良反应而弃用蒽环类药物，而是积极寻找在保证蒽环类药物疗效的前提下，尽量减少心脏不良反应的方法。

目前有效的策略包括：①限制累积剂量，不超过规定最大累积剂量；②优化给药方式，可降低用药剂量以及延长持续滴注时间（24～96 小时）；③选择心脏毒性相对较小的蒽环类药物，如表柔比星、米托蒽醌等；④药物干预，如使用铁螯合剂右丙亚胺、抗氧化剂、红细胞生成素等；⑤改变药物的靶向性，使用聚乙二醇脂质体药物运输系统，如多柔比星脂质体。

以本例患儿为例，发生窦性心动过缓后，立即给予复合辅酶、维生素 E 等营养心肌药物，患儿症状逐渐好转。为保证用药安全性，今后用该药宜采用慢速静滴的给药方式，并预防性使用维生素 E、辅酶 Q_{10} 等抗氧化药物保护心肌细胞，并注意观察患儿有无慢性心律失常表现。

五、药物不良反应的处理流程

药物不良反应是指合格的药物在正确用法用量下，发生的与用药目的无关的反应。从临床表现来分类，可分为躯体及心理副反应、毒性反应、变态反应、继发反应、后遗效应、特异质反应和其他类。根据定义可知，临床上发现患儿出现异常现象时，在除外疾病进展后，优先怀疑是否与药物相关，再按照不良反应评价方法进行分析，判断是否为药物不良反应。处理原则：首先应立即停药，视患儿病情予以对症支持治疗，度过危险期后积极寻找发生机制，避免再次出现，并及时上报药物不良反应。对于出现严重过敏的患儿，此用药史和过敏史应记录在册，保证日后用药安全。

> **❓点评**
>
> 蒽环类抗肿瘤抗生素是提高急性淋巴细胞白血病完全缓解率和长期生存率的重要药物之一，药物不良反应常见于骨髓抑制和胃肠道反应等。药物存在与剂量相关的心脏毒性，是药物累积用量的主要限制因素。本文以一例去甲氧柔红霉素致窦性心动过缓为例，介绍了临床药师通过对药物不良反应的思考和分析的过程，并向临床医生给出合理化防治措施建议，得到临床的认可和采纳，有助于促进儿童用药安全。

（王晓玲 史 强）

患儿,女,1 岁 7 个月。

主诉:咳嗽、流涕 10 天,持续发热 7 天。

一、病例介绍

患儿,女,1 岁 7 个月,体重 14kg,主因"咳嗽、流涕 10 天,持续发热 7 天"入院。现病史:患儿 10 天前无明显诱因出现流清涕,并有轻咳,家长未予重视。7 天前出现发热,2 次/天,热峰 38.5℃,口服退热药后体温可暂降至正常。5 天前就诊于外院,予头孢呋辛抗感染治疗 5 天,咳嗽、流涕好转,但体温无明显下降,遂就诊于我院。入院查体,体温 38.5℃,舌质红,呈草莓样,口唇黏膜皲裂,躯干及四肢有斑丘疹,颈部淋巴结大,为 3cm × 2cm,手足指端皮肤发硬。实验室检查血常规示:WBC $8.49 × 10^9$/L,N 56.8%,Hb 125g/L,PLT $204 × 10^9$/L,ESR 96mm/h。生化检查正常。既往病史、个人史、家族史无异常,无药物不良反应史,否认食物、药物过敏史。既往用药史:头孢呋辛 700mg/d(50mg/kg),分两次肌内注射,连用 5 天;对乙酰氨基酚滴剂退热。

确定诊断:川崎病。

二、既往用药分析

？思维提示

患儿曾于外院接受抗感染及退热的药物治疗,是否为有指征用药?是否选择了合适的药物?用法用量是否恰当?用药期间是否出现药物不良反应?治疗效果如何?通过回顾性分析患儿既往用药,发现存在的药物相关问题,总结此类问题有助于临床医师规避用药错误,提高治疗有效性和安全性。

1. 抗感染治疗 头孢呋辛 700mg/d,分两次肌内注射,连用 5 天。

(1)患儿是否有用药指征? 患儿发热,伴咳嗽、流涕,外院考虑上呼吸道感染,给予抗菌药,但患儿血常规检查不支持细菌感染,需继续完善诊断。

(2)是否选择了合适的药物? 上呼吸道感染是儿童社区最易获得的感染,常见病原为病毒和细菌,且早期以病毒感染多见。感染未得到控制者后期可合并细菌感染,常见细菌为革兰氏阳性球菌,如肺炎链球菌。头孢呋辛为第二代头孢菌素类药物,具有较强抗革兰氏阳性球菌作用,为小儿上呼吸道感染安全有效的常用药物。

思维提示

儿童用药特点：为保证用药安全，儿科常用抗菌药物为 β - 内酰胺类和大环内酯类。儿童肝肾功能发育尚不健全，故较少应用易致耳毒性和肾毒性的氨基糖苷类药物，或在监测下使用。由于儿童处于生长发育期，喹诺酮类可能导致关节软骨发育不全，故不用于 18 岁或 18 岁以下儿童。

（3）该药物用法用量是否恰当？由于儿童体积质量较小，使用头孢呋辛时用量需要按照体重进行折算，而不能直接使用成人剂量。根据药品说明书，头孢呋辛在儿童用量为 30 ~ 100mg/（kg·d），分 2 ~ 3 次给药，给药方法为深部肌内注射、静脉注射或静脉滴注。本例患儿体重 14kg，头孢呋辛用量 700mg/d，分两次肌内注射，用法用量均符合说明书规定。结合患儿为不足 2 岁幼儿，肌肉含量相对较低，肌内注射时药物吸收较差，静脉注射更安全有效——应选择静脉给药。

思维提示

儿童用药特点：由于婴幼儿肌肉含量相对较低，肌内注射时药物吸收较差，静脉注射更安全有效——应选择静脉给药。

（4）治疗期间有无药物不良反应？头孢呋辛药物不良反应常见胃肠道反应，偶尔会有过敏现象。既往有过敏反应的患者和有过敏、哮喘、花粉症、荨麻疹病史的患者，在用药过程中出现过敏现象的可能性较高。患儿治疗过程中无过敏等不适。

（5）患儿治疗后疗效如何？如无效该如何处理？患儿用药后咳嗽、流涕症状好转但体温仍高，提示该药物抗感染治疗效果欠佳，应考虑其他治疗方案。

2. 退热治疗　口服对乙酰氨基酚滴剂，体温可暂降至正常。

（1）患儿是否有用药指征？患儿体温波动，热峰 38.5℃，体温明显升高，对乙酰氨基酚为解热镇痛药物，适用于婴幼儿发热的退热治疗。

（2）是否选择了合适的药物？对乙酰氨基酚与布洛芬用于儿童退热治疗安全性好，为最常用的儿童退热药物。患儿为不足 2 岁幼儿，用量较小，为保证取量准确，选择滴剂恰当。

（3）用法用量是否恰当？患儿使用对乙酰氨基酚滴剂（0.1g/ml），根据患儿体重和年龄，用量为 1 ~ 1.5ml/次，若持续高热或疼痛，可间隔 4 ~ 6 小时重复用药 1 次，24 小时内不超过 4 次（表 136-1）。经与患儿家长确认，院外使用时用量按照说明书计算，未超量给药。

表 136-1　对乙酰氨基酚滴剂的儿童用量

年龄（岁）	体重（kg）	剂量（ml/次）	注意事项
1 ~ 3	10 ~ 15	1 ~ 1.5	间隔 4 ~ 6 小时重复用药 1 次，24 小
4 ~ 6	16 ~ 21	1.5 ~ 2	时内不超过 4 次
7 ~ 9	22 ~ 27	2 ~ 3	
10 ~ 12	28 ~ 32	3 ~ 3.5	

　　儿童用药特点:儿童药量常需按照体重或体表面积计算,为保证剂量量取准确,应尽量选择滴剂、混悬剂、干粉制剂、颗粒剂等剂型,避免选择胶囊、片剂等剂型。

　　(4)治疗期间有无药物不良反应? 对乙酰氨基酚为安全有效的退热药,曾有过量使用导致儿童急性肝损害的案例报道,美国 FDA 警告成人对乙酰氨基酚用量不超过 4g/d,暂无儿童安全性剂量规定。因此,为保证安全应按照说明书规定用法用量使用,不可随意增加。经询问,本例患儿使用对乙酰氨基酚期间无不适。

　　(5)患儿治疗后疗效如何? 如无效该如何处理? 患儿用药后体温可暂降至正常,提示药物治疗有效,但不久后体温再次升高,提示原发病未得到控制,应积极寻找和治疗原发病。

　　分析结果汇总:患儿院外使用头孢呋辛肌内注射治疗 5 天,同时联合对乙酰氨基酚退热,两药用法用量均恰当,但体温仍未得到较好控制,需考虑用药未控制原发病,调整药物治疗方案。结合本次患儿入院检查及表现,可确诊为川崎病,药物治疗方案将不再以抗菌治疗为主,回顾性分析既往用药有助于制订下一步治疗计划。

三、本次入院药物治疗经过(表 136-2)

表 136-2　本次入院药物治疗经过

药物	用药时间	用法用量	备注
静脉注射用人免疫球蛋白(IVIG)	D1	25g(约 2g/kg),静脉注射,8～12 小时缓慢输注	复查超声心动冠脉无异常,体温无明显下降
	D3	12.5g(约 1g/kg),静脉注射,8～12 小时缓慢输注	
阿司匹林	D2～D12	500mg/d(40mg/kg),分三次口服	D12 体温正常
	D13～D14	减量为 250mg/d(约 20mg/kg),分三次口服	
	出院带药	50mg/d(约 4mg/kg),分两次口服	口服 6～8 周,监测血小板和冠脉情况

四、现有药学监护方案

(一) 开展药学监护的目的和内容

患儿目前"川崎病；中度贫血"诊断明确，可开展药物治疗。

> **思维提示**
>
> 　药物治疗期间，药师可从以下几点出发监护用药安全：①用药目的是什么？从适应证、禁忌证、药物相互作用等方面考虑，是否选择了正确的药物和制剂类型？②用法用量是否恰当？③用药期间是否出现药物不良反应？④治疗是否有效，可从哪些指标进行监护？⑤用药期间，患者需要注意哪些与药物相关的问题？⑥药物治疗结束后，是否还有需要复查的指标，复查时间间隔？

(二) 药学监护经过

患儿"川崎病；缺铁性贫血"诊断明确，使用静脉注射人免疫球蛋白调节免疫治疗，大剂量阿司匹林抗炎抗血小板聚集，以及铁剂补铁治疗。

1. 静脉注射人免疫球蛋白(IVIG)治疗

(1) 用药目的是什么？是否选择了合适的药物？川崎病为病毒感染后继发自身免疫系统紊乱。免疫球蛋白是从健康人血浆中提取的 IgG 抗体，具有免疫替代和免疫调节的双重治疗作用。经静脉输注后，能迅速提高受者血液中的 IgG 水平，增强机体的抗感染能力和免疫调节功能，适用于自身免疫疾病川崎病的治疗。

(2) 用法用量是否恰当？川崎病患儿应用免疫球蛋白治疗的较佳时期是在发病 10 日以内，早期应用可明显减少冠状动脉瘤的发生。首剂 1~2g/kg 于 8~12 小时内缓慢输注，开始滴注速度为 1.0ml/min(约 20 滴/分)，持续 15 分钟后若无不良反应，可逐渐加快速度，最快滴注速度不得超过 3.0ml/min(约 60 滴/分)。部分患儿对此治疗反应不佳，可重复使用 1~2次。本例患儿两次使用 IVIG 治疗合理。

(3) 治疗期间有无药物不良反应？用药一般无不良反应，但极个别病人在输注时出现一过性头痛、心慌、恶心等不良反应，可能与输注速度过快或个体差异有关。上述反应大多轻微且常发生在输液开始 1 小时内，因此建议在输注的全过程定期观察病人的总体情况和生命特征，必要时减慢或暂停输注，一般无需特殊处理即可自行恢复。用药期间该患儿无不适。

(4) 治疗是否有效？患儿第二次输注免疫球蛋白后，体温恢复正常，皮疹消退，血沉恢复正常，CRP 稍高(39mg/L)，考虑治疗有效。

(5) 用药期间，患者需要注意哪些与药物相关的问题？人免疫球蛋白输注后至少 3 个月内不可接种某些减毒活疫苗，如脊髓灰质炎、腮腺炎以及水痘病毒疫苗等。

(6) 药物治疗结束后，是否还有需要复查的指标，复查时间间隔？患儿入院后第二天查超声心动示冠脉未见异常，但由于川崎病最严重的并发症在于冠脉病变，患儿应在出院后 1、3、6个月及 1~2 年进行一次全面检查，包括体格检查、心电图和超声心动图等，排查心脏冠状动脉病变。

2. 阿司匹林抗炎抗血小板治疗

(1)用药目的是什么?是否选择了合适的药物?患儿入院时血常规 PLT $473 \times 10^9 / L$,血栓风险大。阿司匹林为水杨酸类药物,具有抗炎、抗血小板聚集作用,可预防血栓形成。药师再次询问病史,患儿既往无哮喘病史,近期无水痘、流感等病毒感染史,可以使用阿司匹林进行抗炎、抗血小板治疗。

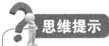

> 儿童用药特点:阿司匹林用于近期有病毒感染史患儿可能导致瑞氏综合征,故需仔细询问病史。

(2)用法用量是否恰当?当体温、血沉(<20mm/h)恢复正常,即可减量为 $3 \sim 5mg/(kg \cdot d)$。复查超声心动检查了解有无冠脉受损,如无损伤小剂量阿司匹林可长期服用,直到血小板计数恢复正常[$(100 \sim 300) \times 10^9 / L$],或 6~8 周后停药。

(3)用药期间是否出现药物不良反应?阿司匹林为非甾体抗炎药,大剂量使用时需警惕消化道溃疡的发生,患儿可能无法准确表述腹部不适,应复查便潜血。

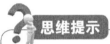

> 儿童用药特点:年幼的患儿无法准确表达疼痛等感受,监护时应尽量使用客观指标。

(4)治疗是否有效?可从哪些指标进行监护?每日多次测患儿体温;每 3 日复查血常规,特别是血小板计数水平;血沉。

(5)用药期间,患者需要注意哪些与药物相关的问题?因该药对胃肠道有刺激,应尽量饭后服药,并且用药期间注意监护胃肠道反应(观察大便有无发黑)。如患儿合并病毒感染,如水痘、流感等,应立即就诊调整治疗药物。

(6)药物治疗结束后,是否还有需要复查的指标,复查时间间隔?出院后可每周复查血常规了解血小板计数情况,阿司匹林用药可根据血小板水平减量维持,直至血小板计数恢复正常。

五、对于药学监护的思考

药学监护是以病人为中心,保障合理用药为目的,具有药学专业特色的全程药物治疗监护。药学监护首先可以治疗药物为切入点,分析是否选择了正确的药物和制剂类型;其次可分析从哪些方面监护药物治疗的有效性、安全性,例如用法用量、不良反应以及用药注意事项;最后分析药物治疗结束后,是否还有需要复查的指标及复查时间间隔等。临床药师通过对药物治疗的全程进行监护,可及时发现药物相关问题,指导患者用药,保障药物治疗的安全、有效。

点评

　　退热药、抗菌药物和免疫球蛋白为儿科常用药物，在药物种类的选择、药物剂量计算与调整、药物剂型选择、有效性评价和不良反应监测等方面，儿科患者的药物治疗具有不同于成人患者的特点，临床药师应在制订药物治疗方案和进一步药学监护过程中对此加以重视，保障儿童合理用药。

（王晓玲　史　强）

附： 病例诊断结果

营养障碍性疾病

病例 1　代谢综合征
病例 2　维生素 D 缺乏性手足搐搦症

新生儿疾病

病例 3　新生儿缺氧缺血性脑病,新生儿吸入性肺炎
病例 4　胎粪吸入综合征
病例 5　新生儿呼吸窘迫综合征
病例 6　新生儿败血症
病例 7　新生儿化脓性脑膜炎
病例 8　新生儿肺炎(生后感染性),新生儿病理性黄疸
病例 9　新生儿出血病合并失血性贫血
病例 10　新生儿母子血型不合溶血病(ABO 系统)
病例 11　先天性巨细胞病毒感染
病例 12　新生儿母乳性黄疸

遗传代谢性疾病

病例 13　21- 三体综合征
病例 14　先天性卵巢发育不全综合征
病例 15　先天性睾丸发育不全综合征
病例 16　苯丙酮尿症
病例 17　肝豆状核变性
病例 18　黏多糖病
病例 19　糖原贮积症

免疫缺陷病

病例 20　严重联合免疫缺陷病
病例 21　XLA 合并隐源性脑脓肿
病例 22　儿童获得性免疫缺陷综合征
病例 23　吞噬细胞功能缺陷
病例 24　选择性 IgA 缺乏症

风湿性疾病

病例 25　系统性红斑狼疮,狼疮肾炎

病例 26　系统性红斑狼疮,狼疮肾炎,狼疮性肺炎

病例 27　幼年特发性关节炎

病例 28　幼年特发性关节炎(少关节型)

病例 29　过敏性紫癜

病例 30　幼年强直性脊柱炎

病例 31　皮肌炎合并肺损害

病例 32　风湿热

感染性疾病

病例 33　麻疹

病例 34　EB 病毒感染相关噬血细胞综合征

病例 35　肠道病毒 71 脑干脑炎

病例 36　播散性隐球菌病

病例 37　全身播散性隐球菌病

病例 38　败血症(布氏杆菌病)

病例 39　巨细胞包涵体

病例 40　传染性单核细胞增多症

病例 41　化脓性脑膜炎(肺炎链球菌)

消化系统疾病

病例 42　急性胰腺炎

病例 43　溃疡性结肠炎

病例 44　嗜酸性粒细胞性胃肠炎

病例 45　消化性溃疡伴出血

病例 46　轮状病毒肠炎

病例 47　胃食管反流病

病例 48　克罗恩病

病例 49　婴儿肝炎综合征

呼吸系统疾病

病例 50　毛细支气管炎

病例 51　支气管肺炎

病例 52　肺炎链球菌肺炎

病例 53　支原体肺炎

病例 54　腺病毒肺炎

病例 55　金黄色葡萄球菌肺炎

病例 56　真菌性肺炎

病例 57　先天性双主动脉弓畸形

病例 58　原发性纤毛运动障碍

病例 59　特发性肺含铁血黄素沉着症

病例 60　肺泡蛋白沉着症

病例 61　支气管哮喘

病例 62　阻塞性睡眠呼吸暂停低通气综合征

循环系统疾病

病例 63　心内膜弹力纤维增生症

病例 64　病毒性心肌炎

病例 65　预激综合征　房室折返性心动过速

病例 66　特发性室性心动过速

病例 67　川崎病

病例 68　快速心律失常心肌病

病例 69　扩张型心肌病

病例 70　儿茶酚胺敏感性多形性室性心动过速

病例 71　动脉导管未闭

病例 72　先天性心脏病,房间隔缺损

病例 73　室间隔缺损

病例 74　法洛四联症

病例 75　完全型大动脉转位

泌尿系统疾病

病例 76　急性肾衰竭(肾性)

病例 77　急性肾衰竭(肾后性)

病例 78　急性肾衰竭(肾前性)

病例 79　急性肾小球肾炎

病例 80　IgA 肾病

病例 81　肾病综合征

病例 82　溶血尿毒综合征

病例 83　Alport 综合征

病例 84　显微镜下多血管炎

病例 85　泌尿系感染和膀胱输尿管反流

造血系统疾病

病例 86　营养性缺铁性贫血

病例 87　红细胞葡萄糖-6-磷酸脱氢酶缺乏症

病例 88　β-地中海贫血

病例 89　遗传性球形红细胞增多症合并胆石症

病例 90　再生障碍性贫血

病例 91　中度血友病 A 合并髂腰肌出血、术后失血性休克

病例 92　免疫性血小板减少症

病例 93　急性淋巴细胞白血病

病例 94　急性早幼粒细胞白血病（APL）

病例 95　朗格汉斯细胞组织细胞增生症

病例 96　非霍奇金淋巴瘤（T 淋巴母细胞型）

病例 97　腹膜后神经母细胞瘤

病例 98　右侧上后纵隔神经母细胞瘤

病例 99　神经母细胞瘤合并眼阵挛-肌阵挛综合征

神经肌肉系统疾病

病例 100　急性脊髓炎

病例 101　结节性硬化症合并婴儿痉挛症

病例 102　染色体病

病例 103　小儿急性偏瘫

病例 104　线粒体脑肌病伴乳酸酸中毒、卒中样发作（MELAS）

病例 105　注意缺陷多动障碍（ADHD）

病例 106　热性惊厥

病例 107　吉兰-巴雷综合征

病例 108　抗 N-甲基 D-天冬氨酸受体脑炎

病例 109　进行性肌营养不良（Duchenne 型肌营养不良）

病例 110　甲基丙二酸血症合并高同型半胱氨酸血症，症状性癫痫

病例 111　重症肌无力（全身型）

内分泌疾病

病例 112　中枢性尿崩症

病例 113　先天性甲状腺功能减退症

病例 114　先天性肾上腺皮质增生症（21-羟化酶缺乏-失盐型）

病例 115　联合垂体激素缺乏症

病例 116　糖尿病酮症酸中毒

病例 117　中枢性性早熟

病例 118　远端肾小管酸中毒

常见危重症

病例 119　感染性休克和阑尾周围脓肿

病例 120　支气管肺炎合并急性呼吸衰竭

病例 121　重症肺炎合并急性呼吸窘迫综合征

病例 122　颅内肿瘤，颅内压增高，神经源性肺水肿

病例 123　有机磷中毒

病例 124　多脏器功能不全综合征（MODS）

病例 125　严重多发创伤,呼吸衰竭,失血性休克

耳鼻咽喉科疾病

病例 126　中重度持续性变应性鼻炎

病例 127　急性喉炎

病例 128　喉软骨软化

病例 129　气管异物

皮肤科疾病

病例 130　幼儿急疹

病例 131　特应性皮炎

病例 132　葡萄球菌烫伤样皮肤综合征

病例 133　药物超敏反应综合征

病例 134　婴儿血管瘤

临床药学

病例 135　药学监护

病例 136　药学监护

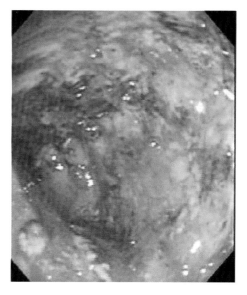

图 43-2 溃疡性结肠炎——结肠镜

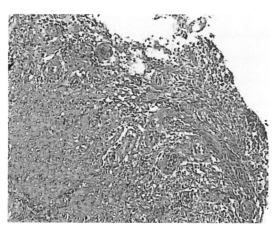

图 43-3 溃疡性结肠炎病理——黏膜溃疡

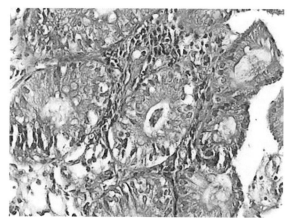

图 43-4 溃疡性结肠炎病理——隐窝脓肿

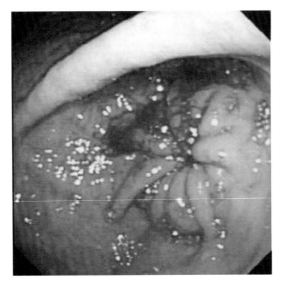

图 44-1　入院时胃窦

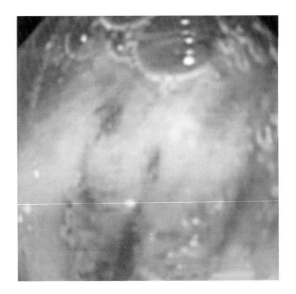

图 44-2　入院时十二指肠球部

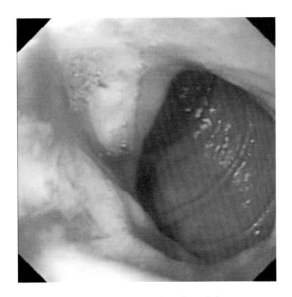

图 44-3　入院时十二指肠降部

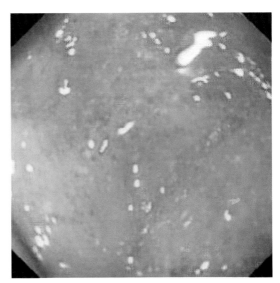

图 44-4　治疗后十二指肠球部

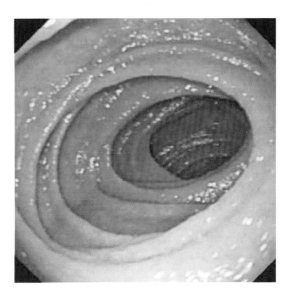

图 44-5　治疗后十二指肠降部

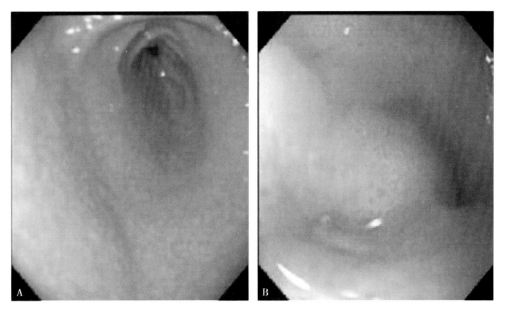

图 45-1　电子胃镜

食管黏膜光滑柔软，未见糜烂及溃疡，胃窦黏膜充血水肿，呈颗粒样改变，幽门圆，开闭自然。十二指肠球部无畸形，黏膜充血水肿，球腔前壁可见 0.5cm×0.5cm 溃疡，表面覆薄白苔，周围黏膜明显充血水肿，球后及降部未见异常

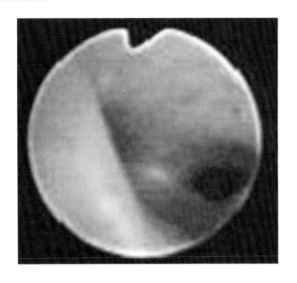

图 57-2　间断咳嗽喘息 10 个月——双主动脉弓畸形
支气管镜：气管下段左后壁受压内凹

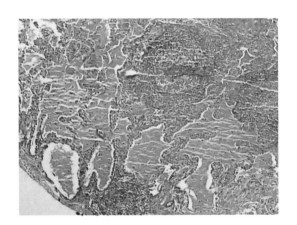

图 60-3　40 倍光镜，HE 染色

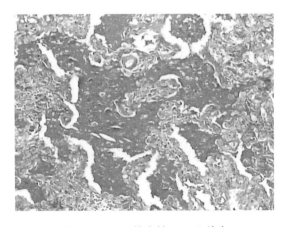

图 60-4　100 倍光镜，PAS 染色

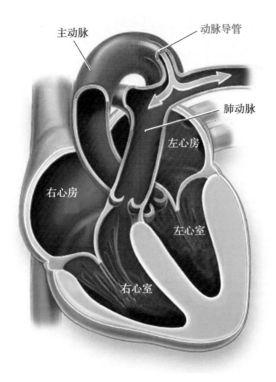

图 71-1 动脉导管未闭（PDA）

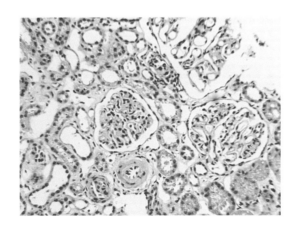

图 82-1 小动脉壁增厚，呈"洋葱皮样"改变
×100 倍，HE 染色

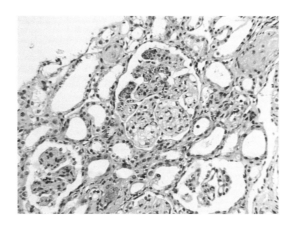

图 82-2　肾小球毛细血管袢微血栓，基底膜增厚呈"双轨征"
×100 倍，HE 染色

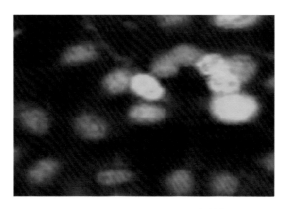

图 84-1　p-ANCA（＋），中性粒
细胞核周荧光染色阳性。×400 倍

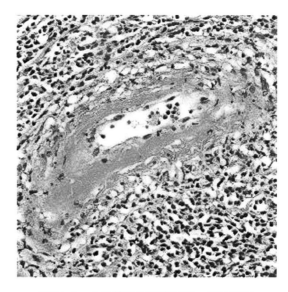

图 84-3　小血管壁纤维素沉积，周边可见
淋巴细胞浸润。×100 倍，HE 染色

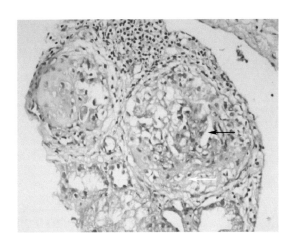

图84-4　新月体形成
黑色箭头指示肾小球被新月体挤压，毛细血管
袢闭塞，内皮细胞增生，基膜增厚，白色箭头
指示细胞性新月体。×200倍，HE染色

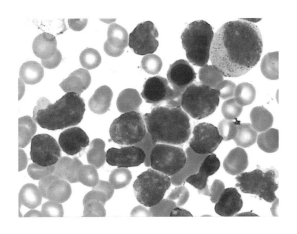

图93-1　骨髓常规：骨髓增生活跃，
可见原幼淋巴细胞占95%

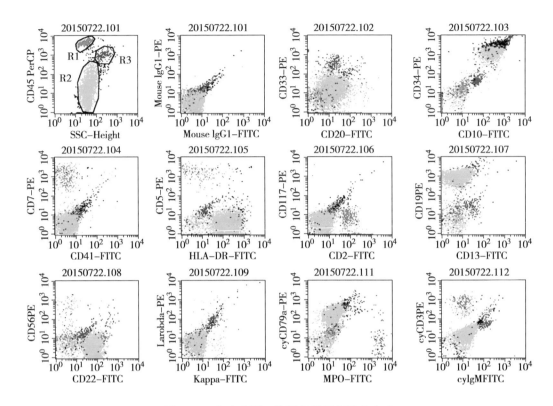

图 93-2　免疫分型：普通 B 淋巴细胞白血病

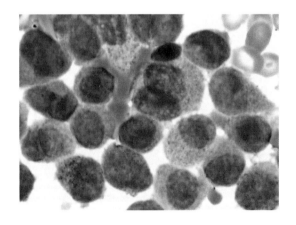

图 94-1　入院时骨髓形态学检查：可见大量
早幼粒细胞，胞质中充满粗大的嗜苯胺蓝颗粒

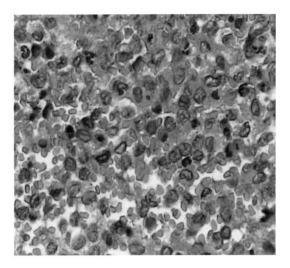

图95-3　肺组织病理：镜下可见大量朗格汉斯细胞

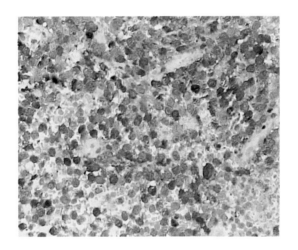

图95-4　肺组织组化染色：朗格汉斯细胞
CD1a（＋），S100蛋白（＋），CD68（＋）

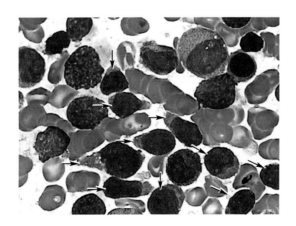

图96-1　骨髓常规结果：箭头所示均为幼稚淋巴细胞

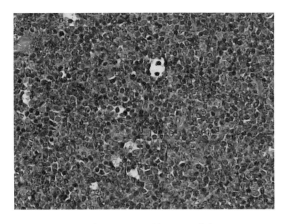

图 96-2　颈部淋巴结活检：HE 染色，×20，
可见大量肿瘤细胞

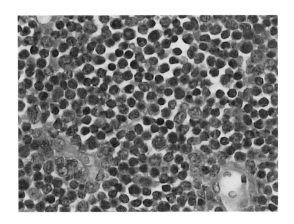

图 96-3　颈部淋巴结活检：HE 染色，×40，
可见大量肿瘤细胞

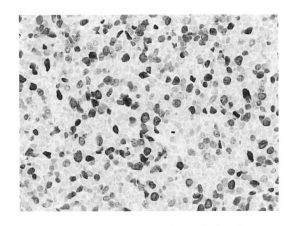

图 96-4　颈部淋巴结活检，免疫组化
示 Ki-67 阳性，×20

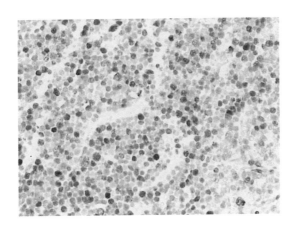

图96-5　颈部淋巴结活检，免疫组化示
TDT 阳性，×20

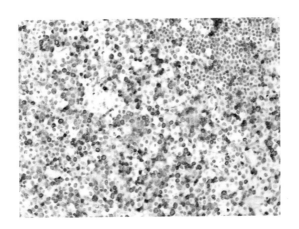

图96-6　颈部淋巴结活检，免疫组化示
CD3 阳性，×20

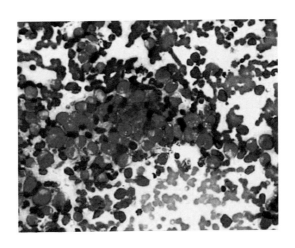

图98-2　骨髓可见菊花团样肿瘤细胞（×40）

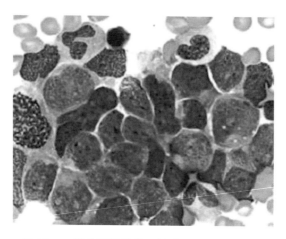

图 98-3　骨髓可见菊花团样肿瘤细胞（×100）

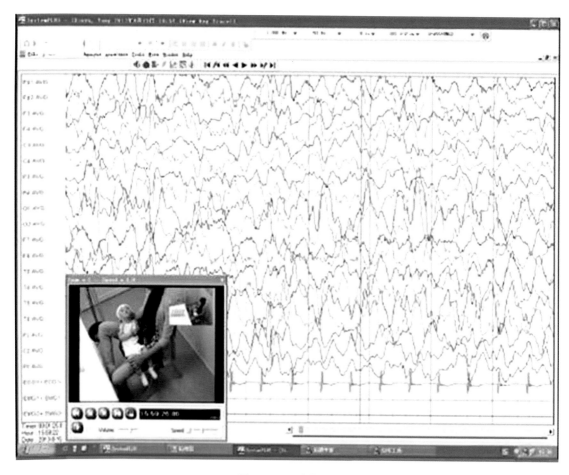

图 101-3　脑电图

患儿：chr9：135781005存在c.1807C>G的杂合突变：

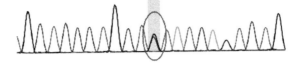

患儿之父：chr9：135781005存在c.1807C>G的杂合突变：

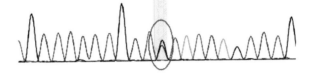

患儿之母：chr9：135781005无突变：

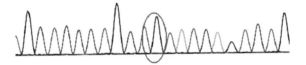

图101-6　基因图谱

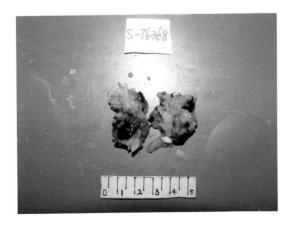

图103-3　大体标本肉眼观：外观富有光泽，
呈半透明胶冻状，质脆，表面略粗糙

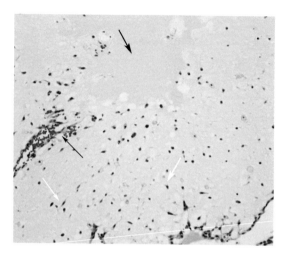

图 103-4　HE 染色（×4）：表面被覆立方或扁平上皮，疏松黏液背景，内散在梭形、星形细胞，无异形，可见扩张的血管，局部片状淋巴、浆细胞浸润，有片状出血

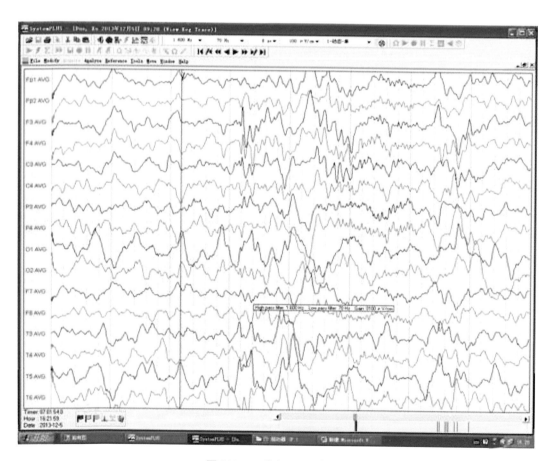

图 106-1　常规 EEG 所见

显子 Exon	核苷酸变异 Nucleotide changes	氨基酸变异 Amino acid changes	类型 Types	测序峰图
4	c.609G>A	p.W203X	无义突变	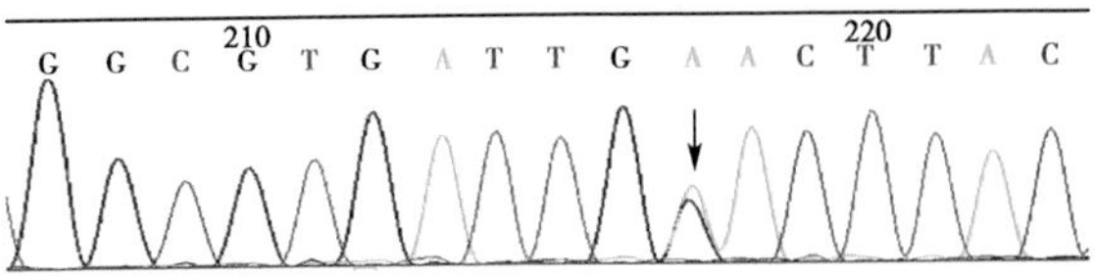
父	c.609G>A	p.W203X	无义突变	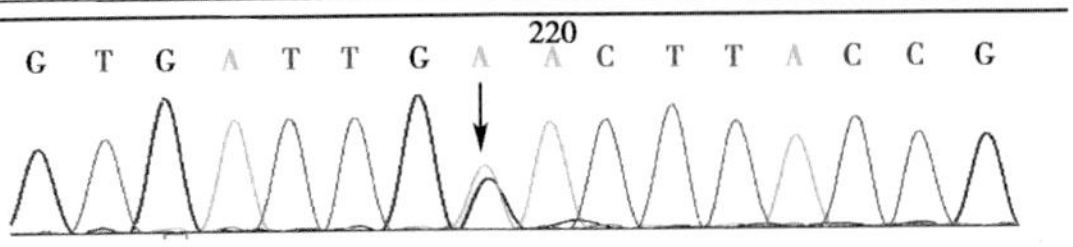
母		未见突变		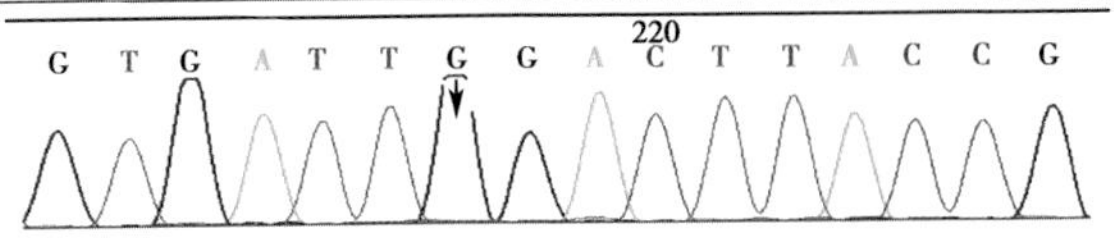
4	c.482G>A	p.R161Q	错义突变	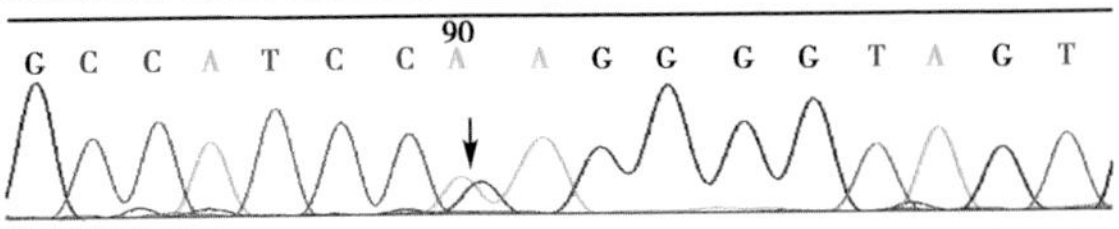
父		未见突变		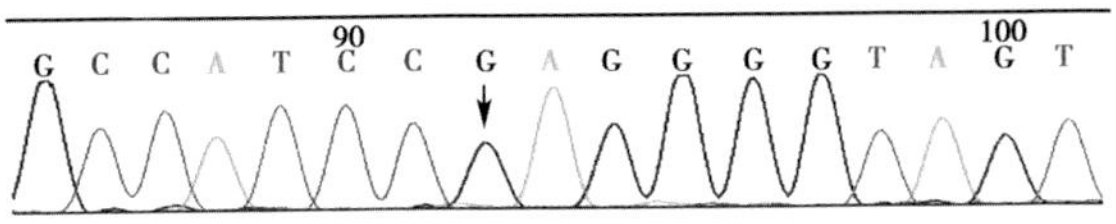
母	c.482G>A	p.R161Q	错义突变	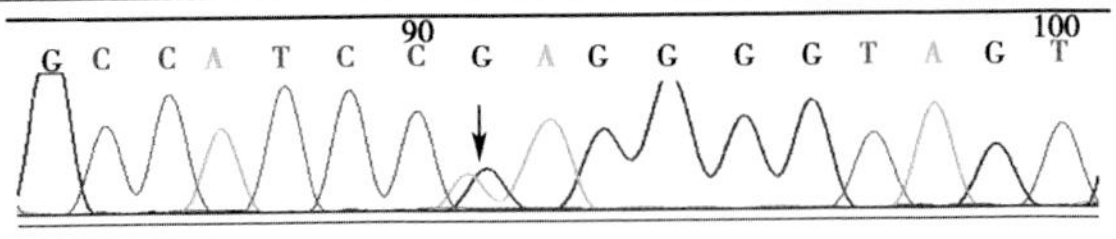

图 110-3 患儿甲基丙二酸血症 MMACHC 型基因编码区测序结果

版)